中华医学百科全书

中医药学

中医基础理论

国家出版基金项目
NATIONAL PUBLICATION FOUNDATION

中国协和医科大学出版社
北　京

图书在版编目（CIP）数据

中华医学百科全书·中医基础理论 ／ 曹洪欣，潘桂娟主编 . —北京：中国协和医科大学出版社，2020.12

ISBN 978-7-5679-1589-3

Ⅰ.①中⋯　Ⅱ.①曹⋯　②潘⋯　Ⅲ.①中医医学基础　Ⅳ.① R22

中国版本图书馆 CIP 数据核字（2020）第 211303 号

中华医学百科全书·中医基础理论

主　　编：曹洪欣　潘桂娟

编　　审：袁　钟

责任编辑：李亚楠　戴小欢

出版发行：中国协和医科大学出版社
（北京市东城区东单三条 9 号　邮编 100730　电话 010-6526 0431）

网　　址：www.pumcp.com

经　　销：新华书店总店北京发行所

印　　刷：北京雅昌艺术印刷有限公司

开　　本：889×1230　1/16

印　　张：30.25

字　　数：894 千字

版　　次：2020 年 12 月第 1 版

印　　次：2020 年 12 月第 1 次印刷

定　　价：360.00 元

ISBN 978-7-5679-1589-3

《中华医学百科全书》编纂委员会

总顾问　吴阶平　韩启德　桑国卫

总指导　陈　竺

总主编　刘德培　王　辰

副总主编　曹雪涛　李立明　曾益新　吴沛新

编纂委员（以姓氏笔画为序）

丁　洁	丁　樱	丁安伟	于中麟	于布为	于学忠	万经海
马　军	马　进	马　骁	马　静	马　融	马安宁	马建辉
马烈光	马绪臣	王　伟	王　辰	王　政	王　恒	王　铁
王　硕	王　舒	王　键	王一飞	王一镗	王士贞	王卫平
王长振	王文全	王心如	王生田	王立祥	王兰兰	王汉明
王永安	王永炎	王成锋	王延光	王华兰	王旭东	王军志
王声湧	王坚成	王良录	王拥军	王茂斌	王松灵	王明荣
王明贵	王金锐	王宝玺	王诗忠	王建中	王建业	王建军
王建祥	王临虹	王贵强	王美青	王晓民	王晓良	王高华
王鸿利	王维林	王琳芳	王喜军	王晴宇	王道全	王德文
王德群	木塔力甫·艾力阿吉	尤启冬	戈　烽	牛　侨	毛秉智
毛常学	乌　兰	卞兆祥	文卫平	文历阳	文爱东	方　浩
方以群	尹　佳	孔北华	孔令义	孔维佳	邓文龙	邓家刚
书　亭	毋福海	艾措千	艾儒棣	石　岩	石远凯	石学敏
石建功	布仁达来	占　堆	卢志平	卢祖洵	叶　桦	叶冬青
叶常青	叶章群	申昆玲	申春悌	田家玮	田景振	田嘉禾
史录文	冉茂盛	代　涛	代华平	白春学	白慧良	丛　斌
丛亚丽	包怀恩	包金山	冯卫生	冯希平	冯泽永	冯学山
边旭明	边振甲	匡海学	邢小平	达万明	达庆东	成　军
成翼娟	师英强	吐尔洪·艾买尔	吕时铭	吕爱平	朱　珠
朱万孚	朱立国	朱华栋	朱宗涵	朱建平	朱晓东	朱祥成
乔延江	伍瑞昌	任　华	任钧国	华　伟	伊河山·伊明
向　阳	多　杰	邬堂春	庄　辉	庄志雄	刘　平	刘　进
刘　玮	刘　强	刘　蓬	刘大为	刘小林	刘中民	刘玉清
刘尔翔	刘训红	刘永锋	刘吉开	刘芝华	刘伏友	刘华平

刘华生	刘志刚	刘克良	刘更生	刘迎龙	刘建勋	刘胡波
刘树民	刘昭纯	刘俊涛	刘洪涛	刘献祥	刘嘉瀛	刘德培
闫永平	米玛	米光明	安锐	祁建城	许媛	许腊英
那彦群	阮长耿	阮时宝	孙宁	孙光	孙皎	孙锟
孙少宣	孙长颢	孙立忠	孙则禹	孙秀梅	孙建中	孙建方
孙建宁	孙贵范	孙洪强	孙晓波	孙海晨	孙景工	孙颖浩
孙慕义	严世芸	苏川	苏旭	苏荣扎布	杜元灏	杜文东
杜治政	杜惠兰	李飞	李方	李龙	李东	李宁
李刚	李丽	李波	李勇	李桦	李鲁	李磊
李燕	李冀	李大魁	李云庆	李太生	李曰庆	李玉珍
李世荣	李立明	李永哲	李志平	李连达	李灿东	李君文
李劲松	李其忠	李若瑜	李泽坚	李宝馨	李建初	李建勇
李映兰	李思进	李莹辉	李晓明	李凌江	李继承	李森恺
李曙光	杨凯	杨恬	杨勇	杨健	杨硕	杨化新
杨文英	杨世民	杨世林	杨伟文	杨克敌	杨甫德	杨国山
杨宝峰	杨炳友	杨晓明	杨跃进	杨腊虎	杨瑞馥	杨慧霞
励建安	连建伟	肖波	肖南	肖永庆	肖培根	肖鲁伟
吴东	吴江	吴明	吴信	吴令英	吴立玲	吴欣娟
吴勉华	吴爱勤	吴群红	吴德沛	邱建华	邱贵兴	邱海波
邱蔚六	何维	何勤	何方方	何绍衡	何春涤	何裕民
余争平	余新忠	狄文	冷希圣	汪海	汪静	汪受传
沈岩	沈岳	沈敏	沈铿	沈卫峰	沈心亮	沈华浩
沈俊良	宋国维	张泓	张学	张亮	张强	张霆
张澍	张大庆	张为远	张世民	张永学	张华敏	张宇鹏
张志愿	张丽霞	张伯礼	张宏誉	张劲松	张奉春	张宝仁
张建中	张建宁	张承芬	张琴明	张富强	张新庆	张潍平
张德芹	张燕生	陆华	陆林	陆小左	陆付耳	陆伟跃
陆静波	阿不都热依木·卡地尔		陈文	陈杰	陈实	陈洪
陈琪	陈楠	陈薇	陈士林	陈大为	陈文祥	陈代杰
陈尧忠	陈红风	陈志南	陈志强	陈规化	陈国良	陈佩仪
陈家旭	陈智轩	陈锦秀	陈誉华	邵蓉	邵荣光	武志昂
其仁旺其格	范明	范炳华	林三仁	林久祥	林子强	林江涛
林曙光	杭太俊	郁琦	欧阳靖宇	尚红	果德安	
明根巴雅尔	易定华	易著文	罗力	罗毅	罗小平	罗长坤
罗颂平	帕尔哈提·克力木		帕塔尔·买合木提·吐尔根			

图门巴雅尔	岳伟华	岳建民	金　玉	金　奇	金少鸿	金伯泉
金季玲	金征宇	金银龙	金惠铭	周　兵	周永学	周光炎
周灿全	周良辅	周纯武	周学东	周宗灿	周定标	周宜开
周建平	周建新	周春燕	周荣斌	周福成	郑一宁	郑志忠
郑金福	郑法雷	郑建全	郑洪新	郑家伟	郎景和	房　敏
孟　群	孟庆跃	孟静岩	赵　平	赵　群	赵子琴	赵中振
赵文海	赵玉沛	赵正言	赵永强	赵志河	赵彤言	赵明杰
赵明辉	赵耐青	赵临襄	赵继宗	赵铱民	赵靖平	郝　模
郝小江	郝传明	郝晓柯	胡　志	胡大一	胡文东	胡向军
胡国华	胡昌勤	胡晓峰	胡盛寿	胡德瑜	柯　杨	查　干
柏树令	柳长华	钟翠平	钟赣生	香多·李先加		段　涛
段金廒	段俊国	侯一平	侯金林	侯春林	俞光岩	俞梦孙
俞景茂	饶克勤	施慎逊	姜小鹰	姜玉新	姜廷良	姜国华
姜柏生	姜德友	洪　两	洪　震	洪秀华	洪建国	祝庆余
祝蕳晨	姚永杰	姚克纯	姚祝军	秦　川	袁文俊	袁永贵
都晓伟	晋红中	栗占国	贾　波	贾建平	贾继东	夏照帆
夏慧敏	柴光军	柴家科	钱传云	钱忠直	钱家鸣	钱焕文
倪　健	倪　鑫	徐　军	徐　晨	徐云根	徐永健	徐志云
徐志凯	徐克前	徐金华	徐建国	徐勇勇	徐桂华	凌文华
高　妍	高　晞	高志贤	高志强	高金明	高学敏	高树中
高健生	高思华	高润霖	郭　岩	郭小朝	郭长江	郭巧生
郭宝林	郭海英	唐　强	唐向东	唐朝枢	唐德才	诸欣平
谈　勇	谈献和	陶广正	陶永华	陶芳标	陶·苏和	陶建生
黄　钢	黄　峻	黄　烽	黄人健	黄叶莉	黄宇光	黄国宁
黄国英	黄跃生	黄璐琦	萧树东	梅　亮	梅长林	曹　佳
曹广文	曹务春	曹建平	曹洪欣	曹济民	曹雪涛	曹德英
龚千锋	龚守良	龚非力	袭著革	常耀明	崔　蒙	崔丽英
庚石山	康　健	康廷国	康宏向	章友康	章锦才	章静波
梁　萍	梁显泉	梁铭会	梁繁荣	谌贻璞	屠鹏飞	隆　云
绳　宇	巢永烈	彭　成	彭　勇	彭明婷	彭晓忠	彭瑞云
彭毅志	斯拉甫·艾白		葛　坚	葛立宏	董方田	蒋力生
蒋建东	蒋建利	蒋澄宇	韩晶岩	韩德民	惠延年	粟晓黎
程　伟	程天民	程仕萍	程训佳	童培建	曾　苏	曾小峰
曾正陪	曾学思	曾益新	谢　宁	谢立信	蒲传强	赖西南
赖新生	詹启敏	詹思延	鲍春德	窦科峰	窦德强	赫　捷

蔡　威　　裴国献　　裴晓方　　裴晓华　　廖品正　　谭仁祥　　谭先杰
瞿所迪　　熊大经　　熊鸿燕　　樊飞跃　　樊巧玲　　樊代明　　樊立华
樊明文　　樊瑜波　　黎源倩　　颜　虹　　潘国宗　　潘柏申　　潘桂娟
薛社普　　薛博瑜　　魏光辉　　魏丽惠　　藤光生　　B·吉格木德

盛志勇	康广盛	章魁华	梁文权	梁德荣	彭名炜	董　怡
程天民	程元荣	程书钧	程伯基	傅民魁	曾长青	曾宪英
温　海	裘雪友	甄永苏	褚新奇	蔡年生	廖万清	樊明文
黎介寿	薛　淼	戴行锷	戴宝珍	戴尅戎		

《中华医学百科全书》工作委员会

主任委员　吴沛新

副主任委员　李　青

顾问　罗　鸿

编审（以姓氏笔画为序）

司伊康　　张之生　　张立峰　　陈　懿　　陈永生　　呼素华　　郭亦超
傅祚华　　谢　阳

编辑（以姓氏笔画为序）

于　岚　　王　霞　　尹丽品　　孙文欣　　李元君　　李亚楠　　吴翠姣
沈冰冰　　陈　佩

工作委员

蔡洁艳　　谢　阳　　张　凌　　左　谦　　韩　鹏　　张　宇　　吴　江
李志北　　陈　楠

办公室主任　吴翠姣

办公室副主任　孙文欣　　沈冰冰

中医药学

总主编

王永炎　　中国中医科学院

曹洪欣　　中国中医科学院

本卷编委会

主　编

曹洪欣　　中国中医科学院

潘桂娟　　中国中医科学院中医基础理论研究所

副主编

王　键　　安徽中医药大学

郑洪新　　辽宁中医药大学

谢　宁　　黑龙江中医药大学

孟静岩　　天津中医药大学

张宇鹏　　中国中医科学院中医基础理论研究所

编　委（以姓氏笔画为序）

于智敏　　中国中医科学院中医基础理论研究所

王　乐　　中国中医科学院研究生院

王　键　　安徽中医药大学

王亚利　　河北医科大学

王彩霞　　辽宁中医药大学

邢玉瑞　　陕西中医药大学

乔文彪　　陕西中医药大学

刘　洋　　中国中医科学院中医基础理论研究所

刘寨华　　中国中医科学院中医基础理论研究所

苏　颖　　长春中医药大学

杜　松　　中国中医科学院中医基础理论研究所

前　言

　　《中华医学百科全书》终于和读者朋友们见面了！

　　古往今来，凡政通人和、国泰民安之时代，国之重器皆为科技、文化领域的鸿篇巨制。唐代《艺文类聚》、宋代《太平御览》、明代《永乐大典》、清代《古今图书集成》等，无不彰显盛世之辉煌。新中国成立后，国家先后组织编纂了《中国大百科全书》第一版、第二版，成为我国科学文化事业繁荣发达的重要标志。医学的发展，从大医学、大卫生、大健康角度，集自然科学、人文社会科学和艺术之大成，是人类社会文明与进步的集中体现。随着经济社会快速发展，医药卫生领域科技日新月异，知识大幅更新。广大读者对医药卫生领域的知识文化需求日益增长，因此，编纂一部医药卫生领域的专业性百科全书，进一步规范医学基本概念，整理医学核心体系，传播精准医学知识，促进医学发展和人类健康的任务迫在眉睫。在党中央、国务院的亲切关怀以及国家各有关部门的大力支持下，《中华医学百科全书》应运而生。

　　作为当代中华民族"盛世修典"的重要工程之一，《中华医学百科全书》肩负着全面总结国内外医药卫生领域经典理论、先进知识，回顾展现我国卫生事业取得的辉煌成就，弘扬中华文明传统医药璀璨历史文化的使命。《中华医学百科全书》将成为我国科技文化发展水平的重要标志、医药卫生领域知识技术的最高"检阅"、服务千家万户的国家健康数据库和医药卫生各学科领域走向整合的平台。

　　肩此重任，《中华医学百科全书》的编纂力求做到两个符合。一是符合社会发展趋势：全面贯彻以人为本的科学发展观指导思想，通过普及医学知识，增强人民群众健康意识，提高人民群众健康水平，促进社会主义和谐社会构建。二是符合医学发展趋势：遵循先进的国际医学理念，以"战略前移、重心下移、模式转变、系统整合"的人口与健康科技发展战略为指导。同时，《中华医学百科全书》的编纂力求做到两个体现：一是体现科学思维模式的深刻变革，即学科交叉渗透/知识系统整合；二是体现继承发展与时俱进的精神，准确把握学科现有基础理论、基本知识、基本技能以及经典理论知识与科学思维精髓，深刻领悟学科当前面临的交叉渗透与整合转化，敏锐洞察学科未来的发展趋势与突破方向。

　　作为未来权威著作的"基准点"和"金标准"，《中华医学百科全书》编纂过程中，制定了严格的主编、编者遴选原则，聘请了一批在学界有相当威望、具有较高学术造诣和较强组织协调能力的专家教授（包括多位两院院士）担任大类主编和学科卷主编，确保全书的科学性与权威性。另外，还借鉴了已有百科全书的编写经验。鉴于《中华医学百科全书》的编纂过程本身带有科学研究性质，还聘请了若干科研院所的科研管理专家作为特约编审，站在科研管理的高度为全书的顺利编纂保驾护航。除了编者、编审队伍外，还制订了详尽的质量保证计划。编纂委员会和工作委员会秉持质量源于设计的理念，共同制订了一系列配套的质量控制规范性文件，建立了一套切实可行、行之有效、效率最优的编纂质量管理方案和各种情况下的处理原则及预案。

《中华医学百科全书》的编纂实行主编负责制，在统一思想下进行系统规划，保证良好的全程质量策划、质量控制、质量保证。在编写过程中，统筹协调学科内各编委、卷内条目以及学科间编委、卷间条目，努力做到科学布局、合理分工、层次分明、逻辑严谨、详略有方。在内容编排上，务求做到"全准精新"。形式"全"：学科"全"，册内条目"全"，全面展现学科面貌；内涵"全"：知识结构"全"，多方位进行条目阐释；联系整合"全"：多角度编制知识网。数据"准"：基于权威文献，引用准确数据，表述权威观点；把握"准"：审慎洞察知识内涵，准确把握取舍详略。内容"精"："一语天然万古新，豪华落尽见真淳。"内容丰富而精练，文字简洁而规范；逻辑"精"："片言可以明百意，坐驰可以役万里。"严密说理，科学分析。知识"新"：以最新的知识积累体现时代气息；见解"新"：体现出学术水平，具有科学性、启发性和先进性。

《中华医学百科全书》之"中华"二字，意在中华之文明、中华之血脉、中华之视角，而不仅限于中华之地域。在文明交织的国际化浪潮下，中华医学汲取人类文明成果，正不断开拓视野，敞开胸怀，海纳百川般融入，润物无声状拓展。《中华医学百科全书》秉承了这样的胸襟怀抱，广泛吸收国内外华裔专家加入，力求以中华文明为纽带，牵系起所有华人专家的力量，展现出现今时代下中华医学文明之全貌。《中华医学百科全书》作为由中国政府主导，参与编纂学者多、分卷学科设置全、未来受益人口广的国家重点出版工程，得到了联合国教科文等组织的高度关注，对于中华医学的全球共享和人类的健康保健，都具有深远意义。

《中华医学百科全书》分基础医学、临床医学、中医药学、公共卫生学、军事与特种医学和药学六大类，共计144卷。由中国医学科学院/北京协和医学院牵头，联合军事医学科学院、中国中医科学院和中国疾病预防控制中心，带动全国知名院校、科研单位和医院，有多位院士和海内外数千位优秀专家参加。国内知名的医学和百科编审汇集中国协和医科大学出版社，并培养了一批热爱百科事业的中青年编辑。

回览编纂历程，犹然历历在目。几年来，《中华医学百科全书》编纂团队呕心沥血，孜孜矻矻。组织协调坚定有力，条目撰写字斟句酌，学术审查一丝不苟，手书长卷撼人心魂……在此，谨向全国医学各学科、各领域、各部门的专家、学者的积极参与以及国家各有关部门、医药卫生领域相关单位的大力支持致以崇高的敬意和衷心的感谢！

《中华医学百科全书》的编纂是一项泽被后世的创举，其牵涉医学科学众多学科及学科间交叉，有着一定的复杂性；需要体现在当前医学整合转型的新形式，有着相当的创新性；作为一项国家出版工程，有着毋庸置疑的严肃性。《中华医学百科全书》开创性和挑战性都非常强。由于编纂工作浩繁，难免存在差错与疏漏，敬请广大读者给予批评指正，以便在今后的编纂工作中不断改进和完善。

刘德培

凡　例

一、《中华医学百科全书》（以下简称《全书》）按基础医学类、临床医学类、中医药学类、公共卫生类、军事与特种医学类、药学类的不同学科分卷出版。一学科辑成一卷或数卷。

二、《全书》基本结构单元为条目，主要供读者查检，亦可系统阅读。条目标题有些是一个词，例如"五行"；有些是词组，例如"阴阳对应"。

三、由于学科内容有交叉，会在不同卷设有少量同名条目。例如《针灸学》《中医基础理论》都设有"十二经脉"条目。其释文会根据不同学科的视角不同各有侧重。

四、条目标题上方加注汉语拼音，条目标题后附相应的外文。例如：

bingjī
病机（pathogenesis）

五、本卷条目按学科知识体系顺序排列。为便于读者了解学科概貌，卷首条目分类目录中条目标题按阶梯式排列，例如：

阴阳 ……………………………………………………………………………

　阴阳消长 ……………………………………………………………………

　阴阳转化 ……………………………………………………………………

　　重阳必阴 …………………………………………………………………

　　重阴必阳 …………………………………………………………………

六、各学科都有一篇介绍本学科的概观性条目，一般作为本学科卷的首条。介绍学科大类的概观性条目，列在本大类中基础性学科卷的学科概观性条目之前。

七、条目之中设立参见系统，体现相关条目内容的联系。一个条目的内容涉及其他条目，需要其他条目的释文作为补充的，设为"参见"。所参见的本卷条目的标题在本条目释文中出现的，用蓝色楷体字印刷；所参见的本卷条目的标题未在本条目释文中出现的，在括号内用蓝色楷体字印刷该标题，另加"见"字；参见其他卷条目的，注明参见条所属学科卷名，如"参见□□□卷"或"参见□□□卷□□□□"。

八、《全书》医学名词以全国科学技术名词审定委员会审定公布的为标准。同一概念或疾病在不同学科有不同命名的，以主科所定名词为准。字数较多，释文中拟用简称的名词，每个条目中第一次出现时使用全称，并括注简称，例如：甲型病毒性肝炎（简称甲肝）。个别众所周知的名词直接使用简称、缩写，例如：B超。药物名称参照《中华人民共和国药典》2015年版和《国家基本药物目录》2012年版。

九、《全书》量和单位的使用以国家标准GB 3100—1993《国际单位制及其应用》、GB/T 3101—1993《有关量、单位和符号的一般原则》及GB/T 3102系列国家标准为准。援引古籍或外文时维持原有单位不变。必要时括注与法定计量单位的换算。

十、《全书》数字用法以国家标准GB/T 15835—2011《出版物上数字用法》为准。

十一、正文之后设有内容索引和条目标题索引。内容索引供读者按照汉语拼音字母顺序查检条目和条目之中隐含的知识主题。条目标题索引分为条目标题汉字笔画索引和条目外文标题索引，条目标题汉字笔画索引供读者按照汉字笔画顺序查检条目，条目外文标题索引供读者按照外文字母顺序查检条目。

十二、部分学科卷根据需要设有附录，列载本学科有关的重要文献资料。

目　录

zhōngyīxué

中医学 （traditional Chinese medicine）

研究人体生命、健康与疾病防治规律的，具有独特理论体系与实践方式的医学科学。蕴含着丰富的中华优秀文化，是人文与生命科学相结合，以整体观念为指导思想，以人体脏腑经络、精气血津液的生理、病理与辨证论治为主要内容，理法方药有机统一的医学知识体系。

中医学起源发展于中国，是中华民族在长期的生产、生活和医疗实践中，认识生命、维护健康、防治疾病宝贵经验的积累和总结，具有数千年悠久历史，是中华优秀传统文化的重要组成部分，为中华民族的繁衍昌盛做出了巨大贡献。中医学传播到世界各地，对人类健康维护与疾病防治产生了重要影响和促进作用。中医学的学科属性，是以自然科学为主体、与人文社会科学等多学科相交融的综合性医学科学知识体系。

发展简史 包括中医理论体系的形成和发展两个阶段。

中医学理论体系的形成 中医理论体系形成于先秦两汉时期，《黄帝内经》《难经》《伤寒杂病论》和《神农本草经》等医学典籍的相继问世，标志着中医理论体系的形成。《黄帝内经》简称《内经》，约成书于春秋战国时期，包括《素问》和《灵枢》两部分，共18卷，162篇，是现存第一部中医经典著作。该书全面论述了中医学的思维方法，人与自然的关系，人体的生理、病理、养生及疾病的诊断、防治等。《内经》的问世，标志着中医学从临床经验总结积累升华到全面深入的理论阐述，构建了系统的中医理论体系。《难经》原名《黄帝八十一难经》，相传由扁鹊所作，成书于汉代。全书以问答形式阐述了人体的结构、脏腑、经络、生理、病理、诊断、病证和治疗等，尤其对脉学有详细而精当的阐发，首次提出"独取寸口"的诊脉方法，为脉诊的广泛应用奠定了基础。其对经络、命门、三焦的论述，在《内经》基础上有所发展，是继《内经》之后的又一部中医经典著作。《伤寒杂病论》为东汉末年张仲景（张机）所著，分为《伤寒论》和《金匮要略》两部分。《伤寒论》确立了诊治外感热病的六经辨证论治纲领；《金匮要略》论述内伤杂病的病因、病证、诊法、治疗和预防等辨证论治规律和原则。《伤寒杂病论》共记载治疗外感热病与内伤杂病的方剂269首，建构了中医辨证论治理论体系，为中医临床医学发展奠定了坚实基础。《神农本草经》简称《本经》或《本草经》，约成书于汉魏时期，托名神农所著，是中国现存最早的中药学专著。书中记载中药365种，根据养生、治病与有毒无毒分为上、中、下三品，将中药分为寒热温凉四性、酸苦甘辛咸五味，提出单行、相须、相使、相畏、相恶、相反、相杀的"七情和合"等中药配伍理论，为中药理论的形成与发展奠定了基础。《神农本草经》系统地总结了秦汉以来医家和民间的用药经验，所载365种药物多疗效确切，是集东汉以前药物学之大成的重要典籍。

中医学理论体系的发展 随着科学进步和社会发展，特别是大量医疗实践的积累，汉代以后中医学进入全面发展阶段。

魏晋隋唐时期 重视总结临床经验，继承整理发挥《内经》《伤寒杂病论》等经典著作理论，出现诸多名医和名著，逐步充实和完善中医基本理论，并使之更加丰富而系统，对中医学发展具有深远影响。晋·王叔和《脉经》，是中国现存最早的脉学专著，系统归纳脉学的基本知识和理论。晋·皇甫谧《针灸甲乙经》是中国现存最早的针灸学专著，系统阐述藏象、经络、腧穴、标本、九针、刺法、诊法、病证、治法、禁忌等内容，建立并完善经络、腧穴和针灸治疗的理论与方法。隋·巢元方《诸病源候论》是中国第一部病因病机和证候学专著。该书分述内、外、妇、儿、五官、皮肤等诸科病证的病因病机和症状，尤其重视病源研究，反映了中医理论与临床医学的发展水平。唐·孙思邈《备急千金要方》与《千金翼方》，详述中国唐以前主要医学著作的医学理论、方剂、诊法、治法、食养，发展了脏腑辨证理论。

宋金元时期 各具特色的医学流派和具有独创见解的医学理论应运而生，医学理论和临床实践发展迅速。宋·陈言《三因极一病证方论》，提出"三因学说"，确立"外因、内因、不内外因"的病因分类方法，使中医病因学说更加系统完整，对病因学说发展影响深远。金元时期，各医学流派的学术争鸣，极大地促进中医理论发展，以刘完素、张从正、李杲和朱震亨为代表的四大学派，形成"寒凉""攻下""脾胃""滋阴"理论与实践特色，后世尊称为"金元四大家"，丰富和发展了中医理论体系。

明清时期 既有医学理论的创新，又有对医学成就和临证经验的综合整理，许多不同类别的医学全书、丛书和类书相继问世。

明·楼英《医学纲目》、清·王肯堂《证治准绳》，论述了中医基础理论及临床各科疾病证治；清·吴谦等编著《医宗金鉴》和陈梦雷主编的《古今图书集成·医部全录》等综合性医学著作，丰富了中医理论体系。在藏象研究方面，命门学说的产生为藏象学说增添了新内容。清·王清任《医林改错》，注重实证研究，纠正古医籍中关于人体解剖认识的某些不足，发展了瘀血致病的理论。在中医理论研究方面，温病学说的形成和发展，标志着中医理论的创新与突破。明·吴有性著《温疫论》，阐述瘟疫的病因和致病途径，创立传染病病因学的"戾气学说"，提出治疗传染病的学术见解，为温病学说形成奠定了基础；清·叶桂首创卫气营血辨证，作为温病的辨证纲领；清·吴瑭《温病条辨》创立三焦辨证方法，三焦辨证与卫气营血辨证一纵一横，使温病辨证论治体系渐臻完善。诸多温病学家共同创立温病辨证论治的理论与方法，突破"温病不越伤寒"的传统观念，温病学说与伤寒学说共同成为中医治疗外感热病的理论体系，迄今仍有效地指导着流行性传染性疾病的防治。在药物研究方面，明·李时珍所著《本草纲目》，总结了16世纪以前中国药物学的研究成就，详细论述人体生理、病理和疾病的诊疗预防等内容，为中医药广泛传播做出巨大贡献。

近代（1840~1949）从鸦片战争至中华人民共和国成立，随着中国社会制度的变革，西方文化的广泛传播，猛烈地冲击着传统的思想体系，形成了新旧并存，中西混杂的态势，出现了"旧学"与"新学"，"中学"与"西学"之争，并贯穿在哲学、社会科学和自然科学的各个领域。在这种复杂的社会文化背景下，中医理论体系发展的特点，一是继承发展缓慢，二是出现中西汇通和中医理论"科学化"思潮。由于中西医两种医学的渗透、碰撞，出现以唐宗海、朱沛文、恽铁樵、张锡纯等为代表的具有近代科学思想的中西医汇通派。同时，许多医家继续从事收集和整理前人学术经验的文献研究工作，对中医学理论研究和保护中医古代文献，做出贡献。20世纪30年代曹炳章主编的《中国医学大成》，是集魏晋至明清历代重要中医学著作汇编而成的宏大医学丛书。

现代时期（1949年至今）在国家中医政策的指导下，中医事业蓬勃发展。《中华人民共和国宪法》规定："发展现代医药和传统医药。"2003年，《中华人民共和国中医药条例》实施，2009年，发布《国务院关于扶持和促进中医药事业发展的若干意见》，制定了一系列中医药可持续发展的政策措施。特别是2015年以来，国家发布一系列纲领性文件，支持中医药发展。2015年，国务院办公厅发布《中医药健康服务发展规划（2015—2020年）》《中药材保护与利用发展规划（2015—2020年）》。2016年，国务院颁布实施《中医药发展战略规划纲要（2016—2030年）》，这是新中国成立以来国家首次颁布的中医药中长期发展规划，标志着发展中医药上升为国家战略。2017年7月《中华人民共和国中医药法》颁布实施，为中医药发展提供了法律保障。

中医药行业积极推进中医现代化发展战略，保持和发扬中医理论与实践的先进性，有效利用现代科学技术，丰富和发展中医理论，提高临床实践能力和水平，促进中医创新发展，使中医学在中国医疗卫生保健体系和人类健康事业中发挥更大作用。

研究范围 中医学是由养生保健、医疗、康复等众多学科和交叉学科构成的学科系统，分为基础中医学和临床中医学两部分。基础中医学包括中医基础理论、中医诊断学、中药学、方剂学、内经、伤寒论、金匮要略、温病学、中国医学史、中医各家学说等；临床中医学包括中医内科学、中医外科学、中医妇科学、中医儿科学、针灸推拿学、中医骨伤科学、中医眼科学、中医耳鼻喉科学、中西医结合医学、中医气功学、中医护理学等。

研究方法 精气学说、阴阳学说和五行学说，是中国古代有关世界本原和发展变化的宇宙观和方法论，中医学在运用哲学思维建构其理论体系时，表现出博大的融合性。经过两千多年的发展，这种融合性的优势更加凸显，形成中医思维方法与研究方法的鲜明特点。

中医学思维特征 主要包括整体思维、中和思维与辩证思维三方面。

整体思维 把自然界与人体作为一个完整的相互联系的整体加以观察和认识，既重视人体脏腑组织器官的解剖结构，更注重人体内部脏腑组织之间的联系和功能，强调机体内部各脏腑组织器官的协调统一，以及人体作为一个整体与外界环境的和谐统一。

中和思维 "中"即平衡状态，不偏不倚，无太过、不及的行为适度性。"和"是对一切有内在联系的事物进行协调，使之达到和谐状态。中和，就是强调平衡与和谐。中和思维，充分体现在中医学的阴阳五行学说、脏腑经络与气血津液的生理病理、病因病机与治疗法则等基本理论之中。

辩证思维　中医学运用辩证思维方法，采用矛盾分析的方法，在对立统一中把握生命运动，揭示生命活动的矛盾运动状态，并以阴阳学说的基本内容为切入点，运用阴阳、天地、顺逆、虚实、盛衰等概念，以阴阳的对立互根和消长转化，来解释人体的生理状态和病理变化。

中医学思维方法　具有多层次、多元化的特点，贯穿于中医学理论体系的各个方面，主要包括比较、类比、归纳与演绎、司外与揣内、试探与反证等。

比较　中医学在阐释医理和诊疗实践时，普遍采用比较方法，以事物功能和行为方式作为分类标准，通过寻找事物之间规律性的联系进行归类。如五行归类模式，形成的以肝心脾肺肾为核心的五脏系统等。

类比　中医学运用五行归类模式来推导五脏的功能、特性，作为脏腑辩证的理论根据，取自然之象阐释人体脏腑功能特性。如根据木、火、土、金、水的特性及其生克制化规律依次类比，分别归属于肝、心、脾、肺、肾，并建立五脏系统。

归纳与演绎　中医通过比较观察，得出五脏具有贮藏生理物质而不令无故外泄的特性，六腑具有受纳、消化、传导水谷和虚实更替的共性，而归纳出藏象学说中"五脏藏精气而不泻""六腑传化物而不藏"的一般原理，即为归纳法。中医学以归纳所得的一般原理为依据，去研究个别的、尚未深入研究的、或新出现

的事物，诠释人体的生理、病理和疾病诊断与治疗，以探求新结论的方法，即为演绎法，如《素问》病机十九条等。

司外与揣内　中医学认为"有诸内，必形于诸外"。中医学对藏象的认识过程和对疾病诊断的四诊方法，就是司外揣内的思维过程，实质上也是整体观念在科学思维中的具体应用。

试探与反证　试探法，即根据对研究对象的观察分析，做出初步判断并采取相应措施；然后再根据反馈信息做出适当调整，确立正确的应对方案。此法常运用于中医治疗中，如对于八纲辨证中真寒假热证以及真热假寒证的治疗。反证法是根据结果推测病因，并验证判断是否正确的逆向思维方法，是一种回归法。中医学的"审证求因"，就是反证法的具体应用。

中医学研究方法　充分体现其人文与科学相结合的特点。其创新发展启动飞跃于整理继承之中，基础理论根植深化于临床实践之中，学科特色保持发展于多学科融合之中。

文献、理论研究，是中医基础研究的重要途径，通过对古今中医文献进行系统整理和总结，特别是有关中医理论源流和历代名医学术思想研究，可以把握中医理论起源与发展轨迹，发现新思路、新假说、新流派，寻找中医理论创新的切入点，拓宽中医理论现代研究思路，有助于完善中医学理论体系框架，从而实现中医理论的源头创新，使经典中医学完善成为现代中医学理论体系。

中医学是在医疗实践基础上发展起来的医学科学，临床疗效是中医学生存与发展的关键。中

医学的特征，就是理论源于临床，在临床实践中升华理论，理论指导临床实践。许多问题都是从临床实践中得到启发，提炼升华，上升为理论，并在临床实践中得到验证与提高。因此，中医理论研究不能脱离临床实践，临床实践是丰富发展中医理论的源泉。中医科学研究，只有基础研究与临床研究有机结合，才有可能取得突破性进展。

中医学理论体系的形成，融合历代哲学、天文学、历法学、气象学、地理学、生物学、植物学、动物学、解剖学、生理学、心理学、数学等学科知识，将人文与生命科学有机结合，形成不断融会各学科知识的医学体系。

发展水平与存在问题　中医学起源和发展于中国，是中华民族研究人体生命过程以及维护健康、抵御疾病的科学。中医学蕴涵着丰富的中华优秀文化，是人文与生命科学有机结合的系统整体的医学知识体系，是世界唯一保存完整、迄今仍发挥着巨大的治疗保健作用并融入现代社会的传统医学体系，是中华民族对人类健康事业的伟大贡献。进入21世纪，现代文明带来的环境污染，生活节奏过快，不良生活习惯与医学模式的变化，亚健康对人们的威胁越来越大；人口老龄化加速，心脑血管疾病、恶性肿瘤、病毒性疾病、慢性呼吸系统疾病、营养过剩所致的代谢紊乱等慢性病的威胁日趋严重；严重急性呼吸综合征（SARS）、甲型H1N1流感、新型冠状病毒肺炎等突发传染病不断出现，中医学以其理论与实践的有效性、预防保健作用独特、治疗方式灵活、费用比较低廉等特点越来越显示出独特优势。

发展水平 1949 年以来，中医药事业稳步发展，中医学理论体系研究全面推进，中医基础理论研究不断深入与拓展，主要表现在证候与病证结合研究已成为重点领域，藏象生物学基础及其功能机制研究不断深化。活血化瘀、扶正祛邪等治则治法研究，显著提高心脑血管疾病、恶性肿瘤、病毒性肝炎、代谢性疾病等多发病、慢性病以及重大疾病的治疗效果；中西医结合治疗急腹症与骨伤科疾病取得了令人信服的疗效；一批治疗危急重病的中药新药制剂研制成功，并广泛应用；针刺治疗脑卒中后遗症及缓解骨关节炎疼痛疗效显著；中药资源开发利用和质量标准研究取得成效；《黄帝内经》《本草纲目》入选世界记忆工程名录，《中国针灸》入选世界非物质文化遗产工程；特别是从青蒿治疗疟疾的理论与实践到青蒿素发现，挽救数百万疟疾患者的生命，屠呦呦研究员获诺贝尔生理学或医学奖，实现诺贝尔奖设立 115 年来中国人获诺贝尔自然科学奖的历史突破；中医研究的历史使人们清楚地看到，中医学融入现代生命科学的大学科体系是历史的必然。

存在问题 尽管中医发展取得很大成就，然而仍存在着一些共性问题。①中医理论系统研究与原创优势挖掘有待深入，基于临床实践的中医药理论创新能力有待提高。②蕴藏于古医籍中的中医知识、方法、技术，有待进一步挖掘、整理、升华与利用。③中医与现代科技有待进一步融合。④中医特色诊疗技术与适宜技术有待进一步开发、推广和利用。

在中医学的学科发展建设中，需要注意以下问题。①坚持主体发展，推进自主创新。坚持基于中医临床实践的自主创新，坚持基于文献与理论研究的原始创新，坚持有效利用现代科学技术，引进、消化、吸收后再创新。重点开展中医药防治重大疾病与慢性非传染性疾病、突发流行性疾病以及养生保健方法技术研究与中药新药研发，保持中医药原创优势与中医医疗保健水平的国际领先地位。②加强中医古籍整理研究。中医古籍蕴含着丰富的中医精华，抢救、挖掘古籍文献中知识、技术与方法，既是对中医的有效继承，又是对中医学术的创新发展；既是对前人经验的总结，又可供后人利用以启迪；既是对古代文献的整理，又是对宝贵财富的发掘；既可丰富基础理论，又能指导临床实践。因此，中医文献整理研究过程，就是对中医药学术继承发扬的过程，是推进中医学创新发展的有效途径。③积极促进中医学与多学科的交叉融合。在中医科学研究的方法上，既要积极运用传统的研究方法，也要采用并引进适于中医药研究的现代自然科学研究的技术和方法。促进多学科的交叉、融合、渗透，联合攻关，实现高水平上的技术跨越。在中医基础理论指导下，其他学科与中医学的交叉渗透，是中医药研究取得突破性进展的关键。④加强对中医药科技成果、特别是特色技术的推广，加大中医特色技术的筛选、规范和推广力度。中医特色临床诊疗技术，是中医特色和优势的有效体现，医疗成本低、操作方便，患者负担较轻。对中医特色临床诊疗技术，进行系统、规范的整理研究，构建中医特色临床诊疗技术基层推广网络，使中医特色优势成果为社会共享，是弘扬中医药特色优势的重要途径，也是服务民众健康的有效措施。

（曹洪欣 刘寨华 王 乐）

zhōngyī jīchǔ lǐlùn
中医基础理论（basic theory of traditional Chinese medicine）

有关中医学基本概念、基本原理、基本规律、基本法则的知识体系。中医基础理论，主要阐明中医哲学基础、人体生命活动、疾病变化与防治的普遍规律并指导临床实践。

发展简史 中医学理论体系的形成和发展，有着深刻的科学和文化背景。其以临床实践为基础，融汇了自然、社会、生物、心理等多方面的知识和学说，以人体生命活动及其病理变化为其整体观察与调控的对象，表现了整体层次上的机体反应状态及其运动变化规律。以及从整体上动态、综合地研究疾病过程中的证候及证候运动变化机制及规律，对人体生命活动、病理变化的调控原则和方法等。中医理论所体现的思维方式，是整体辩证的思维方式，以从整体、联系、运动的观念出发，认识问题、解决问题为其特征。中医理论体系，以其独特的原理和法则，客观地概括了人体生命活动、病理变化、诊断治疗、养生及预防疾病的基本规律，并具有指导临床实践的作用。

中医基础理论的形成 从中医基础理论形成的背景来看，早在《黄帝内经》成书以前，就已经有中医学理论体系的雏形。长期医疗经验的积累，为中医基础理论的形成，奠定了丰富的临床实践基础；天文、历法、气象、农业、数学等古代自然科学的发展成就，为中医基础理论的形成提供了重要参考和借鉴；中国古代哲学，如精气学说、阴阳五行学说，成为中医基础理论形成的认识论基础，并提供了方法论的支撑。

《黄帝内经》的问世，是中医理论体系形成的标志。关于《黄帝内经》的成书时间，通常认为其包含了大量先秦以来的医学知识，而最终成书于汉代。《黄帝内经》基于中国哲学及中华民族养生防治的实践，侧重从医学理论层面，同时结合多种疾病防治具体问题的讨论，全面地总结了此前的医学发展成就。特别是提出了中医学理论的基本概念、基本原理、基本规律、基本法则。其内容主要包括中医学的哲学基础及方法论、中医学关于生命及人体的理论、中医学关于健康与疾病的理论、中医学关于养生和防治的理论。同时，对于中医养生、预防以及多种疾病防治的具体方法和技术，也有充分而详尽的论述。

中医基础理论的发展 《难经》相传为秦越人所著，大约成书于汉代，其内容十分丰富。该书以问难答疑方式讨论了八十一个医学理论问题，故又称《八十一难经》。包括人体生理、病证、诊断、治疗等各个方面，补充和丰富了《黄帝内经》某些方面的内容，成为指导后世临床实践的医学经典。时至东汉，著名医学家张仲景，在《内经》和《难经》理论的基础上，总结前人的医学成就，结合自己的临床经验，撰著《伤寒杂病论》一书，即传于后世的《伤寒论》和《金匮要略》。《伤寒论》是张仲景总结辨证论治规律的专书，确立了六经辨证论治的纲领，提出六经辨证治疗的原则，方剂113首。《金匮要略》以脏腑病机理论进行分证，记载40多种疾病、262首方剂。

发展了《黄帝内经》的病因学说，提出"千般疢难，不越三条，一者经络受邪入脏腑，为内所因也；二者四肢九窍，血脉相传，壅塞不通，为外皮肤所中也；三者房室金刃虫兽所伤"，给后世三因学说以深刻的影响。总之，《伤寒论》《金匮要略》，以六经辨证、脏腑辨证的方法对外感疾病和内伤杂病进行论治，确立了辨证论治的理论体系，为后世临床医学的发展奠定了坚实基础。

在《内经》《伤寒杂病论》的基础上，历代医家都从不同角度发展了中医基础理论。如隋·巢元方等编著的《诸病源候论》，是中医学第一部病因病机证候学专书；宋·陈言的《三因极一病证方论》，提出"三因学说"；宋·钱乙的《小儿药证直诀》，开创了脏腑证治的先河。金元时期，出现了各具特色的医学流派，其中具有代表性的医家，有刘完素、张从正、李杲、朱震亨，后人称为"金元四大家"。刘完素以火热立论，用药以寒凉为主，后世称其为"寒凉派"；张从正认为病由邪生，以汗吐下法攻邪祛病，后世称其为"攻下派"；李杲提出"内伤脾胃，百病由生"，治疗以补益脾胃为主，后世称其为"补土派"；朱震亨谓"阳常有余，阴常不足"，治病以滋阴降火为主，后世称其为"养阴派"。以刘、张、李、朱为代表的金元医家，在继承《内经》《难经》《伤寒杂病论》等经典著作理论的基础上，提出了多方面的新学说、新见解，从不同角度丰富和发展了中医理论体系。

明清时期，中医学的发展出现了对既往各家学说进行综合、集成的总趋势。同时，在集前代中医理论之大成的基础上，结合

明清时期医家的临床实践经验，提出了许多新的理论创见。影响较大的综合性医学著作，有《证治准绳》《景岳全书》《医宗金鉴》《古今图书集成·医部全录》等。中医理论体系，在明清时期的创新发展，体现在命门学说、病源学说、温病学说等多个方面。特别是，温病学派的崛起，使得中医学对热性病的认识与诊治更加深化和系统。

近现代以来，中医药学术发展呈现多元发展的模式。中医基础理论的整理与研究还在持续，并取得多方面的理论发展成果。

研究范畴 包括中医哲学基础、中医生命观、中医人体观、中医健康观、中医疾病观、养生法则、防治法则。

中医哲学基础 中医学植根于中国传统文化，无论在理论基础、核心观念，还是思维方式等方面，都与中国传统文化有着天然的一致性。如气、阴阳、五行等学说，都植根于中国传统文化；整个中医学理论体系，都是以中国文化的若干范畴为理论基础的。可以说，没有中国传统文化，也就没有现有形态的中医理论体系。气、阴阳、五行既是中国古代哲学的基本范畴，也是中医基础理论的基本概念，并贯穿于中医学的自然观、生命观、人体观、疾病观以及诊疗思维等各个层面。故而气、阴阳、五行、成为中医学的哲学基础和基本方法论，对中医学核心观念、思维方式的形成，以及中医理论体系的构建与发展，发挥了重要的支撑作用，产生了极为深刻的影响。

气是中国古代哲学最基本的范畴，是构成世界的本原。在中医学中，气是作为自然观和方法论，来解释天地万物的起源和自

然界一切事物的存在和运动状态。中医学从人体复杂的生命运动和疾病现象，广泛而深入地分析了气的具体表现形态。在哲学基础和方法论层次，气包括天地之气、四时之气与五行之气。天地之气，包含的是自然界气候、方位等有关内容，四时之气包含的是与季节时令有关的内容，而五行之气包含的是用五行划分的气的内容，已涵盖中医学在"气"的层面上对自然界时空规律的认识。

阴阳，是中国古代哲学的一对基本范畴，用以概括自然现象和社会现象各种相反相成的关系。中医学中的阴阳，属于具体科学的基本概念，用以指导生命、人体、疾病、诊断、防治等具体问题。五行，也是中国古代哲学的基本范畴。在中医学中，是以木、火、土、金、水的特性及其运动变化，说明人与自然以及人体脏腑之间相互关系的思想方法。五行之间既有递相资生、促进，又有相互制约、克制的生克制化关系。《素问》有关五运六气的"七篇大论"，就是在中医整体观念指导下，以阴阳五行为基础，运用天干地支符号作为演绎工具，来研究气候变化及其与人体健康、疾病关系的学说，古今医家皆有研究与运用。

中医生命观　中医学秉承了先秦两汉有关宇宙及生命本原的哲学思想，运用精气学说、阴阳五行学说阐释生命现象，对生命的起源、生命的内涵、生命的特征等，进行了系统的阐述，确立了具有中国特色的生命观。中医学认为，人的生命起源于自然界，其生命活动与自然界同步变化。因此，中医学是在天人相应的思想指导下，揭示生命的起源、探讨生命活动与天地运动变化相适

应的规律。精、气、神，是构成生命，维持健全人体生命活动的基本要素，体现着人体生命的特征，相关理论内容以"精气神"概括之。精，泛指一切构成人体、维持人体生命活动的液态精华物质，包括精（狭义之精）、血、津液三大类物质。狭义之精，不仅是人体生命的本源物质，还特指一种构成人体、维持人体生命活动的精微物质，多由精气和精血两种概念表达。其中，精气按照来源不同有先天之精和后天之精之分，按照功能又有生殖之精、脏腑之精、形体之精等不同。血是运行于血脉中的、维持人体生命活动的精微物质。津液则是人体一切正常水液的总称，按照性状、功能、分布部位的不同，有津、液、汗、涕、泪、涎、唾、膏之不同。气是人体内具有生命活力、不断运动、无形有征的精微物质。它既是构成人体的精微物质，也是人体生命活动的动力。气有关概念，可从整体之气和部位之气两方面来看，如整体之气，主要包括从不同功能角度来认识人体之气所形成的各种气的概念，如营气、卫气、正气、邪气、真气、宗气等；部位之气，则按照部位分布不同形成不同气的概念，如脏腑、经络之气等。神，是人体生命活动的主宰、外在征象以及人的精神、意识、思维活动。

中医人体观　中医学是旨在保护和增强人体健康、预防和治疗疾病的科学体系和实践活动，其研究对象，主要是正常和异常的人体生命过程以及防治疾病的客观规律。中医学基于中国传统文化的思想、观念与方法，形成了特有的人体观：强调人体是具有相互联系的、多层次的生命整体。以心为主宰，以五脏为中心，

配以六腑，通过经络"内属于脏腑，外络于肢节"的作用，将脏腑、经络、腧穴、身形、官窍等全身组织和器官共同组成一个相互协调、相互为用的有机整体，以完成人体统一的机能活动。这种机能活动，随着自然环境的寒暑更替可进行自我调节，以维系机体内外环境的相对平衡和稳定，维持人体的正常生命活动。①脏腑：是人体胸腹腔内器官的总称，根据其结构和功能，分为"五脏""六腑"和"奇恒之腑"等。五脏，即心、肝、脾、肺、肾，其共同的生理特点是化生和贮藏人体生命活动所必需的各种精微物质；六腑，即胆、胃、小肠、大肠、膀胱、三焦，其共同生理特点，是主管饮食物的受纳、传导、变化和排泄糟粕；奇恒之腑，包括脑、髓、骨、脉、胆、女子胞。其在形态上多属中空而与腑相似，在功能上则不是饮食物消化排泄的通道，而且又贮藏精气，与脏的生理功能特点相类似。故《素问·五藏别论》："脑、髓、骨、脉、胆、女子胞，此六者，地气之所生也，皆藏于阴而象于地，故藏而不泻，名曰奇恒之府。"奇恒之腑中，除胆为六腑之一外，余者都没有表里配合，也没有五行的配属，这是不同于五脏六腑的又一特点。中医学对于脏腑的认识，基于"四时阴阳五行"，与天地四时、阴阳五行息息相关，相应同步。②经络：是人体气血营卫的运行径路。从体内脏腑以至体外的皮肤、肌肉、筋骨等一切组织，经络无不纵横贯穿于其间。经络是人体通行气血，联络脏腑肢节，沟通表里上下的通路。经络学说，是研究人体经络系统的生理功能、病理变化及其与脏腑相互关系的学说。经络学说，

着重阐述"十二经脉""十二经别""十二经筋""十五络脉""十二皮部""奇经八脉"等基本概念、分布、循行路线、生理功能，并简述经络学说在疾病诊断和治疗上的应用。③身形：是头面、颈项、躯干、四肢等部位的人体组织结构或器官，及筋、脉、肉、皮、骨"五体"的统称。官窍与五脏相通，五体为五脏所主。总之，人体是以心为主宰，五脏为中心，与六腑、形体和官窍共同组成的一个有机整体；经络是人体通行气血，联络脏腑肢节，沟通表里上下的通路。

中医健康观 中医学所认识的健康，是指个人的身心良好状态，即身体健壮和神志安宁。健康是针对生命所定义才有价值。身心良好的状态，源自于主客相融、自然而然下的精气神的整体功能状态，并非单纯的主观感觉。自然而然的精气神状态，不是消极的任由摆布，不是完全依赖于外界作用的，而是指具有生命整体层面，抑或是精气神主体能动性与主观选择性，对于环境的顺随。这种顺随，有利于主体自身的生长壮老已，有利于天人关系的和谐与交融，有利于社会群体的和合与共演，有利于人体生理功能的正常发挥。中医学在具体实践中，从不同视角判断身体健康、心理健康、道德健康、社会适应性健康等。同时，结合不同的性别、不同年龄的特点，对人体的健康状态加以判断。

中医疾病观 中医学重视阴阳平衡，认为"阴平阳秘"是人体正常的生理状态，而"偏阴偏阳谓之疾"，指出疾病是人体的相对平衡状态被打破后的变化和结果。中医学认为，邪正交争是影响人体阴阳平衡，导致疾病发生

发展的主要机理，也就是说发病是正邪斗争的结果。而正邪斗争是通过症状来体现的，通过对这些症状的分类总结，产生了中医学的病证概念。这些病证的发生机理，也就是病机，是中医学研究的重点。①发病主要关系到正气和邪气两个方面，而正气和邪气以及邪正斗争，是受人体内外各种因素影响的。首先，"人禀天地之气生，四时之法成"，说明自然环境对人的影响很大，对疾病的产生也是如此。因此，对于疾病的产生，要考虑外环境致病的影响。而外环境包括风寒暑湿燥火等气候因素，饮食失调、起居失常、形劳、房劳等饮食劳倦因素，以及虫邪、跌打损伤、金刃伤、兽伤等外伤因素。其次，人体本身又是一个有机的整体，人体气化内环境发生变化，会导致人体阴阳失衡而产生疾病；人体先天不足、情志失调，是导致内环境发病的主要原因；而在疾病过程中的病理产物，如痰饮、瘀血是导致内环境发病的次要原因。②病机，又称病本、病源，是疾病的关键所在。中医学重视病机，强调"审察病机，无失气宜""谨守病机，各司其属"；研究病机的目的，旨在揭示疾病本质，为疾病进行正确诊断和有效防治奠定基础。中医学对疾病的一般认识，多从阴阳、表里、寒热、虚实这八个方面来考虑，因此这八个方面也构成了基本病机的主要内容。中医学强调外环境和内环境致病，因此就有了外感和内伤病机的分类；不论外感内伤，都要涉及脏腑经络，影响脏腑经络功能，因此就有了五脏、六腑奇恒之腑、经络、六经等病机的分类；中医学十分重视气血津液等生命物质，因为这些是构成人

体和维持人体生命活动的基本物质，是维持脏腑经络及组织器官生理活动的基础。因此，从气血津液的变化失常来探索疾病的本质，有了气血、津液病机的分类。其他，诸如精、神、形体病机也是中医学从不同的角度，对疾病发生、发展与变化机理的总结。

养生法则 养生，指保养、调养、颐养生命，又称摄生、道生、卫生、保生、养性等。养生是研究增强体质，预防疾病，以达到延年益寿的理论和方法。使人健康长寿是医学的终极目标，而中医学又注重防病于未然，故而养生是中医理论体系中的重要内容。在一定的养生原则指导下，采用相应的养生方法，才能达到健康长寿的养生目标。因此，中医养生理论，主要包括："养生原则"和"养生方法"。养生原则包括法天地、调四时、和术数、避邪气、养精神等。"人与天地相应"的思想，不仅贯穿于中医学的自然观、生命观、人体观、疾病观等，也贯穿于养生之中。强调在养生当中，人应取法天地，顺应四时，和于术数，这样才能与自然界协调，达到养生的目标。养生以人的健康为核心，养生离不开保养正气与防御病邪，而中医学强调保养精神在保养正气中的重要性，因此在养生原则中，将避邪气与养精神并举。在以上养生原则的指导下，采取的养生方法，主要有顺四时、避邪气、避灾伤、养精神、宝精气、节饮食、调起居、适劳逸、服药饵的方式及修炼养生术等。在法天地、调四时、和术数的养生原则指导下，人应顺应自然，在不同时令、不同环境下，相应地采取不同的生活方式，即顺四时的养生方法。

在避邪气的养生原则指导下，人要防御病邪，一方面要防御气候失常带来的邪气，同时也要防范意外灾伤，即避邪气与避灾伤的养生方法。遵从养精神的养生原则，有相应的养精神的养生方法，如精神内守、恬惔虚无，而达到淳德全道的境界；或安于境遇、去世离俗，不为外物所动；也可通过顺从所欲、调节情志等方式，让心情和畅。宝精气、养形体，也是保养正气的重要方面，可以通过调节饮食、起居、劳逸等方法实现，还可以采用服食药饵、修炼养生术的方法进一步保养。

防治法则　中医防治理论，是中医理论体系的重要组成部分，是辨证论治中的一个关键环节，是连接理论与实践的桥梁。其上承中医对道法、生命、人体、身形、疾病的认识，下启方药的具体应用，是中医基础理论的重要内容。中医防治理论，主要涉及临床预防、治疗疾病的实践中应该秉承的思想、原则、方法及手段。防治理论的形成，奠定于《黄帝内经》，经后世医家的不断补充发展而逐步完善，从不同高度、角度指导着临床实践。其内容十分丰富，可谓博大精深，可以从多角度、多层次进行研究和解析。中医防治思想，是对自然、生命、人体、疾病的整体认识的基础上，形成的一种临床思维与认知，是防治理论的最高层次。其基本特点有四个方面：其一，强调"天人合一"的整体观念，注重人体内外的和谐统一；其二，审于人体、身形，强调治病循法守度、守数据治；其三，从容人事，考虑社会环境和社会关系对人体的影响；其四，强调顺应病势，善于利用人体正气抗邪、驱邪外出的自我恢复功能。基于此，

而提出法天地、守法度、明人事、顺病势等防治思想。这种自然、社会、人身并重的中医防治思想，从较高的层次揭示了中医防治疾病的鲜明特色。防治原则，是在防治思想的指导下对防治规律的认识和总结，是建立在对疾病发生发展规律深刻认识的基础上，用以指导防治方法的总则，是防治疾病的规范。主要包括：①治未病：未病先防、已病防变、愈后防复。②治疗原则：三因制宜、治病求本、调理阴阳、扶正祛邪、治分逆从、标本缓急、同治异治、随证治之、因势利导等。③防治方法：从属于防治原则，是在遵循防治原则前提下防治疾病的具体方法，是防治原则的具体实施。如解表法、补益法、攻邪法、消导法、温阳法、清热法、和解法、理气法、活血法、固涩法等。法与法之间的结合运用，又会派生出更多的圆机活法。此外，防治疾病有一定的规律和法则，当把握禁忌，力避过失，才能保证理法方药的顺利实施及其效果。治疗禁忌，归纳起来不外失时反候、汗血之禁、年忌、天忌、病禁等；治疗过失，则以《素问》提出的五过、四失为经典之论。总之，中医防治思想立足自然、社会、人体、生命、疾病相联系的高度认知疾病的防治观念，导向防治原则的建立；在防治思想的指导下，防治原则构成防治疾病的实施规范。防治方法则是在把握疾病发生发展关键的基础上，具体防治疾病的方法。

研究方法　中医基础理论研究的根本目的，是把中医理论体系传承好、发展好、利用好。在研究目标、思路、方法上，应正确把握中医学术的自身发展规律，应坚持中医思维方式，坚持中医

理论指导，切合中医临床实际。研究的结果，应该有益于中医理论体系的丰富、完善和运用，有益于提高当代中医防病治病的能力和水平，有益于中医人才培养和中医从业人员中医理论素养的提升。具体研究方法，应根据研究的目的、目标和内容加以选择。当代的中医基础理论研究，在研究方法上，有理论研究及文献研究、临床研究和实验研究等。

发展水平　由《黄帝内经》开创的中医学理论体系，是历经长期学术积淀，包含历代各家学术思想的知识体系。在新中国成立（1949年）以来，对中医基础理论进行了系统而广泛的、不同层次的深入研究。在中医理论体系的系统整理与研究、中医基础理论各范畴理论的深入研究、中医基础理论的临床运用研究等方面，取得了多方面的进展和成果。在中医基础理论概念、命题的现代科学实证与诠释方面，以及基于中医基础理论治疗现代疾病的科学机制方面，开展了广泛而深入的探索，取得了多方面的进展和成果。

总之，中医基础理论是中医药学术的灵魂，是中医养生、预防、治疗的指导思想和规矩准绳，凝聚着中华民族有关生命认知和健康维护的智慧，是中华民族优秀传统文化和科学思想的集中体现。千百年来，中医药为中华民族的繁衍昌盛做出了巨大的贡献，中医基础理论在中华民族的养生保健、防病治病方面发挥了重要指导作用。未来的中医药发展，也亟须中医理论的引领和支持。加强中医理论体系自身建设与研究，可以使中医药学在现代卫生保健事业中做出更大的贡献。

（潘桂娟　陈　曦）

zhěngtǐ guānniàn

整体观念 （wholism concept）

中医学对人体生命活动及人与自然、社会统一性的认识论与方法论。是中医理论体系的基本特点之一。人作为一个有机的整体，其自身具有统一性、完整性，并与自然和社会环境间存在不可分割的紧密联系。整体观念贯穿于中医的生理、病理、诊断、防治和养生等理论和实践中。

基本内容 整体即统一性和完整性，事物内部各部分及事物与事物之间相互联系、不可分割。中医学认为，人体是一个有机整体，构成人体的各个组成部分之间，在结构上是不可分割的，在功能上是相互协调的，在病理上是相互影响的，同时又在与外界自然环境的影响相适应的过程中，维持着机体的正常生命活动。这种内外环境的统一性，机体自身整体性的思想，称之为整体观念。中医学整体观念，主要体现在两个方面：首先，中医学认为人体是一个有机的整体。中医学认为人体是一个具有内在统一性的有机整体，即人体是以脏腑为核心，以精气血津液为物质基础，以经络为联络通道，与五体、五官、九窍、四肢百骸等全身组织器官共同构成的整体系统。其不同的组成部分，各自具有其独特的功能；而这些不同的功能，又都是人体整体生命活动的共同组成部分，相互之间是紧密联系，不可分割的。而在人们罹患疾病的过程中，中医学同样把局部病理变化与整体健康状态联系起来，不仅重视局部病变与其相关内在脏腑之联系，更强调该病变与其他脏腑之间的相互影响与传变。正是由于人体是一个有机的整体，所以对于任何局部病变的治疗，

也必须从整体出发，通过对人体的整体治疗与调摄，以获取最佳的治疗效应，达到祛病健身的目的。其次，人与环境之间具有统一性。人生存于自然界之中，自然界存在着人类赖以生存的必要条件，人的生命活动规律必然受自然环境变化的影响和制约。自然界的运动变化，如昼夜晨昏、四季更替、运气变化、地区方域等，均可能直接或间接地影响到人体，机体则相应地发生生理和病理上的变化。人必须通过养生主动调整身体状态以适应外界环境的变化，已达到人与自然的和谐统一，才能保持人体的健康，否则就会罹患疾病。除自然环境外，社会环境如社会进步、社会安定、人的社会处境等，也同样与人的身心健康和疾病的发生有着密切关系，对人体产生影响。人与社会环境的统一性，也是医家诊疗疾病所需要考虑的重要问题。

作用与意义 整体观念是中医原创思维方式的核心内容，也是中医理论体系与实践有别于西医学的重要特点。中医学正是在整体观念指导下，通过对人的生理功能、病理变化及其治疗调摄方法的系统性认识，建立中医理论体系，并进一步将理论运用于临床实践。在中医学的藏象、经络、病因、病机、诊法、辨证、治疗和养生等理论，以及医生临床辨证论治的实践过程，无不贯穿着对中医整体观念的理解与运用。

（张宇鹏）

tiānrénxiāngyìng

天人相应 （corresponding between the heaven and human）

人对天地自然的依循与适应关系。指导中医学术的核心观念之

一。天，指自然界。中医学受到中国古代传统文化天人合一思想的影响，认为人与天地自然是一个统一的整体，人是自然万物之一，赖大自然而生存。自然环境的变化，必然会直接或间接地影响人体，而产生相应的变化。

历史沿革 "天人合一"是中国哲学史上一个重要命题，最早是由庄子阐述，后被汉代思想家董仲舒发展为天人合一的哲学思想体系，并由此构建了中华传统文化的主体。天人相应的观念是天人合一思想在中医学内的体现，最早见于《黄帝内经》。《灵枢·邪客》："天圆地方，人头圆足方以应之。天有日月，人有两目……此人与天地相应者也。"认为人体的结构可以在自然界中找到相对应的事物，人体是天地的缩影。《素问·宝命全形论》："人以天地之气生，四时之法成。"《灵枢·岁露论》："人与天地相参也，与日月相应也。"说明了人的生命活动对自然界变化的依赖与适应。而《素问·金匮真言论》《素问·阴阳应象大论》等篇将在天的方位、季节、气候、星宿、生成数，在地的品类、五谷、五畜、五音、五色、五味、五臭，在人的五藏、五声、五志，以及病变、病位等进行五行归类，也同样体现了中医学天人相应的观念。

基本内容 中医学天人相应的观念包含有三层含义：①人与天地自然具有相同的结构。中医学认为，人是天地的缩影，人体结构与生命现象，是对天地万物与自然规律的体现，因而人的身体结构与天地的结构是一致的，人身犹如一个小的天地。如将人头圆足方对应天圆地方，以人的双目对应日月，九窍对应九州，

四肢对应四时，五脏对应五音，六腑对应六律等。从而把人体形态结构，与天地万物一一对应起来。人体的结构，可以在自然界中找到相对应的事物，人体仿佛是天地的缩影，人体与天地自然具有高度的统一性。②人与天地自然遵循相同的变化规律。人与天地相应，天地自然的变化规律在人身上同样适用，即人的生命活动体现出了与天地自然变化同步的特征。在中医理论中，对自然气候变化给人体带来的影响最为重视，有多方面的体现。人与自然界是统一的整体，自然界的一切生物受四时春温、夏热、秋凉、冬寒气候变化的影响，于是形成了春生、夏长、秋收、冬藏的自然规律。一年四季的变化，对人体的五脏六腑、四肢九窍、形体经络等的机能活动，形成直接或间接的影响。中医学认为，人体的生理功能与病理状态，是通过五行生克制化的规律，与天地四时变化相适应。故中医有"肝旺于春""心旺于夏""脾旺于长夏""肺旺于秋""肾旺于冬"之说，指的是脏腑功能适应四时的变化规律。《素问·四时刺逆从论》："春气在经脉，夏气在孙络，长夏在肌肉，秋气在皮肤，冬气在骨髓中。"则是说明经气运行随季节而发生的变化规律。由于四时气候有异，人体在病理变化与发病规律上，也呈现出随季节变化的特点，如春季多温病，秋季多疟疾等。《素问·金匮真言论》："故春善病鼽衄，仲夏善病胸胁，长夏善病洞泄寒中，秋善病风疟，冬善病痹厥。"此外，面色与脉象等方面，人体同样呈现出随季节转换而变化的规律。如《素问·玉机真藏论》中有"春脉如弦""夏脉如钩""秋脉如

浮""冬脉如营"的说法。除四季更替外，不同年份的气候变化，对于人体健康状态和疾病流行同样具有重大的影响。中医学将这一类跨年度的周期性变化规律，系统总结为五运六气理论。这一理论是在中医整体观念的指导下，以阴阳五行学说为基础，运用天干地支等符号作为演绎工具，来推论气候变化规律及其对人体健康和疾病的影响的，在中医学中占有非常重要的地位。中医认为，人体的气机运行，会随着一天之内晨昏昼夜的阴阳消长变化而发生相应的改变。根据阴阳消长的理论，每天早晨阳气初生，日中阳气最盛，傍晚阳气已衰，夜半阳气最弱，这是天地万物阴阳变化的规律，而人体内的阳气同样遵循这一规律，呈现出阳气白天多趋向于表，夜晚多趋向于里的周期性波动。故《素问·生气通天论》："故阳气者，一日而主外，平旦人气生，日中而阳气隆，日西而阳气已虚，气门乃闭。"由于人体阳气有昼夜的周期变化，所以对人体病理变化亦有直接影响，因此《黄帝内经》中有"旦慧""昼安""夕加""夜甚"之说，用以说明人体病理变化在一天之内高低起伏的周期性变化。此外，如人体生理的气血盛衰与月相盈亏的密切关系，不同的地理环境和地区气候对人体体质状况与疾病发病的影响等，也都是人与天地自然遵循相同变化规律的体现。③人的生命活动必须顺应自然。人生于天地之间，依赖于自然而生存，也就必须受自然规律的支配和制约。顺应自然，就是顺从天地自然的变化，适应周围外界环境，使人的生命活动与天地自然的变化保持一致。人的生命活动必须与天地自然的变化相适应，

从而实现人与自然的和谐统一；违背自然规律，必然会导致疾病甚至死亡。这是保持人体健康状态的先决条件，也是中医学养生与防治所必须遵循的基本原则。

作用与意义　与西方哲学中主客两分的思想方法不同，天人相应的基本观念认为，人与自然界不是处在一种主体与对象的关系，人类只是天地万物中的一个部分；人与自然是息息相通的一体，与自然界遵循着同一变化规律。因此，人不仅可以通过研究天地自然的现象来推论和阐明人体的生理和病理变化，同时也应时刻主动调摄自身的身体状态，已达到顺应自然，维护健康的目的。由此，天人相应的思想始终贯穿于中医学的藏象、经络、病因病机、诊断、治疗、养生等诸方面的理论中，是作为指导中医学术最重要的核心观念之一。

(张宇鹏)

xíngshénhéyī

形神合一（unity of shape and Shen）　人之形体与精神的结合与统一。又称形神一体。形神，指人的形体和精神；合一，指两者相互统一。中医学认为形体与精神是生命的两大要素，二者既相互依存，又相互制约，是一个统一的整体。

历史沿革　中国古代对于人的形体与精神的关系，很早就有关注。在《墨经》中，就有"刑（形）与知处"的说法。《管子·内业》："人之生也，天出其精，地出其形，合此以为人。"即明确指出生命是形体与精神相互结合的产物。在《庄子》一书中提出"神将守形，形乃长生"之说，明确指出了"神"对"形"的影响与主宰。《淮南子·原道训》："夫形者，生之舍也；气者，生之

元也；神者，生之制也。"这是首次提出形、气、神是组成生命的三大要素，三者相互依赖，各当其为，则人体功能正常，而在三者之中"神"处于中心的主宰地位。在《黄帝内经》中，从医学的角度具体地论述了"形神合一"的观点，认为人的出生为"血气已和，荣卫已通，五藏已成，神气舍心，魂魄毕具，乃成为人"（《灵枢·天年》）；死亡则是因"百岁，五藏皆虚，神气皆去，形骸独居而终矣"（《灵枢·天年》）。而"神"的居所则在心脏。"心者，君主之官也，神明出焉"（《素问·灵兰秘典论》）。故"心者，五藏六府之大主也，精神之所舍也，其藏坚固，邪弗能容也。容之则心伤，心伤则神去，神去则死矣"（《灵枢·邪客》）。此一系列的论述，将形神关系作了明确的阐述。自《黄帝内经》后，形神合一的思想，备受历代医家重视，在理论阐述与临床实践中，有大量相关内容。如金·刘完素《素问玄机原病式·六气为病》："夫太乙天真元气，非阴非阳，非寒非热也。是以精中生气，气中生神，神能御其形，由是精为神气之本，形体之充固，则众邪难伤，衰则诸疾易染。"明·张介宾《类经·针刺类》："形者神之体，神者形之用；无神则形不可活，无形则神无以生。"都是形神合一思想的体现。

基本内容　形与神是中国古代哲学中的一对重要范畴。"形"是指形体，包括构成人体的脏腑、经络、五体和官窍及运行或贮藏于其中的精、气、血、津、液等。其以脏腑为中心，以经络为联络通路，构成一个有机整体，并通过精、气、血、津、液的贮藏、运行、输布、代谢，完成机体统

一的机能活动。"神"是指包括精神意识思维活动在内的人的生命活动，有广义和狭义之分：广义的神，是指对整个人体生命现象与精神活动的抽象概括；狭义的神，则是指人的精神意识思维活动，包括情绪、思想、性格等一系列心理活动。中医学认为，形神之间具有互动关系。人是形神相依、心身相关的统一体，形与神二者相互依附，不可分割。形是神的藏舍之处，神是形的生命体现。神不能离开形体而单独存在，有形才能保证有神，形健则神旺。而神一旦产生，就对形体起着主宰作用。形神统一是生命存在的保证。

作用与意义　形神关系反映的是生命形体与精神心理、社会环境等一种平衡协调的关系。形神合一的形神观，反映了中医学的整体观念，是构建中医理论体系的重要指导思想之一，在中医学的历史发展过程中起着不可估量的作用。中医认为，人的健康必须建立在形体健康和精神健康的高度和谐统一的基础上，二者相互依存，相互影响不可分割，故"形与神俱"是中医衡量人体健康的根本标准。中医理论中的很多重要内容，都是以形神合一思想为理论基础的，如诊法中有"望神"；治疗中宜"粗守形，上守神"；养生当"积精全神"等。因此，形神合一思想对中医学的诊断、治疗、预后、养生康复，以及对心身医学的发展等，均具有重要的临床意义和现代价值。

（张宇鹏）

biànzhènglùnzhì

辨证论治（treatment according to syndrome differentiation）　运用中医理论辨析疾病本质，确定相应治疗原则与方法的思维与实

践过程。又称辨证施治。是中医学的基本特点之一。

历史沿革　《黄帝内经》并没有形成系统的辨证论治体系，然而有关脏腑经络、气血津液的理论，六淫、七情、饮食、劳倦等病因学说，邪正斗争、气机升降、阴阳失调的病机学说，望、闻、问、切四诊合参的诊断方法，以及治疗与组方用药的基本原则等，为辨证论治体系形成奠定了理论基础。如《素问·至真要大论》中，总结了病机十九条，从脏腑病位、病因、病性等方面，阐述了不同临床表现的病机归属，提示了治疗原则，并将之归纳为"审查病机"的原则，则是对辨证论治最早的表述形式。书中记载了许多中医病证的名称及其临床表现与治疗原则，可看作辨证论治最早的应用。东汉·张仲景《伤寒杂病论》，较为明确地体现了辨证论治的理论内涵。其《伤寒论》一书中，许多章节皆以"辨××病脉证并治"为标题，可以看作是"辨证"概念的最早记载。《伤寒论》与《金匮要略》分别创立了六经辨证论治体系和脏腑辨证论治体系，并广泛运用了表、里、寒、热、虚、实、阴、阳、脏腑、气血等概念，以此作为辨证的基本内容；并针对不同病机和证候，采取相应的治疗原则和方药，为后世辨证论治的发展奠定了坚实的基础。此后，历代医家又从不同角度大大丰富和发展了辨证论治的内容。如《中藏经》对脏腑病机的认识，《诸病源候论》对病因病机理论的发挥，宋·陈言病因学说，金·刘完素六气病机学说，元·朱震亨对气血痰郁理论的发挥；清代随着温病学说的形成发展，清·叶桂创立卫气营血辨证，清·吴瑭提出

三焦辨证等。还有的医家，就辨证论治理论在内、外、妇、儿等临床学科中的运用作了专门的阐述，使辨证论治体系更臻完善。

基本内容 辨证，即是认证识证的过程。就是医者将通过中医四诊（望诊、闻诊、问诊、切诊）收集患者的病史、症状等临床资料，结合藏象、经络、病因、病机、治则治法等中医理论，运用相应的辨证方法，对患者一定阶段的病情进行综合分析，明确疾病的病因、性质、部位，以及患者当下的机体功能状态及邪正之间的关系等，概括、判断为某种性质的证候。论治，又称为施治，即根据辨证的结果，确定相应的治疗方法。辨证和论治，是诊治疾病过程中相互联系不可分割的两个方面，是理论和实践相结合的体现，辨证是决定治疗的前提和依据，论治是治疗疾病的手段和方法。辨证论治的过程，就是认识疾病和治疗疾病的过程。通过辨证论治的效果，可以检验辨证论治的正确与否。

证、病、症的相互关系 证，是对疾病过程中某一阶段或某一类型的病理概括。由于它包括了病变的部位、原因、性质，以及正邪相争的态势，因而可反映出疾病发展过程中某一阶段的病理变化的本质。证、病、症三者，既有区别又有联系。证与病，虽然都是对疾病本质的认识，但病的重点是对疾病发生发展全过程中病因、病机及演变规律的认识；证的重点则在于对患者现阶段健康状态的把握。症则是医者所诊察到的证与病的外在表现，有内在联系的症状组合在一起即构成证候，即证的外候。证反映疾病某一阶段或某一类型的病变本质；各阶段或类型的证贯串并叠合起来，便是疾病的全过程。一种疾病由不同的证组成，而同一证又可见于不同的疾病过程中。

辨病与辨证的关系 辨病与辨证，都是认识疾病的思维过程。辨病是对疾病的诊断，其主要目的在于对患者所患疾病本质属性的确认，及对病情的发展与转归的总体性判断；而辨证则是对患者当前证候的辨析，其主要目的在于对患者现阶段的病位、病因、病性、病势及机体功能状态与抗病能力的准确把握，并为最终实施治疗提供依据。中医的诊断是辨病与辨证相结合的结论，但由于对证候的判断是着眼于对患者当前病理状态及变化趋势的综合判断，较辨病更加明确而具体，能够更精确地反映出疾病在现阶段的主要矛盾。因此，在中医临床治疗疾病的实践中，辨证是决定治疗的前提和依据，临床治疗方案的确定与实施，主要是辨证的结果决定的。例如，感冒是一种疾病，临床可见恶寒、发热、头身疼痛等症状，但由于引发疾病的原因和机体反应性有所不同，又表现为风寒、风热、暑湿、气虚等不同的证。只有辨清了感冒属于何证，才能正确选择不同的治疗原则，分别采用辛温解表、辛凉解表、清暑祛湿解表、益气解表等相应的治疗方法，给予适当的治疗。中医在强调辨证论治的同时，也并不排斥辨病论治的方法，在中医的临床实践中，某些病可用有特异性治疗作用的中药单方或复方治疗，如常山治疗疟疾、黄连治疗痢疾、大黄牡丹汤治疗肠痈等，但这种情况往往是针对部分特定疾病常见证候的一种简单应对方法，不能处理复杂证候，不具有普遍性意义，因而辨病论治并非中医临床的主流

方法。由于证是对疾病过程中某一阶段或某一类型的概括，具有时相性和空间性特征，因而同一疾病在不同发展阶段，可以出现不同的证；而不同的疾病在其发展过程中，又可能出现同样的证。因此在治疗疾病时就需要分别采取"同病异治"或"异病同治"的原则，而对证的判断则是确定治疗的标准与依据。

辨证论治的主要方法 辨证论治，是医者将四诊所收集的有关患者所患疾病的所有资料，运用中医理论进行分析、综合，以判断明确证候，并据此确定治疗方案的过程。临床常用的辨证方法大概有以下几种：八纲辨证、气血津液辨证、脏腑辨证、六经辨证、卫气营血辨证、三焦辨证、经络辨证等。由于各种辨证方法形成的历史时期不同，总结的思想方法有异，因而各有其特点，其适用范围各有侧重，医者可根据患者病情的不同，在临床实践中常有针对性地选择相应的辨证方法。如六经辨证、卫气营血辨证、三焦辨证，主要用于外感病；脏腑辨证、气血津液辨证，主要用于内伤杂病；八纲辨证能从病位、病性、病势等方面，反映证候的基本构成，适用范围最广，需要结合其他辨证方法综合分析。因此，临床实际应用中，既要了解各种辨证方法的特点，更要相互参合，如此方可明了辨证的各个要素，为针对性治疗提供依据。

作用与意义 辨证论治是中医临床实践的基本原则，是中医临床诊疗疾病的思维与实践的过程，是中医学认识与处理疾病的基本方法，始终贯穿于中医学诊断、预防、治疗与养生实践的全过程中，指导着中医理、法、方、药在临床上的具体应用。辨证论

治，是建立中医临床诊疗理论体系的根本指导思想，也是中医学区别于其他医学体系的根本特征之一。

（张宇鹏）

zhèng

证（syndrome） 对疾病过程中某一阶段或某一类型的病位、病因、病性、病势，以及机体功能状态与抗病能力的整体性概括；是对致病因素与机体反应性两方面情况的综合，反映了疾病发展过程中的阶段性本质。"证"的概念，最早见于《难经·十六难》："假令得肝脉，其外证善洁、面青、善怒。其内证脐左有动气，按之牢若痛。其病四肢满闭、癃溲便难、转筋。有是者肝也，无是者非也。"证在此处指患者的临床表现。至东汉末的《伤寒论》，出现了表证、里证、热证等用法，证字除指临床表现外，还表示诊断结论，以及与某些方药相对应的症状、体征（如"柴胡汤证"）。后世，随着理论的发展，证由指临床表现，转而包括对病机的判断和诊断结论。证是中医临床用以概括疾病过程中不同阶段和不同类型的病机（含病因、病位、病性、病势等）的诊断范畴。证候是证的外候，一般由一组相对固定的、有内在联系的、能揭示疾病某一阶段或某一类型病变本质的症状和体征构成。证候是病机的外在反映；病机是证候的内在本质。证是对疾病的阶段性本质的反映，简单的证仅指病情的某一方面，如就病位而言的表证或里证，就病性而言的寒证或热证，就邪正盛衰而言的虚证或实证。这些不同方面可以并存，因而有表实、里热等组合。而复杂的证名，则根据临床的实际需求加入了对病因与病机的分

析，如心脾两虚证、痰蒙心窍证等。而某些时候，也可以是对具有一定规律性病机的症状，所做的综合性概括，如痰证、血证等。但这一类证候与疾病的概念间，界限较为模糊。证与具有特定病因和特定演化模式的疾病不同，一种病可因具体条件不同而在不同人身上表现为不同的证；一种病对于同一个人也可在不同阶段表现为不同的证，而且这种证的转化顺序还常常表现出某种规律性。证是对疾病临床症状与病机的综合概括，包含了病变的部位、原因、性质及邪正盛衰变化等多方面的内涵，故证能够揭示病变的机理和发展趋势，中医学将其作为确定治法、处方遣药的依据。见辨证论治。

（张宇鹏）

zhèng

症（symptom） 机体因发生疾病而表现出来的异常状态，包括患者自身的各种异常感受与医者观察到的各种异常机体外在表现。又称症状或病候。症，是对疾病发生发展过程中各种异常外在表现的统称；可以是病人异常的主观感觉或行为表现，如恶寒发热、恶心呕吐、烦躁易怒等；也可以是医生通过望闻问切等中医诊断方法检查病人时发现的异常征象，如面色、舌苔、脉象等。由于中医脉诊在临床中具有非常重要的地位，在中医临床诊断疾病的实践中所说的症，常常并不包括脉象，而是将脉象独立出来，与其他症状相互参验，综合分析，称"脉症合参"。由于症仅是疾病的外在表现，同一个症状，可由不同的病因引起，其病机也不尽相同，可见于不同的疾病和证候。因此，孤立的症并不能完全反映疾病和证候的本质，医者只有系

统运用望闻问切等多种中医诊断方法，获得全面的、没有遗漏的症状信息，才可以作为临床判断疾病、辨识证候、评价治疗与预后的主要依据。

（张宇鹏）

bìng

病（disease） 在六淫、七情、劳逸、外伤等致病因素的作用下，机体与环境的关系出现失调，机体内部平衡发生紊乱，正气受到损害，机体正常的生理机能与生命活动受到限制或破坏，并反映为一定的症状的异常生命活动过程。又称疾病。中医对疾病的认识非常早，殷墟甲骨文中记载如疟、疥、蛊、龋等20余种疾病的名称；西周《山海经》有瘿、痔、痈、疽、痹等23种固定病名；长沙马王堆西汉墓中出土的《五十二病方》所载疾病有一百多种，涉及内、外、妇、儿、五官各科；东汉·张仲景《伤寒杂病论》，将中医疾病分为外感伤寒与内伤杂病两大部分，开创了中医疾病分类的先河，对后世中医理论与临床的发展产生了深远的影响。其后，历代医家从不同角度发展，形成了伤寒、温病等学派，以及内、外、妇、儿、五官、骨伤等临床各科，最终形成了完整的中医疾病分类体系。疾病一般都有特定的病因、病机及演变规律，有较明确的病理特点与固定的临床症状群，有诊断要点并可与相似疾病鉴别。疾病的概念，反映了某一类病理变化发生发展全过程的总体属性、特征和规律。中医的病，是建立在症状学基础上的。中医学对疾病的划分与命名，主要是依据对患者主要症状或症状群的综合概括，如麻疹、水痘、肺痈、痢疾、消渴等。另外一小部分疾病命名，则是依据对特定

病因与病机的归纳，如中风、伤寒等，皆属疾病的概念。疾病发生与发展的过程，始终伴随着人体的形态和/或功能的异常改变，并可表现出阴阳气血失调、脏腑功能障碍、精神情志失常、组织器官损伤等各种症状，疾病的结局可以是康复（恢复正常）或长期残存，甚至导致死亡。

（张宇鹏）

tóngbìng yìzhì

同病异治（treating the same disease with different methods）

同一种病，由于发病的时间、地域不同，或病人的体质差异，或由于病情进展程度、病机变化，以及治疗过程中正邪消长变化等差异，其所反映出的证候不同，因而治疗上也应相应采取不同治法。同病异治，首见于《黄帝内经》。如《素问·病能论》："有病颈痈者……夫痈气之息者，宜以针开除去之；夫气盛血聚者，宜石而泻之。此所谓同病异治也。"指出同为颈痈之病，由于有在气、在血的不同，所以治疗上有针刺开导和砭石泻血的不同方法。自《黄帝内经》后，同病异治成为中医学指导临床诊治疾病的重要原则，并由此引申出异病同治的理论。中医同病异治理论，主要包括两个方面的内容：首先，疾病的发生可由多种病因导致，而时间、地域与个人体质又存在差异，同一种疾病有可能出现多种不同类型的证候，因而需要根据辨证确立不同的治疗方法。如感冒病可因其病因病机和病人体质的不同而出现风寒、风热、风湿、风燥、气虚等不同的证候，因而有辛温解表、辛凉解表、辛润解表、益气解表等相应的治法。其次，疾病发生之后，随着时间的推移与病情进展阶段的不同，

会出现传变与转归等病理变化，其所反映的病机与证候也不相同，治法也应随之改变。如治疗麻疹，有初起解表透疹，中期清肺热，后期滋养肺阴胃阴等不同的治法。

（张宇鹏）

yìbìng tóngzhì

异病同治（treating different diseases with same method）

几种不同的疾病，在其发展变化过程中出现了大致相同的病机，可以辨为同一类型的证候，故可以用相同或近似的治法与方药来治疗。在《黄帝内经》中，首次出现了"同病异治"的理论。后人根据这一思想，结合临床治疗的实际情况，又提出了"异病同治"的原则。在《金匮要略》和《伤寒论》中，多次出现了同一方剂的重复使用，即一方用治多病的情况，其实质就是因证候相同而采取异病同治的原则。如五苓散既可用于痰饮病之下焦水逆证，亦可用于伤寒太阳病膀胱气化不行的小便不利，还可用于水肿病需利小便者，三病皆属水邪为患，气化不行，证候相同，故可用同一方剂治疗。至清代，陈士铎《石室秘录》："同治者，同是一方而同治数病也。"这是异病同治的概念首次被明确提出。中医治病的法则，不是着眼于患者所患疾病的异同，而是着眼于对证的辨析，根据辨证的结果，确定相应的治疗方法。证同则治同，证异则治异。如中气下陷、脾气不足所致的泄泻、脱肛、子宫下垂等，虽属不同疾病，均可用补中益气的治疗方法。另一方面，中医学中有很多应用广泛的经典名方，往往可以用于多种不同疾病的治疗，如《伤寒论》名方"小柴胡汤"，广泛应用于治疗外感病、肠胃病、肝胆病、妇科杂病

等许多病种，都取得了良好的效果。

（张宇鹏）

qǔxiàng bǐlèi

取象比类（analogy）

在观察事物，获得直接经验的基础上，以"象"为工具，对事物在某一方面的本质属性与变化规律进行抽提，并赋予某种特定事物的形象或象征性符号表述，通过比喻、象征、联想、推类等方法进行思维，反映事物普遍联系及其规律性的思维方式。又称援物比类。

历史沿革 取象比类，是中国传统思维方式之一，起源于远古时期。早在殷商时代，人们就已经依据取象比类的原则创立了阴阳思想体系，而五行理论与精气理论等，也不晚于春秋战国时期，就已被当时的学术思想界广泛接受。而成书于春秋末年的《周易》一书，通篇以卦象和爻象来说明天地自然及人生的许多玄妙深奥之理，是对象的观念与取象比类思维方式的一次系统性的总结。在中医理论创生时，就深刻地受到取象比类思维方式的影响，在《黄帝内经》中，大量运用阴阳五行学说，对以往长期积累的临床经验，做出系统的整合与改造，从而形成了中医学的脏象、病因、病机、治疗、养生等诸多理论，并进一步完成了对中医理论体系的初步构建。《神农本草经》中，四气五味、君臣佐使、七情和合等理论，则是依据取象比类的原则，对中药药性与配伍理论的系统总结。此后，取象比类的方法与原则，被广泛应用于中医理论与临床的各个方面。

基本内容 "象"是中国文化所特有的概念，是以模拟或象征的方法，来代指一类事物的某种本质属性。在中国传统文化中，

"象"的概念具有四种不同层次的含义：①"象"是事物可以感知的现象，包括肉眼可以看见的物象和虽肉眼无法看见但可以感知的物象。②"象"是抽象的象征，即从一类事物的共同特性中抽象出来的典型代表，如卦象或爻象。③"象"具有"比类"的含义。即在某种特定的情况下，以象征的方式来代表一类在某一方面有着相同特征的事物。比较典型者，如五行归类。④"象"是事物的某种本质内涵属性的体现，象的变化代表了天地万物本身的变化，象是古人对天地万物的抽象把握。

取"象"是为了归类或比类，即根据被研究对象与已知对象在某些方面的相似或相同，推导在其他方面也有可能相似或类同。取象的范围，不是局限于具体事物的物象、事象，而是在功能关系、动态属性相同的前提下，可以无限地类推、类比。这一过程，即"取象比类"。古人对"象"的运用，是建立在取象比类的思维方式上的，不同于西方注重原因与结果的形式逻辑方法。中国古代先民们认为，现象与本质有着统一的属性，故"有诸内必形诸外"，是以借助"拟诸其形容，象其物宜"的方法，依据"易则易知，简则易从"的原则，将天地万物的普遍特征与根本规律抽象成简约的"象"，即以象征的方法来代表或区分不同事物的现象或本质。将所有从天地万物中抽提出来的"象"，均统一在同一个系统之内，从而建立起万事万物之间的普遍联系。这一观念早在殷周时代就已成为思想界的普遍共识，并据此理念从天地万物中抽提"气""阴阳""五行"等多种"象"，成为奠定中医理论体系的最根本的理论基础。

取类比象与取象比类含义相近，但又有所差别。取象比类，是指从众多单独的、个别的事物中，抽提出能够代表各自本质属性的"象"，而后进行相互比较而聚类，并由此将各自不同的事物联系在一起的过程；而取类比象则是在有取象比类共识的情况下，通过认识与分析"象"所从属的"类"，进而推测可被纳入系统之中的陌生事物所可能具有的本质属性。二者紧密联系又相辅相成，实际运用中往往不加区分。

取象比类思维，在中医学中有广泛的运用。首先，阴阳和五行学说本身就是"取象比类"思维的具体化。阴阳的含义，最初是指日光的向背。而后，依据日光的特性，对阴阳的概念加以衍化与拓展，如天地、昼夜、水火、动静等。引入医学中，则认为对人体具有推动、温煦、兴奋等作用的物质和功能，统属于阳；对人体具有凝聚、滋润、抑制等作用的物质和功能，统属于阴。五行学说虽以金、木、水、火、土五种物质命名，但其最初的流行即与方位地域环境有密切的关系，而后又拓展到四季更替与气候变化，并以此为标准将颜色、声音、味道等均分为五类。联系到医学中，则又被广泛用于五脏六腑、形体官窍、精神情志、生理功能及病理状态等内容。在藏象学理论中，中医学引入了五行的分类方法，然后发掘出蕴含于"象"中的深层的藏象理论。即在大量临床经验的系统总结基础上，按照功能行为的相同或相似归为同类的原则，将人体结构与生理功能分为五类，依据五行之象类推五脏的功能作用与外合体窍；将人体脏腑、器官、生理部位和情志活动，与外界的声音、颜色、季节、气候、方位、味道等分门别类地归属在一起；并将之与临床实践紧密联系起来，从而构成中医藏象学的主体内容。在认识疾病的状态和表现方面，中医学仿效气候变化建立了风、寒、暑、湿、燥、火六淫病因体系，并依据各自所呈现"象"的不同，运用比类的方法来划分病证的类别。如眩晕欲仆、手足抽搐、震颤等病证，都具有动摇的特征，与善动的风相同，故可归为"风证"；如见面红目赤、心烦、发热、大便秘结、小便短赤，或神昏谵语、狂躁不安、疮疡红肿、热痛等，皆符合火热之象，可归于"火证"。中医又从体表五色和不同器官组织的改变所归属的五行，以诊断五脏的疾病。如"肺热者色白而毛败，心热者色赤而络脉溢，肝热者色苍而爪枯，脾热者色黄而肉蠕动，肾热者色黑而齿槁"（《素问·痿论》）。在疾病治疗方面，中医学依据五行生克制化的原则，制定了培土生金、滋水涵木、泻南补北、益火补土等治法；在养生方面，则将人体阴阳与四季比类，得出"春夏养阳，秋冬养阴"的原则；在中药方剂方面，取象比类的思维方式，则又体现在四气五味的药性分类与君臣佐使的配伍原则之中。

作用与意义 取象比类是中国传统文化中所特有的思维方式，也是中国传统思维方式的基础与核心。在古代，绝大多数具有中国原创性的思想与知识，都在一定程度上不可避免地带有取象比类的特征。在中医学中，取象比类是获取知识、经验，建构理论体系及进行临床思维的重要方法，中医学正是通过对象的把握，来理解与认识人体构造、生命现象及生理、病理变化规律，进而形成自身独具特色的理论体系。古人在长期与疾病做斗争的生活与医疗实践中，运用"取象比类"的方法，经过无数次的实践验证，取得了一系列理论与实践的宝贵经验，在中医理论研究和临床实践中发挥着不可替代的作用。

(张宇鹏)

yìxiàng

意象（image） 人在观察或接触客观事物后，根据感觉来源传递的表象信息，在思维空间中形成的有关事物的心理印象，是人对事物的表象信息抽象概括后得到的理性形象。意象是思维活动的基本单位，用来指代事物，以唤起相对应的感觉，激发思维活动的涟漪。思维是基于意象单元的互动，记忆中的影像、文字、声音，都只是外界的信息在主体中用意象储存的一种形式。形成意象的过程，也是抽象的过程。中国传统文化中对意象的理解，来源于《易传·系辞》中"立象尽意"之说。即"意"与"象"的结合，以特定的形象或象征来表达某种属性或意义。与概念不同，意象的表达是隐喻性的，往往有多种意涵与之对应，需要人们根据实际需求在头脑中加以选择。如乾卦（䷀），由六个阳爻组成，是天体运行不息之象，也可以是君子自强奋发之象，还可以代表家庭中父亲的形象。在中医学中意象被大量运用，如气、阴阳、五行等，是构成中医理论最基本的思维单元。这些意象大多是从各种事物表象中抽象出事物某一方面属性的体现。如气的意象，一方面指无形的、动态的、充斥宇宙间的，构成人体与万物的物质基础；另一方面又指能使人体器官发挥机能的生命动力等。

(张宇鹏)

yìngxiàng

应象（corresponding image） 人体生命现象与生命活动，与自然界四时五行阴阳的消长变化之象相应。应，对应，反映；象，指通过取象比类方法归纳总结的自然界运行与变化的规律，以特定事物的形象或象征性符号表述，具体在中医学中，主要是指阴阳五行理论。"应象"一词，出自《素问·阴阳应象大论》，本篇集中论述了阴阳的基本概念和规律，并广泛联系自然界和人体生理、病理变化的诸多征象，加以论证。文中运用阴阳学说，阐明了自然界的运动与变化规律；将阴阳五行学说与天、地、人之间的联系进行分类和归纳；并以阴阳学说指导医疗的应用和实践。明·马莳《素问注证发微·阴阳应象大论第五》："此篇以天地之阴阳，万物之阴阳，合于人身之阴阳，其象相应，故名篇。"中医学认为，生命来源于自然界，人体的生理活动、病理变化，也必将随着自然界的变化而改变。中国古代先民在天人合一思想的影响下，运用取象比类的认知方法，发现并总结出人与天地之间最为明显的相应联系，即阴阳五行理论，而人和天地自然同时都体现出阴阳五行的消长变化之象，即为应象。古人认为，人的阴阳和天地四时之阴阳息息相通，无论养生、治病，率皆法于阴阳，才能取得临床效应。

(张宇鹏)

sīwài chuǎinèi

司外揣内（governing exterior to infer interior） 通过观察事物外在表象，以揣测分析其内在状况和变化的思维方法。是中医学认识人体生理、病理及诊断疾病的重要方法，是中医诊法的理论依据，也是建立中医藏象学理论所运用的主要方法。司外揣内是中国古代先民认识世界的常用方法之一，早在春秋战国时期，就已非常流行，并被很多学科所采用。如《管子·地数》："上有丹砂者，下有黄金；上有慈石者，下有铜金……。"这便是司外揣内法在地质学方面的应用。《灵枢·外揣》："合而察之，切而验之，见而得之，若清水明镜之不失其形也。五音不彰，五色不明，五藏波荡，若是则内外相袭，若鼓之应桴，响之应声，影之似形。故远者司外揣内，近者司内揣外。"这是在中医典籍中首先明确提出司外揣内与司内揣外的概念，这一方法自觉或不自觉地被运用于中医学的理论构建与临床实践中，成为中医学认识人体生理、病理及诊断疾病的重要方法。司，观察；揣，揣测，估量。古人认为，人体的内外是紧密联系的，人体外在表现出的神色形态，是人体内部结构与功能的体现；而若人体内部发生病变，也必然会引起外表神色形态的变化。司外揣内，是建立中医藏象学理论的主要方法。"藏"指藏于体内的内脏，包括"五脏""六腑"以及其他脏器；"象"，则是脏腑功能表现于外的生理与病理现象。"有诸内，必形于外"，是古人普遍认同的观念，内在脏腑的生理活动与病理变化，一定会在人体外部有所反映，即为藏象。因此，人体外部表象的变化，也一定可以客观地反映体内脏腑的机能变化，可以作为推断脏腑病变的依据。即通过观察病人神色的荣枯明晦、声音的高低清浊，以及形态、脉象、舌象等变化，可以推知疾病的性质、部位、病情的轻重顺逆等，为中医诊断提供依据。从而司外揣内，也成为中医诊法的理论基础。与司外揣内对应，在中医临床诊疗疾病的过程中，司内揣外也是中医诊法中一个重要的方法。即当医者推测某一脏腑发生病变，则应系统地观察病人是否出现相关的外在症状，从而据此反证诊断结论的正确与否。司内揣外，是对司外揣内方法的重要补充。

（张宇鹏）

yīnyáng

阴阳 （yin-yang）

阴阳的概念，属于中国古代哲学范畴，是对相关事物或一事物本身存在的对立双方属性的概括。它既可表示相关联又相对应的两种事物或现象的属性区分及运动变化，又可表示同一事物内部相互对应着的两个方面的属性趋向及运动规律。

历史沿革 阴阳的概念，大约形成于西周时期。《诗经·大雅》："既景乃冈，相其阴阳，观其流泉。"《周易》中的易卦，由阴爻（－－）和阳爻（—）组成，－－表示阴，—表示阳。阴爻和阳爻，分别以符号形式标示了阴阳的概念。西周末年，古代先贤开始用阴阳来分析、解释一些复杂事物的变化机理。《国语·周语》记载伯阳父用阴阳概念来解释地震的发生。如"阳伏而不能出，阴迫而不能蒸，于是有地震"。春秋战国时期，医学家开始用阴阳概念解释医学理论。《左传·昭公元年》记载名医医和在为晋侯诊病时说："天有六气，降生五味，发为五色，征为五声，淫生六疾。六气曰阴、阳、风、雨、晦、明也。分为四时，序为五节，过则为菑（灾）。阴淫寒疾，阳淫热疾，风淫末疾，雨淫腹疾，晦淫惑疾，明淫心疾。女，阳物而晦时，淫则生内热惑蛊之

疾"。《黄帝内经》运用阴阳学说，来阐述医学中的诸多问题以及人与自然的关系，使阴阳学说和医学紧密结合起来，成为中医学的重要内容之一。

基本内容 阴阳是中国古代哲学的一对范畴，是对自然界相互关联的某些事物或现象对立双方的概括。阴，《说文解字》："阴，暗也，水之南、山之北也。"《说文系传》："山北水南，日所不及。"阳，《说文解字》："高，明也。"《说文解字义证》："高，明也，对阴言也。"人类对阴阳的认识源自于天地，天地是古人所知的最大的阴阳实体。《类经·阴阳类》中释曰："阴阳者，一分为二也"。阴阳是自然界的根本规律，万物的纲纪，一切生物生长、发展、变化的根源。《素问·阴阳应象大论》："阴阳者，天地之道也，万物之纲纪，变化之父母，生杀之本始，神明之府也，治病必求于本。"

阴阳的特征 阴阳具有无特定所指、既相关又相反、有属性限定三个方面的特征。

阴阳无特定所指：阴阳是从事物或现象中，抛开个别的、非本质的属性，提取的共同的、本质的属性，而形成的具有非一般意义的概念；表述其从事物或现象的具体特征中抽象出的某些相对的属性。因此，阴阳无所不指，又无所定指。如《灵枢·阴阳系日月》："且夫阴阳者，有名而无形，故数之可十，离之可百，散之可千，推之可万，此之谓也。"元·朱震亨《局方发挥》："阴阳二字，故以对待而言，所指无定在，或言寒热，或言气血，或言脏腑，或言表里，或言虚实，或言清浊，或言上下，或言邪正，或言生杀，或言左右。"可见，阴

阳所指为何物，首先应该明确某一具体陈述中的确切所指。

阴阳既相关又相反：用阴阳来表示事物、现象和属性必须具备两个条件：一是事物、现象或属性之间的相互关联性；二是事物或现象及其属性的相互对应性。只有既相互关联又属性对应的两种事物或现象，或一事物内部的两个方面，才能用阴阳来表达。如上与下，黑与白，寒与热。不是相互关联的事物或现象不能分阴阳，如上和热，白和高，则不能区分两者的阴阳属性。

阴阳有属性限定：阴阳包含有对立统一的含义，但与现代哲学的矛盾又不尽相同。矛盾范畴的对立双方，除了具有对立统一的关系外，对双方的性质、特征、属性等不加限定。如甲乙之间，甲可以做矛，也可以做盾，两者角色可以互换。而阴阳双方，有着既定的、特殊的属性规定。对一个事物或现象而言，其阴阳所指是确定的，不可以互换。如寒为阴，热为阳，两者不能互换。

阴阳的属性 阴阳的属性既具有可分性（绝对性），同时又具有可变性（相对性）。

阴阳属性的可分性：阴阳是对相互关联的事物或现象对应双方属性的概括。一切事物或现象，只要具有相互关联、属性对应特点，或一个事物内部相互对应的两个方面，都可以用阴阳分析。一般来说，凡是剧烈运动的、外向的、上升的、温热的、明亮的、兴奋的、无形的，属于阳；相对静止的、内收的、下降的、寒凉的、晦暗的、抑制的、有形的，属于阴。在运用阴阳理论对事物属性进行分类时，所依据的就是阴阳的这些基本特征。

阴阳属性的可变性：事物或

现象的阴阳属性是绝对的，又是相对的。阴阳属性的相对性（可变性）体现在三个方面：①事物的阴阳属性，可以依据其对立面的变化而变化。如秋凉相对于夏热而言属阴，但若和冬寒相比，则秋凉属阳而冬寒属阴。②事物的阴阳属性，在一定条件下可以向其他方面转化。事物发展到一定阶段或处在一定条件下，原来以阴占主导地位的事物可以转化为以阳占主导地位的事物，反之亦然。如寒极生热，热极生寒，重阴必阳，重阳必阴。③事物的阴阳之中还可再分阴阳。事物的阴阳属性虽然有严格的限定，但由于事物是无限可分的，因此，阴或阳的一方还可以再分阴阳，而且这种划分还是永无止境的。如白天为阳，上午为阳中之阳，下午为阳中之阴；夜晚为阴，前半夜为阴中之阴，后半夜为阴中之阳。如《素问·阴阳离合论》："阴阳者，数之可十，推之可百；数之可千，推知可万；万之大，不可胜数，然其要一也。"

阴阳的关系　阴阳之间的关系，主要包括对立制约、互根互用、交感互藏、消长转化和自和平衡五个方面。

阴阳的对立制约：指自然界事物的统一体内阴和阳性质相反，相互排斥、相互对抗相争以及相互制约的关系。自然界一切事物或现象，都存在着相互对立的阴阳两方面。如天与地、上与下、内与外、动与静、升与降、出与入、昼与夜、明与暗、寒与热、虚与实、散与聚等。阴阳双方的对立是绝对的，统一是相对的，阴阳相互制约和相互对立的结果是统一，是动态平衡。万事万物都是阴阳对立的统一。对立是阴阳二者之间相反的一面，统一则是二者之间相成的一面。没有对立就没有统一，没有相反也就没有相成。正是由于阴与阳之间的这种相互对立制约，才维持了阴阳之间的动态平衡，才促成了事物之间的发生发展和变化。人体处在正常的生理条件下，也是阴阳对立制约的结果。人体的阳气能推动和促进机体的生命活动，加速新陈代谢；而人体中的阴气能调控和抑制机体的代谢和生命活动。阴阳双方相互对立制约达到平衡，人体才能维持正常的生理状态；否则人体就会发生疾病。（见阴阳对立）

阴阳的互根互用：阴阳相互依存，互为根本的关系。阴阳双方均以对方的存在，为自身存在的前提和条件。相互对立的阴阳双方，又相互依存、相互化生、相互为用、相互吸引地共处于一个统一体中。互根指相互对立的事物之间的相互依存、相互依赖，任何一方都不能脱离另一方而单独存在，阴阳之间相互依存，互为根据和条件。唐·王冰注《素问·生气通天论》："阳气根于阴，阴气根于阳。无阳则阴无以生，无阴则阳无以化。"中医学用阴阳互根的观点，阐述人体脏与腑、气与血、功能与物质等在生理病理上的关系。气为阳，血为阴，故有"气为血之帅，血为气之母"之说。人体机能活动属阳，营养物质（津液、精血等）属阴。各种营养物质是机能活动的物质基础，有了足够的营养物质，机能活动就表现得旺盛。（见阴阳互根）

阴阳的交感互藏：交是互相，感是感应，交感即交互感应。是指阴阳二气在运动中相互感应，相互吸引而交合的过程，亦即阴阳之间相互发生作用。任何事物或现象，都包含有阴和阳相互对应的两个方面。阴阳之间的相互作用，是阴阳之间的关系得以进行、自然万物得以发生发展和运动变化的前提条件。万物的化生源于阴阳之间的相互作用，阴阳交感是万物化生的变化和根本条件，也是生命活动产生的基本条件。阴阳交感，是阴阳之间一切运动变化的前提。阴阳两者只有不断发生交互作用，才会进一步呈现出对立制约、互根相成、消长更胜、相互转化等趋向。在中医学中，则体现为人体的各脏腑、组织、功能以及形态之间，应始终交互感召而发生作用，如此人体生命才能正常。如肾属水脏为阴，心属火脏为阳，心火下降于肾使肾水不寒，肾水上济于心使心火不亢，为心肾相交，水火既济。否则将出现一系列心肾不交，水火失济的病理变化。（见阴阳交感）

阴阳的消长转化：阴阳存在着始终不断地增减盛衰的运动变化。对立互根的阴阳双方不是一成不变的，而是处于不断地增长或消减的运动变化之中。在正常情况下，阴阳双方应是长而不偏盛，消而不偏衰。若超过了这一限度，出现了阴阳的偏盛或偏衰，为异常的消长变化。阴阳的消长，是指阴阳双方在数量上的减少或增多，故可视为事物变化的量变过程。阴阳消长变化，一般有两类不同的形式：一是阴阳的此消彼长，此长彼消；二是阴阳的皆消与皆长。①阴阳互为消长：在阴阳双方彼此对立制约的过程中，阴和阳之间可以出现一方增长而另一方消减，或一方消减而另一方增长的消长变化。可称为阳长阴消、阴消阳长，或阳消阴长、阴长阳消。②阴阳皆消皆长：在阴阳双方互根互用的过程中，阴和阳之间有时会出现一方增长而另一方也增长，或一方消减而另一方也消减的皆消皆长的消长变化。可称为阴随阳长、阳随阴长或阴随阳消、阳随阴消。（见阴阳消长、阴阳转化）

阴阳的自和平衡：所谓阴平阳秘，就是通常所说的阴阳平衡。阴平阳秘是人体正常的生命活动状态，是进行正常生命活动的基本条件。阴与阳相互对抗、相互制约和相互排斥，以求其统一，取得阴阳之间的相对的动态平衡，称之为"阴平阳秘"。阴阳是万物之纲领，中医用来解释人体的生理、病变、诊断、治疗。生理上，阴阳动态平衡是其常态。《素问·生气通天论》："阴平阳秘，精神乃治。"这是描述人体阴阳二气相互协调的一种理想状态。《素问·生气通天论》："阴者藏精而起亟也，阳者卫外而为固也。"此表明两者的关系。真阴要有收敛收藏阴精的作用，并能滋养真阳收敛真阳（阴平）；真阳要有生长生发抵御外邪的作用，并不让真阴外泄而固束真阴（阳秘）。病变上，阴阳的失衡是疾病产生的根源。《素问·阴阳应象大论》："阴胜则阳病，阳胜则阴病。"如果阴阳失衡达到极期，则如《素问·生气通天论》："阴阳离决，精气乃绝。"所以，"善诊者，察色按脉，先别阴阳"（《素问·阴阳应象大论》）；治疗上要"谨察阴阳所在而调之，以平为期"（《素问·至真要大论》）。（见阴阳自和、阴阳平衡）

作用与意义 宇宙间任何事物都具有既对立又统一的阴阳两个方面，两者不断地运动和相互作用。这种运动和相互作用，是一切事物运动变化的根源。宇宙间一切事物的生长、发展和消亡，都是事物阴阳不断运动和相互作用的结果。因而，阴阳学说也就成为认识和掌握自然界规律的一种思想方法。中医学认为，人体生理活动，疾病的发生发展，也不离阴阳。

说明人体的组织结构 《素问·宝命全形论》："人生有形，不离阴阳。"人体脏腑经络及形体组织结构的上下、内外、表里、前后各部分之间，都包含着阴阳的对立统一。就脏腑形体组织来说，上为阳，下为阴；体表属阳，体内属阴；背部为阳，腹部为阴；四肢外侧为阳，内侧为阴；五脏为阴，六腑为阳；五脏中心为阳中之阳，肺为阳中之阴，肝为阴中之阳，肾为阴中之阴，脾为阴中之至阴。就经络系统来分，属腑而行于肢体外侧的为阳经，属脏而行于肢体内侧的为阴经；阳经有手足太阳、阳明、少阳之别，阴经有手足太阴、少阴、厥阴之异。

概括人体的生理功能 人体的生命活动、生理功能，都可以用阴阳来概括说明。《素问·生气通天论》："生之本，本于阴阳。"人体内的阴阳二气功能各异，清阳出上窍，浊阴出下窍；清阳发腠理，浊阴走五脏。人体正是由于阴阳二气的升降出入与协调平衡，才能维持人体生命活动的进行。《素问·生气通天论》："阴平阳秘，精神乃治。"描述了人体阴阳二气相互协调的一种平衡状态。

解释人体的病理变化 正常情况下，人体阴阳处于一种动态的平衡状态，这种平衡一旦被打破，人体就发生疾病。所以，阴阳失调是一切疾病的基本病机。①病因有阴阳属性之别。《素问·调经论》："夫邪之生也，或生于阴，或生于阳。其生于阳者，得之风雨寒暑，其生于阴者，得之饮食居处，阴阳喜怒。"一般而言，六淫之邪属于阳邪，饮食居处失宜、情志失调属于阴邪；六淫之中，风邪、热邪、暑邪、燥邪属于阳邪，寒邪、湿邪属于阴邪。②分析病理变化的基本规律。疾病发生发展过程，就是邪正相争的过程。《素问·著至教论》："夫三阳，天为业，上下无常，合而病至，偏害阴阳。"阳邪侵犯人体，人体正气中的阴气奋起抗邪；阴邪侵犯人体，正气中的阳气与之抗争。邪正相争，若正不胜邪，导致阴阳失调，就会发生疾病。阴阳失调的主要表现形式，是阴阳偏胜、阴阳偏衰和阴阳互损。《素问·通评虚实论》："邪气盛则实。精气夺则虚"阴阳偏胜导致的病证多是实证，有阴盛则阳病，阳盛则阴病；阳盛则热，阴盛则寒。阴阳偏衰导致的病证主要是虚证，有阳虚则寒，阴虚则热。由于阴阳之间互根互用，所以在阴阳偏盛偏衰到一定程度时，会出现阴损及阳、阳损及阴的阴阳互损情况。阴阳互损一般有两种情况：一是以精、血、津液等有形物质与无形之气分属阴阳，互损而形成的精气两虚、气血两虚、津气两虚，以及气随血脱、气随津脱等；二是以气自身分阴阳，阴气亏虚日久不能化生阳气，或阳气虚衰日久不能化生阴气，从而形成阴阳两虚的病变。

指导疾病的诊断治疗 《素问·阴阳应象大论》："善诊者，察色按脉，先别阴阳。"阴阳学说用于疾病的诊断，主要包括分析四诊收集的资料，概括各种证候的阴阳属性。《素问·至真要大论》："谨察阴阳所在而调之，以平为期。"这是中医治疗疾病、指导养生的基本原则。①分析四诊所收集的资料，以阴阳理论辨析其阴阳属性。②概括疾病证候，分清阴阳属性，以抓住疾病本质，辨别阴证、阳证是诊断疾病的重要原则。《景岳全书·阴阳》："凡诊病施治，必须先审阴阳，乃为医道之纲领。阴阳无谬，治焉有差？医道虽繁，而可以一言蔽之者，曰阴阳而已。故证有阴阳，脉有阴阳，药有阴阳。"③确定治疗原则。阴阳失调是疾病的基本病机，偏盛偏衰和互损是其表现形式。因而，在把握阴阳失调病机的基础上，用各种治疗方法进行调整，恢复阴阳的协调平衡，就成为治疗疾病的基本原则。具体而言，阴阳偏盛导致的是实证，治疗当实者泻之，损其有余，有寒者热之，热者寒之等治法；阴阳偏衰导致的是虚证，总的治疗原则是虚则补之，补其不足，有益气、养血、滋阴、壮阳等方法；阴阳互损则当阴阳双补。④指导养生保健。养生保健的根本原则就是"法于阴阳"，遵循自然界阴阳的变化规律来调理人体阴阳，使人体阴阳和自然界四季阴阳的变化规律相适应，保持人和自然界的协调统一。如《素问·四气调神大论》："春夏养阳，秋冬养阴。"

分析归纳药物的性能　中药的性能包括四气、五味、升降浮沉等，这些也可以用阴阳来归纳说明。中药药性，主要指寒热温凉四种药性，又称为四气。其中，寒凉属阴，温热属阳；五味，是指酸苦甘辛咸五种味，此外还有淡味、涩味等。《素问·至真要大论》："辛甘发散为阳，酸苦涌泄为阴，咸味涌泄为阴，淡味渗泄为阳。"中医临床多根据证候属性，以气味综合考虑配方。升降浮沉是药物在体内发挥作用的基本趋向，升是上升，浮是向外浮于表。升浮之药，其性多具有向上升发的特点，故属于阳；降是下降，沉为向内沉于里。沉降之药，其性多具有收涩、泻下、重镇的特点，故属阴。

（于智敏）

阴阳交感（interaction of yin-yang）

阴阳二气在运动中相互感应，相互吸引而交合的过程。亦即阴阳之间相互发生作用。阴阳交感源于《周易》。《周易·泰》："天地交，泰。"《周易·否》："天地不交，否。"交是互相，感是感应，交感即交互感应。任何事物或现象，都包含有阴和阳相互对应的两个方面，阴阳之间的相互作用，是阴阳之间的关系得以进行，自然万物得以发生发展和运动变化的前提条件。万物的化生源于阴阳之间的相互作用，阴阳交感是万物化生和变化的根本条件，也是生命活动产生的基本条件。阴阳交感，是阴阳之间一切运动变化的前提。阴阳两者只有不断发生交互作用，才会进一步呈现出对立制约、互根相成、消长更胜、相互转化等趋向。从自然界而言，天气下降，地气上升，天地阴阳二气氤氲交感，相互感应，则化生万物。如《荀子·礼记》："天地和而万物生，阴阳接而变化起。"《淮南子·天文训》："阴阳合和而万物生。"因天阳之气性本升上，地阴之气性本沉下，阴居上而阳在下，天地阴阳二气方能交感相错，才能维系大自然的生机勃勃的状态。就人类而言，人体阴阳之气不断地相互感应、交融，才能维持人体正常生命活动。故《易传·系辞下》："天地氤氲，万物化醇；男女构精，万物化生。"《素问·宝命全形论》："人以天地之气生……天地合气，命之曰人。"阴阳交感在中医学中体现为人体的各脏腑、组织、功能以及形态之间，应始终交互感召而发生作用。《类经附翼·医易义》："天地之道，以阴阳二气而造化万物，人生之理，以阴阳二气长养百骸。"如此，人体才能维持生命健康状态。如肾属水脏为阴，心属火脏为阳，心火下降于肾使肾水不寒，肾水上济于心使心火不亢，为心肾相交，水火既济。否则将出现一系列心肾不交，水火失济的病理变化。若人体之气的升降出入运动失调，则人体进入疾病状态；若升降出入运动停止，则标志着生命过程的终止。《素问·六微旨大论》："出入废则神机化灭，升降息则气立孤危。"《医源·阴阳升降论》："天地之道，阴阳而已矣；阴阳之理，升降而已矣……一身之内，非阳伤则阴损。阳伤者不升，阴损者不降。不降不升，而生生之机息矣。"

（于智敏）

阴阳对立（opposition of yin-yang）

自然界事物的统一体内阴和阳性质相反，相互排斥、相互对抗相争，以及相互制约的关系。是阴阳学说的基本法则之一。阴阳是一对哲学范畴，阴阳对立即缘于阴阳概念的本身。阴阳学说认为，自然界一切事物或现象都存在着相互对立的阴阳两方面，阴阳是对自然界相互关联的某些事物或现象对立属性的概括，如天与地、上与下、内与外、动与静、升与降、出与入、昼与夜、明与暗、寒与热、虚与实、散与聚等。《类经·阴阳类》："阴阳者，一分为二也。"；阴阳既对立，又统一；既排斥斗争，又要互相感应。没有对立就没有制约，没有制约就没有对立。阴阳对立，实际上主张在分析事物发生发展变化的时候，要始终用一分为二、阴阳对立统一、对立斗争的观点来判定事物。阴阳双方的对立是绝对的，统一是相对的。阴阳相互制约和相互对立的结果是统一，是动态平衡。万事万物，都是阴阳对立的统一。对立是阴阳二者之间相反的一面，统一则是二者之间相成的一面。没有对立就没有统一，没有相反也就没有相成。正是由于阴与阳之间的这种相互对立制约，才维持了阴阳之间的动态平衡，才促成了事物之间的发生发展和变化。自然界有春、夏、秋、冬四季的更替，因而有温、热、凉、寒气候的变化。夏季本来是阳热盛，但夏至以后阴气渐生，用以制约火热的阳气；而冬季本来是阴寒盛，但冬至以后阳气却随之而复，用以制约严寒的阴气。春夏之所以温热，是因为春夏阳气上升抑制了秋冬的寒凉之气；秋冬之所以寒冷，是因为秋冬阴气上升抑制了春夏的温热之气的缘故。这是自然界阴阳消长和转化的结果。人体处在正常的生理状态下，也是阴阳相反相成的结果。人体的阳气，能推动和促进机体的生命活动，加速新陈代谢；而人体中的阴气，能调控和抑制机体的代谢和生命活动。阴阳双方相互对立制约达到平衡，人体才能维持正常的生理状态；否则人体就会发生疾病。

（于智敏）

阴阳互根 （mutual rooting of yin-yang）

yīnyáng hùgēn

阴阳相互依存，互为根本的关系。阴阳双方均以对方的存在为自身存在的前提和条件，相互对立的阴阳双方，又相互依存、相互化生、相互为用、相互吸引地共处于一个统一体中。中医学有"阳根于阴，阴根于阳""孤阴不生，独阳不长""无阳则阴无以生，无阴则阳无以化"等论点。互根指相互对立的事物之间的相互依存、相互依赖，任何一方都不能脱离另一方而单独存在，阴阳之间相互依存，互为根据和条件。《素问·四气调神大论》："夫四时阴阳者，万物之根本也。所以圣人春夏养阳，秋冬养阴，以从其根，故与万物沉浮于生长之门。"唐·王冰注曰："阳气根于阴，阴气根于阳。无阳则阴无以生，无阴则阳无以化。全阴则阳气不极，全阳则阴气不穷。"阳蕴含于阴之中，阴蕴含于阳之中。阴阳一分为二，又合二为一，对立又统一。《素问·阴阳应象大论》："阴在内，阳之守也；阳在外，阴之使也。"明·张介宾《景岳全书·阴阳篇》："阴根于阳，阳根于阴。"清·黄元御《素灵微蕴·脏象解》："阴阳互根，阴以吸阳，阳以煦阴，阳盛之处而一阴已生，阴盛之处而一阳已化。"自然界，外为阳、内为阴；上为阳，下为阴；白天为阳、黑夜为阴。如果没有上、外、白天，也就无法说明下、内、黑夜。中医学用阴阳互根的观点，阐述人体脏与腑、气与血、功能与物质等在生理病理上的关系。气为阳，血为阴，故有"气为血之帅，血为气之母"之说。人体机能活动属阳，营养物质（津液、精血等）属阴。各种营养物质是机能活动的物质基础，有了足够的营养物质，机能活动就表现得旺盛。

（于智敏）

阴阳消长 （waxing and waning of yin-yang）

yīnyáng xiāozhǎng

阴阳存在着始终不断地增减盛衰的运动变化。阴阳消长变化，源于古人对各种自然现象的观察。自然界各种事物和现象都是不停地运动变化着的。如日月星辰的运行，四时寒暑的更替，风雷云雨的布施，以及植物的生长化收藏、动物的生长壮老已等，都属于阴阳消长运动；人体生命活动的正常进行，生长壮老已的变化，也是机体内阴阳相互作用而出现的有序消长变化的表达。阴阳消长是阴阳运动变化的一种形式，而导致其消长变化的根本原理，是阴阳的对立制约和互根互用。对立互根的阴阳双方不是一成不变的，而是处于不断地增长或消减的运动变化之中。在正常情况下，阴阳双方应是长而不偏盛，消而不偏衰。若超过了这一限度，出现了阴阳的偏盛或偏衰，是为异常的消长变化。阴阳的消长，是指阴阳双方在数量上的减少或增多，故可视为事物变化的量变过程。阴阳消长变化，一般有两类不同的形式：一是阴阳的此消彼长，此长彼消；二是阴阳的皆消与皆长。①阴阳互为消长：在阴阳双方彼此对立制约的过程中，阴和阳之间可以出现一方增长而另一方消减，或一方消减而另一方增长的消长变化。可称为阳长阴消、阴消阳长或阳消阴长、阴长阳消。②阴阳皆消皆长：在阴阳双方互根互用的过程中，阴和阳之间有时会出现一方增长而另一方也增长，或一方消减而另一方也消减的皆消皆长的消长变化。可称为阴随阳长、阳随阴长或阴随阳消、阳随阴消。自然界阴阳的消长变化，表现为四时寒暑的更替、日夜的短长等。人与自然界相通，人体阴阳也随自然界阴阳运动而有相应的变化。在脉象上有春弦、夏洪、秋毛、冬石"四时平脉"。临床上常以阴阳消长说明不同证候，如寒属阴，阴盛则寒，出现畏寒肢冷等症状；热属阳，阳盛则热，出现高热口渴等症状。有些病证，其发病机制不是因为阴或阳的偏盛，而是因为偏虚，则称"阴虚"或"阳虚"。在正常情况下，阴阳常处于相对平衡的，如果"消长"关系超出一定的限制，不能保持相对的平衡时，出现阴阳某一方面的偏盛偏衰，如"阴盛则阳病，阳盛则阴病""阴虚阳亢，阳虚阴盛"，导致疾病的发生。

(于智敏)

yīnyáng zhuǎnhuà

阴阳转化（mutual transformation between yin and yang） 相互对立的阴阳双方，在一定条件下可各自向其对立面转化。即属阳者在一定条件下也可转变为属阴，属阴者在一定条件下可转变为属阳。阴阳转化，最初源于古人对于白天与夜晚、光明与黑暗、温暖与寒冷等自然现象迁移演化的感性认识，在《周易》中得到了充分的阐释，以阴阳的转化来揭示自然演化、社会变迁、旦夕祸福等现象与规律。老子提出"反者道之动"，是"物极必反"的原始含义，强调了阴阳转化的普遍性和规律性。《黄帝内经》将阴阳转化的思想融入医学并加以深化，广泛地用于阐释人体生理与病理现象，进而揭开了中医学阴阳转化理念的滥觞。阴阳转化，是阴阳双方运动变化的基本形式之一，一般在阴阳的消长变化发展到一定程度时发生。古人认识到事物或现象阴阳属性的改变，一般出现在发展变化的极期，即

所谓"物极必反"。阴阳双方的消长变化发展到一定程度，其阴阳属性就会发生转化。如《素问·阴阳应象大论》："重阴必阳，重阳必阴。"《灵枢·论疾诊尺》："四时之变，寒暑之胜，重阴必阳，重阳必阴，故阴主寒，阳主热，故寒甚则热，热甚则寒。故曰：寒生热，热生寒，此阴阳之变也。"阴阳双方发生转化的内在根据，是阴阳的互藏互寓。阴中寓阳，阴才有向阳转化的可能性；阳中藏阴，阳才有向阴转化的可能性。阴阳的互藏互寓，是事物或现象的阴阳属性转化的内在根据；而阴阳的消长运动及与此相伴的阴阳转化，是促使事物或现象总体阴阳属性转化的必要条件。阴阳的转化既可以表现为渐变形式，又可以表现为突变形式。渐变形式，如四时寒暑的更替，昼夜中阴阳的转化及其相伴随的兴奋与抑制的交替，人体内精与气的分解与合成，都是以渐变形式进行的。突变形式，如气候的骤热骤寒的剧烈变化，或夏天当热不热反有寒流侵袭，冬天当寒不寒反有温热风流行等。又如，急性热病中，高热至极的阳性病证，突然变为四肢发凉、面色苍白、脉微欲绝、冷汗淋漓等表现的阴性病证，也属阴阳的突变性转化。

(陈 曦)

chóngyángbìyīn

重阳必阴（extreme yang turning into yin） 阳气积累过甚，必然向对立的阴气方面转化。重，重叠，积累，亦作极。语出《素问·阴阳应象大论》："喜怒不节，寒暑过度，生乃不固。故重阴必阳，重阳必阴。"后世医家多用作病机阴阳、寒热属性转变的常用称谓。阳重叠积累至极就会转化

为阴。阴与阳具有相互对待、互根互藏性质。在事物发展过程中，其阳偏胜至极，则向相对立的阴转化，从而导致事物性质的改变。疾病的性质原属阳气偏胜，但当阳气亢盛到一定限度时，会出现阴的现象或向着阴的方向转化。如热极生寒，就是阳热盛的病证在一定条件下出现寒性症状。再如夏季感暑热之邪，邪热耗气伤津，阳气亏损到一定程度，就会出现真阳衰微的阴性转归。但这些病机转变都是有条件的，不应理解为必然如此。

(陈 曦)

chóngyīnbìyáng

重阴必阳（extreme yin turning into yang） 阴气积累过甚，必然向对立的阳气方面转化。重，重叠，积累，亦作极。语出《素问·阴阳应象大论》："喜怒不节，寒暑过度，生乃不固。故重阴必阳，重阳必阴。"后世医家多用作病机阴阳、寒热属性转变的常用称谓。阴重叠积累至极，就会转化为阳。阴与阳具有相互对待、互根互藏性质。在事物发展过程中，其阴偏胜至极，则向相对立的阳转化，从而导致事物性质的改变。疾病的性质原属阴气偏胜，但当阴气亢盛到一定限度时，会出现阳的现象或向着阳的方向转化。如寒极生热，就是阴寒盛的病证在一定条件下出现热性症状。再如冬季感寒邪为重阴，病本属感受风寒，但寒邪化热入里，会转化为热病。然而这些病机转变都是有条件的，不应理解为必然如此。

(陈 曦)

yīnyáng pínghéng

阴阳平衡（balance between yin and yang） 阴阳之间随时发生消长和转化，总体处于相互协

调和相对稳定状态。阴阳是对相互关联的事物或现象对立属性的概括，阴和阳总是相对产生的。《周易·系辞上》："一阴一阳谓之道。"这其中就已隐含了阴阳平衡的思想。《黄帝内经》运用阴阳平衡思想，来阐述人体的生理功能。例如，人体阴阳二气，如同水火。水为阴，火为阳，水火阴阳之间，一升一降，一寒一温，它们相互牵制，相互作用，才能使火温而不亢，水润而不寒，水火既济，发挥其温润全身的作用。阴阳平衡，在人体是非常重要的。《素问·生气通天论》："凡阴阳之要，阳密乃固。两者不和，若春无秋，若冬无夏，因而和之，是谓圣度。故阳强不能秘，阴气乃绝。阴平阳秘，精神乃治，阴阳离决，精气乃绝。"《素问·调经论》："夫阴与阳，皆有俞会，阳注于阴，阴满之外，阴阳匀平，以充其形，九候若一，命曰平人。"《灵枢·终始》："所谓平人者不病，不病者，脉口人迎应四时也，上下相应而俱往来也，六经之脉不结动也，本末之寒温之相守司也，形肉血气必相称也，是谓平人。"后世医家认为，阴阳平衡既包括人体内在状态的稳定，也包括机体与外环境之间的相互协调。阴阳双方非绝对的静止，而是在一定程度内始终处于相对均衡的动态变化。如果阴阳互根互用关系失调，阴阳双方的消长与转化运动失常而超过了正常的限度，阴阳就会出现偏盛偏衰或皆盛皆衰，在自然界标志着气候变化的异常，在人体标志着生命活动的失常而进入疾病状态。《素问·调经论》："血气以并，病形以成，阴阳相倾。"养生与治疗的一切方法和手段，都不外乎是为了维持或恢复人体阴阳的相对稳

定状态，如《素问·至真要大论》："谨察阴阳所在而调之，以平为期。"

（陈　曦）

yīnyáng zìhé

阴阳自和（natural harmony between yin and yang）

阴阳双方有自动维持和自动恢复其平衡状态的能力和趋势。在中医学中，阴阳自和指人体阴阳二气在生理状态下有自我协调、保持稳定，在病理状态下自我康复的能力。这一概念，在古代哲学著作中，最早见于东汉王充《论衡·自然》："黄老之操，身中恬淡，其治无为，正身共己而阴阳自和，无心于为而物自化，无意于生而物自成。"此处的阴阳自和，是指通过自身的修身养性，来协调自身的阴阳二气，并使自身的阴阳运动与自然界阴阳的变化融合为一体。此与《素问·生气通天论》"是以圣人陈阴阳，筋脉和同，骨髓坚固，气血皆从。如是则内外调和，邪不能害，耳目聪明，气立如故"如出一辙。由此可见，阴阳自和的观念，实际上来源于道家崇尚自然的思想。张仲景《伤寒论》首次将阴阳自和思想运用于中医学，解释人体疾病自愈的机制。《伤寒论·辨太阳病脉证并治》："凡病若发汗，若吐，若下，若亡血，亡津液，阴阳自和者，必自愈。"指用汗、吐、下诸攻法太过，耗伤津液，但阴阳可自和，疾病可自愈。古代医家自觉运用阴阳自和的思想，来说明人体阴阳的自动协调，是促使病势向愈和机体健康恢复的内在机制，反映了阴阳的深层次运动规律，揭示了人体疾病自愈的内在变化机制。阴阳自和的能力，来源于人体内的生机。中医学认为，运用药物或其他方法、技术治疗

疾病，实际上是在调动和发挥机体内阴阳双方的自和潜能和机体的修复、调节作用，使得人体阴阳失调的状况得以恢复的过程。如果机体内的生机无存，阴阳双方也就没有了自和的能力和使疾病向愈的趋势，再好的药物和治疗手段恐怕也无济于事。

（陈　曦）

yīnyáng qìhuà

阴阳气化（gasification of yin yang）

自然界及人体阴阳之气的化生作用。较早的记载，见于《大戴礼记·曾子天圆》："阳之专气为雹，阴之专气为霰，霰雹者，一气之化也。"认为雹霰等自然现象，都是气化的产物。宋·张载则以气化来说明道。《正蒙·太和》："由太虚，有天之名；由气化，有道之名。"认为"道"即"气化"。阴阳动静的变化，事物种类和特性的形成，都是气化的结果。清·戴震也说："阴阳五行运行不已，天地之气化也。"（《孟子字义疏证·性》）中医学在《黄帝内经》中，系统论述了自然界阴阳气化、人体阴阳气化以及自然与人体交互感应的阴阳气化理论。特别是"运气七篇大论"的补入，更加深化了中医学在阴阳气化方面的理论认识深度。阴阳气化理论，是从中国传统的气化宇宙观出发，以宇宙、人及其两者关系为主要对象，通过探求宇宙天体、气候变化、地理环境及其对人体影响的规律，借助当时的术数模型和认知方式，对人体生命过程进行系统研究的一门学问。它是在古人长期生活、医疗实践，以及对人体基本构造与功能初步认识的基础上，结合自然实践，通过综合分析、比拟、推演，经过高度概括而逐步形成的理论。这一理论，旨在通过模

拟宇宙自然生化的思维方式，构建人体气化结构，来研究人体生命活动过程中健康与疾病状态变化的规律，及其调整的原则与方法等。阴阳气化，是中医理论的核心思想。历史上不同时期，由于文化和科学的发展，以及中医学术的进步，后世医家在气化理论与实践方面均有所拓展和创新，但都是以阴阳气化理论为基础的。特别是宋明理学之后的中医学术发展，在理论表述的各个方面，几乎都会用到阴阳气化作为说理的根本依据。如北宋后的运气学说研究，金元四家的主导学术思想，明代温补学说的发展，以及清代温病理论的兴起等，大都是在阴阳气化理论方面的引申和创新。生命活动过程，如人体生命的形成与发展、人体能够主动适应自然与社会环境并维持相对稳定的生命状态、精、气、神、血、津液的化生及其相互转化、具体脏腑的某种功能活动及代谢产物的产生和排泄等，都以阴阳气化作为理论基础。

（陈　曦）

yángshēngyīnzhǎng

阳生阴长（yang growing and yin developing）

阴和阳能够相互促进生长。首见于《素问·阴阳应象大论》《素问·天元纪大论》。阴阳互根，相互依存，阴气的存在与滋长，离不开阳气的温煦与气化，以此说明自然界万物的生发。中医学用以阐释机体物质之间、功能活动之间及物质与功能活动之间的相互依存、相互为用的关系。

（陈　曦）

yángshāyīncáng

阳杀阴藏（yang abating while yin subsiding）

阳气肃杀收束，阴气则封蛰潜藏。杀，肃杀、收束；藏，封蛰、潜藏。出《素问·阴阳应象大论》："阳生阴长，阳杀阴藏。"明·张介宾注曰："盖阳不独立，必得阴而后成，如发生赖于阳和，而长养由乎雨露，是阳生阴长也。阴不自长，必因阳而后行，如闭藏因于寒冽，而肃杀出乎风霜，是阳杀阴藏也。此于对待之中，而复有互藏之道，所谓独阳不生，独阴不成也。"（《类经·阴阳类》）阴阳双方互相依存，阳气收束，则阴气亦能潜藏；阳气消灭，阴气亦随之消亡。阴阳学说以此说明万物敛藏的一面。阴阳之间互相依存，任何一方不能离开对方独立存在。阳杀阴藏，也说明自然界生态平衡的阴阳矛盾中，阳起着主导作用；阳气生则阴气随之而长，阳气亡则阴气随之而亡。

（陈　曦）

yánghuàqì

阳化气（yang transforming qi）

阳的功能，阳主动、主散，主化生无形之气。语出《素问·阴阳应象大论》。阳化气最直接的认知基础是水蒸而化气。后世医家据此说明阴阳生化之机，阳居主位的道理。阳化气，是自然万物生化以及人体生理功能实现的机制之一。对于人体来说，药食的气化的过程，也是阳化气的作用结果。阳化气，表明了饮食水谷被人体所摄取后，转化为生命的动能，如精气、神气、五脏之气、营气、卫气等。在病理条件下，通过鼓舞和促进人体阳化气的作用，能够改善人体功能状态，从而使疾病痊愈。

（陈　曦）

yīnchéngxíng

阴成形（yin constituting form）

阴为有形之质，其属性是相对静止的，凝敛的，故有凝聚成形的作用。语出《素问·阴阳应象大论》。古人认为物散则为气，聚则成形，而化气是阳的作用。成形则是阴的作用。无论在自然界，还是在人体，一切有形之质的构成皆是阴精凝结而成。明·张介宾注曰："阴静而凝，故成形。"阴成形与阳化气一样，是人体重要的生理功能。人体的脏腑形体等有形之物，以及血、精、津、液等生命物质，皆由阴之凝结作用而生成。凡痰饮、水肿、肥胖，均为阴成形太过，造成化气不足。

（陈　曦）

yángshēngyīnjiàng

阳升阴降（yang ascending and yin descending）

阳气主升，阴气主降，共同形成了自然与人体的气化过程。"阳升阴降"是《易》学的主要思想之一。此说的特点，是以阴阳二气的升降交通，解释《周易》卦爻辞及《易传》。《素问·阴阳应象大论》："故清阳为天，浊阴为地。地气上为云，天气下为雨，雨出地气，云出天气。故清阳出上窍，浊阴出下窍；清阳发腠理，浊阴走五藏；清阳实四支，浊阴归六府。"后世医家根据阴阳升降与相互作用，发挥引申为肝气左升，肺气右降，以及心肾相交等理论认识，对于中医临床诊疗发挥了重要作用。阳升阴降，即清阳之气向上向外升发和浊阴之气向下向内沉降的特性，对于中医临床治疗相关疾病具有重要理论指导意义。如治疗耳目失聪的益气升提法，治疗表证的宣肺发散法，治疗手足厥逆的温阳法，治疗肠胃积滞的攻下法，治疗水肿的利水逐水法，都是在这个理论启发下而发展起来的。

（陈　曦）

yīnyáng líhé

阴阳离合（redivision and reunion of yin and yang）

阴阳的分合、开合的运动状态。离，指分开；合，指聚合。见于《素问·阴阳离合论》："是故三阳之离合也，太阳为开，阳明为阖，少阳为枢……是故三阴之离阖也，太阴为开，厥阴为合，少阴为枢。"自然界和人体的阴阳虽然变化万千，但总归于一阴一阳的分合变化。太阳、少阳、阳明、太阴、少阴、厥阴之分离，解析了自然界、生命过程以及健病之变过程中盛衰、虚实转化的不同阶段，阐述了阴阳二气开、阖、枢基本变化形式与作用，为临床诊疗疾病提供了重要思路。

（陈 曦）

yīnyáng yìngxiàng

阴阳应象（yin yang classification of natural phenomena）

阴阳双方的运动变化有相应的外部表象和征象。应是相应，象是征象、表象。是中医学认识自然、人体的主要思维模式之一。

历史沿革 阴阳应象思想的产生，与中国古代哲学家认识世界的观念一脉相承。《周易·系辞上》："法象莫大乎天地，变通莫大乎四时。"《老子·二十五章》："人法地，地法天，天法道，道法自然。"《庄子·齐物论》："天地与我并生，而万物与我为一。"《黄帝内经》将这些法天则地、天人相应、道法自然等哲学思想贯彻到医学领域，以阴阳之道类比人身，才有了阴阳应象的思维模式。"阴阳应象"一词，出自《素问·阴阳应象大论》的篇名。该篇以黄帝、岐伯问答的形式，指出阴阳的对立统一运动，是自然界事物发生、发展、变化的根本；运用取象比类的方法，将人

体与自然界相关事物，进行了阴阳五行属性归类；取法天地阴阳变化规律，论证了人体生理、病理、诊治、养生等方面的理论原则及药食作用原理。明·马莳注："此篇以天地之阴阳，万物之阴阳，合于人身之阴阳，其象相应，故名篇。"（《黄帝内经素问注证发微》）此外，在《黄帝内经》中，《素问·四气调神大论》提出的"四时阴阳"之说，《灵枢·阴阳二十五人》《灵枢·行针》以阴阳为纲对人体体质的划分，以及《素问·至真要大论》："药物辛甘发散为阳，酸苦涌泄为阴"等学说，皆是在阴阳应象思想的基础上，在四时、气味、体质等范畴贯彻该思维模式，从而形成了新的理论发展。

基本内容 阴阳的对立统一运动，是自然界事物生杀、运动、变化、发展的本源。但阴阳有名而无形，必须依附于具体的事物或现象才能体现出来。阳气清轻，清轻者上升；阴气重浊，重浊者下降。阳动而散，应人身之气；阴静而凝，应人身之血。阳生阴长，候之自然界春生夏长，阳杀阴藏候之自然界秋收冬藏。冬寒之极变生春温，夏热之极变生秋凉，正是阴阳在一定条件下相互转化的体现。自然界的云雨现象，则是天地之间阴阳升降的结果。中医学以这种援物类比的思维，来认识自然界、人体与药物，形成了四时阴阳、人体阴阳、体质阴阳、气味阴阳等一系列概念。四时阴阳，是以四季春生、夏长、秋收、冬藏的具体物象，来表述阴阳二气的消长运动变化而形成的概念。在五行学说的影响下，又将四时拓展为五季，与人体五脏相应，形成了四时五脏阴阳的概念。人体阴阳，是将人体部位、

脏腑经络、气血类比阴阳，从而划分人体部位、脏腑、经络、气血的阴阳属性，进而说明其生理功能、病理变化而形成的概念。体质阴阳，是在综合考察人体的形态结构、生理功能和心理特征等构成人体禀赋特性的要素基础上，将阴阳应象的思维应用于体质类型划分过程中形成的概念。气味阴阳，是以阴阳应象的思维模式，认识药物功效，划分药物气、味的阴阳属性而形成的概念。明·张介宾《景岳全书·传忠录》："阴阳者，脉有阴阳，证有阴阳，气味有阴阳，经络藏象有阴阳……。"阴阳应象的思维模式，在中医学各主要范畴中皆有应用。

作用与意义 中医学用取类比象的方法将阴阳的属性及其运动变化规律合于人身，划分人体的结构，解释人体的生理、病理变化并指导诊断、治疗。比如：以阴阳作为划分标准，明确了人体部位、脏腑、经络、气血的阴阳属性，用以说明人体内部结构复杂的对立统一关系；把阴阳、四时、五方、五脏……进行了有机的联系，提出了四时五脏阴阳的理论结构，体现了人体与自然界息息相关的整体观念；在生理方面，以阴精阳气的消长转化、阴阳二气的升降出入，来阐发人体生命活动的规律；在病变方面，以阴阳双方的消长、转化，解释人体疾病过程中的寒热变化；在诊断方面，以阴阳为纲分析四诊获取的资料，辨别证候的基本属性；在治疗方面，通过调整阴阳的偏盛偏衰，达到阴平阳秘的治疗目标；在养生方面，强调顺应四时，保持人体与自然界阴阳变化的协调一致，达到却病延年的目的。可见阴阳应象的思维模式，

对中医学理论的形成与发展，有着重要的意义和作用，是中医学认识自然、人体、疾病的主要思维模式。

（郑 齐）

sānyīnsānyáng

三阴三阳（triple yin triple yang）

三阴是指太阴、少阴、厥阴；三阳是指太阳、少阳、阳明。三阴三阳是中医学对阴阳一种特有的分类方法，是对阴阳双方在数量和层次上的再分析，是对阴阳消长、转化等变化过程认识的深化。

历史沿革 三阴三阳的概念，最早见于马王堆医学帛书《足臂十一脉灸经》与《阴阳十一脉灸经》。自《黄帝内经》始，这一概念被广泛地应用到中医学理论的多个方面，如十二正经的命名和运气学说六气司天理论的建构。东汉·张仲景在《伤寒论》中，以三阴三阳为伤寒病分类、命名、成篇，遂有太阳病、阳明病、少阳病、太阴病、少阴病、厥阴病等概念。由于与三阴三阳命名的六经名称相同，遂有"六经病""六经辨证"之名。六经实质的研究，也成为《伤寒论》研究中重要的理论问题。这是将三阴三阳运用于临床实践的具体体现，这种以三阴三阳分类疾病的辨证方法仍指导着现代中医临床处方用药。

基本内容 对于三阴三阳的含义，在中医学中通常从两个方面来认识。一是从阴阳气的多少去认识。如"阴阳之气各有多少，故曰三阴三阳也"（《素问·天元纪大论》）。二是从三阴三阳的功能和关系角度去认识。如"太阳为开、阳明为阖、少阳为枢""太阴为开、厥阴为阖、少阴为枢"（《素问·阴阳离合论》）。三阴三阳理论更精确地表述了阴阳双方

对立、消长、转化的运动变化过程，更有利于说明自然界昼夜、寒暑等现象及与之相应的人体生理、病理的变化。

三阴三阳在中医学中运用非常广泛，包含了多方面的内涵。①用于经脉的命名。《灵枢·经脉》将主要循行于上肢和下肢的十二正经，分别用三阴三阳来命名。太阴与肺经、脾经相配，少阴与心经、肾经相配，厥阴与心包经、肝经相配，太阳与小肠经、膀胱经相配，少阳与三焦经、胆经相配，阳明与大肠经、胃经相配。这是三阴三阳与中医学脏腑、经络理论最基本、最直接的联系，许多理论由此引申出去，用以说明人体的生理、病变，指导诊断、治疗，是中医五脏一体观的重要基础。②用于运气学说。《素问·天元纪大论》中，将三阴三阳与十二地支、六气相配，建立了六气司天的规律。太阴与丑未之岁、湿气相配，少阴与子午之岁、热气相配，厥阴与巳亥之岁、风气相配，太阳与辰戌之岁、寒气相配，少阳与寅申之岁、火气相配，阳明与卯酉之岁、燥气相配。《素问·六微旨大论》以五行相生的顺序，推导了主气六步的顺序；《素问·五运行大论》以三阴三阳阴阳气的多少为序，推导了客气六步的顺序。三阴三阳应用于运气学说，体现了古人在阴阳学说指导下，对自然界周期性变化规律的探索，是运气学说立论的重要依据。③用于伤寒病六经辨证。东汉·张仲景《伤寒论》，将伤寒病演变过程中的各种证候群，进行综合分析，归纳其病变部位，寒热趋向，邪正盛衰，而区分为太阳、阳明、少阳、太阴、厥阴、少阴六经病证，并由此形成六经辨证体系。概括而言，三阳经病

证多热、多实，太阳主表、阳明主里、少阳主半表半里，以六腑病变为基础。三阴经病证多寒、多虚，主里，以五脏病变为基础。在治疗上三阳经病证重在祛邪，三阴经病证重在扶正。

（郑 齐）

réntǐ yīnyáng

人体阴阳（yin and yang of human body）

中医学以阴阳学说来认识人体组织结构，并据此对人体的生理功能与病理变化作出相应的阐释。

历史沿革 中医学对人体阴阳的认识始于《黄帝内经》，在多个篇章中均有体现。如《素问·宝命全形论》："人生有形，不离阴阳。"《素问·阴阳应象大论》："清阳发腠理，浊阴走五藏；清阳实四肢，浊阴归六府。"《素问·阴阳应象大论》："阴在内，阳之守也；阳在外，阴之使也。"《素问·生气通天论》："阴者，藏精而起亟也。阳者，卫外而为固也"又"阴平阳秘，精神乃治。"从不同角度，说明了《黄帝内经》基于阴阳学说，对人体结构、生理功能与病理变化的认识。自《黄帝内经》之后，历代医家均非常重视人体阴阳，如元·朱震亨曾将人体比作"太极"，提出"阳有余阴不足论"；明·张介宾提出"阳非有余，真阴不足论"等。后世医家在阐述气血、命门等理论时，也往往引用阴阳学说来解释人体。

基本内容 中医学认为"人以天地之气生，四时之法成""天地合气，命之曰人"，人体是阴、阳二气的对立统一体。人体的阴阳二气和哲学上的阴气、阳气有渊源关系，但也有区别。人体阴、阳二气，是对人体最基本的生命物质之气的一分为二，是关于人

体的具体概念，是医学意义的概念。人体的阴阳二气，阴静阳躁，各司其职。"阴在内，阳之守也；阳在外，阴之使也"（《素问·阴阳应象大论》）。"阴者，藏精而起亟也。阳者，卫外而为固也"（《素问·生气通天论》）。阴气是阳气的后盾，阳气是阴气的屏障。人体的阴气与阳气相比较而言，阳气主要为四肢、肌肉提供营养，阴气主要为内在脏腑提供营养。所谓"清阳发腠理，浊阴走五藏；清阳实四肢，浊阴归六府"（《素问·阴阳应象大论》）。阴阳匀平，形肉血气相称，是谓"平人"，即健康人。这里的阴阳匀平，是指脏腑经络功能正常，气血运行和谐，形肉血气相协调。阴阳匀平，阴平阳秘，是人体阴阳二气无过、无不及、高度和谐的最佳状态。反之阴阳反作、阴阳离绝，则是阴阳失调的疾病状态。

中医学以阴阳学说来认识人体，主要包括三部分内容。

划分人体组织结构：阴阳学说对人体的部位、脏腑、经络、形气等阴阳属性，都做了具体划分。如人体部位：人体上半身为阳，下半身属阴；体表属阳，体内属阴；体表背部属阳，腹部属阴；四肢外侧为阳，内侧为阴。脏腑：心、肺、脾、肝、肾五脏为阴，胆、胃、大肠、小肠、膀胱、三焦、六腑为阳。五脏之中，心肺为阳，肝脾肾为阴；心肺之中，心为阳，肺为阴；肝脾肾之间，肝为阳，脾肾为阴。而且每一脏之中又有阴阳之分，如心有心阴、心阳，肾有肾阴、肾阳，胃有胃阴、胃阳等。经络：经属阴，络属阳，而经之中有阴经与阳经，络之中又有阴络与阳络。就十二经脉而言，就有手三阳经与手三阴经之分，足三阳经与足三阴经之别。气血：血为阴，气为阳。在气之中，营气在内为阴，卫气在外为阳等。

说明人体生理功能：人体的正常生命活动，是阴阳两个方面保持着对立统一的协调关系，使阴阳处于动态平衡状态的结果。人体生理活动的基本规律，可概括为阴精与阳气的矛盾运动。营养物质（阴）是产生功能活动（阳）的物质基础，而功能活动又是营养物质的功能表现。没有阴精就无以化生阳气，而阳气又不断地化生阴精，阴与阳相对的动态平衡，保证了生命活动的正常进行。同时，阴气和阳气的升降出入，是人体生命本质的标志。阳主升，阴主降。阴阳之中复有阴阳，所以阳虽主升，但阳中之阴则降；阴虽主降，但阴中之阳又上升。人体阴精与阳气的矛盾运动过程，就是气化活动的过程，也是阴阳的升降出入过程。死生之机，升降而已。气化正常，则升降出入正常，就体现为正常的生命活动。否则，气化失常，则升降出入失常，就体现为生命活动的异常。

阐释人体的病理变化：人体阴阳平衡是健康的标志，失去平衡则意味着疾病的发生。因此，阴阳失调是疾病发生的基础。首先，以阴阳学说分析病因的阴阳属性。邪气之所在，或生于阴，或生于阳。阴阳之中复有阴阳，六淫邪气之中，风、暑、燥、火（热）为阳，寒、湿为阴。其次，以阴阳学说来分析病理变化的基本规律，有阴阳偏盛、阴阳偏衰、阴阳互损、阴阳转化等几种类型。可以之分析病机、指导辨证、判断预后。

（郑 齐）

sìshí yīnyáng

四时阴阳（yin-yang of four seasons） 以阴阳应象的思维模式，从阴阳二气消长转化的角度认识四季更替；以四季气候的更替，来比拟阴阳二气的消长转化过程。

历史沿革 四时阴阳，语出《素问·四气调神大论》："夫四时阴阳者，万物之根本也，所以圣人春夏养阳，秋冬养阴，以从其根，故与万物沉浮于生长之门……故阴阳四时者，万物之终始也，死生之本也。"清·高士宗注："四时之气，不外阴阳。阴阳之气，征于四时。"阴阳是抽象的哲学概念，有名而无形。四时气候的变化，可以归结为阴阳二气的消长转化运动。反之，亦可通过四时气候的更迭变化，看出阴阳二气消长转化的过程。所以，中国古人论阴阳的时候，通常与四时连用。如《管子·四时》："阴阳者，天地之大理也；四时者，阴阳之大经也。"在《素问·阴阳应象大论》中，亦有四时与五行连用的说法。如"天有四时五行，以生长收藏，以生寒暑燥湿风"。为了使四时与五行相对应，在夏秋之间多了长夏一季，这样便形成了五季-五行-五脏相对应的四时五脏阴阳理论。阴阳理论与五行理论，同为中医学理论的方法论，共同指导着中医学理论的建构。正如《春秋繁露·五行相生》："天地之气，合而为一，分为阴阳，判为四时，列为五行。"阴阳是符号模型，四时是表述阴阳的"物象"，是被用来表述阴阳符号的具象，这反映了中国传统文化的象思维对中医学的影响。四时是上古时代非常重要的时间观念。作为哲学范畴的阴阳五行学说晚于四时观念。选择四时作为具象来表述阴阳五行，源于中国古代崇天的观念。天人合一，是中国古代哲学的重要命题，中国古人从未停止对天人关系的探索。天上日月星辰无休止地运转，天体的运行带来四季的变化。于是古人仰观天象、俯察地理、目睹寒暑变迁带来自然界生长化收藏的变化，具有"天不变道亦不变"的特色；所以天道可以四时作为直接表现，于是才有了四时阴阳的概念。

基本内容 四时的气候变迁，体现了自然界阴阳气的消长变化。明·张介宾曰："阴阳之理，阳为始，阴为终。四时之序，春为始，冬为终。"（《类经·摄生类》）从前一年的冬至，阴气长养到极点，阳气消退到极点，遇极而返，阴气开始消退，阳气开始长养；至春分，阴阳气消长达到平衡，此后阴阳二气此消彼长，阳气超越了阴气，气候也开始慢慢变暖；至夏至，阳气的长养达到极点，阴气的消退亦达到极点，再次遇极而返；至秋分，二气再次平衡，而后阴气逐渐超越了阳气，直至冬至，完成了四季的轮回。因为有了阴阳二气的消长变化，于是才有了春温、夏热、秋凉、冬寒的四季气候。四时之变，春气生而升，夏气长而散，此地气升浮而生长，促万物由萌芽而繁茂；秋气收而敛，冬气潜而藏，此天气沉降而潜藏，致万物凋零或死亡。所谓"春三月，此谓发陈，天地俱生，万物以荣……夏三月，此谓蕃秀，天地气交，万物华实……秋三月，此谓容平，天气以急，地气以明……冬三月，此谓闭藏，水冰地坼，无扰乎阳。"（《素问·四气调神大论》）自然界"天覆地载，万物悉备，莫贵于人。人以天地之气生，四时之法

成。"（《素问·宝命全形论》）说明人类虽是天地万物中最高贵的生灵，亦必赖四时阴阳而生存。人与自然息息相关，与自然界是一个动态变化的整体，自然界的运动变化，无时无刻不对人类产生影响。一年之中，四时气候的更迭，阴阳寒热的变化，都会直接促进或影响人的机体各部分各脏器的功能活动。《素问·金匮真言论》："五藏应四时，各有收受。"春气通于肝，夏气通于心，长夏之气通于脾，秋气通于肺，冬气通于肾。五脏之气的强弱，与四时阴阳的变化有密切关系。《素问·八正神明论》："是故天温日明，则人血淖液而卫气浮……天寒日阴，则人血凝泣而卫气沉。"指出了气血运行直接受四时阴阳气候变化的影响。而经脉的运行状态也是应时而变。《素问·离合真邪论》："天地温和，则经水安静；天寒地冻，则经水凝泣；天暑地热，则经水沸溢。"所以，人体的脉象也会相应出现春弦、夏洪、秋毛、冬石的季节性变化。此即《素问·脉要精微论》："四变之动，脉与之上下""春日浮""夏日在肤""秋日下肤""冬日在骨"，所谓脉合四时阴阳之变也。由上可见，人的脏腑生理功能活动、气血经脉运行，无不受四时阴阳变化的影响。所以，人们要想维持正常的生理功能而健康长寿，必须对自然界做出适应性的调节。自然界一切生物与四时相应，皆有生、长、化、收、藏，以及生、长、壮、老、已的变化规律；人类作为自然界中一员，亦应顺从于自然界这个不可抗拒的发展变化规律。基于此，《素问·四气调神大论》提出了四时阴阳是万物的根本，"从阴阳则生，逆之则死，从之则治，

逆之则乱"和"春夏养阳，秋冬养阴"的理论，即顺应四时阴阳变化的客观规律而养生的原则。"春夏养阳，秋冬养阴"，是顺应四时养生的基本原则，也就是春夏要保养生气与长气（即阳气）以适应自然界阳气渐生而旺的规律，从而为阳气潜藏、阴气渐盛打下基础，不应宣泄太过或内寒太甚，而伤阳气；秋冬则应保养收气与藏气（即阴气）以适应自然界阴气渐生而旺的规律，从而为来年阳气生发打下基础，而不应耗精而伤阴气。唐·王冰注曰："时序运行，阴阳变化，天地合气，生育万物，故万物之根，悉归于此。阳气根于阴，阴气根于阳，无阴则阳无以生，无阳则阴无以化，全阴则阳气不极，至阳则阴气不穷。春食凉，夏食寒，以养于阳；秋食温，冬食热，以养于阴。"（《重广补注黄帝内经素问》）人体只有适应四时生长收藏的规律养生，才能增强内脏的适应能力和调节生命节律的能力，取得内外环境的统一。

（郑 齐）

qìwèi yīnyáng

气味阴阳（yin and yang of four properties and five kinds of taste） 以阴阳应象的思维模式认识药物功效、划分药物气味的阴阳属性。气味是传统中药药性理论的重要内容之一，包括四气与五味。

历史沿革 气味之论，最早见于《素问·阴阳应象大论》："水为阴，火为阳，阳为气，阴为味……阴味出下窍，阳气出上窍。味厚者为阴，薄为阴之阳。气厚者为阳，薄为阳之阴。味厚则泄，薄则通。气薄则发泄，厚则发热……气味辛甘发散为阳，酸苦涌泄为阴。"这里已经对气味的阴

阳属性进行了规定，并从气味厚薄的角度，对气与味又分别进行了阴阳的分类。《神农本草经》正式提出"四气五味"之说。即"药有酸、咸、甘、苦、辛五味，又有寒、热、温、凉四气"。宋·寇宗奭的《本草衍义》提出药物寒、热、温、凉"四性"之说。金·张元素结合具体药物，阐发了气味厚薄与药物寒热阴阳升降的关系。此后的医家对气味阴阳理论也多有发挥。

基本内容　气，指寒、热、温、凉四气。其中，寒、凉属阴，热、温属阳；味，指酸、苦、甘、辛、咸五味；辛、甘为阳，酸、苦、咸为阴。气与味相比，气为阳、味为阴。寒热温凉四气，乃天之阴阳，由天生，故随四季而变化；辛甘苦酸咸五味，乃地之阴阳，由地出，故随五行所属而有别。元·王好古《汤液本草》："天有阴阳，风寒暑湿燥火，三阴三阳上奉之。温凉寒热，四气是也，皆象于天。温热者，天之阳也。凉寒者，天之阴也。此乃天之阴阳也。地有阴阳，金木水火土，生长化收藏下应之。辛甘淡酸苦咸，五味是也，皆象于地。辛甘淡者，地之阳也；酸苦咸者，地之阴也，此乃地之阴阳也。"王好古将四气五味与六气、五行相联系，比较系统地从阴阳应象、天人相应的角度，论述了药物气味产生之理。由此可知，四气五味即是在阴阳应象的思维模式下对中药性能的认识。任何疾病的发生，都是致病邪气作用于人体引起机体正邪交争，从而导致阴阳气血偏盛偏衰的结果。清·唐宗海详释了药性之偏与人体阴阳之偏的关系。其曰："天地只此阴阳二气，流行而成五运，金木水火土为五运；对待而为六气，风

寒湿燥火热是也。人生本天亲地，即秉天地之五运六气以生五脏六腑。凡物虽与人异，然莫不本天地之一气以生，特物得一气之偏，人得天地之全耳。设人身之气偏胜偏衰则生疾病，又借药物一气之偏以调吾身之盛衰，而使归于和平则无病矣。盖假物之阴阳以变化人身之阴阳也，故神农以药治病。"（《本草问答·卷上一》）本草的治病原理，即是借草木金石阴阳之偏性，来纠正人体阴阳之偏性，使偏盛或偏衰的阴阳气血重新恢复相对平衡。所以，气味阴阳是阴阳五行理论为指导的本草药性理论的根基，这与在阴阳五行理论指导下对人体和疾病的认识，是一脉相承的。

（郑　齐）

tǐzhì yīnyáng

体质阴阳（yin and yang of constitution）　在综合考察人体的形态结构、生理功能和心理特征等构成人体禀赋特性的要素基础上，从阴阳应象的角度划分人的体质类型。

历史沿革　体质的阴阳分类方法，强调个体内阴阳盛衰的差异可以导致个体间在形态、功能、心理以及对外界适应能力等方面的差异，最早的划分方法见于《黄帝内经》，以个体阴阳之气盛衰的不同，将体质分为不同类型，包括阴阳四分法和阴阳五分法。该法对后世体质分类方法产生了深远的影响。后世医家在此基础上又有所发展。最主要的，有明·张介宾提出的藏象阴阳分类法，与清代章楠、清末民初金子久等提出的阴阳虚实分类法。

基本内容　体质是机体因为脏腑、经络、气血、阴阳等的盛衰偏颇而形成的素质特征。《黄帝内经》在对人体形态结构、生理

功能和心理特征等方面的整体考察基础上，提出了多种划分体质类型的方法。其中，阴阳分类法是以个体阴阳之气盛衰的不同，将体质分为不同类型。该法对后世的体质分类方法产生了深远的影响。阴阳分类法包括：①阴阳四分法。见于《灵枢·行针》。该篇根据阴阳之气盛衰的不同，将体质分为重阳型、重阳有阴型、阴多阳少型和阴阳和调型四种类型，着重说明四种不同类型之人对针刺得气的不同反应。如"重阳之人，其神易动，其气易往也……故神动而气先行"。除对重阳之人的形态、功能和行为特点加以描述外，对其他体质类型这方面描述较少。②阴阳五分法。见于《灵枢·通天》。该篇根据个体的行为表现、心理性格及生理功能等方面的差异，从阴阳气多少的角度，将人体体质分为多阴而无阳的太阴之人、多阴少阳的少阴之人、多阳而无阴的太阳之人、多阳而少阴的少阳之人以及阴阳之气和的阴阳和平之人五类。并指出五种类型体质之人在形态、功能、心理以及对外界适应能力、方式等方面的差异性，从而在一定程度上，揭示了人体某些生命现象的本质特征。③藏象阴阳分类法。明·张介宾根据禀赋的阴阳、脏气的强弱偏颇、饮食的好恶、用药的宜忌、气血的虚衰等方面的不同，将体质划分为阴脏、阳脏和平脏三型。《景岳全书·传忠录》："禀有阴阳，则或以阴脏喜温暖而宜姜桂之辛热，或以阳脏喜生冷而宜芩连之苦寒，或以平脏热之则可阳，寒之则可阴也。"说明阴脏型具有喜暖的特点，阳脏型具有喜冷的特点，平脏型可热可寒。后经清·陈修园等医家进一步发展，形成了藏象

阴阳体质分类法。④阴阳虚实分类法。清·章楠根据机体阴阳的盛、旺、虚、弱的不同，明确将体质划分为阳旺阴虚、阴阳俱盛、阴盛阳虚、阴阳两弱四种类型，并指出发病后相应的治疗法则。清末民初金子久亦根据个体的形态特征、肤色及嗜好等方面的差异，将虚弱性体质划分为阳虚型和阴虚型两类。

(郑 齐)

yīnpíngyángmì

阴平阳秘 (relative equilibrium of yin-yang)

阴气平和，阳气固守，双方协调平衡的正常状态。"阴平阳秘"，首见于《素问·生气通天论》，是源于古人对阴阳消长的认识。阴阳之间重在平衡，平衡是对这种运动变化处于相对的范围、限度、时空之内相对而言的。"阴平阳秘"，描述的是一种理想的平衡状态。阴阳之间的消长运动是绝对的、无休止的，平衡是相对的、有条件的。如果这种平衡被打破，阴阳之间的协调关系就会遭到破坏，出现阴阳偏盛偏衰现象，人体生命活动就会出现异常，就会患病。阴平阳秘是人体正常的生命活动状态，是进行正常生命活动的基本条件。阴与阳相互对抗、相互制约和相互排斥，以求其统一，取得阴阳之间的相对的动态平衡，称之为"阴平阳秘"。所谓阴平阳秘，就是通常所说的阴阳平衡。阴阳是万物之纲领，中医用来解释人体的生理、病理、诊断、治疗。生理上，阴阳动态平衡是其常态。《素问·生气通天论》："阴平阳秘，精神乃治。"这是描述人体阴阳二气平衡的一种理想状态。《素问·生气通天论》："阴者藏精而起亟也，阳者卫外而为固也。"表明两者的关系。真阴要有收敛收

藏阴精的作用，并能滋养真阳收敛真阳（阴平）；真阳要有生长生发抵御外邪的作用，并不让真阴外泄而固束真阴（阳秘）。病理上，阴阳的失衡是疾病产生的根源。《素问·阴阳应象大论》："阴胜则阳病，阳胜则阴病。"如果阴阳失衡达到极期，则如《素问·生气通天论》所云："阴阳离决，精气乃绝。"所以诊断上要"察色按脉，先别阴阳"；治疗上要"谨察阴阳所在而调之，以平为期"。

(于智敏)

wǔxíng

五行 (five elements)

以木火土金水五类物质特性，来分类概括事物并说明事物之间的相互关系。五行概念属于中国传统哲学范畴。古人认为，一切事物和现象都可以按照木火土金水的性质和特点，归纳为五个系统；五个系统乃至每个系统之中的事物和现象，都按照五行生克制化的规律发展变化。五行理论被广泛地运用于包括中医学在内的多个学术体系之中。

历史沿革 古人对数字"五"的崇信由来已久，早在殷商时代就已有把各种纷纭现象归于五类的习惯。五行最早见于《尚书·洪范》："五行：一曰水，二曰火，三曰木，四曰金，五曰土。水曰润下，火曰炎上，木曰曲直，金曰从革，土爰稼穑。润下作咸，炎上作苦，曲直作酸，从革作辛，稼穑作甘。"它提出了以水为首的五行排列次序，以及五行的性质和作用，但是没有触及五行之间的内在联系。尽管"五行"的概念出现较晚，但"五行"思想在春秋战国时代已相对成熟。这一思想最初应当与"五方"的空间观念有关，逐渐发展成为一个通

用于相当多领域的类名，如五行、五方、五神、五味、五声等。到了战国中晚期，这些概念已经相当紧密地联系在一起了。战国晚期的邹衍创"五德终始说"，是公认的五行相克学说的起始，而西汉·董仲舒则创立了五行相生学说。《黄帝内经》将五行观念引入中医学，如"木生肝，肝属木""火生心，心属火""土生脾，脾属土""金生肺，肺属金""水生肾，肾属水"等，架构了以五脏为中心的脏腑经络系统，成为中医理论的重要组成部分。

基本内容 五行是事物的分类方法，即"五行归类"。以五种物质的功能属性，来归纳分类和阐明事物或现象的构成和运动状态。每一"行"都具有各自名称所对应的本性和表象，根据事物现象的属性特点，而将其归纳为木、火、土、金、水五种系统类型之中。①五行是事物状态属性的抽象概括。木类事物，具有生长、升发、舒达等性质或表象；火类事物，具有温热、升腾、振奋等性质或表象；土类事物，具有承载、受纳、生化等性质或表象；金类事物，具有清肃、沉降、收敛等性质或表象；水类事物，具有寒凉、滋润、下行等性质或表象。②用生克制化规律阐明五行系统的相互联系（见图）。五行之间存在着生我、我生、克我、我克的生克制化规律，称为"五行相生"，即木生火，火生土，土生金，金生水，水生木；"五行相克"，即木克土，土克水，水克火，火克金，金克木，概括为"五行制化"。"一行"内各事物"形气"相通（同），"五行"间各事物"生克"相关。五行相互间的促进（相生）与制约（相克）作用，可以使系统保持稳定

性。③通过应用五行生克制化规律进行系统状态的调整。根据具体"行"的表象变化，来确定是某一"行"或几"行"存在着"生克"异常，即"五行相乘""五行相侮"，然后单独或联合采取措施使系统恢复正常。

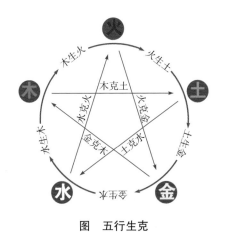

图 五行生克

五行在认识事物方面，具有广泛的适用性，在系统状态调整方面具有细致的操作性。中医学应用五行，架构了以五脏为中心的整体系统；强调人体结构的各个部分，人体与外界环境是一个有机整体；说明和解释了人体内部各系统之间、人体整体和外界环境之间的动态平衡与调节机制。体现在中医学的人体结构、生理机能、病因病机、病理变化、疾病辨证、治疗养生等各个方面。

说明脏腑的生理功能及其相互关系 ①说明人体的组织结构：以五脏肝、心、脾、肺、肾为中心，以六腑胆、三焦、小肠、胃、大肠、膀胱为配合，以五体筋、脉、肉、皮毛、骨为支撑，以五官目、舌、口、鼻、耳为官窍，以爪、面、唇、毛、发为外荣，分属于五行，形成了以五脏为中心的脏腑组织的结构系统，奠定了藏象学说的组成架构。②说明

脏腑的生理功能：将人体五脏分别归属于五行，以五行的特性来说明五脏的主要生理特性。如肝属木而曲直，条顺畅达，主疏泄升发；心属火而炎上，主神明灵机，有温煦之功；脾属土而象稼穑，敦厚载物，主化生气血；肺属金而从革，清凉收敛，主肃降治节；肾属水而润下，寒润凝伏，主闭藏精气。③说明脏腑之间的相互关系：用五行生克制化理论，阐述五脏的功能和特性。见五行相生、五行相克和五行制化。④说明人体与内外环境的统一：事物属性的五行归类，除了将人体的脏腑组织结构分别归属于五行外，同时也将自然的有关事物和现象进行了归属。例如，人体的五脏、六腑、五体、五官等，与自然界的五方、五季、五味、五色等相应，这样就把人与自然环境统一起来。这种归类方法，不仅说明了人体内在脏腑的整体统一，而且也反映出人体与外界的协调统一。如春应东方，风气主令，故气候温和，气主生发，万物滋生。人体肝气与之相应，肝气旺于春。这样就将人体肝系统和自然春木之气统一起来。从而反映出人体内外环境统一的整体观念。

说明五脏病变的传变规律
①发病：五脏外应五时、五气，所以六气发病的规律，一般是主时之脏受邪发病。由于五脏各以所主之时而受病，当其时者，必先受之。所以，春季肝易先受风邪；夏时心易先受热（火）邪；长夏之季脾先易受湿邪；秋时肺易先受燥邪；冬季肾易先受寒邪。②传变：五脏之间相生相克，表现在病理上的相互作用。本脏之病可以传至他脏，他脏之病也可以传至本脏，分为相生关系传变

和相克关系传变。相生关系传变：包括"母病及子"和"子病犯母"两个方面。母病及子：是指病邪从母脏传来，即先有母脏的病变，后有子脏的病变。如水不涵木，即肾阴虚不能滋养肝木，在肾则为肾阴不足，多见耳鸣、腰膝酸软、遗精等；在肝则为肝之阴血不足，多见眩晕、消瘦、乏力、肢体麻木，或手足蠕动，甚则震颤抽搐等。为水不生木，其病由肾及肝，由母传子。子病犯母：是指病邪从子脏传来，侵入属母之脏，即先有子脏的病变，后有母脏的病变。如心火亢盛而致肝火炽盛，有升无降，最终导致心肝火旺。心火亢盛，则现心烦或狂躁谵语、口舌生疮、舌尖红赤疼痛等症状；肝火偏旺，则现烦躁易怒、头痛眩晕、面红目赤等症状。其病由心及肝，由子传母，病情较重。③相克关系传变：包括"相乘"和"反侮"两个方面。相乘：是相克太过为病，如木旺乘土，即肝木克伐脾胃，先有肝的病变，后有脾胃的症状。肝气太盛，则眩晕头痛、烦躁易怒、胸闷胁痛等；横逆犯脾，则见脘腹胀痛、厌食、大便溏泄或不调等脾虚之候；及胃则为纳呆、嗳气、吞酸、呕吐等胃失和降之证。由肝传脾称肝气犯脾，由肝传胃称肝气犯胃。相侮：又称反侮，是反克为害，如木火刑金，由于肝火偏旺，影响肺气清肃，临床表现既有胸胁疼痛、口苦、烦躁易怒、脉弦数等肝火过旺之证，又有咳嗽、咳痰，甚或痰中带血等肺失清肃之候。肝病在先，肺病在后。肝属木，肺属金，金能克木，今肝木太过，反侮肺金，其病由肝传肺。

指导诊断疾病 人体是一个有机整体，当内脏有病时，人体

内脏功能活动及其相互关系的异常变化，可以反映到体表相应的组织器官，出现色泽、声音、形态、脉象等诸方面的异常变化。由于五脏与五色、五音、五味等，都以五行分类归属形成了一定的联系，这种五脏系统的层次结构，为诊断和治疗奠定了理论基础。因此，在临床诊断疾病时，就可以综合望、闻、问、切四诊所得的材料，根据五行的所属及其生克乘侮的变化规律，来推断病情。从本脏所主之色、味、脉来诊断本脏之病。如面见青色，喜食酸味，脉见弦象，可以诊断为肝病；面见赤色，口味苦，脉象洪，可以诊断为心火亢盛。推断脏腑相兼病变：从他脏所主之色来推测五脏病的传变。脾虚的病人，面见青色，为木来乘土；心脏病人，面见黑色，为水来克火。推断病变的预后：从脉与色之间的生克关系来判断疾病的预后。如肝病色青见弦脉，为色脉相符，如果不得弦脉反见浮脉则属相胜之脉，即克色之脉（木被金克）为逆；若得沉脉则属相生之脉，即生色之脉（水能生木）为顺。

指导防治疾病 控制疾病传变，运用五行子母相及和乘侮规律，可以判断五脏疾病的发展趋势。一脏受病，可以波及其他四脏，如肝脏有病可以影响到心、肺、脾、肾等脏。他脏有病亦可传给本脏，如心、肺、脾、肾之病变，也可以影响到肝。因此，在对病脏进行治疗外，还应考虑到其他有关脏腑的传变关系。根据五行的生克乘侮规律，来调整其太过与不及，控制其传变。如肝气太过，木旺必克土，此时应先健脾胃以防其传变。脾胃不伤，则病不传，易于痊愈。

确定治则治法 五行学说不仅用以说明人体的生理活动和病理现象，综合四诊，推断病情，而且也可以确定治疗原则和制订治疗方法。

根据相生规律确定治疗原则：临床上运用相生规律来治疗疾病，多属母病及子，其次为子盗母气。其基本治疗原则是补母和泻子，所谓"虚者补其母，实者泻其子"。补母：即"虚则补其母"，用于母子关系的虚证。如肾阴不足，不能滋养肝木，而致肝阴不足者，称为水不涵木。其治疗可采用补肾之虚。因肾为肝母，肾水生肝木，所以补肾水以生肝木。泻子：即"实者泻其子"，用于母子关系的实证。如肝火炽盛，有升无降，出现肝实证时，肝木是母，心火是子。这种肝之实火的治疗，可采用泻心法，泻心火有助于泻肝火。

根据相生关系确定的治疗方法，常用的有以下几种：①滋水涵木法：滋养肾阴以养肝阴的方法，又称滋补肝肾法。适用于肾阴亏损而肝阴不足，甚者肝阳偏亢之证。表现为头目眩晕，眼干目涩，耳鸣颧红，口干，五心烦热，腰膝酸软，男子遗精，女子月经不调，舌红苔少，脉细弦数等。②益火补土法：温肾阳而补脾阳的一种方法，又称温肾健脾法，适用于肾阳式微而致脾阳不振之证。表现为畏寒，四肢不温，纳减腹胀，泄泻，浮肿等。③培土生金法：用补脾益气而补益肺气的方法，又称补养脾肺法，适用于脾胃虚弱，不能滋养肺脏而肺虚脾弱之候。该证表现为久咳不已，痰多清稀，或痰少而黏，食欲减退，大便溏薄，四肢乏力，舌淡脉弱等。④金水相生法：滋养肺肾阴虚的一种治疗方法，又称补肺滋肾法。金水相生是肺肾同治的方法，有"金能生水，水能润金之妙"（《时病论·卷之四》）。适用于肺虚不能输布津液以滋肾，或肾阴不足，精气不能上滋于肺，而致肺肾阴虚者，表现为咳嗽气逆，干咳或咳血，音哑，骨蒸潮热，口干，盗汗，遗精，腰酸腿软，身体消瘦，舌红苔少，脉细数等。

根据相克规律确定治疗原则：可分强弱两个方面，即克者属强，表现为功能亢进，被克者属弱，表现为功能衰退。因而，在治疗上同时采取抑强扶弱的手段，并侧重在制其强盛，使弱者易于恢复。抑强：用于相克太过。如肝气横逆，犯胃克脾，出现肝脾不调，肝胃不和之证，称为木旺克土，用疏肝、平肝为主。或者木本克土，反为土克，称为反克，亦叫反侮。如脾胃壅滞，影响肝气条达，当以运脾和胃为主。扶弱：用于相克不及。如肝虚郁滞，影响脾胃健运，称为木不疏土。治宜和肝为主，兼顾健脾。常用有以下几种。①抑木扶土法：以疏肝健脾药，治疗肝旺脾虚的方法。疏肝健脾法、平肝和胃法、调理肝脾法属此法范畴，适用于木旺克土之证。临床表现为胸闷胁胀，不思饮食，腹胀肠鸣，大便或秘或溏，或脘痞腹痛，嗳气，矢气等。②培土制水法：培土制水法，是用温运脾阳或温肾健脾药，以治疗水湿停聚为病的方法，适用于脾虚不运、水湿泛滥而致水肿胀满之候。③佐金平木法：佐金平木法，是清肃肺气以抑制肝木的一种治疗方法，又称泻肝清肺法。临床上多用于肝火偏盛，影响肺气清肃之证，又称"木火刑金"。表现为胁痛，口苦，咳嗽，痰中带血，急躁烦闷，脉弦数等。④泻南补北法：泻南补北法，即泻心火滋肾水，又称泻火补水法、滋阴降火法。适用于肾阴不足，心火偏旺，水火不济，心肾不交之证。该证表现为腰膝酸痛，心烦失眠，遗精等。因心主火，火属南方；肾主水，水属北方，故称本法为泻南补北，这是水不制火时的治法。

指导脏腑用药 中药以色味为基础，以归经和性能为依据，按五行学说加以归类：如青色、酸味入肝；赤色、苦味入心；黄色、甘味入脾；白色、辛味入肺；黑色、咸味入肾。

指导针灸取穴 在针灸取穴时，将手足十二经四肢末端的穴位，分属于五行，即井、荥、俞、经、合五种穴位，属于木、火、土、金、水。临床根据不同的病情，以五行生克乘侮规律进行选穴治疗。

指导情志疾病的治疗 情志生于五脏，五脏之间有着生克关系，所以情志之间也存在这种关系。由于在生理上人的情志变化有着相互抑制的作用，在病理上和内脏有密切关系，故在临床上可以用情志的相互制约关系来达到治疗的目的。如"怒伤肝，悲胜怒……喜伤心，恐胜喜……思伤脾，怒胜思……忧伤肺，喜胜忧……恐伤肾，思胜恐"（《素问·阴阳应象大论》）。此即所谓以情胜情。

作用与意义 五行根据事物属性和表象，将天地方位、四季气候、草木金石、蠕鳞禽兽、稻菽谷物、菜蔬果品、人体脏腑、经络腧穴、形体官窍、精神情志、病状症情、药物性味等千差万别的自然事物和现象，纳入五行分类系统，形成了统括天地自然万物有机关联的整体认识方法，并通过五行生克制化规律调整系统状态。在中医学中，《黄帝内经》架构了以肝心脾肺肾五脏为中心的五行系统，以木、火、土、金、水的五行特性，分析阐释人体的脏腑、经络、生理功能和相互关系，病理情况下的相互影响，以及药治食疗养生保健等方法的选择。因此，五行学说在中医学中既用作理论上的阐释，又具有指导临床的实际意义。

（刘 洋）

wǔxíng guīlèi

五行归类（categorization according to the five elements）

根据五行特性，采用取象比类的方法，将相似属性的每类事物或现象，分别归属于木火土金水五行。

历史沿革 《尚书·洪范》的木曲直作酸，火炎上作苦，土稼穑作甘，金从革作辛，水润下作咸的观念，是五行归类的渊薮。中医学的五行归类，最早见于《素问》的《金匮真言论》《藏气法时论》，《灵枢》的《五味》《阴阳二十五人》等篇章，以木火土金水五种不同物质特性，构架了从人体脏腑、经络、官窍、神志、体形、禀性，到自然界气象、地理、方位、物候等，一系列内容组成的五行分类系统。

基本内容 中医学以人体肝心脾肺肾五脏为中心，包括六腑、形体、官窍、情志等，与自然界的各类事物现象，关联成为系统。如人体之五脏之肝，六腑之胆，五官之目，五体之筋，五志之怒，五声之呼等，与天籁之音角，自然之味酸，地貌之色青，五方之位东，四季之节春，万物之发生，应季之气风，都可以木行的升发、柔和、舒畅的特性来代表。由于肝具木性，则肝主升发，气旺于春，性喜条达，而主疏泄；若肝木不舒，就会出现抑郁不畅，口

苦胁胀，筋急拘挛，目暗视昏，愤怒呼叫等。其余四脏，也是如此。通过五行归类，建立了以肝心脾肺肾五脏为中心，外应五方、五季、五气、五色、五味、五化，内联六腑、五官、五体、五志等的五大系统，并以五行特性，概括说明五脏系统的功能特点。这种人体五脏系统和自然界同类事物之间，存在着相互通应、相互影响的关系，是中医学天人相应观念的具体体现。在揭示生命和生理现象，理解病变规律，指导疾病诊治和养生防病方面，具有不可替代的作用。五行归类主要包括以下多方面的内容。

五味 即酸、苦、甘、辛、咸，是对木火土金水五类物质自然生味的划属分类。其中，木味酸，火味苦，土味甘，金味辛，水味咸，是五行特性质味的直接表现，见于《尚书·洪范》。中医应用五味分类，明确了食物、药物的作用特点，即酸味收敛，苦味降泄，甘味缓急，辛味发散，咸味软坚。由于同气相求，五脏的五行特性，决定了酸入肝，苦入心，甘入脾，辛入肺，咸入肾。在五脏的药物、食物补益方面，肝欲酸，心欲苦，脾欲甘，肺欲辛，肾欲咸。由于五味之间同样存在着五行的生克制化关系，因此，当五脏出现病证时，可以五味进行克制，如肝苦急，急食甘以缓之；心苦缓，急食酸以收之；脾苦湿，急食苦以燥之；肺苦气上逆，急食苦以泄之；肾苦燥，急食辛以润之。但是，由于五味气性对人体作用是有偏向的，所以也有禁忌，如辛走气，气病无多食辛；咸走血，血病无多食咸；苦走骨，骨病无多食苦；甘走肉，肉病无多食甘；酸走筋，筋病无多食酸。

五气 主要是对一年气候特点的五行划属分类，共有风暑湿燥寒五种气候。风属木，暑属火，湿属土，燥属金，寒属水。其中，暑气极盛为火气，火合风寒暑湿燥共为六气。六气通常指正常气候，若六气太过或不及，以及人体正气不足，导致疾病发生时，则称为六淫，是中医学外感疾病的病因。还有，五气是对自然气味的五行划属分类，也称为五臭。共有臊、焦、香、腥、腐等五气，其中，臊属木，焦属火，香属土，腥属金，腐属水。与五脏的五行相配，则臊气入肝，焦气入心，香气入脾，腥气入肺，腐气入肾。

五方 对方位的五行划属分类，共有东西南北中五个方位。其中，东方属木，南方属火，西方属金，北方属水，中央属土。中医学应用五方概念，主要对五脏的方位予以分类。中医定人体方位，需人面南而立，此时"肝生于左，肺藏于右"（《素问·刺禁论》）；继而俯卧，因"背为阳"而"腹为阴"（《素问·金匮真言论》），故当俯卧，如此五脏方位始定。头南足北，左东右西，肝属木位东，心属火位南（上），肺属金位西，肾属水位北（下），脾属土居中。五脏的特性始与五方的五行特性相合。

五时（五季） 对一年季节的五行划属分类，共有春夏长夏秋冬五个时节。其中，春属木，夏属火，长夏属土，秋属金，冬属水。在中医学中，五脏各随其五行特性而与五时相合，肝属木而象春，主疏泄升发；心属火而象夏，主神明灵机；脾属土而象长夏，主化生气血；肺属金而象秋，主肃降治节；肾属水而象冬，主闭藏精气。

五化 一年中，生物的生长状态随季节变化的五行划属分类，共有生长化收藏五种变化。其中，春生属于木，夏长属于火，长夏化属于土，秋收属于金，冬藏属于水。在中医五脏中，肝属春木，其化生而主枢机；心属夏火，其化长主神明；脾属长夏土，其化化而主运化；肺属秋金，其化收而主治节；肾属冬水，其化藏而主藏精。

五色 自然界色彩的五行划属分类，分为青、赤、黄、白、黑五色。其中，青为木色，赤为火色，黄为土色，白为金色，黑为水色。按五脏的五行特性，则青为肝色，赤为心色，黄为脾色，白为肺色，黑为肾色。在面部望诊时，病在肝则面青晦暗，病在脾则面黄无光，病在心则面赤暗瘀，病在肺则面白惨淡，病在肾则面色黧黑。另外，面色还能反映疾病的性质，如青主痛，赤主热，黄主湿，白主虚，黑主寒。

五音 对音律的五行划属分类，共有角徵宫商羽五种。即木音角，火音徵，土音宫，金音商，水音羽。按五脏的五行属性，则肝音角，心音徵，脾音宫，肺音商，肾音羽。五音在中国传统音律中亦称为五声，但在中医学中五声另有所指，如《素问·阴阳应象大论》记载，肝在音为角，在声为呼；心在音为徵，在声为笑；脾在音为宫，在声为歌；肺在音为商，在声为哭；肾在音为羽，在声为呻。因此，中医学的声、音有别，五声是五脏不同情志特点的声音表达。如肝主怒，怒起其声为呼；心主喜，喜出其声为笑；脾主思，思动其声为歌；肺主悲，悲发其声为哭；肾主恐，恐作其声为呻。另外，运气学中对于主运的推衍，有五音建运、太少相生、五步推运的方法。

五谷 对粮食作物的五行划属分类。《黄帝内经》中对五谷的五行分类稍有差异，如据《灵枢·五味》记载，麻酸，麦苦，粳米甘，黄黍（黄米）辛，大豆咸。而《素问·藏气法时》记载，小豆酸，麦苦，粳米甘，黄黍辛，大豆咸。即五谷的五行归属为，麻（或小豆）属木，麦属火，粳米属土，黄黍属金，大豆属水。五谷精气是补养人体的主要物质，因五谷的五味不同，而各入同气之脏，即五味各走其所喜。酸先走肝，苦先走心，甘先走脾，辛先走肺，咸先走肾。酸养肝，苦养心，甘养脾，辛养肺，咸养肾，即"五谷为养"。

五畜 对五种家畜的五行划属分类。《灵枢·五味》："五畜：牛甘，犬酸，猪咸，羊苦，鸡辛。"依五行属性，对五脏分别有补益作用。犬酸益肝，羊苦益心，牛甘益脾，鸡辛益肺，猪咸益肾。即"五畜为益"。

五果 五果，是对五种树木果实五味的五行分类属性。首见于《灵枢·五味》："五果：枣甘，李酸，栗咸，杏苦，桃辛。"分别对五脏有助养作用，李酸助肝，杏苦助心，枣甘助脾，桃辛助肺，栗咸助肾。即"五果为助"。

五脏 对肝心脾肺肾为代表的脏腑系统的五行划属分类。其中，肝属木，心属火，脾属土，肺属金，肾属水。木性生发条达，肝性喜条达而主疏泄升发；火性炎热上腾，心主神明灵机活泼亢奋；湿性载物纳化，脾主运化化生气血；金性肃降沉敛，肺主肃降治节；水性滋润下行，肾主水而藏精。

五腑 附五官、五体、五志，对与五脏相表里的五腑，以及五官、五体、五志的五行划属分类。

在五脏系统中，相关的腑、官、体、志等，无论在生理或病理上，都与五脏存在着相互表里关系，或具有反映五脏状态的作用。肝之腑为胆，官目，体筋，志怒；心之腑为小肠，官舌，体脉，志喜；脾之腑为胃，官口，体肉，志思；肺之腑为大肠，官鼻，体皮毛，志悲；肾之腑为膀胱，官耳，体骨，志恐。五脏病变，可以通过腑、官、体、志传达于外，是临床诊治五脏疾病的重要依据；而腑、官、体、志的异常变化，也可以影响五脏的功能。

作用与意义 五行归类理论，贯穿于中医学对人体脏腑功能、疾病状态、治法用药、饮食宜忌、养生摄护等认识过程，对人体结构功能变化和疾病防治养护等观念的五行归类，使中医学形成了简明、实用、整体、动态的特点。

（刘 洋）

wǔxíng xiāngshēng

五行相生 （mutual generation of five elements）

木、火、土、金、水之间，存在着依次递相供养、资生、助长的作用。其规律是木生火，火生土，土生金，金生水，水生木。

先秦时期的五行理论，并无五脏相生之说。战国末期，《吕氏春秋》"十二纪"，把五行配入四时之后，所形成的次序为"木、火、土、金、水"。这种次序，既不同于《洪范》的五行之序，又不同于邹衍的五行相胜之序。在此基础上，西汉经学家董仲舒，将这种五行之序从四时构架里独立出来。如《春秋繁露·五行之义》："天有五行，一曰木，二曰火，三曰土，四曰金，五曰水。木，五行之始也；水，五行之终也；土，五行之中也；此其天次之序也。"董仲舒把这种次序命名

为"五行相生之序"，并将之以五行之间的相生关系来解释。对于五行相生的道理，隋·萧吉《五行大义·论相生》有推衍解释，概括而言，即木温伏热，燃烧生火；火焚物灰，灰烬即土；土聚山石，山石出金；金润流津，销金为水；水润滋生，润泽生木。五行中每一"行"，都有"生我""我生"的关系。"我生"之后，若得"生我"，需"五生"方能至"我"，每一行"我生"至"生我"皆如此。说明事物之间的促进，并不是简单地往复互动，是具有相当精密抑或曲折的过程。

中医认为，肝心脾肺肾五脏的生理特点，与木火土金水的五行特性一致。因此，在五脏之间存在着五行的相生关系，即肝生心、心生脾、脾生肺、肺生肾、肾生肝。其中，"我生"者为子，"生我"者为母。五脏之间，依肝心脾肺肾次序，互为母子。通过"相生"，使五脏之间形成了相互的资生、助长、促进的整体关联。如木生火，即肝木济心火，肝主藏血，心主血脉，肝藏血满则心有血脉可主；火生土，即心火温脾土，心主神明，脾主运化，心神和明则脾健气血生化；土生金，即脾土助肺金，脾主运化，肺主呼吸，脾健气足则肺气宣发肃降；金生水，即肺金养肾水，肺主清肃，肾主藏精，肺气宣降则肾藏精水纳气；水生木，即肾水滋肝木，肾藏精，肝藏血，肾精充足则肝润气机条畅。当一"脏"虚弱，使其子"脏"也随之不足，如心（火）虚弱，不能资生温养脾（土），就可出现食欲不佳、腹胀腹泻的脾虚症状。对于心（火）不足，可以升发肝（木）来温养心（火），通过补养心火，能够治疗脾（土）虚弱的纳呆腹泻。这些都是"虚

者补其母"的治疗方法。

（刘 洋）

wǔxíng xiāngkè

五行相克 （mutual restriction of five elements）

木火土金水五行之间存在着隔行抑制、约束的规律。又称五行相胜。五行相克理论最早源于战国末期邹衍提出的"五德终始说"，用于解释王朝兴替的历史规律，后应用范围逐渐扩大为五行的普遍规律。五行相克理论认为，五行中每一"行"都存在着"我克""克我"的关系。即木克土，土克水，水克火，火克金，金克木。用五行相克规律可以明确五脏间的相互制约关系：木克土，肝木气机调畅，能疏泄脾土之壅滞。土克水，脾土健运化浊，能防止肾水的泛滥。水克火，肾水上济于心，以制止心火的亢烈。火克金，心火之阳热，可温暖肺气之过于清肃。金克木，肺气清凉肃降，可抑制肝阳之上亢。

（刘 洋）

wǔxíng zhìhuà

五行制化 （restriction and generation of the five elements）

五行相生与相克关系的结合。五行既相互资生又相互制约，使各行事物现象之间得以协调稳定。五行制化的规律：木克土，土生金，金克木；火克金，金生水，水克火；土克水，水生木，木克土；金克木，木生火，火克金；水克火，火生土，土克水。如此往复循环。只要一行过于亢盛，必然接着有另一行来克制它，从而出现五行之间新的协调和稳定。生克制化规律，是一切事物发展变化的正常现象，在人体则是正常的生理状态。五行之中某一行过亢之时，必然承之以"相制"，才能防止"亢而为害"，维持事物的

生化不息。"亢则害，承乃制，制则生化"（《素问·六微旨大论》）。五行相生与相克，是不可分割的两个方面。无生，则事物不能生发成长；无克，则事物变化发展不能协调稳定。事物是在生克两种力量作用下发生发展的，生而无克则泛滥无制，克而无生则生机泯灭。只有生克相济，相反相成，事物才能生化不息。在不平衡之中求得平衡，而平衡又立刻被新的不平衡所代替的循环运动，不断地推动着事物的变化和发展。

（刘　洋）

wǔxíng xiāngchèng

五行相乘 （over-restriction of five elements）

五行中的一行对"我克行"（所胜行）的过度克制和约束。相乘，即乘虚凌虐或恃强侵暴。五行相乘的次序与相克相同；即木乘土，土乘水，水乘火，火乘金，金乘木。五行相乘的原因一般有三：①胜我行过于亢盛，对我克制太过，使我虚弱。如木行过亢，则过度克制其所胜行土，导致土行虚弱不足，称为"木亢乘土"。剧烈的情志原因导致肝气亢盛引起的脾胃功能失调，一般属此种情况。②我行过于虚弱，克我之行则相对偏亢，则来乘我。如木行虽然没有过亢，但土行已经过于虚弱，木对土来说属相对偏亢，故土行受到木行较强的克制而出现相乘，称为"土虚木乘"。③克我之行过于亢盛，我行又虚弱不足，则出现较重的相乘。如既有木行过亢，又有土行的虚弱不足，则相乘更为严重。

（刘　洋）

wǔxíng xiāngwǔ

五行相侮 （counter-restriction of five elements）

五行中某一行，对"克我"之行的反向克制。又称"反克"。相侮，有恃强凌弱之义。五行相侮的次序，与相克、相乘相反。即木侮金，金侮火，火侮水，水侮土，土侮木。引起五行相克异常而产生相侮的原因，一般有三：①我行过于亢盛，不仅不受"克我"之行的制约，反而反向克制"克我"之行，因而出现相侮。如木行过于亢盛，不但不受金行制约，反而欺侮金行，一般称为"木亢侮金"或"木火刑金"。肝火犯肺即属此种情况。②克我之行虚弱不足，而我行则相对偏亢，我行反向克制"克我之行"而出现相侮。如金行虚弱不足，而木行相对偏亢，金行不但不能制约木行，反而被木行反向克制，一般称为"金虚木侮"。慢性肺病（如肺痨）常因情绪剧烈变化而加重或发作，即属此种情况。③既有我行的过于亢盛，又有克我之行虚弱不足，易出现较为严重的相侮。如既有金行的虚弱不足，又有木行的过于亢盛，相侮较为严重。如慢性肺病长期不愈，肺精气已虚，又因较为强烈的情绪刺激，肝气正亢，因而发作为较为深重的病证，一般属于此种情况。

（刘　洋）

wǔxíng hùcáng

五行互藏 （mutual storage of the five elements）

对五行各行内部所藏木火土金水特性的揭示。即五行的任何一行中复含五行。五行互藏，是指木行中具火土金水，火行中具木土金水，土行中具木火金水，金行中具木火土水，水行中具木火土金。如眼目的五轮分属，比较典型地反映了五脏的五行互藏。目为肝木之官，但金精结为白眼气轮，木精结为黑睛风轮，火精结为目眦血轮，土精结为胞睑肉轮，水精结为瞳仁水轮，肝目（木）之中，五行俱备。手足阴阳十二正经的井荥输经合穴的五行分类，也是五行互藏理论的具体运用。对此，明·张介宾有详细阐发，认为每行中所藏之五行，是生成该行的内在动力。明·周慎斋将五行互藏理论体现于五脏的深层关系，有"心之脾胃，肝之脾胃，肺之脾胃，肾之脾胃，脾胃之脾胃"（《周慎斋遗书·阴阳脏腑》）的说法。

（刘　洋）

wǔxíng zǐmǔ xiāngjí

五行子母相及 （mutual affecting of the son and mother in five elements）

及，影响所及之意。子母相及，是指五行生克制化遭到破坏后，所出现的不正常的相生现象。五行子母相及包括母及于子和子及于母两个方面，母及于子与相生次序一致，子及于母则与相生的次序相反。如木行影响到火行，叫作母及于子，又称"母虚累子"。系病邪从母脏传来，侵入属子之脏，即先有母脏的病变后有子脏的病变；木行影响到水行，则叫作子及于母。如水不涵木，即肾阴虚不能滋养肝木，其临床表现在肾，则为肾阴不足，多见耳鸣、腰膝酸软、遗精等；在肝，则为肝之阴血不足，多见眩晕、消瘦、乏力、肢体麻木，或手足蠕动，甚则震颤抽搐等。阴虚生内热，故亦现低热、颧红、五心烦热等症状。肾属水，肝属木，水能生木。现水不生木，其病由肾及肝，由母传子。由于相生的关系，病情虽有发展，但互相滋生作用不绝，病情较轻。子病犯母，又称"子盗母气"，系病邪从子脏传来，侵入属母之脏，即先有子脏的病变，后有母脏的病变。如心火亢盛而致肝火炽盛，有升无降，最终导致心肝火旺。心火亢盛，则现心烦或狂躁谵语、口舌生疮、舌尖红赤疼痛等症状；肝火偏旺，则现烦躁易怒、头痛眩晕、面红目赤等症状。心属火，肝属木，木能生火。肝为母，心为子．其病由心及肝，由子传母，病情较重。

（刘　洋）

wǔyùn liùqì

五运六气 (five circuits and six qi)

以"人与天地相参"为指导思想，以阴阳五行为理论框架，以天干、地支为演绎工具，探究以六十年为一个甲子周期的天象、气候、物候、病候之间的关系及其规律，并可用于指导临床实践的中医理论。

历史沿革 五运六气理论的形成，可溯源到上古至先秦时期。古人通过对天地自然现象的观测，生存实践探索，与疾病抗争等，总结了一些规律，形成了阴阳五行理论，成为五运六气理论的雏形。五运六气理论完整的内容记载于《黄帝内经》，唐·王冰注解《素问》，将运气七篇保存下来，发掘并传承了五运六气理论。经过长期不断的论证和传承，两宋金元时期，进入研究昌盛时期并得到发挥，五运六气理论逐步应用于临床，对中医学派的形成起到了重要的作用。明清时期医家，将运气理论运用于临床，对温病学派的形成和发展起到了积极的推动作用。经过长期的理论与实践，五运六气理论逐渐形成一门学科。

基本内容 由五运和六气两部分组成。五运，即木、火、土、金、水五运，分别配以十天干，推测各年岁运和五个季节的气候变化规律。五运配天干，根据《素问·五运行大论》记载的《太始天元册》天干化五运理论，甲己为土运，乙庚为金运，丙辛为水运，丁壬为木运，戊癸为火运。天干的阴阳属性不同。如甲为阳，土运之气表现出阳的属性为太过；己为阴，土运之气表现出阴的属性为不及。乙为阴，金运之气表现出阴的属性为不及；庚为阳，金运之气表现出阳的属性为太过。丙为阳，水运之气表现出阳的属性为太过；辛为阴，水运之气表现出阴的属性为不及。丁为阴，木运之气表现出阴的属性为不及；壬为阳，木运之气表现出阳的属性为太过。戊为阳，火运之气表现出阳的属性为太过；癸为阴，木运之气表现出阴的属性为不及。五运配五脏，根据天干所化生的五行，分别配以五脏，甲己土运为脾脏，乙庚金运为肺脏，丙辛水运为肾脏，丁壬木运为肝脏，戊癸火运为心脏。五运所配之脏根据天干的阴阳属性，表现出太过与不及。五脏通过五行生克制化关系，产生各种生命活动状态的变化。五音建运，五音指古代角、徵、宫、商、羽五种音律，五音与五运相关联，建立在五运之中，即五音建运。角音建于木运，徵音建于火运，宫音建于土运，商音建于金运，羽音建于水运。五音分太少，随五运之太过与不及，五音亦分太少，即五音有太角少角、太徵少徵、太宫少宫、太商少商、太羽少羽。五音建运与主运、客运关系密切，主运、客运的推求，以岁运、五音建运和太少相生为基础进行，来确定主运与客运。岁运，天干所化生之气，反映全年的气候特征、物化特点及发病规律。岁运能反映天地交合之气，万物生化特点，又称为中运。岁运与主运、客运相比较，反映了全年天时民病的特点，以及年与年之间气候、物候、疾病特点，又称为大运。岁运按照天干的次序——甲、乙、丙、丁、戊、己、庚、辛、壬、癸，参照天干的阴阳属性，太土、少金、太水、少木、太火、少土、太金、少水、太木、少火，十年为一个周期主管每岁之运。主运，反映每岁五季正常的气候变化规律。将每岁分为春、夏、长夏、秋、冬五个季节，根据每个季节的气候特点，由五运主时。春为木运，其气候特点为风，物候特点为生；夏为火运，其气候特点为热，物候特点为长；长夏为土运，其气候特点为湿，物候特点为化；秋为金运，其气候特点为燥，物候特点为收；冬为水运，其气候特点为寒，物候特点为藏。每岁之五季气候为正常的季节交替，物候也随季节交替而正常发生，反映五季气候、物候变化之运势特点，称为主运。主运反映五季正常的气候变化，每岁五季的气候变化不是一成不变的。由于岁运存在阴阳之太过不及，主运所主之五运也存在太过不及。在不变的五季交替中，各个季节存在太过、不及的变化，正确地放映了五季的气候变化特点。客运，反映每岁五季异常气候变化规律。客运与主运共同主值五季之气候变化。随岁运的变化，每岁所主值之五季存在一定变化。客运所主值之气在短时间内显现，不像主运在一个季节显现；犹如客人之往来，不长时间留守，所以称为客运。客运亦分主五季，随岁运不同，木运、火运、土运、金运、水运次序不同，以及岁运的太过、不及，也存在太过不及。客运反映每岁之中异常的气候变化。每岁的五运次序不同，但在岁运的十年周期中又存在一定的规律，客观地反映了季节变化中存在可探寻的规律。五运中包括岁运、主运、客运，以天时、地理、气化为核心。反映气候、物候、人体生命变化规律，形成了一个独特的中医五运理论体系。

六气，即风、热、火、燥、湿、寒六气，分别配以十二地支，推测各年岁气及六个时段的气候变化规律。六气与三阴三阳，三阴三阳，即厥阴、少阴、太阴、少阳、阳明、太阳。如《素问·天元纪大论》："厥阴之上，风气主之；少阴之上，热气主之；太阴之上，湿气主之；少阳之上，相火主之；阳明之上，燥气主之；太阳之上，寒气主之。"六气与五行，风气属木，热气、火气属火，燥气属金，湿气属土，寒气属水。"热为火之渐，火为热之极"。五行之火有热与火两种状态，在六气理论中又将火分为君火和相火。六气与阴阳五行相结合，称为厥阴风木、少阴君火、太阴湿土、少阳相火、阳明燥金、太阳寒水。六气配地支，如《素问·五运行大论》："子午之上，少阴主之；丑未之上，太阴主之；寅申之上，少阳主之；卯酉之上，阳明主之；辰戌之上，太阳主之；巳亥之上，厥阴主之。"六气按岁气、主气、客气变化规律，十二年为一个周期。岁气，风、热、湿、燥、寒六气中主管每年的气，反映一年的气候特点之气。岁气以十二地支次序，按照三阴三阳，子为少阴君火，丑为太阴湿土，寅为少阳相火，卯为阳明燥金，辰为太阳寒水，巳为厥阴风木，午为少阴君火，未为太阴湿土，申为少阳相火，酉为阳明燥金，戌为太阳寒水，亥为厥阴风木。岁气中包括司天之气和在泉之气。司天之气，天指天之气，掌管、主司

天之气的变化，与岁气相同反映一年的气候变化特点。相对于在泉之气，司天之气重点反映上半年的气候变化特点。在泉之气，泉指地之气，掌管地之气的变化。相对于司天之气，在泉之气反映下半年的气候变化特点。主气，反映一年之中六个时间段的气候变化特点。主气反映正常的气候特点，其划分仍与季节的交替相一致。如大寒至春分以风为气候特点，属厥阴风木；春分至小满以热为气候特点，属少阴君火；小满至大暑以火为气候特点，属少阳相火；大暑至秋分以湿为气候特点，属太阴湿土；秋分至小雪以燥为气候特点，属阳明燥金；小雪至大寒以寒为气候特点，属太阳寒水。客气反映一年之中六个时间段的异常气候变化特点。客气在一段时间内表现出所主之气，如客之往来，不在所主时气持续表现本气，故称为客气。客气所主时气的时间同主气相同，各为四个节气合计六十日零八十七刻半。客气中六气次序与主气不同，按照三阴三阳次序排列，厥阴风木、少阴君火、太阴湿土、少阳相火、阳明燥金、太阳寒水。客运排列次序与岁运关系密切，客运的三之气与岁运相同，亦称为司天之气；客气的终之气，与在泉之气相同，亦称为在泉之气；二之气居于司天之气的右侧，称为天之右间气；四之气居于司天之气的左侧，称为天之左间气；初之气居于在泉之气左侧，称为在泉之左间气；五之气居于在泉之气右侧，称为在泉之右间气。客气的推求，根据年的地支确定岁气，即司天之气。司天之气为客气的三之气，在泉之气与司天之气相对应。如司天之气为一阴厥阴，在泉之气为一阳少阳，依

照三阴三阳次序确定其他五气之客气。客主加临，指每年中变化的客气加临在固定不变的主气之上，推求每年中六气的气候变化特点。客主加临，反映了天地之气的动静变化规律，是对自然气候的正确认识。六气，包括岁气、主气、客气，以地支为主要承载工具，阴阳五行理论为基础，反映了天地之气的变化规律，形成了独特的中医六气理论体系。

运气相合。五运是地气阴阳五行变化的重要表现，侧重于五行运化，重点反映物候，人体脏时的变化趋势。六气是天气阴阳五行变化的重要表现，侧重于阴阳的变化，重点反映气候变化规律。五运以天干为载体，六气以地支为载体，各自反映天之气与地之气的变化特点，将五运与六气相结合，整体判断天地之气的变化。也可或侧重于五运，或侧重于六气，客观反映实时气候变化。运盛气衰，从五运论证推求气候、物候、人体脏时变化。如丙寅年，丙壬化水，寅申少阳相火，五运之水克制六气之火，运盛气衰，多表现水运的气候、物候、人体脏时的特点。气盛运衰，从六气论证推求气候、物候、外感时邪。如丁卯年，丁壬化木，卯酉阳明燥金，六气之金克制五运之火，气盛运衰，多表现燥金之气的气候、物候、外感时邪的特点。通过阴阳五行理论，论证五运与六气、五运与司天在泉、主运与客运、主气与客气之间的关系，可以求得平气、天符、岁会、同天符、同岁会等年份，使五运六气理论体系更加完善，客观反映天地之气的变化运动规律。

作用与意义　五运六气是中医理论的重要组成部分，真正体现了中医"天人相应"的整体观

念。其气机气化、亢害承制、标本中气、病因病机、治则治法、制方用药，以及病机十九条等理论被广泛应用，促进了中医学术的发展。五运六气理论以天干地支为承载，凝聚了中医对生命活动的总体认识，对宇宙、时空、生物生命之间的变化规律进行了艰辛探索，对中医认识、预防、诊察、治疗理论的形成具有重要影响。五运探索地之气物化的规律，对阴阳五行理论在天地自然与人体生命的应用，进行了深入的阐释和运用，揭示了自然生命生化的内在规律和地之气的阴阳五行运行规律。六气探索天之气气化的规律，对阴阳五行理论在认识天地气机升降出入对人体生命的影响中的应用，进行了深入的阐释，揭示了外部气化与人体生命的感应生发的规律和天之气的阴阳五行变化规律。五运六气理论在研究天体运动节律、生物生命活动节律、气候变化规律、人体生命节律、发病规律、防治规律等方面不断延伸发展，气象医学、地理医学、环境医学、时间医学等新兴医学均涉及五运六气理论。

（苏 颖）

gānzhī lìfǎ

干支历法（calendar of heavenly stems and earthly branches）

中国古代应用天干与地支，按照顺序组合起来纪年、纪月、纪日、纪时的历法体系。天干地支相合，六十年为一周期。干是天干，即甲、乙、丙、丁、戊、己、庚、辛、壬、癸。支是地支，即子、丑、寅、卯、辰、巳、午、未、申、酉、戌、亥。十干和十二支依次组合为六十单位，称为六十甲子。如甲子、乙丑等，组合方式是天干的奇数和地支的奇数相配，天干的偶数和地支偶数相配。干支纪年法，是每个干支代表一年，假设某一年为甲子年，则之后的年份以此类推为乙丑年、丙寅年、丁卯年。干支纪月和纪日法方法相同，均为每个干支为一个单位，代表一个月、一日。六十甲子周而复始，循环不已。干支纪日，是现今历史上最长的纪日法。这种纪日法，在甲骨文时代就已经存在了，从中国古代的夏朝就已经开始使用。根据对中国古代历史典籍《春秋》中记载的日食的研究，我国的干支纪日，从鲁隐公三年二月己巳日（公元前720年2月10日）开始，一直到今天，都未曾间断。所以也是使用历史最悠久的一种历法。五运六气历法，与干支历法密切结合，形成了五运六气独特的时间体系。天干和地支，是运气学推演气运规律的符号。五运配以天干（十干统运），六气配以地支（地支纪气），根据各年干支组合成的甲子周期，推测各年的气候变化规律和发病规律。

（苏 颖）

tiāngān

天干（heavenly stems） 甲、乙、丙、丁、戊、己、庚、辛、壬、癸，是用于纪时、日、月、年十个特殊字符。天干是古人用以记录太阳日节律的序号，现将其与地支相合，来纪时、日、月、年。天干按照阴阳属性划分，甲、丙、戊、庚、壬表示奇数属于阳，乙、丁、己、辛、癸表示偶数属于阴。天干按照五行属性划分，甲乙属木，丙丁属火，戊己属土，庚辛属金，壬癸属水。天干化生五行，甲己化土，乙庚化金，丙辛化水，丁壬化木，戊癸化火。天干是五运的基础，根据天干阴阳五行关系和长期的实践观察，发现了五运规律，即天干化运，使天干成为五运的基本推演工具。

（苏 颖）

dìzhī

地支（earthly branches） 子、丑、寅、卯、辰、巳、午、未、申、酉、戌、亥，是用于纪时、日、月、年的十二个特殊字符。地支是古人用以纪录历法的序号，现将其与天干结合，来纪时、日、月、年。地支按照阴阳属性划分，子、寅、辰、午、申、戌表示奇数属于阳，丑、卯、巳、未、酉、亥表示偶数属于阴。地支按照五行属性划分，寅卯属木，巳午属火，申酉属金，亥子属水，丑辰未戌属土。地支用于表示方位，寅卯为东，巳午为南，申酉为西，亥子为北，丑辰未戌为中宫。地支是六气的基础，在长期的实践观察中，发现了地支与六气的规律，将地支分属六气用于纪六气，成为六气的基本推演工具。

（苏 颖）

jiǎzǐ

甲子（sixty-year cycle） 天干从甲开始，地支从子开始，十天干与十二地支相配合，形成从甲子等到癸亥六十甲子周期，用于纪年、纪月、纪日、纪时。古代纪年由天干地支组成，天干起始为甲，地支起始为子，天干与地支相合纪为甲子年，从甲子到癸亥共六十年为一个周期，称甲子纪年。以甲子年正月天干为丙，地支为寅，称为丙寅月，依次纪月，六十个月，五年为一个周期，称甲子纪月。以甲子年第一日纪为甲子日，依次纪日，六十日为一个周期，称甲子纪日。以甲子日第一个时辰纪为甲子时，依次纪时，六十个时辰，五日为一周期，称甲子纪时。《素问·六微旨大论》："天气始于甲，地气始于子，子甲相合，命曰岁立。谨候其时，气可与期。"提出了干支组合运用命之为甲子的问题，指出各年份气候变化，可从干支甲子的配合来推求。六十甲子周期，是推演运气格局的基础。

(苏颖)

yuèjiàn

月建（count of months） 把十二支分建于十二月，用十二地支表示相应月份的纪月法。古人纪月方法以序数为记号，即一月、二月、三月……十二月。"月建"是把十二支分别与十二月相配，一般以冬至所在的月份称为"子月"，即十一月为"子月"，十二月为"丑月"，以此类推，周而复始。月建的起源极为古老，可以追溯到上古时期以斗纲来测定季节的天文观测方法。《鹖冠子·环流篇》："斗柄东指，天下皆春；斗柄南指，天下皆夏；斗柄西指，天下皆秋；斗柄北指，天下皆冬。"北斗七星绕北极星旋转，以斗柄指的方位以北极星为标准点，根据斗柄指向而确定节气，东指则为春分，南指则为夏至，西指则为秋分，北指则为冬至。在此基础上，经过长期实践，进一步与月之朔望结合起来，测定十二月份。斗柄指下正北为子、斗柄指右正东为卯、斗柄指上正南为午、斗柄指左正西为酉，十一月指向子，称为建子之月，由此类推，十二月为建丑之月，正月为建寅之月，二月为建卯之月，直到十月为建亥之月，如此其地支按逆时针方向运转周而复始。

(苏颖)

wǔyùn

五运（five circuits） 木、火、土、金、水五运，五行之气在天地间的运行变化规律。是根据阴阳五行属性，将气候变化特征和人体脏腑功能结合在一起，分属不同的时间，来推测气候变化和疾病流行。

历史沿革 五运的起源，从季节规律开始。从昼夜交替到寒暑季节交替，人们经历了艰辛的探索。从天文角度发现了斗纲月建的规律，昼夜时间观测，发现了二至二分；通过立杆侧影、刻漏等，对准确季节交替及时间，进行了准确测定。五季是主运的产生基础，结合五行理论总结季节气候特点，风、热、湿、燥、寒，形成木运、火运、土运、金运、水运五运。客运，是在主运规律上的进一步探索，是对实际气候观测的正确总结，与主运相辅相成，使五运理论更加完善。通过长期的实践探索，人们发现了五运的规律不仅仅局限在季节上，在各年份中也有五行规律的存在，将这些规律总结实践，形成了岁运。人们又通过临床的实践总结，发现人体生命规律与自然气候规律相互通应，即中医的"天人相应"整体观。中医脏时理论在五运中得到了充分发挥，木运为春季，肝脏应之；火运为夏季，心脏应之；土运为长夏季，脾脏应之；金运为秋季，肺脏应之；水运为冬季，肾脏应之。岁运对脏时理论进行了发展，甲己之岁，土运主之，脾脏应之；乙庚之岁，金运主之，肺脏应之；丙辛之岁，水运主之，肾脏应之；丁壬之岁，木运主之，肝脏应之；戊癸之岁，火运主之，心脏应之。岁运、主运、客运将自然气候与人体生命相结合，运用于临床实践，并不断验证修正，形成了完整的五运理论。

基本内容 五运包括岁运、主运和客运三部。岁运，对每年的气候特点、脏腑变化、疾病流行等加以概括，归属于木、火、土、金、水五运；通过天干甲、乙、丙、丁、戊、己、庚、辛、壬、癸为载体，按照十年为一周期，周而复始地反映出来。根据天干本身五行属性，结合天文、自然、物候等，化生出五运，即甲己化土，乙庚化金，丙辛化水，丁壬化木，戊癸化火。木运代表的气候特点为风，物化特点为生，地域为东方，五音为角，人体脏腑为肝、胆等；火运代表的气候为热，物化特点为长，地域为南方，五音为徵，人体脏腑为心、小肠等；土运代表的气候为湿，物化特点为化，地域为中土，五音为宫，人体脏腑为脾、胃等；金运代表的气候为燥，物化特点为收，地域为西方，五音为商，人体脏腑为肺、大肠等；水运代表的气候为寒，物化特点为藏，地域为北方，五音为羽，人体脏腑为肾、膀胱等。岁运根据天干的阴阳属性，分为太过不及。如甲为土运太过，己为土运不及；乙为金运不及，庚为金运太过；丙为水运太过，辛为水运不及；丁为木运不及，壬为木运太过；戊为火运太过，癸为火运不及。岁运太过，表示岁运之气有余，有两种表现形式：其一，气候、物化、人体脏气等变化特点，在当年表现比较明显；其二，岁运之气提前到来，在大寒日之前十三日表现出岁运之气的特点。岁运不及，表示岁运之气不足，有两种表现形式：其一，气候、物化、人体脏气等变化特点：在当年表现不是很明显；其二，岁运之气到来的时间：岁运之气推后到来，在大寒日之后十三日，才表现出岁运之气的特点。主运是将一年分成春、夏、长夏、秋、冬五个季节，按五行属性关系，把五运分属于这五个季节。主运反映五季的气候特点，一年季节阴阳交替次序不变，五运木、火、土、金、水次序不变，表现主运值守而不变的特点，说明主运反映正常气候变化规律。主运太过、不及以五音表示，随岁运不同，五音太少不同，总体按太少相生规律依次分主。五运与五脏的规律，在主运中表现更为明显，春季木运风气主时，肝气生发；夏季火运热气主时，心血旺盛；长夏季土运湿气主时，脾胃运化；秋季金运燥气主时，肺气收敛；冬季水运寒气主时，肾气蛰藏。客运是将每年变化的五运分属到五个季节，来推测每个季节的异常变化。客气亦主时一季，常在一季中的几个时间段表现出来，不会持续较长时间，同时在一年之中次序不固定，如同做客之人，往来而不留守，所以称作客运。客运在一年中的次序随岁运而变化，总体上按五行相生关系排列。初运以及太少阴阳属性与岁运相同，客运排列至水运终时，常从木运重新排列，太少相生关系与主运相同，按五步推运法求得。客运之五运气候特点，以及五脏关系，与主运相同；推求时结合主运，运用阴阳五行理论，正确反映实际气候、物化、脏气等变化特点。

作用与意义 五运是根据阴阳五行属性关系，推测每年和每个季节的气候变化、疾病流行；与六气相对比，以地理空间的变化特点为主，侧重于论述气候、物化、脏时等地之气的影响。五运理论对中医理论影响较大，将五脏与天时、气化相结合，形成了"天人相应"的脏腑理论，亢害承制丰富了五行气化理论。主气、客气是五运的主要内容，通过主气、客气结合，反映了古人对天地自然、气候、物候、人体生命变化规律的认识，既存在着固有的规律，同时又存在着尚未探知的奥妙。客运是对主运的修正，也是对未知规律的探索；主运与客运结合，是古人自然观的充分体现。五运理论将阴阳五行理论发挥到一个新的高度，阐释了人体脏腑与天地自然的内在关系，体现了中医"天人相应"的整体观，形成了独特的中医五运体系。

（苏 颖）

suìyùn

岁运（circuit of year） 统管全年的五运之气，每年由一运所主，按五行相生的顺序，五年为一个周期。又称中运、大运。统主一岁的五运之气，主要用以说明全年的气候、物候及病候变化规律。古人通过长期观测，发现天干与全年的气候、物候及病候变化存在一定的规律；全年气候的固定变化，可以用岁运进行归纳演绎，从而对气候、物候、病候的变化与天干的变化进行统一。

岁运建立在天文历法与中医理论基础之上。首先是天文历法的建立，以十天干为始，十天干早期用以纪日，进一步发展为记载事物的生长规律。人们通过实践观察天地自然变化，将事物的年规律进行总结与天干相结合，形成了天干纪年。中医以阴阳五行理论为基础，探索人体生命在时间和空间中的活动规律，形成了以天干纪运的历法体系。岁运的计算，是依据天干与岁运的规律进行推演的，亦称天干化五运。如《素问·天元纪大论》："甲己之岁，土运统之；乙庚之岁，金运统之；丙辛之岁，水运统之；丁壬之岁，木运统之；戊癸之岁，火运统之。"即年干是甲己之年，岁运为土运；乙庚之年，岁运为金运；丙或丁之岁，岁运为水运；丁或壬之岁，岁运为木运；戊或癸之岁，岁运为火运。

岁运主管一岁之气候、物候、病候变化，岁运的运行规律是太过与不及，阳干之年为岁运太过，阴干之年为岁运不及。岁运以大寒日为起始之日。太过之年，岁运之气提前十三日到来。不及之年，岁运之气推迟十三日到来。各年岁运以五行相生之序轮转，太过不及之岁运相互交替，按五行五年循环一周，按天干十年一个周期。岁运与五脏，甲己之岁为土运，脾脏应之；乙庚之岁为金运，肺脏应之；丙辛之岁为水运，肾脏应之；丁壬之岁为木运，肝脏应之；戊癸之岁为火运，心脏应之。从岁运与气候特点看，岁运是五运的基础；各岁运气候变化及人体脏腑疾病变化特点，与岁运的五行属性相一致。例如：木运太过之年，风气流行，木胜克土，则脾土受邪。岁运反映出古人已经注意到自然界气候变化存在周期性节律，因此物候、病候也存在着相应的节律，并发现这一节律具有固定特征。

（苏 颖）

wǔqì jīngtiān

五气经天（five qi cross the constellations） 五色之气流经于周天二十八星宿之间，化生天地之间的五行之气。五气经天之说记载于古书《太始天元册》，被《素问·五运行大论》引用得以保存。五气经天是天干化运的天文背景，古人对天体运动和气候变化进行长期的观察，发现蕴含的五行规律，将五行与天干结合形成了天干化运。《素问·五运行大论》："丹天之气经于牛女戊分，黅天之气经于心尾己分，苍天之气经于危室柳鬼，素天之气经于亢氐昴毕，玄天之气经于张翼娄胃。所谓戊己分者，奎壁角轸则天地之门户也。"丹、黅、苍、素、玄，指红、黄、青、白、黑五色之气；牛、女、心、尾等，指二十八星宿。二十八宿分别分布在东、南、西、北四个方位上；十天干及五行的方位分布，为东方甲乙木，南方丙丁火，西方庚辛金，北方壬癸水。牛、女二宿在北方偏东之癸位，奎、壁二宿当西方戊位，故戊癸主火运（丹天之气）；心、尾二宿当东方偏北之甲位，角、轸二宿当东南方己位，故甲己主土运（黅天之气）；危、室二宿当北方偏西之壬位，柳、鬼二宿当南方偏西之丁位，"经于危室柳鬼"，故丁壬主木运（苍天之气）；亢、氐二宿当东方偏南之乙位，昴、毕二宿当西方偏南之庚位，故乙庚主金运（素天之气）；张、翼二宿位于南方偏东之丙位，娄、胃二宿位于西方偏北辛位，故丙辛主水运（玄天之气）。

（苏　颖）

tiāngān huàyùn

天干化运（designation of circuit by heavenly stems）

十天干化生出的五行属性归属于五运，是应用五运六气理论推算岁运的方法。天干化五运，源于上古之书《太始天元册》中五气经天说，被记载于《素问·五运行大论》，后人以此为五行五运形成的天文历法背景，阐释五行五运理论。天干化运的原理，是天干本身的五行属性，甲乙属木、丙丁属火、戊己属土、庚辛属金、壬癸属水。天干化生五行，甲与己相合化生土、乙与庚相合化生金、丙与辛相合化生水、丁与壬相合化生木、

戊与癸相合化生火。天干有本身的五行属性，按照其自然属性而划分，如东方甲乙木，南方丙丁火，西方庚辛金，北方壬癸水，中央戊己土。天干运用其本身属性，又可以化生出五行，以五气经天释义，即天干化五运。如《素问·天元纪大论》："甲己之岁，土运统之；乙庚之岁，金运统之；丙辛之岁，水运统之；丁壬之岁，木运统之；戊癸之岁，火运统之。"即甲己之年岁运为土运；乙庚之年岁运为金运；丙辛之年岁运为水运；丁壬之年岁运为木运；戊癸之年岁运为火运。故又称十干统运。天干化五运是古人在对天体运动变化进行长期观察的基础上总结出来的，是五运六气理论的基础。天干化五运，揭示五行规律与甲乙丙丁等天时之间的关系，通过五行理论将时间与空间结合在一起，进而体现中医"天人相应"整体观。

（苏　颖）

suìyùn tàiguò

岁运太过（hyperactivity of year circuit qi）

六十甲子年逢甲、丙、戊、庚、壬阳干的年份岁运之气强盛。岁运太过是建立在岁运的基础上，岁运太过表明本年的气候变化较为剧烈。甲年为土运太过之岁，丙年为水运太过之岁，戊年为火运太过之岁，庚年为金运太过之岁，壬年为木运太过之岁。岁运太过之岁，运有余，其气化早至。如《素问·气交变大论》："岁木太过，风气流行""岁火太过，炎暑流行""岁土太过，雨湿流行""岁金太过，燥气流行""岁水太过，寒气流行"。岁运太过，对于气候而言，有两个方面的表现：①时气先至。岁气太过之岁，岁气提前十三日而至，即大寒日前十三日到来。如

甲岁之年，土运太过，大寒日前十三日土湿化之气显现。②本气过旺。岁运所主之气太过旺盛，如丙岁之年，水运太过，本年气候偏寒，万物宜藏。对于人体脏腑而言，岁运太过，本气有余，伤及本脏，如甲岁土运太过易伤脾、丙岁水运太过易伤肾、戊岁火运太过易伤心、庚岁金运太过易伤肺、壬岁木运太过易伤肝。岁运太过易伤所胜之脏。如土运太过克伤肾水、水运太过克伤心火、火运太过克伤肺金、金运太过克伤肝木、木运太过克伤脾土。掌握岁运太过之岁的气候物候病候规律，对防治疾病具有重要临床意义。

（苏　颖）

suìyùn bùjí

岁运不及（hypoactivity of year circuit qi）

六十甲子年中，逢乙、丁、己、辛、癸天干为阴干的年份，岁运之气衰少。乙年为金运不及之年，丁年为木运不及之年，己年为土运不及之年，辛年为水运不及之年，癸年为火运不及之年。岁运不及之岁，运有不及，其气化晚至，其所不胜之气流行，如《素问·气交变大论》云："岁木不及，燥乃大行""岁火不及，寒乃大行""岁土不及，风乃大行""岁金不及，炎火乃行""岁水不及，湿乃大行"。岁运不及对于气候而言有两个方面的表现：①时气后至。岁气不及之岁，岁气迟后十三日而至，即大寒日后十三日到来。如乙岁之年，金运行令而不及，大寒日后十三日金燥之气显现。②易表现所不胜之气。本气不足，容易被所不胜之气兼化。如己岁之年，土运不及，木气克伐而偏胜，本年气候多风胜，万物多表现生发之象。对于人体脏腑而言，岁运

不及，本气不足，易受它脏伤害，如辛岁水运不及脾土来克，水湿泛溢。掌握岁运不及之岁的气候物候病候规律，对防治疾病具有重要临床意义。

（苏　颖）

wǔyùn yùfā

五运郁发（stagnating and issuing of five circuits）

五运中一气被其所不胜气抑郁，被抑郁到一定程度则发越变成复气，从而影响人体健康。

历史沿革　五运郁发的提出，源于《黄帝内经》运气七篇大论，《素问·六元正纪大论》专门讨论了郁发问题，就自然界气候变化中的胜复郁发，结合人体生命活动规律，详细地描述了五郁之发时的气候物候及人体疾病的表现，并指出人体疾病的性质与郁发之气的性质基本一致。

基本内容　五运郁发，是五运变化过程中的现象，是五运之气在气化过程中的自稳机制的体现。郁气在人体有相应的病证，轻则出现与郁气相应的脏腑病证，重则出现与郁气和胜气相应的脏腑病证俱见。五运郁发产生的基础是五运太过，引起五运中一气偏胜，偏胜之气克伐所胜之气；被克伐之气被所不胜之气克制，不能正常发挥作用，郁结日久变成复气而发越。如甲岁之年，土运太过，湿气偏盛，克伐水气，寒气被抑制，日久发为木气，克伐土湿之气。在胜复郁发中，有胜气则有复气，无胜气则无复气，胜气强则复气强，胜气弱则复气弱。复气为克制胜气之气，胜复郁发是为了维持五运之气的协调平衡，属于自稳机制。《素问·六元正纪大论》载有五郁治则，即"木郁达之，火郁发之，土郁夺之，金郁泄之，水郁折之"。木郁

达之，达，疏通畅达。即清泻抑木之金气，资助生木之水气，振奋肝木升发之气，使郁气得发。用于"岁金太过，燥气流行，肝木受邪"，以致肝疏泄失职，气血运行不畅，郁结不通，甚而生机不畅之肝郁。火郁发之，发即发越、发散。应培土治水，温振心阳，使热郁得解，寒气外散。用于治疗"岁水太过，寒气流行，邪害心火"，以致心气受抑，热郁不宣，或寒束于表，热郁于里之"心郁"。土郁夺之，夺即劫夺。大凡消导、攻下、涌吐、祛湿等逐邪之法，皆可称之夺。抑制肝气，培扶脾土，以达到疏理脾气的目的。用于治疗"岁木太过，风气流行，脾土受邪"之脾气郁遏，中焦气机壅滞之证。金郁泄之，泄之即宣泄、疏利。承制心火，扶助肺气，复其宣降之职。用于治疗"岁火太过，炎暑流行，肺金受邪"之肺失宣降，气机不畅，气化不利之证。水郁折之，折，折其水势。当抑土太过，振奋肾气，水气自散。用于治疗"岁土太过，雨湿流行，肾水受邪"之肾藏失职，水气泛滥之"肾郁"。

作用与意义　五运郁发论，运用于人体的自我调节。疾病的产生，是人体阴阳偏胜偏衰、失去协调平衡产生的。而人体存在自我协调平衡机制，一脏的偏胜偏衰，都会引起它脏的相互协调来恢复。在人体生命活动中，是以阴阳协调平衡占主要地位，人体自身的调节起到非常重要的作用。同时，在疾病治疗中，可以运用五运郁发的治疗原则，对五脏胜复疾病进行治疗，对五五脏疾病的诊治具有重要指导意义。

（苏　颖）

zhǔyùn

主运（domination in circuit）

根据季节的气候变化及五行属性确定，主持一年中五季的正常气候变化之运。主运起源较早，从季节的探索时开始，已经隐含了主运的雏形。春、夏、长夏、秋、冬五季划分法融合了五行理论，反映了阴阳寒暑交替正常的气候节气变化。将五季准确划分，结合中医五行理论，记载于《黄帝内经》运气七篇大论，形成了完整的主运理论。主运的五个季运有固定次第，每运（步）主一时（即一个季节），依五行相生的顺序，始于木运，终于水运，年年不变。木为初运应春，火为二运应夏，土为三运应长夏，金为四运应秋，水为终运应冬。主运的交运时刻，是每年的大寒日起运，每运七十三天零五刻，五运共计三百六十五日零二十五刻。其具体交运时刻，为每年大寒日起交初运，至春分后十三日交二运，至芒种后十日交三运，至处暑后七日交四运，至立冬后四日交终运。五运与五音，木运为角，火运为徵，土运为宫，金运为商，水运为羽。按五行五音相生之序太少相生，年干为甲、乙、丙、壬、癸之年，初运太角、二运少徵、三运太宫、四运少商、五运太羽；年干为丁、戊、己、庚、辛之年，初运少角、二运太徵、三运少宫、四运太商、五运少羽。其推求方法有三：①确定岁运及其太过不及。②确定与年岁运五行属性相同主运的太过与不及。③用五音太少相生规律推求前后其他四运。如：甲年岁运为土运太过，该年主运的三运（土运）是太过；向前推，二运火运为不及，初运木运为太过；向后推，三运土运为太过，四运金运为不

及，终运水运为太过。《素问·天元纪大论》："天有五行，御五位，以生寒暑燥湿风。人有五藏，化五气，以生喜怒思忧恐。论言五运相袭而皆治之，终期之日，周而复始。"指出主运的气候变化特征，即初运属木主风，二运属火主热，三运属土主湿，四运属金主燥，终运属水主寒。主运与脏腑的关系，初运肝胆易受影响，二运心易受影响，三运脾胃易受影响，四运肺易受影响，五运肾易受影响。

（苏 颖）

wǔyīn jiànyùn

五音建运 （designation circuit in five notes）

在主运和客运中，根据角、徵、宫、商、羽五音五行属性，分别代替木、火、土、金、水五运，用于推求它们之间的关系。五音，即角、徵、宫、商、羽五种清浊、高低、长短不同的音调。建运，即将五音建于五运之中，并用五音代表五运。五音，是古代先民在长期的实践中对音律的区分，形成的五种高低不同的音调。随着五行学说的兴起，将五音与五行相结合，形成了五音五行。中医理论中将五行系统化，将五音与五行相类的事物相联系，并通过五音建运的形式运用于五运六气理论，首见于《黄帝内经》运气七篇大论。

古人认为，五音与五行相关。角音温和而不急躁，所以属木；徵音激进轰烈，如火性之激烈，所以属火；宫音浑厚重浊，所以属土；商音嘹亮高亢有劲，所以属金；羽音圆润而畅流，所以属水。五音与五季：春季万物生发，生机蓬勃，风气盛，其音多从木化，故以角应春；夏季万物欣欣向荣，繁茂生长，火气盛，其音都从火化，故以徵应夏；长夏万物成形，以待化成，湿气盛，其音多从土化，故以角应长夏；秋季万物成实，收割以成，燥气盛，其音多从金化，故以商应秋；冬季万物收藏，以待萌发，寒气盛，其音多从水化，故以羽应冬。五音与五脏：角之音与木气相通而入肝，徵之音与火气相通而入心，宫之音与土气相通而入脾，商之音与金气相通而入肺，羽之声与水气相通而入肾。五音建运，以五行为基础，将天地自然之气的变化与音律结合，表示五运的变化趋势。木运为角、火运为徵、土运为宫、金运为商、水运为羽。五音分太少，五运有太过不及。五音有太少，根据岁主之运的阴阳属性不同，角有太角、少角，徵有太徵、少徵，宫有太宫、少宫，商有太商、少商，羽有太羽、少羽。

五音建运，将五运变化规律与音律结合，是对运气理论探索天地自然变化规律的进一步拓展。五音建运，丰富了运气理论对音律的研究，同时对五运的变化规律起到了简化的作用。通过五音的太少相生，更容易表达五运的变化规律。

（苏 颖）

tàishàoxiāngshēng

太少相生 （mutual promotion between heavenly stems of yin-yang）

五运五音按照阴阳五行关系相互为序的规律。太少相生是五运中对于岁运太过不及规律的归纳及表示方法，太为太过，少为不及。阳为太过，阴为不及。五运中按照年干的阴阳属性划分所主之运的太过与不及。年干为单数属阳性的为太过，即年干为甲、丙、午、庚、壬之运太过，年干乙、丁、己、辛、癸之运不及。天干所化生的五运木、火、土、金、水，按照如甲己之年土运为宫，甲属阳土为太宫，太宫生少商，己属阴土为少宫，少宫生太商。主运太少相生，先确定岁运的太过与不及，主运五运中与岁运相同之运的太过不及与岁运相同，如岁运为木运太过，则主运中的木运亦为太过。主运中其他之运按五行阴阳相生次序确定太过不及。客运太少相生与主运大致相同，亦是按岁运确定五运中的一个运的太过不及。客运太少相生与主运次序不同，客运太少相生只在从木运至水运的一个次序循环中，各随五运的次序先后呈现。如甲年客运次序为，土运—金运—水运—木运—火运。而太少相生次序则为太宫—少商—太羽—太角—少徵，因为在本轮五行循环中次序为太角—少徵—太宫—少商—太羽，所以太羽与太角相接，但总体上仍然是按照太少相生次序。太少相生是建立在五音建运和阴阳五行理论的基础之上的，五音与五行理论的结合，使音律应用于中医理论体系中。同时，在阴阳理论的影响下，对五音的阴阳属性进行划分，认为在五运的实际运用中存在太过不及的变化，而这种变化随着大运的不同而表现不同。太少相生规律，是五运对中医阴阳五行理论的具体应用，主要应用在岁运、主运、客运。岁运、主运、客运从五行上划分，只具备木、火、土、金、水的属性。太少相生通过其阴阳属性，确定各自表现出来的太过与不及。太少相生，是五运五行与阴阳规律的结合，使五运次序按照五行相生，以阴生阳，以阳生阴。这种规律，既是阴阳五行规律的具体运用，也是对实际观察的正确反映。实际的五运变化中，不可能是一成不变的，必然存在太过与不及、亢盛与低微、先至与后至等阴阳交替变化。太少相生，是对五运的进一步完善，同时也是天地自然运行规律的实际反映。

（苏　颖）

wǔbù tuīyùn

五步推运（circuit calculation by five steps）　主运和客运中，通过五行和太少相生关系，来推求五运的规律。《素问·六元正纪大论》中，记载了客运和主运五步太少。运气理论，是古代医学家以古代自然科学为基础，以对自然和临床实践的长期观察为依据，经过长期经验积累总结出来的。并且，归纳总结出气候变化有五年、六年、十年、十二年、三十年、六十年的变化规律。影响到人体脏腑，也有相应疾病的发病规律。五步推运，包括主运和客运五步推运。主运每年初运到终运的次序不变，为角、徵、宫、商、羽，需要推求的是太少。按照岁运太过不及，确定与年岁运五行属性相同主运的太少，以五音太少相生规律推出前后其他四运。客运推求方法同主运，只是五运次序不同。客运太少相生，只限于客运初运所在从角至羽五行周期之内。他们之间的顺序按五行相生排列。如甲年，岁运是土运太过，客运的初运是太宫，以太少相生向后推求至羽，即太宫→少商→太羽。从太宫向前推求至角：太角→少徵→太宫。甲年客运五步：太宫（初运）→少商（二运）→太羽（三运）→太角（四运）→少徵（终运）。五步推运中的太少相生，只限制于客运所在的五行周期中，即太少相生推至角，再由角推至羽，按客运顺序排列本轮角、徵、宫、商、羽。五步推运，是五运推求每年五季主运、客运的重要方法。通过五步推运，求出主时之季的主运与客运，再经过主运与客运之间的五行和太少关系，推求主时之季的气候特点。五步推运，是经过长期实践，对实际气候、物候、疾病变化的总结，使五运理论更加切合实际。五步主时太过与不及的基本规律和方法要判定正确，否则不但不能正确阐释《内经》经旨，而且也不能正确判定客运五步主五时的气候变化规律及发病规律。进而，影响疾病预防的准确性和临床治疗的针对性。因此，五步推运对临床预防及诊治疾病，有一定的参考价值。

（苏　颖）

kèyùn

客运（subordination of circuit）　五运中主治一年五季异常气候变化之气，反映一年中异常气候变化规律。气候的异常变化因年份不同而有变更，如客之往来，故名客运。客运，是五运的基本内容，其理论同五运记载于《素问》运气七篇大论。《素问·六元正纪大论》中，指出了客运的推求方法。客运时间：客运与岁运、主运起始时间相同，起始于大寒日；每运主一个季节，各七十三天零五刻，合计三百六十五日零二十五刻。各运所主节气时间，初运为大寒日至春分后十三日，二运为春分后十三日至芒种后十日，三运为芒种后十日至处暑后七日，四运为处暑后七日至立冬后四日，五运为立冬后四日至大寒日。按五行五音相生之序太少相生，年干为甲干之年，初运太宫、二运少商、三运太羽、四运太角、五运少徵；乙干之年，初运少商、二运太羽、三运太角、四运少徵、五运太宫；丙干之年，初运太羽、二运太角、三运少徵、四运太宫、五运少商；丁干之年，初运少角、二运太徵、三运少宫、四运太商、五运少羽；戊干之年，初运太徵、二运少宫、三运太商、四运少羽、五运少角；己干之年，初运少宫、二运太商、三运少羽、四运少角、五运太徵；庚干之年，初运太商、二运少羽、三运少角、四运少宫、五运太徵；辛干之年，初运少羽、二运少角、三运太徵、四运少宫、五运太商；壬干之年，初运太角、二运少徵、三运太宫、四运少商、五运太羽；癸干之年，初运少徵、二运太宫、三运少商、四运太羽、五运太角。推求方法：第一步，定初运：以年干定岁运，岁运是客运的初运。第二步，定太少：岁运太过不及与客运初运的太少相同。第三步，按五音太少相生求出其他四运及其太少。各年客运的五步之运，随着各年岁运的五行属性不同，而发生相应变化。客运反映的气候特点为：木运主风，火运主热，土运主湿，金运主燥，水运主寒。客运与五脏关系密切，木运影响肝，火运影响心，土运影响脾，金运影响肺，水运影响肾。客运根据阴阳属性分为太过与不及，属阳的为太过，属阴的为不及，根据五行的生、克、乘、侮关系，五脏通过客运之间的关系相互影响。

（苏　颖）

liùqì

六气（six qi）　风、寒、暑、湿、燥、火六种气候变化的合称。用于五运六气时，则指将一年分为厥阴风木、少阴君火、少阳相火、太阴湿土、阳明燥金、太阳寒水六种气候的更替，分为主气和客气两类，通过客主加临的方式来推演五运六气格局。

历史沿革 六气原指六种气候变化。《左传》《春秋》《尚书》等文献中，六气为阴、阳、风、雨、晦、明的合称。如晋·杜预《春秋经传集解·卷二十》："天有六气，发为五色，徵为五声，淫生六疾。六气曰阴、阳、风、雨、晦、明也。分为四时，序为五节。过则为菑，阴淫寒疾，阳淫热疾，风淫末疾，雨淫腹疾，晦淫惑疾，明淫心疾。"六气分序四时，六气太过为致疾的淫邪。在中医学中，六气又指风、寒、暑、湿、燥、火六种气候变化，六气为正常的气候变化，而六气太过称为六淫，属中医的致病外因。在《素问》运气七篇大论中，六气与三阴三阳理论结合，为厥阴风木、少阴君火、少阳相火、太阴湿土、阳明燥金、太阳寒水六种气候的更替，用于对五运六气格局的推演。如《素问·天元纪大论》："厥阴之上，风气主之；少阴之上，热气主之；太阴之上，湿气主之；少阳之上，相火主之；阳明之上，燥气主之；太阳之上，寒气主之。"六气有主气、客气之别，分为初、二、三、四、五、终（六）之气，每气各司六十日八十七刻半，分司一年六季，用以说明相应的气候变化、人体变化并预测天时民病，凡六气冲和则病害不生，六气相伤谓之沴，六气不和则灾眚荐至。

基本内容 六气，指风、热、火、湿、燥、寒六种气候变化。六气，包括主气、客气、客主加临。主气，即主时之气，每年固定不变，能反映一年六个时段的正常气候变化规律，用来说明一年六气的常规变化。客气，亦是主时之气，但是随着年支不同逐年变化排列顺序的，能反映一年六个时段的异常气候变化规律。

主气用以测气候之常，客气用以测气候之变，客主加临是把主气和客气相结合，进一步综合分析气候变化及其对生物的影响。

六气的产生和变化，离不开阴阳五行。风热湿火燥寒六气之气化，可用三阴三阳来识别，即风化厥阴，热化少阴，湿化太阴，火化少阳，燥化阳明，寒化太阳。六气是气化之本，三阴三阳是六气产生的标象。标本相合，即为厥阴风木、少阴君火、少阳相火、太阴湿土、阳明燥金、太阳寒水。故《素问·天元纪大论》："厥阴之上，风气主之；少阴之上，热气主之；太阴之上，湿气主之；少阳之上，相火主之；阳明之上，燥气主之；太阳之上，寒气主之。"

六气与五行关系密切。六气为五行在天之气，五行为六气在地之质。《素问·天元纪大论》："在天为风，在地为木；在天为热，在地为火；在天为湿，在地为土；在天为燥，在地为金；在天为寒，在地为水，故在天为气，在地成形，形气相感而化生万物矣。"

六气配合阴阳五行之后，还要与年支密切联系，这是推演六气变化的关键。六气与年支配合有其规律可循，反映了六气所主不同时段天时民病的特点。其配属规律，如《素问·五运行大论》："子午之上，少阴主之；丑未之上，太阴主之；寅申之上，少阳主之；卯酉之上，阳明主之；辰戌之上，太阳主之；巳亥之上，厥阴主之。"上，指位于上的天气，即司天之气。指年支逢子、午，则为少阴君火之气所主；年支逢丑、未，则为太阴湿土之气所主；年支逢寅、申，则为少阳相火之气所主，余皆类推。

六气，语出《素问》，后世医家重视风寒暑湿燥火、三阴三阳

的六气阐释，也为六淫病因、因时制宜的理论完善与临床指导做出了贡献，并展开六气推演的讨论。《素问·六元正纪大论》，以正月朔日平旦为厥阴风木的起始时间，依次推演六气。王冰次注《素问》，派生立春、大寒为厥阴风木的起始时间的六气推演，后世根据对《素问》及古代历法的理解各呈其说。如清·陆懋修《世补斋医书·客气加临主气年表》："常以正月朔日平旦视之，睹其位而知其所在矣，则客主之气皆当以正月之朔为始，而以一年十二月分之为最合。"厥阴风木应春，"以二十四气论之，亦当始于立春，必不始于大寒。"田合禄《中医运气学解秘》："颛顼历年首于立春，以气候为主旨。夏历年首始于雨水，万物始生，以物候为主旨。商历年首始于大寒，是以地气阴极一阳生为主旨。周历年首以冬至为始，是以天气阴极一阳生为主旨。"六气分司一年六季、厥阴风木应春，可作为六气推演的判定原则。

(杨 威)

zhǔqì

主气（dominant qi） 即主时之气，为四时常令，每年固定不移，以厥阴风木、少阴君火、少阳相火、太阴湿土、阳明燥金、太阳寒水分司一年六季，反映一年内正常的春温、夏暑、秋凉、冬寒季节性气候、物候、生命波动规律。

历史沿革 主气，语出《素问·六元正纪大论》："所谓主气不足，客气胜也。"王冰注曰："客气，谓六气更临之气。主气，谓五脏应四时，正王春夏秋冬也。"自《素问》之后，后世医家不断丰富主气的内涵，以期更贴近临床。如金·张元素《医学启源·六气病解》，称厥阴风木应

肝胆之气，少阴君火应真心小肠之气，少阳相火应心包络、三焦之气，太阴湿土应脾胃之气，阳明燥金应肺与大肠之气，太阳寒水应肾与膀胱之气，这是将主气与五脏理论联系起来。清·黄元御《四圣心源·六气解》，则以主气理论来解释经络。提出厥阴风木应足厥阴肝乙木、手厥阴心主相火，少阴君火应手少阴心丁火、足少阴肾癸水，少阳相火应手少阳三焦相火、足少阳胆甲木，太阴湿土应足太阴脾己土、手太阴肺辛金，阳明燥金应手阳明大肠庚金、足阳明胃戊土，太阳寒水应足太阳膀胱壬水、手太阳小肠丙火。

基本内容 主气，即主时之气，能反映一年六个时段的正常气候变化规律，用来说明一年六气的常规变化。主气与客气相对，其属常规变化，故年年如此，恒居不变，静而守位。主气依照厥阴风木、少阴君火、少阳相火、太阴湿土、阳明燥金、太阳寒水的顺序，依次分主于春夏秋冬的二十四节气，显示着一年主气气候交替的常规，反映各时段不同的气候变化特点。所以，其次序仍是按着木、火、土、金、水五行相生之序排列。

主气按五行相生之序运行，即木、火（君火）、火（相火）、土、金、水，年年如此，固定不变。其中，火有君相之分，君火在前，相火在后（先君后臣）。《素问·六微旨大论》："显明之右，君火之位也。君火之右，退行一步，相火治之。复行一步，土气治之。复行一步，金气治之。复行一步，水气治之。复行一步，木气治之。复行一步，君火治之。"

主气分为六步，每步主四个节气，每步所主时间是六十天零八十七刻半。初之气从大寒节算起。初之气主大寒、立春、雨水、惊蛰四个节气，由厥阴风木之气所主；二之气主春分、清明、谷雨、立夏四个节气，少阴君火之气所主；三之气主小满、芒种、夏至、小暑四个节气，少阳相火之气所主；四之气主大暑、立秋、处暑、白露四个节气，太阴湿土之气所主；五之气主秋分、寒露、霜降、立冬四个节气，阳明燥金之气所主；终之气主小雪、大雪、冬至、小寒四个节气，太阳寒水之气所主。《医宗金鉴·运气要诀》："主气者，厥阴风木主春，初之气也；少阴君火主夏，二之气也；少阳相火主盛夏，三之气也；太阴湿土主长夏，四之气也；阳明燥金主秋，五之气也；太阳寒水主冬，六之气也。此是地以六为节，分六位主之。六气相生，同主运五气相生，四时之常令也。"（见图）

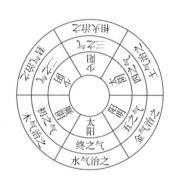

图 主气

注：清·吴谦主编《医宗金鉴·运气要诀》主气

厥阴风木司春，少阴君火、少阳相火司夏，太阴湿土司长夏，阳明燥金司秋，太阳寒水司冬，以正月朔日平旦起始推演，气化之常分别为生、荣、长、化、收、藏，时化之常分别为和平、暄、炎暑、埃溽、清劲、寒雾。主气法当应时而至，至而有度，《素问·六微旨大论》："至而不至，来气不及也。未至而至，来气有余也。"王冰注曰："当期为应，愆时为否，天地之气生化不息，无止碍也。不应有而有，是造化之气失常；失常则气变，变常则气血纷扰而为病也。"若主气非时而至或至而失度，反为邪气，致六气之变，表现为气候、物候异常，易生疫疠。主气失常易引发相应的脏腑经络病证，如厥阴风木失衡，易见里急、支痛、缳戾、胁痛、呕泄等肝胆病证。

（杨 威）

juéyīn fēngmù

厥阴风木（Jueyin wind wood）

每年主时六气的第一气，或称"初之气""一之气"，属厥阴风木当令。厥阴风木，语出《素问》运气七篇大论，用于说明每年春季应见的自然界气候、物候及人体藏象、病证的变化特点。厥阴即一阴，为阴尽而阳生或阴中之少阳，《黄帝内经》称"一阴之独使"，人体有手足厥阴经，外合三焦。《素问·阴阳应象大论》："神在天为风，在地为木，在体为筋，在藏为肝……。"厥阴象于木气，风为厥阴木气所化，故在六气称为"厥阴风木"。因春木为方生之始，故厥阴风木成为主气的初之气，时长六十日八十七刻半。厥阴风木当令之时，生命处于萌芽、生长阶段，时令特征为和平，自然界气温渐升，寒气渐消，微风轻徐，万物萌动，枝叶轻摇；人体脏气升发，其中肝脏之气最为旺盛。若厥阴风木行令失常，气候常失和顺，骤然变化可见温度过低或大风摇动。人体脏气失衡，肝脏受伤最重，可出现腹部拘急、两胁疼痛、呕吐、泄泻等病证。

（杨 威）

shàoyīn jūnhuǒ

少阴君火 (Shaoyin monarch fire)

每年主时六气的第二气，或称"二之气"，属少阴君火当令。少阴君火，语出《素问》运气七篇大论。少阴为二阴，热为少阴君火所化。《素问·阴阳应象大论》："其在天为热，在地为火，在体为脉，在藏为心……。"春木生火，少阴君火为主气的二之气，时长六十日八十七刻半，当令时间为春末夏初，用于说明春末夏初每年应见的自然界气候、物候及人体藏象、病证的变化特点。少阴君火行令时，生命生长旺盛，时令特征为暄，自然界气温火热，阳光明媚，光照充足，万物生机蓬勃，草木生长茂盛，一派繁荣景象；人体脏气充盈，兴奋好动，心气最为旺盛。若少阴君火行令失常，气候失其常态，剧变为过于火热或过于寒凉，则人体脏气失衡，心脏先受其害，可出现火热失衡的疡疹、身热、恶寒、战栗，心神受扰的惊惑、谵妄、悲妄、语笑，血热乱行的衄蔑等病证。

(杨威)

shàoyáng xiānghuǒ

少阳相火 (Shaoyang ministerial fire)

每年主时六气的第三气，或称"三之气"，属少阳相火当令。少阳相火，语出《素问》运气七篇大论。少阳为一阳，暑为少阳相火之所化。《素问悬解·运气》："在天为暑，在地为火，在藏为三焦。"君火、相火以同气相随，故少阳相火继君火而为主气的三之气，时长六十日八十七刻半，当令时间为盛夏，用于说明盛夏每年应见的自然界气候、物候及人体藏象、病证的变化特点。少阳相火行令时，生命生长旺盛，时令特征为炎暑，自然界气候炎热，气温较高，阳光明媚火热，草木苗壮、繁茂，人体脏气充盈，心气旺盛。若少阳相火行令失常，气候失其常态，剧变可见炎热如火烤、大风横行或低温、凝结霜气等。人体脏气失衡，心气伤害最重，可出现寒热失衡的嚏呕、疮疡、喉痹、耳鸣，心神扰乱失常的惊躁、瞀昧、胸瘈、呕涌、暴病、暴死等病证。

(杨威)

tàiyīn shītǔ

太阴湿土 (Taiyin wet soil)

每年主时六气的第四气，或称"四之气"，属太阴湿土当令。太阴湿土，语出《素问》运气七篇大论。太阴为三阴，为阴之最，湿为太阴土气所化，《素问·阴阳应象大论》："其在天为湿，在地为土，在体为肉，在藏为脾。"夏火生土，故太阴湿土为主气的四之气，时长六十日八十七刻半，当令时间为长夏，用于说明长夏每年应见的自然界气候、物候及人体藏象、病证的变化特点。太阴湿土行令时，时令特征为埃溽，自然界气候炎热而潮湿，万物生长繁茂，人体脏气运化旺盛，脾脏之所为充盈。若太阴湿土行令失常，气候失其常态，常见暴风骤雨、电闪雷鸣。人体脏气失衡，脾脏受损最重，可出现脾胃运化功能紊乱，常见积饮痞膈、稸满、中满、霍乱吐下、身重胕肿等病证。

(杨威)

yángmíng zàojīn

阳明燥金 (Yangming dry metal)

每年主时六气的第五气，或称"五之气"，属阳明燥金当令。阳明燥金，语出《素问》运气七篇大论。阳明为二阳，燥为阳明金气之所化，《素问悬解·运气》："在天为燥，在地为金，在体为皮毛，在藏为肺。"长夏之土生金，故阳明燥金为主气的五之气，时长六十日八十七刻半，当令时间为秋季，用于说明秋季每年应见的自然界气候、物候及人体藏象、病证的变化特点。阳明燥金行令时，时令特征为清劲，自然界气候由热转凉，干燥收敛，青烟雾霭，白露布现，万物坚实，硕果累累，进入收获的季节；人体脏气由夏热的烦扰转向秋季的平敛清静，肺气最为旺盛。若阳明燥金行令失常，气候失其常态，气温或过于温热或过于寒凉。人体脏气失衡，肺气受伤最重，可出现虚浮、下肢疼痛或行走不利、皮肤干燥皱揭、鼻干喷嚏等病证。

(杨威)

tàiyáng hánshuǐ

太阳寒水 (Taiyang cold water)

每年主时六气的第六气，或称"终之气""六之气"，属太阳寒水当令。太阳寒水，语出《素问》七篇运气大论。太阳为三阳，寒为太阳水气之所化。《素问·阴阳应象大论》："在天为寒，在地为水，在体为骨，在藏为肾（膀胱）。"秋金生水，故太阳寒水为主气的六之气（终之气），时长六十日八十七刻半，当令时间为冬季，用于说明冬季每年应见的自然界气候、物候及人体藏象、病证的变化特点。太阳寒水行令时，时令特征为寒雾，自然界气候寒冷、干燥，万物坚固，生命体闭藏、休养；人体脏气以敛藏为主，肾气较为固密。若太阳寒水行令失常，气候失其常态，剧变则见寒雪、冰雹、白埃烟气。人体脏气失衡，肾脏最易受损；可出现肾虚所致腰痛、关节屈伸不利、痉挛、精液遗泄等病证。

(杨威)

kèqì

客气 (guest climatic qi)

为天之六气，布于主气的地之六气步

位之上，如客之往来无常，随地支逐年轮转，岁岁变易，周而不息，反映异于四时常令的季节性气候、物候、生命波动规律。

历史沿革 客气，语出《素问·六元正纪大论》："所谓主气不足，客气胜也。"王冰注曰："客气，谓六气更临之气。"自《素问》运气七篇大论之后，后世医家不断丰富"客气"的内涵，以期更切合临床。如宋·刘温舒《素问运气入式论奥·论六病》归纳客气所致病证："厥阴所至，为里急，筋缓，缩急，支痛，软戾，胁肋痛，呕泄。少阴所至，为疡疹，身热，恶寒，战栗，惊惑，悲笑，谵妄，衄蔑血污也。太阴所至，为积饮，痞膈，中满，霍乱吐下，身重，胕肿，肉泥按之不起。少阳所至，为嚏呕，疮疡，喉痹，耳鸣，呕涌，溢食不下，惊躁，瞀昧，目不明，暴注，瞤瘛，暴病，暴死。阳明所至，为鼽，嚏，浮虚，皴揭，尻，阴，股、膝、髀、腨、胻、足病。太阳所至，为屈伸不利，腰痛，寝汗，痉，流泄，禁止。此六气之为病也。"此后，针对客气所致病证特点，宋代陈言、明代汪机等医家，均在其著作中探讨了针对客气变化的易发病证特点而遣药组方。

基本内容 客气亦是主时之气，但是随着年支不同逐年变化排列顺序，能反映一年六个时段的异常气候变化规律。由于客气每年均随年支而变化，如客之往来，故称客气。

客气与主气一样，均将一年分为六步，以六步分为六气，每气主六十日又八十七刻半，其每步所主的起止时刻也与主气相同，但两者在六步的顺序上完全不同。客气与主气相对，分上下左右而

行天令，十二支分节令、时日而司地化，上为司天，下为在泉，分司上下半年，按"风火相值，燥热相临，寒湿相遘"的阴阳太少成双，左右为四间气，合为六气（见图）。客气相临于主气，使气化之异，上下相召，而寒、暑、燥、湿、风、火与四时主气不同。如冬应寒而反热、夏应热而反寒等。当客气与主气相悖，易因气候异常而引发机体调适失衡，导致时行民病或疫疠发生。天气主阳主动，移光定位。客气按年支推演，一年按厥阴风木、少阴君火、太阴湿土、少阳相火、阳明燥金、太阳寒水的三阴三阳顺序更替。《素问·六微旨大论》："故少阳之右，阳明治之；阳明之右，太阳治之；太阳之右，厥阴治之；厥阴之右，少阴治之；少阴之右，太阴治之；太阴之右，少阳治之。"十二支化气，地支所应为司天之气。《素问·天元纪大

论》："子午之岁，上见少阴；丑未之岁，上见太阴；寅申之岁，上见少阳；卯酉之岁，上见阳明；辰戌之岁，上见太阳；巳亥之岁，上见厥阴。"司天之气主三之气，在泉之气主终之气，左右间气按三阴三阳顺序排布，六年轮替一周。

客气三阴三阳为标，寒、暑、燥、湿、风、火为本。《素问·天元纪大论》："厥阴之上，风气主之；少阴之上，热气主之；太阴之上，湿气主之；少阳之上，相火主之；阳明之上，燥气主之；太阳之上，寒气主之。"客气变化遵循阴阳平衡法则，如客气太过为胜气，制约其胜有复气，有胜必有复，胜微复微，胜甚复甚，以平为期；客气上下升降，迁正退位，各有经纶；天地气逆，失其正位，为不迁正、不退位，名失守，易变生民病；医者以法刺之，可预平其疴。

（杨 威）

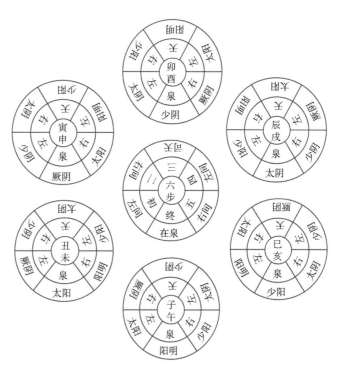

图 客气司天在泉间气
注：清·吴谦主编《医宗金鉴·运气要诀》客气司天在泉间气

sītiān

司天 (celestial manager qi)

客气中主岁之气,位当客气三之气,主司上半年的气候、物候、人体藏象、疾病的变化,与主司下半年的在泉之气相对应。司天,语出《素问》运气七篇大论,主司上半年,用于推断上半年的气候变化趋势及人体病性、病势、预后等,指导疾病,特别是疫病的辨证、遣方用药、预防等。司天为客气,上半年以天气为主,司天之气主之。司天推演对上半年的气候变化及人体病性、病势判断有参考价值,可用于疾病与疫病的辨证、遣方用药、预后判别等。《素问・六元正纪大论》:"岁半以前,天气主之。"《素问・至真要大论》:"初气终三气,天气主之。"司天之气同于客气六步推算之三之气,其左、右为间气。《医宗金鉴・运气要诀》:"子午少阴君火天,阳明燥金应在泉。丑未太阴太阳治,寅申少阳厥阴联。卯酉却与子午倒,辰戌巳亥亦皆然。每岁天泉四间气,上下分统各半年。"司天、在泉之气两两相对,可依"寒湿相遘,燥热相临,风火相值"记忆。如子午岁,司天之气为少阴司天,其化以热(炎蒸郁燠,庶类蕃茂),气化运行先天,地气肃,天气明,寒交暑,热加燥,云驰雨府,湿化乃行,时雨乃降,水火寒热持于气交而为病始也。热病生于上,清病生于下,寒热凌犯而争于中,民病咳喘、血溢血泄、鼽嚏、目赤眦疡、寒厥入胃、心痛腰痛、腹大、嗌干肿上。治法必抑其运气,资其岁胜,折其郁发,先取化源,无使暴过而生其病,岁宜咸以软之,调其上,甚则以苦发之,以酸收之,安其下,甚则以苦泄之。丑未岁,司天之气为太阴司天,其化以湿(云雨润泽,津液生成),气化运行后天。寅申岁,司天之气为少阳司天,其化以火(炎炽赫烈,以烁寒灾),气化运行先天。卯酉岁,司天之气为阳明司天,其化以燥(干化以行,物无湿败),气化运行后天。辰戌岁,司天之气为太阳司天,其化以寒(对阳之化),气化运行先天。巳亥岁,司天之气为厥阴司天,其化以风(飞扬鼓坼,化变成败),气化运行后天。

(杨 威)

zàiquán

在泉 (qi in the earth)

客气中与主司上半年的司天气相对应,位终之气,主司下半年的气候、物候、人体藏象、疾病的变化,用于推断下半年的气候变化趋势及人体病性、病势、预后等,指导疾病,特别是疫病的辨证、遣方用药、预防等,亦称司地之气。在泉,语出《素问》运气七篇大论,司地出自《素问遗篇・本病论》。《素问・六元正纪大论》:"岁半之后,地气主之。"在泉为客气,下半年以地气为主,在泉之气主之。《素问・至真要大论》:"四气尽终气,地气主之。"在泉之气又主终之气,以客气六步推算,其左、右为间气。《医宗金鉴・运气要诀》:"子午少阴君火天,阳明燥金应在泉。丑未太阴太阳治,寅申少阳厥阴联。卯酉却与子午倒,辰戌巳亥亦皆然。每岁天泉四间气,上下分统各半年。"司天、地泉之气两两相对,可依"寒湿相遘,燥热相临,风火相值"记忆。《素问・至真要大论》王冰注:"六气之本,自有常性,故虽位易,而化治皆同。"《素问・至真要大论》与《素问・六元正纪大论》所论,司天、在泉之气的特征表现有相似之处。

(杨 威)

zuǒyòujiānqì

左右间气 (intermediate qi)

客气六步中位于司天、在泉左右的客气,分别称为司天左间气、右间气,在泉左间气、右间气,每间气各主六十日八十七刻半。间气出自唐・王冰次注《素问》补入的七篇运气大论,左右间气与司天、在泉合为客气六步,可提示相应时间段的气候、物候、人体藏象、经络及疾病、疫病的变化情况。《素问・至真要大论》:"司左右者,是谓间气也。""间气者,纪步也。"客气凡主岁者为司天,位当三之气。司天之下,相对者为在泉,位当终之气。司天面南命其位,左东右西,四之气位为左间气,二之气位为右间气。泉位面北命其位,左西右东,初之气位为左间气,五之气位为右间气(清・吴谦主编《医宗金鉴・运气要诀》客气司天在泉间气图,见客气)。根据各年客气之不同,间气逐年轮行。

(杨 威)

bùqiānzhèng

不迁正 (abnormal of celestial manager qi for not timely)

因客气的盛衰异常,导致司天之气所主时间位点偏移,过交司日仍不能按时迁移至后令之气,后令之气不得迁至正位,时气失常,《素问》遗篇称"不迁正",在五运六气理论源流中出现较晚。不迁正导致气候变化异常,可引发流行性恶性疾病或传染性疫病的发生或在一定范围流行。天地之气升降有序,每气当令均有相应的时间。《素问遗篇・本病论》:"上下升降,迁正退位,各有经论,上下各有不前,故名失守也。是故气交失易位,气交乃变,变易非常，即四时失序，万化不安，变民病也。"又，"正司中位，是谓迁正位。"遇前司天太过有余，过交司之日而新司天不得迁正，为不迁正。《素问遗篇·刺法论》："司天未得迁正，使司化之失其常政。"迁正失其正位，自然气候、物候与人体藏象、经络随之失衡，常导致流行性或传染性疾病发生，可以针刺法干预，预防疾病的发生。《素问遗篇·本病论》："厥阴不迁正，即风暄不时，花卉萎瘁。民病淋溲，目系转，转筋、喜怒，小便赤。风欲令而寒由不去，温暄不正，春正失时。少阴不迁正，即冷气不退，春冷后寒，暄暖不时。民病寒热，四肢烦痛，腰脊强直。木气虽有余，位不过于君火也。太阴不迁正，即云雨失令，万物枯焦，当生不发。民病手足肢节肿满，大腹水肿，填臆不食，飧泄胁满，四肢不举。雨化欲令，热犹治之，温煦于气，亢而不泽。少阳不迁正，即炎灼弗令，苗莠不荣，酷暑于秋，肃杀晚至，霜露不时。民病痎疟骨热，心悸惊骇，甚时血溢。阳明不迁正，则暑化于前，肃杀于后，草木反荣。民病寒热鼽嚏，皮毛折，爪甲枯焦；甚则喘嗽息高，悲伤不乐。热化乃布，燥化未令，即清劲未行，肺金复病，当刺手太阴之所流。太阳不迁正，即冬清反寒，易令于春，杀霜在前，寒冰于后，阳光复治，凛冽不作，雾云待时。民病温疠至，喉闭嗌干，烦燥而渴，喘息而有音也。寒化待燥，犹治天气，过失序，与民作灾。"

（杨 威）

bùtuìwèi

不退位（abnormal of qi in the earth for not timely） 因客气的盛衰异常，导致司地之气的行离

时间位点偏移，过交司之日仍继续行令，不按时退出当令之位，时气异常。《素问》遗篇称之为"不退位"，又称复布政，在五运六气理论源流中出现较晚。不退位导致气候变化异常，可引发流行性恶性疾病或传染性疫病的发生或在一定范围流行。天地之气升降有序，每气当令均有相应的时间。《素问遗篇·本病论》："上下升降，迁正退位，各有经论，上下各有不前，故名失守也。是故气交失易位，气交乃变，变易非常，即四时失序，万化不安，变民病也。"又曰："所谓不退者，即天数未终，即天数有余，名曰复布政，故名曰再治天也，即天令如故而不退位也。"天数有余，天令如故为不退位，气候失常，民病流行。司地之气有余而不退位，《素问遗篇·刺法论》："气过有余，复作布正，是名不退位也，使地气不得后化，新司天未可迁正，故复布化令如故也。"若天地气逆，退位失常，自然气候、物候与人体藏象、经络随之失衡，常导致流行性或传染性疾病发生，可施以针刺法，预防疾病的发生。《素问遗篇·本病论》："厥阴不退位，即大风早举，时雨不降，湿令不化，民病瘟疫，疵废风生，民病皆肢节痛，头目痛，伏热内烦，咽喉干引饮……少阴不退位，即温生春冬，蛰虫早至，草木发生；民病膈热咽干，血溢惊骇，小便赤涩，丹瘤疹疮疡留毒……太阴不退位，即寒暑不时，埃昏布作，湿令不去，民病四肢少力，食饮不下，泄注淋满，足胫寒，阴萎闭塞，失溺，小便数……少阳不退位，即热生于春，暑乃后化，冬温不冻，流水不冰，蛰虫出见，民病少气，寒热更作，便血上热，小腹坚满，小便赤沃，

甚则血溢……阳明不退位，即春生清冷，草木晚荣，寒热间作，民病呕吐暴注，食饮不下，大便干燥，四肢不举，目瞑掉眩……太阳不退位，即春寒复作，冰雹乃降，沉阴昏翳，二之气寒犹不去，民病痹厥，阴痿失溺，腰膝皆痛，温疠晚发。"

（杨 威）

kèzhǔ jiālín

客主加临（guest climatic qi adding to fixed host qi） 指每年轮值的客气六步，分别加在年年不变的主气六步之上，用以推测气候及疾病变化。客主加临，语出《素问》运气七篇大论。主气为常，客气为变，客气加于主气之上，因其盛衰而有主胜、客胜。"主胜逆，客胜从，天之道也"（《素问·至真要大论》）。此有助于疫病病性、病机判别。如子午岁少阴司天，客胜则鼽嚏，颈项强，肩背瞀热，头痛，少气，发热，耳聋，目瞑；甚则胕肿，血溢，疮疡，咳喘。主胜则心热烦躁，甚则胁痛支满。阳明在泉，客胜则清气动下，少腹坚满而数便泻；主胜则腰重腹痛，小腹生寒，下为鹜溏，寒厥于肠，上冲胸中，甚则喘不能久立。丑未岁太阴司天，客胜则首面胕肿，呼吸气喘；主胜则胸腹满，食已而瞀。太阳在泉，不言客主胜。寅申岁少阳司天，客胜则丹疹外发，丹熛疮疡，呕逆，喉痹，头痛，嗌肿，耳聋，血溢，内为瘛疭；主胜则胸满，咳仰息，甚而有血，手热。厥阴在泉，客胜则大关节不利，内为痉强拘瘛，外为不便；主胜则筋骨繇并，腰腹时痛。卯酉岁阳明司天，不言客胜主胜者，以金居火位，无客胜之理。清复内余，则咳衄，嗌塞，心鬲中热，咳不止而白血出者死。少阴在泉，

客胜则腰痛，尻股、膝髀、腨骱足病，瞀热以酸，胕肿，不能久立，溲便变；主胜则厥气上行，心痛发热，鬲中，众痹皆作，发于胠胁，魄汗不藏，四逆而起。辰戌岁太阳司天，客胜则胸中不利，出清涕，感寒则咳；主胜则喉嗌中鸣。太阴在泉，客胜则足痿下重，便溲不时，湿客下焦，发而濡泻，为肿、隐曲之疾；主胜则寒气逆满，食饮不下，甚则为疝。己亥岁厥阴司天，客胜则耳鸣掉眩，甚则咳；主胜则胸胁痛，舌难以言。少阳在泉，客胜则腰腹痛而反恶寒，甚则下白、溺白；主胜则热反上行而客于心，心痛发热，格中而呕。客主加临诊疗，宜安其主客，适其寒温，微者随之，甚者制之，和者平之，暴者夺之，皆随胜气，以平为期。客主加临各有易发病证，宜以五味相胜治疗。如厥阴风木之主，泻以酸，补以辛；厥阴之客，以辛补之，以酸泻之，以甘缓之。少阴君火、少阳相火之主，泻以甘，补以咸；少阴之客，以咸补之，以甘泻之，以咸收之；少阳之客，以咸补之，以甘泻之，以咸软之。太阴湿土之主，泻以苦，补以甘；太阴之客，以甘补之，以苦泻之，以甘缓之。阳明燥金之主，泻以辛，补以酸；阳明之客，以酸补之，以辛泻之，以苦泄之。太阳寒水之主，泻以咸，补以苦；太阳之客，以苦补之，以咸泻之，以苦坚之，以辛润之。

（杨威）

liùqì shèngfù

六气胜复（conquest and retaliation of six qi）客气过于亢盛或衰弱，甚极而见"胜气"，随之会有"复气"对其进行克制，以达到自然或人体气化的自稳调谐。胜复指胜气与复气，即相胜之气

和报复之气。出自《素问》运气七篇大论。六气有胜则有复，胜已而复，复已又胜，是阴阳循环之道，也是自然或人体气化的自稳调谐法则。一般而言，胜之时在前，司天主之，自初气以至三气；复之时在后，在泉主之，自四气至终气。主胜客，违天之命，气化不行，为逆；客胜主，上临下奉，政令乃布，故为从。胜、复有相应的气候、人体、疾病变化规律。胜病将除，复病即萌，示邪正进退之机。有胜则复，无胜则否，胜微复微，胜甚复甚，示权衡之变。然胜复之动有常位而气无必，应胜之年是否表现胜、复之态，还应以实际情况为准，经文仅示普遍规律。①太过淫胜：司天、在泉之气太过，淫而为邪，称"淫胜"或"胜气"。淫胜易致灾害或病害，当以方药五味生克之法治疗。如《素问·至真要大论》：子午岁，"少阴司天，热淫所胜，怫热至，火行其政。民病胸中烦热，嗌干，右胠满，皮肤痛，寒热咳喘；大雨且至，唾血血泄，鼽衄嚏呕，溺色变；甚则疮疡胕肿，肩背臂臑及缺盆中痛，心痛肺䐜，腹大满，膨膨而喘咳，病本于肺"。治当平以咸寒，佐以苦甘，以酸收之。子午，"岁阳明在泉，燥淫所胜，则霿雾清暝。民病喜呕，呕有苦，善太息，心胁痛不能反侧；甚则嗌干面尘，身无膏泽，足外反热"。当治以苦温，佐以甘辛，以苦下之。②乘虚邪胜：司天、在泉之气不足，反为其所不胜之气侵害而为病，称"邪气反胜"。如丑未岁太阴司天，湿化于天，热反胜之，当治以苦寒，佐以苦酸；太阳在泉，寒司于地，热反胜之，当治以咸冷，佐以甘辛，以苦平之。③相胜之复：六气相胜之至，皆先归

其不胜己者。故不胜者当先泻之，以通其道，次泻所胜之气，令其退释。治诸胜而不泻遣之，则胜气淫盛而内生诸病。凡先有胜，后必有复，或谓六气对化胜而有复，正化胜而无复。如《素问·至真要大论》：子午岁，"少阴之胜，心下热善饥，脐下反动，气游三焦，炎暑至，木乃津，草乃萎，呕逆躁烦，腹满痛，溏泄，传为赤沃"。当治以辛寒，佐以苦咸，以甘泻之。"阳明之复，清气大举，森木苍干，毛虫乃厉，病生胠胁，气归于左，善太息；甚则心痛否满，腹胀而泄，呕苦，咳哕，烦心，病在鬲中，头痛；甚则入肝，惊骇筋挛，太冲绝，死不治。"当治以辛温，佐以苦甘，以苦泄之，以苦下之，以酸补之。治诸胜复，当寒者热之，热者寒之，衰者补之，强者泻之，各安其气，必清必静，则病气衰去，归其所宗。

（杨威）

yùnqì xiānghé

运气相合（pairing of circuits and qi）将运与气结合起来分析气候常与变的方法。是将该年的五运与六气结合在一起，分析当年自然气象、气候变化，生物生长变化，人类生理活动、病理变化，以及预防用药变化，计算预测这些变化发生发展规律的一种方法。出自《素问》运气七篇大论。

基本内容　中医运气学认为，气候变化因素有多个方面，其中五运与六气是两个重要的方面。运与气作为独立的系统，分别有岁运、主运、客运、主气、客气、客主加临等不同的各种内部因素。正如《素问·天元纪大论》所云："天以六为节，地以五为制。周天气者，六期为一备。终地气者，五岁为一周。君火以明，相火以

位。五六相合，而七百二十气为一纪，凡三十岁。千四百四十气，凡六十岁，而为一周，不及太过，斯皆见矣。"虽然天干主运，地支主气，但是两者不是孤立而分离的独立系统。单从运上来分析，或者单从气上来分析年度的气候变化，是不全面的，必须将各年的干支结合起来分析。要把运和气结合起来，才能全面分析和推求出各年的大致气候变化情况，可能出现的异常气候，以及生物的变化，人类疾病的治疗与预防。干支对应是运气相合的基础，把年岁的天干和地支进行对比运算，其运算法则是五行的生克制化规律，主要包括运气同化、运气异化及平气之年三大方面。

运气同化，是五运与六气同类化合。在六十年一个周期的运与气的变化中，有二十六年其岁运的五行属性和六气的五行属性相同，使同一性质的运与气的变化相逢，构成了比较特殊的年份，出现同一的气象变化。这种变化是由运和气的共同特性所形成的，如木同风化、火同暑化、土同湿化、金同燥化、水同寒化。因此，将这些年份称为"同化"之年。然而岁运有太过不及，岁气有司天、在泉。具体来说就有同天化和同地化的不同。由此，运气相合类型的年份，又可分为天符、岁会、同天符、同岁会和太乙天符的不同类型。在甲子一周的六十年中，逢天符的有十二年；逢岁会的有八年，其中纯属岁会的只有四年；同天符有八年，单属同天符之年只有四年；同岁会年有六年；太乙天符只有四年。在运气同化的状态下，天象变化相对稳定，受其影响疾病发生与变化也相对简单。

运气异化，是依据运和气的

五行生克关系，来确定运和气的盛衰不同，以分析气候变化的一种方法。也是运气相合的一种特殊表现，其有运盛气衰和气盛运衰两种类型。若两者五行生克关系是运生气或者运克气者，为运盛气衰。反之，两者五行生克关系为气生运或气克运，就是气盛运衰。分别运和气的盛衰，可以推算出各年气象变化的主次。一般分析运盛气衰之年气候变化时，便以运为主，以气为次；分析气盛运衰的年份气候变化时，便以气为主，运为次。根据五行生克关系，气生运为顺化，气克运为天刑，运生气为小逆，运克气为不和。气候变化在顺化之年比较平和，小逆及不和之年比较大，天刑之年就特别剧烈，天符之年偏执。依据运气盛衰，可以推测各年气候变化的主次，分析其复杂变化的缘由。

平气之年，运气相合的特点之三，是指气运既非太过，又非不及的年份，可依据岁运和岁气之间的相互关系来决定。凡岁运太过之年，若当年司天之气的五行属性能克制岁运之气，那么该年运虽太过，但由于气的制约，就能构成平气之年。然而在岁运不及之年，如能得到司天之气的帮助，也能构成平气之年。一般有两种类型：①岁运不及之年的五行属性和该年的司天之气的五行属性相同。②该年的司天之气与不及之岁运为相生关系，即气生运，亦能构成平气之年。平气之年中，运气相合还有一种特殊的年份，叫干德符。即岁运不及，年干为阴，然而属阴的年干与当年大寒日初气所始之日、时的阳干相合时，阴阳相助，称为两干之德相互符合，成为平气之年。

作用与意义 "运气相合"

作为分析气候常变的主要方法，与《素问·六元正纪大论》所论"同化"有关。运气学说中所谓的"同化"，是指在性质与作用上，可以归属为一类的事物或现象而言。依据中国历法纪年，每年的年号上都有一个天干和一个地支，天干用以分析各年的运，地支则用来判断各年气的变化。运和气虽各有不同，但是互为关联，相互作用、互为影响，共同支配着气候的寒温，万物的生化，其中还存在"同化"之现象。因为运气之间的同化关系，所以在分析判断与推测气候变化，必须是运与气的结合，才能使分析的结果更加合理。

运气相合，变化多端，顺分生克的不同，逆有大小的区别。说明自然之气象既有平稳的平气之年，也有运气过盛或不及的特殊年份。从年份数的比对中，可见气象复杂多变的年份，多于气象变化平稳单一的年份。在自然气象的不同演变中，每年的气候变化也各有不同，受其作用和影响的宇宙万物，及人类自身的生理活动、病理变化，无不与其相关。因此，运气相合的各种类型，也是推测和分析自然气象、气候变化与人体生理、疾病以及预防治疗，在不同年度、季节、日月中变化的依据。

（郭霞珍）

yùnqì tónghuà

运气同化（assimilation of circuit and qi） 运与气属于同类而化合之意。即值年的运与所主的气，两者五行属性相同，构成了气候变化比较特殊的年份，可能出现比较典型的气候变化。

运气同化，语出《素问·六元正纪大论》："帝曰：愿闻同化何如？岐伯曰：风温春化同，热曛昏火夏化同，胜与复同，燥清烟露秋化同，云雨昏暝埃长夏化同，寒气霜雪冰冬化同，此天地五运六气之化，更用盛衰之常也。"运气同化，就是五运与六气的同类化合。在六十年一个周期的运与气的变化中，除互为生克、互有消长外，还有二十六年其岁运的五行属性和六气的五行属性相同，使同一性质的运与气的变化相逢，构成了比较特殊的年份，即二十六年的同化关系。这种关系的产生是指运与气在遇到彼此性质相同的情况下，往往产生同一性质的变化，必然有同一气象的反应。如木同风化，火同暑热化，土同湿化，金同燥化，水同寒化之类。总之，这种气候现象是五行性质相同的气与运共同作用的结果，由此称为同化。岁运有太过不及，岁气（客气）有司天在泉的不同，而有同天化、同地化的区别，所以运气同化又具体表现为天符、岁会、同天符、同岁会、太乙天符五种不同的类型，都属于运气同化的范畴。

运气同化，是结合岁运与六气的五行属性相同这一点建立的一种观察分析推测气候变化的方法。运气同化，说明自然气候、物候现象的变化不是单一因素所致，而是五运与六气两个大系统相互作用及其各系统内部各种因素相互作用的结果。因此，单从六气方面，或者单从五运方面来分析气候变化都不够全面与准确。如《素问·六元正纪大论》："适气同异，多少制之。""适"，张志聪注曰："适，酌所宜也。"有酌量之义。"气"，指岁气，即司天之气。"同异"，指岁运与岁气之间在气候推算中，其五行属性有相同和不同的区别。"多少"，指同异的多少。"制"，指治疗上

的原则或规定。说明对气候的影响，不仅来自岁气或岁运，而且还与岁气与岁运两者之间的阴阳五行属性的关系相关。例如，在甲辰、甲戌之年为太宫，土运太过，湿气偏胜；丙辰、丙戌之年为太羽，水运太过，寒气偏胜。然而，甲辰、甲戌、丙辰、丙戌，又为太阳寒水司天之年，气候特点以寒湿为主，人体疾病也以寒湿为主。岁运与岁气在性质上相同，会加重寒湿病情，因此在治疗时就要区分运气的同化和异化，同则同一类病情和病邪的力量程度会加重加大，在治疗时要针对病情的寒热轻重变化而治之。在运气同化的状态下，天象变化相对单一，受其影响疾病发生与变化也相对简单。

（郭霞珍）

tiānfú

天符（celestial correspondence） 天符，即岁运之气与司天之气的五行属性相符合，这样的年份叫天符年。符，合的意思。对天符的认识，见于《素问》运气七篇大论。《素问·六微旨大论》："帝曰：土运之岁，上见太阴；火运之岁，上见少阳、少阴；金运之岁，上见阳明；木运之岁，上见厥阴；水运之岁，上见太阳。奈何？岐伯曰：天之与会也。故《天元册》曰天符。"文中记载的《天元册》是早于《黄帝内经》的古书，今已失传。《素问》运气七篇大论中，对天符的论述非常详尽，指出己丑、己未、戊寅、戊申、戊子、戊午、乙卯、乙酉、丁巳、丁亥、丙辰、丙戌十二年，为司天之气与主岁之运的阴阳五行属性相合而同化，为天符之年。依据《素问·天元纪大论》"应天为天符"的观点，在六十年一个周期中，通主一年的岁运（大

运）之气，与司天之气相符而同化，即岁运之气与司天之气的五行属性相符合，这样的年份称为天符之年。六十年一个甲子周期中，一共有十二个年份。己丑、己未，岁运是土运，司天是太阴湿土；戊寅、戊申、戊子、戊午，岁运是火运，司天是少阳相火、少阴君火；丁巳、丁亥，岁运是木运，司天是厥阴风木；丙辰、丙戌，岁运是水运，司天是太阳寒水；乙卯、乙酉，岁运是金运，司天是阳明燥金。这些年份的岁运之气与司天之气五行属性相符合，就成为天符之年。这些年度的气候变化，依据的是五运六气理论，它是与运气运动规律紧密相关的，天符之年是气同而偏执，气候变化会相对单一，可是力度与强度会加大。

（郭霞珍）

suìhuì

岁会（convergent year） 每年值年大运与同年年支之气的五行属性相同。也有以岁运与岁支的五行属性及其所示的年支的五行方位属性相同，这样的年份也称作岁会之年。岁会源于《黄帝内经》，在五运六气学说中，也有称为岁值和岁位的。《素问·六微旨大论》："木运临卯，火运临午，土运临四季，金运临酉，水运临子，所谓岁会，气之平也。"五运六气学说认为，岁会之年值年的大运，其五行属性与年支固有五行属性相同，在一个甲子六十年周期中有八年是岁会年，即甲辰、甲戌、己丑、己未、乙酉、丁卯、戊午、丙子之年。八个岁会年中，己丑、己未、乙酉、戊午又属天符之年，因此，单纯岁会的年份，只有四年。岁会之年气候变化比较稳定，生物生长正常，人体疾病比较缓和，称之为气之平。另

据《素问·六微旨大论》记载，如丁卯年丁为木运，卯在东方属木的正位，为"木运临卯"。戊午年，戊为火运，午在南方属火，为"火运临午"。甲辰、甲戌、己丑、己未四年，甲、己均为土运，辰、戌、丑、未分布在四个季月，辰为季春，戌为季秋，丑为季冬，未为季夏，同属四季之末，属于土寄王之时，为"土运临四季"。乙酉年，乙为金运，酉在西方属金，是为"金运临酉"。丙子年，丙为水运，子在北方属水，是为"水运临子"。所以，岁会之年，又有以岁运与岁支的五行属性及其所示的年支的五行方位属性相同，上下阴阳相佐，气候变化较为平和，物生脉应，生物生长正常，人体疾病的发生与变化相对和缓与简单的观点。

(郭霞珍)

同天符 tóngtiānfú（same celestial correspondence）

凡逢阳干之年，太过的岁运之气其五行属性与客气中在泉之气的五行属性相同，相合而同化。此年份称为同天符年。同天符语出《素问》运气七篇大论。《素问·六元正纪大论》："太过而同地化者三……太过而加同天符。"司天、在泉，同是运行于天地之间的气，其中在上者为司天之气，主要作用于上半年，但能影响全年；在下者为在泉之气，主要作用于下半年。太过的岁运之气与在泉之客气相和而同化者，就叫同天符。但是这太过的岁运之气与在泉之客气，两者必须是五行属性相同的，这与"天符"有相同之处，但又不尽然，便称之为"同天符"，以别于"天符"之年。《素问·六元正纪大论》："太过而同地化者三……甲辰、甲戌太宫，下加太阴；壬

寅、壬申太角，下加厥阴；庚子、庚午太商，下加阳明，如是者三。太过而加同天符"。这里的"太过"，指岁运太过之年。"下加"，指与在泉之气相加。在六十年一个周期中，甲辰、甲戌年，甲为太宫用事，属土运太过之年，而在泉的客气又是太阴湿土，于是太过的土运与湿气相合而同化。壬寅、壬申年，壬为阳木，太角用事，属木运太过之年，而在泉的客气是厥阴风木，于是太过的木运与风气相合而同化。庚子、庚午年，庚为阳金，太商用事，属金运太过之年，而在泉的客气为阳明燥金，于是太过的金运与燥气相合而同化。太宫、太角、太商三者为运太过之年，当年的在泉之气分别属于太阴湿土，厥阴风木和阳明燥金，运与气的五行属性相同。相合而同化，故甲辰、甲戌年，甲为阳土，辰、戌年太阴湿土在泉，是阳土运与在泉湿气合，即为同天符年。此外，壬寅、壬申、庚子、庚午亦为同天符。所以阳年太过之岁运，与当年客气中的在泉之气五行属性相符，两者同气而化，气候变化相对剧烈，人体发病就相对比较急重。

(郭霞珍)

同岁会 tóngsuìhuì（iso-convergent year）

凡年干与年支都属阴（阴年），同时值年的大运又与同年在泉之气的五行属性相同。此年份为同岁会年。同岁会，语出《素问》运气七篇大论。《素问·六元正纪大论》："不及而同地化者亦三……不及而加同岁会也。"特指逢阴年（阴干），不及的中运之气与在泉之客气相合的年份特点。后世一直宗此说，在明末清初的《脉诀汇辨》一书中有相关记载。司天、在泉之气的确立，取决于

岁支、岁运与在泉之气之合。阴干之年，不及的岁运之气，其五行属性与客气中在泉之气的五行属性相同，称作"同岁会"。若当年的岁支之气，与所主的在泉之气五行属性相合，这与"岁会"有似同而又有不同之处，所以称"同岁会"。如，以辛丑年为例，辛丑年的年干是辛，辛为阴干，年支是丑，丑为阴支，年干年支皆属阴，所以辛丑年属阴年。辛丑年的年干是辛，丙辛化水，所以辛丑年的大运是水运。其年支是丑，丑未太阴湿土司天，太阳寒水在泉，所以辛丑年的在泉之气为太阳寒水。年干和年支均属阴，大运和在泉之气同属水，所以辛丑年便是同岁会之年。正如《素问·六微旨大论》："不及而加同岁会"，这里的"不及"，指岁运不及之年。"加"，指与在泉之气相加。在六十年一周的甲子周期中，癸巳、癸亥、癸卯、癸酉，运属"少徵"，是火运不及之年；辛丑、辛未属"少羽"，是水运不及之年。己亥之年，少阳相火在泉；卯酉之年，少阴君火在泉；丑未之年，太阳寒水在泉。这六年都是阴干主运，不及的岁运的五行属性，与在泉之气的五行属性相合而同化。这六年均为岁运不及，又与在泉之气的五行属性相同的年份，所以为同岁会年。《素问·六微旨大论》："所谓岁会，气之平也。"王冰注曰："平岁之气，物生脉应，皆必会期。"说明同岁会年气候变化也相对偏少，疾病比较轻，对生命的危害较少。

(郭霞珍)

太乙天符 tàiyǐtiānfú（celestial correspondence in convergent year）

既逢天符，又为岁会的年份。又称

太一天符。太乙天符之年，其岁运的五行属性与当年司天之气的五行属性，以及年支的五行方位属性相同。出自《素问》运气七篇大论。《素问·六微旨大论》："太乙天符为贵人。"太乙天符，是五运六气学说用以推测分析气候变化关系的术语。既逢天符，又为岁会的年份，在六十年一个甲子的周期中，戊午、乙酉、己丑、己未四年，不仅在天符十二年中有之，而且在岁会八年中也有，这就是既是天符，又是岁会，称为太乙天符的年份。其特点是岁运和司天之气的五行属性与年支的五行方位，三者五行属性相同。三者之气会合主令，《素问·天元纪大论》称之为"三合而治"。如戊午年，戊为火运，午年为少阴君火司天，这既是岁运与司天之气同气的"天符"；午又是南方火位，所以又是岁运与岁支同气居于南方正位的"岁会"。乙酉年，乙为金运，酉年阳明燥金司天，既是岁运与司天之气同气的"天符"；酉又是西方金位，所以又是岁运与岁支同气居于西方正位的"岁会"。己丑、己未年，己为土运，丑未年均为太阴湿土司天，丑未本身又属土，为土居之位，这两年与上同理，是岁运少宫与司天之气及岁支土位相合，这即是三气会合。上述四年为司天、岁运、岁支的五方正位三者会合的年份，也就成为"太乙天符"之年。

一年之中，岁运与司天之气、在泉之气自然会合，贯通在岁气之中，就会形成单纯的气候变化，增加了强度和危害性。所以，《素问·六微旨大论》："天符为执法，岁位为行令，太一天符为贵人。帝曰：邪之中也奈何？岐伯曰：中执法者，病速而危；中行令者，病徐而迟；中贵人者，其病暴而死。"此处的"执法""行令""贵人"，比喻气候变化的强弱和对万物的作用，执法位在上，为"天符"之邪所伤，则发病迅速而严重；行令位在下，为"行令"之邪所伤，则发病徐缓而持久；贵人统合上下，为"太乙天符"之邪所伤，则发病急、病情重，有死亡的危险。说明"太乙天符"之年，一气偏胜，常易导致既有岁会之伤，又有天符之伤，疾病相对急剧而多有危险。

（郭霞珍）

运气异化 yùnqì yìhuà

运气异化（dissimilation of circuit and qi）　依据运和气的五行生克关系，来决定运和气的盛衰不同，以分析气候变化的方法。运气异化，并非出自《黄帝内经》。是后世针对运气同化总结提出的，有关内容出现在《素问》运气七篇大论对"运气相合"的论述之中。如《素问·六元正纪大论》："从气异同，少多其判也。""异者少之，同者多之。"

基本内容　当值年运和气两者的五行属性不相同时，所表现出来的变化也不同。为了推测这些不同变化的规律与特点，五运六气学说采用运和气的五行生克关系，来决定运和气的盛衰不同作为分析气候变化的一种方法。这种方法后世称为"运气异化"，它属于运气相合的一种特殊表现。在运气七篇大论中，主要论及有运盛气衰和气盛运衰；另外，也有将兼化从化的特点归于运气异化。若运和气，两者五行生克关系是运生气或者运克气者，为运盛气衰。反之，两者五行生克关系为气生运或气克运，就是气盛运衰。根据运和气的盛衰可以推算出各年气象变化的主次，一般

在分析运盛气衰之年气候变化时，便以运为主，以气为次；分析气盛运衰年份的气候变化时，便以气为主，运为次。根据五行生克关系分析，运盛气衰有顺化、天刑不同，气盛运衰有小逆、不和的特点。

此外，兼化从化，指岁运之气在不及的状态下被司天之气乘侮，即值年之运为阴干而不及，司天之气克之，岁运之气被迫从司天之气而化，气候反常。如己巳年，运为木，气属土，木克土；丁酉年，运为金，气属木，金克木；己亥年，运为木，气属土，木克土；己卯年，运为木，气属木，木克土。依据五行生克乘侮的原理，这些年岁运为不及，分别被司天之气所克制，而气候反常。若岁运之气不及，还会被所不胜之司天之气取代，气候更会严重反常。如乙亥年，岁运金不及，被火所制，无力克司天之木气，反被木气取代而占据主要地位，所谓秋行春令，气候反常。其他，如丁丑年，岁运木气不及被土气取代。乙巳年，岁运金气不及反被木气取代，丁未年也如此。由此可见，值年之运为阴干而不及时，气候变化大，疾病的发生也就复杂。

作用与意义　在60年一个甲子的周期中，除了28年的运气同化年之外，还有32年为运气异化之年，在这些年份中，因为运和气两者五行属性不同而称为异化。五行属性的不同，就会存在生克乘侮的变化，自然界的气象、气候变化就会出现胜复郁发之灾，有时也会将太过之运制为平气。除此，在运气异化的年份中，如运太过，受五行生克制化的影响，也会被抑成平气。具体来说有戊辰年、戊戌年和庚寅年。运气异

化，强调了在气候变化中有时以运为主，也有以气为强的规律，说明自然气象变化虽然多样、复杂，但是还是有一定的规律可循。这些规律除了在预测气候气象变化中具有一定的指导意义之外，其所体现出的整体论思想不仅对中医理论体系的建立有指导意义，也是预防与治疗疾病的依据。

（郭霞珍）

yùnshèng qìshuāi

运盛气衰（exuberance of circuit and decline of qi） 在运与气的五行生克关系中，运生气或者运克气。运盛气衰不是来自《黄帝内经》，是后世依据运与气五行属性的相关关系，对气候因素变化的影响规律，分析总结提出来的，《素问·六元正纪大论》对相关的主要内容做了论述。金·刘完素在《素问要旨论》也有相关论述。

按五运六气学说的基本学术思想，值年的年干和年支分别具有五行的属性。运盛气衰，是依据两者五行属性之间存在的生克关系，来分析各年度气象变化的方法之一。在运盛气衰的年份，以岁运之气的五行属性，对岁支之气的相生促进与相克制约为主。因此，在分析当年变化时，便以运为主，以气为次。具体又分为"小逆"与"不和"两种。

运生气为"小逆"，指岁运与司天之气的五行属性为相生关系，司天在上，岁运在下，以下生上，为"小逆"。如辛亥年的年干是辛，丙辛化水，岁运是水运；年支是亥，己亥厥阴风木，值年的司天之气便是风木，水与木是相生关系，即运生气，辛亥年这一年为运盛气衰。无论阳干之年，还是阴干之年，主一年的岁运不会受被气兼化的影响，气候变化

以运为主，小逆之年气化也属于较为正常的年份。

运克气为"不和"，指岁运与司天之气的五行属性为相克关系，司天在上，岁运在下，以下克上，为"不和"。从五行相克关系言，甲辰年的年干是甲，甲己化土，岁运是土运；年支是辰，辰戌太阳寒水，值年的司天之气便是寒水，土与水是相克关系，即运克气，甲辰年为运盛气衰之年。不和之年，若为阳干太过，运能克气，气化以运为主；若为阴干不及之年，不及之岁运反被气所侮，气化严重反常，气候变化比较大，容易对生物造成较重的伤害。

观察值年的岁运与当年的司天之气的五行属性，根据五行生克关系进行分析，运生气为小逆，运克气为不和。小逆及不和之年，气候变化较大，对生物的生长、人体的发病影响也大。依据运气变化规律，辛亥年、甲辰年气象变化不够稳定，但不会是很剧烈的变化。

（郭霞珍）

qìshèng yùnshuāi

气盛运衰（exuberance of qi and decline of circuit） 运与气的五行生克关系中，气生运或者气克运。依据运与气两者五行属性之间的生克关系来分析各年度气象变化的方法之一。气盛运衰不是来自《黄帝内经》，是后世依据运与气五行属性的相关关系，对气候因素变化的影响规律，分析总结提出来的，主要内容的相关论述多见于《素问·六元正纪大论》。金·刘完素《素问要旨论》也有相关论述。

按五运六气学说的基本学术思想，值年的年干和年支分别具有五行的属性。气盛运衰，是依据气与运两者五行属性之间的生

克关系，来分析各年度气象变化的方法之一。在气盛运衰的年份，以岁支之气的五行属性，对岁运之气五行属性的相生促进和相克制约为主。因此，在分析当年变化时，以气为主，以运为次。具体又分为"顺化"与"天刑"两种。

所谓"顺化"，即气生运。指司天之气与岁运的五行属性为相生关系，司天在上，岁运在下，以上生下，为"顺从生化"。如甲子年的年干是甲，甲己化土，岁运是土运；年支是子，子午少阴君火司天，值年的司天之气为火，火生土，该年是气生运，为气盛运衰的顺化之年。气候变化，在顺化之年相对比较平和。比如阴干岁运不及之年，因司天之气相生而相助；但是在阳干岁运太过之年，再得气之相助，也会使当年岁运所主气化出现太过。如甲子、甲午年，有可能雨湿太过；壬辰、壬戌年，有可能风淫为害。

所谓"天刑"，即气克运，指司天之气与岁运的五行属性为相克关系，司天在上，岁运在下，以上克下，为"天加刑罚"。如己亥年的年干是己，甲己化土，岁运是土运不及；年支是亥，己亥厥阴风木，值年的司天之气为风木；木克土，该年是气克运，为气盛运衰的天刑之年。气候变化在天刑之年并非完全属于气化异常之年，如阳干岁运太过之年，运被气克，是"太过而被抑"，反而化为平气。比如阴干岁运不及之年，运被气乘，气候可能严重反常，如己巳、己亥年少宫己土被风木所乘，气候变化相对就比较剧烈，更容易对生物造成伤害。

观察值年的岁运之气与当年的司天之气的五行属性，根据五行生克关系进行分析，气生运为顺化；顺化之年，变化较为平和；

气克运为天刑，天刑之年，变化则特别剧烈。依据运气变化规律，甲子年气生运气象变化平和，气候变化少，发病会少，病情相对轻。己亥年气克运，气象变化十分剧烈，气候不稳定，发病相对多，病情会重一些。

分析各年运和气的盛衰，一是推算出各年运气变化的主次；二是进一步推算出各年气候的复杂变化，为临床诊疗服务。

（郭霞珍）

píngqì zhī nián

平气之年（year of normal circuit qi）　气运既非太过，又非不及的年份。五运之气，既非太过，又非不及，称作平气。平，即平和之意。语出《素问·五常政大论》的相关记载，即"生而勿杀，长而勿罚，化而勿制，收而勿害，藏而勿抑，是谓平气"。平气是一种中间状态，无偏执之弊，与太过不及相比，是一种相对平和的表现。如《素问·五常政大论》："生而勿杀，长而勿罚，化而勿制，收而勿害，藏而勿抑，是谓平气。"平气，主要是从运而言，依据岁运的太过不及与同年的司天之气及干支的五行属性之间的相互关系来确定的。凡"运太过而被抑，运不及而得助"，均属平气之年。如天干阳有余时，地支五行若为相克；或者天干阴不及时，地支五行若为相生；或者天干与地支同属五行一类，就构成平气。一般构成平气有四个方面：①天符岁会。包括天符、岁会、太乙天符、同天符、同岁会。②运气抑助。如天干为阳，运为太过，主气有余。如果司天之气五行属性能克制岁运，使其运不得太过而被抑制，使运气持平，构成平气。六十年一个甲子周期中，戊辰、戊戌、庚子、庚午、庚寅、庚申为运太过而被气所抑制，年为平气。如天干为阴，运为不及，主气不收。如果司天之气五行属性与岁运同，使岁运因为不及而得助，使运气平衡，构成平气。六十年一个甲子周期中，丁卯、乙酉、丁亥、己丑、癸巳、辛亥、乙卯、丁巳、己未为运不及而得助之年。③得政。反映的是运与气的承制关系，即运克司天之年，天干为阴，岁运不及，虽然天干五行属性对司天之气五行属性是为克制状态，但是由于岁运不及而受其兼化，这时司天之气可以不受岁运之气克制而得政。得政，使司天之气不受岁运的克制而发挥正常的作用，使运气持平，为平和之年。④干德符。即指每年初运在交运的大寒时节，其日、时天干的阴阳五行属性和岁运的五行属性相合，从而也构成平气。平气之年气候平和，疾病流行较少，即使发病，病情也较单纯。

（郭霞珍）

gāndéfú

干德符（gan de correspondence）　在运气学说中，当年的年干与初运交运时刻的时干、交运之日的日干五行属性相合，可产生平气。是根据每年交运时年干与时干、日干的五行属性关系来分析年度气象变化的一种方法。干，指十天干，此也指每年的年干和当年交运的第一天的日干和交运时刻的时干；德，德性，即指十天干的五行属性；符，符合。根据每年交运的年干、时干与日干的关系来推算，每年初运交运的时间总是在年前的大寒节交接，如果在交运时刻的时干、交运这一天的日干，都与当年的年干五行属性相合，也可产生平气。这种情况在运气学说中，还称为"干德符"。其相关内容在《素问》运气七篇大论有关平气的论述中多有涉及。宋·刘温舒《素问入式运气论奥·论日建》："建时贴用日干同法，若五运阴年不及之岁，大寒日交初气，其日时建干与年干合者，谓之曰干德符，当为平气，非过与不及也。"明·张介宾《类经图翼·运气》："新运初交之月日时，与运相合者，亦得其平。如丁亥年初交之月日时得壬者，则壬与丁合之类是也。非初交之日则不相济。所谓合者，甲与己合，乙与庚合，丙与辛合，丁与壬合，戊与癸合也。"即丁亥年，本属木运不及，如交运的第一天的日干为壬，壬亦属木，则年干与时干相合，亦为平气之年。若交运的时刻甲子为壬，则年干与时干相合，亦为平气之年。这样交运时刻的时干、交运这一天的日干和当年的年干三者相符，这种年份的气候特点为"干德符"。因此，凡属干德符的年份属于平气之年的范畴，这是由于日与时的阳干补助了年干不及的缘故。再如，壬申年初运交运的大寒节，其第一天日甲子是丁卯，丁壬同可化木。然壬为阴干运不及，日干为丁属阳干，年干与日干相合，可见该年交司时刻在大寒日寅时的初刻，又属木，（东方寅卯木），这一年的年干与初运交运的时干、日干属性相符，壬申年即为平和之年，属干德符。气候变化趋于平和，变化不大，对生物的影响相对小一些。

（郭霞珍）

gāngróu

刚柔（hard and soft）　一指阴阳，二指五运天干的阴阳属性，阳干为刚，阴干为柔。此为五运六气学说中的术语。"刚柔"之词，出自《周易》："立天之道，曰阴与阳；立地之道，曰柔与刚。"刚柔的词义，在古代文献中，根据语境不同，大约分别有"阴阳""昼夜""强弱"三种不同的解释。而在五运六气学说的术语中，主要以表述天干的阴阳属性为主，是用来推测气候变化的用语。如《素问·天元纪大论》："太始天元册文曰：太虚寥廓，肇基化元，万物资始，五运终天，布气真灵，总统坤元，九星悬朗，七曜周旋。曰阴曰阳，曰柔曰刚，幽显既位，寒暑弛张，生生化化，品物咸章，臣斯十世，此之谓也。"唐·王冰注："阴阳，天道也。柔刚，地道也。天以阳生阴长，地以柔化刚成也。"在《素问遗篇·刺法论》中，刚柔指的是天干的阴阳属性特点。文中有"刚柔二干，失守其位"，此处的"刚柔二干"就是指阳干和阴干。作为五运六气学说中的术语，明·张介宾《类经》："十干五运，分属阴阳。阳干气刚，甲丙戊庚壬也。阴干气柔，乙丁己辛癸也，故曰刚柔二干。"即甲、丙、戊、庚、壬为阳干，阳干气刚，五运表现为太过；乙、丁、己、辛、癸为阴干，阴干气柔，五运表现为不及，成为推测气候变化的一个标准概念。

（郭霞珍）

gāngróu shīshǒu

刚柔失守（failure of controlling hard and soft）

五运六气学说，将司天、在泉之气迁正退位的失常称作"刚柔失守"。

历史沿革 刚柔失守，是中医五运六气学说中一个重要内容。《黄帝内经》在《素问遗篇·刺法论》和《素问遗篇·本病论》中，有较全面的论述和分析。刚柔，指天干中阳干和阴干的属性特点。刚柔失守指的是天干阴阳迁正退位的失常。这种失常的气候，往往可造成疫疠邪气的流行。如《素问遗篇·本病论》："失之迭位者，谓虽得岁正，未得正位之司，即四时不节，即生大疫。"文中还在引注中提到"注《玄珠密语》：阳年三十年，除六年天刑，计有太过二十四年，除此六年，皆作太过之用，令不然之旨。"此外，在明·张介宾《类经》也有相关记载，均宗《黄帝内经》之意。

基本内容 刚柔失守，主要指出由于上一年的司天之气不退位，造成本年的司天之气不能按时迁正；或者上一年的在泉之气不退位，造成本年度在泉之气不能按时迁正，形成的上下气运位置相错的阴阳失衡状态。所谓"不迁正"《素问遗篇·本病论》："正司中位，是谓迁正位；司天不得其迁正者，即前司天已过交司之日。即遇司天太过有余日也，即仍旧治天数，新司天未得迁正也。""所谓不退者，即天数未终，即天数有余，名曰复布政，故名曰再治天也，即天令如故而不退位也。"这是说根据天干化五运的规律，每一年的运都可配两个天干，比如木运有丁和壬与之相配；火运有戊和癸与之相配；土运有甲和己与之相配；金运有乙和庚与之相配；水运有丙和辛与之相配。如果本年是阳干的年份，那么司天之气就与阳干相配共统上半年，而相配的阴干就与在泉之气配合共统下半年，这样全年则一阳一阴刚柔相济而调和，气候变化正常。比如甲子年，甲与己合，都是土运。子午则少阴司天，凡少阴司天，必阳明在泉，他们都配于土运。甲为阳干，所以上甲则下己，与司天之气和在泉之气相配就是上刚则下柔，此天地

之合，气化正常。但是，如果前一年的司天之气不退位，就影响到本年的司天之气不能迁正于上，从而使在泉之气不能得到司天之气的支持。对于甲子年来说，就会出现"刚未正，柔孤而有亏"的情况，即气候反常，上半年和下半年的阴阳刚柔失序，这种上下气运的位置相错的情况就是刚柔失守。另外，还有一种情况，如果下半年的在泉之气不能正常迁正，从而不能与司天之气相合，造成全年的阴阳刚柔不能合德，这也是刚柔失守。

正如《素问遗篇·本病论》："假令庚辰阳年太过，如己卯天数有余者，虽交得庚辰年也，阳明犹尚治天……即天阳明而地太阴也，故地不奉天也。此乙庚失守……即下乙未未得迁正者，即地甲午少阴未退位者，且乙庚不合德也，即下乙未干失刚。"这里指出假若庚辰年的年运阳金太过，如果上一年己卯年的司天之气有余，虽然到了庚辰年，仍然是己卯年的司天之气"阳明燥金"在位主持，形成天气阳明燥金而地气太阴湿土不相配合的局面，因此是"地不奉天"，金运的上刚下柔的局面被打破，不能相配即"乙庚失守"。另一种情况是，下位乙未在泉之气未得迁正，即上一年（己卯年）的在泉之气甲午少阴君火未退位，亦属于"乙庚不合德"，即柔干乙未失去与刚干庚辰的配应。这两种情况都属于刚柔失守，在气化方面则易导致气郁而发生疫疠，成为疫病发生的重要运气条件。如《素问遗篇·刺法论》："假令甲子，刚柔失守，刚未正，柔孤而有亏，时序不令，即音律非从，如此三年，变大疫也。"又曰："假令庚辰，刚柔失守，上位失守，下位无合，

乙庚金运，故非相招，布天未退，中运胜来，上下相错，谓之失守……如此则天运化易，三年变大疫。"因此，对有关"刚柔失守"的变化规律，以及它与发病的（尤其是传染病）的关系，也受到医学界研究者的关注。

（郭霞珍）

yùnqì géjú

运气格局 (circuits and qi pattern)

对五运、六气及运气加临相合等运动变化规律模式的阐述。是五运六气格局的简称。格局，即指规格、式样，也有结构、布局的意思。

历史沿革 运气格局，出自《素问》运气七篇大论。《素问·天元纪大论》："天以六为节，地以五为制，周天气者，六期为一备；终地纪者，五岁为一周……五六相合而七百二十气为一纪，凡三十岁；千四百四十气，凡六十岁而为一周，不及太过，斯皆见矣。"当时的古人，认为天地的变化以五六为制，并用天干、地支加以标识以纪年。五六相合，于是采用了数理计算的格式，结合当时天文、历法、中医药等多个门类的知识，观察推测有五年、六年、十年、十二年乃至三十年、六十年的气候周期变化，对万物生存的作用和影响。运气学说对气候运动的规律性，采用天干地支结合来标记，这便是运气格局的由来。在《黄帝内经》中已有对运气格局较为详细的记载，此后历代运气著作都对运气格局有所补充与丰富。

基本内容 五运六气学说，是以阴阳六气、五行五运为纲目，结合古代天文历法、气象物候、数理计算、藏象经络、疾病演变等多学科知识而形成的一个学术领域，通过气候演变规律用以解释复杂的生命活动，分析探讨人类的健康与疾病的防治。[日本]冈本为竹《运气论奥谚解》："天气始于甲干，地气始于子支者，乃圣人究乎阴阳重轻之用也。著名以彰其德，立号以表其事。由是甲子相合，然后成其纪。远可步于岁，而统六十年；近可推于日，而明十二时。岁运之盈虚，气令之早晏，万物生死，将今验古，咸得而知之。"由此说明，运气学说的主要推算法则均离不开天干地支，在对直观的自然现象进行总结的基础上，依据天干地支的阴阳五行属性通过数理计算，进行推理和预测，建立了一系列的相关规格与样式，形成了五运六气特有的格局及研究的模式，称之为运气格局。

依据五运六气的测算内容分析，有学者认为运气格局，存在三种主要的模式。①基本格局。对六十甲子年内四时变化规律的阐述和测算，指以年周期为核心的五运六气格局，包括有中运统主一年规律，探讨四时正常变化的主运、主气规律，探讨四时异常变化的客运、客气规律，探讨一年内变化的司天、在泉规律，以及胜复、郁发、运气相合和主客加临的推测规律。这个格局以五行生克、阴阳消长运动为主线，以年、月、日、时为基础，以干支甲子为工具，以天干起运，地支起气的思想方式，建立了一整套相关的测算与阐释的格局模式。如有六十甲子年、六十甲子日、以五为数的运、以六为数的气等建立的系统规格与模式。从不同的时间节段，探讨了天地之气、人体之气的运动变化规律，疾病的发生、发展及其预防治疗的规律。这也是五运六气的核心内容所在。②大运气格局。以60年为最小测算单元，把60年作为一气或一运进行推算，由此建立的进行推测与阐释气候变化与生物生长变化之间关系的模式与格局。③小运气格局。对一日二十四时辰变化规律的阐述和测算，建立的以日周期为核心，依据甲子纪时推算法，推测天、地、人之间相关关系的模式与格局。

运气学说所采用的五运六气格局、小运气格局和大运气格局，都以推演的方式，以分析自然气候、生命活动、疾病变化的规律为主。实际的变化，有相符合的，也有存在差异的。因此，对其一直存在争议，有待深入研究。但是，这种研究方法所体现出来的力求标准统一的思想值得借鉴。

（郭霞珍）

sīsuì bèiwù

司岁备物 (collect appropriate medicine according to the climate of the year)

根据五运六气理论，推算不同年份的气候变化，采集应气运生长的药物。

历史沿革 "司岁备物"语出《素问·至真要大论》："司岁备物，则无遗主矣。帝曰：先岁物何也？岐伯曰：天地之专精也。"强调根据各个年份不同的气候特点采集药物，这样的药物为应气运而生长，具备与气候变化相应的特点。依据这一特点采集的药物，可得天地精专之化，气全力强，质量高，疗效好。对此，自《黄帝内经》成书以降，就受历代医家的重视。如唐·孙思邈《千金翼方·药录纂要》："夫药采取，不知时节，不以阴干曝干，虽有药名，终无药实，故不依时采取，与朽木不殊，虚费人功，卒无补益。"金·李杲也说："凡诸草木昆虫，产之有地，根、叶、花、实，采之有时；失其地则性味少异，失其味则性味不全。"（《用药法象》）指出药物的产地与采集的时间，直接影响药物的药性作用。明·李时珍在《本草纲目·采药分六气岁物》中，明确以六气司天在泉之所生为味正的岁物，主张择时采药。

基本内容 "司岁备物"，强调自然界每年的气候变化不尽相同，它对万物的生长有着不同的影响和作用；大部分中药材直接来自于自然界的动、植物，在不同年份采集，会受到气候温、湿、寒、凉变化的影响，直接导致药用功效的不同。如《素问·至真要大论》："非司岁物何谓也？岐伯曰：散也，故质同而异等也。"说明所采集的同一种类药物，由于采集的年份不同，药物所禀受的气运性质不同，在质量上就有等级的差别。因此，在运气学说中，认为依五运六气择时采药，得主岁之气相助则药物功力增强；若不按照岁气所司采备非主岁所化生的药物，相对药物质量就差；司岁以备专精的岁药，才能保证药物治病功效。唐·王冰的注解也认为，当根据不同年份的主司岁气偏性，有选择性地采收药物，不提倡非司岁物的采收，此说获得后世较多认同。清·张隐庵《侣山堂类辩·炮制辩》："如君、相二火司岁，则收取姜、桂、附子之热类。如太阳寒水司岁，则收取芩、连、大黄之寒类。如太阴土气司岁，则收取芪、术、参、苓、山药、黄精之土类。如厥阴风木司岁，则收取羌活、防风、天麻、独活之风类。如阳明燥金司岁，则收取苍术、桑皮、半夏之燥类。"清·陈念祖还将其引用于《神农本草经读》。

六气主时各有不同，直接影响植物的生长与成熟，是不争的事实。同时，人们也提出要根据五运六气推演易发病证，提前准备相应的药物以备临床应用。明·张介宾认为："天地之气，每岁各有所司，因司气以备药物。如厥阴司岁则备酸物，少阴少阳司岁则备苦物，太阴司岁则备甘物，阳明司岁则备辛物，太阳司岁则备咸物，备齐岁物则五味功用齐全，使主病者无遗矣。"（《类经·至真要大论》）后世依据司岁备物能提高药用疗效的思想，除强调择时采药的自然选择之外，还提出了利用炮制、修合的手段，以改进药物性味的偏性，以辅助药力，替代天地之助的思路。

由采药依六气之化，发展至炮制修合以助天地之气，使"司岁备物"内涵不断充实，对当今中药种植、采收、炮炙、储备、选用，具有借鉴意义。总之，择时采收可得到司气、主岁之气的充养而药力增强、预先储备相应的专精岁物，以候其用，对保障临床用药疗效，提高药用价值的意义重大，也成为后世临床用药强调"地道药材"的基本理论依据之一。

（郭霞珍）

sānnián huàyì

三年化疫（plague occurring three years after climate variability） 由于刚柔失守，气候异常，在此三年后会出现相应的疫疠邪气，从而引发疫病的形成和流行。

历史沿革 三年化疫的观点，出自《黄帝内经》。疫，也称为疫疠，多指现在的传染性疾病，患病后可以传染给他人。中国对疫疠的认识起源很早。《说文解字》："疫，民皆病也。"《大戴礼记》："疫，病流行也。"在《素问遗篇·刺法论》中，对疫疠的发病、治疗等，载有大量的相关论述。

其言"天地迭移，三年化疫，是谓根之可见，必有逃门"，是结合五运六气学说的理论，直接讨论了三年化疫的疫疠发病规律与治疗。此说对后世影响巨大，成为五运六气学说的重要内容之一。

基本内容 三年化疫的主要内容，是依据五运主岁规律的变化，推测气候变化之正常与异常，异常变化与疫疠发病的关系，以及依据运气规律进行诊断与治疗。具体提出当值年的岁运之气太过，如果上一年的司天之气有余，时令虽然已到下一年，但是气仍为上一年的，那么就形成了气与运的阴阳五行属性不相一致的状态，所谓"地不奉天"，其气过胜；值年之运气，随之加强，并对其加以制约，由此引起气候失调，三年后会产生疫病的流行。另一种情况是，上一年在泉之气过胜而不退位，导致值年之气不得迁正，也会影响正常的气候调节，三年后亦可引起疫病。正如《素问遗篇·刺法论》："刚柔二干，失守其位……天地迭移，三年化疫，是谓根之可见，必有逃门。"根，致病之本也。逃门，指治之之法。十干五运，分属阴阳。甲丙戊庚壬为阳干，阳干气刚。乙丁己辛癸为阴干，阴干气柔。所以说刚柔二干，失守其位，是指五运主岁的规律，因气候的异常变化，而被破坏或者说扰乱，三年后会有疫疠之病的发生与流行。至此不仅提出"三年化疫"的观点，同时指出疫疠的形成与天地迭移、气候的变化相关，有一定的发病规律，可以掌握和治疗。由此可见，"三年化疫"，一是阐释了依据运气规律，当时令季节气候发生变化时会产生大范围的疫疠病变，但需要一段较长的时间；二是产生的疫病有一定的规律；病有木疠、火疠、土疠、金疠、水疠的不同。这些有关疫疠之病的变化与运气的盛衰变化，刚柔失守规律相合，可以成为预测疫病的依据。如按《素问遗篇·刺法论》记载：以甲子年为例，"假令甲子，刚柔失守，刚未正，柔孤而有亏，时序不令……如此三年，变大疫也"。依据五运六气学说，甲与己合，为土运。子午则少阴司天，凡少阴司天，必阳明在泉，阳明属卯酉，而配于土运，则己卯为甲子年在泉之化。故上甲则下己，上刚则下柔，此天地之合，气化之常。甲午己酉，其气皆同。假若上年癸亥，厥阴司天，木不退位，则甲子虽以阳年，土犹不正，甲子刚土未正于上，使己卯在泉之气与司天之气不合，即"柔孤而有亏"，致时令季节气候逆乱，如此三年，发生大疫。甲己化土，土气被抑，至三年后，必发而为土疫。以丙寅年为例，"假令丙寅，刚柔失守，上刚干失守，下柔不可独主之……布天有余，而失守上正，天地不合……如此即天运失序，后三年变疫。"丙与辛合，为水运。寅申年少阳司天，必厥阴在泉，厥阴属巳亥而配于水运，则辛巳为在泉之化。假若上年乙丑司天土不退位，则丙寅之水运虽刚，亦不迁正，其气反虚。使丙不得迁正，在泉之气独居于下，致时令季节气候逆乱，如此后三年，发生疫疠。丙辛化水，后三年变水疠。以庚辰年为例，"假令庚辰，刚柔失守，上位失守，下位无合，乙庚金运，故非相招，布天未退，中运胜来，上下相错，谓之失守……如此则天运化易，三年变大疫。"乙庚为金运。辰戌年太阳司天，必太阴在泉，太阴属丑未而配于金运，

则乙未为在泉之化。假若上年己卯天数不退，则其在泉之火，来胜今年中运。三年之后，发而为疫。乙庚化金，三年之后，必气变发为金疠。以壬午年为例，"假令壬午，刚柔失守，上壬未迁正，下丁独然，即虽阳年，亏及不同，上下失守，相招其有期，瘥之微甚，各有其数也……微甚如见，三年大疫。"这是说丁壬主岁为木运。子午年少阴司天，必阳明在泉，以阳明配合木运，则丁卯丁酉为在泉之化。若上年辛巳司天有余，厥阴不退位，则本年壬丁不合，木运太虚，刚不正于上，柔孤立于下，虽然是阳年，亏则不同；或丁酉未得迁正于下，则不能上奉壬午，刚柔不正，微者远，甚者速，数有不同，三年之后，发为大疫。丁壬化木，三年之后，必气变而为木疠。以戊申年为例，"假令戊申，刚柔失守，戊癸虽火运，阳年不太过也。上失其刚。柔地独主，其气不正，故有邪干……如此天运失时，三年之中，火疫至矣。"戊癸主岁为火运之年，寅申年必少阳司天，厥阴在泉，以厥阴而配火运，刚癸亥为在泉之化。戊申之刚在上，癸亥之柔在下，一有不正，俱失守矣。戊寅癸巳，其气皆同。假若上年丁未司天有余，太阴不退位，则本年戊申失守于上，癸亥独主于下。癸亥失守，即柔失守位，上失其刚，也是戊癸不相合德，即运与地虚，后三年变疠，名曰火疠。

这些论述都指出，刚柔失守容易导致气候异常，成为疫病发生和流行的因素，而且具有一定的规律，三年以后出现疫疠疾病的发作和流行，称之为"三年化疫"。"三年化疫"强调观察疾病的演变，有必要关注到三年以前

的气候情况，提出医学预防要进行系统全面的观察和分析；说明研究疫疠的发生和流行，可以在更广的时空范围中进行；疫疠发病的病状和种类可以预测和防治，这对疫疠的防治是很有指导意义的。

（郭霞珍）

nánběizhèng

南北政（nan bei zheng）　运气学说用以归类六十年一个甲子年周期中的各个年份气候气象变化的方法。南政和北政的统称。南政与北政，均是在司天、在泉的基础上推算出来的。

历史沿革　南北政的观点出自《素问》运气七篇大论。《素问·至真要大论》："阴之所在寸口何如？……北政之岁，少阴在泉，则寸口不应；厥阴在泉，则右不应；太阴在泉，则左不应。南政之岁，少阴司天，则寸口不应；厥阴司天，则右不应；太阴司天，则左不应。"历代医家对于南北政的观点都非常重视，并多有发挥。

基本内容　由于对南北政的认识来自司天、在泉基础上的推算，所以对于如何推算南北政的有关年份众说不一。唐·王冰认为，北政之岁是木火金水运面北受气，南政是土运之岁面南行令。也就是说甲己土运之年是南政之岁，乙庚金运、丙辛水运、戊癸火运、丁壬土运之年是北政之岁。明·张介宾等认为，五运中除甲己土运为南政外，其他均为北政。其曰："甲己二岁为南政，乙庚、丙辛、丁壬、戊癸八年为北政……一曰：五运以土为尊，故惟甲己土运为南政，其他皆北政也。"（《类经·运气类》）清·张志聪为代表的注家认为，戊癸之年为南政，甲乙丙丁己庚辛壬为

北政。即火运为南政，木金土水四运是北政。如其所言："圣人南面而立，前曰广明，后曰太冲。太冲之地，名曰少阴。少阴之上，名曰太阳。盖太冲，坎位也。广明，离位也。少阴主天一之坎水，而上为太阳之离火。是以北政之岁，随三阴而在坎；南政之岁，从三阳而在离，故有应不应之分焉。所谓南北者，阴阳也。五运之中，戊癸化火，以戊癸年为南政，甲乙丙丁己庚辛壬为北政。五运之政，有南有北；少阴之气，有阴有阳，是以随之而上下也。"（《黄帝内经素问集注·卷八》）任应秋引用陆芜泉的《运气辨·辨南北政》，认为南北政之分，在于岁阴有南北之分。认为"无论司天和在泉，都有南政与北政的区分。南即黄道南纬，起于寿星宸宫，一直到娵訾亥宫，因而岁支的亥、子、丑、寅、卯、辰都为南政。北即黄道北纬，起于降娄戌宫，一直到鹑尾巳宫，因而岁支的巳、午、未、申、酉、戌都为北政。如《素问·至真要大论》：视岁南北，可知之矣。犹言视察岁气（即岁支）的在南在北，其为南政，其为北政，便清楚地可以分辨了。"任应秋是根据地支结合十二宫，按目光之移易所在而定南北位次。如日光在亥、子、丑、寅、卯、辰任何一宫，均为南政。在巳、未、申、酉、戌任何一宫，均为北政。人可以随日光之所在，而面南面北，即可命其政为南为北，即所谓"正立而待也"。接受这个观点的人比较多。还有些学者将南北定为太阳的黄道轨迹，即春分后行于赤道以北，秋分后行于赤道以南。每年自春分到秋分，太阳在北，立表于中，其影偏南，视而见之，命之曰南政。反之，每年自秋分

到春分，太阳在南，立表于中，其影偏北，视而见之，命之曰北政。南政之岁，也就是本岁之上半年，故曰司天如何。北政之岁，也就是本岁之下半年，故曰在泉如何。不言司天在泉，而言视岁南北，因影之长短，是为阴阳所在，故可与脉象相应。以上诸说，归纳起来可分为三种：①出于五运以土为尊的思想，甲乙年为南政，木火金水运之年，皆为北政，称为土运为南政说。②火运为南政说。以张志聪为代表的医家认为，五运之中戊癸化火，以戊癸年为南政，甲乙丙丁己庚辛壬为北政。③以黄道南北纬划分的亥子丑寅卯辰为南政，巳午未申酉戌为北政的说法。

南北政的运用，依据《素问·至真要大论》记载，有用于切诊少阴脉的。如论中所言："阴之所在寸口何如？曰：视岁南北，可知之矣。曰：愿卒闻之。曰：北政之岁，少阴在泉，则寸口不应；厥阴在泉，则右不应；太阴在泉，则左不应。南政之岁，少阴司天，则寸口不应；厥阴司天，则右不应；太阴司天，则左不应。诸不应者，反其诊则见矣。曰：尺候何如？曰：北政之岁，三阴在下，则寸不应；三阴在上，则尺不应。南政之岁，三阴在天，则寸不应；三阴在泉，则尺不应。左右同。"这一段文字依据任应秋的研究，认为一是明确提出南政为阳为上，北政为阴为下；二是北政之年，司天应尺，在泉应寸；南政之年，司天应寸，在泉应尺；三是所谓不应，是指少阴脉的反常而言。依据《类经图翼·二卷》："南北二政，运有不同，上下阴阳，脉有不应。"认为司天在泉南北政之分，是测定少阴之脉应与不应，应者为钩，不应者沉

细伏。此不应之脉，是岁运气化的应令之脉，是六气的影响所致，既不是病脉，也不是死脉，不可妄施治疗而致误诊。可见南北政变化与气象的阴阳盛衰变化相关，直接影响血脉的运行。故以脉为例论南北政的临床应用，可作参考。

（郭霞珍）

qìjiāo

气交（yin qi and yang qi meeting together）天气和地气的交会。

历史沿革 "气交"一词源于《周易》，不是中医学的专有名词。天为阳，地为阴，气交为阴阳二气的交会。《易传》："天地交，泰"；"天地不交，否"。《易传·系辞下》："天地氤氲，万物化醇。"《荀子·礼论》："天地合而万物生，阴阳接而变化起。"天地阴阳之气交感会合，是万物产生和变化的根基。万物皆由"气交"而化生，有"气交"而存在，人既是"气交"的产物，又在不断地进行"气交"的过程中维持着生命。因此，有关"气交"的概念，在《黄帝内经》中有多处记载。如《素问·四气调神大论》："天地气交，万物华实。"唐·王冰注："夏至四十五日，阴气微上，阳气微下，由是则天地气交也。"清·张志聪注："天地气交，阳气施化，阴气结成，成化相合，故万物华实。"（《黄帝内经素问集注》）另外，《黄帝内经》还专设了一篇探讨研究"气交"变化与人体健康、疾病、诊疗的相关性专论，称为《素问·气交变大论》。该文讨论自然环境对人和万物的影响，以阴阳和五运之气的消长胜负关系以及德、化、政、令等五运正常功能和逆常变化，结合星辰详细做了说明，

成为五运六气学说重要的组成部分，对后世研究中医基础理论有着深刻的影响。

基本内容 《素问·六微旨大论》："帝曰：何谓气交？岐伯曰：上下之位，气交之中，人之居也。"明·张介宾注："上者谓天，天气下降；下者谓地，地气上升。一升一降，则气交于中也。而人居之，而生化变易，则无非气交之使然。"（《类经·运气类》）由此说明，这里的"气"，指六气，也指天地阴阳自然之气。"交"，指相交，亦指交互作用。"上下之位"，"上"，指天气；"下"，指地气。天气与地气相互作用，上下运转，就是"气交"。可见对于"气交"，实指天气下降，地气上升，一升一降则气交于中的运动变化而言。"气交之中，人之居也。"气交之中，就是人类与万物所生存、繁衍、活动之处，这也是历代医家十分重视"气交"的原因。张介宾注曰："人在天地之中，故求之于气交，则安危亦可知矣。"（《类经·运气类》）清·张志聪亦曰："气交者，天地阴阳之气，上下出入之相交也。"（《黄帝内经素问集注》）由此说明，天和地是一个整体。它们相互作用，气候变化直接影响着地面万物的生长化收藏；而地面万物的生长化收藏现象，反之也可以影响气候变化。所以《素问·六微旨大论》："天气下降，气流于地；地气上升，气腾于天。故高下相召，升降相因，而变作矣。"由此，人类的生命现象和生理活动，在天地的相互作用和影响下产生。正如《素问·宝命全形论》："人以天地之气生，四时之法成。""人生于地，悬命于天，天地合气，命之曰人。"为此，《黄帝内经》还特设《素问·气交变大论》一篇。并在《素问·六微旨大论》中明确提出"言天者，求之本；言地者，求之位；言人者，求之气交"。可见，运气学说中有关"气交"的观点，强调了天与地是一个整体，人与天地又是一个整体，这是中医学整体观思想的基础，在临床诊治和基础研究中，有其独特的意义和作用。在天地之气的升降运动中，人与万物共存在于"气交"之中，人体之气机，无不因天地之气升降而升降，气交之分，人气从之，万物由之。由"气交"理论所展示的生命活动规律，以及天地自然变化，对生命生理变化的作用特点，对中医理论体系的形成有着重要的影响力。《黄帝内经》全面地诠释"气交"理论，认为万物皆禀天地之气而生，自然万物是一个连续的、不可分割的有机整体。

（郭霞珍）

大司天（celestial control）

dàsītiān

以六十年甲子周期为一个时间单元，以 360 年为一个小周期，3600 年为一个大周期的大运气格局。又称六气大司天。是推测运气变化的一种方法。

历史沿革 大司天，缘于《黄帝内经》五运六气学说阐释一年客气规律变化的"六气司天"经旨。如《素问·六元正纪大论》："岁半以前，天气主之。""岁半之后，地气主之"。唐·王冰注曰："岁半，谓立秋之日也。"这是以年为周期的"六气司天"说，以推测一年内气候变化规律的方法。把甲子周期逐级放大，把说明一年之内气象、物候变化的汉代卦气说，用于推测天地自然从生成到消亡整个时期的变化，开启了大司天的运气大格局思想。

在北宋·邵雍的《皇极经世书》中也有记载。明·汪机在《运气易览》中也提出运用运气之理，不能只注意一年一时，还要注意"世运会元之统"的观点。所谓"世运会元之统"，即指五运六气的变化规律在千百年间的作用和表现。明·王肯堂在其后还提出了"三元运气论"，把运气过程分为上元、中元、下元，每元六十年，三元一统。其曰："时有代谢，气有盈虚，元运之分上中下者，盛衰之机也。闲尝考之往古，验之当今之务，而觉六十年天道一小变，人之血气与天同度。"还指出："盖天地自然之化机，与时相流通，无上中下截然之界划，而有上中下隐然之端倪，欲区之而不能，欲混之而不可。以上元之治施之中下，非尽不佯也，而所伤者多，此之谓太过；以下元之治施之上中，非尽无当也，而所惧者众，此之谓不及。是故必先立其元，以明其气。"（《医学穷源集·三元运气论》）大司天依据司天、在泉之意，将自然与生命的六十甲子年为一个小单元的计算方法，推演以司天、在泉各主三十年，六十年为一周，360 年为一大运，3600 年为一大周，观察与推测运气变化规律。大司天这一理论的产生和形成，不是来自于实际的逐年观测，是结合五运六气学说和中医学相关理论的分析和推测中得出来的。当时大司天的后学者十分推崇"必先立其元，以明其气"。但是具体的方法不够明确，后学无可适从。直至清·王朴庄依据六气大司天的理论分析了历代多位医家的用方特点，及其这些方药能在较长时间里一直有效的结果，说明存在运气大周期的可能性。清·陆懋修，秉承了王朴庄六气大司天理论，排列了自黄帝八年到同治三年的干支纪年序列，依厥阴、少阴、太阴、少阳、阳明、太阳六气先后之序列，分别标记了各个甲子的司天、在泉即"某气某气用事"。结合历代名家，如张仲景、朱震亨、刘完素、张从正、李杲、张介宾的观点，以及自身的临床用药经验，证明病随司天以变的事实和道理，并在《世补斋医书·六气大司天》中总结说："仲景之用青龙白虎汤也，以其所值为风火也；守真辟朱肱用温之误，申明仲景用寒之治，为三已效方，三一承气也，以其所值为燥火也；东垣以脾胃理论，专事升阳者，以其所值为寒湿也；丹溪以知柏治肾，专事补阴者，以其所值又为火燥也。"至此，对"大司天"名称的确立，对上、中、下三元的起止时限和"六气大司天"的运气理论，有了进一步的认识及完善。有后人认为，六气大司天是对运气理论认识的创新，《世补斋医书》对"六气大司天"理论观点的发展与完善，起到了重要的作用。

基本内容 以客气的三阴三阳次序轮替，甲子六十年为时间单元，司天、在泉之气两两对应，推测长达千年运气变化的一种方法。大司天，也常称为六气大司天，它是在原运气理论"六气司天"说的基础上引申发展起来的，是将原六十年气候变化一个循环周次，理解为"一大气"即一年，这一年即为一大运。由此，依据"五运相袭而皆治之"的规律，五运递相主运，六气轮流司天须三百六十年。按照这个格局五运六气相合，必须要三千六百年才能使运和气各自周、备数次，而重复出现相似的气候。因此，大司天理论，是探讨六十年以上时间

周期中气候运动规律性变化的理论。从宇宙、自然的演变中，气候有短期内的变化，也有长时段的变动。大司天理论用"六十年"为一个周期，认为在相临数个六十年之间，存在着类似司天之气逐年更替的转化关系。在"六十年"之内，前三十年与后三十年气候特点也不相同，依据它们的特点各用一气来标志，那么前后二气间有着"司天""在泉"的三阴三阳对应关系。因此，司天之气所统不是半年而是三十年，故称其为"大司天"。这是从更大的时空范围来研究运气变化规律与人类健康和发病之间的关系。大司天理论的研究方法与理论内核，对于研究与阐释不同时代医家、医术与医学理论的形成，用药特色的不同，提供了新的思路。

（郭霞珍）

biāoběn zhōngqì

标本中气（manifestation, root cause and medial qi） 研究六气变化规律，及其与三阴三阳相互关系的方法。也是以阴阳六气理论，研究天之六气与人体六经的关系，说明运气与人体发病规律，通过分析六淫变化，可以提示临证治疗方法的一个理论学说。

历史沿革 标本中气学说，源自《黄帝内经》，是五运六气学说的重要内容之一。如《素问·天元纪大论》《素问·六微旨大论》《素问·至真要大论》《素问·标本病传论》和《灵枢·本病》等篇中，均论及标本理论。所谓标本中气，《素问·六微旨大论》："少阳之上，火气治之，中见厥阴；阳明之上，燥气治之，中见太阴；太阳之上，寒气治之，中见少阴；厥阴之上，风气治之，中见少阳；少阴之上，热气治之，中见太阳；太阴之上，湿气治之，

中见阳明，所谓本也，本之下，中之见也，见之下，气之标也。"《类经图翼·经络》："六经之气，以风寒热湿火为本，三阴三阳为标，本标之中为中气。"《黄帝内经素问集注》："风寒暑湿热火，在天之六气也；三阴三阳合于地之十二支，而上奉天之六气。是以天气为本，而三阴三阳为标。"说明标本中气的主要内容，是阐述三阴三阳与风热火湿燥寒六气标本从化关系，是少阳为火，阳明为燥，太阳为寒，厥阴为风，少阴为热，太阴为湿；指出六气的阴阳属性及六气阴阳的制约关系，并据此说明运气与人体发病的规律。

基本内容 标本中气主要提出，自然气候变化为本，三阴三阳为标。一年之中风、寒、暑、湿、燥、热的规律性变化，是气候变化现象产生的根源，为之本；人们为了掌握认识六气的变化规律，运用阴阳盛衰变化作为标志，为之标。如《素问·六微旨大论》："少阳之上，火气治之，中见厥阴；阳明之上，燥气治之，中见太阳；太阳之上，寒气治之，中见少阴；厥阴之上，风气治之，中见少阳；少阴之上，热气治之，中间太阴；太阳之上，湿气治之，中见阳明。"还说："所谓本也，本之下，中之见也，见之下，气之标也，本标不同，气应异象。"说明"标本中气"中的"本"就是本气，是指风热火湿燥寒六气，这是气候物化现象产生的根源，谓之本。"标"是标志或标象、标识，即少阳、太阳、阳明、少阴、太阴、厥阴，三阴三阳是表示或标记六气的标志。所谓"中气"，就是"中见之气"，指与标本相互联系，又与标为表里关系的气，就是中气。标本中气之间，三阴

三阳为标。这是因为三阴三阳本身只是作为一个标识或者标志，分别以之代表六气。厥阴代表风，少阴代表热，太阴代表湿，少阳代表火，阳明代表燥，太阳代表寒。六气为本，明确指出风、热、火、湿、燥、寒本身才是六气变化的本气。风就是风，热就是热，火就是火，湿就是湿，燥就是燥，寒就是寒。中气为与本气相关或相反的气。少阳火的中气为厥阴风，阳明燥的中气为太阴湿，太阳寒的中气为少阴热。反之也一样，厥阴风的中气为少阳火，太阴湿的中气为阳明燥，少阴热的中气为太阳寒。所以"中气"指处于标本之间，与标本相互联系，且与标为表里关系者，在本气之中可以见到的气。所以说风寒暑湿燥热为天之六气，三阴三阳为六气所化，即风化厥阴，热化少阴，湿化太阴，火化少阳，燥化阳明，寒化太阳。在运气学说中，标是从本所出的"标"，本是由标所出的"本"。标本中气阐述的三阴三阳，与风热火湿燥寒六气标本从化关系，是少阳为火，阳明为燥，太阳为寒，厥阴为风，少阴为热，太阴为湿；指出了六气的阴阳属性及六气阴阳的制约关系。因此"言天者，求之本"（《素问·六微旨大论》），即研究自然气候变化，主要是研究六气的阴阳盛衰消长变化规律。相对来说，"言地者，求之位"（《素问·六微旨大论》），这里的"地"，指地面生长化收藏的各种物化现象。所谓的"位"，就是六步，亦即一年中二十四个节气所属的部位。这里指出，地面上各种事物的规律性变化现象的呈现，与三阴三阳时序的变化密切相关。因此研究和观察人类的生理活动和病理变化，就可依据标本中气

的规律，与自然之时序变化和各种生物（包括人类自身）生命运动变化之间关系进行预测和分析。正如《素问·至真要大论》所曰："夫标本之道，要而博，小而大，可以言一而知百病之害。言标与本，易而弗损；察本与标，气可令调。"

（郭霞珍）

biāoběn tóngqì

标本同气（manifestation, root cause and share the same nature）　与气候相关的本气和标气的阴阳属性一致。

历史沿革　对标本同气的论述，主要在《素问·六微旨大论》和《素问·至真要大论》之中。文中从六气阴阳标本变化，来说明天地自然之气与人体发病之间的关系和规律，阐释了标本中气理论。即发现六气与三阴三阳之间存在从化规律，如《素问·至真要大论》："六气标本，所从不同，奈何？"所谓"本"指本质或本体，此指风、热、火、湿、燥、寒六气。"标"，是指标志或现象，此指三阴三阳。"从"，此处指在对疾病的诊治中所要依从的重点。"岐伯曰：气有从本者，有从标本者，有不从标本者也。"对疾病的诊治有"从本"和"从标"的不同，究其原因是自然之气候的变化不同，即标本中气，所从不同而致。依据标本中气理论，六气的正常化生在标本中气的相应关系中有一定的规律，称之为从化规律。六气标本中气的从化规律，有标本同气、标本异气和阳明厥阴从乎中气三个方面。《素问·至真要大论》："少阳太阴从本，少阴太阳从本从标，阳明厥阴不从标本从乎中也。"可见"标本同气"属于标本中气理论的范畴。

基本内容　标本中气，所从不同，是标本同气的理论依据。风、寒、暑、湿、燥、热为六气之本，少阳、阳明、太阳、厥阴、少阴、太阴，三阴三阳为六气之标。当六气之本气和六气之标气的阴阳属性相一致时，气候变化的关系为标本同气。比如，少阳之标为阳，其本是火也为阳；太阴之标为阴，其本是湿也为阴，两者均属于标本同气，所以少阳、太阴皆从本化。这是因为少阳之中，厥阴风木，木火同气，木从火化；太阴之中，阳明燥金，土金相生，燥从湿化，由此少阳、太阴之中气，也就从本气之化。可见在六气之中，火气和湿气的标本之间在阴阳属性上一致，其变化相对稳定。所以在分析六气之中少阳和太阴的变化时，要注意它们的本气变化，即少阳重点关注阳，太阴要多关注阴的状况。就疾病而言，标本同气时，其疾病性质以表现为本气的特性为主，治疗时应从本。即所谓的标本同气，皆从本化。

标本同气，也属于标本中气从化理论的一个组成部分。外邪对人体疾病的发生和发展具有一定的规律，人体脏腑功能活动，由于四时气候不同，而发生着相对的差异，以及经气的盛衰变化，是标本中气从化理论的生理基础，影响和决定着六气从化的方向和程度，而六气的从化又影响着疾病的传变方向。标本同气，从本而化，从本化病，就是其中的一个规律。太阴从本化湿，湿气内合于脾，所以湿邪入侵，必先犯脾，脾与中见阳明经气相贯，所以湿盛则促使阳明湿化太过而成疾病。由此提示欲治从本化病者，除增强脏气本身的机能，还应加强相表里之脏的气血阴阳，同时

要注意自然气候变化的一般规律与特殊状况。

（郭霞珍）

标本异气 biāoběn yìqì

标本异气（manifestation，root cause and share different nature）　与气候相关的本气和标气的阴阳属性相反。如少阴之标为阴，其本却是热属阳；太阳之标为阳，其本却是寒属阴，是谓标本异气。

历史沿革　对标本异气的论述，主要在《素问·六微旨大论》和《素问·至真要大论》之中。文中从六气阴阳标本变化，说明天地自然之气与人体发病之间的关系和规律，阐释了标本中气理论；发现六气与三阴三阳之间存在从化规律。如《素问·至真要大论》："六气标本，所从不同，奈何？"所谓"本"指本质或本体，此指风、热、火、湿、燥、寒六气。"标"，是指标志或现象，此指三阴三阳。"从"，此处指在对疾病的诊治中所要依从的重点。"岐伯曰：气有从本者，有从标本者，有不从标本者也。"对疾病的诊治有"从本""从标"和"不从标本"的状况，究其原因是自然之气候的变化不同，即标本中气，所从不同而致。依据标本中气理论，六气的化生在标本中气的相应关系中有一定的规律，称之为从化规律。具体有标本同气、标本异气和阳明厥阴从乎中气三个方面。就是《素问·至真要大论》："少阳太阴从本，少阴太阳从本从标，阳明厥阴不从标本从乎中也"。"标本异气"指标本之气两者阴阳属性相反这一从化规律，就是说气候变化有时从本、时从标的不同，也属于标本中气理论的范畴。

基本内容　标本中气，所从不同，是标本异气的理论依据。本指本气，就是风、热、暑、湿、燥、寒六气。标，即三阴三阳，它作为一种标识，分别代表六气。运气标本中气理论认为，厥阴为风之标，少阴为热之标，太阴为湿之标，少阳为火之标，阳明为燥之标，太阳为寒之标。三阴三阳配六气的方法，是依据六气本身客观的相应表现制定的。当六气之本气和六气之标气的阴阳属性相反时，气候变化的关系为标本异气。标本异气，从本从标，当轮值气候变化的六气标本阴阳属性相反时，所表现出来的现象也不尽相同。表现为气候在变化时有或顺从标，或依从本的现象。比如少阴本热而标阴，太阳本寒而标阳，两者均为标本异气。由于标本之气阴阳属性不同，如少阴君火，从本化则热，从标化则寒；太阳寒水，从本化则寒，从标化则热。少阴之中，太阳寒水；太阳之中，少阴君火。同于本则异于标，同于标则异于本。标本异气，中气和标气，有水火阴阳之别，在变化过程中就有从标或从本的不同。如唐·王冰注："太阳本为寒，标为热；少阴本为热，标为寒。"两者标本异气，所以在发病时，有见从其本的寒或热，也有表现为从其标的寒或热。由此，也说明六气中的热之气有时可能向寒转化，出现本热标寒的现象；六气中的寒之气有时可能向热转化，出现本寒标热的现象。《素问·六微旨大论》："本标不同，气应异象。"因此，在分析六气之中太阳和少阴的变化时，不但要关注它们的本气，而且要考虑它们的标气，即太阳在变化中寒与热、少阴在变化中热和寒的转化关系。正如《素问·至真要大论》："百病之起，有生于本者，

有生于标者。"说明疾病的发生存在相互转化的现象。治疗上"有取本而得者，有取标而得者"，强调了标本异气在临证中的意义。

（郭霞珍）

标本从化 biāoběn cónghuà

标本从化（manifestation，root cause and disease transformation in accordance with patient's constitution）　三阴三阳与六气之间的承制关系。即三阴三阳为标，风寒暑湿燥火为本，两者存在的承制关系。

历史沿革　有关标本从化的论述，是运气学说标本中气理论的重要组成部分。大部分内容见于《素问》运气七篇大论。风、热、暑、湿、燥、寒六气为本，相应之三阴三阳为标。如《素问·天元纪大论》："厥阴之上，风气主之；少阴之上，热气主之；太阴之上，湿气主之；少阳之上，相火主之；阳明之上，燥气主之；太阳之上，寒气主之。所谓本也，是谓六元。"五运六气学说依据六气本身客观的相应表现，制定了三阴三阳配六气的方法，建立了六气标本中气的分配规律。《素问·六微旨大论》："少阳之上，火气治之，中见厥阴；阳明之上，燥气治之，中见太阴；厥阴之上，风气治之，中见少阳；少阴之上，热气治之，中见太阳；太阴之上，湿气治之，中见阳明。"后世一直宗此说。这为从六气阴阳标本变化，来说明天地自然之气与人体发病之间的关系和规律奠定了基础，认为六气与三阴三阳之间存在从化规律。《素问·至真要大论》提出了标本从化的基本规律。即"六气标本，所从不同，奈何？岐伯曰：气有从本者，有从标本者，有不从标本者也……岐伯曰：少阳太阴从本，少阴太阳从本从

标，阳明厥阴，不从标本，从乎中也。故从本者，化生于本，从标本者，有标本之化，从中者，以中气为化也"。唐·王冰注："化，为气化之元主也。"标本中气的从化规律，是用以说明六气的正常化生，在标本中气之间的相应关系。风、热、湿、火、燥、寒六气之间标本不同，所以从化关系不一致。

基本内容 自然气候风、热、湿、火、燥、寒六气，是气候变化现象产生的根源，为本；表示事物属性的太阴、少阴、厥阴和太阳、少阳、阳明，为标。六气的正常化生，在标本中气之间的相应关系，就是标本从化。依据标本的不同从化关系，形成从化规律：①标本同气。皆从本化，即少阳、太阴从乎本。因为少阳本火而标阳，太阴本湿而标阴，二者的本气和标气的阴阳属性一致，均属标本同气，故少阳、太阴皆从本化。少阳之中，厥阴风木，木火同气，木从火化；太阴之中，阳明燥金，土金相生，燥从湿化。故少阳、太阴之中气，也就从本气之化。这是说，当主司气候变化的标本之气，其阴阳属性相同的时候，为标本同气，气候顺从本气变化，相对稳定。②标本异气。从本从标，少阴、太阳从本从标。因为少阴本热而标阴，太阳本寒而标阳，二者均为标本异气，故或从本化，或从标化。少阴君火，从本化则热，从标化则寒；太阳寒水，从本化则寒，从标化则热。少阴之中，太阳寒水；太阳之中，少阴君火。同于本则异于标，同于标则异于本，中气和标之气有水火阴阳之殊，故本标中气都不同化，所以少阴、太阳或从本或从标。这是说，当主司气候变化的标本之气，

其阴阳属性不相同的时候，为标本异气，气候时顺从本气变化，时顺从标之气变化。少阴、太阳从本从标，说明六气中太阳气盛则从标热化，反之太阳气衰则从本寒化；少阴之气盛则从本热化，少阴经气衰从标寒化。因此，在分析六气之中太阳和少阴的变化时，不但要关注它们的本气，而且要考虑它们的标气，即太阳在变化中寒与热、少阴在变化中热和寒的转化关系。③阳明厥阴，从乎中气。若本气和中气相反或相关，即从中气而化。如阳明本燥，中气为太阴湿土，燥从湿化；厥阴本风，中气为少阳胆火，木从火化，因而两者从乎中气。可见标本从化的基本规律是标本同气从其本；标本异气从本从标；本气和中气相反相关从乎中。标本从化的产生，是阴阳互根互用和转化的体现。总之，六气标本中气的从化规律为"少阳太阴从本，少阴太阳从本从标，阳明厥阴，不从标本从乎中也。故从本者，化生于本，从标本者有标本之化，从中者以中气为化也"（《素问·至真要大论》）。由此，强调了气候变化的多样性，疾病变化的复杂性，皆有规律可循。

（郭霞珍）

jīng qì shén

精气神（essence, qi and shen） 对人的生命活动所必需的基本要素和生命活动主宰的综合概括。包括精、气、神三方面的内容，其中"精"代表了构成人体的有形的物质基础；"气"代表了构成人体与推动生命活动的无形的能量与动力；"神"代表了人体生命活动的主宰与外在征象。

历史沿革 中国古代文献中就有关于精气神的记载。如《庄子·知北游》："通天下一气尔。"

《周易·系辞上》："精气为物。"《说文解字》："神，天神，引出万物者也。"中国古代哲学认为，世界是物质的，精气是物质世界的本源，神是事物的内在规律，精气神的相互作用，体现在事物的发生发展与变化的过程中。中医学对精气神的认识，源于古代哲学思想。这种宇宙观和方法论，渗透到中医学领域，建立了精气神理论。中医学的精气神理论，是关于人体之精气神的生成、分布和功能的理论，是关于人体生命如何产生和维持的理论，《黄帝内经》中已有相关论述。如《灵枢·本神》："生之来谓之精，两精相搏谓之神"。《灵枢·决气》："两神相搏，合而成形，常先身生，是谓精。"揭示了精（气）是神的物质基础，神是生命活动的体现。《素问·阴阳应象大论》："气归精，精归化……精食气……化生精。"可知，精是气的物质基础，气是精的功能表现。《素问·六节藏象论》："气和而生，津液相成，神乃自生。"《灵枢·邪客》："心者，五藏六府之大主，精神之所舍也。"《黄帝内经》的种种论述，从不同角度说明了精、气、神之间的关系。晋·葛洪《抱朴子·至理》："身劳则神散，气竭则命终。"从生命观的角度说明气和神的关系。金·刘完素《素问玄机原病式·六气为病》："是以精中生气，气中生神，神能御其形也。由是精为神气之本。形体之充固，则众邪难伤，衰则诸病易染。"不仅明确了三者之间的关系，更提出了精气神与疾病的发生关系密切。明·张介宾《类经·运气类》："人生之本，精与气耳。精能生气，气亦生精，气聚精盈则神王，气散精衰则神去。"《类经·摄生类》："善养生

者，必宝其精，精盛则气盛，气盛则神全，神全则身健，身健则病少"。明·汪绮石《理虚元鉴·心肾论》："夫心主血而藏神，肾主志而藏精者也。以先天生成之体质论，则精生气，气生神；以后天运用之主宰论，则神役气，气役精。"并且强调"精、气、神，养生家谓之三宝"。清·何梦瑶《医碥·遗精》："精者，一身之至宝，原于先天而成于后天者也，五脏俱有而属于肾。"清·徐文弼《寿世传真·修养宜宝精宝气宝神》："精者，神依之，如鱼依水。盖鱼借水养，神借精滋也。""精者，滋于身者也；气者，运于身者也；神者主宰一身者也。"由上可见对精气神理论历代都有发挥，都从不同角度强调了精、气、神的重要作用及其相互关系，为理论研究和临床应用奠定了基础。

基本内容 精、气、神分别代表着生命活动的物质基础、生命活动的动力、生命活动的主宰及外在征象。精是构成人体和维持人体生命活动的最基本物质，来源于父母的生殖之精，并不断得到水谷之精的补充。精属阴为有形的物质，藏寓于脏腑之中。精气神中的精，是广义之精，不仅包含着先天之精、后天之精，也包含着血、津液等液态物质。气是不断运动的极细微的物质，也是构成人体和维持人体生命活动的基本物质之一。气的不断运动，体现在生命活动之中。气的运动主要有升、降、出、入四种形式，气的升降出入有序进行是发挥生理功能的基础，气的运动失常称为"气机失调"。神有广义和狭义之分，广义之神是生命活动外在表现的总称；狭义之神是指人的精神意识思维活动等，包

括人的情志活动。可见精、气、神是生命活动的物质基础和外在表现。在人的生命过程中，精、气、神相互为用。具体体现在以下几方面：①精能化气。精是气生成的本源，禀受于先天，受养于后天。肾中的先天之精与后天之精结合而化生元气，各脏腑之精则化生各脏腑之气，以推动和维持生命活动。水谷之精，经脏腑的气化形成后天之精。所以，人体之精充盈，则元气和各脏腑经络之气也就充足，若精亏可以导致气虚，甚至气衰。②气能生精摄精。气的运动变化能产生精。如脾气之运化与胃气之受纳相互作用，使水谷之精微转化为人体之精，以充养脏腑之精。各脏腑之气的气化，促进脏腑之精的生成和贮藏，并能将精输送于肾而补充肾精。因此，气盛则精盈，气虚将导致精的不足。气对精还有固摄作用，如肾气能固摄生殖之精，使之不妄泄。如果肾气虚衰不固，可致男子遗精、滑精，女子胎动不安，甚至滑胎，以及带下清稀量多等病证。精与气相合构成了人的有形之体，并具有生命的活力。③精气化神。精可以化气，气能生精，精气是神产生的物质基础，精与气，包括血、津液等都是神的物质基础，是神活动的内在动力，精气充足则神清，精气不足则神衰，精气失调则神乱。④神驭精气。神的作用体现在对外接受各种信息，对内调控脏腑经络、精气（血津液）的生成和运行，以维持人体的协调统一，以及对外环境的适应能力。精、气、神各司其职，而三者之间存在着相互依存，相互为用的关系。精气是构成人体和维持人体生命活动的基本物质，构成人之形体。神寓于形体之中，

脱离形体神也不复存在。神对于精气有统领控制作用。人体各种生理活动包括精气的生成、运行、施泄，由神调控和主宰。形乃神之宅，神乃形之主，精气化神，神驭精气，所以神安则精固气畅，神荡则精气失调，甚则精失气衰。精、气、神被视为人身"三宝"。正如《素问·上古天真论》所曰："故能形与神俱，而尽终其天年，度百岁乃去。"

精、气、神之间，是形神统一的关系，是中医学养生防病，延年益寿，以及疾病的诊断治疗，判断病势的理论依据。

（张国霞）

jīng

精（essence） 构成和维持人体生命活动的基本物质。精有广义与狭义之分，广义之精，指人体一切有形的精微物质，包括气、血、津液和水谷精微；狭义之精，则专指男女生殖之精。

历史沿革 精，作为古代哲学中的概念，首见于《周易》。如《周易·系辞下》："精气为物。""男女构精，万物化生。"《黄帝内经》运用大量文字，论述了哲学意义上的精和人体之精的含义、作用等。如《素问·四气调神大论》："天明则日月不明，邪害空窍，阳气者闭塞，地气者冒明，云雾不精，则上应白露不下……"此"云雾不精"指云雾不化精微之气。《素问·金匮真言论》："夫精者，身之本也。"指出精是构成人体和维持生命活动的基本物质。《灵枢·本神》："故生之来谓之精，两精相搏谓之神。"此指先天之精。《素问·六节藏象论》："肾者主蛰，封藏之本，精之处也。"指出肾藏先天之精。《素问·通评虚实论》："邪气盛则实，精气夺则虚。"论述了

"实"与"虚"的含义。后世医家在《黄帝内经》的基础上，对人体之精多有发挥和阐扬。如汉·张仲景《金匮要略·辨血痹虚劳病脉证并治》："阴寒精自出，酸削不能行……精气清冷……夫失精家……男子失精……亡血失精。"精，指男子精液。隋·杨上善《黄帝内经太素·天忌》："精者，谓月初血气随月新生，故曰精也……。"此精，指新生的精血。《诸病源候论·妇人妊娠病诸候》："但妊娠二月，名曰始藏，精气成于胞里。精藏于玉房，交接太数，则失精……兼受风邪，损于肾脏而精脱，精脱者，则耳聋……。"论述了先天之精的生理和病变。金·刘完素《素问玄机原病式·六气为病》："是以精中生气，气中生神，神能御其形也。由是精为神气之本。"论述了精气神之间的联系。明·孙一奎《医旨绪余·命门图说》："夫二五之精，妙合而凝，男女未判，而先生此二肾……内含一点真气，以为生生不息之机，命曰动气，又曰原气，禀于有生之初，从无而有……。"详细论述了生殖之精化聚成胎的过程。清·周学海《读医随笔·气血精神论》："精有四：曰精也，曰血也，曰津也，曰液也。"论述了广义之精。历代医家从广义和狭义，对精的含义进行了不同的论述，说明精的内涵非常丰富。

基本内容 精包括广义之精和狭义之精。广义之精，指人体一切有形的精微物质，包括气、血、津液和水谷精微，是构成和维持人体生命活动的精微物质。按其来源，分为先天之精和后天之精；按其分布部位，则分为各脏腑之精和经络之精；按其功能，有促进生长发育与生殖之精。狭义之精，专指男女生殖之精，又称先天之精，来源于父母的生殖之精，禀受于父母，与生俱来，为生育繁殖，构成人体的原始基本物质。精，又可指气中的精华部分。后天之精，来源于摄入的饮食物化生的水谷之精。水谷入胃，通过胃的受纳腐熟，在脾气的作用下，将其中的精微部分，上输于肺，在肺中与自然界清气相结合，通过肺朝百脉，助心行血，将水谷精微转输到五脏六腑，布散于全身。

"先天之精"与"后天之精"的来源虽然有异，但均同归于肾，二者是相互依存，相互为用的。"先天之精"有赖于"后天之精"的不断培育和充养，才能充分发挥其生理效应；"后天之精"的化生，又有赖于"先天之精"的资助。二者相辅相成，在肾中密切结合，而组成肾中精气。

作用与意义 人体之精的充足，是维持正常生命活动的基本保障。先天之精和后天之精相结合，生成生殖之精，促进机体的生长、发育和逐步具有生殖能力，具有繁衍生命的作用，还具有化血、化气、化神、濡养等功能。①繁衍生命：先后天之精的相辅相成使肾精逐渐充实，化生的肾气也逐渐充盛，促进和维持了人体的生长发育，也促进了人体的生殖机能，有利于繁衍后代。②精化血：精是血液的重要来源，精足则血旺，精亏则血液化生乏源，出现血虚。③精化气：先天之精化生先天之气，后天之精化生后天之气，后天水谷之气与自然界清气合为一身之气。精濡养人体各脏腑形体官窍，精足则气足，生理功能正常；精气亏虚，则脏腑形体官窍不能正常发挥生理功能。④精化神：精是化神的物质基础，神是生命活动的意识体现，精足则神全，精亏则神气不足，精亡则神散。⑤濡养作用：精能滋润濡养人体各脏腑形体官窍。先后天之精充盛，则脏腑之精充盈，肾精也充盛，全身脏腑形体官窍得到精的充养，各种生理功能得以正常发挥。病理变化方面，精的失常主要有精亏、失精和精淤。精亏主要为肾精不足，常表现为小儿生长发育迟缓，女子不孕，男子精少不育，精神萎靡健忘，耳鸣等早衰症状。失精是精的大量丢失，主要有两种表现形式。①生殖之精的丢失。常见滑精、遗精、早泄等病证，治疗宜补肾气以摄精为主。②水谷之精的丢失。常见小便浑浊不清，大便久泄不止等，治疗宜补脾益气以摄精。精淤，指男子精道郁滞，排泄障碍的病变。主要表现为排精不畅，伴有精道疼痛，睾丸小腹重坠，腰痛，头晕等。治疗则应辨证论治，或补气行气，或活血化瘀，或祛痰利湿等。

(孟静岩)

xiāntiān zhī jīng

先天之精 （congenital essence）

与生俱来，藏于肾中，主导人体生长发育及生殖功能的精微物质。其来源于父母的生殖之精，禀受于先天，故称先天之精。是与后天之精相对而言。

历史沿革 先天之精的概念首见于《黄帝内经》。《灵枢·决气》："两神相搏，合而成形，常先身生，是谓精。"《灵枢·本神》："生之来，谓之精。"二者指出的都是先天之精。《素问·上古天真论》："女子七岁，肾气盛，齿更发长；二七而天癸至，任脉通，太冲脉盛，月事以时下，故有子……七七任脉虚，太冲脉衰少，天癸竭，地道不通，故形坏而无子也。丈夫八岁，肾气实，发长齿更；二八肾气盛，天癸至，精气溢泻，阴阳和，故能有子……八八天癸竭，精少，肾藏衰，形体皆极，则齿发去。"其中提出了天癸的作用，阐述了先天之精对于人体生殖功能的产生和生长发育不断完善所起到的重要作用。

基本内容　先天之精是构成胚胎发育的原始物质，具有繁衍后代的作用，与后天之精相对而言，故名。先天之精是人体之精的一种，藏之于肾，先身而生，来自于父母。其主要作用有：①促进繁衍生殖。先天之精是胚胎发育的原始物质，又能促进生殖功能的成熟，对繁衍后代起着重要的作用。人出生以后，由于肾功能的不断强盛，从幼年开始，肾中的先天之精逐渐充盛，发育到女子二七、男子二八，体内便产生一种由先天之精所化、后天之精所养，而具有促进生殖功能发育成熟和维持生殖功能作用的精微物质，即"天癸"。自此，男子可以产生精液，女子月经来潮，性功能逐渐发育成熟，具备了生殖能力。因此，先天之精的充盈与否，影响人的生殖功能，临床上诸多不孕不育及胎元不长等生殖疾病，都与先天之精不足密切相关。②推动生长发育。人出生之后，以先天之精作为生长发育的基本动力，随着先天之精由盛而衰的变化，人则逐渐经历幼年、青年、壮年、老年，呈现出生长壮老已的生命活动规律。先天之精维持着人体由初生至衰亡的各种生理活动，起到推动人体生长发育的作用。若先天之精不足，则五脏之精亏虚，脏腑虚弱而多病，临床则可见小儿发育迟缓及成人早衰等。治疗这类疾病也多

从调补肾精着手，临床多取得较好疗效。

（孟静岩）

hòutiān zhī jīng

后天之精（acquired essence）

人出生之后，机体从吸入的自然界清气和摄入的饮食物中摄取的营养精华成分，以及脏腑气化所生成的，用以维持人体正常生命活动的精微物质。又称水谷之精。其来源于饮食水谷，禀受于后天，故称后天之精，又称水谷之精。

历史沿革　后天之精是人体之精的重要组成部分。《黄帝内经》中，详细论述了后天之精的来源。如《素问·经脉别论》："食气入胃，散精于肝，淫气于筋……饮入于胃，游溢精气，上输于脾，脾气散精，上归于肺，通调水道，下输膀胱。水精四布，五经并行，合于四时五藏阴阳，揆度以为常也。"描述了脏腑对于水谷之精的输布作用。《素问·五藏别论》提出"胃者，水谷之海，六府之大源也"。《素问·太阴阳明论》："脾者，土也，治中央，常以四时长四藏，各十八日寄治，不得独主于时也。"指出了中焦脾胃为后天之本，气血生化之源。《灵枢·平人绝谷》："气得上下，五藏安定，血脉和利，精神乃居，故神者，水谷之精气也。"论述了神与水谷之精的关系。隋·巢元方《诸病源候论·风病诸候》："脾胃为水谷之海，水谷之精化为血气，润养身体。"论述了水谷之精可化生气血。清·喻昌《医门法律·中寒门》："论胃中水谷之精气，与水谷之悍气，皆正气也。"强调了水谷之精的重要作用。

基本内容　后天之精包含了人出生之后，机体从饮食物之中

摄取的营养成分，以及脏腑代谢过程中产生的精微物质。后天之精亦藏之于肾，对肾精起充养作用，与先天之精共同维持人体的生命活动，是滋养人体器官、促进机体生长发育的基本物质。后天之精的充盈，使肾精得以补充，从而为人的生命活动奠定物质基础，人体之气、血、津液亦皆由此化生。后天之精的化生，依赖于元气对各脏腑的推动作用，也与脾胃的生理功能直接相关。脾胃为后天之本、气血生化之源，脾胃功能的盛衰直接影响水谷的代谢和精微的吸收，从而影响后天之精的化生；元气对人体整体的生长发育起推动作用，因而元气对脾胃也起着重要的推动和调节作用。同时，元气的产生又以肾精为本，肾精又以后天之精为充养之源，故后天之精对于人体有着相当重要的作用。

（孟静岩）

shēngzhí zhī jīng

生殖之精（reproductive essence）

禀受于父母，先身而生，受后天水谷精微的滋养，藏于肾中，具有生殖繁衍后代能力的精微物质，并与人体的生长、发育和衰老等密切相关。《灵枢·决气》："两神相搏，合而成形，常先身生，是谓精。"指的是先天之精。《素问·上古天真论》："女子七岁，肾气盛，齿更发长；二七而天癸至，任脉通，太冲脉盛，月事以时下，故有子……七七任脉虚，太冲脉衰少，天癸竭，地道不通，故形坏而无子也。丈夫八岁，肾气实，发长齿更；二八肾气盛，天癸至，精气溢泻，阴阳和，故能有子……八八天癸竭，精少，肾藏衰，形体皆极，则齿发去。"其中提出了天癸的作用，当肾精充盈到一定程度时，

生殖之精产生，同时具有了生殖能力，阐述了先天之精对于人体生长发育及生殖功能的产生和完善所起到的重要作用。生殖之精的生成、贮藏和排泄均由肾所主，属肾精范畴，因其源于父母，又需要后天水谷精气的滋养而得以成熟。其主要作用有：①促进繁衍生殖。生殖之精是胚胎发育的原始物质，又能促进生殖功能的成熟，对繁衍后代起着重要的作用。人出生以后，由于肾功能的不断强盛，从幼年开始，肾精逐渐充盛，发育到女子二七、男子二八，体内便产生一种由先天之精所化、后天之精所养而具有促进生殖功能发育成熟和维持生殖功能作用的精微物质，即"天癸"。自此，男子可以产生精液，女子月经来潮，具备了生殖能力。因此，生殖之精充盈与否，影响人的生殖功能，临床上诸多不孕不育及胎元不长等生殖疾病，都与生殖之精不足密切相关。②促进生长发育。生殖之精还具有推动人体生长发育的作用。

(孟静岩)

zàngfǔ zhī jīng

脏腑之精（essence of viscera）

滋润濡养五脏六腑的精微物质。为人体之精分藏于五脏六腑的部分。

脏腑之精的概念，源自于《黄帝内经》。《素问·上古天真论》："肾者主水，受五藏六府之精气而藏之，故五藏盛乃能泻。"指出了脏腑之精与肾精充盈疏泄之间的关系。而《素问·阴阳应象大论》谓"精化为气"，指出脏腑之精可化生脏腑之气，而进一步调控脏腑生理功能。

一般认为，脏腑之精由先天之精和后天之精共同构成。其中，脏腑之精以先天之精为基础，又靠后天之精的不断滋润濡养而得

以成熟。脏腑之精，不仅能滋润濡养各脏腑本身，且能化生脏腑之气，推动和调控脏腑的生理活动。

脏腑之精的作用，有如下四个方面：①濡养脏腑器官。藏于各脏腑的精气，具有濡养滋润本系统的脏、腑、形体、官窍的功能，如脾精能够濡润脾脏、胃腑、肌肉、口唇等。②调控生理功能。脏腑之精化生脏腑之气，以调控影响脏腑的生理功能。如脾精化生脾气，进而调控影响水谷精微的形成、血液在脉中的运行、人体之清气的升降，以及体格肌肉的丰满等。③影响肾精的充盈。脏腑之精以先天之精为基础，又受后天之精的充养，继而又补充肾所藏之精，即先天之精，以此影响肾精的生殖繁衍功能。④化神。五脏所藏之精，为人之五神（神、魂、意、志、魄）和五志（怒、喜、悲、忧、恐）的物质基础；五脏之精的异常，也会影响人的神志及思维活动。

(孟静岩)

jīngshēngsuǐ

精生髓（essence producing marrow）

人体之精可以化生为髓，填充于脊骨，而充盈于脑。髓的化生与人体各脏腑之精联系紧密，尤以肾精最为密切。

历史沿革　精生髓的相关概念，在《黄帝内经》之中已有详细论述。如《灵枢·经脉》："人始生，先成精，精成而脑髓生。"《灵枢·海论》："脑为髓之海，其输上在于其盖，下在风府。"《素问·解精微论》："髓者，骨之充也。"《灵枢·五癃津液别》："五谷之津液，和合而为膏者，内渗入于骨空，补益脑髓，而下流于阴股。"《灵枢·海论》："髓海有余，则轻劲多力，自过其度；

髓海不足，则脑转耳鸣，胫酸眩冒，目无所见，懈怠安卧。"历代医家也对此有所论述。明·李梴《医学入门·集例》："脑者髓之海，诸髓皆属于脑，故上至脑，下至尾骶，髓则肾主之。"清·王清任《医林改错·脑髓说》："精汁之清者，化而为髓，由脊骨上行入脑，名曰脑髓。"清·程文囿《医述·杂证汇参》："人生精气实于下，则髓海满于上，精神内守，病安从来。"清·唐宗海《中西汇通医经精义·上卷》："盖髓者，肾精所生，精足则髓足；髓在骨内，髓足则骨强，所以能作强而才力过人也。"因此，精生髓，髓充骨，脑为髓海的理论，为临床上中医治疗脑相关疾病提供了相关的理论基础。

基本内容　髓的生成与肾主骨生髓的生理功能相关。肾精化生髓，填充于脊髓与骨髓之中，而通过脊髓这一通道上盈于脑，脑即为髓海。肾精是髓的物质基础，因此，肾精的充足，决定了人体之髓的质量。

髓分为骨髓、脊髓和脑髓，皆由肾精所化。肾精的盛衰，不仅影响骨骼的发育，而且也影响脊髓及脑髓的充盈。髓的生理功能包括：①充养脑髓：髓以先天之精为主要物质基础，赖后天之精的不断充养，分布骨腔之中，由脊髓而上引入脑，成为脑髓。②滋养骨骼：髓藏骨中，骨赖髓以充养。精能生髓，髓能养骨，故曰"髓者，骨之充也"。肾精充足，骨髓生化有源，骨骼得到骨髓的滋养，则生长发育正常，才能保持其坚刚之性。③化生血液：精血可以互生，精生髓，髓亦可化血。"肾生骨髓，髓生肝"（《素问·阴阳应象大论》）。"骨髓坚固，气血皆从"（《素问·生

气通天论》）。故骨髓可以生血，精髓亦为化血之源。因此，血虚证，常可用补肾填精之法治之。

作用与意义 肾精充足，髓海得养，脑发育健全，则思维敏捷，耳聪目明，精力充沛。反之，肾精不足，髓海空虚，脑失所养，则见脑转耳鸣，胫痠眩冒，目无所见，懈怠安卧等。治疗常采用补肾填精法治疗。肾精充足，骨髓充盈，骨骼则健壮有力，反之，肾精亏虚，则骨髓空虚，骨骼发育不良，小儿可见齿迟，成人可见牙齿松动、早脱等。临床通过滋补肾精肾气，治疗小儿发育不良齿迟和成人早衰牙齿脱落。

（孟静岩）

jīngshēngqì

精生气 （transmutation of essence into qi）

人体之精具有化生人体之气的作用。人体之精输布于五脏六腑，濡养各脏腑组织，促进气的化生。

精生气的论断，在《黄帝内经》之中已有论述。《素问·阴阳应象大论》：“精化为气。”《素问·生气通天论》：“阴者，藏精而起亟也。”明·张介宾在《类经》中对此解释为“亟，即气也。观阴阳应象大论曰精化为气，即此藏精起气之谓。”又在《类经·阴阳类》中指出：“精化为气，元气由精而化也。”

储藏于人体内的精微物质，通过人体之气实现其功能，各脏腑之精化生各脏腑之气。如藏于肾中的先天之精可化为先天之气，即元气；后天之精可化为后天之气，再加上由肺吸入的自然界清气而成宗气；宗气加上先天之气，构成人体一身之气，以调控人体的各项生理功能，维持正常的生命活动。精生气的功能，是精的基本功能之一。精是气的物质基础，是气实现生理功能的载体；气是精的功能产物，是精构成人体的直接调控者。人体之精藏于人体的各个脏腑之中，调控各脏腑的生理功能。五脏六腑的生理功能正常，则人体之气得以不断化生补充。精盈则气盛，精少则气衰。

人体之精亏损，容易产生诸多气虚的症状。如临床上精虚或失精患者，常肾精亏虚和气虚并见。临证采用填精补气的治法多有良好的临床疗效。故中医临证治疗诸多精亏气损病证，须以精为本，而佐以补气之法。既要治病求本，又要标本兼顾，方可取得良好的治疗效果。

（孟静岩）

jīngxuètóngyuán

精血同源 （essence and blood sharing the same origin）

精与血都由水谷精微所化生和充养，化源相同；二者之间可以相互滋生，相互转化，都具有濡养机体和化神的作用。由于肝藏血，肾藏精，因此从藏象的角度，又称肝肾同源，亦称乙癸同源。

历史沿革 精血同源的理论，与肝藏血、肾藏精的中医学理论联系紧密。如《灵枢·本神》：“肝藏血，血舍魂。”《灵枢·经脉》：“人始生，先成精，精成而脑髓生。”《素问·阴阳应象大论》：“肾生骨髓，髓生肝。”由此可见，精与血、肝与肾在生理上密切相关。《灵枢·决气》：“中焦受气取汁，变化而赤，是谓血。”《灵枢·营卫生会》：“人受气于谷，谷入于胃，以传与肺，五藏六府皆以受气。”《素问·上古天真论》：“肾者……受五藏六府之精而藏之。”指出精血化源相同。明·孙一奎《赤水玄珠·调经门》：“夫水者，水谷之精气也，和调于五脏，洒陈于六腑，男子化而为精，女子上为乳汁，下为经水。”指出精与血同源。清·张璐《张氏医通·诸血门》：“气不耗，归精于肾而为精；精不泄，归精于肝而化清血。”可见精血病变也常相互影响，共同为病。诸多医家根据肝肾同源的理论，在理论以及临床应用上都有所发挥。

基本内容 精血同源的概念包含三个方面内容：①精与血化源相同。水谷精微可以化生充养人体一身之精气；又可入心化赤生成血液，循行于脉中而濡养全身。②精与血相互滋生。人体之精的生成，依靠血对人体各部分的濡养作用，脏腑充盛则精气得以化生；精气的推动和调控作用，使脏腑功能正常发挥，继而促进血的生成。病理状态时，血虚常使精亏，精衰亦伴血少，最终成为精血亏虚的病证，而治疗则常用填精补血法。③肝肾同源，即精血同源。藏象理论之中，肝藏血，肾藏精，二者同居下焦，精可化血，血能养精；肾精能滋养肝血，使肝血充盈，并能制约肝阳；而肝血能滋养肾精，使肾精充足，以维持肾中阴阳平衡。同时，肝肾同寄相火，以成肝肾之动气；肝肾发挥其动气，又全赖于肝肾之阴的滋涵。若肝肾阴亏，往往使相火易亢而成“邪火”，出现一系列病变。中医理论，将五行理论与天干地支相联系，认为肝属乙木，肾属癸水，故肝肾同源又称乙癸同源。

作用与意义 先天之精和后天之精充足，脏腑之精充盛，则全身血液充盈。反之，脏腑之精亏虚，精不能生血，则会导致血虚；血虚不能滋养濡润脏腑，则会出现面色苍白，毛发枯槁，甚或脱落，神疲乏力等血虚病证。

临床治疗多填补肾精而补血，取得较好疗效。

血液充养脏腑，可化生脏腑之精，以不断补充和滋养肾之所藏，使肾精充实。故血液充盈则精足，血液亏少则精亏。临床治疗因血液不足导致精亏者，多以补血为主兼以滋肾精治疗，达到精血并调，肝肾共补的目的。

(孟静岩)

xuè

血 (blood) 人体血脉中流动着的，循行于全身，具有滋润营养周身作用的红色液体。又称血液。是构成和维持人体生命活动的基本物质之一。

历史沿革 血之概念始于《黄帝内经》。"人之所有者，血与气耳"(《素问·调经论》)，指出气血乃人体生命活动的根本。血的生成，由脾胃心肺肾脏腑功能正常而化生。如《灵枢·决气》："中焦受气取汁，变化而赤，是谓血。"《灵枢·营卫生会》："此所受气者，泌糟粕，蒸津液，化其精微，上注于肺脉，乃化而为血。"在《黄帝内经》中，对于血的功能也有明确的论述。如《素问·八正神明论》："血气者，人之神，不可不谨养。"《素问·五藏生成》："肝受血而能视，足受血而能步，掌受血而能握，指受血而能摄。"论述了血的功能。隋·巢元方《诸病源候论·虚劳精血出候》："肾藏精，精者，血之所成也。"说明肾精能化为血液。明·虞抟《医学正传·气血》："血非气不运。"血液的运行需赖气的推动，明·张介宾《景岳全书·血证》："凡为七窍之灵，为四肢之用，为筋骨之柔和，为肌肉之丰盛，以致滋脏腑，安神魂，润颜色，充营卫，津液得以通行，二阴得以通畅，凡形

质所在，无非血之用也。"清·张志聪《侣山堂类辨·辨血》："血乃中焦之汁……奉心化赤而为血。"后经历代医家的不断丰富发展，对于血的运行，血与精气津液、血与脏腑的关系等，形成了中医学的系统认识，应用于指导临床实践。如清·叶桂《温病条辨·治血论》："故善治血者，不求之有形之血，而求之无行之气。"

基本内容 脉是血液运行的通道，全身的血液都在脉中流动。在正常情况下，血在心气的推动、脾气的统摄、肝气的贮藏的作用下运行于脉中，周而复始，如环无端，发挥其对人体脏腑内外、五官九窍、四肢百骸的滋润和濡养作用。①血的生成：血来源于饮食水谷，主要由营气和津液所组成。营气和津液，由饮食水谷经过脾胃消化，化生为水谷精微，经脾上输于肺，再由肺上输心脉，构成血液的最基本物质。血的生成，在脏腑则与脾胃、心肺、肝肾都有密切的关系。故有脾胃为血生成之源，心肺为血生成之所，肝肾为血生成之根之说。因此，这些脏腑功能的协调配合，才能完成血的生成，其中任何一个脏腑的功能失调都会影响血的生成。②血的循行：血运行于脉中，环周不休，运行不息。血属阴而主静，血的运行，需赖气的推动和温煦作用；血不致溢出脉外，又需气的固摄作用。血的正常运行，取决于气的推动、温煦和固摄作用的协调平衡，同时需要脉道的通利和完整性，以及心、肺、脾、肝四脏功能的协调平衡以保证血的运行。心主血，肝藏血，脾统血，肺朝百脉，对血的正常运行至关重要，其中任何一脏腑生理功能失调，都可引起血的运行失常，或为血液瘀滞，或为血液妄

行，出现多种病证。③血的功能：血赖气推动而循行周身，发挥其营养和滋润作用。其生理功能可概括为两个方面：一是濡养滋润全身脏腑形体官窍；二是作为神志活动的物质基础。

作用与意义 血在脉中循行，运行于周身，具有营养和滋润全身的功能，以维持人体的各种生理活动。《难经·二十二难》："血主濡之。"是对其营养和滋润作用的简要概括。人体的感觉和运动，必须赖于血的营养和滋润，才能维持正常的功能活动。

血的功能正常，则面色红润，肌肤毛发光泽有华，肌肉丰满壮实，筋骨强劲有力，脏腑坚固，感觉运动灵敏等。若血不足，失去了濡养作用，则出现面色苍白无华，毛发干枯，肌肤干燥，肢体或肢端麻木等。临床治疗血虚证，宜补血养血，对于由于脏腑气虚而导致的血虚或出血，又多从补气摄血来治疗。

血又是神志活动的物质基础，神志活动由心所主，心血充足，神志得以充养而内守，才能神志清晰，精神充沛，思维敏捷。《灵枢·平人绝谷》："血脉和利，精神乃居。"因此，无论何种因素所形成的血虚、血热，或血液运行失常，均可出现健忘失眠、烦躁多梦、精神衰退，甚者可见惊悸不安、神志恍惚、谵语、癫狂、昏迷等精神失常的多种临床表现。故临床治疗这些精神异常且伴见血虚者，多从养血补血，安神定志入手治疗而取得疗效。

(孟静岩)

xuèmài

血脉 (blood vessels) 血液在人体中运行的通道。血脉在五行理论中属心之体，血液在血脉中的运行，与心气的推动作用密切

相关。

《黄帝内经》之中已有对脉的记载。如《灵枢·九针论》："人之所以成生者，血脉也。"《灵枢·平人绝谷》："血脉和利，精神乃居。"《素问·痿论》："心主身之血脉。"明确指出了脉对于人体的正常生理功能具有重要作用。后世医家也多遵循《黄帝内经》的观点。如宋·朱肱《伤寒类证活人书·卷三》："血脉者，营养百骸，滋润五脏者也。"

藏象理论之中，心主血脉，指的是血液的生成，在脉中的运行，以及脉的生成布散，都与心气的推动作用和调节作用密切相关。《素问·五藏生成》："诸血者，皆属于心。"血脉的生理功能主要体现在：①血脉是血液运行的通道。血的诸多生理功能，如濡养周身、载气运行等，都是依靠在脉中运行得以布散全身的。②血脉散布全身，沟通表里。人体之肌肉筋骨孔窍，都是依靠血与脉的沟通和濡养，得以维持其正常的生理功能。

（孟静岩）

xuèqì

血气 （blood and qi） 中医学对运行在人体经脉之中气与血的合称。又称气血。血与气是构成和维持人体生命活动的两种基本物质。

气血理论，是中医学基础理论的重要组成部分。《素问·调经论》："人之所有者，血与气耳。"《素问·六节藏象论》："肝……其充在筋，以生血气。"气血为水谷精微所化，气属阳，血属阴，二者不可分离，又一同为维持人体正常的生理功能发挥作用。

气与血均源自于水谷，化生于脾胃。二者的区别和联系在于：水谷所生之物，其中功专濡润滋养者为血，属阴，是人体各脏腑

形体官窍进行生理活动的物质基础，同时也是气的载体；其中具有推动调节作用者为气，可以固摄、推动血在脉中运行，又能温煦和调节血，使其发挥正常生理功能。同时，气与血可以相互转化，相互为用，有"气为血之帅，血为气之母"一说。

（孟静岩）

xuèzhǔrú zhī

血主濡之 （blood has the function of nourishing and moistening the body） 血的滋润和营养作用。血液濡养全身脏腑经络形体官窍，构成和维持人体正常的生命活动。

历史沿革 血主濡之一词，出自《难经·二十二难》："气主煦之，血主濡之。"早在《黄帝内经》中，对于血的濡养功能，已进行了详细论述。如《灵枢·决气》："中焦受气取汁，变化而赤是谓血。"论述血来源于中焦脾胃之气。《素问·五藏生成》："肝受血而能视，足受血而能步，掌受血而能握，指受血而能摄。"论述血的濡养作用。《灵枢·九针十二原》："盖人秉天地之气所生，阴阳血气，参合天地之道，营运无息，少有留滞，则为疾病。"指出血气的运行，须畅通而不滞。《素问·调经论》："血气不和，百病乃变化而生。"指出血与气相互为用。《素问·痿论》："心主身之血脉。"论述心与血脉的关系。《难经·二十三难》："经脉者，行血气，通阴阳，以荣于身者也。"指出经脉是血运行的通道。《灵枢·邪客》："营气者，泌其津液，注之于脉，化以为血。"阐明营气化血。隋·巢元方《诸病源候论·虚劳病诸候》："肾藏精，精者，血之所成也。"指出肾精化生血液。清·高世栻

《医学真传·气血》："血非气不运。"具体指出气能行血。清·唐宗海《血证论·吐血》："血为气之守。"指出血能守气。

基本内容 血液由水谷精微及肾精所化生，运行于脉中，达于全身脏腑四肢百骸。血属阴而主静，有安静、柔顺的生理特性。脉为血之府，指全身血脉是一个封闭的循环系统。血液的生成，主要依赖于脾胃运化水谷的功能，同时在心肺、肝肾等脏腑的作用下，不断充盈运行，以资全身。

作用与意义 血液的生成需要脏腑功能的协调，脏腑也需要血液的濡养，才能发挥正常的生理功能。血的正常运行，需要气的推动和温煦，且依赖于气的固摄功能，气滞、气虚等皆可导致血的濡养功能失常。从面色、肌肉、皮肤、毛发等方面，可以反映出血的濡养作用。如面色红润，肌肉丰满壮实，肌肤和毛发光滑，感觉和运动灵活自如等，表示血的生成和功能正常。如果血生成不足，或消耗过多，或血濡养失调，均可引起全身或局部血液亏虚的变化，则导致脏腑功能活动低下，影响人体正常的生理活动，出现头昏眼花、面色苍白、毛发干枯、皮肤干燥、肢体麻木等临床表现，严重者危及生命。

（孟静岩）

xuèwéiqìmǔ

血为气母 （blood being the mother of qi） 在人体之中，血既作为气的载体，又为气的功能活动提供水谷精微以营养。

血为气母的观点，实质上是气血二者相关性的一种体现。这种相关性，在《黄帝内经》之中已有记述。《灵枢·决气》："中焦受气取汁，变化而赤，是谓

血。"而《灵枢·营卫生会》："中焦……此所受气者……化而为血，以奉生身，莫贵于此，故独得行于经隧，命曰营气。"指出了血与气的关系为"血之与气，异名同类"。清·唐宗海《血证论·阴阳水火血气论》："守气者，即是血。"清·张璐《张氏医通·诸血门》："气不得血，则散而无统。"即气不能离开血而存在。若气不附于血中，则将飘浮而无根。《素问·调经论》："血气不和，百病乃变化而生。"因而有血盛则气旺，血虚则气衰，血脱则气亦脱，血瘀则气滞的理论。而治疗上，要气血并调，如常用补气养血、行气活血等方法。

血为气之母，体现在生理和病理两个方面。①生理方面：血作为气的物质基础和载体，为气发挥其生理功能提供动力和来源，因此血盛则气旺，血虚则气衰。②病理方面：血能载气，为气提供物质基础。因此，常常出现血脱气亦脱，血瘀而气滞的病理表现。"气为血之帅"与"血为气之母"是相对而言的，二者指出了气血间的相互关系，即气是血的功能体现，血是气的物质基础。

调理气血之间的关系，使其恢复正常的状态，是治疗疾病的常用法则。临床常见大出血或大汗时，气也随之丧失或耗散，治疗当以气血双补或气阴双补。治疗气虚血瘀者，多采用补气活血的方法，而对于气血两虚的患者，补气常结合养血，多采用气血并调的方法，即是"血为气母"理论的具体运用。

（孟静岩）

xuènéngzǎiqì

血能载气（blood serving as the carrier of qi）

在人体之中，血能够作为气运行的载体，通过血脉将气布散全身发挥生理功能。

血能载气，是血为气之母关系的重要内容之一。《黄帝内经》中有许多篇章涉及血气的内容。如《灵枢·决气》："中焦受气取汁，变化而赤，是谓血。"论述血气的来源。《素问·八正神明论》："血气者，人之神，不可不谨养。"指出血气的重要作用。《素问·血气形志》："刺阳明出血气，刺太阳出血恶气，刺少阳出气恶血，刺太阴出气恶血，刺少阴出气恶血，刺厥阴出血恶气也。"此论述基于六经气血多少的针刺原理。《难经·二十三难》："经脉者，行血气，通阴阳，以荣于身者也。"论述了经脉与血气的关系。元·朱震亨在《格致余论·秦桂丸论》："今得此药，经血转紫黑，渐成衰少，或先或后，始则饮食骤进，久则口苦而干，阴阳不平，血气不和，疾病蜂起，焉能成胎。"论述血能载气功能失调，引起妇人受孕困难。清·张璐在《张氏医通·诸血门》："盖气与血，两相维附，气不得血，则散而无统。"论述气与血的密切联系。清·唐宗海在《血证论·阴阳水火气血论》："而况运血者，即是气；守气者，即是血。"文中详细论述了血与气的关系，并进一步指出了血能载气与阴阳的关系。其曰："人之一身，不外阴阳。而阴阳二字，即是水火。水火二字，即是气血。水即化气，火即化血。"

血能载气，是血为气之母的重要体现。血作为人体的重要物质基础，通过血脉将全身各部分联系起来而发挥其濡润作用。而血脉分布周身各处，血能载气，气随血动，故血能为气发挥其生理作用提供物质基础。病理状态下，大量失血常常致使人体出现面色苍白、肢冷乏力、汗出不止，甚则出现目闭口开手撒、二便失禁等气随血脱的表现。临床治疗血随气脱者，常常在益气固脱的基础上，重视补血益气法的应用，收效颇著。

（孟静岩）

xuèhàn tóngyuán

血汗同源（blood and sweat sharing the same origin）

人体之血与汗均与人体之津液密切相关，即汗来自于津液，而津液又是人体之血生成运行及发挥作用的重要组成部分。

历史沿革 血汗同源，是中医学在认识血和津液基本概念的基础上，对人体之阴液平衡性和整体性的概括。《黄帝内经》对血和汗的生成做出了明确论述。如《灵枢·决气》："营气者，泌其津液，注之于脉，化以为血。"《灵枢·营卫生会》："夺血者无汗，夺汗者无血。"阐明了血、汗二者同源，一损俱损。后世医家也多以此为纲，有所发挥。《伤寒论》中提出汗法不可太过，以防伤人，尤其强调"衄家不可发汗""亡血家不可发汗"，指出了血汗同源的重要性。临床上对于各种伤及津血的病证，都应当谨遵此条，依法治之。

基本内容 血汗同源的内容，包含血与津、汗与津两部分。①血与津液同属人体之阴，二者都由水谷精微所化生。"中焦受气取汁，变化而赤，是谓血"。即中焦水谷化生的营气与津液（汁），从中焦进入肺脉，与经脉中运行的血液融合，又通过心脉的化赤作用变成红色为血液。②人体之汗的产生，亦来自于人体之津液。如《灵枢·决气》："腠理发泄，汗出溱溱，是谓津。"

作用与意义 血汗同源，强调了人体津液的两个出处，即内在的血液运行和外在的汗液排泄，这二者是密切相关的。由此指出，若血有所伤，必耗伤津液。此时，若再用汗法治之。则必更伤其血与津液，重伤其阴；同样，若汗出过多，已伤其津液，则不可动用放血之法。若用之则会更伤其津液，亦会使阴血大伤。

（孟静岩）

xuèfǔ

血府（house of blood） 人体之中血液运行之处。又称血脉。人体之中血液流归之处。包含两方面内容：①绝大多数中医学著作认为，血行脉中，通行循环全身，血脉即为血府。②以清代王清任为代表的医家，则认为血府位于胸中，即"胸中血府。"

历史沿革 《黄帝内经》定义了"血府"作为血液运行的通道。如《素问·脉要精微论》："夫脉者，血之府也。"唐·王冰注曰："府，聚也，言血气多少皆聚见于经脉之中也。"（《黄帝内经素问注》）明·李时珍曰："脉乃血脉，气血之先。血之隧道，气息应焉。其象法地，血之府也，心之合也，皮之部也。"（《濒湖脉学·经脉与脉气》）明·张介宾则指出："府，聚也，府库之谓也。血必聚于经脉之中。"（《类经·脉色类》）清·王清任认为血府指胸中。如《医林改错·血府记》："血府即人胸下膈膜一片，其薄如纸，最为坚实；前长与心口凹处齐，从两胁至腰上；顺长加坡，前高后低，低处如池，池中存血，即精汁所化，名曰血府。"王清任提出了血府位于胸中，以及血瘀证的相关证治。

基本内容 血府即血脉，是血液运行的通道。血液在脉中循环往复而到达全身，为脏腑形体官窍提供营养。血液正常运行于脉中，还需气的推动、温煦、固摄，以及血液量的多少等重要条件。因此，血府与气血，脏腑等共同作用，才能保证血液的正常运行。

血脉通利，是血液正常运行的重要条件。如血脉凝结则血行受阻，血脉破损则血溢脉外。如瘀血痹阻心脉，则心前区憋闷疼痛，甚则真心痛；外伤伤及血脉，则局部紫暗疼痛或出血等。血行脉中，气虚或气机失调影响血液运行，则运行迟缓，或瘀滞不行，或血溢脉外等。因此，血府通畅与否，关系到血液的运行。临床治疗血行失常的病证，注重畅通血脉，以促进血液的正常运行。

（孟静岩）

jīnyè

津液（body fluid） 人体一切正常水液的总称。包括分布于体表、孔窍、脏腑等部位的正常水液。

历史沿革 津液的生成、输布与排泄，是多个脏腑共同作用的结果，早在《黄帝内经》中就有所论述。如《灵枢·决气》分析了津与液的区别，谓"腠理发泄，汗出溱溱，是谓津……谷入气满，淖泽注于骨，骨属屈伸，泄泽补益脑髓，皮肤润泽，是谓液"。《素问·经脉别论》对于津液的生成、输布与排泄的论述更为经典。谓"饮入于胃，游溢精气，上输于脾，脾气散精，上归于肺，通调水道，下输膀胱，水精四布，五经并行"。《素问·逆调论》："肾者水藏，主津液。"《素问·水热穴论》："肾者，胃之关，关门不利，故聚水而从其类也，上下溢于皮肤，故为胕肿。"强调了肾在津液输布与排泄过程中的重要性，即肾主水的功能。又指出，脾失健运也易导致水湿停滞。如《素问·至真要大论》："诸湿肿满，皆属于脾。"后世医家多宗《黄帝内经》之说，并有所发挥。如明·张介宾《类经·藏象类》："津者，液之清者也。液者，津之浊者也。津为汗而走腠理，故属阳；液注骨而补脑髓，故属阴。"分析了津与液的区别。《景岳全书·杂证谟》："盖水为至阴，故其本在肾；水化于气，故其标在肺；水惟畏土，故其制在脾。"进一步阐明了肾、肺、脾在津液输布、排泄过程中的作用。清·叶桂阐释了汗液的排泄机理。如《临证指南医案·汗》："经云：阳之汗，以天地之雨名之。又云：阳加于阴，谓之汗。由是推之，是阳热加于阴津散于外而为汗也。"清·周学海则论述了津液的生理功能。如《读医随笔·气血精神论》："清者为津，以润脏腑、肌肉、脉络，使气血得以周行通利而不滞者此也……发于外者，泪、唾、汗皆其类也。"总之《黄帝内经》对津液的认识已较为全面，后世医家进一步发挥，并不断深入阐发以指导临床。

基本内容 津液是体内一切正常水液的总称，是构成人体和维持人体生命活动的基本物质之一。分布于人体孔窍的，如涕、泪、唾等，以及排泄液，如汗、尿等，均属津液。津液的生成、输布，及其排泄过程，称为津液的代谢。①津液的生成：津液通过脾胃以及小肠大肠的消化吸收功能而生成。饮食水谷入胃，经过胃的受纳腐熟、脾的运化水谷、小肠的受盛化物与泌别清浊、大肠的燥化作用，而生成津液。在胃、脾、小肠、大肠等脏腑的共同作用下，由饮食水谷化为津液。②津液的输布：首先靠脾的运化，将部分津液直接输布到全身，即《素问·厥论》所谓"脾主为胃行其津液"。脾的升清作用，又将部分津液上输至肺，肺气的宣发和肃降将津液输布到全身。如肺的宣发将津液输布到达体表和上部孔窍；肺的肃降将津液向内、向下输布到体内脏腑和下部，等。③津液的排泄：津液在人体发挥生理功能后，将代谢产物不断排出体外，其排泄的主要途径是汗液和尿液。汗液的排泄，需要肺的宣发作用将卫气布散于体表，卫气调节汗孔的开阖，使汗液有节制的排出；肺的肃降作用，还可将在体内发挥作用后的水液，向下输送到膀胱，通过肾和膀胱的气化作用化为尿液排出体外。除了汗液和尿液之外，还有少部分水液通过呼吸、大便排出体外。肝主疏泄，调畅气机，能促进津液的输布与排泄。三焦是水液运行的通道。肾有主水的功能，对参与津液代谢的脏腑有激发、推动作用，同时还能控制膀胱开阖，使尿液有节制的排出。由此可见，津液的生成、输布与排泄过程，是在肺、脾、肾、肝、胃、小肠、膀胱、三焦等脏腑共同作用下完成的。其中，肺脾肾、膀胱、三焦的功能更为重要。因此，保障津液的生成、输布、排泄过程的正常，是多个脏腑共同作用的结果。某一个环节发生障碍，都会导致其过程的失调，从而造成水湿痰饮形成。

作用与意义　津液输布到人体上下内外，到达全身各部，发挥其滋润和濡养作用。人体脏腑经络、形体官窍得到津液的滋润和濡养，则皮肤、毛发润泽，血脉通畅，脏腑功能得以正常进行。

反之，则会导致津液代谢异常，出现如下病理变化。①津液不足：津液在数量上的亏少，称为津液不足。津液不足，多由燥热之邪，或五志之火，或发热、多汗、多泻、多尿、失血，或过用误用辛燥之剂，或脏腑功能失调津液化生不足等引起。从而导致内则脏腑，外而孔窍、皮毛，失其滋润作用，出现局部或全身干燥的症状，如口、鼻、皮肤干燥，小便少，大便干，甚则出现目陷、螺瘪、转筋等。津液不足进一步发展，也会影响血液的生成和运行，出现津亏血燥、津亏血瘀等复杂的病理变化。②津液的输布与排泄障碍：会导致水液在体内停留。导致津液输布与排泄障碍的原因很多，如肺失宣发和肃降，津液不能正常的输布与排泄；脾失健运，布散津液和运化水湿功能减退；肝失疏泄，则气机不畅，气滞而水停；三焦水道不利，不仅直接影响着津液的输布，也影响着津液的排泄等。津液的输布排泄障碍，水湿内生、聚痰成饮。痰饮水湿内停，可以引起多种病证。如痰饮停留于肺，见喘咳痰多、胸闷气短；痰饮流注经络，阻滞经络气机，气血运行不畅，见肢体麻木、屈伸不利、半身不遂；痰饮停留肌肤筋骨，见瘰疬、痰核、阴疽流注；痰饮阻于心，见胸闷、心悸；痰湿上蒙清窍，见头晕头重，精神不振；痰气互结，阻滞咽喉，见咽喉如物梗塞，称为"梅核气"；痰停于胃，见恶心呕吐。痰随气周流，上达于头，下至于足，内至脏腑，外达筋骨皮肉，致病广泛，可停留在全身各处，造成各种各样的疾病。因其致病广泛，故有"百病多由痰作祟"的说法。水湿痰饮停留日久，也会阻碍气的运行，而出现

水停气阻的病变。

（张国霞）

jīn

津（thin fluid）　有广义和狭义之分。广义指人身体液之中清而稀薄、流动性大者，主要散布于孔窍、肌肤和腠理之间，并注入血脉，以滋养肌肉，濡润皮肤。人体之汗、尿液等皆属于津的范畴。狭义泛指唾液，为肾中精气所化。

历史沿革　关于津的概念，《黄帝内经》之中已有明确记述。《灵枢·决气》："何谓津？岐伯曰：腠理发泄，汗出溱溱，是谓津。"指出了汗是津的一种表现形式。历代医家皆重视津对于人体的重要作用。如清·周学海《读医随笔·气血精神论》："津亦水谷所化，其浊者为血，清者为津，以润脏腑、肌肉、脉络，使气血得以周行通利而不滞者此也。凡气血中不可无此，无此则槁涩不行矣。"指出了津对于维持人体正常生理功能的重要作用。

基本内容　津作为人体阴液的重要组成部分，来源于中焦，化生于水谷，随三焦之气散布全身，主要功能为濡养皮肤腠理肌肉孔窍。其出腠理则为汗，下达膀胱即为尿。若腠理闭，津不能出，则下降于膀胱而小便增多。反之，汗多则津不化水下行，小便就会减少，由此进行生理性的水液调节。而病理变化上，津伤者汗尿减少，而汗尿排泄过多则伤津。津的生成，取决于如下两方面因素：①充足的水谷，是津生成的物质基础。②脏腑功能正常，特别是脾胃、大小肠及三焦调和，是津正常生成、分布的重要保障。以上任何一方面的功能异常，都会引起人体之津生成代谢的病理改变。

（孟静岩）

yè

液 (thick fluid)

有广义和狭义之分，广义泛指人体内的津液；狭义则专指人体津液中质稠、流而不行的部分。液具有滑利关节、补益脑髓、濡润孔窍等作用。

历史沿革 液的概念，在《黄帝内经》之中已有明确的论述。《灵枢·决气》："何谓液？岐伯曰：谷入气满，淖泽注于骨，骨属屈伸，泄泽，补益脑髓，皮肤润泽，是谓液。"此处明确指出了液的来源、作用部位以及功能。《素问·宣明五气》："五藏化液：心为汗，肺为涕，肝为泪，脾为涎，肾为唾，是谓五液。"提出人体"五液"的概念，将五脏与人体之液联系起来。后世医家论液，多从五液而言。如清·张志聪《黄帝内经素问集注·宣明五气》："肾络上贯膈入肺，上循喉咙挟舌本，舌下廉泉玉英，上液之道也，故肾为唾。"阐述了肾为唾的机理。又云："水谷入口，其味有五，津液各走其道，五脏受水谷之津，淖注于外窍而化为五液。""五液者，肾为水脏，受五脏之精而藏之，肾之液，复入心而为血，入肝为泪，入肺为涕，入脾为涎，自入为唾。是以五液皆咸。"论述了五液与五脏的密切关系，为临床诊断和治疗提供了重要的理论依据。

基本内容 液是人体重要的组成部分，液与津皆来源于中焦，化生自水谷，并随三焦分布机体各处，对人体之孔窍、关节、脑髓起到濡润滋养的作用。津与液二者常共称津液，相对而言，液是津液之中质地相对稠厚、流而不行的部分，灌注于骨节、脏腑、脑、髓等，包括人体的泪、汗、涕、涎、唾等，对机体起相应的滋润和濡养作用。人体之液功能正常，则人体相应的生理功能得以良好的维持，脏腑调而气血和。若人体之液的生成或代谢异常，则导致多种病理变化的产生。如大肠之液生成不足，常导致消瘦咽干，皮肤干燥，舌红苔少，排便困难及便秘等；若人体之液代谢异常，常可发生水肿、痰饮、关节肿胀，以及脑髓失养等病证。

(孟静岩)

jīnxuè tóngyuán

津血同源 (body fluid and blood sharing the same origin)

人体之津液与血具有相同的化生之源，即都来源于水谷精微。

历史沿革 津血同源，在《黄帝内经》之中已有记述。《灵枢·邪客》："营气者，泌其津液，注之于脉，化以为血，以荣四末，内注五藏六府，以应刻数焉。"《灵枢·痈疽》："中焦出气如露，上注溪谷，而渗孙脉，津液和调，变化而赤为血。""血和则孙脉先满溢，乃注于络脉，皆盈，乃注于经脉。"即津与血之间化源同而可互化的关系。对于其应用，《灵枢·营卫生会》："故夺血者无汗，夺汗者无血。"阐明津血同源，故治疗上需要有所禁忌。东汉·张仲景《伤寒论·辨太阳病脉证并治》："亡血家不可发汗。"提示大汗则伤津，故对失血、血虚者不宜发汗，发汗则更加损伤津液，故临床应用须以此为戒，当重视津液与血的相互关系，而进行相应的治疗。

基本内容 津血同源的概念，是对津液与血属性和功能的概括。其内容包括：①津血同源，即津与血皆化生于水谷精微，共同作为滋养机体、调控人体生理功能的物质发挥作用，故二者同为人体的物质组成，皆属阴液范畴。②津血互化，即津与血在全身循行、输布过程中，血中的津液渗出于脉外，成为经脉之外的津液，流布于全身形体官窍，成为经脉之外的津液，起着滋润和营养的作用，此即血能化为津液；脉外的津液在濡养形体官窍的同时，其中一部分津液也会通过脉络渗入脉内，形成血液，此即津液能化血。

作用与意义 津血在生理上相互滋生和转化、相互作用，共同参与人体的体液调节，而病理上也相互影响。若血液损失，津液便渗入血脉以补充，因此失血患者也常出现津液不足的表现，如皮肤干燥、口渴、尿少等。故治疗时，不宜采用汗法。若津液受损较重，也常有血脉空虚、无力滋养的现象发生。治疗时不可用破血、逐血峻剂。故临床上常常强调的"夺血者无汗，夺汗者无血"，即失血者不可再伤津液。反之亦然，是对津血同源机理的具体阐述。

(孟静岩)

jīnnéngzǎiqì

津能载气 (body fluid can carry qi)

津液是气运行的载体，气依附于津液而运行。

历史沿革 对于津能载气的认识，《黄帝内经》中已有了详细论述。《素问·经脉别论》："饮入于胃，游溢精气，上输于脾，脾气散精，上归于肺，通调水道，下输膀胱，水精四布，五经并行。"论述了水液代谢的全过程。《素问·太阴阳明论》："今脾病不能为胃行其津液，四支不得禀水谷气，气日以衰，脉道不利，筋骨肌肉，皆无气以生，故不用焉。"以脾胃失调来说明津能载气。《素问·灵兰秘典论》："膀胱者，州都之官，津液藏焉，气化则能出矣……"此言膀胱为州都之宫，蓄藏津液，通过气化作用，才能排出尿液。《素问·藏气法时论》："肾主冬……开腠理，致津液，通气也。"此言肾为水脏，开发腠理，运行津液，可宣通其气机。《素问·逆调论》："夫不得卧，卧则喘者，是水气之客也。夫水者循津液而流也，肾者水藏，主津液，主卧与喘也。"论述肾为水脏主津液，津液不行致喘病。金·李杲《脾胃论·脾胃胜衰论》："津液与气，入于心，贯于肺，充实皮毛，散于百脉。"具体指出津气同行布散全身。明·张介宾《景岳全书·杂证谟》："盖水为至阴，故其本在肾；水化于气，故其标在肺；水惟畏土，故其制在脾。"指出肺脾肾与津液的关系。清·莫牧士《研经言·原荣卫》："荣行脉中，附丽于血；卫行脉外，附丽于津。"指出血液运载营气，津液运载卫气。

基本内容　津液是机体一身正常水液的总称，是构成和维持机体生命活动的基本物质之一。津液与气相对而言，津液属阴，而气属阳。津液的生成、输布和排泄，需要气的推动、固摄和升降出入运动。气在机体的存在及运动变化离不开津液的濡润和运载，气须依附于津液而运达全身。津液输布正常，气机调畅，津行则气行。津能载气，故失津易致气损。《金匮要略心典·痰饮咳嗽病脉证治》："吐下之余，定无完气。"指出的便是津液大伤之后，常常导致人体之气不足，出现短气、乏力等气虚症状。

作用与意义　津能载气，气在脉外须依附于津液才能运行。津液运行输布出现障碍时，会引起气机的失调和郁滞。津液外泄过多，气也随之耗损。如汗出过多，或大量呕吐、腹泻，导致津液大量丢失的同时，也会致使气随津脱，出现身倦肢懒，气短少言的气虚证表现。故临床上常以津液缺损程度估量正气盛衰，以进一步确定治疗方法。

（孟静岩）

qìsuíjīnxiè

气随津泄（qi exhaustion with fluid loss）　人体内气随着津液的大量丢失而耗损，其病情严重者称气随津脱。

历史沿革　气随津泄，是津能载气功能失调出现的病理状态。《素问·太阴阳明论》："四肢皆禀气于胃而不得至经，必因于脾乃得禀也。今脾病不能为胃行其津液，四肢不得禀水谷气，气日以衰，脉道不利，筋骨肌肉，皆无气以生，故不用焉。"论述脾胃为津液化生之源，脾胃失常则津液亏虚。《灵枢·决气》："津脱则腠理开，汗大泄。"指出津液的丢失引起汗泄。隋·巢元方《诸病源候论·妇人产后病诸候》："产则津液空竭，血气皆虚，有热客于胞者，热停积，故小便痞涩而难出。"论述妇人产后气血津液亏虚，郁热停积而小便不利。金·李杲《脾胃论·脾胃虚则九窍不通论》："气少则津液不行，津液不行则血亏，故筋骨皮肉血脉皆弱，是气血俱羸弱矣。"此言气少致津液不行。明·赵献可《医贯·先天要论》："冷秘者，冷气横于肠胃，凝阴固结，津液不通，胃气闭塞，其人肠内气攻，喜热恶冷。宜以八味地黄丸。"论述津停气滞所致病证。清·尤怡《金匮要略心典·痰饮咳嗽病脉证治》："吐下之余，定无完气。"指出大吐大泻必定导致气随津泄，甚则气随津脱。

基本内容　气依附于津液而运行于体内，称为津能载气。津液的大量丢失，会导致人体之气的耗损，多因大汗、亡阳、大热伤津而引起气的丢失。津能载气功能失调多表现为面色苍白，晕厥，少气懒言，大汗，四肢不温，脉微欲绝等。

作用与意义　津与气的充足与正常运行，是维持生命活动的必要条件。伤津之证，须顾护人体之气，防止伤津耗气，致使气随津脱。在使用汗、吐、下三法时，须时刻顾护津液，中病即止，防止津伤以致气脱。气的损伤也会引起津液的生成不足，或津液郁滞不行；津液停滞日久，则成为痰饮水湿等病理产物，引起气机失调，代谢失常。临床上治疗津液停滞病证，多以补气行气，结合燥湿化痰，利水之法治之。

（孟静岩）

qì

气（qi）　构成人体及维持生命活动的最基本要素。人体之气包括元气、宗气、营气、卫气、脏腑之气、经络之气等。

历史沿革　在中国古代哲学中，气是一个非常复杂而重要的范畴，是天地万物的最根本要素，其存在于天地之中运行不息且无形可见，是构成天地万物的本原或本体，也是万物相互联系与感应的中介，天地间的一切事物，都是气的运动与变化的结果。通常认为，气是无形而运行不息的极细微物质，是宇宙万物生成的本原。如《庄子·知北游》："通天下一气耳。"《公羊传解诂·隐公元年》："元者，气也。无形以起，有形以分，造起天地，天地之始也。"均说明气是天地万物的本源。《黄帝内经》将哲学中气的概念引入中医学领域，研究人的生命规律，探讨人与自然的关系。如《素问·宝命全形论》："人以天地之气生，四时之法成。""天地合气，命之曰人。"认为人体之气的化生源于先天，需后天自然界清气和水谷之气的不断补充。如《灵枢·刺节真邪》："真气者，所受于天，与谷气并而充身者也。"真气是元气，是人体最重要的气，是生命活动的原动力。《灵枢·邪客》："宗气积于胸中，出于喉咙，以贯心脉，而行呼吸焉。"《素问·痹论》："营者，水谷之精气也。和调于五藏，洒陈于六府，乃能入于脉也。""卫者，水谷之悍气也。其气慓疾滑利，不能入于脉也。"从上述原文可以看出，《黄帝内经》指出了不同层次的各种气的含义及其分布与功能等。《难经·四十二难》："气主煦之。"强调了气的温煦作用。东汉·张仲景在《伤寒论》和《金匮要略》中，对气的认识更多地体现在疾病的治疗方面，如半夏厚朴汤、四逆散等皆为调气之方。金·李杲则重视调理脾胃之气。如《脾胃论·脾胃虚实传变论》："元气之充足，皆由脾胃之气无所伤，而后能滋养元气；若胃气之本弱，饮食自倍，则脾胃之气既伤，而元气亦不能充，而诸病之所由生也。"明·孙一奎《医旨绪余·原呼吸》："人一离母腹时便有此呼吸……平人绝谷，七日而死者，以水谷俱尽，脏腑无所充养受气也。然必待七日而死，未若呼吸绝而即死之速也。"明·张介宾《景岳全书·疾病类》："气之在人，和则为正气，不和则为邪气。"清·喻昌《医门法律·明胸中大气之法》中，称宗气为"大气"，认为胸中大气最为重要。其曰："天积气耳，地积形耳，人气以成形耳。惟气以成形，气聚则形存，气散则形亡。气之关于形也，岂不巨哉？然而

身形之中，有营气，有卫气，有宗气，有脏腑之气，有经络之气，各为区分。其所以统摄营卫、脏腑、经络，而令充周无间，环流不息，通体节节皆灵者，全赖胸中大气，为之主持。"清·高世栻《医学真传·气血》："气为重，血为轻，故血有不足可以渐生，若气不立即死矣。"由此可见，历代医家对气的阐释颇多，难以尽举，所论之间包括了气的概念、气的分类、气的生理与病变，乃至指导临床治疗等诸多方面。

基本内容 人体之气，是活力很强的物质，构成人体并维持生命活动；在体内运行不息，也是生命活动的基本动力。人体之气，来源于先天之精所化生的先天之气，饮食物中的水谷之气和吸入人体的自然界之清气；通过肾、脾胃和肺等脏腑的功能活动，而化生为一身之气。肾藏精，肾精所化生的为先天之气，即元气，是人体之气的根本。肾精充足，封藏固密，则所化生的元气充足。若肾失封藏，肾精耗失，则元气乏源而虚衰。水谷之气依赖于脾胃受纳、运化饮食物而产生，是人体之气的主要来源。先天之精气，依赖水谷之气的充养，才能不断充实。若脾胃功能失常，饮食物不能充分消化，水谷之气生成减少，则会影响一身之气的生成。所以《灵枢·五味》："谷不入，半日则气衰，一日则气少矣。"肺主呼吸，肺吸入的自然界清气与脾所转输的水谷之气相合，化为宗气。若肺的主气功能失常，宗气的生成随之减少，导致一身之气的虚衰。总之，人体之气的生成，是需要肾、脾、胃、肺等脏腑的共同作用。如果脏腑功能失调，均会影响气的生成，从而形成气虚的病理变化。人体之气

不断运动。如《灵枢·脉度》："气之不得无行也，如水之流，如日月之行不休。"气的运动称为气机，不同的气有不同的运动形式，但可概括为升、降、出、入四种基本形式。升，即气自下而上的运动；降，指气自上而下的运动；出，是气从内向外的运动；入，为气自外向内的运动。气的升、降、出、入运动，体现在脏腑经络形体官窍的功能活动过程中。精、血、津液也由气的升降出入推动和调节，才能在体内运行输布，濡养全身。人体各脏腑之间、脏腑与经络、脏腑与形体官窍等错综复杂的联系，必须通过气的运动而实现。此外，人与外界环境的联系和协调，如人与自然之气的通应关系等，均离不开气的升降出入运动。

作用与意义 人体之气的升与降、出与入是相辅相成的。人体不同的气，运动形式各异。如元气从下焦而上行，宗气从上焦而下行，属气的升与降运动；营气与卫气，昼则营气随卫气出于表，夜则卫气随营气而入于里，属气的出入运动。先天之气、水谷之气和自然清气，在体内通过升降出入的运动，才能气化而分布全身。人体的脏腑、经络、形体、官窍，是气的升降出入场所。如《素问·六微旨大论》："升降出入，无器不有。故器者，生化之宇。"因此，气的升降出入运动，体现在脏腑、经络的功能活动中。从五脏部位而言，心肺在上，其气宜降；肝肾在下，其气宜升；脾胃居中，脾气升胃气降，为气机升降之枢纽。从五脏功能而言，肺主呼吸，肾主纳气；肝主升发，肺主肃降；脾主升清，胃主降浊；心火下降，肾水上承，而心肾相交等，说明五脏的生理

功能及其相互关系的协调，均取决于气的升降出入运动。六腑以通为用，腑气以降为顺，如胃受纳腐熟水谷，小肠的泌别清浊，大肠的传导糟粕，膀胱排尿等，均离不开腑气的下降。而六腑的功能活动，关系到水谷精微、津液的转输等，降中寓有升意。在脏腑经络、形体官窍的生理活动中，气的升降出入运动有所侧重，如肝、脾主升，心、胃主降，肾主升、肺主降等。而肺主宣发与肃降，蕴含了升、降、出、入四种形式。在人的生命活动中，气的升与降、出与入之间必须协调平衡。气的升降出入运动协调平衡，即气机调畅。气的升降出入失调，即为气机失调的病理状态。气机失调有多种表现形式，主要有气滞、气逆、气陷、气闭、气脱等。气在人体中的运动过程，体现出多种功能。不同气有不同功能，如元气、卫气等，不同脏腑之气功能各异。概括各种气的功能主要有：①推动作用。推动人体的生长发育和生殖功能；推动脏腑经络的生理活动，包括饮食物的消化吸收和糟粕的排泄；推动精血津液的生成和运行输布等。如果人体之气不足，推动和激发作用减弱，则生长发育迟缓，生殖功能减退，或早衰。各脏腑之气，推动各脏腑的功能活动。如心气推动血液在脉道运行，肺气推动呼吸运动和水液输布，脾气推动饮食物的消化吸收和精微的转输，肾气推动水液的气化。脾、肺、肾三脏之气的综合作用，则推动了人体津液的生成、输布和排泄。如果某些脏腑气虚而推动不力，相关的生理功能就会减弱。如出现消化吸收功能障碍，精血津液生成不足和运行迟缓，从而引起精血亏虚，血液瘀滞和

水液停聚等病理变化。②温煦作用。气的温煦作用，在不断运动中实现。气能温煦形体，而保持正常体温；温煦脏腑，以维持其生理功能；温煦精、血、津液等，使其正常的运行输布。人体中具有温煦作用的气称为阳气，若阳气不足，温煦作用减退，则会出现畏寒怕冷，四肢不温，脏腑功能失常，精气津液代谢障碍等。③防御作用。有两方面，一方面能护卫肌表，防御外邪入侵；另一方面是邪气入侵，引发疾病，则与病邪抗争，而驱邪外出或战胜邪气，降低或终止邪气对人体的损害，尽快恢复健康。因此，气虚，防御作用降低，邪气则容易侵入。正如《素问·评热病论》所云："邪之所凑，其气必虚。"④固摄作用。主要指气对精、血、津液有统摄的功能。如固摄血液，使其在脉中运行，而不溢于脉外，主要是脾气的作用。固摄津液，表现在汗液、唾液、尿液等，使其有节制的排出。固摄精液，主要是对生殖之精的固摄，如肾的封藏固摄等。若气虚固摄作用不足，可见肌衄、便血、尿血、自汗、多尿，以及遗精、早泄等。⑤气化作用。气化，是指气的运动产生的变化。在气的运动过程中，存在着气、血、津液、精等物质的产生、运行、排泄等，也伴随着气、血、津液、精之间的相互转化。在生命过程中，有气的运动就有气化，气的运动停止了，气化过程也会停止，人的生命活动也将停止。人体生命过程中的脏腑功能、物质代谢等都是气化的过程。如饮食水谷化为水谷精微，进而化为精、气、血、津液；精血互化，血汗同源等，都是气化作用的体现。脏腑功能也是气化过程，正如《素问·灵

兰秘典论》所云："膀胱者，州都之官，津液藏焉，气化则能出矣。"人体之气的不断运动，体现了生命的活力。气的失调，有气虚和气机失调。气虚则生命活动不足，如推动作用、温煦作用功能减退等，常见神疲乏力，气短懒言，自汗，舌淡，苔白，脉虚，并易患感冒。气机失调，常见气滞、气逆、气陷、气闭、气脱。气滞的临床表现，以闷、胀、痛为主；气逆以肺、胃、肝之气上逆为主，故常见咳喘气急，恶心呕吐，头目胀痛等临床表现。气陷主要是脾气不足，升举无力，在脾气虚的基础上，见有胃下垂，子宫脱垂，脱肛等。气闭是气的出入受阻，气机突然郁闭，而致昏厥。气脱是气虚至极，脱于外而不能内守，常见面色苍白，汗出不止，目闭口开，二便失禁，脉大无根等症状。因此，应时时顾护气的盈亏与运行，是养生延年与防治疾病的重要法则。

(张国霞)

qìjī

气机 (functional activity of qi)

气的运动。人体之气是不断运动的精微物质，通过气的运动而实现气的推动、温煦、防御、固摄、气化等功能活动。

历史沿革 气机理论，首见于《黄帝内经》。如《素问·六微旨大论》："气之升降，天地之更用也……升已而降，降者谓天；降已而升，升者谓地。天气下降，气流于地；地气上升，气腾于天。故高下相召，升降相因，而变作矣……出入废则神机化灭，升降息则气立孤危。故非出入，则无以生长壮老已；非升降，则无以生长化收藏。是以升降出入，无器不有。"论中通过论述自然界阴阳之气的升降相因、形气相感、

息息相应，来解释人体的生命活动。又如《素问·阴阳应象大论》："清气在下，则生飧泄；浊气在上，则生䐜胀……清阳出上窍，浊阴出下窍；清阳发腠理，浊阴走五藏；清阳实四肢，浊阴归六府。"还提出："其高者，因而越之；其下者引而竭之；中满者，泻之于内；其有邪者，渍形以为汗；其在皮者，汗而发之；其慓悍者，按而收之；其实者，散而泻之。"从人体的生理、病变、治疗方面，阐述了气机升降学说的内涵。

后世医家在《黄帝内经》的基础上，对气机又有新的认识。东汉·张仲景《伤寒论》："阳明之为病，胃家实是也。"此为热入阳明，阳明经气不得通降；"少阳之为病，口苦、咽干、目眩也。"此为少阳郁热上逆所致。金·刘完素《素问玄机原病式》："人之眼、耳、鼻、舌、身、意、神识，能为用者，皆由升降出入之通利也。有所闭塞，则不能为用也。"又提出："在表者发之，在里者下之，在上者涌之，在下者泻之；身表热者，内疏之；小便涩者，分利之。"继《黄帝内经》之后，自刘完素始，气机升降出入理论，才真正在理论层面上丰富起来。金·张元素《医学启源·下卷》，在"气味厚薄寒热阴阳升降之图"中，详细归类了药物的升降浮沉之性，创制了药类法象。金·李杲《脾胃论·升降浮沉之间论》："盖胃为水谷之海，饮食入胃，而精气先输脾归肺，上行春夏之令，以滋养周身，乃清气为天者也。升已而下输膀胱，行秋冬之令，为传化糟粕转味而出，乃浊阴为地者也。"指出脾升胃降的重要作用。元·朱震亨《丹溪心法·六郁》："气血冲和，万病不生，一

有怫郁，诸病生焉。"指出气机失常导致六郁病的发生。清·叶桂《临证指南医案·脾胃》："脏宜藏，腑宜通，脏腑之体用各殊也……纳食主胃，运化主脾，脾宜升则健，胃宜降则和……太阴湿土，得阳始运；阳明燥土，得阴自安。以脾喜刚燥，胃喜柔润也，仲景急下存津，其治在胃；东垣大升阳气，其治在脾。"清·黄元御《四圣心源·劳伤解》："泻水补火，扶阳抑阴，使中气轮转，清浊复位。"指出脾胃的协调治疗，注重中气等。清·周学海《读医随笔·升降出入论》："气亢于上者，抑而降之；陷于下者，升而举之；散于外者，敛而固之；结于内者，疏而散之。"提出气机失常的具体治法。后世医家逐渐应用这一理论，来阐释人体的生理、病理现象，归类药物和方剂的性能，确立治则治法，并指导各种疾病的辨证论治，使其逐渐完善，成为比较系统的理论。

基本内容 人体之气以升、降、出、入为基本形式，人体之气的升与降，代表上下运动；出与入，代表内外运动。气的升降出入运动之间协调平衡，气才能畅通无阻，保证机体各项生理功能活动的正常。这种正常状态，又称为"气机调畅"。人体的脏腑、经络、形体、官窍，都是气升降出入的场所；气的升降出入运动，通过推动、温煦、防御、固摄、气化等作用，实现脏腑经络等的正常功能活动。一般而言，心肺在上，其气下降；肝肾在下，其气上升；脾胃居中，为升降出入的枢纽。使机体上下内外保持通畅，气机不调，气的升降出入失调，可能导致各种疾病的发生。

作用与意义 气的升降出入

运动，对于人体生命活动至关重要。人的生命活动，离不开气的运动。如人与自然之间，依靠气的运动来实现清气的吸入，浊气的排出；食物的摄入、糟粕的排出；水液的饮入，汗和尿液的排出等。人体之内，水谷精微之气，肾中精气，肺吸入的清气，都必须通过气的升降出入运动才能布散全身，血与津液又需要气的运行到达五官九窍、四肢百骸，发挥各自的生理功能。正确认识气机的正常状态与病理变化，对于临床调治气机失调的病态，具有重要指导意义。

（孟静岩）

shēngjiàngchūrù

升降出入（ascending，descending，exiting and entering of qi）气运动的四种基本形式。升，指气自下而上的运动；降，指气自上而下的运动；出，指气由内向外的运动；入，指气由外向内的运动。气的运动，是一切生命体进行生命活动的根本保证。

历史沿革 升降出入是气运动的基本形式，万物都处在不断地运动之中。《素问·五运行大论》："论言天地之动静，神明为之纪，阴阳之升降，寒暑彰其兆……"指出天地动静变化是阴阳的升降。《素问·六微旨大论》："升已而降，降者谓天；降已而升，升者谓地。天气下降，气流于地；地气上升，气腾于天。故高下相召，升降相因，而变作矣。"论述天地之气的运动协调。《灵枢·顺气一日分为四时》："春生夏长，秋收冬藏，是气之常也，人亦应之。"论述四季的自然变化规律。《素问·六微旨大论》："出入废则神机化灭，升降息则气立孤危。故非出入则无以生长壮老已；非升降则无以生长化收藏。

是以升降出入，无器不有。"指出升降出入在万物和人体中具有重要作用。《素问·举痛论》："余知百病生于气也。怒则气上，喜则气缓，悲则气消，恐则气下，寒则气收，炅则气泄，惊则气乱，劳则气耗，思则气结……。"指出百病生于气机失调。《素问·五藏别论》："六府者，传化物而不藏，故实而不能满也。所以然者，水谷入口，则胃实而肠虚。食下，则肠实而胃虚。"论述六腑之气通降下行的特点。《素问·逆调论》："胃不和则卧不安。"指出胃失和降而导致睡眠不安。《素问·宣明五气》："膀胱不利为癃，不约为遗溺。"论述膀胱气机失常导致的病理变化。《素问·阴阳应象大论》："其高者，因而越之；其下者，引而竭之；中满者，泻之于内；其有邪者，渍形以为汗；其在皮者，汗而发之；其慓悍者，按而收之；其实者，散而泻之。"论述升降出入理论在治疗中的应用。《素问·至真要大论》："近者奇之，远者偶之；汗者不以奇，下者不以偶；补上治上制以缓，补下治下制以急；急则气味厚，缓则气味薄。适其至所，此之谓也。"论述组方用药中的升降出入理论。《素问·四气调神大论》："春三月，此谓发陈……广步于庭，被发缓形，以使志生……夏三月，此为蕃秀，天地气交，万物华实，夜卧早起……秋三月，此谓容平，天气以急，地气以明，早卧早起……冬三月，此谓闭藏，水冰地坼，无扰乎阳，早卧晚起……。"论述升降出入理论在四季养生中的作用。《金匮要略·脏腑经络先后病脉证》："千般疢难，不越三条；一者，经络受邪，入藏府，为内所因也；二者，四肢九窍，血脉相传，壅塞不通，为

外皮肤所中也；三者，房室、金刃、虫兽所伤。以此详之，病由都尽。"指出疾病发生的本原为气升降出入失司。清·何梦瑶《医碥·杂症》："而静藏不致于枯寂，动泄不致于耗散，升而不致于浮越，降而不致于沉陷，则属之脾，中和之德之所主。"论述了脾主升降的功能。清·周学海《读医随笔·证治总论》："升降出入者，天地之体用，万物之橐籥，百病之纲领，生死之枢机也。"指出气升降出入的重要性。

基本内容 人体之气处于升降出入运动的四种形式中。自然界的气处于升降出入运动的四种形式中，人体也不例外。升降指气的上升与下降，是气在人体内部的运动形式，出入则是内外气的交换形式。因此，升降出入为生命活动的根本保证。气在人体的升降出入运动虽然不易直观，但气能推动和激发人体各种生理功能，并且具体体现于脏腑经络形体官窍的生理活动中。如脾的升清，胃的降浊，肝的升发，肺的宣发肃降，心火下交于肾、肾水上济于心等，脏腑气机共处于升降、出入的协调运动之中。气的运动正常，称为"气机调畅"。气的升、降、出、入运动，只有在相对协调平衡的状态下，才能发挥其维持人体生命活动的作用。即只有在"气机调畅"的状态下，气才能充分发挥其温煦、推动、防御、固摄、气化等五项主要生理功能，从而维持人体的正常生命活动，使人保持健康状态，延年益寿。反之太过与不及都会导致气的运动失常，称为"气机失调"，亦即病理状态。气机失调主要有：气滞、气逆、气陷、气脱、气闭等病理变化。

（孟静岩）

shēngjiàngjùsàn

升降聚散（ascending, descending, gathering and scattering of qi） 气的运动形式，又可以概括为升降和聚散两类。升与降，聚与散，虽是相对独立的运动形式，但彼此之间保持着密切的协调关系。

升降聚散的概念，来自于气化学说。《庄子·知北游》："人之生，气之聚也。聚则为生，散则为死。"是以聚散论人生之始终。《庄子·至乐》："气变而有形，形变而有生。"而《素问·六节藏象论》："气合而有形，因变以正名。"《素问·六微旨大论》："天气下降，气流于地；地气上升，气腾于天。故高下相召，升降相因而变作矣。"指出气的升降和聚散的运动状态。

气的运动，称为气机。气机可以表现为升降出入聚散几种形式。升降聚散，强调的是气能够组成事物并推动其变化的特点。其内容包括：①升降，是气的运动的最基本形式，也是事物变化的根本动力。人体之气与自然之气相应，天地之气升降影响人体之气升降，人体之气的升降推动并影响人体各种生理机能的进行。②聚散，是指当气聚时则化为有形之物，当气散时则变为无形之太虚。这是一种相对的概念，在人体则表现为人体的形成和死亡，人生则气聚，人亡则气散。同时聚散在人体之气又表现为各种物质的相互转化，如精气互化、津血互生等。

自然界中气的升降聚散，促进事物的运动和变化；人体中气的升降聚散，表现在气的升降出入作用上；人体当气的升降出入正常时，脏腑气血的功能正常，才能维持正常的生命活动。反之，

当升降聚散异常时，在自然界将影响四时气候的变化，在人体将影响脏腑气血的功能，而产生一系列病理变化。

（孟静岩）

qìhuà

气化（qi transformation） 气的运动所产生的各种变化。广义指人体内气机的运行变化，如脏腑的功能作用，气血的输布流注，脏腑之气的升降、开阖等，都有"气化"的含义。狭义指脏腑的某种功能，如三焦对水液的调节，称"三焦气化"；肾与膀胱的生成尿液、排尿功能，称"肾的气化""膀胱气化"，即为气化的作用。

历史沿革 气化一词，首见于《黄帝内经》。《素问·天元纪大论》："物之生谓之化""在天为气，在地成形，形气相感而化生万物矣。"《素问·气交变大论》："善言气者，必彰于物。"《素问·六微旨大论》："故非出入，则无以生长壮老已；非升降，则无以生长化收藏。是以升降出入，无器不有。故器者生化之宇，器散则分之，生化息矣。"《素问·灵兰秘典论》："膀胱者，州都之官，津液藏焉，气化则能出矣。"指出膀胱的气化作用。从自然到人体指出气化的含义和内容。《诸病源候论·五脏六腑诸候》："膀胱象水，王于冬，足太阳其经也，肾之腑也。五谷五味之津液悉归于膀胱，气化分入血脉，以成骨髓也。而津液之余者，入胞则为小便。"进一步指出膀胱的气化作用。金·刘完素《素问玄机原病式·寒类》："然六气不必一气独为病，气有相兼。"指出"六气兼化"之说。元·朱震亨《格致余论·相火论》："天主生物，故恒于动；人有此生，亦恒于动。皆相火之为也。"又曰："天非此火不能生物，人非此火不能有生。"指出"相火"为人体气化之本，是万物生化之源。明·孙一奎《赤水玄珠·肾无痘辨》："人之所以有生，全赖此动气为生生不息之根，有是动则生，无是动则呼吸绝而物化矣。"清·唐宗海《血证论·阴阳水火气血论》："人身之气，生于脐下丹田气海之中。脐下者，肾与膀胱，水所归宿地也。"指出水气互化。更加明确三焦气化。唐宗海还在《中西医汇通医经精义》指出："惟西洋医学则止就人身形质立论，不知人之气化实与天地同体也""西医剖割视验，止知其形，不知其气，以所剖割只能验死尸之形，安能见生人之气化也。"是以"气化"来概括中医学对整个生命活动的认识。民国·张锡纯《医学衷中参西录》："人之一身，皆气所撑悬也。此气在下焦为元气，在中焦为中气，在上焦为大气。"

基本内容 人体气化活动的形式表现为：①人与自然界间相互通应的关系。在自然界气化运动中，天地之精气进入人体，天气通于肺，地气通于脾，通过人体的气化作用，将其转化为气血，从而充养脏腑经络。②人体脏腑之气的升降出入的运动变化，即通过脏腑的肝升肺降、脾升胃降及心肾相交等气化作用，推动脏腑功能活动。③人体的物质转化过程，如化赤成血、津液代谢、精气和精血的转化等，都是人体内直接受到气化调控的非常复杂的生理过程，涉及多个脏腑。故在津液代谢气化过程中，形成了与肺、脾、肾、三焦、膀胱等脏腑相互发生作用的结果，推动了机体一系列的生理活动。运用气化理论指导临床，通过调节气机的升降出入，敛散开阖，扶助正气，抗御外邪，调节情志，确立相应的治疗原则，应用适宜的治疗方法，具有重要的临床应用价值。

（孟静岩）

yuánqì

元气（primary qi） 由先天之精所化生而藏于肾中，靠后天水谷之精充养，维持人体生命活动的基本物质与原动力。又称原气，元真。

历史沿革 元气，原为哲学用语，指构成万物的原始物质。中医学将元气解释为人体生命活动的原动力，《难经》首先对元气进行了具体论述。指出元气是人体生命的根本。《难经·十四难》："脉有根本，人有元气，故知不死。"元气起源于肾，是人体之气的源泉。如《难经·八难》："所谓生气之原者，谓肾间动气也。"命门又是元气之所在。如《难经·三十六难》："命门者，诸神精之所舍，原气之所系也。"三焦是元气运行的通道。如《难经·三十六难》："言三焦……有原气之别焉，主持诸气。"元气又可称为元真。如东汉·张仲景《金匮要略·脏腑经络先后病脉证》："若五脏元真通畅，人即安和。"金·李杲提出脾胃元气学说，论述脾胃与元气的关系。如《脾胃论·脾胃虚实传变论》："元气之充足，皆由脾胃之气无所伤，而后能滋养元气。""真气又名元气，乃先身生之精气也，非胃气不能滋之。"论述相火与元气的关系。如《脾胃论·饮食劳倦所伤始为热中论》："相火，下焦胞络之火，元气之贼也。"明·张介宾发挥了元气与命门的关系，将元气与命门的阴阳水火联系起来。如《景岳全书·传忠录》："其在人身，是即元阴元阳，所谓先天之元气也。欲得先天，当思根柢。命门为受生之窍，为水火之家，此即先天之北阙也。""元阳者，即无形之火，亦曰元气。"明·李时珍指出元气与督任二脉的关系。如《奇经八脉考·督脉》："任督二脉，人身之子午也。此元气之所由生，真息之所由起。"清·陈士铎具体解释五脏与命门元气的关系。如《石室秘录·伤寒相舌秘法》："心得命门而神明有主，始可以应物。肝得命门而谋虑……小肠得命门而布化，肾得命门而作强，三焦得命门而决渎，膀胱得命门而收藏。"清·唐宗海阐述丹田与元气的关系。如《血证论·脏腑病机论》："肾者水脏，水中含阳，化生元气，根结丹田。"民国·张锡纯提出了元气运行与肝的关系。如《医学衷中参西录·医案》："元气之上行，原由肝而敷布。而元气之上脱，亦即由肝而疏泄也。"

基本内容 元气是人体最根本的气，具有推动人体生长发育、温煦和激发脏腑经络的生理功能，通过三焦运行于全身。元气来源于先天之精，在出生后又必须靠脾胃化生的水谷之精不断充养才能充足。元气盛衰，不完全取决于先天禀赋，与脾胃运化水谷精气的功能密切相关。脾胃功能正常，则元气化生有源，发挥正常的生理功能。狭义的元气指藏于肾中，由禀受于父母先天之精所化的先天之气；广义的元气，指先后天共同作用的人体之气。

(孟静岩)

zhēnqì

真气（vital qi） 维持生命活动最基本的精微物质，为生命活动的原动力。又称元气，原气。"真气"的含义，包括狭义和广义两部分。狭义指受禀于父母的先天之精所化生的先天之气，是人身

之气的根本。广义指一身之气，包括先天之气和后天之气。真气一词，在《黄帝内经》中最早代指先天之气。如《灵枢·刺节真邪》："真气者，所受于天，与谷气并而充身也。"《素问·离合真邪论》："真气者，经气也。"喻为经脉之气。在《素问·上古天真论》："恬淡虚无，真气从之。精神内守，病安从来。"真气代表人体一身之气。在《难经·十四难》："脉有根本，人有元气，故知不死。"又称"元气"或"原气"。《难经·三十六难》："命门者，诸神精之所舍，原气之所系也。"

(孟静岩)

zōngqì

宗气（pectoral qi） 由水谷精微之气与自然界清气相结合而成，属后天之气。

宗气理论源自《黄帝内经》。《灵枢·邪气藏府病形》："其宗气上出于鼻而为臭……。"清·张志聪《黄帝内经灵枢集注·邪气藏府病形》注曰："宗气者，胃腑所生之大气。积于胸中，上出于肺以司呼吸，故出于鼻而为臭……。"《灵枢·邪客》："故宗气积于胸中，出于喉咙，以贯心脉，而行呼吸焉。"论述了宗气的来源。如《灵枢·根结》："宗气者，阳明之所生，上出于喉以司呼吸，而行于四肢。"虚里是诊察宗气的部位。如《素问·平人气象论》："胃之大络，名曰虚里，贯膈络肺，出于左乳下，其动应衣，脉宗气也……。"又曰："盛喘数绝者，则病在中，结而横有积矣。绝不至曰死，乳之下，其动应衣，宗气泄也。"通过诊察虚里的变化判断宗气的盛衰。宗气不行与血运的关系。如《灵枢·刺节真邪》："宗气不下，脉中之血，凝而留止。"宗气是脏腑营卫

之气的来源。如明·孙一奎《医旨绪余·宗气营气卫气说》："宗气者，为言气之宗主也……及其行也，肺得之而为呼，肾得之而为吸，营得之而营于中，卫得之而卫于外。"宗气下资丹田之气。如明·张介宾《类经·针刺类》："宗气，大气也。大气者，留止于上下之气海。其下者蓄于丹田，注足阳明之气街而下行于足；其上者积于胸中，出于息道而为呼吸。"清·周学海论述宗气与呼吸言语等的关系。如《读医随笔·证治总论》："宗气者，动气也。凡呼吸、言语、声音，以及肢体运动，筋力强弱者，宗气之功用也。"宗气充足是气血运行的首要保障。如清·喻昌《医门法律·虚劳门》："上气之虚，由胸中宗气之虚，故其动之应手者，无常耳，乃知无常之脉，指左乳下之动脉为言。有常则宗气不虚，无常则宗气大虚，而上焦之气怯怯不足也。"

宗气是一身之气的重要组成部分，宗气的生成关系到一身之气的盛衰，宗气是人出生后从后天获得，由肺所吸入的自然清气和脾胃化生的水谷精气结合而成。宗气积于胸中，以三焦为通道，具有行呼吸、行气血和资先天的作用。宗气行于脉道则为营气，行于脉外则为卫气，入脏腑则为脏腑之气，行于经络则为经络之气。

(孟静岩)

yíngqì

营气（nutrient qi） 运行于脉中，具有濡润营养作用的人体之气。又称营阴，营血。

营气理论源自《黄帝内经》，书中设有专门的篇章论述。如《灵枢·营气》："营气之道，内谷为宝，谷入于胃，乃传之肺，流溢于中，布散于外。精专者行

于经隧，常营无已，终而复始，是谓天地之纪。"论述了营气的来源及运行。《素问·痹论》："营者，水谷之精气也。和调于五藏，洒陈于六府，乃能入于脉也。故循脉上下，贯五藏，络六府也。"说明了营气的生成和功能。《灵枢·营气》："故气从太阴出注手阳明，上行注足阳明，下行至跗上，注大趾间，与太阴合，上行抵髀……入脐中，上循腹里，入缺盆，下注肺中，复出太阴，此营气之所行也，逆顺之常也。"论述了营气运行的路线。《难经·三十难》："经言：人受气于谷，谷入于胃，乃传与五脏六腑，五脏六腑皆受于气。其清者为荣，浊者为卫。荣行脉中，卫行脉外，营周不息，五十而复大会，阴阳相贯，如环之无端，故知荣卫相随也。"指出营卫之气相随而运行。《灵枢·营卫生会》："老者之气血衰，其肌肉枯，气道涩，五藏之气相搏。其营气衰少，而卫气内伐，故昼不精，夜不瞑。"说明营卫之气与睡眠的关系。唐·孙思邈《备急千金要方·卷九》："夫病常自汗出者，此为营气和，营气和而外不解，此为卫气不和也。"此言汗出与营卫的关系。清·叶桂创立了三焦卫气营血辨证来治疗温病，运用营气理论诊治络病。《临证指南医案·癥瘕》："久痛在络，营中之气结聚成癥，始而夜发，继而昼夜俱痛，阴阳两伤。遍阅医药，未尝说及络病。便难液涸，香燥须忌（营络气聚结瘕）。青葱管、新绛、当归须、桃仁、生鹿角、柏子仁。"

营气在脉中运行不休，是血液的重要组成部分，来源于脾胃所化生的水谷精微，水谷之气中精微的部分化为营气。营气随血脉运行全身五脏六腑及四肢百骸，具有化生血液和营养全身的作用，为人体正常的生理活动提供物质基础。与卫气相对应，营为阴，故又称为营阴、营血。

（孟静岩）

yíngxíngmàizhōng
营行脉中 （nutrient qi flowing in the vessels）

营气运行于脉中，富有营养作用，在脉中营运不休。又称荣气。营气与卫气均为水谷精微所化生，但在人体内循行部位有所不同，卫气运行于脉外，营气行于脉内。

营行脉中的概念，首见于《黄帝内经》。《灵枢·营卫生会》："人受气于谷，谷入于胃，以传于肺，五藏六府，皆以受气……营在脉中，卫在脉外，营周不休。"《素问·痹论》："荣者，水谷之精气也。和调于五藏，洒陈于六府，乃能入于脉也。故循脉上下，贯五藏，络六府也。"明确指出营气出于水谷精微，行于脉中，营养全身。而《灵枢·营卫生会》："中焦……此所受气者，泌糟粕，蒸津液，化其精微，上注于肺脉，乃化而为血，以奉生身，莫贵于此。故独得行于经隧，命曰营气。"则进一步强调了营气的来源和营养属性。明·李中梓《诊家正眼·脉之名义》："营血为阴，故行脉中；卫气为阳，故行脉外也。"从阴阳角度阐述了营卫关系。

营气为水谷精微所化生，出于中焦，与血共行于脉中，对全身脏腑形体官窍起到濡养作用。由于营气在脉中，因而是血液的重要组成部分。营与血关系密切，可分不可离，故常营血并称。营气的主要功能包括两个方面：①化生血液。营气与津液调和，共同注于脉中，化生血液，维持人体血量的充足。②营养全身。

营行脉中，与血同行，流注于全身，对五脏六腑形体官窍起到滋润濡养作用，为其功能活动提供物质基础。因此，营气充足才得以发挥其营养全身的作用。营气化生血液和营养全身的功能，是相互联系、密切配合的。若营气亏少，则会引起血液减少而影响对全身的营养作用，导致各种病理变化的产生。

（孟静岩）

wèiqì
卫气 （defensive qi）

运行于脉外，具有护卫机体作用的人体之气。卫属阳，又称卫阳。

卫气理论源于《黄帝内经》，书中单列一篇以论述卫气。《素问·痹论》："卫者，水谷之悍气也。其气慓疾滑利，不能入于脉也。故循皮肤之中，分肉之间，熏于肓膜，散于胸腹。逆其气则病，从其气则愈。"论述了卫气的来源。《灵枢·本藏》："卫气者，所以温分肉，充皮肤，肥腠理，司开合者也。"论述了卫气的功能。《灵枢·经脉》："饮酒者，卫气先行皮肤，先充络脉，络脉先盛，故卫气已平，营气乃满，而经脉大盛。"论述了酒在人体代谢运行的途径。《灵枢·营卫生会》："此外伤于风，内开腠理，毛蒸理泄，卫气走之，固不得循其道，此气慓悍滑疾，见开而出，故不得从其道。"论述了汗出与卫气的关系。《伤寒论·辨脉法》："寸口脉浮而紧，浮则为风，紧则为寒；风则伤卫，寒则伤荣；荣卫俱病，骨节烦疼，当发其汗也。"论述了脉象与营卫的联系。金·李杲《内外伤辨惑论·辨阴证阳证》："卫者，卫护周身于皮毛之间也。饮食内伤，亦恶风寒，是荣卫失守，皮肤间无阳以滋养，不能任风寒也。"论述了卫气亏虚，致使邪气入侵。清·叶桂将卫气营血发展为卫气营血辨证理论，论述温病的发展过程。如《温热论·卫气营血看法》："大凡看法，卫之后方言气，营之后方言血。"

卫气来源于脾胃所化生的水谷精微，水谷之精化为水谷之气，卫气是其中慓悍滑利的部分，行于脉外，护卫人体，避免邪气入侵，温煦全身，调节腠理的开阖。卫气内达脏腑，外而肌肉皮毛，都需要卫气的温养，以保证脏腑肌表的生理活动正常进行。卫气不足，则致外邪入侵，温煦功能低下，则易致风寒湿痹产生。卫气虚弱又可导致腠理开阖失司，致使机体出现无汗或少汗。

（孟静岩）

wèixíngmàiwài

卫行脉外（defensive qi flowing outside the vessels）

卫气运行于脉外。卫，指卫气。卫气与营气均为水谷精微所化生，但在人体内循行部位有所不同，营气运行于脉中，卫气运行于脉外。

卫行脉外的概念，始见于《黄帝内经》。如《灵枢·营卫生会》："人受气于谷，谷入于胃，以传与肺，五藏六府，皆以受气。其清者为营，浊者为卫，营在脉中，卫行脉外，营周不休，五十而复大会，阴阳相贯，如环无端。"同时，《素问·痹论》："其气慓疾滑利，不能入于脉也。故循皮肤之中，分肉之间，熏于肓膜，散于胸腹。"明确了卫气行于脉外的特点及其生理作用。明·李中梓《诊家正眼·脉义之要》："营血为阴，故行脉中；卫气为阳，故行脉外也。"从阴阳角度阐述了营卫关系。

卫气为水谷精微所化生，出于上焦，行于脉外，其性慓悍，运行迅速流利，具有温养内外，护卫肌表，抗御外邪，滋养腠理，开阖汗孔等功能。《素问·痹论》："卫者，水谷之悍气也。"因其性慓悍，故不能行于脉中，而外行肌腠皮毛，内循胸腹脏腑，布散全身。

（孟静岩）

zhōngqì

中气（splenogastric qi）

中焦脾胃对饮食水谷的运化能力。又称脾胃之气。简称脾气。

脾胃为后天之本，气血生化之源。如《素问·太阴阳明论》："脾者，土也，治中央，常以四时长四藏，各十八日寄治，不得独主于时也。"《素问·玉机真藏论》："五藏者，皆禀气于胃；胃者，五藏之本也。"《素问·五藏别论》："胃者，水谷之海，六府之大源也。"胃气是人生之本。如《素问·平人气象论》："平人之常气禀于胃，胃者，平人之常气也。人无胃气曰逆，逆则死。"脾胃之气受损出现的病理变化，如《素问·脉要精微论》："五藏者，中之守也。中盛藏满，气胜伤恐者，声如从室中言，是中气之湿也。"《素问·疟论》："肺素有热，气盛于身，厥逆上冲，中气实而不外泄。"中气不足，邪气入侵而发病，如《灵枢·口问》："故邪之所在，皆为不足。故上气不足，脑为之不满，耳为之苦鸣，头为之苦倾，目为之眩；中气不足，溲便为之变，肠为之苦鸣；下气不足，则乃为痿厥心悗。"运用中气理论处方用药。如金·李杲《脾胃论·脾胃胜衰论》："虽气不转，而脾胃中气不和者，勿去，但加厚朴以破滞气，然亦不可多用。"清·黄元御指出百病皆由中气不运，升降不司。如《四圣心源·劳伤解》："脾为己土，以太阴而主升；胃为戊土，以阳明而主降。升降之权，则在阴阳之交，是谓中气。胃主受盛，脾主消磨，中气旺则胃降而善纳，脾升而善磨，水谷腐熟，精气滋生，所以无病。"

中气是中焦脾胃对饮食水谷化生精微，进行消化、吸收、转输、升清降浊的功能。脾运化水谷，化生气血，滋养五脏六腑四肢百骸。脾胃为后天之本，为水谷精微和水液转输升降的枢纽，脾气主升，胃气主降，两者燥湿相济，升降相因，共为气血生化之源及后天之本。广义的中气，指代一身之气。

（孟静岩）

dàqì

大气（large meridian qi）

大气有广义与狭义之分，广义的大气指天地间的自然之气进入人体，积聚于胸中气海之气。狭义的大气，即宗气。

历史沿革　大气的具体概念，见于《黄帝内经》，而为后世医家所发挥。而诸多理论著作，将大气定义在宗气的范畴，而由此发展。《灵枢·五味》："其大气之搏而不行者，积于胸中，命曰气海，出于肺，循咽喉，故呼则出，吸则入。"《灵枢·病传》："大气入藏，腹痛下淫，可以致死，不可以致生。"指出大气为自然之气，又为外界之邪气。《金匮要略·水气病脉证治》："阴阳相得，其气乃行；大气一转，其气乃散。"清·喻昌在《医门法律·大气论》："五脏六腑，大经小络，昼夜循行不息，必赖胸中大气斡旋其间。"皆以宗气论大气。而张锡纯在前人认识的基础上，更进一步明确指出大气即胸中之气，亦即《黄帝内经》所言之"宗气"。民国·张锡纯《医学衷中参西录·大气诠》："元气藏于脐下，为先天生命之根柢，道家所谓祖气也。大气积于胸中，为后天全身之桢干，《内经》所谓宗气。祖为一身之远命脉，宗为一身之近命脉。命脉虽有远近，其关于人身之紧要相同。"论述了元气和大气对人体的重要意义。同时指出"至胸中之气，独名为大气者，诚以其能撑持全身，为诸气之纲领，包举肺外，司呼吸之枢机"。进而提出"大气下陷"的证候，症见气短不足以息，或努力呼吸，又似乎喘，危在顷刻；其兼证，或寒热往来，或咽干作渴，或满闷怔忡，或神昏健忘，种种病状，诚难悉数。其脉象沉迟微弱，关前尤甚；其剧者，或六脉不全，或参伍不调，并拟升陷汤依法治之。大气是中医学理论中的重要概念，其内容涵盖宽广而与其他中医学概念紧密联系。

基本内容　《黄帝内经》中，明确定义了大气为自然之气，指出大气与宗气的区别，在于宗气是大气的一部分；大气之中积聚在胸中并参与人体生理功能活动的部分为宗气，其生理功能则与宗气相应；进一步指出，宗气与大气相通，宗气在内，大气在外。以大气形容经脉之气，以经气论补法。更有以大气形容悍烈之邪气，指出其病理属性。故中医论大气，由外向内，由浅入深，而重点在与宗气的关系。大气与宗气，狭义上可以互通，广义上则大气包含宗气、宗气与大气相关。而以此为基础，中医学临床应用的相关补气疗法，以大气为本，应用颇广。大气是中医学理论中的重要概念，其内容涵盖宽广，大气之生理病理特性，与中医临床应用密切相关。

（孟静岩）

shuǐgǔ zhī qì
水谷之气（cereal nutrients of qi）　由饮食水谷经脾胃运化产生的精微物质。是维持人体生命活动的重要基本物质。

《黄帝内经》对于后天之气进行了详细论述，确立了脾胃为后天之本的观点。《灵枢·海论》："胃者，水谷之海。"《素问·灵兰秘典论》："脾胃者，仓廪之官，五味出焉。"《灵枢·五味》："水谷皆入于胃，五藏六府皆禀气于胃，故谷不入，半日则气衰，一日则气少矣。"论述后天水谷之气运行的方式。《素问·经脉别论》："饮入于胃，游溢精气，上输于脾，脾气散精，上归于肺，通调水道，下输膀胱，水精四布，五经并行，合于四时，五藏阴阳，揆度以为常也。"《素问·平人气象论》："人以水谷为本，故人绝水谷则死，脉无胃气亦死。"论述脾病与四肢的关系。如《素问·太阴阳明论》："帝曰：脾病而四支不用，何也？岐伯曰：四支皆禀气于胃，而不得至经，必因于脾，乃得禀也。今脾病不能为胃行其津液，四支不得禀水谷气，气日以衰，脉道不利，筋骨肌肉，皆无气以生，故不用焉。"金·李杲认为，后天脾胃病变是疾病产生的根源。如《脾胃论·脾胃胜衰论》："百病皆由脾胃衰而生也。"明·李中梓论后天胃气与疾病预后的关系。如《医宗必读·肾为先天本脾为后天本论》："见脾胃为后天之本，故著之脉曰：有胃气则生，无胃气则死。"

水谷之气，是人从出生后和人体生长发育过程中必需的营养物质之一。水谷之气来源于后天脾胃运化的水谷精微，当人体脾胃功能正常，水谷之气的化生则充足，脏腑形体官窍得以滋养；

反之，脾胃功能失常，水谷之气化生则不足，脏腑形体官窍则失养，由此产生各种病理变化。如脾胃虚弱不能运化水谷，则出现水谷之气不足的一派虚弱表现，症见神疲乏力、纳呆食少、面色萎黄、大便溏薄、消瘦等。临床治疗多从健脾胃入手，增强脾胃功能，达到使水谷之气健旺的目的。

（孟静岩）

zàngfǔ zhī qì
脏腑之气（visceral qi）　一身之气分布于脏腑的部分。是构成和维持脏腑功能活动的最基本物质。脏腑之气运行和谐，升降出入有度，使脏腑生理功能活动正常。

脏腑之气源于先天元气，肾气又是人体生殖之精，是人体之气的根本。如《素问·上古天真论》："女子七岁，肾气盛，齿更发长……七七任脉虚，太冲脉衰少，天癸竭，地道不通，故形坏而无子也。丈夫八岁，肾气实，发长齿更……七八肝气衰，筋不能动，天癸竭，精少，肾藏衰，形体皆极；八八则齿发去。"《难经》对于脏腑之气的论述尤其详细，不仅论述了脏腑之气的来源，而且论述了脏腑之气的作用。如《难经·十一难》："经言脉不满五十动而一止，一脏无气者，何脏也……今吸不能至肾，至肝而还，故知一脏无气者，肾气先尽也。"《难经·三十难》："经言：人受气于谷，谷入与胃，乃传与五脏六腑，五脏六腑皆受于气。其清者为营，浊者为卫，荣行脉中，卫行脉外，荣周不息，五十而复大会，阴阳相贯，如环之无端，故知荣卫相随也。"《难经·三十七难》："五脏之气，于何发起，通于何许，可晓以不？然。五脏者，常内阅于上七窍也。故肺气通于鼻，鼻和则知香臭矣。肝气通于目，目和则知黑白矣。脾气通于口，口和则知谷味矣。心气通于舌，舌和则知五味矣。肾气通于耳，耳和则知五音矣。"后代医家对于脏腑之气的认识不断加深，丰富了中医理论，用以指导临床实践。

人体之气分布到某一脏腑，即为某一脏腑之气，是构成脏腑的最基本的精微物质，维持和推动脏腑的正常生理功能。脏腑之气由脏腑之精所化生，脏腑之精来源于先天之精、后天水谷之精及自然界清气。由于不同脏腑功能有别，因此，脏腑之气的功能也各不相同，相互协调、共同维持正常的生命活动。五脏中，肝主疏泄、心主血脉、脾主运化、肺主宣发肃降、肾主生殖；六腑中，胃气宜降，胆气宜降，膀胱、大小肠宜通。

(孟静岩)

jīngluò zhī qì

经络之气（meridian qi） 为一身之气分布到经络的部分。经络运行之气及其功能活动。又称经气、脉气。

战国时期的《管子·水地》记载："水者，地之血气，如筋脉之通流者也。"将地上的水流比作筋脉流通的血气。《黄帝内经》书中，对经络进行了系统的论述，总结了《内经》以前关于经络的初步知识，完善了中医学的经络理论。对于经络之气与针刺的关系，《灵枢·九针十二原》："欲以微针通其经脉，调其血气，营其逆顺出入之会。皮肤经脉之血气。"在治病中，有时须针药结合。如清·张志聪《黄帝内经灵枢集注·邪气脏腑病形》："夫针者，所以调阴阳血气之不和。若血气皆少者，必须调以甘药，非

针之可能资生也。"针刺中，针下得到经气感应，为得气。如《灵枢·九针十二原》："刺之要，气至而有效。"如《素问·宝命全形论》："经气已至，慎守勿失。"明·杨继洲《针灸大成·经络迎随设为问答》："用针之法，候气为先。"得气之后，还须守气，后代医家在理论和临床实践中不断丰富经络学说，不断扩大对于经络之气的认识，使之指导临床实践。

经络之气是一身之气运行于经络系统的极细微物质，具有感应、传导和负载各种刺激的作用。经络之气通过针灸、按摩、拔罐等从体外向体内的刺激方法，将信息传达到病所，从而达到治疗的作用。经络之气，包括经脉之气、络脉之气及奇经八脉之气。经络之气，来源于宗气和元气。经络之气在经脉中的运行，如环无端、周而复始。能够调节全身脏腑机能，运行气血，协调阴阳，联络脏腑形体官窍，传导感应信息，使机体保持正常的生理状态。

(孟静岩)

màiqì

脉气（vessel qi） 运行于脉中的精气。

《黄帝内经》对脉气进行了详细论述，指代和运用不尽相同。指脉中的水谷之气。如《素问·经脉别论》："食气入胃，浊气归心，淫精于脉。脉气流经，经气归于肺，肺朝百脉，输精于皮毛。"《黄帝内经灵枢集注·口问》："脉气生于中焦后天之水谷，本于下焦先天之阴阳。"阐明寸口为肺经所主，脏腑气血流经之处，诊寸口可知脏腑气血盛衰。如《黄帝内经灵枢集注·经脉》："血脉内生于脏腑，外合于六气，以脉气分而论之，病在六气者，

现于人迎气口，病在气而不在脉也。"代指经络之气。如《灵枢·官针》："微内针内久留之，以致其空脉气也。"论述五脏与经脉的关系。如《素问·调经论》："五藏之道，皆出于经隧，以行血气。血气不和，百病乃变化而生，是故守经隧焉。"指经脉之气。如《灵枢·经脉》："手少阴气绝则脉不通，脉不通则血不流。"指血脉营气。如《灵枢·决气》："壅遏营气，令无所避，是谓脉。"《灵枢·邪客》："营气者，泌其津液，注之于脉，化以为血，以荣四末，内注五藏六府，以应刻数焉。"论述经脉之气逆乱。如《黄帝内经灵枢集注·卫气》："夫少阴阳明为血气之生始，少阴之血气，逆于脉气之街，则不能上行，而为头痛眩仆。"论述经脉的功能，脉气的作用。如《灵枢·本藏》："经脉者，所以行气血而营阴阳，濡筋骨，利关节者也。"清·张志聪解释脉气离合所致病证。如《黄帝内经灵枢集注·杂病》："齿痛，病在手足阳明之脉，恶清饮不恶清饮，手足阳明之气也。此因脉以论气，因气以取脉，脉气离合之论，盖可忽乎哉。"

气运行于脉中，脉气的变化，能够体现脏腑气血的盛衰；气机的升降浮沉，同时也反映机体邪气的盛衰强弱。其意义分为：①脉中的气血精微，来源于脾胃化生的水谷精微；水谷精微化生水谷之气，藏于脉中称为脉气。如营气，是血液的重要组成部分。②即经气，经络之气，经脉之气。运行于经脉的气血，营养全身脏腑经络，联络机体内外官窍。如十二经脉将气血运行周流全身，使机体不断得到精微物质的濡养，从而保持机体正常的功能活动。

如十二经脉气血流注，从手太阴肺经开始，逐经相传，止于足厥阴肝经，往复循环，如环无端。

（孟静岩）

qìzhǔxù zhī
气主煦之（qi warming the body）

人体之气对脏腑、经络、肌表、筋骨、血和津液具有温煦作用。

"气主煦之"，出自《难经·二十二难》，强调阳气的重要性。《素问·生气通天论》："阳气者，若天与日，失其所则折寿而不彰，故天运当与日光明。""阳气者，精则养神，柔则养筋。"《难经》在《黄帝内经》基础上，提出了"气主煦之"的理论。明·张介宾《景岳全书·杂证谟》："人有阴阳，即为血气。阳主气，故气全则神旺。阴主血，故血盛则形强。"强调了阳气对神的鼓动作用。清·何梦瑶《医碥·杂症》："阳气者，温暖之气也。"清·顾靖远《顾氏医镜·格言汇纂》："阳气以潜藏为贵，潜则弗亢，潜则可久，易道也。"从易学原理阐释人体阳气应潜藏于里，即阴中含阳之理。

气是不断运动的精微物质，由于气的运动而有温煦和推动作用。通常将具有温煦作用的气称为"阳气"。气的温煦，可使人体保持正常体温，温煦脏腑、经络、形体官窍等，保证其生理功能正常进行；血液、津液和精等，也需要气的温煦，才能流行不止，正常运行。如心阳温运血脉，促进血液运行；脾阳温化水液，促进水液输布与排泄；肾阳的温煦气化，推动津液代谢，促进生殖机能等。神的活动，也需要阳气的温煦，阳气温煦则神清志明，阳气不足则神疲乏力，反应迟钝。张介宾则深有体会地说："凡变化必着于神明，而神明必根于阳气。

盖此火生气则无气不至，此火化神则无神不灵……阳之在上则昭明，故君火以明。"（《景岳全书·传忠录》）

"气主煦之"，强调了气的温煦和推动作用的重要意义。气的温煦不足为阳气虚，若阳虚则形寒肢冷，面色㿠白，舌色淡白，脉沉迟无力；若不能温运血脉，则血行迟缓，甚则瘀滞不行，而形成瘀血；若影响津液的输布与排泄可致水湿内停，形成痰饮。因此，《伤寒论》中的炙甘草汤，用桂枝以温通心脉。《金匮要略·痰饮咳嗽病脉证并治》提出"病痰饮者，当以温药和之"的治法。如阳虚而神之动力不足，可见神疲，甚则欲寐神昏。《伤寒论》少阴病的四逆汤证，即是其例。

（张国霞）

qìnéngshēngxuè
气能生血（qi promoting blood production）

气是能化生血液的动力。

《素问·阴阳应象大论》："心生血。"《灵枢·营卫生会》："此所受气者，泌糟粕，蒸津液，化其精微，上注于肺脉，乃化而为血，以奉生身，莫贵于此，故独得行于经隧，命曰营气。"从《黄帝内经》，可以看出血之化生与心肺有关，水谷精微是血液化生的重要物质来源。清·张志聪《侣山堂类辩·辩血》："血乃中焦之汁，流溢于中以为精，奉心化赤而为血。"在《黄帝内经》基础上，明确了水谷精微在心气作用下化赤成血。清·张璐《张氏医通·诸血门》："经言血之与气，异名同类，虽有阴阳清浊之分，总由水谷精微所化，其始也混然一区，未分清浊，得脾气之鼓运，如雾上蒸于肺而为气；气不耗，归精于肾而为精；精不泄，

归精于肝而化清血；血不泻，归精于心，得离火之化，而为真血以养脾脏，以司运动，以奉生身，莫贵乎此。"进一步阐明了精是如何转化为血液的气化过程。清·何梦瑶《医碥·血》："精、髓、血、乳、汗、液、涕、泪、溺，皆水也，并属于肾。而血色独红者，血为心火之化，数者皆白，乃肺气之化也。"分析了精、津液与血液的区别及其气化机理。

血液是由营气、津液、精等物质所化生，而这些物质主要来源于水谷精微和肾精。饮食水谷在脾胃等脏腑之气的作用下，化为水谷精微，由水谷精微转化为营气、津液、精。从饮食物进入人体，到化生为营气、津液、精的过程，都是在气的推动和温煦作用下完成的。在气的气化作用下，营气、津液、精化为血液。心为阳中之太阳，五脏六腑中阳气至盛之脏，营气、津液及精在心之阳气作用下，才能化赤成血。总之，气能生血，血液化生的每一个环节，都离不开气的作用。

《灵枢·决气》："中焦受气取汁，变化而赤，是谓血。"而其"变化"过程，是在气的作用下实现的，即气能生血。由于气能生血，所以气的功能正常，则血液充盈，气虚则血少，甚或血虚。如神疲乏力，气短自汗，少气懒言等气虚证候日久不愈，则生血无力，可见心悸、失眠、面色萎黄等血虚的临床表现。此时自当益气与养血并施。但是，依据气能生血的理论，临床治疗血虚证时，在养血的基础上常辅以益气之品。其目的是益气以生血，如著名的当归补血汤中重用黄芪，达到气足则血旺。在特殊情况下要先益气，如明·李梴《医学入

门》：“有形之血难以速生，无形之气所当急固。”

（张国霞）

气能行血 qìnéngxíngxuè

气能行血（qi promoting blood circulation）　气是血液运行的动力。血液在脉中循环往复，是在气的作用下实现的。

《素问·至真要大论》：“谨道如法，万举万全，气血正平，长有天命。”《灵枢·天年》：“血气已和，荣卫已通，五藏已成，神气舍心，魂魄毕具，乃成为人。”均提出了气血相合在生命过程中的重要性。《难经·二十二难》：“气主煦之，血主濡之。”蕴含着气的温煦作用能够温运血脉之理。宋·杨士瀛《仁斋直指方·血荣气卫论》：“盖气者，血之帅也。气行则血行，气止则血止，气温则血滑，气寒则血凝。气有一息之不运，则血有一息之不行。”明·李时珍《本草纲目·人部》：“故曰气者血之帅也。气升则升，气降则降，气热则行，气寒则凝。”杨士瀛和李时珍所谓“气者血之帅”，均说明气有推动血液运行的功能。气机失调则血行逆乱，阳气不足则血液凝滞。明·龚廷贤《寿世保元·血气论》：“气温则血滑，气寒则血凝，气有一息之不运，则血有一息之不行。”清·张璐《张氏医通·诸血门》：“盖气与血，两相为附，气不得血，则散而无统；血不得气，则凝而不流。”以上医家之论，从生理功能和病理变化方面，强调了气有行血的功能。

气的推动作用，能够推动血液在脉中运行不息，以营养五脏六腑、四肢百骸。五脏之中，心主血脉，心气推动血液在脉中运行；肺主气，朝百脉，肺气辅助心气推动血液运行，肝主疏泄，调畅气机，以助血行。同时，气的温煦作用，能温运血脉促进血的运行。如心阳温运血脉，促进血液运行。气的推动和温煦作用，是血液运行的基本动力。

气虚或气滞则血行迟缓，甚则瘀滞不行。如心气虚则推动血液的动力不足则血行迟缓，而见心悸胸闷、气短；因为血遇温则行，遇寒则凝，心阳虚而寒从中生则血行不畅，甚则瘀血凝聚，痹阻心脉，而见胸痛时作，舌色紫暗或有瘀点、瘀斑。肝气郁滞，也可导致血液瘀滞，可见胁肋刺痛，甚则按之坚硬，固定不移，即形成癥积。因此，治疗血行不畅的病证，在活血化瘀的药物中应辅以补气、行气、温通的药物。如血府逐瘀汤中之枳壳，即行气以助活血，补阳还五汤中之黄芪意在益气行血，炙甘草汤中用桂枝，目的在于温通经脉以活血等，都是气能行血理论的具体应用。临床上治疗血行不畅的病证，则运用活血化瘀治法时，常与理气、益气、温阳等治法同用。

（张国霞）

气能摄血 qìnéngshèxuè

气能摄血（qi controlling blood circulation）　气的统摄作用，使血液在脉道中运行，防止血溢出脉外。

《灵枢·百病始生》：“阳络伤则血外溢，血外溢则衄血；阴络伤则血内溢，血内溢则后血。”阳络指分布于上部和浅表的脉络，阴络是指分布于下部和体内的脉络。阳络损伤而致上部出血，多由血随气逆所致。阴络损伤，出现下部出血，多因气虚不能摄血所致。《难经·四十二难》：“脾……主裹血，温五脏，主藏意。”明确了摄血功能是脾气的作用，后世医家多从此说。明·张介宾《景岳全书·血证》：“脾统血，脾气虚则不能收摄；脾化血，脾气虚则不能运化。是皆血无所主，因而脱陷妄行。”清·吴瑭《温病条辨·治血论》：“血外溢者，降其气而血自下；血内溢者，固其气而血自止。”吴瑭基于《黄帝内经》理论，提出了“血内溢”的治法为益气以摄血。清·程文囿提出了“温脾阳以摄血”，《医述·血证》：“脾虚不统摄者，用姜、附以温中焦；肾虚不归经者，用桂、附以温命门，皆温之之法也。”

气有固摄作用，体现在对血统摄，使血液在脉中运行而不逸于脉外。血行脉中而不外逸，离不开气的统摄，人身之生总以气统血，血之运行上下。气对血的统摄，主要体现在脾统血的功能。脾气健运，以化生气，气足则固摄血液，血液循脉而行，到达全身各部发挥其濡养作用。

血行脉中，气虚统摄力弱，则血溢出脉外。如脾气虚者，血失统摄，以至气虚与出血病证同时并见，见气短乏力、面色苍白、舌淡脉弱；便血，崩漏，皮下瘀斑等。治疗当益气以摄血，方能达到止血之目的。因为脾主运化与统血，所以健脾益气以摄血尤为重要，如归脾汤有益气摄血之功，可用于治疗妇女因气虚不能摄血所致的月经过多、崩漏。

（张国霞）

气为血帅 qìwéixuèshuài

气为血帅（qi being the governor of blood）　对气能生血、气能行血、气能摄血功能的概括。又称气为血之帅。

气为血帅之语，见于宋·杨士瀛《仁斋直指方·血荣气卫论》：“气者，血之帅也。气行则血行，气止则血止。”明·李时珍

《本草纲目·人部》："故曰气者血之帅也。气升则升，气降则降；气热则行，气寒则凝。"上述文中"气者血之帅"，是指气能行血。清代《张聿青医案·卷十二》："血所以丽气，气所以统血。非血之足以丽气也，营血所到之处，则气无不丽焉；非气不足以统血也，卫气所到之处，则血无不统焉。气为血帅故也。"张聿青认为，气的统血功能称气为血帅。清·唐宗海《血证论·脏腑病机论》："经云：脾统血，血之运行，全赖乎脾。"这些理论蕴含了气的生血、行血、摄血功能，并概括为气为血帅。

气为血帅，概括了气能生血、气能行血、气能摄血的功能，阐释气对血的作用。气能生血：饮食水谷经过脏腑之气的作用化为水谷精微，进而化生精、气（包括营气）、津液。化生血液的基本物质有营气、津液和精，这些物质在气的推动、温煦和气化作用下，才能化赤成血。气能行血：血主静，气主动，血的循行全身，须赖气的推动和温煦作用，故称气行则血行。气能摄血：血在脉中正常运行，也要靠气的统摄作用。所以说气的盛衰和升降出入运动状态，势必影响到血的生成和运行。

生理上气旺以生血、气行则血行，气足以摄血。若气虚或气机失调，也可累及血液。如气虚化生血液的推动和气化作用减退，也可导致血虚。治疗血虚的病证应辅以补气之品，益气以生血。气虚推动血液运行的动力不足，则血行迟缓，甚则瘀滞不行而形成瘀血。治疗此类血瘀病证当辅以补气之品，益气以行血。气滞所致血瘀者，当辅以行气之品，以助血液的运行。气能摄血，气

虚统血无力，血逸脉外而致出血或瘀于体内，皆当补气摄血为主。若瘀于体内，补气摄血时应辅以活血之品；气滞则血瘀，气逆则血随气逆，气郁化火则迫血妄行等，皆因气为血帅功能失调所致。临床上在治疗血的病证时，多调血与调气并用，如益气生血、益气摄血、益气行血、行气活血、降气和血、泻火止血等。

（张国霞）

qìnéngshēngjīn

气能生津（qi promoting the production of body fluid）气是津液生成的动力，气的推动、温煦、气化作用，能化生津液。

《素问·经脉别论》："饮入于胃，游溢精气，上输于脾。"明确了津液生成与脾胃等脏腑的密切关系。金·李杲提出津液与大肠和小肠的关系。即"大肠主津，小肠主液"（《脾胃论·大肠小肠五脏皆属于胃胃虚则俱病论》）。明·张介宾《类经·藏象类》"水饮入胃，则其气化精微，必先输运于脾，是谓中焦如沤也。"说明津液的化生，需要脾胃之气的气化作用。

气是津液生成的动力，需脾胃等脏腑之气共同的作用。胃主受纳，饮食入胃，经胃的初步消化，化为食糜。通过胃气的下降，将食糜下传小肠。小肠有受盛化物和泌别清浊的功能，对食糜进一步消化，并泌别清浊。在胃和小肠所化生的津液上输于脾，经脾的运化而转输全身，或上输于肺。其糟粕部分下传大肠，由大肠再吸收部分水液也由脾转输。肝主疏泄，调畅气机，助脾气升，助胃气降。肾阳之温煦和气化，也参与了津液的生成。可见，津液的生成离不开脾胃、肝、肾、小肠、大肠等之气共同作用，故

称气能生津。

脾胃等脏腑之气，是津液化生的主要动力。气的推动、温煦和气化作用使饮食物化为津液。饮食物化为津液的过程，也是气化过程。气虚也易致津亏，而成津气两虚。依据气能生津的理论，在治疗津液亏虚病证时，常伍以益气之品。如《伤寒论》中白虎加人参汤中人参的作用，重在益气生津以止渴。

（张国霞）

qìnéngxíngjīn

气能行津（qi promoting the circulation of body fluid）气是津液输布与排泄的动力。

《素问·经脉别论》："脾气散精，上归于肺，通调水道，下输膀胱，水精四布，五经并行。"提出脾、肺、膀胱等脏腑功能与津液的输布、排泄密切相关。《素问·阴阳别论》："阳加于阴谓之汗。"指出代谢后的津液，在阳气的温煦和气化作用下排出体外。金·李杲认为，"大肠、小肠受胃之荣气，乃能行津液于上焦，灌溉皮肤，充实腠理"（《脾胃论·大肠小肠五脏皆属于胃胃虚则俱病论》）。明·张介宾结合三焦功能，说明气能行津。指出："水饮入胃，则其气化精微，必先输运于脾，是谓中焦如沤也……肺气运行，水随而注，故肺能通调水道，下输膀胱，是谓水出高原，下焦如渎也。"（《类经·藏象类》）清·尤怡进一步阐明了气能行津之理。如《金匮翼·痰饮统论》："气行则水行，气滞则水停。"

气能行津，指气的推动、温煦、气化作用，是津液输布与排泄的动力。人体之津液产生后需输布到全身，滋润濡养脏腑形体官窍。而津液的输布，需要脏腑之气协同作用。其中，脾气的转

（张国霞）

输作用，将津液直接四布全身。输布至肺的津液，经肺的宣发布散至人体上部和体表，经肺气的肃降输布至体内脏腑和下部。肝主疏泄，调畅气机，促进津液的输布与排泄。肾阳的温煦，推动津液输布与排泄，同时有助于参与津液代谢脏腑的功能。三焦是津液运行输布的道路，津液经过三焦气化，输布至全身上下内外。津液分布到脏腑经络、形体官窍，发挥滋润和濡养作用后，主要由汗液和尿液排出体外。肺的宣发作用，将卫气布散到体表，卫气可调节汗孔开合，控制汗液的排泄。肺的肃降作用，可将代谢后的水液下输膀胱，在肾和膀胱的气化作用下，化为尿液排出体外。气能行津的功能，体现在津液的输布与排泄的过程，在脾肺肾肝三焦膀胱等脏腑的共同作用下而完成。

生理上，气是津液输布全身和排出体外的动力；病理上，气虚则动力不足，津液输布障碍，积聚而成水湿痰饮。气机不畅，气滞则水停。反之，水液停滞也阻滞气的运行，即水停则气阻。因此，治疗痰饮所致病证，在除湿化痰同时，配伍行气或补气之法。如二陈汤中使用陈皮的目的在于理气化痰，茯苓桂枝白术甘草汤中桂枝的运用，在于温阳化气行水。

（张国霞）

qìnéngshèjīn

气能摄津（qi controlling body fluid） 气可以固摄津液，使其有节制地排出体外。

《灵枢·决气》："腠理发泄，汗出溱溱，是谓津。""津脱者，腠理开，汗大泄。"说明汗为津液所化。明·吴崑《医方考·自汗》："卫气一亏，则不足以固津液，而自渗泄矣。此自汗之由也。"而汗之排泄需卫气固摄，卫

气亏虚则自汗。明·张介宾《类经·藏象类》："津者阳之液，汗者津之泄也。腠理者，皮肤之隙。"《景岳全书·遗尿》："遗尿失禁之患，治宜温暖下元，清心寡欲。"清·喻昌《医门法律·消渴论》："肾者，胃之关也……关门不闭，则水无底止而为消渴。"阐明自汗、遗尿、消渴等，是因为气不摄津所致。

气能固摄津液，使其有节制的排出，称为气能摄津。在津液代谢过程中，代谢后的水液主要是通过汗液和尿液及时排出，而气的固摄作用，可使汗液和尿液有节制地排出，以维持津液输布与排泄的平衡，防止津液过多流失。五脏中肺气宣发卫气到体表，肺卫之气调节汗孔开合，控制汗液排泄。气能摄津还体现在对尿液的固摄，固摄尿液主要是肾和膀胱的作用，尤其是肾的作用。因为肾主水，肾气的固摄，可以控制膀胱的开合，使尿液有节制地排出。

生理上，气的固摄作用关系到汗液和尿液的排泄。病理上，气虚固摄力减弱，不能护卫肌表，可见自汗，气短，动则尤甚；若元气大伤，还可见大汗淋漓。肾气虚，膀胱失约，则见尿频、尿急、遗尿，甚则小便失禁等。治疗此类病证当益气摄津为治法，如玉屏风散之黄芪、防风、白术合用，目的在于益气固表以止汗。缩泉丸之益智仁、乌药、山药合用，治疗小便频数、遗尿，重在健脾补肾，以固摄津液而止遗。

（张国霞）

qìnéngshēngjīng

气能生精（qi promoting essence production） 气是精化生的动力。

《素问·阴阳应象大论》"气

归精"之语，蕴含气能生精之意。唐·王冰注："气化则精生，味和则形长。"王冰在注释中阐明气能生精。金·李杲《脾胃论·省言箴》："气乃神之祖。精乃气之子气者精神之根蒂也，大矣哉！积气以成精，积精以全神……。"明·张介宾《景岳全书·传忠录》："善治精者，能使精中生气；善补气者，能使气中生精。"说明了气与精的相互关系。

气能生精，主要体现在先天之精和后天之精的生成。人体之精以先天之精为基础，又需后天之精的不断充养。而后天之精的生成，赖脾胃之气作用，饮食物经脾胃消化吸收，化为水谷精微，即后天之精。脾主运化和胃主受纳相互为用，气机升降协调，水谷精微充分吸收，才能化为后天之精，并不断补充先天之精，使肾精不断充盛。在饮食水谷化为水谷精微，由水谷精微化为后天之精，后天之精不断充养先天之精的一系列过程中，都需要气的推动、温煦、气化作用。

精的化生依赖于气，气旺则精足，气虚则精少。若脾胃气虚，运化功能减退，水谷精微不能充分消化吸收，精的化源减少，易致精亏。若气虚精亏而见腰酸、头晕耳鸣、不孕不育、精神萎靡、健忘恍惚等病证，可用补气药以益气生精。

（张国霞）

zhuànghuǒshíqì

壮火食气（sthenic fire consuming qi） 人体阳气亢盛，火热耗气，使正气衰弱。

"壮火食气"，语出《素问·阴阳应象大论》，对于"壮火"的理解不尽一致。唐·王冰注曰："以壮火食气，故气得壮火则耗散。"王冰认为，壮火消耗人体之

气。明·马莳认为，"气味太厚者，火之壮也。用壮火之品，则吾人之气不能当之而反衰矣。如用乌附之类，而吾人之气不能胜之，故发热"（《黄帝内经素问注证发微·阴阳应象大论》）。马莳所言壮火，指气味太厚的温热之品，服之易消耗人体之气。上述两种观点沿用至今。

壮火指人体亢盛之阳气。由于阳气有余而化火，即所谓"气有余便是火"；亢盛之火则消耗人体之气，即壮火食气，在《黄帝内经》中，气味太厚为壮火者，是指药物或食物中气味太厚者，如附子、乌头之类。此类药物使用不当则戕伐人体之气，正如《素问·阴阳应象大论》所言，"壮火之气衰"。

人体阳热有余而化火，则消耗人体正气，可见高热，汗出，口渴，舌苔黄燥，脉洪大，甚则饮不解渴，脉大无力等津气被耗之象。食物或药物气味太过或过于厚重，有损于脏腑之气，脏腑功能失调可导致多种疾病的发生。

（张国霞）

shǎohuǒshēngqì

少火生气（normal fire producing qi）

正常的具有生气的火，维持人体生命活动的阳气。

"少火生气"，语出《素问·阴阳应象大论》。唐·王冰注曰："以少火益气，故气得少火则生。"王冰认为少火有助于人体之气的生成。明·张介宾《类经·阴阳类》："少火生气，故云食火，犹言气食此火也。此虽承气味而言，然造化之道，少则壮，壮则衰，自是如此，不特专言气味者。"张介宾认为，少火为人身阳和之火。明·马莳《黄帝内经素问注证发微·阴阳应象大论》："气味之温者，火之少也。用少火之品，则

吾人之气渐尔生旺，而益壮矣。如用参、归之类，而气血渐旺者也。"马莳认为，少火为气味之温和者。可见上述少火指人体温和之气，或药物食物之气味温和者，二者皆可促进人体之气的化生。

少火是人体生理之火，也就是人体的阳气。阳气的温煦和推动作用有助于脏腑功能，促进人体之气的生成，使人体之气不断充盛。如脾阳温运，饮食水谷能充分的消化吸收，有助于气的化生。肾阳温煦脾阳，促进脾胃的消化等，均为少火生气之意。少火为药物或食物气味温和者，经消化吸收，有助于人体之气的生成，使气不断充盛。

少火是人体温和之火，其作用有利于气的生成。因此，"火，天地之阳气也。天非此火不能生万物，人非此火不能有生。故万物之生皆由阳气"（《类经·阴阳类》）。以此养生，则应注意饮食和药物的气味以温和为宜，保持人体阳气的充盛，促进气的生成。而当脾阳不足，脾失健运；或肾阳不足，不能温运脾阳，皆可导致气的生成减少，应温补阳气以助气的生成，即少火生气之理。

（张国霞）

qìjiē

气街（qi passage）

脉气所行的路径，经脉之气汇聚和疏通的通道。包括胸、腹、头、颈，常称"四气街"。

《黄帝内经》中对气街有不同认识。如《灵枢·经脉》："胃足阳明之脉……入气街中；其支者，起于胃口，下循腹里，下至气街中而合。"此气街为足阳明胃经的穴位。《素问·痿论》："阴阳总宗筋之会，会于气街。"此气街，即气冲部。《灵枢·动输》："四街者，气之径路也。"《灵枢·卫

气》："请言气街，胸气有街，腹气有街，头气有街，胫气有街。"自《黄帝内经》而后的注家，对此各有所见。如唐·王冰注曰："气街，则阴毛两旁脉动处也。"明·张介宾《类经·经络类》："此四气街者，乃胸腹头胫之气所行所聚之道路，故谓之街。"总之，对气街的认识，多依据《黄帝内经》立论。

气街，又称四气街，是气所积聚的四个部位。如《灵枢·卫气》所云："请言气街，胸气有街，腹气有街，头气有街，胫气有街。故气在头者，止之于脑。气在胸者，止之膺与背俞。气在腹者，止之背俞与冲脉于脐左右之动脉者。气在胫者，止之于气街与承山踝上以下。"头之气街为脑，胸之气街为胸膺与（足太阳经十一椎以上）背俞穴，腹之气街为背部足太阳经（足太阳经十一椎以下）之诸脏腑之腧穴，以及行于腹部的肓俞、天枢等穴；足之气街为足阳明经的气冲穴、足太阳经的承山穴，以及踝之上下。气街为气冲穴的别名，在腹股沟稍上方，当脐中下5寸，距前正中线2寸。主治腹痛、阳痿、阴肿、疝气、月经不调、不孕等。

（张国霞）

shén

神（shen）

一切自然与生命活动的主宰，也指支配自然与生命活动的内在规律及其外在总体表现。中医学之神，通常分为两类：狭义之神，通常是指思维意识、聪明智慧、情绪心理等精神活动；广义之神，则是指人体生命活动的外在表现及生命活动的主宰。

历史沿革 早在《周易》中就有对神的认识。如《周易·系辞上》："易，无思也，无为也，寂然不动，感而遂通天下之故。

非天下之至神，其孰能与于此?"《淮南子·泰族训》中也有"治身，太上养神，其次养形。神清志平，百节皆宁，养性之本也；肥肌肤，充肠腹，供嗜欲，养生之末也"等论述。中国古代哲学对神的认识，逐步渗透到中医理论体系之中，在《黄帝内经》中的相关论述较为丰富。概括其中的核心内容，有两个方面：①自然界物质运动变化的规律，如"阴阳不测谓之神"（《素问·天元纪大论》）。②生命活动的外在表现和生命活动的主宰，即"生之来谓之精，两精相搏谓之神"（《灵枢·本神》）。《灵枢·平人绝谷》："神者，水谷之精气也。"生命活动外在表现之神，依赖水谷之气的化生。人体之神由心所主，故称"心者君主之官，神明出焉"（《素问·灵兰秘典论》）。神虽由心所主，但分属于各脏，即"心藏神，肺藏魄，肝藏魂，脾藏意，肾藏志"（《素问·宣明五气》）。人之喜怒思忧恐等，都是神的具体体现。所以有"人有五脏化五气，以生喜怒悲忧恐"，以及"心在志为喜""肝在志为怒""脾在志为思""肺在志为忧""肾在志为恐"（《素问·阴阳应象大论》）等论述。《黄帝内经》中强调社会因素对神的影响，进而引起形体疾病。《素问·疏五过论》记载"尝贵后贱""尝富后贫"可引起"脱营"和"失精"等疾病。《灵枢·天年》："失神者死，得神者生也。"说明神是决定生命存亡的关键，这种主宰生命的"神"一旦失常，便会影响生命活动，甚至导致生命活动的丧失。在《黄帝内经》之后，关于神的理论不断发展。如唐·王冰在《素问·灵兰秘典论》下注曰：心"任治于物，故为君

主之官。清静栖灵，故神明出焉。"明·张介宾《类经·疾病类》："心者五脏六腑之大主，而总统魂魄，兼赅志意。故忧动于心则肺应，思动于心则脾应，怒动于心则肝应，恐动于心则肾应。此所以五志惟心所使也。"具体地阐明了神与心的密切关系，以及五脏所属。清·尤乘《寿世青编·疗心法言》："神气相和，可以长生。"清·程文囿也提出："神静则心火自降，欲断则肾水自升。"（《医述·水火》）"神者，伸也。人神好伸而恶郁，郁则伤神，为害非浅。"（《医述·医学溯源》）《寿世传真·总论》："神静则心和，神躁则心荡，心荡则形伤。欲全其形，先在理神，恬和养神以安于内，清虚栖心不诱于外。"上述医家进一步阐明了调神在养生中的重要性。

基本内容 中国古代哲学认为神是指自然界物质运动变化的外在表现，自然界的变化千姿百态，难以尽数，不可预测，所以用"神"来概括。而在遥远的古代，人们认识自然界，认识社会变化的原因源于事物本身，并且有其内在的自身规律；神有超乎人类控制能力的力量，是自然界万事万物变化的内在动力。

神作为人体生命活动外在表现的总称，包括望、闻、问、切所收集到的信息，如人的神态、眼神、思维反应、面色、形体和语言状态，以及舌、脉等。换言之，也就是生命活动综合的外在体现。此时多称为广义之神。而狭义的神，是指人的精神、意识、思维活动，也包括情志活动和心理活动。神有先天后天之分，先天之神为元神，后天之神为识神。元神源于先天，由先天之精气化生，又称之为先天之神。因其藏

于脑中，《本草纲目·木部》称"脑为元神之府"。识神指人的思维意识，是在元神基础上，在后天生命过程中获得的思维实践活动。识神，是思维认知之神，属后天之神。正如张锡纯《医学衷中参西录·人身神明诠》中所说："脑中为元神，心中为识神。元神者，藏于脑，无思无虑，自然虚灵也；识神者，发于心，有思有虑，灵而不虚也。"

神以脏腑经络之精气血津液为物质基础，精气血津液充盈则神得所养，才能对外接受各种信息，并做出反应，对内调控脏腑经络的功能活动。脏腑经络的生理功能与精气血津液的物质代谢过程，都需要在神的主宰和调节下，才能协调平衡。精气血津液均是神的物质基础，而血是最主要的物质基础。心有主血脉的功能，所以神和心的关系最为密切，称之为心主藏神。心藏神而为五脏六腑之大主，主宰和调控着人体的一切生理和心理活动。神由心所主，和其他四脏皆有关联，即"心藏神，肝藏魂，肺藏魄，脾藏意，肾藏志"。魂、魄、意、志皆属于神的活动范畴。情志活动也是神的活动范畴，分属于五脏，即心在志为喜，肝在志为怒，脾在志为思，肺在志为悲（忧），肾在志为恐（惊）。

作用与意义 中医学所说的神，是人体生命活动的体现，是精神意识思维活动和脏腑、精、气、血、津液的外在表现。神的功能主要有：①主宰人的生命活动。神的活动包括了各种生理功能和精神、思维、意识以及情志活动，神志清明则能行使主宰作用，生命活动则正常。若神衰或神乱，生命活动也将紊乱。②调节精、气、血、津液的代谢。精、

气、血、津液是产生神的物质基础，而神能统领、调控其物质代谢协调进行。③调控脏腑功能。神调控脏腑之气的运行，实现对脏腑功能的调控作用。神的调控使气的升降出入协调有序。神与脏腑经络、精气血津液，生理方面相互为用，病理方面也相互影响。劳神过度，常耗损精气血，损伤脏腑。如思虑过度者，易伤心脾，耗伤心血，损伤脾气，而致心脾两虚。可见心悸、失眠、多梦、健忘、食少、腹胀、便溏等症状。情志失调也会影响到五脏，如怒伤肝，喜伤心，思伤脾，悲（忧）伤肺，恐（惊）伤肾。七情伤及五脏，首先影响其气机，而致气机失调。一般规律是：怒则气上，喜则气缓，思则气结，悲则气消，恐则气下，惊则气乱。而气机失调，又可引起精、血、津液的失调，从而继发多种病证。如气机郁久，可化火生热；气逆于上，也可致血随气逆；气郁不散，也可致血瘀、痰凝等复杂的病理变化。相反，脏腑功能和精气血津液失调等，也会引起神的异常。如心血不足，神失所养，则见失眠，多梦，健忘；心火亢盛，扰乱心神，则见心烦，失眠，甚则神昏谵语或狂躁不安等；肾精亏损，髓海空虚，则健忘恍惚，反应迟钝；肝气郁结，则闷闷不乐，悲伤欲哭，甚则默默独语，哭笑无常等神志错乱的病证。若精气旺盛，正气未伤，病情较浅，表现出两眼灵活、明亮有神、神志清楚、语言清晰、反应灵敏，为"有神""得神"。若正气大伤，则病情较重，可见目光晦暗，瞳神呆滞，精神萎靡，语言低微，反应迟钝，甚至昏迷，循衣摸床，撮空理线等，此为"无神"或"失神"的表现。

神与疾病发生发展关系密切，治疗疾病不可忽视调神的方法。一方面可调神以治疗形体疾病，另一方面也可调理形体（脏腑精气血）以治疗神的病变。依据五脏五志与五行的相克关系，以情胜情，如怒胜思，思胜恐，恐胜喜，喜胜悲，悲胜怒等。在治疗方面，心神失养之失眠，则应养血安神，心火亢盛之失眠则应清心火以安神；狂躁不安，骂詈不避亲疏者，可清泻心火，以安神；闷闷不乐，悲哀欲哭者，可化痰开窍以醒神；肾精亏损之健忘恍惚，则应补肾填精等。在治疗疾病时还需神的作用，针药等各种治疗方法，神能接受其作用，则效果理想，预后良好；若神无所应，则预后欠佳。正如《素问·汤液醪醴论》所云："帝曰：形弊血尽而功不立者何？岐伯曰：神不使也。帝曰：何谓神不使？岐伯曰：针石，道也。精神不进，志意不治，故病不可愈。今精坏神去，荣卫不可复收，何者？嗜欲无穷，而忧患不止，精气驰坏，荣泣卫除，故神去之而病不愈也。"临床上还可以通过神的得失，来判断疾病的预后。即所谓"失神者死，得神者生"（《灵枢·天年》）。

中医的养生理论中，重视神的调养。养神首先要做到恬惔虚无，心静神安，真气和顺；其次，要正确认识自然环境和社会环境对人的影响，调整情志变动，使气机通畅，气血调和，脏腑协调。如是则身体强健，益寿延年。正如《素问·上古天真论》所云："余闻上古有真人者，提挈天地，把握阴阳，呼吸精气，独立守神，肌肉若一，故能寿敝天地，无有终时，此其道生。"

（张国霞）

shénqì

神气（shen qi）　生命活动外在表现的总称和人的精神、意识与思维等。

在中国古代典籍中，散在见有对于神气的认识。如《庄子·田子方》："夫至人者，上窥青天，下潜黄泉，挥斥八极，神气不变。"《礼记·孔子闲居》："地载神气，神气风霆，风霆流形，庶物露生，无非教也。"是对人神态、神情和自然变化神妙的描述。《黄帝内经》中，则更明确提出神气与人的生命相关联。如《素问·四气调神大论》："秋三月，此谓容平。天气以急，地气以明。早卧早起，与鸡俱兴，使志安宁，以缓秋刑；收敛神气，使秋气平，无外其志，使肺气清。"文中神气是指广义之神气。《素问·生气通天论》中，"因于寒，欲如运枢，起居如惊，神气乃浮"之"神气"，是指藏于五脏之阳气。《灵枢·营卫生会》："营卫者，精气也；血者神气也。"《灵枢·九针十二原》："所言节者，神气之所游行出入也，非皮肉筋骨也。"此神气是指运行于经脉之气血。明·张介宾进一步阐释其理。如《景岳全书·传忠录》："夫神气者，元气也。元气完固，则精神昌盛，无待言也。若元气微虚，则神气微去；元气大虚，则神气全去，神去则机息矣。"此神气则为生命活动的体现。

神气即神，广义的神气是生命活动的外在表现的总称，是通过人的视、听、言、动等表现出来，是整体的综合的概括，如人们常说的"神气十足"即是此意。狭义的神气，是指人的精神、意识和思维活动等，其由心所主。如《灵枢·天年》："血气已和，荣卫已通，五藏已成，神气舍心，魂魄毕具，乃成为人。"神气舍心"，即心藏神之意。所以，神气主宰着人的精神、意识、思维活动。神气作为生命活动的外在表现，也有其内在的物质基础，如人体的精、气、血、津液。外在的神气能够反应内在的物质的盈亏和运行状态。精气血充盈则神气旺，思维敏捷，记忆强健。精气血不足则神气衰少，可见反应迟钝，健忘等症状。

（张国霞）

shénjī

神机（vital activity）　生命活动的表现和调控人体生生不息的气机。

《黄帝内经》中提出了"神机"的概念。如《素问·五常政大论》："根于中者，命曰神机，神去则机息。根于外者，命曰气立，气止则化绝。"《素问·六微旨大论》："出入废则神机化灭，升降息则气立孤危。"自此，后世对神机也议论颇多。如唐·王冰注曰："出入，谓喘息也。升降，谓化气也。夫毛羽倮鳞介，及飞走蚑行，皆生气根于身中，以神为动静之主，故曰神机。"明·张介宾注曰："物之根于中者，以神为之主；而其知觉运动，即神机之所发也，故神去则机亦随而息矣。""凡物之动者血气之属也，皆生气根于身之中，以神为生死之主，故曰神机。"（《类经·运气类》）

所谓"神机"，主要指神对生命体内气化活动的调控与主宰。机，即关键。在人体，无论是气息出入，还是精血升降，即精气血津液的生成、运行、排泄过程，都是通过气的运动而产生的气化过程，也是生命活动的必要条件。生命现象的存在，必然具有其相对的独立性与稳定性，而调节、控制这一生化动静的机枢，则谓

之神机。即所谓"根于中者，命曰神机"（《素问·五常政大论》）。神机还调控着人体与自然界的沟通与联系，如自然之气的吸入、水谷的摄纳，人体浊气的呼出、糟粕的排泄等，皆由神机调控与主宰。同时，神机又以气立为基础，故"出入废则神机化灭，升降息则气立孤危。"（《素问·六微旨大论》）

（张国霞）

shénmíng

神明（spirit）　人的生命活动的主宰，自然界事物运动变化的动力及其规律。

荀子反对信仰天命鬼神，认为人之神明与心相关。如《荀子·解蔽》："心者，神之居也，而神明之主也。"在当时冲出了鬼神对人的精神束缚。古人在认识自然界时，脱离鬼神束缚，用神明阐释其变化的内在动力和规律，也表明了社会的进步与发展。《素问·灵兰秘典论》："心者，君主之官，神明出焉。"《素问·脉要精微论》："言语善恶不避亲疏者，此神明之乱也。"在中医理论中一直强调心主藏神、主神明等理论。《素问·阴阳应象大论》："是故天地之动静，神明为之纲纪，故能以生长收藏，终而复始。"此神明指自然界一般法则和规律。明·张介宾《类经·藏象类》："心为一身之君主，禀虚灵而含造化，具一理以应万机，脏腑百骸，惟所是命，聪明智慧，莫不由之，故曰神明出焉。"现代中医学术界有"心主神明"与"脑主神明"之争议。但多数学者还是遵循《黄帝内经》"心主神明"的理论并指导临床。

神明是人的生命活动的主宰。《素问·灵兰秘典论》："心者，君主之官，神明出焉。"心作为君

主之官的作用，是主宰包括精神活动在内的人的生命活动。因此，神明即生命活动的主宰，对外接受各种信息，对通过对各种信息的处理来调控脏腑的功能活动。神明也指自然界事物运动变化的内在动力及其规律。说明天地自然的规律谓之神明，而神明的内在动力在于阴阳。说明神明是掌控天地星辰昼夜动静的内在动力。

（张国霞）

hún

魂（soul）　随心神活动而作出的快速反应的思维意识活动或梦幻活动。

《黄帝内经》对魂的认识，有别于民间的鬼魂之说。《灵枢·本神》："随神往来者谓之魂。""肝藏血，血舍魂。"《素问·六节藏象论》："肝者，罢极之本，魂之居也。"《素问·宣明五气》："肝藏魂。"说明魂与神相关，并寄藏于肝。后世医家对魂的认识也不断深入。唐·王冰注曰："神气之辅弼也。"明·张介宾《类经·藏象类》："魂之为言，如梦寐恍惚，变幻游行之境，皆是也。"张介宾认为，神、魂皆属阳，"然则神为阳中之阳，而魂则阳中之阴也"。清·汪昂认为，"魂属阳，肝藏魂，人之知觉属魂"（《素问灵枢类纂约注·藏象》）。张介宾和汪昂的观点对后世影响较大。

魂属于神的范畴，神由心所主，魂的活动随神而动，辅弼心主宰的神的活动，对各种事物做出快速反应。魂随神往来表现为两种形式：①魂随心神对外界事物做出快速应答反应，与人的感知觉有关。②昼则神来魂往（去）而舍于肝，神明由心所主，接受外界事物，主宰生命活动；夜则魂来神往，神舍于心则能寐。因肝藏血涵养魂，当肝血不足或肝

失疏泄，魂不守舍，则虚烦不寐，或噩梦惊恐，或处事易惊，善恐，精神萎靡等。

（张国霞）

pò

魄（spirit）　无意识支配而产生人体本能的感觉和运动。

在《黄帝内经》中，就有对魄的认识。如《灵枢·本神》："并精而出入者谓之魄""肺藏气，气舍魄。"《素问·六节藏象论》："肺者，气之本，魄之处也。"《素问·宣明五气》："肺藏魄。"《黄帝内经》中，提出了魄以精（气）为物质基础，在五脏中和肺的关系密切。后世医家有进一步阐发。如唐·王冰注曰："精气之匡佐也。"明·张介宾认为，"魄之为用，能动能作，痛痒由之而觉也"（《类经·藏象类》）。清·汪昂认为，"肺藏魄，人之运动属魄"（《素问灵枢类纂约注·藏象》）。无论是痛痒，还是能动能作等人的运动，都是与生俱来的。后世多从张介宾和汪昂的观点。

魄是与生俱来的，本能的无意识支配的感觉和运动，如新生儿的啼哭、吮吸、肢体运动，以及耳听、目视、冷热痛痒等感知觉。魄的活动，以精气为物质基础，肺主气，气是各种冷热痛痒等感知觉、肢体运动的内在动力。因为出生后人的生命活动，首先得到由肺吸入的自然界清气的资助，才有各种感知觉活动和肢体运动，如啼哭、痛痒、肢体动作等。若肺气不足，则啼哭和肢体动作无力，感知觉反应迟缓。

（张国霞）

yì

意（aspiration）　感性知识经过思维而形成回忆的印象。

《灵枢·本神》："心有所忆谓之意""脾藏营，营舍意"。《素问·宣明五气》："脾藏意。"说明"意"不仅和心有关，也与脾有关。唐·王冰注曰："记而不忘者也。"明·张介宾认为，"意"的阶段虽然已经形成记忆，但尚未决定。其曰："忆，思忆也，谓一念之生，心有所向而未定者曰意。"（《类经·藏象类》）可见意和脾、心都有关联。明·马莳曰："意为脾之神也，意伤则闷乱，四肢不举。"（《古今图书集成医部全录·医经注释》）清·汪昂《素问灵枢类纂约注·藏象》："心有所忆谓之意。故思虑过则伤脾。"马莳和汪昂认为，若"意"太过则伤脾。

意，记忆，是心神感知后萌发的意念活动。当外界事物或现象作用到人，首先由心神感知即"任物者谓之心"；心对所任之物的信息接收、贮存，即"心有所忆谓之意"。意是思维过程的某一阶段，这一阶段是后续思维过程的基础，是感性知识经过思维而形成回忆的印象。而记忆之"意"，需要气血的营养；脾主运化，为气血生化之源，为"意"的活动提供物质基础，故称"脾藏营，营舍意"。所以思虑过度，则损伤脾气，暗耗心血，导致心脾气血不足，表现出心悸，失眠，健忘多梦，体倦乏力，食少纳呆等症状。

（张国霞）

zhì

志（will）　意已确定，而按目标付之实践。

《说文解字》解释说："意，志也。""志，意也。"表明意与志不仅在思维过程中不可分割，而且意、志也相通相似，即使在《黄帝内经》中也常合称并用。如《灵枢·本藏》："心有所忆谓之意""志意者，所以御精神，收魂魄，适寒温，和喜怒者也。"《素问·宣明五气》："肾藏志。"《灵枢·本神》："志意恍乱，智虑去身。"唐·王冰注曰：志，"专意而不移者也。"明·张介宾《类经·藏象类》："意之所存，谓意已决而卓有所立者，曰志。"《类经·疾病类》："意有专一者也。"张介宾进一步说明意与志相关。清·汪昂："意之所存谓之志。故淫欲多则损志。"（《素问灵枢类纂约注》）提出嗜欲过度则伤志。

志是根据意已经确定的目标付之实践，即"意之所存谓之志"。在思维过程中"志"包括志向，即坚决要达到所向往的目的和对印象最深刻的事物永存不忘的记忆，可见"志"就是把"意"进一步坚持下去和固定下来。换言之，志是意念和经验的存记，经过思考后确定了主意。肾藏志，志以肾中精气为物质基础，所以淫欲无度，耗散肾精，则伤志；志伤则犹豫不定，志向不稳。

（张国霞）

sī

思（contemplation）　为了达到志向，反复思考。

《黄帝内经》中提出了思的含义及其与五脏的关系。《灵枢·本神》："因志而存变谓之思。"《素问·阴阳应象大论》：脾"在志为思，思伤脾"。《素问·举痛论》"思则气结……思则心有所存，神有所归，正气留而不去，故气结矣。"从生理和病变方面，说明思与脾、心关系密切。唐·王冰注曰："思所以知远也。"明·张介宾《类经·藏象类》："意志虽定，而复有反复计度者，曰思。"均说明思是在意志的基础上，反复思考远近诸事的过程。清·汪昂《素问灵枢类纂约注·藏象》："图谋以成此志则有思。"汪昂则认为，经过思的过程，达到志向。

思是在意志基础上确定志向的反复思考，是思维过程中的重要阶段。通过反复思考，进一步认识到事物的复杂本质及其相互关联。思即意、志、思、虑、智思维过程的某一阶段，由心神主宰，也与脾相关。心主藏神，脾在志为思。思出于心，而脾应之。因此，久思不解，易致脾气郁结，而腹胀纳少。思虑太过，损伤脾，暗耗心血，则导致心脾两虚，可见失眠、多梦、健忘、食少、纳呆、腹胀、便溏等症状。

(张国霞)

lǜ
虑 （anxiety） 经过思考又深谋远虑。

在《黄帝内经》中就有对虑的认识。《灵枢·本神》："因思而远慕谓之虑。"《灵枢·禁服》："士之才力，或有厚薄，智虑褊浅，不能博大深奥。"《素问·宝命全形论》："形之疾病……留淫日深，著于骨髓，心私虑之。"《素问·举痛论》："惊则心无所倚，神无所归，虑无所定。"上文中，虑和人认识问题，处理事物的思维过度有关。明·张介宾认为，"深思远慕，必生忧疑，故曰虑"（《类经·藏象类》）。可见虑是思维过程的高级阶段，即"深思远慕"。

虑是经过思考又深谋远虑的思维过程。虑也是思维过程的一个高级阶段，在思之后，经过反复思考诸多相关联的事物或现象，包括远近彼此，找出存在问题，深入探究事物的本质，为最后"智"的过程奠定基础。

(张国霞)

zhì
智 （intelligence） 经过深思远虑而能够智慧地处理事物。

《灵枢·本神》："因虑而处物谓之智。"智是指思维过程之一。《灵枢·癫狂》："狂始发，少卧不饥，自高贤也，自辨智也，自尊贵也。"此智有机敏之意。《灵枢·热病》："痱之为病也，身无痛者，四肢不收，智乱不甚，其言微知，可治。"智又通"志"，即神志。本词条是指思维过程之一。明·张介宾《类经·藏象类》："疑虑既生，而处得其善者，曰智。按此数者，各有所主之脏，今皆生之于心，此正诸脏为之相使，而心为之主宰耳。"说明智由心所主宰。

智，是深思运虑而能够智慧地处理事物，是整个思维过程的最高境界。《黄帝内经》中的思维过程，是从心的"任物"开始，经过意、志、思、虑的过程而逐渐成熟，具有判断和处理事物的智慧。因此，智也是思维过程的总结。意、志、思、虑、智是思维过程的不同阶段，但均属神的活动范围，心藏神，故由心所主。心藏神功能正常，才能保证正常的思维；心神失常，甚至神志错乱，思维活动也将混乱。

(张国霞)

yuánshén
元神 （primitive shen） 本于先天，内舍于脑，主宰生命活动之神。

《灵枢·本神》："两精相搏谓之神。"《灵枢·经脉》："人始生，先成精，精成而脑髓生。"《灵枢·海论》："脑为髓之海。"提出了精、神、脑之间的关系。《黄帝内经》之后，在中医文献中对元神的认识较多。《颅囟经·原序》："一月为胚，精血凝也；二月为胎，形兆分也……八月元神具，降真灵也；九月宫室罗布，以生人也；十月气足，万物成也。太乙元真在头曰泥丸，总众神

也。"认为妊娠期间就有元神，从妊娠"八月元神"具可知，元神为先天之神。明·李时珍《本草纲目·木部》："脑为元神之府。"元神为先天之神，与脑有关，脑为髓海。清·徐文弼《寿世传真·养生宝精宝气宝神》："元神，乃本来灵神，非思虑之神。"民国·张锡纯《医学衷中参西录·人身神明诠》："脑中为元神，心中为识神。元神者藏于脑，无思无虑，自然之虚灵也。识神者，发于心，有思有虑，灵而不虚也。"张锡纯将元神和识神的功能分而述之。

元神源于先天，无思无虑，寄居脑中，主宰生命活动。元神由先天之精凝聚而成，藏于脑中。脑为髓海，髓由肾精所化，肾为先天之本，所以肾精所化之元神属于先天之神。肾精禀受于父母，受养于后天，髓海的充盈也与其他脏腑之精相关。水谷之精不断补充先天之精，而其他脏腑之精满溢时也贮藏于肾中，使肾精逐渐充盈，因而充养元神。肾精充盈，髓海充满，则元神得养，则思维敏捷，记忆强健。若先天或后天因素导致肾精亏虚，髓海空虚，元神失养，可见小儿智力发育迟缓，成人意识恍惚、健忘等神衰现象。元神与识神相对而称。识神是在元神基础上产生的，是思维认知活动，属于后天之神。元神和识神相互为用，则神志清明。若先天髓海不足，甚或髓海空虚，元神发育不良，识神的认知和思维能力也会受到影响。

(张国霞)

jīngqì huàshén
精气化神 （essence-qi is the material basis of shen） 精与气是化神的物质基础。

关于精气化神的理论，《黄帝

内经》就有记载。《灵枢·本神》："生之来谓之精，两精相搏谓之神。"《素问·阴阳应象大论》："精化为气。"说明精可以化气，精气可化神。后世医家多有发挥。金·李杲《脾胃论·省言箴》："气乃神之祖，精乃气之子，气者精神之根蒂也。"李杲认为，气可以生精，从无形之气化为有形之精，由精而化神。金·刘完素论述精气神之间的联系。《素问玄机原病式·六气为病》："是以精中生气，气中生神，神能御其形也，由是精为神气之本。"刘完素认为，是精化气，气生神。明·张介宾《类经·藏象类》："夫精全则气全，气全则神全，未有形气衰而神能旺者，亦未有神既衰而形独存者。"《类经·摄生类》："精盈则气盛，气盛则神全，神全则身健，身健则病少，神气坚强，老当益壮，皆本乎精也。"清·徐文弼《寿世传真·修养宜宝精宝气宝神》："精者，滋于身者也；气者，运于身者也；神者，主宰一身者也。"清·周学海《读医随笔·气血精神论》："夫气者，精之御也；精者，神之宅也；神者，气之精华也。"凡此论述颇多，从不同角度说明了精化气，气生精，精气化神。

精是构成人体和维持人体生命活动的最基本物质，精可以化气，才有生命的活力。气是人体中活力很强的精微物质，气的功能活动又可以生精，精与气构成人体之形，人体之形有生命活动则在于精气能够化神。神是生命活动外在表现和人的精神意识、思维活动。神的物质基础是精气，精气化神，神附于形，即形神一体。

因为精气可以化神，所以精气充盛则神旺，精气不足则神衰。精气产生的生命活力，可以从形

色、眼神、言谈、表情、举止、神志、脉象、声息等方面体现出来，这些生命活动的外在表现的总称即是神。若精气不足，可见神疲乏力、面色无华、目光呆滞、反应迟钝、脉虚等神衰表现。精气为神的物质基础，所以从精气入手以调神，是养生和防治疾病的重要法则。

（张国霞）

zàngxiàng
藏象（visceral manifestation）
藏于体内的内脏及其表现于外的生理、病理征象及与自然界相通应的事物和现象。又称脏象。藏，隐藏、内脏；象，形象、现象、征象。如《类经·藏象类》注曰："象，形象也。藏居于内，形见于外，故曰藏象。"

历史沿革 "藏象"一词，出自《素问·六节藏象论》。内容涉及人体形态结构、脏腑的生理活动和相关的神志活动、形体官窍、自然环境因素等。藏，从文字发生学而言，《黄帝内经》将贮藏精气的五脏称之为"藏"，传导水谷的六腑称之为"府"，藏府皆隐藏体内。后世，又赋予人体结构的内涵，演化为"臟"。现代，作简化字"脏"。象，则采取中国特有的象思维模式，通过形象思维，观察形象、现象、征象；进一步通过"立象尽意"的意象思维，由表及里、由此及彼、去粗取精、去伪存真，从具体事物或现象进行抽象；并采取"取象比类"的应象思维，将某类事物的特性，将与其相近、相似、相同特性的现象、物象等，归纳为同一类别，从而形成中医学特有的藏象理论。

藏象理论，是研究人体脏腑生理功能、病变规律及相互关系的学说。藏象理论的形成，以

《黄帝内经》成书为标志，并经历代医家的不断补充，而逐渐发展完善。其形成基础，主要有四个方面：①古代解剖知识的积累。追溯藏象理论的形成之源，可发现古代解剖知识不仅为藏象理论的产生奠定了形态学基础；而且古人还在这些形态学知识的基础上，认识了内脏的某些功能。早在春秋战国时期，古人对脏腑的形态已有了一定的认识，并应用于医疗实践。如《史记·扁鹊仓公列传》记载上古时期的名医俞跗已能对人体实施割腹治疾，"割皮解肌，决脉结筋，搦髓脑，揲荒爪幕，湔浣肠胃，漱涤五脏"，反映当时已积累了一定的解剖学知识。《黄帝内经》对人体脏腑的解剖观察更有详细的描述。如《灵枢·经水》："若夫八尺之士……其死，可解剖而视之。其藏之坚脆，府之大小，谷之多少，脉之长短，血之清浊，气之多劣……皆有大数。"《灵枢·肠胃》："胃纡曲屈，伸之，长二尺六寸，大一尺五寸，径五寸，大容三斗五升……肠胃所入至所出，长六丈四寸四分回曲环反，三十二曲也。"《难经》更为详细地论述了脏腑的形态、重量、容量、色泽等。如"肠胃凡长五丈八尺四寸""肾有两枚""胆在肝之短叶间，重三两三铢，盛精汁三合"等。中医学对人体某些脏腑生理功能的认识，如心主血脉、肺主呼吸、胃为水谷之海、大肠主传化糟粕等，大都是以解剖知识为基础的。②对人体生理和病理现象的长期观察。由于有限的古代解剖技术，无法满足揭示生命高度复杂性的医学需求，难以建立完整的医学理论体系。古代医家根据"有诸内者，必形诸外"的原理，采用"观物取象""取象

比类"的思维方式，通过对活的生命体的整体观察，分析人体对不同环境条件和外界刺激所作出的不同反应，来认识人体的生理和病变规律，是藏象理论形成的主要依据。如在已知肺主呼吸的基础上，观察到人体受寒时会出现鼻塞、喷嚏、咳嗽、声音嘶哑等症状，从而推论出肺主皮毛、开窍于鼻、肺主声等观点。③医疗实践经验的积累与总结。通过医疗实践来探索和反证机体的生理和病机，是使藏象理论的具体内容不断丰富充实，并发展成为具有指导临床普遍意义的基础理论的重要依据。如食用动物肝脏可以治疗夜盲，佐证"肝开窍于目"的理论；用补肾填精的方法，能治疗生长发育障碍、生殖功能减退，及促进骨折愈合，反证肾有藏精，促进生长发育、生殖及主骨的功能。④古代哲学思想的指导。藏象理论的构建，经历了从实体向功能态演化的过程。古代哲学的气一元论、阴阳五行学说，在此演化过程中起了至关重要的作用。气一元论的自然哲学观，着重探讨物质世界的本原，以气的聚散、升降、出入来阐释物质世界的运动变化及其内在联系，揭示事物的物质性、运动性和统一性。阴阳学说着重以一分为二的观点，运用阴阳的属性及对立互根、消长转化的关系，研究事物的性质及其对立统一的关系。五行学说用木、火、土、金、水的属性及其生克乘侮规律，来研究事物之间的相互关系及其作用。以古代哲学思想为指导，构建的藏象理论，具有从整体、宏观、动态的角度，研究脏腑结构与功能的特点。

历代医家不断对《黄帝内经》藏象理论，进行传承、创新和完善。金·李杲《脾胃论》，提出"内伤脾胃，百病由生"的观点，发展了关于脾胃的藏象理论。明代孙一奎、赵献可、张介宾等医家，重视命门学说，提出"命门乃肾间动气"说、"命门真火为立命之门"说、"命门水火阴阳之本"说等，发展了肾与命门的藏象理论。明·李中梓明确"肾为先天之本、脾为后天之本"，对脾、肾先后天理论起到承前启后的作用。

总之，藏象理论是古代医家在长期生活医疗实践中，以古代解剖知识为基础，受中国古代哲学的气、阴阳、五行理论及其思维方法的影响，运用整体观察、司外揣内、取象比类等方法建构的理论体系，是古人将客观所见的形态与主观推理所得的认识结合在一起的结果。

基本内容 "藏"，指藏于体内的内脏，包括五脏（心、肺、脾、肝、肾）、六腑（胆、胃、小肠、大肠、膀胱、三焦）和奇恒之腑（脑、髓、骨、脉、胆、女子胞）。由于五脏是人体生命活动的中心，六腑和奇恒之腑可分别统归于五脏的功能范畴，故人体内脏是以五脏为中心的五个生理功能系统。

藏象的内涵包括：①脏腑的形态、形象。如心象尖圆，形似莲蕊；肺脏空虚，状如"蜂巢"等。②表现于外的生理现象和病变征象。如《素问·六节藏象论》："心者，生之本，神之变也，其华在面，其充在血脉。"《素问·藏气法时论》："肝病者，两胁下痛引少腹，令人善怒"等。③以五脏为中心的五个生理功能系统，与外界事物或现象相比类所获得的"象"。如心气通于夏，"南方赤色，入通于心"（《素问·金匮真言论》）等。中医学认为"有诸内，必形于外"，故可以通过观察外在的征象，来研究内在脏腑的功能活动，探寻其生理病理变化规律，即所谓"视其外应，以知其内藏，则知所病矣。"（《灵枢·本藏》）。一般来说，任何外在的表象都有其内在的依据，而外界环境各种变化与脏腑功能活动也存在着一定的关联性。"藏象"把"藏"与"象"统一起来，集中反映了中医学对生命活动的独特认识方法，即通过"以象测藏"来认识和把握内在脏腑的功能状态。

"藏象"是中医学特有的概念，与脏器的概念不同。在藏象理论的构建过程中，大体解剖与整体观察，以及"以象测藏"等特殊的认识方法，决定了"藏"的概念是在形态结构基础上，又赋予了对功能系统所形成的认识。如心"如倒垂莲蕊"之形态及其"主血脉"的功能，无疑主要是通过解剖观察获得的认识；而其"藏神"的功能，则是通过整体观察所赋予的。西医的脏器概念，主要基于解剖学的器官，其结构以实体性脏器为基础，对功能的认识也是从分析其器官而获得。因此，中医之"藏"与西医脏器，在称谓上虽大致相同，但其内涵所指却有很大差异。

藏象理论，根据内脏的形态结构与生理功能，分类为五脏、六腑和奇恒之腑。五脏内部组织相对充实，共同生理功能是化生和贮藏精气；六腑多呈中空的囊状或管腔形态，共同生理功能是受盛和传化水谷。如《素问·五藏别论》："所谓五藏者，藏精气而不泻也，故满而不能实；六府者，传化物而不藏，故实而不能满也。"简明概括了五脏、六腑各自的生理特点与主要区别。王冰注曰："精气为满，水谷为实。五脏但藏精气，故满而不实；六腑则不藏精气，但受水谷，故实而不满也。"所谓"满而不实"，是强调五脏精气宜充满；所谓"实而不满"，是指六腑水谷宜充实而虚实更替。奇恒之腑，功能上贮藏精气与五脏相似，形态上中空有腔与六腑相类，似脏非脏，似腑非腑，故以"奇恒之腑"名之。如《素问·五藏别论》："脑、髓、骨、脉、胆、女子胞，此六者，地气之所生也，皆藏于阴而象于地，故藏而不泻，名曰奇恒之府。"藏象理论的主要内容，包括五脏的生理特性、生理功能及系统联系，六腑、奇恒之腑的生理功能，脏腑之间的关系等。

五脏六腑生理功能的特点，对临床辨证论治有重要指导意义。一般而言，"脏病多虚""腑病多实"，故治疗"五脏宜补""六腑宜泻"，还可根据脏腑表里关系进行调整，"脏实者泻其腑，腑虚者补其脏"。

作用与意义 藏象理论，是中医学系统阐明人体脏腑生理功能、病理变化的独特理论，对养生防病和疾病诊治康复，具有重要的指导意义。中医学论述人的生理功能，阐释病因病机、诊断及防治疾病，乃至指导养生康复，无不是以藏象理论为基础展开的。正因为藏象理论是中医理论体系的基石，因而对临床各科都具有普遍的指导意义。因此，历代医家对此都高度重视。如清·王清任《医林改错》指出："著书不明脏腑，岂不是痴人说梦；治病不明脏腑，何异于盲子夜行。"

藏象理论的主要特点，包括五脏一体观、五脏时空观。五脏一体观，即以五脏为中心的整体观。五脏代表五个生理功能系统，如心系统（心－小肠－脉－舌－面－汗），肺系统（肺－大肠－皮－鼻－毛－涕），脾系统（脾－胃－肉－口－唇－涎），肝系统（肝－胆－筋－目－爪－泪），肾系统（肾－膀胱－骨髓－耳及二阴－发－唾）。五脏生理功能系统的脏腑、形体、官窍之间，通过经络相互沟通联络，功能上相互配合，病理上相互影响。同时，五脏功能系统并非彼此孤立，而是密切联系，相互促进又相互制约，以维持整体功能的协调平衡。更为重要的是，五脏所藏的精气血津液是意识、思维、情志等神志活动的物质基础，故五脏对人的意识、思维、情志等神志活动具有整体调节作用，即"五神脏"。如《素问·宣明五气》将人的意识、思维活动分属五脏，而有"心藏神，肺藏魄，肝藏魂，脾藏意，肾藏志"之论。情志活动也分别由五脏所司。如《素问·阴阳应象大论》："心在志为喜""肝在志为怒""脾在志为思""肺在志为忧""肾在志为恐"。五脏功能系统以五脏为代表，既是藏精之"形脏"，又是藏神之"神脏"。"形"与"神"是生命的两大构成部分。两者相互依存、相互影响，不可分离。这种形（身）神（五脏）相关的生命观，是五脏功能系统观的重要体现。

五脏时空观，以五行学说关于事物普遍联系的观点为指导，将自然界的时间（五时）、空间（五方）及其相关的五气、五化、五色、五味等，与五脏生理功能系统联系在一起，形成人与自然相参、相应的"天地人一体"系统。《素问·宝命全形论》："人以天地之气生，四时之法成。"人与自然万物同源共生，遵循着共同的阴阳消长规律，在不同季节时令、不同地理环境，密切联系、相互影响。因此，藏象理论应用五行理论，将自然界的五季、五方、五气、五化、五色、五味等，与人体五脏生理功能系统相联系，构建天人相应的宏观整体调控模式。《素问·金匮真言论》："五藏应四时，各有收受。"五脏的阴阳属性及气机升降浮沉，与四时（或五时）之气的阴阳消长相互通应。如肝应春天生发之气，为阴中之少阳；心应夏季火热之气，为阳中之太阳；脾应长夏生化之气，为至阴之类；肺应秋季收敛之气，为阳中之少阴；肾应冬季闭藏之气，为阴中之太阴。据此提出顺应四时之气以养五脏等养生原则。五脏之气在不同季节可呈现旺衰变化，如春季多见眩晕、风疹、中风等肝系疾病，夏季多见胸痹心痛等心系疾病，长夏多见腹痛腹泻等脾系疾病，秋季多见咳嗽喘息等肺系疾病，冬季多见寒痹骨痛等肾系疾病。故治疗用药应顺应四时，春季应利于肝气疏泄，冬季宜利于肾精闭藏。藏象理论将东、西、南、北、中五方与五脏相比类，如东方属木，主生发，与肝气相通应等。地域不同，气候、水土、饮食、居处，以及生活习惯等有异，往往使人体脏腑强弱不同，体质各异，发病倾向也有一定区别。

总之，藏象理论旨在通过人体外部的征象，来探索内脏活动规律，进而有效地指导养生防病、疾病诊治与康复，是中医学理论体系的核心内容。

（乔文彪）

zàngfǔ

脏腑（zang-fu） 人体内脏的总称，包括五脏、六腑和奇恒之腑。

历史沿革 早在春秋战国时

期，古人对脏腑的形态已有了一定的认识。如《史记·扁鹊仓公列传》："乃割皮解肌，决脉结筋，搦脑髓，揲荒爪幕，湔浣肠胃，漱涤五脏。"这是上古俞跗治病之例。当时，通过解剖方法对人体的脏腑已有一定的认识。

《黄帝内经》时代，脏腑理论基本形成。当时，文字表述为"藏府"，五脏以贮藏精气为主，故命名为"藏"，六腑以容纳传导水谷为主，犹如府库，故命名为"府"。后世，为突出人体的归属性，增加"肉（月）"部首，表述为"臟腑"。现代，简化字为"脏腑"。《黄帝内经》脏腑理论，基于对脏腑形态结构的认识。"解剖"一词，最早见于《灵枢·经水》："若夫八尺之士，皮肉在此，外可度量切循而得之；其死，可解剖而视之。其藏之坚脆，府之大小，谷之多少，脉之长短，血之清浊……皆有大数。"可见，解剖方法是认识人体脏腑结构的基本方法之一。《灵枢·肠胃》及《难经·四十二难》，详细描述了人体脏腑的解剖形态、重量、色泽、容积等。更为重要的是，中医学对人体的观察和认识，除割腹所见、尸体解剖外，大多是在不破坏人体正常生命活动的前提下进行。主要采用中国古代哲学特有的思维方法，把人置于自然时空中，通过对活体的整体、动态观察，从整体上探索人体生命活动的规律；经过病变或临床疗效的反证或反推，客观地认识人与自然、生理与神志、物质与功能、各脏腑之间等多种复杂的联系；从活体、整体和系统联系中获得生理、病理信息，形成了对脏腑的独特认识。《素问·灵兰秘典论》《素问·六节藏象论》等篇，阐述了人体脏腑的生理功能、

相关形体官窍，以及与自然环境相应的系统联系。以《黄帝内经》脏腑理论为基础，历代医家多有补充和完善，逐渐形成了藏象理论体系。脏腑理论是中医学理论的基石，对临床各科都具有普遍的指导意义。

基本内容 脏腑是人体内脏的总称。中医学根据脏腑的生理功能及其形态结构特点，将人体内脏分为五脏、六腑和奇恒之腑三类。

五脏，即心、肺、脾、肝、肾，大多是胸腹腔内的实体性内脏，共同的生理功能是化生和贮藏精气，生理特点为"藏而不泻"。如《素问·五藏别论》："所谓五藏者，藏精气而不泻也，故满而不能实。""满"是对精气而言，指五脏之内充满精气并不断地布散全身。五脏除贮藏精气外，还能藏神，又称"五神脏"，故《灵枢·本藏》："五藏者，所以藏精神血气魂魄者也。"

六腑，即胆、胃、小肠、大肠、膀胱、三焦，大多是胸腹腔内的中空囊状或管腔性内脏，共同的生理功能是受盛和传化水谷，生理特点为"泻而不藏"。如《素问·五藏别论》："六府者，传化物而不藏，故实而不能满也。""实"是对水谷而言，指六腑内充实水谷，及时传化，虚实更替，进食后胃实而肠虚，食下则胃虚而肠实。

五脏"藏而不泻""满而不实"，强调五脏以藏精气为主，精气宜保持盈满，依赖气机通畅，流通布散全身，而不应壅滞阻塞。若五脏精气不能充盈，则形成虚证，故有"脏病多虚"之说。六腑"泻而不藏""实而不满"，强调六腑以传导变化水谷为主，饮食物不断传导变化，化生水谷精

气转输五脏。如唐·王冰注曰："精气为满，水谷为实。但藏精气，故满而不能实；以不藏精气，但受水谷故也。"若六腑传导失常，则水谷糟粕停滞其内而形成实证，故有"腑病多实"之说。

五脏与六腑的区别主要在于：①功能不同。五脏主化生和贮藏精气，特点是藏而不泻，满而不实；六腑主受盛和传化水谷，特点是泻而不藏，实而不满。②五脏藏神。神志活动归属于五脏，如心藏神、肺藏魄、脾藏意、肝藏魂、肾藏志；心在志为喜、肺在志为悲（忧）、脾在志为思、肝在志为怒、肾在志为恐等，而六腑除胆以外，均与神志活动无关。③形态有别。五脏多为实体性内脏；六腑多为中空性内脏。

奇恒之腑，即脑、髓、骨、脉、胆、女子胞之总称。《素问·五藏别论》："脑、髓、骨、脉、胆、女子胞，此六者，地气之所生也，皆藏于阴而象于地，故藏而不泻，名曰奇恒之府。"奇恒之腑的生理功能，类似于五脏贮藏精气的作用；但其形态结构，又中空有腔，类似于六腑；并且，除胆之外，均与脏腑无表里配属关系，也无经脉之络属，不同于五脏或六腑，故另立一类，以示区别。

作用与意义 脏腑是研究人体各脏腑的部位和结构、生理功能、病理变化及其相互关系的理论，是藏象理论的核心内容，也是中医理论的重要组成部分。

脏腑理论的特点体现在：①脏腑气血阴阳。中医学着重用气、血、阴、阳等，概括内脏的物质基础及其功能活动。脏腑的气血阴阳各具不同的物质基础，在脏腑的生理活动中，发挥着各自特殊的作用，使各个脏腑表现

出不同的功能特征。②重脏略腑、脏主腑从。脏与腑相比较，中医理论更为重视五脏。在论述脏腑生理功能及病机变化时，多详于脏而略于腑。如肝之疏泄气机的功能，决定着胆的贮藏和排泄胆汁作用；肾之气化作用，控制着膀胱的贮尿和排尿功能等。因此，脏腑理论以五脏为中心，六腑则从属于五脏。③重视功能而略于解剖。脏腑理论，是中国古代医学家在特定的历史条件下，运用宏观、系统、整体的思维方式建构的，其注重研究脏腑的生理功能，而对解剖形态结构的论述则较为粗略。因此，中医学的脏腑，不单纯是解剖学认识，更重要的是建立五脏生理功能系统。某一脏腑的生理功能，包括西医学的多个脏器；而西医学的某一脏器的生理功能，可能分解在中医脏腑理论的某几个脏腑之中。因此，中医学的脏腑不能与现代解剖学的同名脏器相提并论，对此必须有正确的认识，才能全面地理解和掌握中医脏腑的内涵。

临床实践中，以脏腑理论为核心，构建脏腑辨证论治体系，有效地指导疾病的预防、诊断、治则治法及康复。

（乔文彪）

xíngzàng

形脏（shape zang） 藏有形之物的胃、小肠、大肠和膀胱四个内脏的总称。与神脏相对而言。

出自《素问·六节藏象论》："故形藏四，神藏五，合为九藏以应之也。"唐·王冰注："所谓形脏四者，一头角，二耳目，三口齿，四胸中也。"历代医家对"神脏"所指皆无异议，但对"形脏"的认识则有不同看法。清·张志聪《黄帝内经素问集注》提出："形脏，藏有形之物也……藏

有形之物者，胃与大肠、小肠、膀胱也。""胃主化水谷之津液，大肠主津，小肠主液，膀胱者津液之所藏，故以四腑为形脏。"后世多从张志聪之说。

（乔文彪）

shénzàng

神脏（shen zang） 藏无形之神的肝、心、脾、肺、肾五脏的总称。与形脏相对而言。

出自《素问·六节藏象论》："故形藏四，神藏五，合为九藏以应之也。"《素问·三部九候论》亦有类似论述。王冰注曰："所谓神藏者，肝藏魂，心藏神，脾藏意，肺藏魄，肾藏志也。以其皆神气居之，故云神藏五也。"由此，形成中医学的"五神脏"理论。

中医学把人的神志活动分为神、魄、魂、意、志等不同的表现形式，分别归属于五脏。即"心藏神，肺藏魄，肝藏魂，脾藏意，肾藏志"（《素问·宣明五气》）。《难经·三十四难》："脏者，人之神气所舍藏也。故肝藏魂，肺藏魄，心藏神，脾藏意与智，肾藏精与志也。"五脏所藏的精气，是神志活动的物质基础。五脏精气充盈，则五神安藏守舍，思维敏捷，反应灵敏，记忆力强，睡眠安好；若五脏精气虚衰，则五神失养，可见反应迟钝，记忆力下降，失眠多梦等。

（乔文彪）

wǔzàng

五脏（five zang） 心、肺、脾、肝、肾的合称。中医学中的五脏，并不完全等同于西医解剖学的同名器官。

出自《吕氏春秋·达郁》："凡人三百六十节、九窍、五脏、六腑。"历史上曾有九脏、十一脏、十二脏等不同观点。秦汉之际，在五行学说的指导与规范下，

结合中医临床实践经验的升华，最终确立了五脏的核心地位。《黄帝内经》中，对五脏共同的生理功能、生理特性有详尽的论述。如《素问·五藏别论》："所谓五藏者，藏精气而不泻也，故满而不能实。"并且论及各脏的生理功能和系统联系，如《素问·灵兰秘典论》："心者，君主之官，神明出焉。"在《黄帝内经》构建五脏结构功能框架的基础上，经历代医家的发挥和完善，中医学对五脏的系统认识不断发展，并应用于指导临床诊疗实践。

五脏的共同生理功能，是化生和贮藏精气，并主宰或参与人的精神活动；共同的生理特性，是藏精气而不泻，满而不能实。中医学认为，精、气、血、津液是构成人体和维持生命活动的基本物质，而这些物质都是由五脏化生并贮藏在五脏之中，不能过度地耗散或外泻，故五脏的生理特性是"藏而不泻"。五脏除贮藏精气外，并能藏神，故有"五神脏"之称。五脏各司其职，配合六腑，联系相关的形体、官窍、情志、津液、季节时令，并与相关经脉属络沟通，形成五个内外环境密切联系的系统。五大系统之间，在功能上相互配合，以心为主宰，构成一个有机整体，共同维持着人体的生命活动。

人体是以脏腑为基本结构，以精、气、血、津液为物质基础，以经络为联络通道所构成的整体系统。五脏藏蓄精气，主持气化，居于核心地位；六腑从属于五脏，奇恒之腑贮藏的精气也源于五脏。五脏功能健旺，生命活动才能正常，身体才能健康强壮。因此，五脏是中医基础理论乃至中医学最为核心的内容。中医学在论述人体的生理功能、病理变化，阐

释疾病的诊断、治疗，指导养生、防病时，紧紧围绕着五脏这一核心内容而展开。

（乔文彪）

xīn

心（heart） 具有主血脉、主神明等生理功能的内脏。中医学的"心"，不同于西医学同名脏器，不仅包括解剖学的心，更重要的是指整体"心藏象"功能系统。

历史沿革 心可能是古人最早认识的内脏。在甲骨文中，"心"是唯一的内脏名称。据《史记》记载，殷商时期已有"圣人心有七窍"的传说，如商纣王"剖比干，观其心"。中医学经典著作《黄帝内经》问世，对五脏之心有了明确记载。如心的外观色赤，形有大小坚脆之分，位有高下端正偏倾之别，尤其是对心的生理功能的认识。如《素问·痿论》："心主身之血脉。"《素问·五藏生成》："诸血者皆属于心。"《素问·灵兰秘典论》："心者，君主之官也，神明出焉。"《灵枢·邪客》："心者，五藏六府之大主也，精神之所舍也。"《黄帝内经》所论，形成对心的生理功能及其在生命活动中重要地位的基本认识。明代医家提出"血肉之心""神明之心"的观点。明·李梴《医学入门·卷一》："有血肉之心，形如未开莲花，居肺下肝上是也。有神明之心，神者，气血所化，生之本也，万物由之盛长，不著色象，谓有何有，谓无复存，主宰万事万物，虚灵不昧者是也。"此"血肉之心"即指解剖之心脏；将意识思维等神志活动归属于心，提出"神明之心"，但对实体并未加以说明。

基本内容 心藏象系统包括：心在五行属火，合小肠；心藏神，

在志为喜；在体合脉，其华在面；开窍于舌，在液为汗；其经脉为手少阴心经，与手太阳小肠经相互络属，互为表里；心为阳中之太阳，与自然界夏气相通应。心为五脏六腑之大主，对五脏六腑具有主宰作用，故"主明则下安""主不明则十二官危"（《素问·灵兰秘典论》）。

心的生理特性是为阳脏，主通明而恶热。心的主要生理功能是主血脉和主神明。心主血脉和心主神明的生理功能起着主宰人体整个生命活动的作用，故称心为"君主之官""生之本"。心主血脉，指心气推动和调控血液在脉道中运行，流注全身，发挥营养和滋润作用。心主血脉，包括心主血和主脉两个方面，突出心对血液运行和血液生成所发挥的重要作用。心主神明，又称心主神志，或心藏神，指心有主宰人体生命活动和主宰意识、思维、情志等精神活动的功能。

作用与意义 心主血脉与主神明功能的正常与否，直接影响着生命的存亡。如《素问·六节藏象论》："心者，生之本，神之变也。"心神主宰生命活动，包括心脏本身的搏动和推动血液在脉管中运行；心神有赖于心血的濡养，才能发挥正常的主宰作用。《灵枢·本神》："心藏脉，脉舍神。"在病变情况下，两者常相互影响。如紧张、愤怒、焦虑等心神变化，常可伴有面色和脉象的改变，以及心胸部感觉的异常；反之，心血不足，或血行失常，则会出现精神恍惚，记忆力减退，失眠多梦，或烦躁、神昏狂乱等心神失常的表现。

人体脏腑的生理功能各不相同，但各脏腑之间始终存在着各司其职、相互为用的协调关系。

这种协调关系的最高主宰为心。所谓"心为君主之官""心为五藏六府之大主"等，即言心脏犹如一个国家的君主那样，对全身各脏腑的功能活动起着指挥和协调作用，从而维持人体的正常生理状态。

心为"五脏六腑之大主"，主要是由心"主血脉"和"主神明"的功能所决定。心的生理功能正常，各脏腑组织器官才能相互协调。因此，在养生和治病中，都应重视这一原则，使心脏坚固，不为邪气伤害，才能健康长寿而不致危殆。

（邢玉瑞）

xīnqì

心气（heart qi） 心藏之气，与心血对称。心脏生理功能的物质基础及其动力来源。见于《黄帝内经》。如《灵枢·本神》："心藏脉，脉舍神，心气虚则悲，实则笑不休。"《灵枢·天年》："六十岁，心气始衰，苦忧悲，血气懈惰，故好卧。"东汉·张仲景《金匮要略·五脏风寒积聚病脉证并治》："血气少者属于心，心气虚者，其人则畏，合目欲眠，梦远行而精神离散，魂魄妄行。"历代中医学著作，均有关于心气的记载与论述。心气是推动心脏搏动、血液运行及振奋精神的基本动力。心气充沛则心脏搏动有力，血液通畅，精神振奋，思维敏捷。心气失常的主要病机多见心气不足，因而心搏无力，精神委顿，可见心悸，气短，自汗，乏力，活动时尤甚，舌淡白，脉弱或结代。

（邢玉瑞）

xīnxuè

心血（heart blood） 心藏之血，与心气对称，是心脏生理功能的物质基础之一。

历史沿革 见于唐·杨玄操《难经集注·经脉诊候》："心主血，今则心血枯，不能荣于五脏六腑也。"后世医家亦多有论述，如宋·严用和《济生方·惊悸怔忡健忘门》："夫怔忡者，此心血不足也。盖心主于血，血乃心之主，心乃形之君，血富则心君自安矣。""忧愁思虑，谋用过度，或因惊恐，伤神失志，耗伤心血，怔忡恍惚，梦寐不安。"明·秦景明《症因脉治·不得卧论》："心血虚不得卧之因，曲运神机，心血耗尽，阳火旺于阴中，则神明内扰而心神不宁，不得卧之症作矣。"可见，古代医家多从病因病机对心血进行论述。

基本内容 心血对心起着濡养作用，是维持心的生理功能所必需的基本物质之一。心血充盈，濡养心脏，则心的搏动有力，节律、速率正常；涵养心神，则神志健旺而不乱。

心血失常的病机主要有：①心血亏虚。心血化源不足或消耗过多，可导致心血不足，血不养心，心神失养，可见心悸、失眠，多梦，神疲，健忘，反应迟钝等症。②心血瘀阻。心气不足、心阳不振等，推动、温煦功能失常，则血行涩滞而不畅，可见心前区憋闷刺痛，舌质紫暗，脉涩等。

心气与心血相辅相成，心气是推动血液包括心血运行的直接动力；心血则具有生心气、助心气的作用。心气不足，可累及心血，导致心血亏虚，或心血瘀阻；心血亏虚，可致心气不足；两者常互为因果，导致心的生理功能的异常。

（邢玉瑞）

xīnyīn

心阴（heart yin） 心之阴精，与心阳相对，具有宁静、内守、濡润的作用。

心阴，在《黄帝内经》等医学典籍中并未提及，而是以心阴不足的疾病症状提出。如"少阴病，得之二、三日以上，心中烦，不得卧，黄连阿胶汤主之。"（《伤寒论·辨少阴病脉证并治》）金·成无己注曰："（心）阳有余，以苦除之，黄芩、黄连之苦，以除热；阴不足，以甘补之，鸡黄、阿胶之甘，以补血；酸，收也，泄也，芍药之酸，收阴气而泄邪热。"（《注解伤寒论》）明·吴崑称心阴为"心津""心液"。清·徐大椿《医略六书·杂病证治》明确提出"心阴"一词。清·吴瑭《温病条辨·上焦篇》论述心阴的功能说："心液伤而心血虚，心以阴为体，心阴不能济阳，则心阳独亢；心主言，故谵语不休也。"

心阴，是维持心的生理功能的基本物质之一。其作用是滋养心脏，制约心阳，防止心火过亢，令心阳得以潜藏而避免过于亢奋，使心脏的搏动保持正常的节律，并能宁静心神。心阴失常的病机，主要是心阴亏虚。心阴不足，阴不制阳，多见心阳偏亢，可见心悸不宁，心烦失眠，潮热盗汗，五心烦热，口舌干燥，舌红少苔，脉细数。心阴的作用与心血不同。心血属阴，以濡养为主；心阴则以宁静、内守为主。心血虚者多无虚热的表现，而心阴虚者可兼心血虚，多见虚热内生之证。

（邢玉瑞）

xīnyáng

心阳（heart yang） 心之阳气，与心阴相对，具有振奋、推动、温煦的作用。

《黄帝内经》尚未明确记载"心阳"一词，而是以疾病形式提及。如"岁水太过，寒气流行，邪害心火。民病身热、烦心、躁悸，阴厥，上下中寒，谵妄，心痛，寒气早至，上应辰星。"（《素问·气交变大论》）。此处心火当指心阳。《金匮要略·胸痹心痛短气病脉证治》论及心阳虚衰导致心痛的病机。如"师曰：夫脉当取太过不及，阳微阴弦，即胸痹而痛。所以然者，责其极虚也。今阳虚知在上焦，所以胸痹心痛者，以其阴弦故也"。《诸病源候论·心病诸候》亦有类似论述："又心为火，与诸阳会合，而手少阴心之经也。若诸阳气虚，少阴之经气逆，谓之阳虚阴厥，亦令心痛，其痛引喉是也。"《类经·疾病类》明确提出"心阳"。指出"苦入心，过于苦则心阳受伤，而脾失所养，气乃不濡"。论述苦为火之味，正常则苦味入心，但苦味太过，则伤及心阳，进而母病及子，影响脾胃的机理。

心阳的主要作用是温养心脏，并激发、振奋和推动心的生理功能，制约心阴而不使过于抑制，并可防止阴寒内盛，从而使心的搏动能够适应人体功能活动的需要。

心阳在心主血脉和主神明的功能活动中发挥重要作用。①血液运行：一方面需要心气和心阳的推动作用；另一方面需要心阳的温煦，使血液保持流动状态。若心阳不足，阳虚则寒，寒则血行凝滞，形成心血瘀阻。②神志活动：一方面需要心血和心阴的滋养，才能化生心神；另一方面需要心阳的温煦激发作用，才能振奋心神，使人神清气朗，精神健旺。若心阳不足，不仅表现为形寒肢冷，而且使人精神萎靡，表情淡漠，神气不扬。

心阳失常的病机，主要有：①心阳偏亢，即所谓"心火亢盛"，温煦、推动功能增强，可出现血热而心烦，舌红；甚或口舌生疮，脉数等。治宜清心泻火，方用导赤散。②心阳虚衰，温煦、推动功能减退，寒从中生，常可出现心悸，四肢欠温，脉象迟涩无力，或胸口憋闷刺痛；甚者大汗淋漓而亡阳虚脱，脉细涩无力等。治宜温阳化气，方用附子、肉桂、人参、干姜等。

心阳与心气关系密切。心气属阳，以推动作用为主；心阳以温煦作用为主。一般认为，心气虚是心阳虚的早期过程，心阳虚是心气虚发展所致。故心气虚者可无心阳虚的表现，而心阳虚者必兼心气虚。

(邢玉瑞)

xīnshén

心神（heart mind） 心所藏之神，《神农本草经》又称为"心志"。出自《黄帝内经》的相关论述，如《素问·宣明五气》："心藏神。"《素问遗篇·本病论》明确提出"心神"。谓"民病伏阳，而内生烦热，心神惊悸，寒热间作"。人体之神有广义、狭义之分。广义之神，泛指人的整体生命活动及其外在表现，通过意识、眼神、面色、言语、形体动态和对外界的反应等，得以体现。狭义之神，指人的意识、思维、情志等精神活动。心神多指狭义之神而言。后世医家多将心所藏之神，简称为心神。如明·马莳《黄帝内经素问注证发微》，所谓"察以心神推悟之机"，即是其例。

(邢玉瑞)

xīnxì

心系（heart system） 心与周围脏器相联系的脉络。出自《灵枢·经脉》："心手少阴之脉，起于心中，出属心系，下膈络小肠。"元、明时期，医家对其含义进行阐释。如元·滑寿认为，心系有二：一则上与肺通入肺叶，一则由肺而下与肾相通。明·张介宾、李梴等认为，心系有五，上入肺叶者二，下连肝、脾、肾者三。心系的功能是"输其血气，渗灌骨髓"（《医学入门·卷一》），即运送气血等生命物质至全身。心主血脉与藏神，一方面，要将血液输布于全身；另一方面，心藏神调节全身各脏腑的功能活动，二者都有赖于心系的联系。通过心系，不仅将血气输布于各脏腑。同时，以此沟通心与其他脏腑之间的联系，而达到调节脏腑功能的目的。

(邢玉瑞)

xīn zhǔ xuèmài

心主血脉（heart dominating blood and vessel） 心气推动和调控血液在脉道中运行，流注全身，发挥营养和滋润作用。

历史沿革 最早见于《黄帝内经》。如《素问·六节藏象论》："心者，生之本，神之处也，其华在面，其充在血脉。"《素问·五藏生成》："诸血者，皆属于心。"心主血脉的功能，是主持全身的血液和脉管，推动血液循行于脉中的功能。历代医家对此理论多有阐释和发挥。如明·李梴《医学入门·心脏》："心行血""心乃内运行之，是心主血也。"清·唐宗海《血证论·阴阳水火气血论》阐释"心生血"。其曰："食气入胃，脾经化汁，上奉心火，心火得之，变化而赤，是之谓血。"

基本内容 包括心主血和主脉两个方面。

心主血：指心有总司一身血液的运行及生成的作用。①心行血。心气能推动血液运行，以输送营养物质于全身脏腑形体官窍。人体各脏腑器官、四肢百骸、肌肉皮毛以及心脉自身，皆有赖于血液的濡养，才能发挥正常的生理功能，以维持生命活动。血液的运行与五脏功能密切相关，其中心的作用尤为重要。而心脏的搏动，主要依赖心气的推动和调控。心气充沛，心脏搏动有力，频率适中，节律一致，血液才能正常地输布全身，发挥其濡养作用。若心气不足，心脏搏动无力；或心阴不足，心脏搏动过快而无力；或心阳不足，心脏搏动迟缓而无力，均可导致血液运行失常。②心生血。主要指饮食水谷经脾胃之气的运化，化为水谷之精，水谷之精再化为营气和津液，营气和津液入脉，经心火（即心阳）的作用，化为赤色血液，即所谓"奉心化赤为血"。

心主脉：指心气推动和调控心脏的搏动和脉管的舒缩，使脉道通利，血流通畅。《素问·六节藏象论》："心者……其充在血脉"，即是针对心、脉和血液所构成的一个相对独立系统而言。

心、脉、血三者密切相连，构成血液循环系统。心主血脉功能的正常发挥，首先，有赖于心的气血充沛，心阴与心阳的协调。心气鼓动心脏搏动，为血液运行的直接动力；心血通过与心气的相互化生，间接地推动血液运行；心阳的作用是温养心脏，并激发心的生理功能，制约心阴而不使过于抑制，从而使心的搏动能够适应人体功能活动的需要；心阴的作用是滋养心脏，令心阳潜藏而避免过于亢奋，使心脏搏动保持正常的节律。心的气血阴阳相互协调，才能保证血液在血脉中运行于周身，充分发挥其营养作用。故《灵枢·经脉》："手少阴气绝则脉不通，脉不通则血不流，血不流则死。"其次，血液充盈。

血液是供给人体各脏腑形体官窍营养物质的载体，心血充盈，方可保证心脏正常搏动，使心主血脉的生理功能得以正常发挥。最后，脉道通利。脉管富有弹性并畅通无阻，是保障心主血脉功能正常的基本条件之一。脉为血之府，是容纳和运输血液的通道，营气与血并行于脉中，故《灵枢·决气》："壅遏营气，令无所避，是谓脉。"脉管的舒缩与心气的推动和调控作用有关，心阳与心阴协调共济，则脉管舒缩有度，血流通畅，既不过速而致妄行，又不过缓而致瘀滞，如此血液方能在经脉中流行不止，循环往复，人体各脏腑组织器官才能源源不断地获得血液供给的营养。此外，肺之助心行血、肝主疏泄调畅气机，以及宗气的盛衰，均与心主血脉的功能密切相关。

作用与意义 心主血脉的生理功能，是维持生命活动正常进行的关键。心主血脉的功能正常与否，常反映于脉象、面色、舌色以及心胸部感觉等方面。若心气、心阳充沛，心阴、心血充盈，脉道通利，则心主血脉功能正常，可见脉象和缓有力，节律均匀，面色红润光泽，舌色红活荣润，胸中舒畅等。若心气亏虚，鼓动无力，则心悸怔忡而脉弱或结代；宗气运转无力，则胸闷气短，动则耗气，故活动后诸症加重；气虚功能衰减，卫外不固，故少气懒言，神疲自汗；心气虚血液不能上荣于面，故面色淡白，舌淡苔白。心血亏虚，心失所养，故心悸怔忡；血虚不能濡养脑窍，眩晕健忘；不能上荣舌、面，故面色萎黄或淡白无华，唇、舌色淡；心血不足，脉失充盈则脉细弱。

心阳亏虚，鼓动无力，故心悸怔忡；血行迟缓，阻滞心脉则心痛，面唇青紫，脉迟；心阳不足，胸阳不振，斡旋无力，故胸闷气短；动则耗气，因而活动后心悸胸闷加重；阳气虚，温养失司，虚寒内生，故形寒肢冷；阳虚卫外不固则自汗，功能衰减则少气懒言；心阳虚不能运血上荣，水湿不化，则面色淡白，舌淡胖嫩，苔白滑。甚则心阳衰极，阳气突然外脱，鼓动乏力则心悸怔忡，胸闷气短；心阳暴脱，津随气泄，故冷汗淋漓；阳气外脱，形体失温，则四肢厥冷；心阳骤失，无力运血上荣，则面色苍白而舌淡；血行迟滞，可见口唇青紫，面色滞暗，舌淡紫；心阳外脱，宗气大泄，故呼吸微弱；阳脱气散，神失所主，故神志模糊乃至昏迷；心阳外脱欲绝，无力鼓动于脉，则脉微欲绝。

心阴亏虚，心失所养，则心悸；阴虚津亏，故口干咽燥；虚火内扰，则潮热盗汗，五心烦热；舌红少津，脉细数，乃阴虚火旺之征。心脉痹阻不通，血行不畅，故心悸怔忡；阳气不足，不能推动血行，易继发瘀阻、痰凝、寒滞、气郁，不通则痛；反映于心经循行路线上，故见心胸憋闷疼痛，痛引肩臂，时发时止；瘀血内阻，则以刺痛为特征，舌色紫暗或紫斑，脉沉涩或结代；痰浊停聚心胸，则以闷痛为特征；寒主收引，阴寒凝滞心脉，故疼痛剧烈，得温则减，多突然发作，畏寒肢冷，伴舌淡苔白，脉沉迟；气滞心脉，以心胸胀闷疼痛为特征，伴脉弦，常因情志因素而发病。

（邢玉瑞）

xīn zhǔ shénmíng

心主神明（heart housing mind） 心具有主宰人体生命活动和主宰意识、思维、情志等精神活动的功能。又称心藏神。

历史沿革 认为心主神明，具有主宰意识、思维、情志等精神活动的功能，明显受到中国传统文化的影响。如《孟子·告子上》："心之官则思。"中国汉字，凡与意识、思维、情志等相关者，皆以"心""忄"作为部首而造字。心主神明，具有主宰人体生命活动的功能，出自《素问·灵兰秘典论》："心者，君主之官也，神明出焉。"《素问·宣明五气》："心藏神。"历代医家对此多有阐发，如明·张介宾《类经·藏象类》："心为一身之君主，禀虚灵而含造化，是一理以应万机，脏腑百骸，唯所是命，聪明智慧，莫不由之，故曰神明出焉。"明·李梴《医学入门·心》提出"神明之心"的概念。书中曰："有神明之心，神者，气血所化，生之本也，万物由之盛长，不著色象，谓有何有，谓无复存，主宰万事万物。虚灵不昧者是也。"但其对"神明之心"的实体并未说明。对于意识、思维、情志等精神活动之所主，明清时期的医家又有新的发挥。如李时珍受道家思想影响，提出"脑为元神之府"。清·汪昂《本草备要》："人之记性皆在脑中……今人每记忆往事，必闭目上瞪而思索之，此即凝神于脑之意也。"清·王清任《医林改错》："灵机记性不在心在脑。"

现代有关中医"心主神明"的理论，主要有三种观点：心主神明，脑主神明，心脑共主神明。①持"心主神明"说的学者认为，此论为中医学的传统观点，并从多方面探讨心对人体精神活动的影响。②持"脑主神明"说的学者，主要受到西医学的影响，如明清医家所言，认为脑主意识、思维、情志等精神活动。③持

"心脑共主神明论"说的学者认为，神由精气所化生，有元神、识神之别。父母之精媾和相搏所生之神为元神，即先天之神，藏于胎脑，主宰胚胎发育、五脏构形；待血气和，营卫通，五脏已成时，脑之元神内舍于心脉；血脉由心所主，在后天由心的功能向外发露则为识神，表现为由"任物"到"处物"的意识思维感应认知过程。元神内守于脑，由肾之精髓转化，受后天水谷精气充养，主宰一切生命活动；表现为生命运动的自身规律和无意识的活动，是神的高级层次；识神发于心，有赖心血之濡养，感应认识外界，表现为有意识思维过程和精神情志变化，是神的低级形式。元神、识神的结合，即心脑共主神明。

基本内容 心主神明，指心有统帅全身脏腑、经络、形体、官窍等的生命活动和主司意识、思维、情志等精神活动的作用。

人体之神，有广义、狭义之分。广义之神，泛指人的整体生命活动及其外在表现，通过人的意识、眼神、面色、言语、形体动态和对外界的反应等得以体现。狭义之神，是指人的意识、思维、情志等精神活动。心所藏之神，既是主宰人体生命活动的广义之神，又包括意识、思维、情志等狭义之神。

人体各脏腑组织器官，均有各自不同的生理功能。而各种生理功能的协调，则有赖于心神的主宰。故《素问·灵兰秘典论》："心者，君主之官，神明出焉。"若心主神明功能正常，人体各部分的功能相互协调，则身体安泰。若心神不明，人体各部分功能失去心之主宰协调，即会产生紊乱，疾病由是而生，甚至危及生命。

如《素问·灵兰秘典论》："心者，君主之官也，神明出焉……故主明则下安，以此养生则寿，殁世不殆，以为天下则大昌。主不明则十二官危，使道闭塞而不通，形乃大伤，以此养生则殃，以为天下者，其宗大危。"以形象的比喻，说明心神之明与不明，直接关系到全身脏腑生理功能及言、听、视、动等功能活动的正常与否，决定着生命的存亡。

中医学认为，精神活动是在"心神"的主导下，由五脏协作共同完成的。《素问·宣明五气》："心藏神，肺藏魄，肝藏魂，脾藏意，肾藏志。"神、魄、魂、意、志，谓之五神，与精神活动密切相关。《灵枢·本神》："所以任物者谓之心，心有所忆谓之意，意之所存谓之志，因志而存变谓之思，因思而远慕谓之虑，因虑而处物谓之智。"意、志、思、虑、智，与思维活动有关。在《素问·阴阳应象大论》中，心"在志为喜"，肝"在志为怒"，脾"在志为思"，肺"在志为忧"，肾"在志为恐"。喜、怒、思、忧、恐，谓之五志，与情志活动有关。根据中医整体观念，心主宰意识、思维、情志等精神活动，而又分属五脏。因此，意识、思维活动异常，首先责之于心。情志所伤，首伤心神，次及相应脏腑，导致脏腑气机紊乱。故《灵枢·邪客》："心者，五藏六府之大主也，精神之所舍也。"张介宾《类经·疾病类》进一步阐发说："心为五脏六腑之大主，而总统魂魄，并赅意志。故忧动于心则肺应，思动于心则脾应，怒动于心则肝应，恐动于心则肾应，此所以五志惟心所使也。"

作用与意义 心主神明功能的正常与否，直接影响着生命的

存亡。故《素问·移精变气论》强调"得神者昌，失神者亡"。《素问·六节藏象论》："心者，生之本，神之变也。"

心主神明功能的正常与否，常可通过人的精神状态以及意识、思维、情志、睡眠等得以体现。生理情况下，心主神明功能正常，则精神振奋，神识清晰，反应灵敏，思维敏捷，寤寐正常。反之，在病变情况下，心之气血阴阳不足，心神失养，常可导致神志活动的异常。如心血亏虚，神不守舍，则见失眠多梦，健忘，反应迟钝。心阴耗损，虚火扰神，心神不宁，则见烦躁不安，失眠多梦。心阳不足，神失所养，则神疲多寐。若心阳暴脱，神失所主，则意识模糊，甚则昏迷。若心火亢盛，内扰心神，则见心烦失眠，甚或狂躁谵语，神识不清。若痰浊蒙蔽心神，或表现为精神抑郁，表情淡薄，神志痴呆，喃喃自语，举止失常；甚则意识模糊，昏不知人的癫病；或致突然昏仆，不省人事，四肢抽搐，目睛上视，口吐涎沫，喉中痰鸣之痫病。若痰火扰乱心神，常致心烦失眠，重则神昏谵语，或语言错乱，哭笑无常；狂躁妄动，打人毁物之狂病，伴见发热气粗，面红目赤，口渴喜冷，吐痰黄稠，或喉中痰鸣，舌红苔黄腻，脉滑数。

心主神明与心主血脉密切相关。心神主宰调节全身生命活动，包括心脏本身的搏动和推动血液在脉管中运行。另一方面，心神有赖于心血的濡养，才能发挥正常的主宰作用。《灵枢·本神》："心藏脉，脉舍神。"在病变情况下，两者常相互影响。如紧张、愤怒、焦虑等心神变化，常可伴有面色和脉象的改变以及心胸部感觉的异常。反之，心血不足，

或血行失常，则会出现精神恍惚，记忆力减退，失眠多梦，或烦躁、神昏狂乱等心神失常的表现。

（邢玉瑞）

xīn zàizhì wéixǐ

心在志为喜（joy as heart emotion）

心与情志活动之喜悦密切相关。《黄帝内经》多次提及心与喜的关系。如《素问·阴阳应象大论》："在藏为心……在志为喜。"古代医家极为重视心和情志活动的关系，认为人的情志活动虽分属五脏，但总归于心。五志分属五脏，分而言之，喜悦为心的情志活动的表现。喜悦是人的需要得到满足所产生的愉悦。在生理情况下，情志喜悦有益于心主血脉的功能。如《素问·举痛论》："喜则气和志达，营卫通利。"但喜乐过度，则"气缓矣"，又可使心气涣散，耗伤心神。如《灵枢·本神》："喜乐者，神惮散而不藏。"临床表现，轻者精神涣散，思想不易集中；重者则精神错乱，甚或心气暴脱而亡。

（邢玉瑞）

xīnwéihàn

心为汗（heart dominating perspiration）

心与体液中的汗液密切相关。出自《素问·宣明五气》："五藏化液：心为汗。"汗液是人体津液通过阳气的蒸化作用，从汗孔排出体外的液体。如《素问·阴阳别论》："阳加于阴谓之汗。"如《素问·经脉别论》："惊而夺精，汗出于心。"也有医家认为，心主血脉，血液与津液同源互化，血液中的水液渗出脉外则为津液，津液是汗液化生之源。心血充盈，津液充足，汗出有源，既可滋润皮肤，又可排出体内代谢后的多余水液。故有"汗血同源""汗为心之液"之说。由此可见，心以主血脉和

藏神功能为基础，主司汗液的生成与排泄，从而维持了人体内外环境的协调平衡。由于汗与心的关系密切，故汗出过多，常会伤及心之气血阴阳，而见心悸怔忡等。反之，心的气血阴阳不足，也会引起汗出的症状，如心气虚则自汗，心阴虚而盗汗，心阳暴脱则见大汗淋漓或汗出如珠等。

（乔文彪）

xīnhuá zài miàn

心华在面（heart manifesting in complexion）

心的功能，在外反映于面部色泽的变化。出自《素问·六节藏象论》："心者……其华在面。"华，有荣华、光彩之意。中医学认为，内在脏腑的精气盛衰、功能强弱，可以显露在外部的体表组织器官，即荣华外露，五脏各有其华。心主血脉，而面部血脉又极为丰富，全身气血皆上注于面，故心的功能正常与否，以及气血盛衰，都可以从面部色泽的变化上显露出来。心气旺盛，血脉充盈，则面部红润光泽，神采奕奕。如心气不足，则可见面色㿠白；心血亏虚，则面色无华；心血瘀阻，则面色晦滞；心火亢盛，则见面色红赤。

（邢玉瑞）

xīn kāiqiào yú shé

心开窍于舌（tongue being the orifice of heart）

舌的味觉、语言表达功能由心所主宰。出自《黄帝内经》，如"舌者，心之官也"（《灵枢·五阅五使》）；"手少阴之别……系舌本"（《灵枢·经脉》）。历代医家将舌质及功能的改变，作为判断心主血脉和心藏神功能正常与否的重要指征。

舌与五脏均有联系，而与心的关系尤为密切。心与舌的联系：①心与舌体通过经脉相互联系。②舌面无表皮覆盖，血管又极为

丰富，故舌色最能灵敏地反映心主血脉的功能状态。③舌的味觉及语言表达功能，均有赖于心主血脉和藏神的生理功能。如《灵枢·脉度》："心气通于舌，心和则舌能知五味矣。"

心主血脉、藏神的功能正常，则舌体红活荣润，柔软灵活，味觉灵敏，语言流利。若心有病变，亦可从舌上反映出来。如心血不足，则舌淡瘦薄；心火上炎，则舌红生疮；心血瘀阻，则舌质紫暗，或有瘀斑。若心藏神的功能失常，则可见舌强、语謇，甚或失语等。

（邢玉瑞）

xīnwùrè

心恶热（heart aversion to heat）

心在五行属火，易为火热所伤，过热则病的生理特性。出自《素问·宣明五气》："五藏所恶，心恶热。"心恶热的原理：①心中阳热之气不能偏亢。如心火亢盛，则出现心烦失眠，面赤口渴，口舌生疮，舌质红赤，甚则狂躁谵语，或兼见小便色赤涩痛，尿血等症状。②心病患者多恶热，故心病患者日常对于火热邪气亦应有所禁忌。除非必要，预防、治疗心病应慎用温热之性的食物、药物。如《素问·藏气法时论》："病在心……禁温食热衣。"③夏季暑热当令，阳气隆盛，多引起心火亢盛的病变，故治宜"用热远热"，以适应心的生理特性。

（邢玉瑞）

xīnzhǔxià

心主夏（heart being predominant in summer）

心与夏季相通应。出自《素问·六节藏象论》："心者，生之本……为阳中之太阳，通于夏气。"中医学认为，人与自然界是一个紧密联系的统一

整体，五脏和四时阴阳之气相通应。心与夏气相通应：自然界夏季阳气最盛，五行属火；五脏之中，心居上焦胸中阳位，其性属火，为阳中之太阳；天人相应，同气相求，故心之阳气在夏季最旺盛。心主夏，对于临床诊治心病的发生发展有一定的指导意义。一般说来，心脏疾患，特别是心阳虚衰的患者，其病情往往在夏季缓解，自觉症状也有所减轻；而阴虚阳盛之心病和情志病，在夏季又往往加重。故《素问·咳论》："五藏各以其时受病……乘夏则心先受之。"

（邢玉瑞）

心者生之本 xīnzhě shēng zhī běn

心者生之本（heart is the basis of life）　心是人体生命的根本。出自《素问·六节藏象论》："心者，生之本，神之变也。"中医学认为，心在脏腑中居于首要地位，起主宰作用。五脏六腑必须依赖心主血脉的灌溉滋养，才能各司其守。另一方面，脏腑功能之间的协调，亦有赖于心神的主宰。自《黄帝内经》始，历代医家均非常重视心的作用，治疗上特别注意保护心。《黄帝内经》还形成"心不可伤"的理论，如《灵枢·邪客》："心者，五藏六府之大主也……邪弗能容也，容之则心伤，心伤则神去，神去则死矣。"心的主宰、统帅作用，直接影响、决定生命活动，关系到生死存亡，故心为生命之根本。

（邢玉瑞）

心包络 xīnbāoluò

心包络（pericardium）　心脏外围的包膜，具有保护心脏的作用。简称心包，亦称"膻中"。《黄帝内经》将心包喻为心之宫城。如《灵枢·胀论》："膻中者，心主之宫城也。"心包具有保护心脏的

作用。在经络学说中，手厥阴心包经与手少阳三焦经相为表里，故心包络亦属于脏。中医学认为，心为人身之君主，不得受邪。若外邪侵心，则心包络当先受病，故心包有"代心受邪"之功用。如《灵枢·邪客》："心者，五藏六府之大主也，精神之所舍也。其藏坚固，邪弗能容也。容之则心伤，心伤则神去，神去则死矣。故诸邪之在于心者，皆在于心之包络。"后世医家受"心不受邪"思想的影响，常将外感热病中出现的神昏、谵语等，称为"热入心包"；或将痰热、痰浊蒙蔽所致的精神错乱，称为"痰热蒙蔽心包"或"痰浊蒙蔽心包"。究其实质，仍为心主神明功能失常的热证、实证。

（邢玉瑞）

心肾相交 xīnshèn xiāngjiāo

心肾相交（coordination between heart and kidney）　心与肾之间上下、升降、水火、阴阳之间的协调平衡。又称水火既济。

历史沿革　心肾相交理论的形成，是从阴阳、水火升降关系逐步发展起来的。《素问·阴阳应象大论》："水火者，阴阳之征兆也"。《中藏经·阴阳大要调神论》："火来坎户，水到离扃，阴阳相应，方乃和平。"八卦之中，坎属水，离属火。六十四卦之中，坎上离下，名曰既济，即水火升降和谐的状态；若离上坎下，名曰未济，即水火升降失衡的状态。唐·孙思邈根据《周易》水火既济与水火未济两卦的含义，结合中医学心肾两脏的五行归属及其生理特性，在《备急千金要方·卷十三》中，提及"夫心者火也，肾者水也，水火相济"。明·周慎斋《慎斋遗书·卷一》谓之"心肾相交"，并对其机理进行说明。

言"心肾相交，全凭升降。而心气之降，由于肾气之升；肾气之升，又因心气之降"。清代的《吴医汇讲》从治疗角度，论述了此理论的应用。谓"水不升为病者，调肾之阳，阳气足，水气随之而升；火不降为病者，滋心之阴，阴气足，火气随之而降"。

基本内容　心为阳脏，位居上焦，五行属火；肾为阴脏，位居下焦，五行属水。就阴阳水火升降理论而言，在上者以下降为和，在下者以上升为顺，升已而降，降已而升。心位居上，故心火（阳）必须下降于肾，以资肾阳，使肾水不寒；肾位居下，肾水（阴）必须上济于心，滋助心阴，使心阳不亢；这种心肾阴阳上下交通相助，水火互济，从而使心肾生理功能协调平衡的关系，称为"心肾相交"。此外，心与肾之间还存在着精血互化、精神互用的关系，心血与肾精相互资生、相互转化，为心肾相交奠定了物质基础。

作用与意义　肾无心火之温煦则水寒，心无肾阴之滋润则火炽。心与肾在生理上联系密切，因此其病变常相互影响。若心火亢盛，下劫肾阴，或肾阴不足，不能上济于心阴，使心肾水火既济的平衡协调关系遭到破坏，从而产生心肾阴虚火旺的病变；表现为失眠、多梦、心烦、心悸、眩晕、耳鸣、腰膝酸软，或男子梦遗，女子梦交等，称为"心肾不交"。治以交通心肾之法，亦称为泻南（代指泻心）补北（代指补肾）法，可选黄连清心饮、清心莲子饮、交泰丸等方剂。或肾阳虚与心阳虚互为因果致心肾阳虚、水湿泛滥的病变，可见心悸怔忡，肢体浮肿，腰膝酸软，形寒肢冷，唇舌青紫，苔白滑，脉

沉弱等症状。治以温补心肾，常用参附汤合右归饮加减。

（邢玉瑞）

xīn hé xiǎocháng

心合小肠（heart and small intestine in pair） 心与小肠经脉相互属络，构成阴阳表里配合关系。出自《灵枢·本输》。心合小肠的原理：①经脉相互属络：手少阴经属心络小肠，手太阳经属小肠络心，心与小肠通过经脉相互络属构成了表里关系。②生理上相互为用：心主血脉，心阳之温煦，心血之濡养，有助于小肠的化物功能；小肠主受盛化物，泌别清浊，吸收水谷精微和水液，经脾气升清上输至心肺，有助于化生心血以养心脉。即《素问·经脉别论》所谓"浊气归心，淫精于脉"。③病变上相互影响：心火亢盛，可循经下移于小肠，使小肠泌别清浊功能失常，出现尿少、尿赤、尿道灼热或涩痛等小肠实热的症状；而小肠有热，亦可循经上炎于心，出现心烦、失眠、舌红、口舌生疮等病证。此外，小肠虚寒，化物失职，日久可出现心血不足的病证。④脏病治腑、腑病治脏：如宋·钱乙据此理论创制"导赤散"，采用清心泻小肠之法治疗心火上炎之证。《医宗金鉴·删补名医方论》："赤色属心，导赤者，导心经之热从小便而出……故名导赤散。"反之，小肠实热，亦可采用清心泻火法治之。

（邢玉瑞）

jūnhuǒ

君火（monarch fire） ①心火，指心之阳气。因心为君主之官，故名为君火。②运气术语。六气中的二之气，又称少阴君火。春分至小满，阳气旺盛，为少阴君火当令（参见少阴君火）。

出自《素问·天元纪大论》："君火以明，相火以位。"指运气变化。后世医家以天人合一理论为指导，将君火、相火的运气概念比附于人身，而逐渐演变为人体之火。如明·张介宾《类经·运气类》："是以君火居上，为日之明，以昭天道，故于人也属心，而神明出焉。"

心在五行属火，为君主之官，五脏六腑之大主，故将心阳称之为君火。君火是生命活动的基本动力所在，与人的意识、思维等精神活动，以及血液化生与运行等功能的正常发挥，均有着密切关系。如"盖心为火脏，烛照万物，故司神明"（《血证论·脏腑病机论》）；"火者，心之所主，化生血液，以濡周身"（《血证论·阴阳水火气血论》）。

在中医理论中，君火往往与相火相对而言，君火位居于上焦，主宰全身；相火居于下焦，温养脏腑，以潜藏守伏为宜。二者生理上互相资生，互相制约，彼此协调，一上一下，互相配合，共同温煦脏腑以维持正常的功能活动。

（邢玉瑞）

fèi

肺（lung） 具有主气、司呼吸，通调水道，朝百脉而主治节等生理功能的内脏。中医学的"肺"，不同于西医学同名脏器，不仅包括解剖学的肺，更重要的是指整体"肺藏象"功能系统。

历史沿革 中医学对肺的形态结构及功能的认识，始于《黄帝内经》。《灵枢·本藏》阐述肺的形态大小、位置高下偏正、质地坚脆与发病的关系。《难经·四十二难》记载肺的重量及分叶。《黄帝内经》已明确提出肺主气，司呼吸；主肃降，通调水道；朝百脉，主治节。肺在诸脏腑中的位置最高，覆盖诸脏。如《灵枢·九针论》："肺者，五藏六府之盖也。"《中藏经·论肺脏虚实寒热生死逆顺脉证之法》："肺者，魄之舍，生气之源，号为上将军乃五脏之华盖也。"肺叶娇嫩，不耐寒热燥湿诸邪之侵；肺又上通鼻窍，外合皮毛，与自然界息息相通，易受外邪侵袭，故有"娇脏"之称。如宋·陈自明《妇人大全良方·妇人劳嗽方论》："肺为娇脏，怕寒而恶热，故邪气易伤而难治。"明·赵献可指出肺的形态，呈质地疏松的分叶状。如《医贯·内经十二官论》："喉下为肺，两叶白莹，谓之华盖，以复诸脏。虚如蜂窠，下无透窍，故吸之则满，呼之则虚。"隋·巢元方《诸病源候论·咳嗽病诸候》明确提出肺的宣发作用。如"肺主气，候皮毛。气虚为微寒客皮毛，入伤于肺，则不足，成咳嗽。夫气得温则宣和，得寒则否涩，虚则气不足而为寒所迫，并聚于肺间，不得宣发，故令咳而短气也。"对于肺主肃降的认识，《素问·刺禁论》："肺藏于右。"根据阴阳升降理论，左主升而右主降，肺气以清肃下降为顺，故曰肺藏于右，非脏在右，乃气机下降之谓。故金·李杲《内外伤辨惑论·重明木郁则达之之理》："肺金收降之气……金者，其道当降。"清·王士雄《温热经纬·陈平伯外感温病篇》更加明确提出："若肺气肃降有权，移其邪由腑出，正是病之去路，升提胡可妄投。"经历代医家补充完善，形成肺的生理特性及生理功能的系统认识。

基本内容 肺藏象系统包括：肺在五行属金，合大肠，肺藏魄，在志为悲（忧）；在体合皮，其华在毛；开窍于鼻，上连于喉，在液为涕；其经脉为手太阴肺经，与手阳明大肠经相互络属，互为表里；肺为阳中之少阴，与自然界秋气相通应。肺在五脏六腑中位置最高，故称"华盖"。

肺的生理特性为娇脏，喜润恶燥，肺气的运动特性为宣发肃降。肺的生理功能为主气、司呼吸，通调水道，朝百脉而助心行血等，高度概括为肺主治节。如《素问·灵兰秘典论》："肺者，相傅之官，治节出焉。"

肺在生命活动中具有重要意义，包括主持一身之气和呼吸之气，对气的生成和气机升降出入运动起着重要的调节作用；肺气协助心脏推动血液运行；肺为水之上源，对体内津液的输布和排泄起着疏通和调节的作用，以维持体内津液代谢的平衡，因此，具有治理调节全身气、血、津液的功能。

作用与意义 肺主气、司呼吸，是肺的生理功能的核心。若肺丧失了呼吸功能，清气不能吸入，浊气不能排出，新陈代谢停止，生命活动也就宣告终结。肺主气、司呼吸的功能正常，则呼吸调匀，宗气生成充沛且全身之气的运行协调；助心推动血行，则血行正常，并维持水液代谢平衡。若肺气不利，失于宣降，呼吸运动失常，可见胸闷、咳嗽、喘促、气短等呼吸不利等；气的生成不足，可导致少气不足以吸、声低气怯、肢倦乏力等气虚证候；行水无力，水道不通，水液输布排泄障碍，则汗、尿不能正常排泄，使多余的水液不能排出而停聚于体内，则可见咳喘、咯痰、浮肿、尿少等症；肺气虚弱或壅滞，心血运行不畅，甚至血脉瘀阻，心律失常，而见胸闷、心悸、怔忡、唇舌青紫等。

(乔文彪)

fèiqì

肺气（lung qi） 肺藏之气。肺脏生理活动的物质基础及其动力来源。

出自《黄帝内经》。《素问·四气调神大论》："秋三月，此谓容平……收敛神气，使秋气平，无外其志，使肺气清。"《灵枢·脉度》："肺气通于鼻，肺和则鼻能知臭香矣。"其后，历代医家多从肺气不足及肺失宣降论述，如清·喻昌《医门法律》："人身之气，禀命于肺。肺气清肃，则周身之气莫不服从而顺行。"

肺气指肺的生理功能及其物质基础，也是全身之气的一部分。肺气的生成有先天和后天两个来源，就先天而言，肺气根于肾，肾中元气，经三焦而上达于肺，成为肺气的一部分。后天来源，为脾胃运化输送而来的水谷之精气和肺自身吸入的自然界清气结合形成的宗气。肺气通过宣发肃降作用，发挥主司呼吸，调节水液代谢以及辅心行血的功能。

肺气充沛，宣发肃降作用协调，则呼吸均匀，全身之气的生成和运行正常，水液输布和排泄有度，并可辅助心保证血液的正常运行。若因外邪客肺，常导致肺气的宣降失司，肺气郁滞则见胸闷、咳嗽；气不布津，水湿停聚则致咳痰。如久病咳喘，或气的生化不足引起肺气虚，则宗气生成乏源，呼吸功能减弱，而见咳喘无力，少气不足以息；动则耗气，所以喘息益甚。肺气亏虚，输布津液功能减弱，则水液停聚肺系，随肺气上逆，出现痰涎清稀。喉主发音，为肺之门户，肺气虚鼓动无力则见声音低怯。肺气不足，宣发卫气不利，腠理不密，卫表不固，故见自汗、畏风、易感受外邪。治宜补益肺气，

益气固表，方可选六君子汤加减、玉屏风散。

(乔文彪)

fèiyīn

肺阴（lung yin） 肺之阴液，与肺阳相对，具有滋润、宁静、内守作用。

见于明·张介宾《类经·脉色类》："白者，肺色见也。脉喘而浮者，火乘金而病在肺也。喘为气不足，浮为肺阴虚。"清·唐宗海《血证论·卷七》："肺痿咳痰，取参草胶菀，以滋补肺阴。"

肺阴的生理作用包括：①滋润肺脏，制约肺阳。五脏之中，肺通应于秋气，喜润恶燥，肺脏得到阴液的滋润和濡养，方能保障肺的正常宣降。否则，肺阴不足，则致肺燥或虚热、虚火灼肺，而致肺的宣降失司。②肃降肺气，调节气机。气机运动的基本形式是升降出入，在肺则表现为肺的宣发肃降与呼吸出入。肺气的运动虽具有升降出入等不同形式，但总的来说，是以降为主。肺的肃降功能，依赖于肺阴的作用。阴与阳相反，其特性就是主下降、主肃杀。犹如秋气之来，阳气下降，阴气起用，万物于是凋零。肺气主降与肝气主升，一升一降，共同调节着人体气机的运行。③下接肾阴，协同纳气。肺属金，肾属水，为母子相生关系。金能生水，肺阴充足，输精于肾，使肾阴充盛；肾阴为一身阴液之根本，故水能润金，肾阴充盛，上润于肺，则使肺阴不虚。肺司呼吸，吸入之气在肺阴的作用下，下纳于肾，在肾阴的作用下得以封藏。因此，肺肾共同参与呼吸的过程，实际上是在肺肾之阴的互济互通、相互协同下完成的。

若肺阴亏虚，失于滋养，又阴不制阳，阳气相对偏盛，可见

虚热、虚火之病证。如干咳无痰，或痰少而黏，或痰中带血，口干咽燥，形体消瘦，潮热盗汗，颧红，五心烦热，声音嘶哑，舌红，脉细数。治疗时常用北沙参、麦冬、知母、天冬等药或琼玉膏等方。

（乔文彪）

fèiyáng

肺阳（lung yang） 肺之阳气，与肺阴相对，具有温煦、推动、振奋作用。

《素问·汤液醪醴论》："五阳以布，疏涤五藏。"明确指出了五脏皆有阳气，自然寓肺阳在内。隋·杨上善《黄帝内经太素·五藏脉诊》："肺以恶寒弦急，即是有寒乘肺，肺阳与寒交战，则二俱作病，为肺寒热也。"首次明确提出"肺阳"。明·秦景明《症因脉治》："肺阳不足，脉缓濡软，四君子汤、补中益气汤。"提出肺阳虚证的治疗方剂，现代名医蒲辅周则直接提出"肺阳虚，则易感冒"。

肺阳的生理作用包括：①温煦气化。因阳性温煦，则肺阴不寒，主于气化，则津液布散全身，汗液排泄有度。②宣发输布。肺的宣发肃降功能，在肺阳的宣发推动下，依赖肺气的作用，将津液卫气上行至头面，外达于肌表。③暖身卫外。肺阳的温煦作用，在内是温养心肺胸膈，在外则温养鼻窍皮毛，以抗御外邪的侵袭。

若肺阳虚衰，则卫阳不足，易致外感，或水津不布，聚而为饮，表现出面色淡白，咳喘无力，声音低微，少气，动则益甚，自汗，易感冒，咳吐涎沫清稀量多，呼吸气冷，畏寒肢冷，精神萎靡，口淡不渴，小便清长等。

（乔文彪）

fèixì

肺系（lung system） 肺与息道（气管、支气管）、喉咙、鼻窍等构成的呼吸通道系统。出自《灵枢·经脉》："肺手太阴之脉……从肺系横出腋下。"元·滑寿《十四经发挥》注曰："肺系，谓喉咙也。喉以候气，下接于肺。"唐·杨玄操注曰："喉咙，空虚也，言其中空虚可以通气息焉，即肺系也，呼吸之道路。"清·郑梅涧《重楼玉钥》也有类似的说法："喉者，空虚，主气息出入呼吸，为肺之系，乃肺气之通道也。"若肺系功能失常，则息道为之不利，可见咳嗽、喘息、咳痰等；喉咙为之不利，可见咽喉疼痛、暗哑等；鼻窍为之不利，可见鼻塞、喷嚏、流涕等症状。

（乔文彪）

fèizhǔqì

肺主气（lung dominating qi） 肺主呼吸之气和一身之气的功能。

历史沿革 出自《黄帝内经》。《素问·五藏生成》："诸气者，皆属于肺。"《素问·六节藏象论》："肺者，气之本也。"唐·王冰注曰："脾虚则肺无所养，肺主气，故少气也。"历代医家多有阐发。如《太平圣惠方·卷六》："夫肺为四脏之上盖，通行诸脏之精气，气则为阳，流行脏腑，宣发腠理，而气者皆肺之所主。"中医学认为，人的呼吸主要由肺、肾两脏的生理功能完成，肺起到主持呼吸功能的作用。如《医方集解·利湿之剂》："仁斋云：肺出气，肾纳气，肺为气之主，肾为气之本。"民国·裘庆元《三三医书·中风论》中，近代吴锡璜进一步解释说："天气至清，全凭呼吸为吐纳，其呼吸之枢则以肺为主。"

基本内容 包括主呼吸之气

和主一身之气两个方面。

肺主呼吸之气：指肺是人体的呼吸器官，主司人体呼吸运动。如《素问·阴阳应象大论》："天气通于肺。"明·赵献可《医贯·内经十二官论》："（肺）虚如蜂窠，下无透窍。故吸之则满，呼之则虚。一呼一吸，本之有源，无有穷也，乃清浊之交运，人身之橐籥。"在鼻、喉、息道的辅助下，通过肺的呼吸作用，不断吸入清气，排出浊气，吐故纳新，实现机体与外界环境之间的气体交换，促进气的生成，调节气的升降出入运动，从而保证人体新陈代谢的正常进行。肺主呼吸之气的功能，实际上是肺主宣发肃降作用，在呼吸运动中的具体表现。通过肺的宣发，浊气得以呼出，为吸入清气创造条件；通过肺的肃降，使肺能充分吸入自然界的清气。肺的宣发与肃降功能协调有序，则呼吸调匀，气息平和。若肺气失宣或肺气失降，临床可见胸闷、咳嗽、喘促、气短等呼吸不利之象。故《素问·至真要大论》："诸气膹郁，皆属于肺。"此外，正常的呼吸运动虽为肺所主，但需肾主纳气的协助。肾中精气充盈，封藏功能正常，肺吸入的清气才能肃降而下归于肾，以维持呼吸的深度，故有"肺为气之主，肾为气之根"之说。

肺主一身之气：指肺有主持并调节一身之气的生成和运行的作用。主要体现在两个方面：①直接参与气的生成。肺司呼吸，吸入自然界的清气，是人体气的主要来源之一，特别与宗气的生成有更为直接的关系，宗气由肺吸入的自然界清气与脾胃运化的水谷精气相结合而生成。宗气在肺中生成，积存于胸中"气海"，上走息道出喉咙以促进肺的呼吸，如《灵枢·五味》:"其大气之抟而不行者,积于胸中,命曰气海,出于肺,循喉咽,故呼则出,吸则入。"并能贯注心脉以助心推动血液运行,故在机体生命活动中占有非常重要的地位。宗气是一身之气的重要组成部分,宗气的生成关系着一身之气的盛衰,因而肺的呼吸功能健全与否,不仅影响着宗气的生成,也影响着一身之气的盛衰。另外,营卫之气的生成亦与肺有关,水谷精微由脾转输到肺,经肺的气化宣发而营卫之气得以生成并输布运行。故《灵枢·营卫生会》:"人受气于谷,谷入于胃,以传与肺,五藏六府皆以受气,其清者为营,浊者为卫。"所以,肺的功能状态直接影响着全身之气的生成,故《素问·六节藏象论》:"肺者,气之本也。"②调节全身气机。肺主宣发肃降,推动着气的升降出入运动,而肺的呼吸运动本身,即是气的升降出入运动的体现,肺有节律的呼吸运动,是维持和调节全身气机正常升降出入的重要因素。清·喻昌《医门法律》:"人身之气,禀命于肺。肺气清肃,则周身之气莫不服从而顺行;肺气壅浊,则周身之气易致横逆而犯上。"因此,肺的宣降失常,呼吸运动障碍,必然会导致机体气机阻滞或升降出入失调。此外,肺调节气的运行的作用,还体现于宣发卫气,以温养脏腑、肌肉、皮毛,调节腠理开阖,控制汗液的排泄。即《灵枢·决气》:"上焦开发,宣五谷味,熏肤、充身、泽毛,若雾露之溉,是谓气。"肺宣发卫气到肌表,故清·魏之绣《柳州医话》又称"肺主一身之表"。

作用与意义 肺主呼吸之气和一身之气,实际上都基于肺的呼吸功能。肺的呼吸调匀,是气

的生成和气机调畅的根本条件。如果肺的呼吸功能失常,则影响一身之气的生成和运行。肺的呼吸失常,不仅影响宗气的生成及一身之气的生成,导致一身之气不足,引发少气不足以吸、声低气怯、肢倦乏力等气虚证候。并且影响一身之气的运行,导致各脏腑经络之气的升降出入运动失调。若肺丧失了呼吸功能,清气不能吸入,浊气不能排出,人的生命活动就会终止。

(乔文彪)

fèi zhǔ xuānfā sùjiàng

肺主宣发肃降 (lung dominating dispersion and purification)

肺具有升宣布散与清肃下降的功能。肺气宣发,即宣通与布散的功能,具有排出浊气,宣散卫气,敷布津液和气血的作用;肺气肃降,即清肃与下降的功能,具有吸入清气,下输津液,清洁肺脏,下降气机的作用。

历史沿革 《黄帝内经》虽无宣发肃降之名,但《灵枢·决气》:"上焦开发,宣五谷味,熏肤,充身,泽毛,若雾露之溉,是谓气。"《灵枢·痈疽》:"余闻肠胃受谷,上焦出气,以温分肉而养骨节,通腠理。"此处所言之"上焦开发""上焦出气",隐含肺气宣发、布散津液和气的作用。隋·巢元方《诸病源候论·咳嗽病诸候》明确提出肺的宣发作用:"肺主气,候皮毛。气虚为微寒客皮毛,入伤于肺,则不足,成咳嗽。夫气得温则宣和,得寒则否涩,虚则气不足而为寒所迫,并聚于肺间,不得宣发,故令咳而短气也。"对于肺主肃降的认识,《素问·刺禁论》:"肺藏于右。"根据阴阳升降理论,左主升而右主降,肺气以清肃下降为顺,故曰肺藏于右,非脏在右,乃气机

下降之谓。故金·李杲《内外伤辨惑论·重明木郁则达之之理》:"肺金收降之气……金者,其道当降。"《温热经纬·陈平伯外感温热篇》更加明确提出:"若肺气肃降有权,移其邪由腑出,正是病之去路,升提胡可妄投。"

基本内容 宣发,即宣通、发散;肃降,即清肃、下降。肺主宣发肃降,实际是指肺气的运动具有向上、向外升宣布散和向下、向内收敛下降的双向作用。

肺气宣发:指肺气升宣与布散的运动形式,与肺主清肃相对而言。主要体现在三个方面:①呼出体内浊气;②将脾转输至肺的水谷精微和津液上输头面诸窍,外达皮毛肌腠;③宣发卫气于皮毛肌腠,以温分肉,充皮肤,肥腠理,司开阖,并将津液化为汗液排出体外。若肺失宣发,则可出现呼吸不畅,胸闷喘咳,以及卫气被遏、腠理闭塞的鼻塞、喷嚏、恶寒、无汗等症状。

肺气肃降:指肺气清肃与下降的运动形式,与肺主宣发相对而言。主要体现在三个方面:①吸入自然界清气,下纳于肾,以资元气;②将脾转输至肺的水谷精微和津液向内向下布散,下输于肾,成为尿液生成之源;③肃清肺和呼吸道内的异物,保持呼吸道的洁净。若肺失肃降,常出现呼吸短促、喘息、咳痰等。

肺气肃降与宣发协调,有赖于肺阴与肺阳的协调。肺阴主凉润、肃降,肺阳主温煦、宣发。肺阴不足,凉润、肃降不及,易导致虚热虚火内生、咳喘气逆的病变;肺阳虚衰,温煦、宣发不及,易发生寒饮蕴肺而咳喘的病变。

肺居膈上,为五脏六腑之盖,五行属金,应少阴秋收之气,其气以肃降为顺;肝位于下,主疏

泄，五行属木，应少阳春升之气，其气以升发为宜。肺气充足，肃降正常，有利于肝气的升发；肝气疏泄，升发条达，有利于肺气的肃降。肝升肺降，既相互制约又互相协调配合，不但维持肝肺之间的气机活动，而且对全身气机的调畅、气血的调和起着重要的调节作用。故清·叶桂《临证指南医案》："肝从左而升，肺从右而降，升降得宜，则气机舒展。"

作用与意义 肺气的宣发与肃降，既相反又相成。宣发与肃降协调，则呼吸均匀通畅，津液得以正常输布代谢，"水精四布，五经并行"。一般而言，外邪侵袭，多导致肺气不宣为主的病变；内伤及肺，多导致肺失肃降为主的病证。若肺气亏虚，肺失温养鼓动；或肺阴液不足，肺失滋润，燥热内生；或外邪、痰饮、瘀血阻肺，导致肺气宣发障碍，临证称为"肺气不宣"或"肺失宣发"。一方面可出现鼻塞、喷嚏、呼吸不利、咳喘、胸闷等呼吸道症状；另一方面，可因卫气不得宣发，使腠理闭塞而出现恶寒、无汗；或因津液不得布散，停聚于肺系而化为痰浊，泛溢于肌肤为水肿；或因血液不得输布，使其瘀阻于肺脉而影响血行。若因肺之气或阴液不足，或邪郁于肺，导致肺气肃降失常，临床称为"肺失清肃"，可见胸闷、喘咳痰多，或喉中痰鸣、尿少浮肿等症状。宣发与肃降失常又相互影响，互为因果，最终形成宣降失常同时并存的病机变化，如呼吸失常、津液代谢障碍及卫外不固等。

（乔文彪）

fèi zhǔ tōngtiáo shuǐdào

肺主通调水道（lung dominating regulation of water passage） 肺气通过宣发与肃降而

调节人体水液代谢的功能。又称肺主行水。

历史沿革 出自《素问·经脉别论》："饮入于胃，游溢精气，上输于脾，脾气散精，上归于肺，通调水道，下输膀胱。"后世医家多遵从《素问》所云，并有所发挥。如清·张志聪《黄帝内经素问集注·经脉别论》："肺应天而主气，故能通调水道而下输膀胱，所谓地气升而为云，天气降而为雨也。"程士德主编《素问注释汇粹》："肺虽为清虚之脏，而有治节之司，主行营卫，通阴阳，故能通调水道，下输膀胱。"清·王绍隆《医灯续焰·水病脉证》："肺居上焦，属金，主气，为水之化源，行荣卫而出治节，故水得以通调也。"

基本内容 津液在体内的代谢，是一个包括生成、输布和排泄等一系列生理活动的复杂过程。这一过程涉及多个脏腑的生理功能，是多个脏腑相互协调配合的结果。肺的通调水道，是一个关键的环节。通，即疏通；调，即调节，调畅；水道，是指机体水液运行的通道。肺的通调水道功能，是指肺的宣发和肃降，对体内水液的输布、运行和排泄，起着疏通和调节的作用。通过肺的宣发，将津液布散于全身，外达于皮毛，以发挥其滋润濡养作用；同时通过肺的宣发卫气，主司腠理的开阖，调节汗液的排泄。通过肺的肃降，将水液向下向内输布，以充养和滋润体内的脏腑组织器官，并将机体代谢后的水液经肾的蒸腾气化作用，转化为尿液贮存于膀胱，而后排出体外。由于肺在脏腑中的位置最高，机体从外界摄入的水液，均经脾的转输而上输于肺，然后再通过肺的宣发肃降作用而布散全

身。由此可见，肺的通调水道功能，是肺主宣发和肺主肃降的作用，在人体水液代谢方面的具体体现。

此外，肺主通调水道还和脾主运化水液，以及肾主水的功能密切相关。就肺脾而言，肺气宣降以行水，使水液正常输布与排泄，被称为"水之上源"；脾气运化，散精于肺，使水液正常地生成与输布，被称为"水之中州"。肺脾两脏协同，是保证津液正常化生、输布与排泄的重要环节。肺之通调水道，有助于脾的运化水液，从而防止内湿的产生。而脾的转输津液，散精于肺，不仅是肺通调水道的前提，也为肺的生理活动提供了必要的营养。两脏在津液代谢方面，又存在着相互为用的关系。就肺肾关系而言，肺主行水，为水之上源；肾主水液代谢，为主水之脏。肺气宣发肃降而行水的功能，有赖于肾气及肾阴肾阳的促进；肾气所蒸化及升降的水液，有赖于肺的肃降功能使之下归于肾或膀胱。肺肾之气的协同作用，保证了体内水液输布与排泄的正常。

作用与意义 肺通过宣发肃降作用以通调水道，在维持机体水液代谢平衡中，发挥着重要的作用。因此，肺气失于宣发肃降，常可影响肺的通调水道功能，导致水液输布障碍，汗、尿不能及时排出体外，引发水湿停聚，酿生痰饮，或水湿泛溢肌肤而为水肿、尿少等病变。而且肺失宣降，通调水道功能失常，水湿内聚常易困脾，使脾的运化功能失常，可见食少、倦怠、腹胀、便溏，甚则水肿等；脾失健运，水湿内停，聚而为痰为饮，则影响肺的宣发肃降，可出现咳喘痰多等，故有脾为生痰之源，肺为贮痰之

器。肺的通调水道功能失司，日久必累及于肾，而致尿少，甚则水肿。反之，若肾阳不足，蒸化失司，则水泛为肿，甚则影响肺之肃降失常，而见喘促、咳逆倚息不得平卧等。正如《素问·水热穴论》："肾者，至阴也，至阴者，盛水也。肺者，太阴也，少阴者，冬脉也，故其本在肾，其末在肺，皆积水也。"临床上常用宣肺利水法治疗水肿、癃闭等病证，《黄帝内经》称为"开鬼门"的治法，后世亦称为"提壶揭盖"，即是肺主通调水道理论的具体应用。

(乔文彪)

肺朝百脉
fèi cháo bǎimài

肺朝百脉（lung linking with all vessels） 全身血液通过经脉而聚会于肺，经过肺的吸清呼浊，气体交换，然后再将富含清气的血液输送至全身的功能。

历史沿革 出自《素问·经脉别论》："食气入胃，浊气归心，淫精于脉，脉气流经，经气归于肺，肺朝百脉，输精于皮毛。"王冰注曰："言脉气流运，乃为大经，经气归宗，上朝于肺，肺为华盖，位复居高，治节由之，故受百脉之朝会也。平人气象论曰：藏真高于肺，以行荣卫阴阳。由此故肺朝百脉，然乃布化精气，输于皮毛矣。"

基本内容 肺气助心行血功能的基础是"肺朝百脉"。朝，即聚会、朝向；百脉，泛指人体全身的血脉。心主血脉，心气是血液运行的基本动力。而血液运行，又赖于肺气的推动和调节，即肺气具有助心行血的作用。肺气助心行血的生理作用，包括：①血气流行在经脉中，而到达于肺。肺又将血气输送到全身百脉中去。②肺通过生成宗气，助心行血。

心脏搏动是血液循行的基本动力，心搏又主要依赖心气的推动，而心气的盛衰与宗气密切相关。肺吸入的自然界清气与脾胃运化生成的水谷精气相结合生成宗气，宗气影响着心搏的强弱和节律。宗气"贯心脉"而助心行血，正是通过肺朝百脉而实现，故《灵枢·刺节真邪》："故厥在于足，宗气不下，脉中之血，凝而留止。"③肺调节气机，影响血行。有形之血依赖无形之气的推动，肺司呼吸，主一身之气，调节着全身气机，从而促进血液运行。故《素问·平人气象论》："人一呼脉再动，一吸脉亦再动。"《难经·一难》："人一呼脉行三寸，一吸脉行三寸，呼吸定息，脉行六寸。"

作用与意义 肺气充沛，吸清呼浊平稳，气体交换协调，血中清气丰富，宗气生成充足，助心推动血行，则血行正常。若肺气亏虚，行血无力，或肺气壅滞，气机不畅，均可影响心的行血功能，导致血液运行不畅，而出现胸闷、心悸，甚则胸中憋闷胀痛，面唇青紫，舌质紫暗等血瘀表现，临床采用行气活血或益气活血法治疗。

(乔文彪)

肺主治节
fèi zhǔ zhìjié

肺主治节 （lung dominating management and regulation） 肺具有治理和调节气、血、津液代谢的功能。

历史沿革 出自《素问·灵兰秘典论》："肺者，相傅之官，治节出焉。"历代医家对此理论多有阐发，如明·张介宾《类经·藏象类》："肺与心皆居膈上，位高近君，犹之宰辅，故称相傅之官。肺主气，气调则营卫脏腑无所不治，故曰治节出焉。"明·李

中梓《内经知要·藏象》："肺主气，气调则脏腑诸官听其节制，无所不治，故曰治节出焉。"明·孙一奎《医旨绪余·上卷》："缘肺者，统诸气，心之盖，脏之长，君之相傅，而治节之所由系焉。"

基本内容 肺具有治理和调节气、血、津液代谢的功能。主要体现在：①肺有节奏的呼吸吐纳活动，主持呼吸节律，并以此调节着宗气、营卫之气等生成。若肺失治节，则呼吸节律异常，可见呼吸快慢不一，或呼多吸少等。②肺的宣肃吐纳，调节着气机的升降出入，一身脏腑及经络之气、宗气、营卫之气的运动，均是在肺主治节的作用下，实现其正常的升降出入运动。若肺宣降失常，治节无权，每致脏腑气机紊乱，宗气郁积不布，营卫运行失常。③肺主气，宣肃吐纳，肺气助心行血，推动和调节血液的运行，并参与心律、心率的调控。如《灵枢·动输》："胃为五藏六府之海，其清气上注于肺，肺气从太阴而行之。其行也，以息往来，故人一呼脉再动，一吸脉亦再动，呼吸不已，故动而不止。"若肺失宣降，治节无权，可致血液运行迟滞，影响心率、心律。④肺主宣发肃降，治理和调节机体津液的输布和排泄。若肺失宣降，则治节失司，导致水液输布障碍，不能及时外达肌肤，下达膀胱以汗、尿形式排出体外，势必造成水湿停聚，并酿痰成饮。

作用与意义 肺主治节，是对肺的各项生理功能的高度概括。其核心内容，是对气、血、津液生成输布的治理与调节。因此，肺主治节的功能，与心、肝、脾、肾等脏腑的功能活动，具有密切联系。如气的生成，主要依赖于

肺的呼吸功能和脾的运化功能，特别是宗气的生成，须赖肺吸入的自然界清气，脾化生的水谷精气，二者相合积于胸中即为宗气。所以，只有在肺脾协同作用下，才能保证宗气的正常生成。故明·徐春甫《古今医统大全·咳逆行》："肺为主气之枢，脾为生气之源。"在气机升降调节方面，肺主肃降，其气以下降为顺；肝主升发，其气以上升为宜。肺气充足，肃降正常，制约并反向调节肝气的升发；肝气疏泄，升发条达，制约并反向调节肺气的肃降。肝升肺降，相互制约又互相协调配合，不但维持肝肺之间的气机活动，同时对全身气机的调畅，也起着重要的调节作用。在血液的运行方面，必须依赖于心气的推动，亦有赖于肺气的辅助。肺朝百脉，助心行血，是血液正常运行的必要条件。正常的血液循环，又能维持肺主气功能的正常进行。宗气具有贯心脉而司呼吸的生理功能，从而加强了血液运行与呼吸吐纳之间的协调平衡。在津液代谢方面，肺气宣降以行水，使水液正常地输布与排泄；脾气运化，散精于肺，使水液正常地生成与输布，肺脾两脏协同，是保证津液正常化生、输布与排泄的重要环节。肺的通调水道功能的发挥，还有赖于肾阳的蒸腾气化；而肾的主水功能的正常，亦有赖于肺的宣发肃降。由于肺有如此重要的治节作用，又和君主之官的心同处胸中，故《黄帝内经》称其为"相傅之官"。

(乔文彪)

fèicángpò

肺藏魄（lung housing spirit）

肺主持人体本能的感觉和支配动作的功能。出自《素问·宣明五气》："五脏所藏，心藏神，肺藏魄……。"魄的产生与肺密切相关。如《灵枢·本神》："并精而出入者谓之魄。"《灵枢·本神》："肺藏气，气舍魄。"魄，包括与生俱来的本能的感觉和运动，如新生儿啼哭、吮吸、四肢运动、耳听、目视、冷热痛痒等。《左传》疏注："初生之时，耳目心识，手足运动，啼哭为声，魄之用也。"《类经·藏象类》释曰："魄之为用，能动能作，痛痒由之而觉也。"男女两精相搏，形成新的生命之时，魄即萌生；婴儿娩出，肺叶张开，吐故纳新，维系生命。与此同时，本能的感觉和运动即开始发挥作用。肺主气、司呼吸功能正常，气足精充则魄旺，各种感觉、反应和运动灵敏。反之，肺病多见体虚魄弱，感觉异常或反应迟钝，《灵枢·天年》："八十岁，肺气衰，魄离，故言善误。"

(乔文彪)

fèi zàizhì wéibēi

肺在志为悲（grief as lung emotion）

肺与忧、悲的情志活动有关。出自《素问·阴阳应象大论》："（肺）在志为忧。"《素问·宣明五气》："精气并于心则喜，并于肺则悲……。"因悲伤、忧愁二者近似，对人体生理活动的影响大体相同，故同属于肺志。适度的悲忧，是人体正常的情志活动，不会导致发病。过度悲哀或过度忧伤，则属不良的情志变化，最易消耗人体之气，故曰"悲则气消"（《素问·举痛论》）。由于肺主一身之气，故悲忧易伤肺气，使机体的抗病防御能力下降，娇嫩之肺则更易受外邪侵袭，故有"悲忧伤肺"之说。反之，肺气、肺阴不足，又多出现易于悲伤、忧愁的情志改变。

(乔文彪)

fèi zhǔ pímáo

肺主皮毛（lung dominating skin and hair）

肺有温养皮毛，调节汗孔开合和护卫肌表的功能。出自《素问·痿论》："肺主身之皮毛。"《素问·五藏生成》："肺之合皮也，其荣毛也。"

皮毛为一身之表，包括皮肤、汗孔与毫毛等组织。皮肤的生理功能主要有：①防御外邪。皮肤覆盖在人体表面，是人体抵御外邪入侵的主要屏障，其抵御外邪能力的强弱，主要取决于卫气的盛衰和腠理的疏密。②调节津液代谢。汗是津液代谢的重要途径之一，皮肤腠理的疏密及司腠理开合的卫气控制着汗液的排泄，并以此调节人体津液的代谢。③调节体温。体温的相对恒定，是通过对体内产热和散热过程的调节而实现的。皮肤是机体散热的主要场所，卫气控制汗孔开合、调节汗液排泄，维持着体温的相对恒定。④感觉功能。皮肤是人体最大的感觉器官。⑤辅助呼吸。呼吸主要是肺的功能，肺合皮毛，皮肤上汗孔的开合有辅助呼吸的作用。故《素问·生气通天论》称汗孔为"气门"。清·唐宗海《中西汇通医经精义》："皮毛属肺，肺多孔窍以行气，而皮毛尽是孔窍，所以宣肺气，使出于皮毛而卫外也。"

肺对皮毛的作用，主要是肺主宣发，宣散卫气于皮毛，发挥卫气的温分肉、充皮肤、肥腠理、司开阖及防御外邪侵袭的作用；同时将由脾转输而来的水谷精微、津液向外输布至皮肤毫毛，以滋养皮毛。皮毛亦能宣散肺气，以调节呼吸。

肺的生理功能正常，皮毛得养，则皮肤致密，毫毛光泽，汗孔开合正常，抵御外邪的能力强。

若肺之气阴不足，皮毛失养，则皮肤枯燥，毫毛憔悴；肺气虚弱，无力宣发卫气至皮肤，则卫表不固，腠理不密，常自汗出，易感外邪。皮毛受邪，常内合于肺；外邪客表，卫气被郁遏，亦常致肺气宣降失常，伴见咳喘等。故治疗外感表证时，解表与宣肺常同时并用。

（乔文彪）

肺为涕 （lung dominating snivel）

肺与润泽鼻腔的分泌液密切相关。出自《素问·宣明五气》"五藏化液……肺为涕"。涕，即鼻涕，为鼻黏膜的分泌液，有润泽鼻窍的作用，并能防御外邪，有利于肺的呼吸。鼻为肺窍，涕为肺之津液所化，故肺在液为涕。肺的功能正常，则鼻有少量涕液以润泽鼻窍而不外流。肺罹疾患，常可使鼻涕发生异常变化。如风寒袭肺，则鼻流清涕；风热犯肺，则鼻流浊涕或黄涕；燥邪袭肺，则涕液分泌减少而鼻窍干燥。

（乔文彪）

肺开窍于鼻 （nose being orifice of lung）

鼻为肺窍，肺与鼻窍相通，功能相关。

出自《灵枢·五阅五使》："鼻者，肺之官也。"《灵枢·脉度》："肺气通于鼻，肺和则鼻能知臭香矣。"鼻的主要生理功能是司嗅觉，助发音，为呼吸之门户。鼻为呼吸道之最上端，通过肺系（喉咙、气管等）与肺直接相通，故鼻为肺之窍。鼻的嗅觉与通气功能，均有赖于肺主宣发的作用。肺气宣畅，则鼻窍通利，呼吸平稳，嗅觉灵敏。

若肺气虚或肺气壅闭，失于宣肃，则鼻塞呼吸不利，嗅觉迟钝，甚或丧失；寒邪犯肺，则鼻

流清涕或鼻塞；肺热壅盛，则见喘咳上气，鼻翼煽动而流涕黄浊；燥邪伤肺，又可见鼻干而痛。临床常把鼻的异常变化，作为诊断肺病的依据之一。而治疗鼻塞流涕、嗅觉失常等病证，又多用辛散宣肺之法。

（乔文彪）

肺恶寒 （lung aversion to cold）

肺具有易被寒邪所伤而发病的特性。出自《素问·宣明五气》："五藏所恶……肺恶寒。"唐·王冰注曰："寒则气留滞。"明·马莳注曰："肺本属金，金之体寒，而受寒则病，故恶寒。"肺宣发卫气，主一身之表，外合皮毛，开窍于鼻，寒邪外袭，每易致肺脏受伤而发病，故曰恶寒。

寒邪犯肺，途径有三：①外感寒邪，由皮毛受邪，内从其合而入肺。②食生冷之寒，先入于胃，再由手太阴肺经上至于肺。③从背部腧穴而入于肺。肺气清虚，毫发难容，寒邪收敛凝闭，肺受伤则宣降失职，遂生咳嗽气喘诸症。如《灵枢·邪气藏府病形》："形寒寒饮则伤肺。"《素问·咳论》以外感寒邪、饮食生冷犯肺为咳嗽之主要病因。其后，历代医家论咳，首重寒邪。明·张介宾认为，四时咳嗽皆因寒邪所为，力主治咳，但以辛温，以散肺中寒邪，方中不乏麻黄、桂枝、干姜、细辛、半夏等辛温之品，此即"肺恶寒"理论的具体应用。

（乔文彪）

肺主秋 （lung being predominant in autumn）

肺与四季中的秋季相通应。出自《素问·六节藏象论》："肺者，气之本……为阳中之太阴，通于秋气。"人体五脏与自然界四时阴阳相通应。其

中，肺与秋季相通应。时令至秋，暑去而凉生，草木皆凋。人体肺脏主清肃下行，为阳中之少阴，同气相求，故与秋气相应。秋季之肃杀，是对夏气生长太过的削减；肺气之肃降，是对心火上炎太过的制约。肺与秋气相通，故肺气应秋而旺，制约和收敛作用强盛。时至秋日，人体气血运行也随"秋收"之气而收敛，逐渐向"冬藏"过渡。故养生家强调，人气亦当顺应秋气而渐收。如《素问·四气调神大论》："秋三月……收敛神气，使秋气平；无外其志，使肺气清。"秋季多见的燥邪，也最易耗伤肺津，引起口鼻干燥、干咳少痰、痰少而黏等症状。治疗肺病时，秋季不可过分发散肺气，而应顺其敛降之性。

（乔文彪）

肺为水之上源 （lung as upper source of water）

肺居上焦而调节人体的水液代谢。见于金·李杲《脾胃论·黄芪人参汤》："滋肺气以补水之上源，又使庚大肠不受邪热，不令汗大泄也。"此后，《本草纲目·滑石》《医方集解·消暑之剂》《血证论·咯血》，均称"肺为水之上源"，成为中医学阐释肺的生理、病机，以及指导治疗的理论依据。

肺为华盖，在五脏六腑中位置最高，机体从外界摄入的水液，均经脾的转输至肺，然后再通过肺的宣发肃降作用而布散全身，故称"水之上源"。肺通过宣发作用，将津液布散于全身，外达于皮毛，以发挥其滋润濡养作用；同时通过肺的宣发卫气，主司腠理的开阖，调节汗液的排泄。通过肺的肃降，将水液向下向内输布，以充养和滋润体内的脏腑组织器官，并将机体代谢后的水液

经肾的蒸腾气化作用，转化为尿液贮存于膀胱，而后排出体外。

若肺失宣降，行水无力，水道不通，水液输布排泄障碍，则汗、尿不能正常排泄，使多余的水液不能排出而停聚于体内，则可见咳喘、咯痰、浮肿、尿少等。临床上常用宣肺利水的方法治疗水肿等病证，此法又被形象地比喻为"提壶揭盖法"。

（乔文彪）

fèi wéi zhùtán zhī qì

肺为贮痰之器（lung as container of phlegm）　水液代谢失常后所生成的痰饮，主要停聚于肺。

《金匮要略》有"膈上病痰"的说法。金·刘完素将肺生痰病的原因归咎于热与湿。如《黄帝素问宣明论方·痰饮门》："皮毛属肺，风寒随玄府而入，腠理开张，内外相合，先传肺而入，遂成咳嗽，乃肺热也。寒化热，热则生痰，喘满也。"清·李用粹《证治汇补·痰证》："脾为生痰之源，肺为贮痰之器。"

肺为贮痰之器，是对肺脾调节水液代谢失常所产生病机变化的概括，肺主宣降以行水，使水液正常地输布与排泄，为水之上源；脾气运化，散精于肺，使水液正常生成与输布，为水之中州。人体的水液，由脾气上输于肺，通过肺的宣发肃降而布散周身及下输肾或膀胱。肺脾两脏协调配合，相互为用，是保证津液正常输布与排泄的重要环节。若脾失健运，水湿内停，聚而为痰为饮，或肺的宣发肃降失常而成痰饮，均可阻滞于肺，出现咳喘痰多等症，故有"脾为生痰之源，肺为贮痰之器"。

（乔文彪）

fèi wéi huágài

肺为华盖（lung as canopy）

肺在诸脏腑中位居最高而有覆盖诸脏的功能。华盖又为穴位名，属任脉。在璇玑下一寸陷中，仰而取之。

"华盖"，原指古代帝王的车盖。心为"君主之官"，肺位于胸腔，位置最高，覆盖"君主之官"之上，因而有"华盖"之称。如《素问·痿论》："肺者，藏之长也，为心之盖也。"《灵枢·九针论》："肺者，五藏六府之盖也。"即隐含此意。《中藏经·论肺脏虚实寒热生死逆顺脉证之法》："肺者魄之舍，生气之源，号为上将军，乃五脏之华盖也。"历代医家多有传承。

肺覆盖于五脏六腑之上，又能宣发卫气于体表，具有保护诸脏免受外邪侵袭的作用。由于肺位最高，且通过息道与外界相通，故外邪自口鼻侵袭，首先犯肺。如清·周学海《周氏医学丛书·幼科要略》："肺位最高，邪必先伤。"

（乔文彪）

fèi wéi jiāozàng

肺为娇脏（lung as delicate zang）　肺为清虚之体，不耐寒热，易受邪侵的特性。

见于宋·陈自明《妇人大全良方·妇人劳嗽方论》："肺为娇脏，怕寒而恶热，故邪气易伤而难治。"古代多位医家，都对肺为娇脏的理论作了阐发。如明·薛己《薛氏医案·难经本义》："肺主皮毛而在上，是为娇脏，故形寒饮冷则伤肺。"清·邹澍《本经疏证》："肺为娇脏，既恶痰涎之裹，尤畏火炎之烁。"清·蒋法《神医汇编·絜矩》："盖肺为娇脏，为一身之华盖，宜润不宜燥，要其大法，无非清润而已。"肺叶娇嫩，不耐寒热燥湿诸邪之侵；肺又上通鼻窍，外合皮毛，与自然界息息相通，易受外邪侵袭，故有"娇脏"之称。

外感六淫之邪，从皮毛、口鼻而入，常易犯肺。故清·叶桂《外感温热篇》："温邪上受，首先犯肺。"清·徐大椿《医学源流论·伤风难治论》："肺为娇脏，寒热皆所不宜。太寒则邪气凝而不出，太热则火烁金而动血，太润则生痰饮，太燥则耗精液，太泄则汗出而阳虚，太湿则气闭而邪结。"由于肺为娇脏，故无论外感、内伤，或其他脏腑病变，皆可病及于肺而发生咳嗽、气喘、咯血、失音、肺痨、肺痿等病证。若娇嫩之肺脏一旦被邪侵犯，治疗当以"治上焦如羽，非轻不举"为法则，用药以轻清、宣散为贵，过寒过热过润过燥之剂皆所不宜。

（乔文彪）

fèi hé dàcháng

肺合大肠（lung and large intestine in pair）　肺与大肠经脉相互络属，构成阴阳表里配合关系。出自《灵枢·本输》："肺合大肠，大肠者，传道之府。"肺与大肠的阴阳表里配合关系：①经脉相互属络。手太阴经属肺络大肠；手阳明经属大肠络肺。②肺气肃降与大肠传导之间生理功能相互为用。肺气清肃下降，气机调畅，并布散津液，能促进大肠的传导，有利于糟粕的排出；大肠传导正常，糟粕下行，则有助于肺气肃降。二者相辅相成，相互为用，从而维持肺主呼吸及大肠传导功能。③肺与大肠在病变时常相互影响。肺失肃降，津液不能下布于大肠，则可见大便困难；若肺气虚弱，气虚推动无力，而致大便艰涩难行，称为气虚便秘；若气虚不能固摄，清浊混杂而下，又可见大便溏泄。④指导脏腑病变的治疗。如大肠实热内结，腑气不通，则可影响肺的肃降，在出现便秘的同时，可见胸满、咳

喘等症，可采用通腑护脏法治疗，方选宣白承气汤。

（乔文彪）

pí

脾（spleen） 具有运化水谷、统摄血液等生理功能的内脏。中医学的"脾"，不同于西医学同名脏器，不仅包括解剖学的脾，更重要的是指整体"脾藏象"功能系统。

历史沿革 有关脾的理论，形成于《黄帝内经》《难经》。《灵枢·本藏》记载脾的形态大小、位置高下偏正、质地坚脆与发病的关系。《素问·太阴阳明论》："脾与胃以膜相连。"《素问·灵兰秘典论》："脾胃者，仓廪之官，五味出焉。"《难经·四十二难》："脾重二斤三两，扁广三寸，长五寸，有散膏半斤。主裹血，温五藏，主藏意。"对脾的形态、功能、病变、诊断和防治等奠定重要基础。历代医家有所发挥、补充。金·李杲提出，脾胃为元气之本，气机升降之枢纽，强调脾之气、阳的升发，并创立了"补土派（脾胃学派）"。明·张介宾明确指出，脾主运化和脾主统血，并提出了"五脏中皆有脾气，而脾胃中亦皆有五脏之气"的观点，明·李中梓则提出"脾为后天之本"说。清代，对脾阴之生理病理及证治的认识逐步深化，如清·唐宗海《血证论·男女异同论》："但调治脾胃，须分阴阳。李东垣后重脾胃者，但知宜补脾阳，而不知滋养脾阴。脾阳不足，水谷固不化；脾阴不足，水谷仍不化也。譬如釜中煮饭，釜底无火固不熟，釜中无水亦不熟也。"

基本内容 脾藏象系统包括：脾在五行属土，合胃；脾藏意，在志为思；在体合肌肉、主四肢，其华在唇；开窍于口，在液为涎；其经脉为足太阴脾经，与足阳明胃经相互络属，互为表里。脾为阴中之至阴，通于长夏之气，又由于脾"治中央，常以四时长四脏"，故寄治于四时之末各十八日。脾为后天之本，所化生的水谷精微营养五脏六腑、四肢百骸，故脾在维持生命活动中具有重要作用。

脾的生理特性是主升清、升举，喜燥而恶湿。脾的主要生理功能是主运化和主统血。人在出生之后，机体生命活动的延续和气血津液的生化，都依赖脾胃运化的水谷精微，因此称脾胃为"气血生化之源"。

脾主运化，是指脾有促进胃肠对饮食物的消化吸收，将饮食水谷转化为水谷精微和津液，并把水谷精微和津液吸收、转输到全身各脏腑的生理作用。脾主统血，是指脾气具有统摄、控制血液在脉中正常运行而不逸出脉外的功能。脾主统血的机理，主要是通过气的固摄作用而实现的。

作用与意义 历代医家均重视脾胃在养生防病中的重要作用。脾气的运化功能健全，则消化吸收健旺，能为化生精、气、血等提供充足的养料，脏腑、经络、四肢百骸等，就能得到充足的营养而发挥正常的生理活动，常表现为精力充沛，肢体强壮有力，面容红润等生机旺盛状态。若脾之阳气亏虚，或邪气困脾，脾失健运，则对食物的消化吸收功能障碍，从而出现食欲不振，食后腹胀，大便溏泄等症状；并且，由于不能为气血生成及机体各部位输送足够的营养物质，继而形成气血亏虚等全身性营养障碍，表现出精神委顿，四肢无力，肌肉消瘦等症状。脾能升清，则水谷精微才能正常吸收和输布，气

血生化有源，人体始有生生之机。若脾气虚弱不能升清，则气血生化乏源，头面诸窍失养，可见神疲乏力、头晕目眩、耳鸣等；水谷精微不能上输而与糟粕浊物混杂而下，又可致腹胀、泄泻等。此外升举无力，还可导致内脏下垂，子宫脱垂，久泄脱肛，腹部坠胀等病证。脾气健运，则水谷精微化源充足，气亦充盈，气旺则能固摄血液，使血行脉中而不外溢。故清·沈明宗《金匮要略注》："五脏六腑之血，全赖脾气统摄。"若脾气虚衰，血液失去气的固摄，称为脾不统血，可导致各种出血。

（乔文彪）

píqì

脾气（spleen qi） 脾藏之气。脾脏生理活动的物质基础及其动力来源。出自《素问·经脉别论》："脾气散精，上归于肺。"《灵枢·脉度》："脾气通于口，脾和则口能知五谷矣。"脾气是人体之气的一部分，以肾所藏的先天元气为根基，以脾自身运化的水谷精微之气为补充。脾气推动脾的生理功能，化水谷为精微，化水饮为津液，并转输水谷之精微与津液于全身各脏腑组织器官。脾气以升为健，既体现于将水谷之精微与津液上输心肺，化生气血以养全身；又体现于维持内脏位置的稳定而不下垂，还体现于统摄血液行于脉中而不逸出，控制水谷之精微输布于脏腑而不随大小便排出。

脾的功能健全，称为脾气健运。脾气虚衰，则运化水谷、转输精微、统摄血液的作用减退，可见食少腹胀、少气懒言、四肢乏力、面色㿠白、形体消瘦或浮肿、舌淡苔白、脉弱等；若脾气虚弱，脾不升清，中气下陷，可

见内脏下垂；若脾不统血，可致肌衄、尿血、便血、崩漏等各种出血症状。治当补益脾气，药用黄芪、人参、党参、白术、茯苓、扁豆等甘温补气及健脾渗湿之品。

（乔文彪）

píyīn

脾阴 （spleen yin） 脾之阴精，与脾阳相对。具有宁静、内守、濡养作用。一说，脾为脏属阴，胃为腑属阳，脾阴与胃阳是相对而言的。

脾阴，与胃阳相对而言，见于《黄帝内经太素·藏府气液》："脾阴胃阳，脾内胃外，其位各别，故相逆也。其别异，何能为胃行津液气也？一曰相连，脾胃表里阴阳，募既相假，故曰相连也。"脾阴，与脾阳相对而言，则见于明清之际。如《温病条辨·中焦篇》："其中伤也，有伤脾阳，有伤脾阴，有伤胃阳，有伤胃阴，有两伤脾胃。"至此，脾阴之论日趋系统与深化。清·吴澄《不居集》："脾经虚分阴阳。"清·缪希雍《先醒斋医学广笔记》："胃气弱则不能纳，脾阴亏则不能消。"明·万全《养生四要》："散水谷之气成营卫者，脾胃之阴也。"明·周慎斋《慎斋遗书》："胃不得脾气之阴，则无以运转，而不能输于五脏。"《蒲辅周医疗经验》对脾阴虚证候之描述更为具体，指出"脾阴虚，手足烦热，口干不欲饮，烦满，不思食"。

脾阴是脾脏生理功能的物质基础之一。脾阴的作用，一方面是直接滋润脾脏，助化水谷；另一方面是通过与脾阳的相互作用，调节脾的生理活动。阴阳互根，故脾阴能滋生脾阳；同时阴阳相互制约，故脾阴有制约脾阳，勿使阳用太过的作用。临床上，脾阴不足，不能助化水谷，可导致运化无力；也可因脾阴未能制约脾阳，而阳用太过，形成消谷善饥。脾阴虚则滋润、宁静、沉降功能减退，虚热内生，可见低热、消瘦、口干、烦热、食少、口唇生疮、痰中带血、遗精、舌红少津、脉细数。治当滋养脾阴，药如黄精、熟地、沙参、麦冬、生地、山药、石斛、玉竹等。

（乔文彪）

píyáng

脾阳 （spleen yang） 脾之阳气，与脾阴相对。具有振奋、推动、温煦作用。

明确提出脾阳者，为金元四大家之李杲。《脾胃论·脾胃胜衰论》："脾胃不足之源，乃阳气不足，阴气有余。"清代，脾阳的概念广泛应用。如黄元御《素灵微蕴·目病解》："脾阳大亏，数年之内，屡病中虚，至今未复，此缘阳泄土败，木陷火亏。"吴瑭《温病条辨·中焦篇》："伤脾阳，在中则不运痞满，传下则洞泄腹痛。"

脾阳由肾阳所化生，具有振奋、温煦、推动、升举作用，既为脾主运化和统摄血液不可或缺，也体现在胃主受纳方面。①脾阳的温煦作用，渗透脾胃中焦，无所不至，在阳热之气的作用下，水谷入胃而能腐熟，于是清浊相分，其清者随脾阳之升而上输于心肺，浊者自然下行。②脾阳具有温暖四肢肌肉和抗御外邪作用。脾主四肢肌肉，故脾阳中和，则四肢温暖，肌肉丰满健壮；若脾阳不足，则四肢不温，肌腠不密，风寒易于袭人。③脾阳与脾的统血功能有关。《血证论·脏腑病机论》："脾阳虚，则不能统血。"脾阳之统血，与脾气之统血是一致的。脾阳虚者，脾气亦虚，故血失所统，理固必然。

脾阳虚则振奋、温煦、推动、升举的功能减退，虚寒内生，可见腹胀食少、腹痛喜温、大便清稀、四肢发凉、面色㿠白、或周身浮肿、舌质淡胖苔白滑、脉沉迟无力；或见内脏下垂、久泄脱肛。治当温补脾阳，药用附子、干姜、吴茱萸、肉豆蔻、乌药等。脾阳根于肾阳，故脾阳虚往往与肾阳虚同时出现；或有肾阳虚而火不暖土者，必然导致脾阳亦虚，从而出现脾肾阳虚证。

（乔文彪）

pí zhǔ yùnhuà

脾主运化 （spleen dominating transportation and transformation） 脾有促进胃肠对饮食物的消化吸收，将饮食水谷转化为水谷精微和津液，并把水谷精微和津液吸收、转输到全身各脏腑的生理作用。

历史沿革 脾主运化理论，肇端于《黄帝内经》。《素问·经脉别论》："脾气散精，上归于肺。"《素问·太阴阳明论》："四支皆禀气于胃而不得至经，必因于脾乃得禀也。"历代医家对此不断补充和发挥。如宋·严用和《济生方》："盖胃受水谷，脾主运化。"明·张介宾《类经·藏象十二官》："脾主运化，胃司受纳，通主水谷，故皆为仓廪之官。"

基本内容 脾主运化，是整个饮食物代谢过程中的中心环节，也是后天维持人体生命活动的主要生理功能。脾主运化的生理功能，分为运化谷食（以固态食物为主）与运化水饮（以液态水饮为主）两个方面。

运化谷食：指脾能够将食物化为精微物质，并将其吸收、转输到全身的生理功能。食物入胃，经胃初步消化即腐熟后，变为食糜，下传于小肠以作进一步消化小肠中的食糜，在脾气作用下经进一步消化后，分为清浊两部分。其精微部分之清者，在脾的作用下，经小肠吸收后，再经脾气的转输作用输送到全身，分别化为精、气、血、津液，内养五脏六腑，外养四肢百骸、筋肉皮毛。食物的消化吸收，虽离不开胃和小肠的功能，但必须依赖脾的运化功能，才能完成。脾气转输精微的途径：①上输心肺，化生气血，布散全身。②向四周布散到其他脏腑、四肢百骸。即《素问·玉机真藏论》："脾为孤脏，中央土以灌四傍。"《素问·厥论》："脾主为胃行其津液者也。"脾的运化功能强健，称为"脾气健运"，则能为化生精、气、血等提供充足的原料，脏腑、经络、四肢百骸，以及筋肉皮毛等，就能得到充足的营养而发挥正常的生理功能。脾的运化功能减退，称为"脾失健运"，则可影响食物消化和精微物质吸收以及转输布散，而出现食欲不振、腹胀、便溏乃至倦怠、消瘦等精气血生化不足的病变。

运化水饮：指脾能够将水饮化为津液，并将其吸收、转输到全身脏腑、四肢百骸的生理功能。水饮的消化吸收亦与胃、小肠和大肠的功能相关，但必须依赖脾的运化功能才能完成。脾转输津液的途径：①"脾气散精，上输于肺"，通过肺气宣降输布全身。②"以灌四傍"，向四周布散，发挥滋养濡润脏腑、四肢百骸的作用。③脏腑气化后多余的水液，在脾的运化作用下，经过三焦，下输膀胱，成为尿液生成之源。④通过脾胃气机升降之枢纽作用，使全身津液随气之升降而上腾下达。脾在中焦，为水液运化调节的枢纽，脾气健运，津液化生充足，

输布正常，脏腑形体官窍得养。脾失健运，或为津液生成不足而见津亏之证，或为津液输布障碍而见水湿痰饮等病理产物，甚至导致水肿。《素问·至真要大论》："诸湿肿满，皆属于脾。"临床治疗此类病证，一般采用健脾化痰、健脾燥湿和健脾利水之法。

作用与意义 脾的运化功能对于维持生命活动至关重要。如《灵枢·五味》："故谷不入，半日则气衰，一日则气少矣。"运化谷食和运化水饮，是脾主运化的两个方面，二者是同时进行的。饮食物是人出生后所需营养的主要来源，是生成精、气、血、津液的主要物质基础，而饮食物的消化及其精微的吸收、转输都由脾所主，脾气将饮食物化为水谷精微，为化生精、气、血、津液提供充足的原料，故称脾为"气血生化之源"；脾还能将水谷精微吸收并转输至全身，以营养五脏六腑、四肢百骸，为维持人体的生命活动提供物质基础，并能充养先天之精，促进人体的生长发育，故又称为"后天之本"。脾为后天之本的理论，对养生防病有着重要意义。在日常生活中，注意保护脾胃，使脾气健运，则正气充足，不易受到邪气的侵袭，即所谓"四季脾旺不受邪"（《金匮要略·脏腑经络先后病脉证》）。反之，脾失健运，气血亏虚，则正气不足，容易生病。故《脾胃论·脾胃胜衰论》："百病皆由脾胃衰而生也。"

（乔文彪）

pízhǔshēng

脾主升（spleen dominating rise of the clear and lifting up） 脾气上升的生理特性，包括脾主升清和脾主升举两个方面。

历史沿革 脾主升的理论，

渊源于《黄帝内经》。《素问·经脉别论》："脾气散精，上归于肺。"《素问·阴阳应象大论》取象自然，阐释人体，以阳升阴降理论，说明人体生命活动，所谓"清阳出上窍""清阳实四肢""清阳发腠理"，皆与脾主升有关。金·李杲的《脾胃论》，对《内经》升降理论颇有发挥，将阴阳之升降落实到脏腑，认为人体的升降主要是由脾胃完成，确立了脾胃气机升降理论。李杲以清气之升因于脾，浊阴之降在于胃，其中尤强调脾之阳气之升发；认为只有谷气上升，元气方能充沛，生机方能活跃。故其在治疗上尤重升发脾阳，据此创立补中益气汤、益气聪明汤之类，沿用至今。其后，历代医家对脾主升清之理论颇多研讨。脾的升清与胃的降浊相反相成，升降相因，共同完成食物的新陈代谢过程。如清·叶桂《临证指南医案·脾胃门》："脾宜升则健，胃宜降则和。"清·黄元御论述脾主升清较为系统。如《四圣心源·脉法解》："脾主升清，脾陷则清气下郁；水谷不消，胀满泄利之病生焉。"因而提出，脾升胃降为脏腑"升降之枢轴"；"中气轮转，清浊复位，却病延年，莫妙于此"。

脾主升举，源自《素问·五运行大论》："地为人之下，太虚之中"，依赖"大气举之"的理论。明·方有执《伤寒论条辨·辨少阴病脉证并治》："阳虚则气下坠……升举其阳以调养夫阴也。"可见，脾主升举的作用，主要依赖脾气、脾阳以实现。

基本内容 脾主升的生理特性，包括主升清和主升举两个方面。①脾主升清。"清"，指水谷精微等营养物质。脾主升清，将胃肠吸收的水谷精微上输心、肺、

头面,通过心、肺的作用化生气血,以营养濡润全身。脾气升清,实际上是脾气运化功能的表现形式。脾气升清与胃气降浊相对,二者相互为用,相反相成。"脾宜升则健,胃宜降则和"(《临证指南医案·脾胃门》)。脾胃之气升降协调,共同完成饮食水谷的消化和水谷精微的吸收、转输。②脾主升举。由于脾气的升举作用,以维持人体内脏位置恒定。因此,脾的升举功能正常,可以防止内脏的下垂。

作用与意义 若脾气虚弱而不能升清,浊气亦不得下降,则上不得精微之滋养,而见头目眩晕、精神疲惫;中有浊气停滞,而见腹胀满闷;下有水谷精微与糟粕浊物混杂而下,而见便溏、泄泻。如《素问·阴阳应象大论》:"清气在下,则生飧泄;浊气在上,则生䐜胀。"脾位于中焦,故脾之升举功能失常,亦称中气下陷。脾气升举无力而下陷,则可出现内脏下垂,如胃、肝、肾下垂、子宫脱垂和脱肛等,多伴有腹部坠胀,便意频繁等症状,临证可用健脾益气升阳之法治疗。

(乔文彪)

pí zhǔ tǒngxuè

脾主统血(spleen dominating blood control) 脾有统摄血液在脉中正常运行,而不致逸于脉外的作用。

历史沿革 脾主裹血,可谓脾统血的早期表述。见于《难经·四十二难》:"脾重二斤三两,扁广三寸,长五寸,有散膏半斤,主裹血,温五脏,主藏意。"对后世脾统血理论的发展,具有一定的启发作用。东汉·张仲景以黄土汤、小建中汤等治疗衄血、下血,已有血证从脾论治的临床实践,是温脾摄血法最早的临床记载。明代,脾统血理论更加完善,并广泛应用于临床。据考证,最早明确提出"脾统血"者,是明·薛己。见于《内科摘要·脾肺肾亏损遗精吐血便血等症》:"脾统血,肺主气,此劳伤脾肺,致血妄行,故用前药健脾肺之气,而嘘血归源耳。"明·薛己《校注妇人良方·调经门》:"心主血,肝藏血,亦皆统摄于脾。"至此,脾统血理论已形成了理、法、方、药俱备的完整体系。其后,明·武之望《济阴纲目·调经门》:"大抵血生于脾土,故云脾统血。"清·唐宗海集前代研究血证之大成,结合自己潜心研究成果,著《血证论》专书,强调治血必以治脾为主,认为"血的运行上下,全赖于脾,"对脾统血理论进行了全面深入的研究和精辟的阐发,对后世影响颇大。

基本内容 脾统血,是指有统摄血液在脉中正常运行而不致逸于脉外的作用。其机理包括两个方面:①脾主统血,通过气的固摄作用而实现。气为血之帅,气能生血、行血、摄血。血属阴而主静,气的推动与固摄作用之间的协调平衡,是维持血液正常循行的基本条件。气对血的作用,又是通过脏腑之气的生理活动实现的;气对血液统摄作用的正常发挥,必赖于气的充沛和气运行的正常。其中,气的充足与否,与脾的运化功能正常与否密切相关。气的运行,则与心气的推动、肺气的宣降、肝气的疏泄,以及脾胃为气机升降枢纽的功能关系密切。脏腑之气对血的推动和固摄作用是相辅相成的,既能推动血液的运行,防止血液运行不畅;又可固摄血液,防止血液无故流失。②脾统血,与脾主运化、气血生化之源相关。脾气健运,则水谷精微化源充足,气血充盈,气旺则能固摄血液,血充则脉络得养,约束有权,使血行脉中而不外逸。若脾气虚弱,运化无力,气血生化乏源,气虚则固摄无力,血虚则脉络失养,血液失去统摄可导致各种出血。此外,"血气者,喜温而恶寒,寒则泣不能流,温则消而去之"(《素问·调经论》)。因此,脾主统血与脾阳也有一定的关系。如《血证论·脏腑病机论》:"经云脾统血,血之运行上下,全赖乎脾。脾阳虚,则不能统血。"

作用与意义 脾不统血,是指脾气亏虚不能统摄血液所表现的证候。多由久病脾虚,或劳倦伤脾等引起。临床表现为各种慢性出血性疾病。固摄血液、防止出血的功能,与脾、肝有关。若气虚固摄无力,或气机逆乱,固摄失职,均可导致出血。一般而言,气虚不摄,由于脾主统血,历代医家多责之于脾;气逆不摄,多责之于肝,肝主疏泄,调畅气机,肝之疏泄太过,气火上逆,迫血妄行而出血。如清·唐宗海《血证论》:(唾血)"实证则由肝不藏血……虚证则由脾不统血。"若脾气虚衰,血液失去气的固摄,即可导致各种出血,称为脾不统血。由于脾气主升,在体合肌肉,故脾不统血常表现为肌衄以及尿血、便血、崩漏等下部出血。脾不统血由气虚所致,属虚性出血,一般出血色淡质稀,如为便血,可呈黑色柏油样,并有气虚见症。治疗时可采用补气摄血之法,以达到止血的目的。

(乔文彪)

pícángyì

脾藏意(spleen housing aspiration) 脾具有思维、记忆、意念的功能。出自《素问·宣明五气》：“脾藏意。”《灵枢·本神》：“脾藏营，营舍意。”历代医家多有发挥。如宋·陈言《三因极一病证方论》：“脾主意与思，意者记所往事，思则兼心之所为也。”清·唐宗海《中西汇通医经精义·上卷》：“脾阴不足则记忆多忘。”

意，是思维活动的表现形式之一。《灵枢·本神》：“心有所忆谓之意。”王冰注曰：“记而不忘者也。”明·张介宾《类经·藏象类》：“意，思忆也，谓一念之生，心有所向，而未定者曰意。”脾为后天之本，气血生化之源，只有脾气健运，气血充足，才能思维敏捷、意念集中、记忆清楚。《灵枢·本神》：“脾愁忧而不解则伤意，意伤则悗乱，四肢不举，毛悴色夭，死于春。”某些严重的记忆减退，常是“脾藏意”的功能失常所致。《明史·倪维德传》：“周万户子八岁，昏睡不识饥饱寒暑，以黄土自塞其口。维德诊之曰：此慢脾风也，脾慢则智短。以疏风助脾剂，投之即愈。”说明对某些智力障碍的身心疾病，可基于“脾藏意”的理论立法用药。

(乔文彪)

pí zàizhì wéisī

脾在志为思 (pensiveness as spleen emotion)　脾主精神情志之思虑。出自《素问·阴阳应象大论》：“（脾）在志为思”。思，即思考、思虑。《灵枢·本神》：“所以任物者谓之心，心有所忆谓之意，意之所存谓之志，因志而存变谓之思……。”思考须依赖脾主运化提供充沛的营养以维持，故为脾之所主。思虽为脾志，但与心神有关，故有“思发于脾而成于心”（《针灸甲乙经·精神五脏论》）之说。一般而言，正常的思考，是人类认识事物、处理问

题的必然过程，对机体的生理活动无不良影响。若思虑过度或所思不遂，可使脾气郁结而不升，脾胃纳运陷入困顿迟滞状态，表现出不思饮食、脘腹胀闷等。《素问·举痛论》称为“思则气结”。继则使气血生化乏源，而出现头晕目眩、心悸气短、失眠健忘等心脾两虚症状。反之，脾虚又易出现不耐思虑，思维效率偏低，持续时间短，记忆力不佳等。如宋·严用和《济生方·惊悸怔忡健忘门》：“盖脾主意与思，心亦主思，思虑过度，意舍不精，神宫不职，使人健忘，治之之法当理心脾，使神意清宁，思则得之矣。”

(乔文彪)

pízhǔjīròu

脾主肌肉 (spleen dominating muscle)　脾化生的水谷精微充养肌肉而维持其正常生理活动。出自《素问·痿论》：“脾主身之肌肉。”清·张志聪曰：“脾主运化水谷之精，以生养肌肉，故主肉。”（《黄帝内经素问集注·五藏生成》）成为中医学治疗肌肉病变的理论依据。

肌肉，亦称“分肉”，其与筋膜、骨节协同，主司人体运动。肌肉的正常收缩与弛张，使肢体运动灵活自如。肌肉尚可保护内脏，缓冲外力损伤。故《灵枢·经脉》谓“肉为墙”。当有外邪侵袭时，肌肉与皮肤共同起到保护机体、防御拒邪之作用。故《灵枢·五变》：“肉不坚，腠理疏，则善病风。”脾主运化，为气血生化之源；脾气健运，可将饮食物中的营养物质输送到全身以营养肌肉四肢，使其丰满健壮，活动有力。另外，四肢肌肉的适度运动，亦可助脾运化，增进食欲。若脾失健运，水谷精微及津

液的生成和转输障碍，不能正常濡养肌肉四肢，则可导致肌肉瘦削，四肢软弱无力，不耐劳作，甚则痿废不用。由于脾主运化的功能与肌肉的壮实，及其功能发挥之间有着密切的联系。临床对于肌肉病变，如重症肌无力、周期性瘫痪、进行性肌营养不良、多发性肌炎等，大多采用健脾胃、生精气之法治疗。《素问·痿论》称为“治痿独取阳明”。

(乔文彪)

píwéixián

脾为涎 (spleen producing thin saliva)　脾与保护和润泽口腔的涎液密切相关。出自《素问·宣明五气》：“脾为涎。”《诸病源候论·小儿杂病诸候》：“脾之液为涎，脾气冷，不能收制其津液，故令涎流出，滞渍于颐也。”

涎为口津，即唾液中较清稀的部分，具有保护口腔黏膜，润泽口腔的作用。涎由脾运化之津液上溢于口而化，受脾气的固摄。脾气健旺，运化水液及固摄功能正常，则涎液上行润口，而不溢出口外。若脾气虚弱，固摄失司，或脾胃虚寒，或脾经有热，升降失常，都可引起口角流涎的病变。若脾阴不足，津液不能上注于口，涎液分泌减少，则可见口干之症状。

(乔文彪)

píhuá zài chún

脾华在唇 (spleen manifesting in lips)　口唇的色泽，是脾脏生理功能的反映。出自《素问·五藏生成》：“脾之合肉也，其荣唇也。”《灵枢·五阅五使》：“脾病者，唇黄。”脾脏生理、病变与口唇色泽变化有关。脾为气血生化之源，口唇色泽不仅是全身气血的反映，更是脾脏及其功能状态的反映。脾气健运，气血充足，

则口唇红润光泽；脾失健运，则气血衰少，口唇淡白不泽。

（李如辉）

pí kāiqiào yú kǒu

脾开窍于口（mouth being orifice of spleen）　食欲、口味等与脾的运化功能密切相关。出自《灵枢·脉度》："脾气通于口，脾和则口能知五谷矣。"脾主运化水谷精微，而口为水谷入胃之所，胃脉挟口环唇，脾与胃相合，脾胃的生理及病变状态，可由食欲与口味等反映出来。脾气健运，则食欲旺盛，口味正常。若脾失健运，则见食欲不振，口味异常，如口淡乏味、口腻、口甜等。

（李如辉）

píwùshī

脾恶湿（spleen aversion to dampness）　脾为湿土之脏，运化水湿，水湿过盛则易伤脾。出自《素问·宣明五气》："五藏所恶……脾恶湿。"脾气健运，运化水液正常，则体内无水湿潴留；脾失健运，最易生湿，湿邪内蕴，又最易困脾，从而导致脾的病变。故《素问·至真要大论》："诸湿肿满，皆属于脾。"脾气健运，运化水液正常，与肺、肾等脏腑共同维持机体水液的正常代谢。临床上，对于脾生湿、湿困脾的病证，最常用的方法是健脾燥湿。

（李如辉）

pí zhǔ chángxià

脾主长夏（spleen being predominant in long summer）　脾与长夏之气相通应。出自《素问·藏气法时论》："脾主长夏，足太阴阳明主治。"长夏位于夏秋之交，气候特征是主湿，湿在五行属土，脾亦属土，同气相求，故脾通应于长夏。长夏之季，万物华实，合于土生万物、脾为气血生化之源等理论。自然万物春生夏长，秋收冬藏，皆以长夏之化为中心。人体后天生命的维持、心肝肺肾诸脏腑的功能均有赖于脾运化水谷所提供的气血等精微物质的充养。长夏湿盛，脾恶湿，故长夏多见脾湿病症，出现肢体困重，脘闷不舒，纳呆泄泻等。

（李如辉）

píbùzhǔshí

脾不主时（spleen having non-dominant season）　脾与四季之末各十八日相应，不独主于四时。出自《素问·太阴阳明论》："脾者土也，治中央，常以四时长四藏，各十八日寄治，不得独主于时也。"脾主时的理论有二：①脾主长夏，②脾不主时。脾在五行属土，土居中央，其气布于四时之中，不专主于某一时令。脾分别治于春、夏、秋、冬四时之末各十八日。人体生命活动的维持以及心肺肝肾诸脏，都依赖脾胃所化生之水谷精微的充养，四脏之中，皆有脾胃之气，故四时之末各十八日亦为脾所主。脾的功能正常，则心、肝、肺、肾四脏得脾运化水谷精微的充养而功能健旺，故有"四季脾旺不受邪"之说。

（李如辉）

pí wéi hòutiān zhī běn

脾为后天之本 ［spleen（stomach）being acquired foundation］

人出生后，生长发育等正常生命活动所必需的营养物质，主要来源于脾（胃）所化生的水谷精微，故脾（胃）是维持人体后天生命活动的根本。又称脾胃为后天之本。

《黄帝内经》就有重视脾胃的论述。如《素问·灵兰秘典论》："脾胃者，仓廪之官，五味出焉。"明·李中梓在《内经》的基础上，明确提出"脾为后天之本"的理论。如《医宗必读·肾为先天本脾为后天本论》："谷入于胃，洒陈于六腑而气至，和调于五脏而血生，而人资之以为生者也。故曰后天之本在脾。"脾主运化水谷，胃司受纳腐熟。包括：①将饮食物化为水谷精微，为化生精、气、血、津液提供充足的原料。②将水谷精微吸收、转输至全身，以营养五脏六腑、四肢百骸。③将水谷精微转输于肾，以充养先天之精，促进人体的生长发育。脾胃之气充实，运化功能健全，则正气充足，生长发育等生命活动正常，机体强健，不易受到邪气的侵袭。脾胃之气不足，则气血亏虚，生长发育等生命活动异常，机体虚羸易病。

（李如辉）

qìxuè shēnghuà zhī yuán

气血生化之源（source of generating qi and blood）　脾胃的受纳、腐熟、运化功能，将饮食物化为水谷精微，是生成精、气、血、津液的主要物质基础。脾胃为气血生化之源的思想，源自《黄帝内经》。《素问·六节藏象论》就形象地将脾胃比喻为"仓廪之本"。"仓廪"即储藏粮食的仓库，脾胃运化所吸收的水谷精微，具有化生气血的作用。《诸病源候论·风病诸候》："脾胃为水谷之海，水谷之精，化为血气，润养身体。"《冯氏锦囊秘录·杂证大小合参》："盖阴必从阳，血必从气，脾为气血生化之源，故必赖补中升阳，以胃药收功。"胃主受纳腐熟，脾主运化水谷，饮食物的消化与精微物质的吸收、转输均由脾胃所主，脾胃协同将饮食物化为水谷精微，为化生精、气、血、津液提供充足的原料。脾胃功能正常，气血生化有源而充足，脏腑组织得养而功能健旺。

脾胃功能失常，气血生化乏源，气血亏虚，脏腑失养，百病丛生。

（李如辉）

pí wéi shēngtán zhī yuán

脾为生痰之源 （spleen being source of phlegm）

脾失健运，致使津液代谢失调，是痰饮生成的主要根源。见于明·李中梓《医宗必读·痰饮》："痰之为病，十常六、七，而《内经》叙痰饮四条，皆因湿土为害，故先哲云：脾为生痰之源……脾复健运之常，而痰自化矣。"清·李用粹《证治汇补·内因门》："脾肺二家，往往病则俱病者，因脾为生痰之源，肺为贮痰之器，脏气恒相通也。"脾主运化水津，脾气健运则水津四布；脾失健运，水津不布，则停而为水湿，"诸湿肿满，皆属于脾"（《素问·至真要大论》），水湿进而凝聚而为痰。如临床上治疗痰湿证，一般采用健脾燥湿化痰和健脾利湿化痰之法。

（李如辉）

píshèn xiāngguān

脾肾相关 （correlation of spleen and kidney）

脾与肾在生理和病机方面相互关联、相互影响、相互传变。脾运化水谷精微，化生气血，为后天之本；肾藏精，主生殖繁衍，为先天之本。脾的运化，须借助肾的温煦蒸化，始能健运；肾中精气，又赖脾运化的水谷精微补充，才能充足。先天与后天相互促进，共同维持生命活动的正常进行。

历史沿革 脾肾相关理论，源于《黄帝内经》。张仲景《伤寒杂病论》，对脾肾相关理论的应用主要体现在太阴、少阴病的辨证论治中。脾肾阳虚的病证，温脾不忘温肾，温肾不忘补脾，脾肾同病而又不宜直接温肾者，通过补脾以治肾，为后世研究脾肾

相关理论奠定了基础。金元四大家虽然在偏于补脾、偏于补肾上有过分歧，但是都不否认脾肾相关互济是构成人体生命的基础，运用脾肾双补、健脾补肾等方法治疗疾病，取得了良好的疗效。明·李中梓《医宗必读·卷之一·肾为先天本脾为后天本论》，将脾肾互济归为人身的根本，不仅明确提出"肾为先天之本，脾为后天之本"的，而且指出脾肾之间从生理到病变都是相互影响的，脾肾相互为用有"互赞"之功；在治疗疾病时常以脾肾双补为原则，将脾肾互济同治推广到临床各科。清·陈修园，将生殖视为脾肾共同作用的结果，认为"水与土相演而生草，脾与肾相和而生人"（《景岳新方砭·麒麟珠》）。胎儿的发育过程，既有肾的作用，同时也离不开脾的功能。

基本内容 脾肾之间的关系主要表现在先天与后天相互促进、阳气互资、津液代谢协同等方面。①先后天关系。肾藏精，主司人体的生长发育与生殖，为先天之本；脾主运化，为气血生化之源，为后天之本。先后天之间的关系是"先天生后天，后天养先天"。②脾肾阳气互资。脾主运化，脾的运化全赖于脾之阳气的作用，但脾阳又依赖于肾阳的温煦才能强盛。肾藏精，但肾精必须得到脾运化的水谷精微之气不断资生化育，才能充盛不衰，促进人体的生长发育与生殖。在病理情况下，脾肾之间相互影响。③津液代谢。人体津液代谢是一个复杂的生理过程，是多个脏腑协同作用的结果。其中，尤以脾肾的作用更加重要。脾主运化水液，为水液代谢的枢纽；肾主水，气化作用贯彻在水液代谢始终。故曰"其本在肾，其制在脾"，概括了

脾肾两脏在水液代谢过程中的作用及其特点。脾与肾之间的相互资生的关系，与体质禀赋和养生关系密切。

作用与意义 脾肾为病，以虚证为多，且相互传变，脾病及肾、肾病传脾，最终致脾肾同病。临床常见脾肾阳虚证，多由于体质虚弱而感受寒邪较重；或久病耗损脾肾之阳气；或久泻不止，损伤脾肾之阳，或其他脏腑的亏虚，累及脾肾两脏等引起。可见五更泄泻，下利清谷；或腰膝冷痛，肢体浮肿，小便不利，舌淡胖或边有齿痕，舌苔白滑，脉沉细无力等症状。

根据五行相生规律确定益火补土治法，又称温补脾肾法，即温肾阳（火）以补脾（土）阳的方法，适用于脾肾阳虚证。如明·李中梓《医宗必读·虚劳》："脾肾者，水为万物之元，土为万物之母，两脏安和，一身皆治，百疾不生。夫脾具土德，脾安则肾愈安也。肾兼水火，肾安则水不挟肝上泛而凌土湿，火能益土运行而化精微，故肾安则脾愈安也。"

（李如辉）

píhéwèi

脾合胃 （spleen andstomach in pair）

脾与胃的经络相互络属，构成阴阳表里关系。

历史沿革 出自《灵枢·本藏》："脾合胃，胃者，肉其应。"胃接纳由口而入的食物加以腐熟作用，使食物得到初步消化，为脾的吸收转输做好准备。脾胃纳运功能协调正常，精微物质才能源源不断，人本之气血充沛，则精力旺盛。故《中藏经·论胃虚实寒热生死逆顺脉证之法》："胃者，人之根本也。胃气壮则五脏六腑皆壮，足阳明是其经也。"脾胃与元气的关系密切。金·李杲

《脾胃论·脾胃虚实传变论》，阐述脾胃化生的水谷精气是为元气之源。谓"元气之充足，皆由脾胃之气无所伤，而后能滋养元气。"《脾胃论·卷下·脾胃虚则九窍不通论》："真气又名元气，乃先身生之精气也，非胃气不能滋之。"元气充足，其他脏腑依赖脾胃运化转输精微物质以营养，故只有脾胃精气旺盛，各脏腑才能保持正常状态。因此，提出"百病皆由脾胃衰而生"（《脾胃论·卷上·脾胃胜衰论》）。脾胃气机升降，在水谷消化、精微吸收及转输布散方面具有重要作用。如明·张介宾《景岳全书·杂证谟》："胃司受纳，脾司运化，一纳一运，化生精气。"清·吴达《医学求是·血证求原论》："脾以阴土而升于阳，胃以阳土而降于阴。"还指出，脾胃为升降运动的枢纽，对脏腑气机起到斡旋之功，"升则赖脾气之左旋，降则赖胃气之右旋"。清·叶桂提出胃阴学说，补充了李杲的温补脾胃学说，使脾胃学说臻于完善。

基本内容 脾与胃的关系，表现在：其一，足太阴脾经与足阳明胃经相互络属，构成脾与胃的阴阳表里相合关系。其二，脾与胃以膜相连，相互毗邻。其三，脾与胃生理功能相互协同。包括：①水谷纳运协调。胃主受纳、腐熟水谷，为脾主运化提供前提；脾主运化，消化食物，转输精微，满足胃继续受纳的需要。两者密切合作，维持饮食物的消化及精微、津液的吸收转输。②气机升降相因。脾胃居于中焦，脾气主升而胃气主降，相反相成。脾气升则肾气、肝气皆升，胃气降则心气、肺气皆降，故为脏腑气机上下升降的枢纽。脾气上升，将运化吸收的水谷精微向上输布，

有助于胃气之通降；胃气通降，将受纳之水谷、食糜及食物残渣通降下行，也有助于脾气之升运。脾胃之气升降相因，既保证了饮食纳运功能的正常进行，又维护着内脏位置的相对恒定。③阴阳燥湿相济。脾与胃相对而言，脾为阴脏，以阳气温煦推动用事，脾阳健则能运化升清，故性喜燥而恶湿；胃为阳腑，以阴气凉润通降用事，胃阴足则能受纳腐熟，故性喜润而恶燥。脾胃阴阳燥湿相济，是保证两者纳运、升降协调的必要条件。脾胃生理上相互配合，共同完成饮食物的消化、吸收与输布。

作用与意义 脾与胃在病变上相互影响。若水谷纳运不调，脾失健运，可导致胃纳不振；而胃气失和，也可导致脾运失常，最终均可出现纳少脘痞、腹胀泄泻等脾胃纳运失调的病证。若气机升降失常，脾虚气陷，可导致胃失和降而上逆；而胃失和降，亦影响脾气升运功能，可产生脘腹坠胀、头晕目眩、泄泻不止、呕吐呃逆，或内脏下垂等脾胃升降失常之候。若阴阳燥湿不济，脾湿太过，或胃燥伤阴，均可产生脾运胃纳的失常。如湿困脾运，可导致胃纳不振；胃阴不足，亦可影响脾运功能。脾湿则其气不升，胃燥则其气不降，可见中满痞胀、排便异常等。并且，脾胃为后天之本，气血生化之源，故脾与胃的关系失常，可引起其他脏腑功能失常，气机失调，导致多种疾病的发生。因此，顾护脾胃，是养生、防病、治疗以及预后的重要原则之一。

（李如辉）

gān

肝（liver） 具有主疏泄、藏血等生理功能的内脏。中医学的

"肝"，不同于西医学同名脏器，不仅包括解剖学的肝，更重要的是指整体"肝藏象"功能系统。

历史沿革 《黄帝内经》《难经》等古代医学著作，对肝的记载非常丰富。从天人相应论述肝藏象，如《素问·诊要经终论》："正月、二月，天气始方，地气始发，人气在肝。"论肝与自然界的关系，如《素问·阴阳应象大论》："东方生风，风生木，木生酸，酸生肝，肝生筋""神在天为风，在地为木，在体为筋，在藏为肝"。论肝藏血，主意识思维和情志活动。如《灵枢·本神》："肝藏血，血舍魂，肝气虚则恐，实则怒。"论肝的生理功能及其系统联系。如《素问·六节藏象论》："肝者，罢极之本，魂之居也，其华在爪，其充在筋，以生血气，其味酸，其色苍。"《素问·五藏生成》："故人卧血归于肝，肝受血而能视，足受血而能步，掌受血而能握，指受血而能摄。"《灵枢·脉度》："肝气通于目，肝和则目能辨五色矣。"论肝的病因病机。如《素问·至真要大论》："诸风掉眩，皆属于肝。"为后世医家的"阳化内风"提供了理论依据。论肝病的治疗原则。如《素问·藏气法时论》："肝苦急，急食甘以缓之。""肝欲散，急食辛以散之，用辛补之，酸泻之。"《难经·十四难》："损其肝者缓其中。"以上所论，为后世医家认识肝的生理特性、生理功能、病因病机及临床防治奠定了理论基础，并在实践中不断地丰富和发展。

基本内容 肝藏象系统包括：肝五行属木，合胆；肝藏魂，在志为怒；在体合筋，其华在爪；开窍于目，在液为泪；其经脉为足厥阴肝经，与足少阳胆经络相

互络属，互为表里；肝为阴中之少阳，与自然界春气相通应。肝与其他四脏关系密切，肝气升发能启迪诸脏，使诸脏之气生升有由，则气血冲和，五脏安定，生机不息。故清·沈金鳌《杂病源流犀烛·肝病源流》："肝和则生气，发育万物，为诸脏之生化。"

肝的生理特性为刚脏，喜条达而恶抑郁，肝气主升、主动、主散。肝的主要生理功能，是主疏泄而藏血。肝体阴而用阳，即肝藏血，以血为体，血属阴；肝主疏泄，以气为用，气属阳。肝体阴柔，其用阳刚，阴阳和调，刚柔相济。故《素问·灵兰秘典论》："肝者，将军之官，谋虑出焉。"

肝主疏泄，肝气具有疏通、畅达全身气机的作用，包括促进血液运行、维持津液代谢、协调脾胃升降、分泌胆汁及促进排泄、调畅情志活动，并与男子排精、女子排卵行经有关。肝主藏血，具有贮藏血液、调节血量和防止出血的生理功能。肝的疏泄和藏血功能正常，气血充盈，能耐受疲劳，故称肝为"罢极之本"（见肝者罢极之本）。

作用与意义　中医学之肝，包括人的消化吸收、血液循行、津液代谢、生殖功能、调节精神情志活动等，由于中医学肝的生理功能及经络循行部位的复杂性，决定所涉及的病证广泛。

肝主疏泄功能失常，影响精神情志：①肝气郁结，疏泄失职，则情志抑郁，善太息，胸胁、两乳或少腹等部位胀痛不舒等；肝气亢逆，疏泄太过，则情志急躁易怒，头痛头胀，面红目赤，胸胁、乳房走窜胀痛；或血随气逆而吐血、咯血，甚则突然昏厥；肝气虚弱，疏泄不及，升发无力，则情志抑郁，胆怯，懈怠乏力，

头晕目眩，两胁虚闷，时常太息，脉弱等。②影响脾胃升降：脾失健运、清气下陷，见腹胀、腹泻等症；胃失通降、胃气上逆，见纳呆、脘胀、嗳气、呕吐、便秘等。③影响胆汁分泌排泄：肝气郁结，疏泄失职，胆汁的分泌排泄障碍，不仅会影响脾胃纳运功能，致厌食、腹胀；而且会导致胆汁郁积，进而形成结石，见胁痛、黄疸等。④肝气亢逆，肝胆火旺，疏泄太过，则可致胆汁上溢，出现口苦，泛吐苦水等。⑤影响血的运行：肝气郁结，疏泄失职，可致血行不畅，甚则停滞为瘀，出现月经后期，痛经，闭经，癥积痞块等；肝气亢逆，疏泄太过，可致血随气逆，血不循经，出现吐血，咯血，月经先期，崩漏等；肝气虚弱，疏泄无力，也可致血行不畅，出现气虚乏力，时见太息，月经后期等。⑥影响津液代谢：肝气郁结，疏泄失职，气滞津停，可形成痰饮水湿等病理产物，引起瘰疬、痰核、瘿瘤、乳癖、水肿、臌胀等病证。影响排精、排卵行经：肝气郁结，疏泄失职，则排精不畅而见精瘀；肝火亢盛，疏泄太过，精室被扰，则见梦遗等。肝气郁结，疏泄失职，常致月经后期、量少，经行不畅，甚或痛经等；若肝气亢逆，或肝火亢盛，疏泄太过，血不循经，常致月经前期、量多，崩漏等。相对于男子而言，肝的疏泄功能对于女子经、带、胎、产更为重要，故有"女子以肝为先天"（《临证指南医案·调经》）之说。

肝藏血的功能失常：肝血不足，濡养功能减退，筋、爪、目等常出现异常。如血不荣筋则致肢体麻木、筋脉拘挛、肌肉颤动、手足瘈疭等；血不养目则见目涩、

目花、目珠刺痛等；血不荣爪则见爪甲脆薄、干枯、易于折断等。肝藏血功能失职引起的出血，称"肝不藏血"，可见吐、衄、咯血，或月经前期、崩漏等出血征象。

肝主疏泄与藏血的生理功能失常，可导致五脏病变，故《四圣心源·六气解》称肝为"五脏之贼"。其曰："风木者，五脏之贼，百病之长。风病之起，无不因于木气之郁。"

（李如辉）

gānqì

肝气（liver qi）　肝藏之气，与肝血相对，为肝脏生理活动的物质基础及其动力来源。出自《黄帝内经》。如《灵枢·脉度》："肝气通于目，肝和则目能辨五色矣。"《素问·上古天真论》："肝气衰，筋不能动。"《素问·方盛衰论》："肝气虚则梦见菌香生草，得其时则梦伏树下不敢起。"《灵枢·本神》："肝藏血，血舍魂，肝气虚则恐。"其后，《中藏经》《脉经》《诸病源候论》等历代医家的著作中，均论及肝气及其虚、实、寒、热等病证。

肝气主升、主动、主散，具有推动、调畅、条达的特性，故肝主疏泄主要通过肝气的生理作用而实现，才能调畅全身气的运行，促进血液与津液的运行输布，促进饮食物的消化吸收，促进胆汁的分泌与排泄，并使人心情舒畅而无抑郁，调节女子月经、排卵以及男子施泄排精等。

肝气，也作为病证名，见于《类证治裁·肝气肝火肝风》。指肝气郁结，或肝气上逆所致的病证。肝气郁结，疏泄失职，则情志抑郁，善太息，胸胁、两乳或少腹等部位胀痛不舒等；肝气亢逆，疏泄太过，则情志急躁易怒，头痛头胀，面红目赤，胸胁、乳

房走窜胀痛；或血随气逆而吐血、咯血，甚则突然昏厥等。

(李如辉)

gānxuè

肝血（liver blood）　肝所藏之血，与肝气相对而言，具有滋养肝脏，营养机体的功能。渊源于《黄帝内经》如《灵枢·本神》："肝藏血，血舍魂。""肝血"一词，则见于《黄帝内经太素·虚实补泻》："肝血有余于肝，所以瞋怒；肝血不足于目，所以多悲也。"

肝血是肝的生理功能的物质基础，并具有濡养筋脉、爪甲，荣润眼目等生理作用。如《素问·五藏生成》："故人卧血归于肝，肝受血而能视，足受血而能步，掌受血而能握，指受血而能摄。"

肝血濡养筋脉，筋得滋养而能耐劳，故肝被称为"罢极之本"（见肝者罢极之本）。精神情志活动的魂与怒，亦由肝血所化生和涵养，魂得其濡养而舍于肝，怒得其濡养则涵敛而不妄发。

肝的病机，肝阴、肝血常不足。肝血不足，多因失血过多，或生血不足，或慢性病耗伤肝血等所致。明·张介宾《质疑录·论肝无补法》论及肝血虚，应补肝血，滋肾水。谓"肝血不足，则为筋挛，为角弓，为抽搐，为爪枯，为目眩，为头痛，为胁肋痛，为少腹痛，为疝痛诸症。凡此皆肝血不荣也，而可以不补乎？然补肝血，又莫如滋肾水。水者，木之母也，母旺则子强，是以当滋化源。"

(李如辉)

gānyīn

肝阴（liver yin）　肝之阴气，与肝阳相对而言，具有滋养、宁静、柔润的生理作用，并能制约肝阳过亢。渊源于《内经》。如《素问·阴阳应象大论》："暴怒伤阴。"明·张介宾《景岳全书·杂症谟》："怒不知节，则劳伤在肝……如火因怒动而逼血妄行，以致气逆于上而胀痛、喘急者，此伤其阴者也。"清代，比较广泛应用"肝阴"一词。如《温热经纬·薛生白湿热病篇》："肝阴先亏，内外相引，两阳相煽，因而动风。若肝肾素优，并无里热者，火热安能招引肝风也。"

肝阴对肝所主的筋脉、爪甲、眼目等，具有滋养、宁静、柔润的生理功能，则筋脉屈伸自如，爪甲红润光泽，眼目视力正常；并且制约肝阳，防止过亢。肝主疏泄功能的发挥，有赖于肝阴的滋润。肝阴足则气行有度，疏中有柔，畅而不刚。当肝阴不足时，则气失阴濡而妄行无度，刚而不柔，肝阳偏亢。

肝的病机中，肝阴、肝血常不足。肝阴亏虚，多由气郁化火，肝病及温热病后期耗伤肝阴，或肾阴不足所致。症见眩晕耳鸣，胁痛目涩，五心烦热，潮热盗汗，口燥咽干；或手足蠕动，经闭、经少等。肝阴虚不能潜阳，多致肝阳上亢或虚风内动。

(李如辉)

gānyáng

肝阳（liver yang）　肝之阳气，与肝阴相对而言，具有温煦、升发、疏泄的生理作用。见于金·刘完素《素问玄机原病式·火类》："然肾水，冬，阴也，虚则当热；肝木，春，阳也，虚则当凉。肾阴肝阳，岂能同虚而为冷者欤？"明·张介宾《类经附翼·求正录》："或拘挛痛痹者，以木脏之阳虚，不能营筋也。"秦伯未《论肝病》："（肝脏）以血为体，以气为用，血属阴，气属阳，称为体阴而用阳。故肝虚证有属于

血亏而体不充的，也有属于气衰而用不强的，应包括气、血、阴、阳在内，即肝血虚、肝气虚、肝阴虚、肝阳虚四种。"

肝的阳气，具有温煦、振奋、升发的生理作用。肝阳和肝阴保持相对平衡，则肝气冲和条达，肝主疏泄和藏血的生理功能才能正常。肝禀春生少阳之气，为诸脏生化之源。

肝阳病机，有太过与不及两方面：肝阳太过，肝阳上亢，产生头痛、眩晕、易怒、耳鸣、失眠等症状；甚则肝阳亢逆无制而动风，轻者可见眩晕欲仆，筋惕肉瞤，肢麻震颤；或见口眼㖞斜、半身不遂。严重者则猝然仆倒，神志昏迷，或为闭厥，或为脱厥。肝阳虚弱，则温煦失常，寒凝肝脉，可见巅顶作痛，腹痛，疝气，囊缩等；筋膜失于温煦，可见筋脉拘急，四肢蜷缩等；肝血失于温煦，可见胁痛、癥瘕等症状。

(李如辉)

gān zhǔ shūxiè

肝主疏泄（liver controlling conveyance and dispersion）　肝具有维持全身气机疏通畅达，通而不滞，散而不郁的生理功能。

历史沿革　自汉至宋代，一直未见有肝主疏泄的记载。元·朱震亨《格致余论·阳有余阴不足论》，首次明确提出："主闭藏者肾也，司疏泄者肝也。"但这里主要是指男子的排精作用。明·戴思恭，发挥朱震亨之旨，《推求师意·卷上·杂病门》改为"肝为阳，主疏泄"。明·薛己《内科摘要·卷下》将其表述为"肝主疏泄"。及至清代，医家论肝主疏泄者越来越多，肝主疏泄的理论有了新的发展。清·张志聪认为，肝主疏泄水液，当厥阴之气逆或不化时，可使小便不利。如《黄

帝内经素问集注·刺疟》："故肝主疏泄水液，如癃非癃，而小便频数不利者，厥阴之气不化也。"《黄帝内经灵枢集注·杂病》："肝主疏泄，小便不利者，厥阴之气逆也。"清·唐宗海对肝主疏泄与血液的生成与运行的关系进行阐述，使肝主疏泄的理论更趋完善。如《血证论·脏腑病机论》："木之性主于疏泄，食气入胃，全赖肝木之气以疏泄之，而水谷乃化。设肝之清阳不升，则不能疏泄水谷，渗泻中满之证，在所不免。"肝主疏泄，作为肝的生理功能，其理论在阐释生命活动中具有重要意义。

基本内容 肝主疏泄的中心环节，是调畅气机。肝气疏通、畅达全身气机，使脏腑经络之气的运行通畅无阻，升降出入运动协调平衡，从而维持了全身脏腑、经络、形体、官窍等功能活动的有序进行。若肝的疏泄功能失常，气机失调，可导致五脏病变。故《四圣心源·六气解》称肝为"五脏之贼"。

肝主疏泄、调畅气机的生理作用，派生的功能活动如下：①调畅精神情志。情志活动是脏腑精气对外界刺激的应答，适度的情志活动以气机调畅、气血调和为重要条件。《灵枢·平人绝谷》："血脉和利，精神乃居。"肝主疏泄，畅达气机，和调气血，对情志活动发挥调节作用。肝气疏泄，气机调畅，气血调和，则心情开朗，心境平和，情志活动适度。②协调脾升胃降。肝气疏泄，畅达气机，促进和协调脾胃之气的升降运动，使脾气升、胃气降的运动稳定有序，为脾胃正常纳运创造条件，促进饮食物的消化、水谷精微的吸收和糟粕的排泄。③促进胆汁泌泄。胆汁，

又称"精汁"，由肝之精气汇聚而成。《东医宝鉴·内景篇》："肝之余气，溢入于胆，聚而成精。"胆汁贮存于胆，排泄进入小肠参与饮食物的消化。胆汁的分泌、排泄，是在肝气的疏泄作用下完成的。肝气疏泄，畅达气机，胆汁化生正常，排出通畅。④维持血液循行。血液的正常循行，有赖于气的推动和调控。肝气疏泄，畅达气机，气行则血行，因而调畅了血液的运行。⑤维持津液输布。气能行津，气行则津布。肝气疏泄，畅达气机，气行则津液布散，因而与津液输布代谢密切相关。《济生方·痰饮论治》："人之气道贵乎顺，顺则津液流通，绝无痰饮之患。"⑥调节排精行经：男子的排精、女子的排卵与月经来潮等，皆有赖于肝气疏泄。肝气疏泄，畅达气机，与肾气的闭藏作用协调，则精液排泄通畅有度。女子按时排卵和月经定期来潮，也是肝气疏泄和肾气闭藏相互协调的体现，其中肝气疏泄尤为关键。相对于男子而言，肝的疏泄功能对于女子经、带、胎、产更为重要，故有"女子以肝为先天"（《临证指南医案·调经》）之说。

作用与意义 肝主疏泄，对全身功能有调节作用。其意义可概括如下：①调摄养生。养生之中特别强调精神情志的调摄，尤重于肝之疏泄、气机调畅。如《灵枢·师传》："人之情，莫不恶死而乐生，告之以其败，语之以其善，导之以其所便，开之以其所苦虽有无道之人，恶有不听者乎。"肝气舒畅，精神愉快，心旷神怡，情绪稳定，百病自消。肝气郁结，常致精神抑郁，情绪悲观，而百病丛生，或病不易愈。故肝主疏泄，调畅情志，实为养

生之第一要务，而治疗情志内伤的病变也多从肝入手。②调治五脏之病。肝主疏泄，关系到人体气机的调畅以及气化的过程。气机不畅直接影响到五脏的生理功能。如清·李冠仙《知医必辨·论肝气》："人之五脏，唯肝易动而难静。其他脏有病，不过自病……唯肝一病，即延及他脏。"肝失疏泄，易乘土、刑金、冲心、耗肾等。盖脏之病，治之不忘调理肝气，复其疏泄之功，此乃治病求本之意。③生殖保健。肝司女子经、孕、产、乳之功和男子排精之能，与生儿育女密切相关。女子以血为本，冲为血海，任主胞胎，冲任两脉与女子生殖功能息息相关，肝主疏泄则可协调冲任两脉的正常活动。男子之精闭藏于肾，疏泄于肝，肝肾协调则藏泄有度。故此，生殖系统疾患，从肝论治也是重要原则之一。

（李如辉）

gāncángxuè

肝藏血（liver storing blood）
肝有贮藏血液、调节血量和防止出血的功能。

历史沿革 出自《素问·调经论》："夫心藏神，肺藏气，肝藏血……。"历代医家对肝藏血多有阐发。因肝具有贮藏血液之功能，故称"肝为血海"（《素问·五藏生成》王冰注）"肝为血之府库"（《济生方·妇人门崩漏论治》）。《妇人大全良方·候胎门》："肝藏血，为荣，属阴。"《医学入门·杂病提纲》："血乃水谷之精变成，生化于脾，生息于心，藏于肝。"《景岳全书·传忠录》："血者水谷之精也，源源而来，而实生化于脾，总统于心，藏受于肝，宣布于肺施泄于肾，而灌溉一身。"肝主生发之气，促进血液生成。见于《素问·六节

藏象论》：“肝者……其充在筋，以生血气。”《理瀹骈文·清肝膏》：“肝生血气，木喜条达。肝以敛为泻，以散为补。”关于肝调节血量，见于《素问·五藏生成》：“故人卧血归于肝，肝受血而能视，足受血而能步，掌受血而能握，指受血而能摄。”王冰注曰：“肝藏血，心行之，人动则血运于诸经，人静则血归于肝脏。”清·何梦瑶《医碥·杂症》进一步分析说：“盖言人寤属阳，寐属阴，阳主外而亲上，阴主内而亲下。寤则血随阳动，外运而亲上；卧则血随阴静，主内而亲下。五脏皆在内，而肝肾居下，为血之所归藏，言肝而肾可该，何则？肝动肾静，动者尚藏，则静者可知，故曰藏受于肝也。”肝主疏泄而维持血液运行，肝藏血而固摄血液。如元·罗天益《卫生宝鉴·妇人门》：“夫肝，摄血者也。”清·沈金鳌《杂病源流犀烛·肝病源流》：“（肝）其职主藏血而摄血。”肝不摄血可致出血。如《丹溪心法·头眩》：“吐衄漏崩，肝家不能收摄荣气，使诸血失道妄行，此血虚眩运也。”冲脉为十二经脉之海，又为血海，故与肝的关系密切相关。如《血证论·吐血》：“肝为藏血之脏，血所以营运周身者，赖冲、任、带三脉以管领之。而血海胞中，又血所转输归宿之所，肝则司主血海，冲、任、带三脉，又肝所属。故补血者，总以补肝为要。”

基本内容 肝藏血的生理功能包括：①贮藏血液。肝内贮藏的血液，一是濡养肝脏本身，以及输布至所属形体官窍，濡养筋、爪、目等，维持其正常的功能；二是为经血生成之源。女子月经来潮，与冲脉充盛、肝血充足及肝气畅达密切相关。冲脉起于胞

中而通于肝。肝血充足、肝气畅达，则肝血流注冲脉，冲脉血海充盛，则月经按时来潮，故说肝血为经血之源，并将肝与冲脉称为“血海”；三是化生和濡养肝气。肝内贮藏充足的血液，能够化生和濡养肝气，维护肝气的充沛及冲和畅达，使之发挥正常的疏泄功能；四是化生和濡养魂，维持正常神志及睡眠。肝血充足，则魂有所舍而不妄行游离。②调节血量。一般情况下，人体各部分血量是相对恒定的，但又随着机体活动量、情绪、外界气候等因素的变化而变化。如剧烈运动或情绪激动时，外周血流量增加。而在安静或休息时，外周血流分配量则减少。肝调节血量的功能，以贮藏血液为前提。只有充足的血量储备，才能有效地进行调节。而肝血的外流诸经和回归肝脏，又受肝气疏泄作用的调节。③防止出血。肝为藏血之脏，具有收摄血液、防止出血的功能。肝防止出血的机理：一是肝气能收摄血液。肝气充足，则能固摄肝血而不致出血。二是肝气疏泄，畅达气机，维持血液运行流畅而不出血。三是肝主凝血。肝之阴气主凝敛，肝阴充足，肝阳涵潜，阴阳调和，则能发挥凝血作用而防止出血。

作用与意义 肝藏血的生理意义，有涵养肝气、调节血量、濡养肝及筋目、为经血之源及防止出血五个方面。肝藏血功能失常引起的虚证，称“肝血不足”或“肝血亏虚”。若肝血不足，则致肝气的化生不足，出现疏泄不及的病证。肝血亏虚，濡养功能减退，筋、爪、目等常出现异常；血不荣筋则致肢体麻木、筋脉拘挛、肌肉颤动、手足瘛疭；血不养目则见目涩、目花、目珠刺痛；

血不荣爪则见爪甲脆薄、干枯、易于折断；血不养魂，则魂不守舍，而见失眠、多梦、梦魇、梦游、梦呓或幻觉等。肝血亏虚，常致月经量少，甚或闭经。

肝藏血功能失职引起的出血，称“肝不藏血”。“肝不藏血”的病机：①肝气虚弱，收摄无力。②肝火亢盛，灼伤脉络，迫血妄行。③肝阴不足，不能凝敛血液于肝脏，由于虚火内扰，引起出血。肝不藏血可见吐、衄、咯血，或月经前期、崩漏等出血征象。以上三种情形，可从出血的多寡、血出之势及兼症等方面，对其病机和证候加以鉴别。其中，气虚者，宜补肝气，兼补脾气；火旺者，宜清肝火，降肝气；阴虚者宜滋阴制阳。

（李如辉）

gāncánghún

肝藏魂（liver storing soul） 肝藏血，化生和濡养魂，维持正常的神志及睡眠。出自《素问·宣明五气》：“心藏神，肺藏魄，肝藏魂，脾藏意，肾藏志，是谓五藏所藏。”魂是随心神活动而产生的意识、思维活动，睡眠时亦可表现为梦境及梦幻现象。《灵枢·本神》：“随神往来者谓之魂。”《类经·藏象类》注曰：“魂之为言，如梦寐恍惚、变幻游行之境皆是也。”肝藏血，血是机体精神活动的主要物质基础，魂赖肝血化生和涵养。肝血充足，则魂有所舍而不妄行游离。若肝血不足，血不养魂，则魂不守舍，而见失眠、多梦、梦魇、梦游、梦呓或幻觉等。

（李如辉）

gān zàizhì wéinù

肝在志为怒（anger as liver emotion） 肝主精神活动中怒的情志。出自《素问·阴阳应象大

论》："在藏为肝……在志为怒。"怒是人在情绪激动时所出现的正常情志反应，人皆有之；一定限度内的正常发泄，不仅对人体无害，反而有利于肝气的疏导和调畅。怒以肝之气血为生理基础，故肝之气血失调常可引起怒的异常改变。肝血充足，疏泄适度，情志调畅，则怒而不过、不郁；肝血不足、疏泄不及或太过，则见易怒、暴怒或郁怒。大怒或郁怒不解则易于伤肝，造成肝气疏泄失调，前者可致肝气升发太过、疏泄过亢；后者可致肝失疏泄、肝气郁结，故又有"怒伤肝"之说。如《素问·调经论》："血有余则怒，不足则恐。"《灵枢·本神》："肝气虚则恐，实则怒。"当肝气过亢，或肝阴不足、肝阳偏亢时，常可表现为易于激动，情绪失控，易于发怒。肝气虚、肝血不足，则易于产生郁怒之变。《杂病源流犀烛·惊悸悲恐喜怒忧思源流》："治怒为难，惟平肝可以治怒，此医家治怒之法也。"临床上，治怒当调肝，郁怒以疏肝之法，大怒以平肝之法等。

(李如辉)

gānzhǔjīn

肝主筋 (liver dominating tendons)

肝的精血具有滋养全身筋膜而主屈伸的功能。出自《素问·阴阳应象大论》称"肝生筋"。筋，附着于骨而聚于关节，具有连接关节、肌肉，主司关节运动的功能。肝血充足，筋得其养，运动灵活而有力。肝血充足，肝气疏泄正常，则筋力强健。人至老年，肝气渐虚，可见筋的运动功能减弱。如《素问·上古天真论》："丈夫……七八，肝气衰，筋不能动。"病变状态下，若肝血不足，血不养筋，则筋萎软弱，动作迟缓，还可出现手足震颤、肢体麻木、屈伸不利等症状。邪热过盛，耗伤肝血，血不养筋，也会出现手足震颤、抽搐等表现。前者叫"血虚生风"，后者叫"热极生风"，大多从肝论治。

(李如辉)

gānwéilèi

肝为泪 (liver producing tear)

目为肝窍，泪出于目而为肝液所化。肝为泪，最早见于《黄帝内经》，《素问·宣明五气》："五藏化液：……肝为泪。"正常情况下，泪液分泌适量，起到濡润眼球的作用。但当异物入眼时，泪液即可大量分泌，起到排除异物和清洁眼球的作用。而泪液的生成、分泌与排泄，有赖于肝精、肝血以及肝气的作用。肝精、肝血充足，肝气疏泄功能正常，则泪液分泌正常。而肝脏功能失调，则常可导致泪液的分泌、排泄异常。如肝血不足，可见两目干涩；肝经风热或肝经湿热，则见目眵增多、迎风流泪等。

(李如辉)

gānhuá zài zhuǎ

肝华在爪 (liver manifesting in claw)

肝血、肝气的盛衰及其作用的强弱，可从爪甲的色泽与形态上表现出来。出自《素问·六节藏象论》："肝者……其华在爪。"爪，即爪甲，包括指甲和趾甲，乃筋之延续，故有"爪为筋之余"之说。爪甲有赖肝血、肝气以营养，因而肝之盛衰可以影响到爪的荣枯变化。肝血充足，则爪甲坚韧，红润光泽；肝血不足，则爪甲萎软而薄，枯而色夭，甚则变形、脆裂等。

(李如辉)

gān kāiqiào yú mù

肝开窍于目 (eyes being orifice of liver)

肝的精气上荣于目以维持目的功能。出自《素问·金匮真言论》："肝，开窍于目。"《素问·五藏生成》："肝受血而能视。"《灵枢·脉度》："肝气通于目，肝和则目能辨五色矣。"目的视觉功能，主要依赖肝血的濡养和肝气的疏泄。肝与目的密切联系：一是由于足厥阴肝经上连目系；二是因为肝藏之精血由经脉上注于目，使其发挥视觉作用。肝气调和，肝血充足，肝藏血功能正常，目才能正常发挥其视物辨色的功能。肝血不足，则会导致两目干涩；肝经风热，则目赤痒痛；肝风内动，则目睛上吊；因肝气郁结，久而火动痰生，蒙阻清窍，可致两目昏蒙、视物不清。

(李如辉)

gānwùfēng

肝恶风 (liver aversion to wind)

肝为风木之脏，风气偏盛易引动肝风。出自《素问·宣明五气》："五藏所恶，肝恶风。"《临证指南医案·肝风》："肝为风木之脏。"风气通于肝，为肝的生理特点；风气偏盛易影响肝的正常生理功能，引发肝风病证。肝为风木之脏，风气偏盛引动肝风，可见眩晕、抽搐、动摇等动风之症状。肝气、肝阳、肝火易于亢而化风，故有"肝恶风"之说。肝之阴血亏虚，或肝郁化火，则易转化为肝风。临床治疗，宜养肝血、滋肝阴、疏肝郁、平肝风等。

(李如辉)

gānzhǔchūn

肝主春 (liver dominating spring)

五脏与自然界四时阴阳相通应，肝与春气相通应。出自《素问·藏气法时论》："肝主春，足厥阴少阳主治，其日甲乙。"肝属木，旺于春，春天为肝胆所主的季节。春为一年之始，阳气始生，生机萌发，万物欣欣向荣，五行属木。人体肝气之升发、疏泄、喜条达而恶抑郁亦属木，同气相求，故肝对应于春。肝气随春而盛，升发而畅达，春季养生在精神、饮食、起居诸方面，都必须顺应春天阳气的升发和肝气的疏泄，故春三月应"夜卧早起，广步于庭"（《素问·四时调气大论》），保持心情开朗舒畅，力戒暴怒忧郁等，以顺应春气的升发和肝气的畅达之性。春季肝气应时而旺，若素体肝气偏旺、肝阳偏亢或脾胃虚弱之人，在春季易于发病；可见眩晕、烦躁易怒、中风昏厥，或情志抑郁，或两胁胀痛、胃脘痞闷、嗳气泛恶、腹痛腹泻等症状。

（李如辉）

gān wéi gāngzàng

肝为刚脏（liver being bold and firm viscera）　肝具有刚强、躁急的生理特性。

见于清·叶桂《临证指南医案·中风》："肝为刚脏，非柔润不能调和也。"肝在五行属木，木性曲直，故肝气具有柔和与伸展畅达之能；肝气疏泄，畅达全身气机，性喜舒畅而恶抑郁；肝内寄相火，主升主动，皆反映了肝为刚脏的生理特性。

肝为刚脏与肺为娇脏相对而言，肝气主左升，肺气主右降，左升与右降相反相成，刚脏与娇脏刚柔相济。如肝气升动太过，肺气肃降不及，则可出现"左升太过，右降不及"的肝火犯肺的病机变化。

肝气升动太过，易于上亢、逆乱。临床上，肝病多见因阳亢、火旺、热极、阴虚，而致肝气升动太过的病机变化。如肝气上逆、肝火上炎、肝阳上亢和肝风内动等，从而出现眩晕、面赤、烦躁易怒、筋脉拘挛，甚则抽搐、角

弓反张等症状，也反证了肝气的刚强躁急特性。治疗多用镇肝补虚、泻火滋阴、以柔克刚等法，以合木之曲直特性。肝气易亢易逆，肝脏有病，常可延及其他脏腑，致五脏六腑的病变，故有"肝为五脏之贼"之说。

（李如辉）

gāntǐ yīnyòngyáng

肝体阴用阳（liver being substantial yin and functional yang）　肝为藏血之脏，血为阴，故肝体为阴；肝主疏泄，其气主升主动，又主筋而司运动，其作用属阳。出自《临证指南医案·肝风》华岫云按语："经云：'东方生风，风生木，木生酸，酸生肝。'故肝为风木之脏，因有相火内寄，体阴用阳，其性刚，主动、主升，全赖肾水以涵之，血液以濡之，肺金清肃下降之令以平之，中宫敦阜之土气以培之，则刚劲之质得为柔和之体，遂其条达畅茂之性，何病之有？"华岫云提出"肝体阴用阳"并非偶然，是受到了历代医家有关肝的论述的启发。《内经》《难经》及后世医家关于肝的生理、病变及治疗等方面的论述，为肝体阴用阳学说奠定了重要的理论基础。"体阴"，一是指肝为五脏之一，居膈下，位于腹中，属阴脏；二是指肝藏血，血属阴，故体阴。"用阳"，一是从肝的生理功能而言，肝主疏泄，性喜条达，内寄相火，主升、主动，按阴阳属性言，则属于阳；二是从肝的病机变化看，肝阳易亢，肝风易动，肝病常表现为肝阳上亢、肝风内动的病机；症见眩晕、面赤、肢体麻木、易怒、抽搐、震颤、角弓反张等，按阴阳属性亦属阳。肝体阴而用阳，揭示肝的疏泄与藏血之间的关系及病机特点。生理状态下，肝主

藏血，血养肝，体得阴柔则用能阳刚；肝主疏泄，血归于肝，用行阳刚则体得阴柔。病变情况下，体阴失润失柔，可致用阳偏亢；用阳失温失达，或相火亢盛易损及体阴而失柔润，二者相互影响。根据"肝体阴用阳"，对肝疏泄异常的"肝用"失调，多配以养阴养血柔肝药物以护"肝体"；对肝藏血异常的肝阴血不足等"肝体"失调，也需少加疏肝药物以顾"肝用"。

（李如辉）

gānzhě píjí zhī běn

肝者罢极之本（liver being root of tolerance of exhaustion）　肝主管筋的活动，能够耐受疲劳，是运动功能的根本。出自《素问·六节藏象论》："肝者，罢极之本，魂之居也。"唐·王冰注曰："夫人之运动者，皆筋力之所为也，肝主筋，其神魂，故曰肝者罢极之本，魂之居也。""罢"音"pí"，后世医家多将"罢极"与疲劳相联系。如明·马莳《内经素问注证发微》："肝主筋，故劳倦罢极，以肝为本。"清·张志聪《黄帝内经素问集注》："动作劳甚谓之罢，肝主筋，人之运动皆由乎筋力，故为罢极之本。"张介宾、吴崑、喻昌等均持此说。此外，也有对"罢极"作"罴极"解释，指力大至极而耐劳；或作四极解，即四肢之意；或作免除疲劳、耐受疲劳解等。肝贮藏血液，调节血量，以供人体功能活动的需要。当人在剧烈运动或过量劳动后，消耗肝血，可出现疲劳。肝为机体耐受疲劳的根本，在病变状态下，肝气虚弱，藏血不足，不能正常调节血量，机体活动能力显著下降，易于出现疲劳。故疲劳乏力，首责于肝。

（李如辉）

gānshèn tóngyuán

肝肾同源 (liver and kidney sharing the same origin)

肝与肾之间，肾水涵养肝木，或精血的相互滋生。又称"乙癸同源"。

历史沿革 关于肝与肾的关系，渊源于《黄帝内经》。如《素问·脉要精微论》："肝与肾脉并至，其色苍赤，当病毁伤，不见血，已见血，湿若中水也。"其后，肝肾同源的认识不断深化。《中藏经·风中有五生死论》："肝肾俱中风，则手足不遂也。"《难经集注·经脉诊候第一》："肝肾主下部，肝病则气逆，不行于下，故便难也。"金·李杲《内外伤辨惑论·辨筋骨四肢》，首次明确提出"肝肾同治"。谓"肾主骨，为寒；肝主筋，为风。自古肾肝之病同一治，以其递相维持也。"明·李中梓运用《周易》取象比类的方法，诠释"乙癸同源"命题。见于《医宗必读·乙癸同源论》："古称乙癸同源、肾肝同治，其说为何？盖火分君相，君火者，居乎上而主静；相火者，处乎下而主动。君火唯一，心主是也；相火有二，乃肾与肝……故知气有余便是火者，愈知乙癸同源之说矣。"温病学说对"肝肾同源"理论的发展，有着重要的影响。清·吴瑭《温病条辨·中焦篇》："温病由口鼻而入……上焦病不治，则传中焦，脾与胃也；中焦病不治，即传下焦，肝与肾也。始上焦，终下焦。"温病后期，病邪深入下焦，多伤肝肾之阴。通过对肝阴虚常与肾阴虚并见的病机和临床实践的研究，揭示肝肾阴液间的关系，并形成了"厥阴必待少阴精足而后能生……乙癸同源也"(《温病条辨·下焦篇》)的认识，为肝肾同源理论提供了更加丰富的内涵。

基本内容 "肝肾同源"的生理功能包括：①精血同源。肝肾之间关系密切，肝藏血，肾藏精，精能生血，血能化精，称之为"精血同源"。藏血与藏精的关系，即是精和血之间相互滋生和相互转化的关系。血的化生，有赖于肾中精气的气化；肾中精气的充盛，亦有赖于血液的滋养。②藏泄互用。肝主疏泄与肾主封藏之间，亦存在着相互制约、相反相成的关系，主要表现在女子的月经来潮和男子泄精的生理功能。③阴阳互滋互制。肝肾阴阳之间的关系极为密切。肝肾阴阳，息息相通，相互制约，协调平衡，故在病理上也常相互影响。

作用与意义 "肝肾同源"体现肝肾之间生理功能的密切关系。临床上，肝与肾的病理变化，常相互影响，表现为肾精、肝血之间的互损，肝主疏泄与肾主封藏之间的失调，以及肝肾阴阳之间的互损与失调等。①精与血的病变亦常相互影响：肾精亏损，可导致肝血不足。反之，肝血不足，也可引起肾精亏损。②肝主疏泄与肾主封藏之间的失调：可出现女子月经周期的失常，经量过多，或闭经；男子遗精滑泄，或阳强不泄等。③肝肾阴阳之间的互损与失调：肾阴不足可引起肝阴不足，阴不制阳而导致肝阳上亢，称之为"水不涵木"；肝阴不足，亦可导致肾阴亏虚，而致相火偏亢；而肝火太盛，也可下劫肾阴，形成肾阴不足的病理变化。因此，临床治疗肝病与肾病时，必须二者兼顾，即"肝肾同治"。

(李如辉)

gānhédǎn

肝合胆 (liver and gallbladder in pair)

足厥阴肝经与足少阳胆经相互络属，构成肝与胆的阴阳表里相合关系。

历史沿革 出自《灵枢·本输》："肝合胆，胆者，中精之府。"胆汁由肝的精气所化生。如《东医宝鉴·内景篇》："肝之余气溢入于胆，聚而成精。"肝之余气化生胆汁，贮存于胆，胆的下方有管道与小肠相通，随着消化的需要，胆汁经此管道排泄到小肠中，助消化饮食物。如清·吴瑭《医医病书·小便论》："胆无出路，借小肠以为出路。"《医学衷中参西录·医话》："徐灵胎注《神农本草经》，则以'木能疏土'解之，是谓肝胆属木，脾胃属土。徐氏既云'木能疏土'，是明谓肝胆能助肠胃化食，而胆汁能助小肠化食之理，即在其中矣。"胆排泄的胆汁，具有帮助对某些饮食物消化的作用。在调节情志方面，胆主决断功能，与肝主谋虑相关联。如《素问·灵兰秘典论》："肝者，将军之官，谋虑出焉。胆者，中正之官，决断出焉。"王冰注曰："勇而能断，故曰将军；潜发未萌，故谋虑出焉"；"刚正果决，故官为中正；直而不疑，故决断出焉。"肝胆之气皆属于木，谋虑为阴，决断属阳，谋虑出于肝，决断出于胆，胆决才能肝谋。如《类经·藏象类》："胆附于肝，相为表里，肝气虽强，非胆不断，肝胆相济，勇敢乃成。"胆气壮实，决断无误，使人行为果敢而正确。胆气虚馁，则虽善谋虑，而不能决断，事终难成。故《素问·奇病论》："夫肝者，中之将也，取决于胆，咽为之使。此人者，数谋虑不决，故胆虚气上溢而口为之苦。"王冰注："肝与胆合，气性相通，故谋虑取决于胆。咽胆相应，故咽为之使。"

基本内容 肝与胆的阴阳表

里相合关系，体现在：①经脉相互属络。足厥阴肝经属肝络胆，足少阳胆经属胆络肝。②肝与胆脏腑相邻，胆附于肝。③生理功能相互为用。其一，疏泄相关。肝之余气泄于胆，聚而成精，即是胆汁，在胆中储存。其分泌与排泄，亦依赖肝的疏泄作用而进行调节。肝主疏泄，分泌胆汁；胆附于肝，藏泄胆汁。两者协调合作，使胆汁疏利到肠道，以帮助脾胃消化食物。肝气疏泄正常，促进胆汁的分泌和排泄；胆汁排泄无阻，又有利于肝气疏泄功能的正常发挥。其二，共主勇怯。胆主决断与人的勇怯有关，而决断又来自肝之谋虑，肝胆相互配合，人的情志活动正常，遇事能做出决断。实际上，肝胆共主勇怯以两者同司疏泄为生理学基础。

作用与意义 肝胆病变常相互影响。如肝气热则胆泄口苦，胆火旺盛常与肝火上炎同见；肝气郁滞，可影响胆汁疏利；或胆腑湿热，也可影响肝气疏泄，最终均可导致肝胆气滞、肝胆湿热或郁而化火，肝胆火旺之证。湿热之邪易同时侵犯肝胆，出现肝胆湿热证。若肝胆气滞，或胆郁痰扰，均可导致情志抑郁或惊恐胆怯等病证。治疗上，平肝的药物可以泻胆火，而泻胆火的药物可以疏肝，也体现了肝胆相合的关系。

（李如辉）

shèn

肾（kidney） 具有藏精、主水、主纳气等生理功能的内脏。中医学的"肾"，不同于西医学同名脏器，不仅包括解剖学的肾，更重要的是指整体"肾藏象"功能系统。

历史沿革 古人对于肾的位置和形态，有比较清楚的描述。如《素问·脉要精微论》："腰者，肾之府"。《难经·四十二难》："肾有两枚，重一斤一两，主藏志。"《医贯·形景图说》："肾有二，精所舍也，生于脊膂十四椎下两旁各一寸五分，形如豇豆，相并而曲，附于脊，外有黄脂包裹，里白外黑。"《黄帝内经》奠定了"肾藏象"的理论基础，较为详细地论述了肾的大小、高下、偏倾等形态和位置变化；肾主蛰藏、恶燥的生理特性；肾藏精、主水、与呼吸相关等生理功能；肾的阴阳五行属性及其系统联系；肾病的诊断、防治，以及养生保健等。《难经·三十九难》："谓肾有两藏也，其左为肾，右为命门。命门者，谓精神之所舍也，男子以藏精，女子以系胞，其气与肾通，故言藏有六也。"自此，肾与命门的关系引起后世医家的关注。东汉·张仲景《金匮要略》首创补肾的经典方剂"金匮肾气丸"。隋唐时期，对肾藏象的阐述进一步深入。"肾精"的概念，见于隋·杨上善《黄帝内经太素·七邪》；"肾阴""肾阳"的概念，见于《黄帝内经太素·五藏脉诊》与《黄帝内经太素·寒热厥》。唐·孙思邈《备急千金要方》《千金翼方》中，论及与肾相关的内容近 500 处，广泛涉及肾藏象的基础理论、诊法辨证、养生防治、针灸导引、处方用药等。宋·钱乙《小儿要证直诀》重视脏腑病机辨证，创立"六味地黄丸"流传后世。宋·严用和《济生方·脾胃虚实论治》中，注重补肾的作用，谓之"补脾不若补肾"，对明代命门学说的发展产生一定影响。明清时期，肾藏象及命门学说研究达到高峰。温补学派注重脾肾，尤其命门。明·薛己注重肾中阴阳生化，治尚温补。明·赵献可《医贯》论及"五脏之真，惟肾为根"，提出"命门君主之火，乃水中之火"，善治先天水火不足；明·李中梓《医宗必读》明确提出"肾为先天之本"。明·张介宾则全面系统论述肾藏象及命门学说，以命门真阳，为人之"大宝"，重视肾中阴阳平衡对协调五脏阴阳的重要作用，并创立"左归丸（饮）、右归丸（饮）"，阳中求阴、阴中求阳，对指导临床辨证论治有所创新。

基本内容 肾藏象系统包括：肾五行属水，合膀胱；肾藏志，在志为恐；在体合骨，齿为骨之余，其华在发；在窍为耳及二阴，在液为唾。其经脉为足少阴肾经，与足太阳膀胱经相互络属，互为表里；肾为阴中之太阴，与自然界冬气相通应。肾为"先天之本"，藏先天之精，为人体生命之本原。肾阴、肾阳，对协调一身脏腑之阴阳具有重要作用，故称肾为"五脏阴阳之本"。

肾的生理特性：肾主蛰藏，以封闭贮藏精气为主，又体现在摄纳肺吸入清气、固摄胞胎、调控二便等方面，故称肾为"封藏之本"。肾内寄相火，相火潜藏守位，以发挥其温煦、推动等作用。肾恶燥，肾藏精，主津液，其性润；燥有伤津耗液之弊，肾燥则精涸津亏，故恶燥。肾的主要生理功能，包括主藏精，主水，主纳气。肾藏精，精生髓，脑为髓海；髓养骨，髓满骨壮；精髓生血，精血同源。如此，则精力充沛、体力强健，故《素问·灵兰秘典论》："肾者，作强之官，伎巧出焉。"

肾藏象理论的系统结构，包括肾-精系统、肾-脑系统、肾-髓系统、肾-骨系统、肾-元气系统、肾-津液系统、肾-天癸-冲任系统。肾-精系统为肾藏象系统结构的核心，由先天之精（元精）、后天之精、脏腑之精和生殖之精等构成，通过肾精、肾气、肾阴、肾阳发挥生理功能活动。肾-脑系统由元精化生元神而成，体现在精舍志、在志为恐。肾-髓系统由骨髓、脊髓、脑髓构成，肾精生髓，髓化生血液，充养骨骼，汇聚脑脊。肾-骨系统是构成人体的框架，支撑人体、保护内脏和进行运动，齿为骨之余，骨、齿为生长壮老之外候。肾-元气系统突出"肾为元气之根"，为生命活动之原动力。"肾主纳气"，为呼吸运动的保证。肾-津液系统主司和调节全身津液代谢，与肾主气化、司开阖、为胃之关、合于膀胱密切相关。肾-天癸-冲任系统，具有调控精血、繁衍生殖的作用，与女子胞及男性精室、睾丸等功能相关。肾藏象的系统结构，在人体生命活动中具有重要的调控作用。

作用与意义　"肾藏象"理论，对于指导临床实践，具有重要的应用价值。肾的病机变化，内在基础是肾的精气阴阳失调，肾病虚多实少，即使有实邪，多属本虚标实。肾的精气不足，多见于肾精亏虚、肾气不固；肾的阴阳失调，多见于肾阴亏虚、肾阳不足。本虚标实，多见于肾虚水泛、肾虚血瘀等。肾阴为五脏阴液之本，故肾阴不足，可导致其他各脏阴虚，如肺肾阴虚、肝肾阴虚、心肾阴虚等。肾阳为五脏阳气之本，故肾阳不足，可导致其他各脏阳虚，如心肾阳虚、脾肾阳虚等。肾精亏虚，可导致肝血不足，形成肝肾精血亏虚。人体呼吸功能，肺为气之主，肾为气之根。故肾气亏虚，纳气失

常，可导致肺肾气虚。肾阳不足，气化失常，则膀胱不利；肾气不固，固摄失常，则膀胱不约；膀胱湿热，气化不利，多影响及肾，可见尿频尿急，排尿涩痛，腰部胀痛等。

肾虚证候，多见于不孕不育、阳痿、更年期综合征、腰痛、哮喘、月经失调、遗尿、崩漏、痹证等病症。因此，补肾法广泛应用于防治临床各科疾病，而且对养生、康复、治未病等皆具有重要意义和实践价值。

（郑洪新）

shènqì

肾气（kidney qi）　肾精所化生之气，表现为肾促进机体的生长、发育和生殖，以及气化等功能活动；并具有固摄精气津液、固摄冲任二脉、固摄二便等生理功能。

历史沿革　出《素问·上古天真论》："女子七岁，肾气盛，齿更发长……。"《内经》所论肾气凡24处，系统阐述了机体生、长、壮、老取决于肾气，而齿、骨、发、耳和生殖功能为肾气盛衰的外候；肾气有余，则年老而能生子。逆于冬气，味过于甘，嗜酒气盛，以水为事，作用强力，大热伤肾，以及运气岁水不及等，皆可影响肾气。肾气不足则脉沉而石、塞而鼓。肾气虚则厥、梦见舟船溺人，或梦伏水中，若有畏恐；肾气盛实则胀，五藏不安，梦腰脊两解不属；肾气伤则高骨乃坏；肾气热，则腰脊不举，骨枯而髓减，发为骨痿；肾气逆则咳嗽烦闷；九十岁，肾气焦，四藏经脉空虚。《伤寒杂病论》从理、法、方、药，发挥肾气的内涵，运用到临床实践。《金匮要略》中，有多篇肯定了肾气对水液代谢功能的推动作用。肾主水，肾气充足则水液代谢正常。反之，

肾气衰弱则气化失司，水液代谢失常，在临床上应当补益肾气。《金匮要略·血痹虚劳病脉证并治》："虚劳腰痛，少腹拘急，小便不利者，八味肾气丸主之。"此外，该方还用于治疗水气病、痰饮、消渴、妇人转胞不得溺等水液代谢失常为主的疾病。

基本内容　肾精与肾气互资共生，处于不断运动与转化中。肾精、肾气相对而言，肾精为阴，肾气为阳。明·张介宾认为，肾精与肾气的阴阳划分是以清浊而言。见于《景岳全书·传忠录》："至若精气之阴阳，有可分言者，有不可分言者。可分者，如前云清浊对待之谓也。"肾精偏于凝聚有滋润濡养之功，肾气偏于弥散有推动固摄之用，分而各自具有不同的生理功能，二者合而为肾中精气，共同维持生命活动的正常进行。

《素问·上古天真论》以"男八女七"为生命节律，阐述生、长、壮、老之变化规律取决于肾气的理论。肾气生成，以禀受于父母的先天之精气为基础，以后天来自脾胃的水谷精气为给养。肾气的主要功能包括：①推动和促进机体的生长、发育和生殖。肾气逐渐充盛，则齿更发长、真牙生、筋骨隆盛，肌肉满壮；天癸至，女子月经来潮，男子精气溢泻，阴阳合则能有子。②推动和促进气化作用。肾藏精，精生髓，髓充于骨，化生血液。肾主纳气，摄纳肺吸入之清气，维持吸气深度，肾为气之根；肾为水脏，主津液，主持和调节水液代谢功能，故精、气、血、津液的新陈代谢及其相互转化，与肾气功能密切相关。③肾气的固摄作用，在于固摄精气津液，肾主纳气，为肾固摄作用的

体现；气能摄精，则精液藏泻有度；气摄津液，则津液分泌和排泄平衡。固摄冲任二脉，则女子经带胎孕正常。固摄二便，则无多尿遗尿之虞、大便滑脱失禁之病。

作用与意义 肾气在机体整个生命活动中具有重要作用。生长、发育、生殖、衰老的生命过程，精气血津液等生命物质的新陈代谢及其相互转化，皆与肾气的推动、促进和调控、固摄功能有关。肾气不足、肾气不固多见于临床各科疾病。年幼肾气未充，或老年肾气亏虚，或房劳过度，耗伤肾精，或久病耗伤肾精等原因，导致肾气不足。肾气不足，则小儿生长发育迟缓、青壮年生殖功能减退、老年智力和体力衰退。肾气不固，则以肾气不足，固摄无权为主要病机，表现在对呼吸、二便、冲任二脉、男子精液、女子经带胎产固摄无权和膀胱对尿液失于固摄等。

（郑洪新）

shènjīng
肾精（kidney essence） 肾所藏之精。来源于先天，充养于后天，是肾脏生理活动的物质基础。

历史沿革 两汉之前医籍并未出现"肾精"二字，《黄帝内经》明确记载"肾藏精"，虽未有肾精之名，却有肾精之意。"肾精"一词，见于隋·杨上善《黄帝内经太素·七邪》："肾精主骨"，此为"肾精"一词较早的记载。其后，见于唐·王冰在《素问·奇病论》下注曰："胎约胞络，肾气不通，因而泄之，肾精随出，精液内竭，胎则不全，胎死腹中……"可知肾气、肾精相互依存，密不可分。金·刘完素《黄帝素问宣明论方·诸证总论》："肾精不足，强上冥视，唾之若涕，恶风振寒，为之劳风。"阐述肾精的相关病证。明清时期命门学说盛行，对于人体生命之本原的认识，有了新的见解。明·张介宾等医家认为，肾精即元精，肾与命门藏真阴，真阴含元精与元气，为肾中水火。如《景岳全书·咳嗽》："然五脏皆有精气，而又惟肾为元精之本。"历代医家对肾精的认识，对临床实践具有重要指导作用，对肾的现代研究具有启示意义。

基本内容 肾精属于脏腑之精范畴，但较之其他脏腑之精，又有着一定的独特性。肾精的来源有以下三方面：①以先天之精为基础。先天之精禀赋于父母，父母生殖之精相结合，形成先天之精，是构成胚胎的原始物质，人体生命之本原。先天之精藏于肾，随人体的发育与生长寓于各脏腑之中。②得后天之精的滋养。人出生之后，食入水谷，经人体胃肠吸收后，由脾之升运使其变为水谷精微分布到全身。如《素问·奇病论》："夫五味入口，藏于胃，脾为之行其精气。津液在脾，故令人口甘也。"此水谷精微称之为后天之精，是维持生命的重要精华物质。③受五脏六腑之精而藏之。脏腑之精是各脏腑所藏的精微物质，在供给各脏腑满足自身需求之外，并输送于肾贮藏。

肾精的功能包括：①主人体生长、发育。肾精除濡养本脏外，对人体生命过程具有重要作用。肾为先天之本，藏一身之精。《素问·上古天真论》以"女子为七，男子为八"为生命节律，以骨、齿、发衡量人体生长、发育情况，描述肾中精气对于人的生、长、壮、老、已及生殖的作用。肾精充盛，则生长、发育正常，体健身强；肾精亏虚，小儿五软、五迟等，青少年发育迟缓，成年未老早衰、发脱齿摇等。②主生殖。肾精对生殖功能具有调节作用。人体在发育到一定阶段随肾精充盛，产生天癸物质，促进生殖之精的产生，进而具备生殖能力，女子月经来潮，男子出现排精等生理现象；伴随肾中精气减少，天癸衰竭，人体生殖能力下降，进而失去生殖功能。肾精亏虚则表现为生殖功能的减退，甚至不孕不育等症状。③肾精主骨、荣齿、生髓，主发。肾精养骨、荣齿。肾在体为骨，肾精有充养骨骼的作用。《黄帝内经太素·七邪》："肾精主骨。"肾精充盈则骨骼强健，骨发育正常；反之则骨失所养，表现为骨质疏松、骨软易折等症状。齿为骨之余，肾精对齿同样有着滋养作用，牙齿的发育、坚固程度以及光泽，都有赖肾精的充盛。肾精亏虚，小儿齿迟，老人牙齿松动易脱落。肾精生髓。髓有骨髓、脑髓、脊髓，皆由肾精所充养。《素问·痿论》："髓者，骨之充也。"肾精充养骨髓，以养骨与齿；肾精充养脑髓，脑为髓海。《黄帝内经太素·气论》："肾主脑髓，故咸走髓海也。"《灵枢·海论》："脑为髓之海。"故肾与脑关系密切。肾精主发。《素问·六节藏象论》："肾者，主蛰，封藏之本，精之处也，其华在发。"发由肾精所充养。肾藏精，精化血，肾精的充盈与否影响到发的生长、浓密、色泽及荣枯。肾精充盛，髓海盈满，气血旺盛，发受气血荣养，发密有光泽；肾精亏虚，发失所养，头发枯槁易落而变白。④肾精化血。肾精与血的关系密切。《诸病源候论·虚劳精血出候》："肾藏精，精者血之所成也。"因人体出生后，人体之精主要受水谷精微的充养，而血由水谷精微入心化赤而成，二者都受水谷精气的滋养，互资共生，故精为血之所成。⑤肾精主作强，功于伎巧。《素问·灵兰秘典论》："肾者作强之官，伎巧出焉。"关于作强与伎巧的内涵有颇多争议。有的认为作强为人体耐受力，作劳之耐久有赖肾精之充养。《圣济总录·肾脏门》："夫肾为作强之官，精为一身之本，所以运动形体者也。"伎巧有头脑灵活、筋骨矫健、手足精巧之意，肾精充髓而脑为髓海，因此，肾精充盛，髓海盈满，头脑清明而灵活，记忆力强，而骨骼健壮，筋骨隆盛，手足精巧。另有指技巧为生殖功能，肾精充，则生殖功能旺盛；也有将二者结合，认为作强是脑力活动与体力活动的统一，房事、劳作等体力活动与脑力活动有赖肾精充养。

作用与意义 肾精为人身之本。凡生长、发育、生殖、主骨、荣齿、生髓、化血、养发、伎巧等，皆有赖于肾精充盈。注重保养肾精，为养生第一要务。精能化气，气能生神，神能御气、御形，故精是形气神的基础。护肾保精之法，除房事有节外，尚有运动保健、按摩固肾、食疗保肾、针灸药物调治等，从而使人体精充气足、形健神旺，达到预防疾病、健康长寿的目的。肾精难成而宜亏，故肾精多虚少实。先天禀赋不足，或久病伤肾，或房劳过度等原因，可导致肾精亏虚。肾精亏虚，表现在生长、发育、生殖功能障碍和血液生成不足等方面，伴有腰膝酸软，头晕耳鸣，发白发脱，牙齿松动，未老先衰等症状。临床治疗当补肾填精。

（郑洪新）

shènyīn

肾阴（kidney yin） 肾之阴液，与肾阳相对，具有宁静、滋润和濡养作用。又称元阴、真阴。

历史沿革 "肾阴"一词《黄帝内经》未见。隋·杨上善《黄帝内经太素·寒热厥》凡三见，以"肾阴气少言"解释"冬脉不及"；以"肾阴内衰，阳气外胜"解释"热厥"；以"肾阴脉伤"解释"久疟"。唐代对肾阴较少论述，如王冰对《素问·疟论》的注释，提及肾阴，当指少阴肾脉。宋金元时期，对肾及命门研究逐渐深入。宋·钱乙创立六味地黄丸，为滋补肾阴方剂之首。金·刘完素《素问玄机原病式·六气为病》："肾阴肝阳，岂能同虚而为冷者欤？或通言肝肾之中，阴实阳虚，而无由目昧也。"对肾阴的概念有所提及。金·李杲认为真阴即肾阴。《医学发明·损其肾者补益其精》："无阴则阳无以化，当以味补肾真阴之虚，而泻其火邪，以封藏丹、滋肾丸、地黄丸之类是也。"明清时期，对肾阴概念的认识更加丰富。明·赵献可《医贯·血症论》："人得以生者，是立命之门，谓之元神；无形之火，谓之元气；无形之水，谓之元精；俱寄于两肾中间，故曰五脏之中，惟肾为真，此真水、真火、真阴、真阳之说也。"并明确提出"六味丸治肾阴虚弱"。明·张介宾赋予真阴更高的内涵，认为真阴为人之本原，肾与命门为真阴之脏。《类经附翼·求正录》："所谓根本者，即真阴也。"其详言真阴之象、真阴之用、真阴之病、真阴之治，强调肾与命门的重要作用。清·喻昌论及肾之阴阳对水液代谢的调节作用，见于《医门法律·水肿论》："肾司开阖，肾气从阳则

开，阳太盛则关门大开，水直下而为消；肾气从阴则阖，阴太盛则关门常阖，水不通而为肿。"认为肾气有从阳、从阴之分。现代《中医基础理论》教材，也有肾气分为肾阴、肾阳之论。

基本内容 肾阴本于先天，又称元阴、真阴。"真""元"等，本是道家或儒家术语，中医学借用之，是对先天禀赋的表述。肾阴滋润和濡养本脏及其所属膀胱、形体官窍，并对肾阳具有制约偏亢的作用。肾藏精，得肾阴的宁静、濡养而封藏、闭藏；肾主水得肾阴之宁静而津液气化分清别浊；肾开窍于前后二阴，膀胱得以开阖有度，大肠魄门得以濡润而传导糟粕。肾阴亏虚，则男子梦遗，女子经少或闭经；津液气化失调，则少唾，口干咽燥；大肠魄门失于滋润，则便燥秘结等。

肾阴为一身阴液之本，滋润和濡养各脏腑的功能活动。如《景岳全书·传忠录》："五脏之阴气，非此不能滋。"肾阴充盛，各脏腑形体官窍得以濡养，生理功能正常。若肾阴亏虚，滋润、濡养等作用减退，则脏腑功能减退，发为虚热性病证。

作用与意义 肾阴的宁静、滋润、濡养和成形作用，在机体整个生命活动中具有重要意义。热病伤及肾阴，或久病耗伤肾阴，或过服温燥伤阴之品，或房劳过度，耗伤肾阴，或情志内伤，暗耗精血等原因，导致肾阴不足。肾阴亏虚，主要表现在肾藏精功能失调、形体官窍失养和虚热内生等方面。肾阴为各脏腑阴液之本，故肾阴虚，又常累及各脏，导致心肾阴虚阳亢，则心悸，心烦失眠，头晕耳鸣，腰膝酸软，梦遗，梦交等；导致肺肾阴虚，则咳嗽痰少，或痰中带血，或干

咳短气，咽干或声嘶等；导致肝肾阴虚，则眩晕耳鸣，头胀胁痛，视力减退等。

（郑洪新）

肾阳 shènyáng（kidney yang）

肾之阳气，与肾阴相对，具有温煦、激发、推动和气化作用。又称元阳、真阳。

历史沿革 "肾阳"一词《内经》未见。隋·杨上善《黄帝内经太素·五藏脉诊》当为较早记载。《难经》提出"左肾右命门"的理论，命门藏精而系原气。唐·孙思邈将左肾右命门分为壬与癸，壬为阳水，癸为阴水。《备急千金要方·肾脏方》："左肾壬，右肾癸，循环玄宫。"左肾壬为阳，但还不能代表肾阳。宋金元时期，开始有肾之水火之分，水火者，即为阴与阳。宋·严用和提出真阳、坎火之说，见于《济生方·五脏门》："人之有生，不善摄养，房劳过度，真阳衰虚，坎火不温，不能上蒸脾土，冲和失布，中州不运，是致饮食不进，胸膈痞塞，或不食而胀满，或已食而不消，大腑溏泄。此皆真火衰虚，不能蒸蕴脾土而然。"真阳、坎火，皆肾阳之谓；"不善摄养，房劳过度"，为真阳衰虚之病因；还提出肾阳对于脾阳的温煦作用。元·王好古《医垒元戎·少阴证》："服八味丸亦得效，益火之源以消阴翳；壮水之主以制阳光，钱氏地黄丸减桂、附。"王好古发挥唐·王冰之论，以八味丸治疗肾火亏虚，即肾阳虚证，理法方药基本明确。明清时期推崇命门太极说，认为命门为人体生命之根，命门与肾密切相关。以明·张介宾为代表，认为肾阳即"命门之火"。见于《景岳全书·传忠录》："命门有火候，即

元阳之谓也，即生物之火也。"并创立"右归丸"以阴中求阳。命门水火理论的确立，肾阳的概念和功能得以发扬和创新。"肾阳"更加多见于明清医著，如明代李中梓、清代喻昌直以"肾中之火""肾中真阳"名之，则肾阳的概念及其功能更加完善丰富。

基本内容 肾阳本于先天，又称为元阳、真阳。"真""元"等，本是道家或儒家术语，中医学借用之，是对先天禀赋的表述。肾阳温煦、推动和激发本脏及其所属膀胱、形体官窍，发挥肾藏精、肾主水、肾主纳气的功能活动；膀胱得以气化，前后二阴得以通利，并开合有度。肾阳的蒸腾气化作用，主宰和调节津液代谢过程。肾阳不足，则男子精冷不育、阳痿早泄；女子痛经，宫寒不孕；水液气化失调，则尿少、水肿；纳气失常，则动辄气喘、畏寒肢冷；膀胱失约，则多尿遗尿；大肠魄门失于温煦，或推动无力，则泄泻便秘等。

肾阳为一身阳气之本，推动和激发各脏腑的各种功能，温煦全身脏腑形体官窍。如《景岳全书·传忠录》："五脏之阳气，非此不能发。"肾阳充盛，脏腑形体官窍得以温煦，各种功能旺盛，精神振奋。若肾阳虚衰，推动、温煦等作用减退，则脏腑功能减退，精神不振，发为虚寒性病证。

作用与意义 肾阳的温煦、激发、推动和气化作用，在机体整个生命活动中具有重要意义。素体阳虚，或年高肾虚，或久病损伤肾阳，或房劳过度，损伤肾阳等原因，导致肾阳不足。肾阳不足，虚寒内生，主要表现在肾藏精功能失常，生殖功能减退，水液代谢障碍等方面。肾阳为各脏腑阳气之本，故肾阳虚，又常

累及各脏，导致心肾阳虚，则心悸怔忡、肢体浮肿，小便不利，腰膝无力，畏寒肢冷等；导致脾肾阳虚，则腹部冷痛，久泻久痢，或完谷不化，或五更泄泻，或浮肿尿少等。

（郑洪新）

肾藏精 shèncángjīng（kidney storing essence）

肾具有贮存、封藏精气的生理功能。肾藏精，以藏为主，防止精气无故妄泄；同时，藏中有泄，肾所藏之精又可流溢脏腑、布散体表、充养骨髓脑髓、化生血液、溢泄精气等；藏精起亟，对精气为生理功能提供物质基础，应急机体需求，调节阴阳平衡，发挥重要效应。

历史沿革 "肾藏精"的概念，出自《灵枢·本神》："肾藏精，精舍志。"肾藏精，精为"志"活动的物质基础，"意之所存谓之志"，由意念、记忆积淀而形成志向，其源于肾藏精的作用。《黄帝内经》关于肾藏精之"封藏之本""主蛰"以及精的"溢泻""输泻""藏精起亟"等记载，为"肾藏精"的概念形成、基本原理阐释，奠定了理论基础。《难经·三十六难》"右肾命门说"提出："肾两者，非皆肾也，其左者为肾，右者为命门。命门者，诸神精之所舍，原气之所系也，故男子以藏精，女子以系胞，故知肾有一也。"认为命门亦为藏精之所。明清时期，命门学说研究深入，如赵献可、孙一奎、张介宾等医家重视命门，虽学术观点不同，但命门与肾相关，总属于肾，则为各家共识，从而开创"温补脾肾"学术流派，使"肾藏精"理论更加广泛应用于临床各科。

基本内容 肾藏精的基本原

理包括三个方面。

"肾藏精"，以藏为主，"封藏"为本，主要是闭藏、蛰藏人体之精，包括先天之精、后天之精、五脏六腑之精、生殖之精等，防止精气无故妄泄。如《素问·六节藏象论》："肾者，主蛰，封藏之本，精之处也。"肾为藏精之处，封藏精气，犹如越冬之虫类伏藏，才能发挥正常生理功能。

"肾藏精"，藏中有泄。见于《素问·上古天真论》："肾者主水，受五藏六府之精而藏之，故五藏盛乃能泻。"肾藏精的"藏中有泄"途径有五：①流溢脏腑。五脏六腑之精的充盈，藏之于肾；肾精又输泻于五脏六腑，发挥濡养作用。如清·程文囿《医述》引《怡堂散记》："肾者，主受五脏六腑之精而藏之，故五脏盛乃能泻，是精藏于肾而非生于肾也。五脏六腑之精，肾藏而司其输泄，输泄以时，则五脏六腑之精相续不绝。"《宋元明清名医类案·王九峰医案》："肾受五脏六腑之精而藏之，源源能来，用宜有节。精固则生化出于自然，脏腑皆赖其营养；精亏则五内相互克制，诸病之所由生也。"如此可知，肾和五脏六腑之精，在贮藏、转输、相互调节方面是动态的、多向性的，如此才能保障肾所藏之精的充足及其对全身各脏腑之精的贮藏和调节。②布散体表。清·张志聪《黄帝内经素问集注·上古天真论》："肾为水藏，受五藏六府之精而藏之……流溢于冲任，为经血之海，养肌肉，生毫毛，所谓流溢于中，布散于外者是也。""肾之精……溢于冲脉，生髭须。"肾所藏之精，流溢于经脉，则濡养肌肉腠理，生发皮肤毫毛，荣润髭须头发。③充养骨髓脑髓。肾藏精，精生髓，髓充

于骨，脑为髓海。见于《素问·平人气象论》："藏真下于肾，肾藏骨髓之气也。"《灵枢·经脉》："人始生，先成精，精成而脑髓生。"肾为作强之官，骨髓充盈，则体力壮实，骨骼强健，动作敏捷，运动有力；脑髓充盈，则精力充沛，思维灵活，志意专直，寤寐如常。④化生血液。清·张志聪《黄帝内经素问集注·上古天真论》："肾为水藏，受五藏六府之精而藏之。肾之精液，入心化赤而为血。"杨时泰《本草述钩元·卷九》："盖人身水谷所化之精微……其和调洒陈于脏腑之液，复归于肾，合和为膏，已填骨空。"《素问·生气通天论》："骨髓坚固，气血皆从。"明确说明肾精入心化赤为血，或肾藏精、精生髓、髓化血的生理过程。⑤溢泻精气。《素问·上古天真论》："二八，肾气盛，天癸至，精气溢泻，阴阳和，故能有子。"肾藏精，14～16岁，在天癸的促进作用下，形成男女生殖之精，精气溢泻，于是，男子排精，女子排卵，媾精繁衍，生生不息。至49～56岁，女子"经闭"，男子"精少"，则丧失生殖功能。

"肾藏精""藏精而起亟"，见于《素问·生气通天论》："阴者，藏精而起亟也；阳者，卫外而为固也。"亟，含有快速、迅速之义。"藏精起亟"包括：①提供物质基础。王冰以"在人之用"注释"阴者藏精而起亟，阳者卫外而为固"，谓"言在人之用也。亟，数也。"阴精为阳气提供物质基础，阳气为阴精发挥卫外固守作用。明·马莳以"营卫阴阳"论之。《黄帝内经素问注证发微·生气通天论》："言营气者即阴气也。营气藏五脏之精，随宗气以运行于经脉之中，而外与卫气相

表里，卫气有所应于外，营气即随之而起矣。夫是之谓起亟也。"张介宾以"命门水火"论之。如《类经附翼·真阴论》："所谓真阴之用者，凡水火之功，缺一不可。命门之火，谓之元气；命门之水，谓之元精。五液充，则形体赖而强壮；五气治，则营卫赖以和调。此命门之水火，即十二脏之化源。故心赖之，则君主以明；肺赖之，则治节以行；脾胃赖之，济仓廪之富；肝胆赖之，资谋虑之本；膀胱赖之，则三焦气化；大小肠赖之，则传导自分。此虽云肾脏之伎巧，而实皆真阴之用，不可不察也。"阐明"肾脏之伎巧"即"真阴之用"，元精、元气皆根于肾，元精在元气的作用下，不断供给形体、气血、脏腑等，则五液、五气充沛，形体强壮而营卫和调；脏腑之化源充足，发挥正常生理功能。②应急机体需求。清·张志聪《黄帝内经素问集注·上古天真论》："阴者，主藏精，而阴中之气，亟起以外应；阳者，主卫外，而为阴之固也。"明·汪机注曰："起者，起而应也。外有所召，则内数起以应也。"由此可见，起亟，即起而应付各种突然变化。藏精而起亟，则明确指出了这种起亟的功能是通过精的特异作用完成的。因此，这里的精有其特殊含义，而非泛指一般阴精。而阴的作用，则为保藏这一充担"起亟"作用的精，使其足以应对各种突然变化的需求。这种解释，可以为《灵枢·五癃津液别》："肾为之主外"，与《素问·金匮真言论》："夫精者，身之本也"互训。③协调阴阳平衡。隋·杨上善《黄帝内经太素·阴阳》作"阴者，藏精而极起者也；阳者，卫外而为固也"。杨上善注："五

脏藏精,阴极而阳起也;六腑卫外,阳极而阴固也。故阴阳相得,不可偏盛也。"平按:《素问》"極起"作"起㲳"。杨上善之注,从阴阳相互作用进行解读,很有意义。清·高士宗《黄帝内经素问直解·生气通天论》:"阳生于阴,由静而动。故岐伯曰:阴者,藏精而起㲳也。精藏于阴而起㲳,阴中有阳矣。阳者,卫外而为固也。阳卫外,为阴之固,阳中有阴也。"阴中有阳与阳中有阴的阴阳互藏,阳生于阴而阴根于阳的阴阳互根,阴阳二气的相对的、动态平衡,在自然界为生态平衡,在人体为生理平衡。

总之,精的"封藏、蛰藏",为肾藏精之根本;而精的"溢泻、输泻""藏精起㲳"为肾藏精之作用。

作用与意义 肾藏精,机体之生、长、壮、老、已,取决于肾中精气的盛衰。人的生命过程,可分为幼年期、青年期、壮年期和衰退期等若干阶段,而每一阶段的机体生长发育状态,从齿、骨、发、生殖功能的变化中体现出来。出生之后,机体随着肾中精气逐渐充盛;到幼年期,则表现出头发生长较快、日渐稠密,更换乳齿,骨骼逐渐生长而身体增高;青年期,肾中精气隆盛,表现为智齿长出,骨骼长成,人体达到一定高度,具有生殖功能;壮年期,肾中精气充盛达到峰值,表现出筋骨坚强,头发黑亮,身体壮实,精力充沛;衰退期,随着肾中精气逐渐衰少,表现出面色憔悴,头发脱落,牙齿枯槁,生殖功能减退、丧失等。肾中精气不足,在小儿则为生长发育不良,五迟(站迟、语迟、行迟、发迟、齿迟),五软(头软、项软、手足软、肌肉软、口软);在

成人则为生殖功能减退、早衰等;在老年则表现为智力减退或痴呆,骨质疏松等。因此,养生以"护肾保精"为基本原则。《金匮要略·脏腑经络先后病脉证》谓"房室勿令竭乏",阐述房事要有节制,不可纵欲无度以耗竭其精,并有运动保健、按摩固肾、食疗保肾、针灸药物调治等,从而使人体精充气足、形健神旺,达到预防疾病、健康长寿的目的。临床实践,重在固摄肾中精气,以治疗遗精、滑精、早泄等病证,补益肾中精气,以治疗骨痿、腰痛、痴呆、虚劳、不孕不育等病证。

(郑洪新)

tiānguǐ

天癸 (reproduction stimulating essence) 与肾中精气盛衰密切相关,呈现青春期至衰退期由盛而衰的变化规律,对人体生殖功能具有整体调控作用的精微物质。

历史沿革 出自《素问·上古天真论》:"女子……二七而天癸至,任脉通,太冲脉盛,月事以时下,故有子……。"论述了天癸的产生与衰退过程与人体的生殖功能的相关性及其盛衰规律。天,有先天、天一生水、水为万物本原之意;癸,为十天干之第十干,五行属水,为阴;肾为先天之本,五行属水,为阴中之太阴;故天癸与肾中精气密切相关。晋·皇甫谧《针灸甲乙经·形气盛衰大论》作"天水"。隋·杨上善认为天癸为精气。唐·王冰从字面解释为天真之气降为水。另有医家认为,天癸为生殖之精与经血。宋金元医家多继承"天真之气降",及"天癸为精"的说法。明·马莳、张介宾等,称天癸为阴精或真阴。清·吴谦认为,天癸为肾间动气。综合历代医家之观点,天癸来自肾中精气,

与生殖功能密切相关,则可基本达成共识。

基本内容 天癸的内涵包括:①天癸的产生与衰竭,与肾中精气盛衰相关。《素问·上古天真论》有关天癸的论述,实际上是描述人体生、长、壮、老、已的生命活动规律。从文中可见,人体生长、发育与生殖功能关系最为密切的是肾气的盛衰;从"天癸"的命名来看,"天癸"含有水之意,而肾为北方水,二者相应,肾又藏精,因此后世医家推断天癸由肾精所化。②天癸的产生与衰竭,呈现一定的时间变化规律。天癸产生在女子14岁左右,男子16岁左右,而女子49岁天癸衰竭,男子56岁天癸衰少。③天癸是对人体生殖功能具有整体调控作用的精微物质。天癸与人体生殖功能有关。天癸的产生伴随着女性月经初潮,男性精气溢泻,具备生殖功能;而随天癸的减少、衰竭,人体又呈现出生殖功能衰退,女子经闭,男子精少的生理现象。④天癸并非生殖之精。历代医家有以女性为月经或男性为精液的说法,但根据《黄帝内经》的论述,是"天癸至"则女子"月事以时下",男子"精气溢泻";"天癸竭"则女子"地道不通",男子"精少"。天癸与月经、精液并非同一物质。⑤肝、脾胃和冲任二脉,与天癸的生成和功能具有密切关系。

作用与意义 天癸为中医基础理论肾藏象的重要内容,对于中医妇科学和养生学具有重要的理论指导意义。临床上,防治某些先天性疾病、生殖功能减退、或女性不孕、男性不育症,以及优生优育、养生保健、预防衰老等,多从补益肾精、调整天癸着手。

(郑洪新)

shènzhǔshuǐ

肾主水 (kidney dominating water)

肾具有主持和调节全身津液代谢的功能。见于《素问·逆调论》："肾者水藏，主津液。"根据五行学说原理，以肾主水概括肾藏精的生理功能。见于《素问·上古天真论》："肾者主水，受五藏六府之精而藏之，五藏盛乃能泻。"

历史沿革 在先秦哲学理论中，早期对五行与五脏的配属关系颇多争议。如《管子·水地》以五味配五脏，而辛主肾，即肾为金；而《礼记·月令》古代祭祀，冬月"祭先肾"，可确认肾五行属水。随着人们的生活体验和医疗实践经验，肾主水的认识得以确定。如《淮南子·时则训》：冬季，"其位北方，其日壬癸，盛德在水，其虫介，其音羽，律中应钟，其数六。其味碱，其臭腐，其祀井，祭先肾"。此段论述与《素问·金匮真言论》的论点颇为一致。

中医学的"肾主水"理论，形成于《黄帝内经》。《素问·水热穴论》："少阴何以主肾？肾何以主水？岐伯对曰：肾者至阴也，至阴者盛水也，肺者太阴也，少阴者冬脉也，故其本在肾，其末在肺，皆积水也。"文中从哲学思维，论及肾为水脏，主一身之水；并且，肾主水，为水液代谢之本。肾主水的理论与精属水有关。如《素问·解精微论》："水宗者积水也，积水者至阴也，至阴者肾之精也。"东汉·张仲景《伤寒论》论及"少阴病"之"有水气"，创立温阳利水的"真武汤"；《金匮要略·水气病脉证并治》专论"肾水"，并创立"肾气丸"，皆为治疗肾主水功能失常之经方。肾主水的原理：①与肾

的蒸腾气化功能有关。如《圣济总录·大小便门》："肾脏不足，气不传化。"②与肾阴滋润、肾阳温煦功能密切相关。如明·张介宾《景岳全书·传忠录》："故有为癃闭不通者，以阴竭水枯，干润之不行也；有为滑泄不禁者，以阳虚火败，收摄之无主也。"③与肾为胃之关、肾开窍于二阴有关。如明·赵献可《医贯·气虚中满论》："肾开窍于二阴，肾气化则二阴通，二阴闭则胃䐜胀，故曰肾者胃之关。关门不利，故水聚而从其类也。"关于肾藏精与主水的关系，清·唐宗海《血证论·脏腑病机论》："肾又为先天，主藏精气，女子主天癸，男子主精，水足则精血多，水虚则精血竭。"基于精属水的理论思维，强调肾之精气的重要性。

基本内容 包括两个方面。

肾五行属水。中医学《素问·金匮真言论》："北方黑色，入通于肾，开窍于二阴，藏精于肾，故病在谿。其味咸，其类水，其畜彘，其谷豆，其应四时，上为辰星，是以知病之在骨也。其音羽，其数六，其臭腐"。五行之水，"水曰润下"，中医学以水之特性，取象类比或推演络绎，将自然界的物质与人体的脏腑组织进行归类。同属水行之事物，同气相求，同类相通。并且，根据五行学说的原理，以肾主水概括肾藏精的生理功能。明·张介宾《类经·有子无子女尽七七男尽八八》："肾为水脏，精即水也。"肾主蛰藏、封藏、闭藏精气，防止其无故妄泻，精本属水，又应象水的闭藏之性，故称"肾主水"。

肾具有主持和调节全身津液代谢的功能。基本原理有：①肾能够促进肺、脾、肝、三焦、膀胱等脏腑的水液代谢功能。机体

津液的生成、输布与排泄，是在胃为水谷之海、小肠主液、大肠主津、脾运化水液、肺通调水道、三焦为水道、肾主水、膀胱贮尿排尿等脏腑的共同参与下完成的。各脏腑功能的正常发挥，有赖于肾气、肾阴和肾阳的促进与调控。②尿液的生成和排泄有赖于肾的蒸腾气化作用。肺通调水道下输于肾的水液，经肾的蒸腾气化作用分为清、浊两部分。水液之清者，通过三焦上归于肺而布散于周身；水液之浊者生成尿液，下输膀胱，从尿道排出体外。并且，如《中藏经·论水肿脉证生死候》："水者，肾之制也。肾者，人之本也。肾气壮则水还于肾，肾虚则水散于皮。"

作用与意义 "肾主水"理论，在阐明机体维持水液代谢平衡、精的贮藏和输布等方面具有重要作用；应用于临床实践，具有指导意义。久病及肾，或房劳伤肾，肾阳亏耗等原因，导致肾主水功能失常，气化失司，水液代谢功能障碍，水湿泛滥，可见全身水肿，腰以下为甚，按之没指，小便短少，腰部酸冷，舌淡胖，苔白滑，脉沉迟等症状。若肾气亏虚，固摄失职，可见小便频数而清，余溺不尽，甚或遗尿，小便失禁等症状。年幼肾气未充，或老年肾气亏虚，或房劳过度，耗伤肾精，或久病耗伤肾精等原因，导致肾气不足，男性精关不固，或女性冲任不固，可见男子遗精、早泄，女子带下、月经淋漓，或滑胎小产等症状。

(郑洪新)

shèn zhǔ nàqì

肾主纳气 (kidney dominating reception of qi)

肾气摄纳肺所吸入的自然界清气，保持吸气深度，防止呼吸表浅而维持正常

呼吸。

历史沿革 对"肾主纳气"的初步认识，最早见于《黄帝内经》。如《素问·逆调论》："肾者水藏，主津液，主卧与喘也。"表述肾的功能异常，可出现呼吸困难的喘息。《难经·四难》："呼出心与肺，吸入肾与肝，呼吸之间，脾受谷味也。"呼吸功能与五脏密切相关，而吸气重点在肾、肝。宋·杨士瀛《仁斋直指方·咳嗽方论》："肺出气也，肾纳气也，肺为气之主，肾为气之藏。凡咳嗽暴重动引百骸，自觉气从脐下逆奔而上者，此肾虚不能收气归元也，当以补骨脂、安肾丸主之，毋徒从事于宁肺。"阐明肾主纳气的生理功能与气之封藏有关；而肾主纳气的病理变化，责之肾虚不能收气归元，所见气逆于上的咳喘；治疗则重在补肾，从理论到实践论证了肾主纳气的功能。明清之际，肾主纳气的理论更加完善。如明·孙一奎《医旨续余·原呼吸》："以是知呼吸者，根于原气，不可须臾离也。"原气，又称元气，根源于肾。清·林佩琴《类证治裁·喘证》："肺为气之主，肾为气之根。肺主出气，肾主纳气。阴阳相交，呼吸乃和。若出纳升降失常，斯喘作焉。"肺在上为阳，肺为气之主宰；肾在下为阴，肾为气之根本。两脏阴阳相交，气机升降协调，则呼吸功能正常；否则，肺肾气虚，气机升降失常，则呼吸功能异常，而为气短、喘促。

基本内容 肾主纳气的原理包括：①肾的纳气功能，是肾气的封藏作用在呼吸运动中的具体体现。人体的呼吸功能由肺、肾两脏完成。体内外气体交换通过肺的呼吸运动完成，呼气主要依赖肺气宣发运动；吸气则由肺吸入清气，经肺气肃降下纳于肾，再经肾气的摄纳潜藏，使其维持一定的深度，保证呼吸功能的正常进行。清·何梦瑶《医碥·杂症》："气根于肾，亦归于肾，故曰肾纳气，其息深深。"肾气充沛，摄纳有权，则维持吸气深度，呼吸均匀和调。②肾的纳气功能，与肺、肾两脏气机升降运动有关。清·赵晴初《存存斋医话稿·卷二》："肺统五脏六腑之气而主之，肾受五脏六腑之精而藏之。肾气原上际于肺，肺气亦下归于肾，一气自为升降者也。"肺司呼吸，浊气呼出，清气吸入，下归于肾；肾主纳气，摄纳清气，以助肺气；肺、肾两脏气机升降协调，则肺为气之主，肾为气之根，阴阳相交，升降出入，呼吸正常。

作用与意义 肾气虚衰，摄纳无权，气浮于上，称为"肾不纳气"。多由于先天肾气亏虚，或后天久病咳喘、年高肾气亏虚、房事过度、久病伤肾所致。肾不纳气，则肺吸入之清气不能下纳于肾，出现呼吸表浅，气不得续，或呼多吸少，动则气短等临床表现。

（郑洪新）

shèncángzhì

肾藏志（kidney housing will）肾主意念和记忆的功能。出自《灵枢·本神》："肾藏精，精舍志。"肾藏精，精为"志"活动的物质基础。《灵枢·本神》："意之所存谓之志。"志是在意的基础上，形成理性的意志、志向等的神志活动。人的意念、记忆积淀而形成志向的意识思维活动，根源于肾藏精的作用。肾藏精，精舍志，肾精充足则意识清晰，思维敏捷，志向高远，志意专直；若肾精亏虚，则反应迟钝，志意不坚，甚则痴呆等。

（郑洪新）

shèn zàizhì wéikǒng

肾在志为恐（fear as emotion of kidney）肾主精神活动中恐惧的情志。出自《素问·阴阳应象大论》："在藏为肾……在志为恐。"志，指情志，即情绪、情感。恐，指恐惧、害怕；恐多自内生，由渐而发，事前自知。恐作为情志内伤的病因，后世多有研究。金·张从正《儒门事亲·内伤形》等篇，专题论述情志病证。谓"惊者为阳，从外入也；恐者为阴，从内出也。惊者，为自不知故也；恐者，自知也"。注重以情制情治疗情志病证，"思可以治恐，以虑彼志此之言夺之"。肾中精气充盛，对外界环境的不良刺激而产生适度的恐惧、害怕反应，是对自身的保护作用，但不会影响其生理功能。若肾中精气不足，易于内生恐惧；对外界环境的过度恐惧刺激，"恐伤肾""恐则气下"，可导致二便失禁，甚则遗精、滑精、滑胎等症证。

（郑洪新）

shènzhǔgǔ

肾主骨（kidney dominating bone）肾精生髓而充养骨骼的功能。又称肾在体为骨。

出自《素问·宣明五气》："五藏所主……肾主骨。"又称"肾在体为骨。"，如《素问·阴阳应象大论》："其在天为寒，在地为水，在体为骨，在藏为肾。"后世对肾主骨的论述，多有发挥。如清·唐宗海《中西汇通医经精义·五脏所主》："肾藏精，精生髓，髓生骨，故骨者肾之所合也。"

肾主骨的基本原理是：肾藏精，精生髓，髓充于骨，骨髓养骨，骨骼赖之以生长发育和维持坚固。因此，肾主骨实际上是肾中精气促进机体生长发育的具体体现。如《素问·六节藏象论》：

"肾者，主蛰，封藏之本，精之处也。其华在发，其充在骨，为阴中之少阴，通于冬气。"肾精充足，骨髓生化有源，髓以养骨，则骨骼强健有力。

"肾主骨"理论，在中医临床实践中具有指导意义。若肾精不足，骨髓生化无源，骨骼失养，则可出现小儿囟门迟闭，骨软无力，骨的生长发育迟缓；老年人骨质脆弱，易于骨折等。六淫之邪侵扰人体筋骨关节，闭阻经脉气血，出现肢体沉重、关节剧痛，甚至发生肢体拘挛屈曲，或强直畸形者，谓之骨痹。大热灼伤阴液，或长期过劳，肾精亏损等，骨枯而髓减，谓之骨痿。风邪中于肾，则伤肾历骨，令人酸削，齿苦痛，手足烦疼，不可以立，不欲行动，谓之骨极。年老肾气虚惫，诸骨皆枯，渐至短缩，逐渐矬矮，谓之骨缩。可见，骨的病变主要与肾相关。故治疗各种骨病，多从肾论治。

（郑洪新）

shènwéituò

肾为唾（kidney producing thick saliva） 肾主管唾液分泌而发挥润泽口腔、湿润食物和滋养肾精的作用。又称肾在液为唾。出自《素问·宣明五气》："五藏化液……肾为唾。"肾为唾，唾为口津，即唾液中较稠厚的部分，具有润泽口腔，湿润食物，及滋养肾精的作用。

肾为唾的基本原理包括：①在结构上，肾的经脉上挟舌根通舌下。②唾液由肾精化生，经肾的气化作用，循足少阴肾经上达于口，分泌而出。由于唾源于肾精，若咽而不吐，则能回滋肾精。

多唾或久唾，耗损肾精。若肾精不足，则唾少咽干；肾虚水泛，则多唾清冷。故古代养生家主张"吞唾"，又称"饮玉浆"，以养肾精。

（郑洪新）

shènhuá zài fā

肾华在发（kidney manifesting in hair） 发之色泽荣枯是肾脏功能的反映。出自《素问·六节藏象论》："肾者，主蛰，封藏之本，精之处也，其华在发，其充在骨，为阴中之少阴，通于冬气。"发，指头发。发的生长，依赖于肾中精气的濡养，才能色泽荣润。并且，血以养发，故称"发为血之余"。肾藏精，精生血，精血旺盛，则毛发粗壮、浓密而润泽，故说发的生机根于肾。故《素问·五藏生成》："肾之合骨也，其荣，发也。"肾中精气的盛衰，可从头发的色泽、疏密等表现出来。临床观察头发的色泽、疏密，常为诊断肾中精气盛衰的外候之一。青壮年肾精、肾气旺盛，发长而润泽；老年人肾精、肾气衰少，发白而脱落，皆属常理。但临床所见的未老先衰，年少而头发枯萎、早脱早白等，则与肾中精气不足有关，应考虑从肾论治。

（郑洪新）

shèn kāiqiào yú ěr

肾开窍于耳（ears being orifice of kidney） 耳为肾之外窍，赖肾精充养而司听觉。又称"肾主耳""肾在窍为耳"。出自《素问·阴阳应象大论》："肾主耳。""在藏为肾……在窍为耳。"耳是听觉器官，听觉灵敏与否，与肾精、肾气的盛衰密切相关。故《灵枢·脉度》："肾气通于耳，肾和则耳能闻五音矣。"青壮年肾精、肾气旺盛，听觉正常，无耳鸣耳聋之疾。人到老年，由于肾精及肾气衰少，多表现为听力减退，或耳鸣如蝉。

肾精濡养于耳而维持听觉功能。耳的听觉是否正常，是中医观察肾中精气盛衰的外候之一。肾精及肾气充盈，髓海得养，听觉灵敏；反之，肾精及肾气虚衰，髓海失养，则听力减退，或见耳鸣，甚则耳聋。耳与其他脏腑、经络有关，故耳鸣耳聋还可见于肝火亢盛、脾不升清等；耳道流脓或肿痒，多见于肝胆湿热上扰。

此外，《素问·金匮真言论》有"南方赤色，入通于心，开窍于耳"之论。唐·王冰注曰："舌为心之官，当言于舌，舌用非窍，故云耳也"。《素问·缪刺论》曰："手少阴之络，会于耳中。义取此也。"后世亦称"心寄窍于耳"。病理变化方面，心虚血耗或心火暴盛，亦可导致耳鸣耳聋。此外，耳还与肝的疏泄、脾主升清等生理功能有关。耳与经脉也有诸多联系，如足少阳经、手足太阳经、手足阳明经等，其循行于耳周，或入耳中。耳通过经脉与脏腑发生较为广泛的联系，故此耳针可以治疗多种疾病。

（郑洪新）

shèn kāiqiào yú èryīn

肾开窍于二阴（urino-genitals and anus being orifice of kidney） 前后二阴为肾之外窍。肾主封藏，固摄下元而主司二阴。出自《素问·金匮真言论》："北方黑色，入通于肾，开窍于二阴。"二阴，指前阴和后阴。前阴，是指男女外生殖器和尿道口的总称，是人体排尿、男子排精和女子排出月经及分娩胎儿的器官。男性睾丸，又称"外肾"。后阴，即肛门，又称魄门、谷道。主粪便的排泄。肾藏精，主生长、发育和生殖；肾主水，肾的蒸腾气化作用与尿液的生成和贮藏、排泄有关，故为肾所主。粪便的排泄本属大肠，但亦与肾气及肾阴、肾阳的作用有关。故有"肾主二便"之说。

肾开窍于二阴的理论，对于临床实践具有重要的指导意义。肾精亏虚，可致生殖功能的减退或异常。肾气、肾阳的推动和调控作用失常，则气化失司，膀胱不利，合多开少，可见尿少、尿闭、水肿等；固摄无权，则膀胱不约，开多合少，可见多尿清长，或遗尿、尿失禁，或小便余沥等。若肾阴不足，凉润作用减退，虚热虚火内生，耗伤津液，可致肠液枯涸而见便秘；若肾阳虚损，温煦作用减退，气化失常，可见泄泻或便秘；肾气虚衰，固摄失司，可见久泄滑脱。

（郑洪新）

shènwùzào

肾恶燥（kidney aversion to dryness） 肾为水脏，易燥伤阴液为病。出自《素问·宣明五气》："五藏所恶……肾恶燥。"明·马莳注曰："肾主水，其性润，肾燥则精涸，故恶燥"。"恶"，厌恶之意。肾恶燥，即肾不喜燥，是肾的生理特性。基本原理是：肾为水脏，主藏精，主津液。燥胜则伤津，津液枯涸，则易使肾之阴精亏耗，而导致肾之病变。清·叶桂《外感温热论》有"热邪不燥胃津，必耗肾液"之名言，从胃喜润恶燥、肾恶燥之生理特性出发，提出热邪耗伤津液，主要在于胃、肾的观点，对于温病治疗中顾护胃津、肾液具有启示作用。

肾恶燥的理论，在解释病因病机和治疗方药方面具有指导意义。如隋·巢元方《诸病源候论·伤寒病诸候》："伤寒渴者，由热气入于脏，流于少阴之经。少阴主肾，肾恶燥，故渴而引饮。"并见于解析"时气病诸候"。阐述由于热邪入于肾脏，肾恶燥，热气盛则肾燥，肾燥故渴而引饮。《诸病源候论·解散病诸候》："夫服石之人，石势归于肾，而势冲腑脏，腑脏既热，津液竭燥，肾恶燥，故渴而引饮也。"说明服用丹石补阳，导致脏腑热盛，伤津耗液，肾精亏虚，则渴而引饮。故临床治疗肾病，不宜过用温燥之品，即使肾阳不足当用温补，也应在补阳方剂中加入滋阴药以阴中求阳，金匮肾气丸组方即体现了这一原则。

清·费伯雄论治燥证，取清·喻昌《秋燥论》之长，补脏腑燥证之方，见于《医醇賸义·秋燥》："肾燥：肾受燥热，淋浊溺痛，腰脚无力，久为下消。女贞汤主之。肾受燥凉，腰痛足弱，溲便短涩，苁蓉汤主之。"

（郑洪新）

shènzhǔdōng

肾主冬（kidney dominating winter） 肾在五行属水，与自然界冬季相通应。又称肾在时为冬，肾应冬等。出自《素问·藏气法时论》："肾主冬。"如《素问·六节藏象论》："肾者……通于冬气。"肾为水藏而藏精，为封藏之本，五行属水，为阴中之太阴；冬季寒冷，万物静谧闭藏，五行属水，为阴中之太阴；人与自然相参相应，同气相求，故以肾应冬。肾主冬的理论，是中医学理论体系"天人合一"整体观念的具体体现。时至冬日，人体气血亦随"冬藏"之气而潜藏，"冬应中权"，脉有沉石之象。养生家主张冬三月"早卧晚起，必待日光"（《素问·四气调神大论》），保持心志静谧内守，避寒就温；保持皮肤腠理致密，同时食用补阴潜阳的膳食，以利阴气积蓄，阳气潜藏。冬季气候寒冷，水气当旺。若素体阳虚、久病阳虚，或阳虚兼各种病证，如哮喘、寒痹、胸痹心痛等，易于复发或加重。

（郑洪新）

shèn zhǔ zhécáng

肾主蛰藏（kidney dominating storage） 肾固密、贮藏脏腑之精的特性。又称肾主封藏。出自《素问·六节藏象论》："肾者，主蛰，封藏之本，精之处也，其华在发，其充在骨，为阴中之少阴，通于冬气。"蛰，藏也、静也，是指虫类等动物伏藏、潜藏洞穴，不吃不动的冬眠状态。肾主蛰藏，喻指肾有潜藏、封藏、闭藏之生理特性，是对肾藏精功能的高度概括。肾主蛰藏的基本原理包括：①取象比类而知"肾者主蛰"。冬日"蛰虫周密"，肾藏精应冬，天人一理，比类推衍。②肾主蛰藏的生理特性。肾主藏精，宜封藏、闭藏而不宜妄泻；肾主纳气，摄纳肺所吸入的清气，维持吸气深度，防止呼吸表浅等，都是肾主蛰藏的具体体现。③肾藏精的生理功能。肾藏精，以封藏为本，肾气封藏则精气盈满，人体生长、发育、生殖功能得以正常发挥。④肾之相火潜藏守位。肾之相火称为"龙火"。肾中相火（肾阳）潜藏不露，才能更好地发挥其温煦、推动等作用。肾主封藏理论应用于临床，若肾气封藏失职，则会出现滑精、喘息、遗尿，甚则小便失禁、多汗、大便滑脱不禁及女子带下、崩漏、滑胎等。肾藏精，精难成而宜亏。故宋·钱乙《小儿药证直诀·脉证治法》："肾主虚，无实也。"充分体现了肾主封藏生理特性的临床意义。

（郑洪新）

mìngmén

命门（life gate） 人体生命的根本，与肾的功能密切相关。

历史沿革 "命门"首见于《灵枢·根结》："太阳根于至阴，结于命门。命门者，目也。"其后，《难经》有"左肾右命门""有名无形"之说。晋隋唐时期承左肾右命门之说，如孙思邈称左肾壬右肾癸。宋金元时期，医家多认为左肾为水，右肾命门为火；金·刘完素提出，右肾命门为手厥阴心包络之脏。明清时期，命门脱离左肾右命门之说，或以两肾总号为命门，或以为肾间动气，"命门太极"颇为盛行，以明·孙一奎、赵献可、张介宾 等医家为代表，推动了命门理论及其应用研究。

命门为性命之门、生命之本，见于《难经·三十六难》："命门者，诸神精之所舍，原气之所系也。"命门以藏精气、神气，元气根于命门，故为人体生命之根本。明·赵献可认为，命门为"真君真主"，为人身之先天太极，为十二经之主宰。《医贯·内经十二官论》："愚谓人身别有一主，非心也……命门为十二经之主。"明·张介宾《景岳全书·命门余义》："命门为精血之海，脾胃为水谷之海，均为五脏六腑之本。"又曰："命门有火候，即元阳之谓也，即生物之火也。""命门有生气，即乾元不息之机也。""命门有门户，为一身巩固之关也。"系统论述了命门在生命活动中的重要作用。明·孙一奎《医旨绪余·命门图说》强调指出："追越人两呼命门为精神之舍，原气之系，男子藏精，女子系胞者，岂漫语哉！是极归重于肾为言，谓肾间原气，人之生命，故不可不重也。"

关于命门水火，历代医家学术观点不同。①主命门真火者。如赵献可认为，命门即是真火，主持一身阳气。见于《医贯·内经十二官论》："余有一譬焉，譬之元宵之鳌山走马灯，拜者舞者飞者走者，无一不具，其中间唯是一火耳……夫既曰立命之门，火乃人身之至宝。"《石室秘录》："命门者，先天之火也。"②主命门非水非火者。明·孙一奎认为，命门只是一种元气发动之机，为生生不息造化之机枢，即《难经·八难》所谓的"肾间动气"。见于《医旨绪余·命门图说》："命门乃两肾中间之动气，非水非火，乃造化之枢纽，阴阳之根蒂，即先天之太极。"③主命门水火者，如张介宾强调命门之中具有阴阳水火二气，从而发挥对全身的滋养、激发作用。见于《景岳全书·传忠录》："命门为元气之根，为水火之宅。五脏之阴气，非此不能滋；五脏之阳气，非此不能发。"

命门与肾的关系，综合历代医家认识，大致分为三类：①右肾为命门说。首见于《难经·三十九难》："肾两者，非皆肾也，其左为肾，右为命门。"《难经》之后，王叔和、李梴等均认为右肾为命门。明·李梴对命门部位和生理功能的论述尤详。见于《医学入门·脏腑赋》："命门下寄肾右……配左肾以藏真精，男女阴阳攸分，相君火以系元气，疾病生死是赖。"②两肾总号为命门说。元·滑寿《难经本义》首倡此说，认为"命门，其气与肾通，是肾之两者，其实一尔"。明·虞抟明确提出"两肾总号为命门"（《医学正传·医学或问》），并否定了左肾右命门说，认为"若独指乎右肾为相火，以三焦之配，尚恐立言之未精也"。③两肾之间为命门说。见于赵献

可《医贯·内经十二官论》："命门即在两肾各一寸五分之间，当一身之中。"赵献可之说对后世影响很大。清代医家陈士铎、陈修园、林佩琴等，皆认为命门部位在两肾之间。尽管历代医家对命门的位置见解不一，但对命门与肾相关的认识则基本一致。

狭义的命门，专指目、子宫、精室等。目为命门之说，出自《灵枢·根结》。明·张景岳认为命门又指子宫、精室。见于《类经附翼·求正录》："肾有精室，是曰命门。""子宫之下有一门，其在女者，可以手探而得，俗人名为产门；其在男者，于精泻之时，自有关阑知觉。"又指命门穴，为督脉的穴位。如晋·皇甫谧《针灸甲乙经·背自第一椎循督脉下行至脊骶凡十一穴》："命门，一名属累，在十四椎节下间，督脉气所发；伏而取之，刺入五分，灸三壮。"

基本内容 命门的概念，有广义和狭义之别：广义命门为性命之门、生命之本，与肾密切相关，对机体各脏腑功能活动具有重要调控作用，又有命门之水、命门之火之分。狭义的命门，专指目、子宫、精室、命门穴等。

命门的生理功能包括：①性命之所系。命门藏精系元气，为人身之太极，为生命之门，性命之根。如《医学正传·医学或问》："夫人有生之初，先生二肾，号曰命门，元气之所司，性命之所系焉。"②人身之君主。明·赵献可命门学说，认为命门为一身之太极，五脏六腑之主。如《医贯·内经十二官论》："命门，是为真君之主，乃一身之太极，无形可见，两肾之中，是其安宅也。"③藏精之所。命门为藏精之所，无论是《难经》时期的"左

肾右命门"学说，还是明清时期"命门太极说"，都认为命门为藏精之所。首见于《难经·三十九难》："命门者，谓精神之所舍也；男子以藏精，女子以系胞，其气与肾通，故言脏有六也。"隋·杨上善《黄帝内经太素·脏腑气液》："左为肾，藏志；右为命门，藏精。"④元气之根。元气根于命门，首见于《难经·三十六难》："命门者，诸神精之所舍，原气之所系也；男子以藏精，女子以系胞。故知肾有一也。"此原气即元气。《景岳全书·传忠录》进一步指出："命门为元气之根，为水火之宅。"⑤协调阴阳。命门为人身之太极，太极则生两仪，即命门水火，命门水火互相制约互相消长，受命门的功能调节。《类经附翼·求正录》："命门居两肾之中，即人身之太极，由太极以生两仪，而水火具焉，消长系焉。"

命门分为水火，见于《类经附翼·求正录》："命门之火，谓之元气；命门之水，谓之元精。"将命门之水、火解析为元精与元气，为肾阴、肾阳的概念提供了理论基础。现代，多数学者认为，肾阳即命门之火，肾阴即命门之水。肾阴，又称为元阴、真阴，具有宁静、滋润和濡养作用；肾阳，又称为元阳、真阳，具有推动、温煦和振奋作用。肾阴与肾阳对立统一，相反相成，平衡协调，则维持人体生命活动的正常进行。肾阴、肾阳又称为"五脏阴阳之本"。肾阳为脏腑阳气之本，"五脏之阳气，非此不能发"，推动和激发脏腑的各种功能，温煦全身脏腑形体官窍。肾阴为脏腑阴液之本，"五脏之阴气，非此不能滋"，宁静和抑制脏腑的各种功能，滋润全身脏腑形体官窍。

作用与意义 命门病变，以命门火衰为多见，又称肾阳虚衰。多由元气虚弱，或房事过度，耗伤肾精，或久病伤肾，年老肾亏等所致。命门火衰又可影响心阳、脾阳，导致心肾阳虚、脾肾阳虚等。临床可见虚劳，五更泄泻，水肿，癃闭，阳痿，早泄，滑精，阴寒，精冷不育，宫寒不孕等病证。治宜温补命火。

（郑洪新）

xiànghuǒ

相火（ministerial fire） ①与君火相对而言，寄于肝、胆、肾、膀胱、三焦、心包络，具有温养、推动脏腑之功能，为人体生命活动之动力。②运气术语。少阳相火，上应天之少阳暑气。

历史沿革 相火一词，出自《黄帝内经》。如《素问·天元纪大论》："厥阴之上，风气主之……少阳之上，相火主之。"此文少阳相火为运气术语，指六气中的三之气小满至大暑，上应天之少阳暑气。同篇又有"君火以名，相火以位"之论，唐·王冰注释："守位禀命，故云相火以位。"其观点，对后世解析相火性质具有重要启迪作用。两汉晋唐时代，张仲景、王叔和、杨上善、巢元方、孙思邈等著作中，皆未论及相火。宋金元时期，运气学说盛行，遂沿用相火术语。同时，相火与脏腑相关的论述较为活跃。如刘温舒《素问入式运气论奥·素问遗篇刺法论》："手厥阴包络之所居，此作相火位。"宋·陈言《三因极一病证方论·君火论》："相火则丽于五行，人之日用者是也。""足厥阴风木肝，与足少阳相火胆为表里。"（《三因极一病证方论·六经本脉体》）清·程林《圣济总录纂要·心痛门》："三焦，相火也。"金·刘完素《素问玄机原病式》以"肾为相火"

元·张元素《脏腑标本药式》称"命门为相火之原"金·李杲《脾胃论》谓"相火，下焦包络之火"等。元·朱震亨《格致余论·相火论》，较为系统地论述相火，是为继往开来、承前启后之作。明·赵献可发扬命门相火学说。见于《医贯·内经十二官论》："相火者，言如天君无为而治，宰相代天行化。此先天无形之火，与后天有形之心火不同。"又曰："相火禀命于命门，真水又随相火……日夜周流于五脏六腑之间。滞则病，息则死矣。"相火为人体有生以来之火，为正常生理的动力，亦即生命之源。

基本内容 肝、肾（命门）、胆、膀胱、心包络、三焦，皆内寄相火。相火以肝、肾为主，肝之相火称为"雷火"，肾之相火称为"龙火"。见于《格致余论·相火论》："具于人者，寄于肝肾二部，肝属木而肾属水也。胆者，肝之腑；膀胱者，肾之腑；心包络者，肾之配；三焦以焦言，而下焦司肝肾之分，皆阴而下者也。"相火属少火，即生理之火；"少火生气"，鼓舞肝、肾等脏腑的阳气，发挥温养、推动脏腑之功能，为人体生命活动之动力。

相火的生理特性为守位禀命，即相火在肝肾等脏腑，以潜伏、蛰藏为前提和依据，即所谓"龙潜海底，雷寄泽中"。如《格致余论·相火论》："故雷非伏，龙非蛰，海非附于地，则不能鸣，不能飞，不能波也。鸣也，飞也，波也，动而为火者也。"肝肾之阴的宁静、濡养作用，对于相火的潜伏、蛰藏具有重要意义。

相火的生理功能，为温煦和推动脏腑的功能活动。《格致余论·相火论》："天主生物，故恒于动，人有此生，亦恒于动，其所以恒于动，皆相火之为也。"生命在于运动，相火之作用，在于恒动，"以为生生不息之运用"。

相火以潜伏、蛰藏为本位，以温煦、推动为作用，从而维持肝、肾（命门）、胆、膀胱、心包络、三焦等脏腑功能活动的正常进行。

作用与意义 相火妄动为变，属"壮火"，即病理之火。若五志妄动，或恣情纵欲，则相火妄动，损伤真阴。如《格致余论·相火论》："相火易起，五性厥阳之火相煽，则妄动矣。火起于妄，变化莫测，无时不有，煎熬真阴，阴虚则病，阴绝则死。"肝肾阴虚，不能涵养寄居肝肾的阳火，则导致其冲逆上炎的病变，症见眩晕头痛，视物不明，耳鸣耳聋，易怒多梦，五心烦热，性欲亢进，遗精早泄等。另一方面，相火妄动，又常损耗元气。因此，金·李杲《脾胃论·饮食劳倦所伤始为热中论》有"相火为元气之贼"之说。

（郑洪新）

shèn hé pángguāng

肾合膀胱（kidney and bladder in pair） 肾与膀胱之间，脏腑相邻，经脉相通，气化相助，病变相及，构成阴阳表里配合关系。

历史沿革 "肾合膀胱"出自《灵枢·本输》："肾合膀胱，膀胱者，津液之府也。"《黄帝内经》对于肾与膀胱通过经脉相互属络构成表里关系、肾与膀胱的生理及病变等皆有记载。后世在此基础上加以发挥。如清·唐宗海《中西汇通医经精义·脏腑所合》："肾为水脏，膀胱为水之府。凡人饮水，无不化溺，而出于膀胱。自唐以下，皆谓膀胱有下窍，无上窍，饮入之水，全凭气化以出。又谓水入小肠，至阑门飞渡

入膀胱，无从入之路也，故曰气化……盖《内经》明言，下焦当膀胱上口；又言三焦者，决渎之官，水道出焉……而膀胱所主者，则在于生津液。肾中之阳，蒸动膀胱之水，于是水中之气，上升则为津液；气着于物，仍化为水；气出皮毛为汗，气出口鼻为涕为唾，游溢脏腑内外则统名津液；实由肾阳蒸于下，膀胱之水化而上行，故曰肾合膀胱，而膀胱为肾生津液之府也。"

基本内容 肾合膀胱的关系，是脏腑阴阳表里配合关系。①脏腑解剖位置相近、结构相互连通。肾位于腰部，左右各一，下连膀胱。②通过经脉相互属络构成了表里关系。足少阴肾经属肾络膀胱，足太阳膀胱经属膀胱络肾。③气化相互为用。肾与膀胱相互协作，共同完成尿液的生成、贮存与排泄。肾为水脏，主持和调节津液代谢与尿液的生成，开窍于二阴；膀胱为水腑，主贮藏和排泄尿液。膀胱的贮尿排尿功能，取决于肾气的盛衰。肾气充足，蒸化及固摄作用正常发挥，则尿液正常生成，贮于膀胱并有度地排泄。膀胱贮尿排尿有度，也有利于肾气的主水功能。④病理变化上相互影响。若肾气虚弱，蒸化无力；或固摄无权，可影响膀胱的贮尿排尿，而见尿少、癃闭或尿失禁。膀胱湿热，或膀胱失约，也可影响到肾气的蒸化和固摄，出现尿液及其排泄异常。

作用与意义 肾与膀胱相表里的理论，对于临床实践具有指导意义。中医内科常见水肿、癃闭、淋证、关格等病证，多从肾与膀胱相兼治疗。膀胱虚寒证候，多由肾阳不足，气化失司引起，其治当以温肾化气为法；肾气不

固，宜固摄肾气；肾阳虚衰，宜温补肾阳；阳虚水泛，宜温阳化气行水。膀胱湿热证候，治当清热利湿。六腑以通为用，膀胱实证常施利尿、排石、活血、行气等通利之剂。

（郑洪新）

shèn wéi wèi zhī guān

肾为胃之关（kidney being the gateway of stomach） 胃主受纳，为水谷之海；肾主持和调节水液代谢，开窍于前后二阴，主二便；肾与胃在水液代谢方面密切相关。

历史沿革 出自《素问·水热穴论》："肾者，胃之关也，关门不利，故聚水而从其类也。上下溢于皮肤，故为胕肿，胕肿者聚水而生病也。"明·张介宾注曰："关者，门户要会之处，所以司启闭出入也。肾主下焦，开窍于二阴，水谷入胃，清者由前阴而出，浊者由后阴而出。肾气化则二阴通，肾气不化则二阴闭；肾气壮则二阴调，肾气虚则二阴不禁。故曰：肾者胃之关也。"（《类经·针刺类》）胃、肾为水液出入的关口，在津液生成、输布、排泄方面密切相关。

基本内容 肾为胃之关的基本原理：①胃、肾为水液出入的关口。胃为水谷入口，肾为水液废料的出口。胃主受纳水液，参与津液生成；肾主津液输布、排泄，两者功能密切相关。②脾胃之阳根于肾阳。明·赵献可《医贯·后天要论》："饮食入胃，犹水谷在釜中，非火不熟，脾能化食，全借少阳相火之无形者，在下焦腐熟，始能运化也。"少阳相火之无形者，即肾阳命火，火能生土，脾胃之受纳、腐熟和运化，依赖肾阳命火之温煦推动。③肾中水火能滋生脾胃之土。清·冯

兆张《冯氏锦囊秘录·脾胃方论大小合参》:"故土以成水柔润之德,水以成土化育之功,水土相资,故脾为太阴湿土,全赖以水为用。故曰:补脾不若补肾者,既补肾中之火,尤补肾中之水,补火者生土也,补水者滋土也。"说明土不得水,枯槁不能生物,上必承水之柔润,才能化育万物。④脾土能制肾水。明·张介宾《景岳全书·肿胀》:"盖水为至阴,故其本在肾;水化于气,故其标在肺;水唯畏土,故其制在脾。"胃为水谷之海,水饮之入口;脾主运化水液,防止水湿停滞;肾主水,主持和调节水液代谢。肾、脾胃水土互制,水土互生,共同维持水液代谢的正常进行。

作用与意义 若肾气、肾阳不足,气化功能失常,则开合不利;影响于胃,受纳失常,则关门不利,水湿停聚,溢于皮肤,而为浮肿。清·喻昌《医门法律·水肿论》:"肾者胃之关也,肾司开阖,肾气从阳则开,阳太盛则关门大开,水直下而为消;肾气从阴则阖,阴太盛则关门常阖,水不通而为肿。"此将肾与水肿和消渴两病合而论述。临床治疗对于肾病及胃者,其病虽在胃,其本则在肾,固当从肾论治;对于非由肾病所致者,在脾胃病治疗中兼用补肾法亦具有重要的意义。如温肾以健脾之升运、滋肾以助胃之和降等。

(郑洪新)

wǔzàng suǒcáng

五脏所藏(those housed in five zang organs) 五脏与神志活动密切相关,心藏神,肺藏魄,肝藏魂,脾藏意,肾藏志的总称。

五脏所藏,出自《素问·宣明五气》:"五藏所藏:心藏神,肺藏魄,肝藏魂,脾藏意,肾藏志。"神志活动概括为"五神",谓之神、魂、魄、意、志,包括人的感觉、意识等精神活动。心、肝、肺、脾、肾,分别藏神、魂、魄、意、志。五神分属五脏,又称"五脏神"。五脏藏神,是五脏有别于六腑的主要生理功能。五脏精气血是神志活动的物质基础。如《灵枢·本神》:"肝藏血,血舍魂;脾藏营,营舍意;心藏脉,脉舍神;肺藏气,气舍魄;肾藏精,精舍志。"心神接受外界事物和刺激而做出应答;魂是人的意识活动,与神的产生、消亡共存;魄是与生俱来的感觉和运动能力;意是来自于心的意念、记忆;志是由于意念所产生的志向。如《灵枢·本神》:"两精相搏谓之神,随神往来者谓之魂,并精出入者谓之魄,所以任物者谓之心,心有所忆谓之意,意之所存谓之志。"神总属于心,心神统率魂、魄、意、志诸神,是精神活动的主宰。故明·张介宾《类经·疾病类》:"心为五脏六腑之大主,而总统魂魄,兼赅志意。"

五脏功能的盛衰,亦可导致神志改变:肝气虚则恐,实则怒;脾气虚则四肢不能随意运动,实则腹胀、二便不利;心气虚则悲,实则喜笑不休;肺气虚,则鼻塞不利少气,实则喘息、胸满、张口抬肩、呼吸困难;肾气虚则腰膝酸软、头晕耳鸣,实则腰腹胀痛,五脏不安。反之,情志内伤,可致五脏藏神的功能异常:怵惕思虑则伤神,神伤则恐惧不能自主;愁忧而不解则伤意,意伤则精神恍惚迷乱;悲哀动中则伤魂,魂伤则精神狂躁、幻视幻听;喜乐无极则伤魄,魄伤则意念异常、记忆迟钝模糊;盛怒而不止则伤志,志伤则健忘痴呆。

(郑洪新)

wǔzàng zàizhì

五脏在志(five zang organs corresponding to emotions) 五脏与情志活动密切相关,心在志为喜、肝在志为怒、脾在志为思、肺在志为悲(忧)、肾在志为恐的总称。

五脏在志,出自《素问·阴阳应象大论》。正常的情志活动概括为"五志",谓之喜、怒、思、悲、恐,是人体对外界各种刺激的不同反应。五脏在志的基本原理包括:① 根据五行学说,将五脏的生理特性与不同的情志活动特点有机地联系起来,形成五脏与五志相应的归属关系。②五脏的精气血,是情志活动的物质基础。如《素问·阴阳应象大论》:"人有五藏化五气,以生喜怒悲忧恐。"五志的产生,依赖于五脏精气血的物质供给。脏腑精气充盈,气血调畅,则五志平和。

五脏精气血盛衰及气血失调,影响到情志的产生。如《灵枢·本神》:"肝气虚则恐,实则怒""心气虚则悲,实则笑不休"。五脏虚而精气并,五脏所主之志异常,分别出现喜、悲、忧、畏、恐等情志改变。如《素问·宣明五气》:"五精所并:精气并于心则喜,并于肺则悲,并于肝则忧,并于脾则畏,并于肾则恐,是谓五并,虚而相并者也。"血的盛衰也会对情志活动产生影响,如《素问·调经论》:"血有余则怒,不足则恐。"

情志失调可导致气机失调,损伤五脏。怒则气上,怒伤肝;喜则气缓,喜伤心;悲则气消,悲伤肺;恐则气下,恐伤肾;惊则气乱,惊伤心;思则气结,思伤脾。情志所伤,除伤及各自所属之脏外,又可影响他脏。如《素问·玉机真藏论》:"因而喜大虚则肾气乘矣，怒则肝气乘矣，悲则肺气乘矣，恐则脾气乘矣，忧则心气乘矣，此其道也。"大喜过望，心气缓则虚，肾邪乘之。怒则气逆，又见肝气乘脾。悲则肺气移于肝，肝气受邪。恐则气下，肾气不足，脾气乘之。忧则肺气消耗，则心气乘之。情志失调，可直接影响五脏所主神志。如《灵枢·本神》："是故怵惕思虑者则伤神……喜乐者，神惮散而不藏……恐惧者，神荡惮而不收。"

（郑洪新）

wǔzàng suǒzhǔ

五脏所主 (those dominated by five zang organs)

五脏与五体密切相关，心主脉，肺主皮，脾主肉，肝主筋，肾主骨的总称。

五脏所主，出自《素问·宣明五气》："五藏所主：心主脉，肺主皮，肝主筋，脾主肉，肾主骨。"脉、筋、肉、皮、骨，称之为"五体"。心、肝、脾、肺、肾分别主于脉、筋、肉、皮、骨。脏腑精气是五体生长、荣润的物质基础。心与血脉直接相连，形成密闭的循环系统，心主血脉，血循脉中；肺宣发卫气和津液以温煦滋养皮肤；肝主藏血，血养筋；脾运化水谷精微，以滋养肌肉；肾主藏精，精生髓，髓养骨。

五脏精气盛衰，影响五体的形态和功能。如《素问·逆调论》："肾者水也，而生于骨，肾不生则髓不能满，故寒甚至骨也。"过劳则伤及五脏精气，则五体失于所养。如《素问·宣明五气》："久视伤血，久卧伤气，久坐伤肉，久立伤骨，久行伤筋，是谓五劳所伤。"五脏气热，灼伤津液，五体失养，则引起四肢痿废不用，发为五痿。如《素问·痿论》："故肺热叶焦，则皮毛虚弱急薄，著则生痿躄也。心气热，

则下脉厥而上，上则下脉虚，虚则生脉痿，枢折挈，胫纵而不任地也。肝气热则胆泄，口苦，筋膜干，筋膜干则筋急而挛，发为筋痿。脾气热，则胃干而渴，肌肉不仁，发为肉痿。肾气热，则腰脊不举，骨枯而髓减，发为骨痿。"另一方面，五体病变也会向五脏传变。如《素问·痹论》："五藏皆有合，病久而不去者，内舍于其合也。故骨痹不已，复感于邪，内舍于肾；筋痹不已，复感于邪，内舍于肝；脉痹不已，复感于邪，内舍于心；肌痹不已，复感于邪，内舍于脾；皮痹不已，复感于邪，内舍于肺。"

（郑洪新）

wǔzàng huàyè

五脏化液 (liquids transformed by five zang organs)

五脏与五液密切相关，心为汗，肺为涕，脾为涎，肝为泪，肾为唾的总称。

五脏化液，出自《素问·宣明五气》："五藏化液：心为汗，肺为涕，肝为泪，脾为涎，肾为唾。"汗、泪、涎、涕、唾，谓之五液。心、肝、脾、肺、肾分别化五液，分布于五脏所属官窍之中，由五脏所主，起着濡养、滋润作用。五脏精气血及水谷精微，是五液生成的物质基础。心主血，汗血同源，故"汗为心液"。肾经之络上挟舌本，通舌下廉泉、玉英二穴而为唾，故"唾为肾液"。肝、脾、肺，分别开窍于目、口、鼻；泪出于目，涎出于口，涕出于鼻，故"泪为肝液""涎为脾液""涕为肺液"。此外，肾主津液，受五脏六腑之精所藏，因此五液由肾所统领。如《类经附翼·求正录》："故五液皆归乎精，而五精皆统乎肾。"

五脏盛衰影响五液的化生。如脾之液为涎，胃为脾之腑，故

胃缓则涎下。见《灵枢·口问》："饮食者皆入于胃，胃中有热则虫动，虫动则胃缓，胃缓则廉泉开，故涎下。"五液的异常可反映五脏的功能。汗出过多，耗伤心的气血，则心悸怔忡。肝的阴血不足，泪液分泌减少，则两目干涩；肝经湿热，可见目眵增多，迎风流泪等。肺感风寒，则鼻流清涕；肺感风热，则鼻流浊涕；如肺燥，则鼻干涕少或无涕。唾、涎皆为口水，与脾肾关系密切，脾、肾疾病可以通过唾、涎反映出来。如《灵枢·寒热病》："舌纵涎下，烦悗，取足少阴。"

（郑洪新）

wǔzàng wàihuá

五脏外华 (manifestations of five zang organs)

五脏精气荣于体表的外在征象，心华在面，肺华在毛，脾华在唇，肝华在爪，肾华在发的总称。

五脏外华，出自《素问·六节藏象论》。面、毛、唇、爪、发，谓之五华。五脏外华，是指五脏精气荣于体表的外在征象。如《素问·五藏生成》："心之合脉也，其荣色也，其主肾也。肺之合皮也，其荣毛也，其主心也。肝之合筋也，其荣爪也，其主肺也。脾之合肉也，其荣唇也，其主肝也。肾之合骨也，其荣发也，其主脾也。"心主血脉，心气旺盛，心血充盈，面色红润而有光泽。肺气宣发，皮毛得以温煦滋养而润泽。脾主运化，脾气健运，气血化生有源，肌肉丰满壮实，口唇红润。肝主筋，爪为筋之余，肝血充盈，筋强力壮，爪甲坚韧。肾藏精，肾精充盈，则头发丰茂光泽。

五脏的功能失调，可通过五华反映于体表。若心气不足，心血不充，则面色苍白无华；若心

火上炎，可见面红。肺气壅实闭郁，或肺气虚而不能宣发卫气、津液于皮毛，则皮毛焦枯失泽。脾气虚，不能运化水谷精微充养口唇，则唇色浅淡无华。肝血虚，筋弱无力，爪甲多软而薄，或枯脆而色不泽，甚至变形。肾的精气虚衰，则发枯不荣，甚至变白或脱落。

（郑洪新）

wǔzàng kāiqiào

五脏开窍 （five zang organs open into orifices） 五脏与官窍密切相关，心开窍于舌，肝开窍于目，脾开窍于口，肺开窍于鼻，肾开窍于耳及肾开窍于二阴的总称。

五脏开窍，出自《素问·金匮真言论》。官窍，泛指头面五官和人体孔窍。官指舌、鼻、口、目、耳五个器官，简称五官。窍为孔窍，人体之窍有九，头面阳窍有七，即眼二、耳二、鼻孔二和口，而下部阴窍有前、后二阴两窍。五官七窍分属于五脏，为五脏之外候。五脏的精气分别通于七窍，即五脏精气盛，则官窍形态，活动正常。故《灵枢·脉度》："五脏常内阅于上七窍也。"

五脏的功能状态，可反映于五官九窍。心开窍于舌，心之气血充足则舌色红润。心主血脉功能失常，如心阳不足，则舌质淡白胖嫩；心血不足，则舌质淡白；心火上炎，则心尖红赤；心脉瘀阻，则舌紫，瘀点瘀斑；心主神志功能异常，则可现舌强、舌卷、语謇或失语等。肺开窍于鼻，肺气正常则鼻窍通畅，嗅觉灵敏。肺气不宣，则气道不通，鼻塞流涕；若肺内热邪壅盛，则肺气上逆喘促而鼻翼煽动。脾开窍于口，脾和则口能知五谷之味。脾虚则口淡无味，脾热则口有甜味。肝开窍于目，肝之气血充盈则能目

辨五色。目为肝之外候，肝火上炎，则目赤肿痛；肝风内动，可见两目斜视上吊等。肾开窍于耳及前后二阴，肾精充养于耳，则听觉灵敏；肾气、肾阴、肾阳功能正常，则前后二阴开合有度。肾精亏虚，则听力下降，五音不辨；肾气、肾阴、肾阳功能失常，则前后二阴开阖失司，可见遗精早泄，二便异常等症状。

（郑洪新）

wǔzàng suǒwù

五脏所恶 （those intolerated by five zang organs） 五脏各随其性而有所厌恶的生理特性，心恶热，肺恶寒，脾恶湿，肝恶风，肾恶燥的总称。

五脏所恶，出自《素问·宣明五气》："五藏所恶：心恶热，肺恶寒，肝恶风，脾恶湿，肾恶燥，是谓五恶。"五脏所恶，属五脏的生理特性，各随其性而有所厌恶。心主血脉，火热亢盛，则心血受伤，故心恶热。肺主气，司呼吸，主皮毛，故在外则皮毛恶寒，恐伤其卫外之阳；在内则胸膈恶寒，恐伤其布护之气，故肺恶寒。肝主木，风气通于肝，木易生风，故肝恶风。脾主土，运湿而恶湿。若水湿太多，土无以制水，则伤脾脏，故脾恶湿。肾藏精而主水，燥胜则伤津，津液枯涸，则易使肾之阴精亏耗，故肾恶燥。

五脏所恶太过，则会影响五脏的功能活动。心恶热，热则灼伤血脉，并腐蚀局部皮肤，造成疮疡痈肿等。肺恶寒，主气司呼吸，外合皮毛，寒伤皮毛，则引起恶寒，发热，咳嗽等症状；寒伤胸膈，肺失宣降，则呼吸喘息，胸中憋闷不通。脾恶湿，脾土不能克化湿气，则飧泄洞泄，痞满，肿胀，或产生水饮等。肝恶风，

风气偏盛易影响肝的功能，引发肝风病证，出现眩晕、抽掣等，肝气、肝阳、肝火易于亢而化风。肾恶燥，燥则伤其阴精，骨髓枯，津液少，水道干涩。

（郑洪新）

wǔzàng zhǔshí

五脏主时 （five zang organs correspond to seasons） 五脏与季节时令密切相关，肝主春，心主夏，脾主长夏及四时，肺主秋，肾主冬的总称。五脏主时，出自《素问·藏气法时论》。五脏主时是五脏的年周期变化，五脏的生理活动与自然界季节有着同步的相应变化。《素问·金匮真言论》："五藏应四时，各有收受。"心主夏，肝主春，脾主长夏，肺主秋，肾主冬。脾与时令的关系，又有"脾不主时"之说。《素问·太阴阳明论》："脾者土也，治中央，常以四时长四藏，各十八日寄治，不得独主于时也。"春夏秋冬四季之末十八日，为脾所主。

五脏主时理论，是整体观念的体现。人与自然环境具有统一性，五脏发病也有一定的四时节律性。如《素问·生气通天论》："四时之气，更伤五藏。"《素问·咳论》："五藏各以其时受病，非其时，各传以与之。"人与自然界时令变化相应，疾病的发生随四时节律而产生，四时之气易伤五脏，人体五脏在其所主的时令而受病，非其时则易于传变他脏。如《素问·咳论》："乘秋则肺先受邪，乘春则肝先受之，乘夏则心先受之，乘至阴则脾先受之，乘冬则肾先受之。"

（郑洪新）

wǔzàng xiāngyīn

五脏相音 （five zang organs correspond to five notes） 五脏与五音的密切关系，宫音属脾，

商音属肺，角音属肝，徵音属心，羽音属肾的总称。出自《素问·五藏生成》："五藏相音，可以意识。"《素问·金匮真言论》："肝……其音角，心……其音徵，脾，其音宫，肺……其音商，肾……其音羽。"角、徵、宫、商、羽，谓之五音。根据五行学说与五音的特点，将五音的音色归属于五行：宫属土，徵所生，其声浊；商属金，宫所生，其声次浊；角属木，羽所生，其声半清半浊；徵属火，角所生，其声次清；羽属水，商所生，其声最清。将五音分属五脏，形成五脏相音理论。《灵枢·邪客》："天有五音，人有五藏。"

五音可反映五脏功能。五音有各自音色特点，商声响，宫生浊，角声长，羽声清，徵声燥，从五脏所主之音色特点可判断五脏功能。《医学入门·观形察色问证·听声审音》："五音以应五脏，金声响，土声浊，木声长，水声清，火声燥。如声清，肺气调畅。声如从室中言，中湿也。言而微，终日乃复言，夺气也。"五脏对应五音，可通过声音判别所主脏腑疾病。如《医法圆通·万象一气说》："声如洪钟，指邪火之旺极。语柔而细，属正气之大伤……忽笑忽歌，心脾之邪热已现……或狂或叫，阳明之气实方张……瞑目而言语重重，曰神曰鬼……张目而呼骂叨叨，最烈最横。"根据五脏相音理论，指导养生保健与临床防治疾病，可采用音乐疗法进行干预。

(郑洪新)

liùfǔ

六腑（six fu viscera） 胆、胃、小肠、大肠、膀胱、三焦的合称。具有受纳、传化、排泄功能，生理特点是传化物而不藏，实而不

能满。六腑与五脏有表里相合关系，以共同维持人体生命活动的正常进行。

历史沿革 六腑，出自《吕氏春秋·达郁》："凡人三百六十节、九窍、五藏六府。"腑，原作府，即库府。如《说文》："府，文书藏也。"《玉篇》"府"有聚、藏货之义。六腑之"府"，是与五脏之"藏"相对而言。因"府"为"库府"，故借"府"以说明六腑的共同生理功能是受纳腐熟水谷、传化精微、排泄糟粕。《素问·五藏别论》以"府库"之意来说明其传化水谷的共同生理特点。故说"六府者，传化物而不藏，故实而不能满也。所以然者，水谷入口，则胃实而肠虚，食下则肠实而胃虚"。若六腑"通"和"降"的功能发生太过或不及，都会影响到水谷的受盛和传化，易致水谷与糟粕的停滞或积聚，故六腑之病多实证。

基本内容 六腑的共同生理功能，是"传化物"，即受纳和腐熟水谷，传化和排泄糟粕；共同生理功能特点是"泻而不藏""实而不满"。饮食物入口，经食道入胃，在胃腐熟后，下传于小肠，经小肠的分清泌浊。其清者（精微和津液）由脾吸收，转输于肺，而布散全身，以供脏腑经络生命活动所需。其浊者（糟粕）下传于大肠，经大肠的传导，形成粪便排出体外；而废液则经肾之气化而形成尿液，渗入膀胱，排出体外。六腑在"传化物"过程中，以通降下行为顺，故"六腑以通为用，以降为顺"。

饮食物的摄入，要经过唇、齿，从口腔进入食管，经胃和肠的消化运动，吸收其精微，将糟粕从肛门排出体外。作为消化道整体的六腑，共有七道重要的关

隘或要冲，《难经》称之为"七冲门"。"七冲门"中任何一门发生病变，都会影响到饮食物的受纳、消化、吸收和排泄，故"七冲门"在人体消化系统中有着重要的生理意义。

作用与意义 胆、胃、大肠、小肠、膀胱、三焦，在饮食物的消化吸收、津液的输布、废物的排泄等过程中，既分工又合作。胃、胆、小肠共同完成饮食物的消化、吸收，并将糟粕传入大肠，经过大肠再吸收水分，将糟粕排出体外。膀胱的贮尿排尿，与三焦的气化功能密切相关。

六腑的病变多相互影响。如胃有实热，津液被灼，必致大便燥结，大肠传导不利。而大肠传导失常，肠燥便秘也可引起胃失和降，胃气上逆，出现嗳气、呕恶等。胆火炽盛，常可犯胃，可现呕吐苦水等胃失和降之证。而脾胃湿热，熏蒸于胆，胆汁外溢，则见口苦、黄疸等。由于六腑传化水谷，不断地虚实更替，即"六腑以通为用"，故治疗有"腑病以通为补"的说法。

(王彩霞)

dǎn

胆（gallbladder） 位于右胁，附于肝叶之下，具有贮存、排泄胆汁而主决断的生理功能。

历史沿革 胆，原作膽。《说文解字·肉部》："膽，连肝之腑，从肉詹声。"胆附于肝之短叶间，其形若悬瓠，呈囊状，现代称之为"胆囊"。胆内贮藏的胆汁，是一种精纯、清净、味苦而呈黄绿色的清汁，亦称"精汁"。故《灵枢·本输》称胆为"中精之府"，《备急千金要方》称为"中清之府"。《难经·四十二难》："胆在肝之短叶间，重三两三铢，盛精汁三合。"六腑除胆以外，都

贮藏或转输浊物，只有胆能够贮藏和排泄精汁。

《素问·灵兰秘典论》："胆者，中正之官，决断出焉。"所谓中正，即处事不偏不倚，刚正果断之意。对胆的概念认识，如同其他脏腑一样，既有与实质器官相联系的一面，如贮存、排泄胆汁的胆囊；又有据此而取象比类归类某些功能的一面，如主决断作用的胆，属于精神活动范畴。

十一脏取决于胆，语出《素问·六节藏象论》："藏象何如？……凡十一藏取决于胆也。"胆的天干属性，为甲木；合于地支，则为甲子。甲子历法，应于春季，主生升之气。李杲、张志聪以此立论，解析"凡十一脏取决于胆"之机理。如《脾胃论·脾胃虚实传变论》："胆者，少阳春升之气，春气升则万化安。故胆气春升，则余脏从之。"《黄帝内经灵枢集注·经脉第十》："少阳主初阳之生气，故胆气升，十一脏腑之气皆升。"

基本内容　胆既是六腑之一，又属奇恒之腑。《素问·金匮真言论》："胆、胃、大肠、小肠、膀胱、三焦六府皆为阳。"《素问·五藏别论》："脑、髓、骨、脉、胆、女子胞，此六者，地气之所生也，皆藏于阴而象于地，故藏而不泻，名曰奇恒之府。"

胆的生理功能包括：①胆贮藏排泄胆汁。胆汁由肝之精气汇聚而成，贮存于胆囊，排泄进入小肠，参与饮食物的消化、吸收。②胆主决断。胆具有对事物进行判断、做出决定的功能。胆的决断能力取决于胆气强弱，胆气强者勇敢果断；胆气弱者则数谋虑而不决。肝胆为表里，肝主谋虑，胆主决断，二者相成互济，谋虑定而后决断出。

作用与意义　胆的贮藏和排泄胆汁障碍，则出现厌食、腹胀、腹泻等症状。胆气不利，气机上逆，胆汁上溢，则可出现口苦、呕吐黄绿苦水等症状。若湿热蕴结肝胆，以致肝失疏泄，胆汁外溢，浸渍肌肤，则发为黄疸，出现目黄、身黄、小便黄等症状。肝胆气虚或心胆虚怯者，可致胆主决断的功能异常，多见善惊易恐、胆怯等精神情志异常改变。

（王彩霞）

dǎnqì

胆气（gallbladder qi）　胆之精气，具有分泌与排泄胆汁及主决断的功能。出自《素问·大奇论》："脉至如横格，是胆气予不足也，禾熟而死。"后世，多从胆的决断功能进行论述。如《医学入门·内集》："胆生金，金主武，故为中正之官，决断出焉。人禀刚正果断，直而无疑无私者，胆气正也。"《类经·运气类》："胆气刚果，故官为中正而主决断。"《类经·藏象类》："五脏六腑，共为十一，禀赋不同，情志亦异，必资胆气，庶得各成其用，故皆取决于胆也。"《黄帝内经素问直解·第二卷》："胆为中正之官，决断所出，胆气升则脏腑之气皆升，故凡十一脏，皆取决于胆也。"《中西汇通医经精义·脏腑之官》："胆气不刚不柔，则得成为中正之官，而临事自有决断。以肝胆二者合论，肝之阳藏于阴故主谋，胆之阳出于阴故主断。"

胆气的生理功能包括：①分泌与排泄胆汁。胆汁由肝之精气汇聚而成，贮存于胆囊，排泄进入小肠，参与饮食物的消化、吸收。胆汁的分泌与排泄依赖肝胆之气的疏泄功能。②性喜宁谧。胆为清净之府，喜宁谧而恶烦扰。宁谧而无邪扰，胆气不刚不柔，

禀少阳温和之气，则得中正之职，而胆汁疏泄以时，临事自有决断。③胆气主升。胆为阳中之少阳，禀东方木德，属甲木，主少阳春升之气，故称胆气主升。如《脾胃论·脾胃虚实传变论》："胆者，少阳春升之气，春气升则万化安。故胆气春升，则余脏从之。"《黄帝内经灵枢集注·经脉第十》："少阳主初阳之生气，故胆气升，十一脏腑之气皆升。"胆气升发条达，如春气之升，则脏腑之气机调畅。胆气升发疏泄正常，则脏腑之气机升降出入正常，从而维持其正常的生理功能。

（王彩霞）

dǎn zhǔ juéduàn

胆主决断（gallbladder dominating decision）　胆具有助心判断事物、作出决定的功能。出自《素问·灵兰秘典论》："胆者，中正之官，决断出焉。"胆在精神意识思维活动过程中，具有判断事物、做出决定的作用。

胆主决断与心主神志密切相关。人的精神活动虽由心主管，但其他脏腑也参与，不同的脏腑所起的作用有所不同。心对精神活动起主宰作用，而胆起决断作用。胆主决断，又能防御和消除某些精神刺激的不良影响，以维持和控制气血的正常运行，确保脏腑之间的功能协调。胆主决断功能，又与肝主谋虑相关联。《素问·灵兰秘典论》："肝者，将军之官，谋虑出焉。胆者，中正之官，决断出焉。"胆的决断，还反映了人体正气的盛衰。《中藏经·论胆虚实寒热生死逆顺脉证之法》："胆者，中正之腑也，号曰将军，决断出焉，言能喜怒刚柔也，与肝为表里，足少阳是其经也。"《诸病源候论·五脏六腑病诸候》："胆象木，王于春，足少

阳其经也。肝之腑也，决断出焉。诸腑脏皆取决断于胆。"《内经知要·藏象》："胆性刚直，为中正之官。刚直者，善决断，肝虽勇急，非胆不断也。"如此，肝主谋虑而胆主决断，肝胆相济，则勇敢乃成。

胆气豪壮者，剧烈的精神刺激对其所造成的影响不大，且恢复也较快。故气以胆壮，邪不可干。胆气虚弱的人，在受到精神刺激的不良影响时，易于形成疾病，表现为胆怯易惊、善恐、失眠、多梦等精神情志病变。

(王彩霞)

胆主贮藏排泄胆汁

dǎn zhǔ zhùcáng páixiè dǎnzhī

胆主贮藏排泄胆汁（gallbladder dominating the main storage and excretion of bile） 胆具有贮藏胆汁和排泄胆汁的功能。

胆汁为肝之余气化生而贮藏于胆的精汁。见于《东医宝鉴》："肝之余气，溢入于胆，聚而成精。"清·吴瑭《医医病书·小便论》："胆无出路，借小肠以为出路。"《医学衷中参西录·医话》："徐灵胎注《神农本草经》则以木能疏土解之，是谓肝胆属木，脾胃属土。徐氏既云木能疏土，是明谓肝胆助肠胃化食，而胆汁能助小肠化食之理，即在其中矣。"

胆具有贮存和排泄胆汁的功能，需依赖于肝胆之气的疏泄才能正常进行。肝通过疏泄功能以调畅气机，令胆气疏通，胆汁畅流。胆的下方有管道与小肠相通，随着消化的需要，胆汁经此管道排泄到小肠中，以帮助对饮食物的消化。

胆腑气机调畅，贮存和排泄胆汁的功能才能正常进行，则饮食可正常运化。胆的功能又与脾胃气机升降密切相关。如《四圣心源·脉法解》："土气冲和，则肝随脾升，胆随胃降，木荣而不郁。土弱而不能达木，则木气郁塞，肝病下陷而胆病上逆，木邪横侵，土被其贼，脾不能升而胃不能降。"

(王彩霞)

胃

wèi

胃（stomach） 位于上腹部，又称胃脘，太仓，水谷之海，水谷气血之海。胃的上部称上脘，包括贲门；胃的中部称中脘，即胃体；胃的下部称下脘，包括幽门。主要生理功能是受纳和腐熟水谷。

历史沿革 《灵枢·胀论》："胃者，太仓也。"胃是受纳水谷之府库。《内经》对胃的生理功能极其重视。见于《素问·灵兰秘典论》："脾胃者，仓廪之官，五味出焉。"《素问·五藏别论》："胃者，水谷之海，六府之大源也。五味入口，藏于胃以养五藏气。"后世多传承《黄帝内经》之论，如《中藏经·论胃虚实寒热生死逆顺脉证之法》："胃者，人之根本也。胃气壮，则五脏六腑皆壮。"《景岳全书·杂证谟》："盖人之所以赖以生者，惟在胃气。以胃为水谷之本也。故经云：人无胃气曰死，脉无胃气亦死。"

基本内容 胃的生理特性包括：①胃主通降、胃主降浊。指胃气具有向下运动以维持胃肠道通畅，使食物残渣下行的生理特性。胃气通降是胃主受纳的前提条件。②胃喜润而恶燥。与脾喜燥恶湿相对而言，指胃为阳明燥土之腑，依赖胃液的滋润以维持正常的生理特性。

胃的生理功能包括：①胃主受纳水谷。胃主受纳是指胃接受和容纳水谷的作用。饮食入口，经过食道，容纳并暂存于胃腑，故称胃为"太仓""水谷之海"。机体的生理活动和精气血津液的化生，都需要依靠饮食物化生的水谷精微，故又称胃为"水谷气血之海"。②胃主腐熟水谷。胃将饮食物经过初步消化，形成食糜的作用。胃接受饮食物并使其在胃中停留，进行初步消化，依靠胃的腐熟作用，将水谷变成食糜。饮食物经过初步消化，其精微物质由脾之运化而营养周身，未被消化的食糜则下行于小肠。

胃主受纳和腐熟水谷的功能，必须和脾的运化功能相配合，才能顺利完成。脾胃密切合作，"胃司受纳，脾司运化，一纳一运"（《景岳全书·杂证谟》），才能使水谷化为精微，以化生气血津液，供养全身，故脾胃合称为后天之本，气血生化之源。

作用与意义 饮食、情志等因素，可导致胃的生理功能失常。若胃的受纳功能失常，胃失和降，可见纳呆、厌食、胃脘胀满等；胃气上逆，则出现恶心、呕吐、呃逆、嗳气等。胃的腐熟功能失常，可见胃脘疼痛、嗳腐食臭等食滞胃脘的症状。胃火可致消谷善饥；胃气虚、胃阴虚、胃寒、肝胃不和等，则出现食少脘痞等症状。临床治疗胃病，重视顺应胃的生理特性，调节胃的生理功能，顾护胃中津液。即使必用苦寒泻下之剂，也应中病即止，以免损伤胃气、化燥伤阴。

(王彩霞)

胃气

wèiqì

胃气（stomach qi） 胃的精气，具有受纳和腐熟水谷的生理功能。又指脾胃运化水谷的功能。出自《素问·生气通天论》："味过于苦，脾气不濡，胃气乃厚。"《素问·平人气象论》："平人之常气禀于胃，胃者平人之常气也，人无胃气曰逆，逆者死。"

胃气的基本内涵有四：①胃的生理功能和生理特性。胃为水谷之海，有受纳腐熟水谷的生理功能，又有以降为顺，以通为用的特性。如《伤寒论·辨厥阴病脉证并治》："食以索饼，不发热者，知胃气尚在，必愈。"胃气的功能，可表现在食欲、食量、舌苔等方面。如食欲较好，食量适中，舌苔正常等。②脾胃运化水谷的功能。胃主受纳腐熟，主通降；脾主运化水谷，主升清，合称胃气，在整个消化系统起主导作用，直接关系到整个机体的营养来源。因此，胃气的盛衰有无，在人体生命活动中，具有非常重要的意义。如《中藏经·论胃虚实寒热生死逆顺脉证之法》："胃者，人之根本也。胃气壮，则五脏六腑皆壮。"《太平圣惠方·治妇人血风攻脾胃不能食诸方》："胃为水谷之海。故经言，四时皆以胃气为本也。"《难经集注·十五难》："胃者，水谷之海，五藏皆受气于谷，胃者主禀四方，故以胃气而为本也。"《类经·经络类》："人之生由乎气，气者所受于天，与谷气并而充身者也。故谷食入胃，化而为气，是为谷气，亦曰胃气。"③泛指人体的精气。"胃气者，谷气也，荣气也，运气也，生气也，清气也，卫气也，阳气也。"（《脾胃论·脾胃虚则九窍不通论》）④从容和缓的正常脉象。脾胃有消化饮食，摄取水谷精微以营养全身的重要作用。而水谷精微又通过经脉输送，故胃气的盛衰有无，可以从脉象表现出来。临床以和缓有力，不快不慢为脉有胃气的特点。见于《素问·玉机真藏论》："脉弱以滑，是有胃气，命曰易治，取之以时。"脉有胃气曰平，脉少胃气

曰病，脉无胃气曰死。历代医家，皆重视脉有胃气。如《黄帝内经太素·诊候》："胃为五脏资粮，故五时之脉，皆以胃气为本也。"《证治准绳·杂病证治类方》："四时五脏皆以胃气为本，五脏有胃气则和平而身安。若胃气虚弱不能运动，滋养五脏，则五脏脉不和平。"

中医学非常重视"胃气"，"人以胃气为本"，胃气对生命活动具有重要作用。临床上，防治疾病，要在保护胃气，即保护脾胃的功能。胃气强则五脏俱盛，胃气弱则五脏俱衰。并且，以胃气之有无，作为判断预后吉凶的重要依据，即有胃气则生，无胃气则死。

（王彩霞）

wèiyīn

胃阴（stomach yin）

胃之阴液，与胃阳相对，具有滋润和濡养的作用。见于《脉经·扁鹊阴阳脉法》："敦敦不至胃阴一分，饮饵癖也。"胃阴是胃的阴液，对胃具有滋润、濡养作用，是维持纳食、化谷生理功能及正常通降的物质基础。胃为阳土，喜润恶燥。胃阴不足可引起胃的功能失调。

温病理论，重视顾护胃阴。温热病肺胃热盛，易致胃阴亏耗，出现饥不欲食、烦渴、咽干、便秘、舌红少苔、脉细数等。如《临证指南医案·脾胃》："知饥少纳，胃阴伤也。"胃阴不足的治疗法则，如《温热论》："舌绛而光亮，胃阴亡也，急用甘凉濡润之品。"治疗以益胃汤为代表方剂，如《温病条辨·中焦篇》："阳明温病，下后汗出，当复其阴，益胃汤主之。"此"阴"指胃阴而言。

（王彩霞）

wèiyáng

胃阳（stomach yang）

胃之阳气，与胃阴相对，具有温煦和推动的作用。见于《黄帝内经太素·藏府气液》："脾阴胃阳，脾内胃外，其位各别。"此胃阳当与脾阴相对而言，胃属六腑，故为阳；脾属五脏，故为阴。胃阳对胃的生理功能，具有温煦和推动的作用，维持纳食、化谷及正常通降作用。若胃阳不足，则胃的功能减退，虚寒内生，降纳失职，治宜温通胃阳。如《临证指南医案·脾胃》："壮年肌柔色暗，脉小濡涩，每食过不肯运化，食冷物脐上即痛。色脉参合病象，是胃阳不旺，浊阴易聚。医知腑阳宜通，自有效验。良姜、草果、红豆蔻、厚朴、生香附、乌药。"

（王彩霞）

wèi zhǔ shòunà fǔshú

胃主受纳腐熟（stomach dominating reception and decomposition）

胃接受和容纳水谷；进行初步消化，形成食糜的生理功能。

历史沿革 关于胃主受纳腐熟功能的记载，见于《灵枢·本输》："脾合胃，胃者，五谷之府。"《灵枢·胀论》："胃者，太仓也。"《难经·三十一难》："中焦者，在胃中脘，不上不下，主腐熟水谷。"后世论胃主受纳腐熟功能，基本传承《内经》《难经》之论。如《丹溪心法·论倒仓法》："肠胃为市，以其无物不有，而谷为最多，故曰仓。仓，积谷之室也。"《杂病源流犀烛·三焦源流》："故知三焦者，实胃部上下之匡廓。三焦之地，皆胃之地。三焦之所主，即胃之所施，其气为腐熟水谷之用。"《温病条辨·下焦篇》："盖土为杂气，寄旺四时，藏纳垢污，无所不受。"《理

瀹骈文·续增略言》："中焦在胃之中脘，上通天气，下通地气，主腐熟水谷。"

基本内容 胃主受纳，胃接受和容纳水谷。水谷入口，经过食管，首先容纳于胃，在胃中进行初步消化。《景岳全书·杂证谟》称之为"胃司受纳"。受纳功能的正常，依赖胃气的作用。胃气虚则不受谷食，而表现为纳少。胃的正常通降，亦是受纳功能正常的前提条件。胃失和降不仅可以影响食欲，而且可致胃气上逆出现呕吐等。

胃主腐熟，《难经·三十一难》："中焦者，在胃中脘，不上不下，主腐熟水谷。"胃主腐熟，是指胃对饮食物进行初步消化，形成"食糜"的作用。《灵枢·营卫生会》所谓"中焦如沤"，形象地描绘了胃中腐熟水谷之状。胃接受水谷后，依靠胃的腐熟作用，进行初步消化，将水谷变成食糜，成为更易于转运吸收的状态。胃的腐熟为消化过程的第一阶段，饮食物形成食糜后，还将传入小肠进行进一步的消化、吸收。胃的腐熟功能，亦依赖于胃气的作用。胃气虚可出现食入不化的症状。食糜传入小肠后，在脾的运化作用下，精微物质被吸收，化生气血，营养全身，故称胃为"水谷气血之海"。

作用与意义 胃的受纳腐熟功能，是小肠的受盛化物和脾主运化的前提条件。人体精气血津液的产生，直接源于饮食物。而作为水谷之海的胃，即气血生化之源。故《灵枢·玉版》："人之所受气者，谷也。谷之所注者，胃也。胃者，水谷气血之海也。"《素问·五藏别论》："胃者，水谷之海，六府之大源也。五味入口，藏于胃，以养五藏气……是

以五藏六府之气味，皆出于胃，变见于气口。"说明胃受纳腐熟水谷，是机体营养之源。因此，胃的受纳腐熟功能强健，则机体气血的化源充足；反之，则化源匮乏。如《灵枢·五味》："故谷不入，半日则气衰，一日则气少矣。"胃主受纳腐熟水谷的功能，必须和脾的运化功能相配合，才能使水谷化为精微，以化生气血津液，供养全身，维持机体的生命活动。如《景岳全书·杂证谟》："胃司受纳，脾司运化，一纳一运，化生精气。"故将脾胃合称为"后天之本""气血生化之源"。

（王彩霞）

wèi zhǔ tōngjiàng

胃主通降（stomach dominating descending）

胃的气机通畅下降，使初步消化的食糜向下传送至肠道。

见于《温热经纬·叶香岩外感温热篇》："胃以通降为用。"《本草思辨录》论述白术时说："脾主升举清阳，胃主通降浊阴，皆属土而畏湿。"胃的通降，是胃的运动特点。其生理效应包括：①饮食入胃，经过受纳腐熟；由于胃的通畅，使初步消化的食糜下降传送至小肠；②小肠将食物残渣下输大肠及大肠传化糟粕。故藏象理论常以脾升胃降来概括整个消化系统的功能活动。胃气的通降作用，不仅作用于胃本身，而且对整个六腑"传化物"功能状态都有重要影响，从而使六腑都表现为通降的特性。胃与其他腑，一通则皆通，一降则皆降，胃以通畅下降为顺。

胃主通降是受纳的前提条件，保证胃肠虚实更替的状态。临床上，胃的通降失常，可以出现纳呆脘闷、胃脘胀满，或疼痛、大

便秘结等胃失和降的症状；或恶心、呕吐、呃逆、嗳气等胃气上逆之候。

（王彩霞）

wèi zhǔ jiàngzhuó

胃主降浊（stomach dominating residue descending）

与脾主升清相对。胃气通降使腐熟后的水谷下传至肠道，并将糟粕排出体外，保持胃肠虚实更替的状态。见于《灵枢·阴阳清浊》："受谷者浊""浊者下走于胃"。浊，即饮食水谷。后世，对胃主降浊有进一步阐发。如《太平圣惠方·下卷》："夫胃受水谷，故清阳升而浊阴降，以传化出入，滋荣一身也。"《本草述钩元·卷十二》："水谷精气自胃上行，而后浊者下降。"《中西汇通医经精义·下卷》："胃为水谷之海，水主化气生津，谷主化液生血，一则糟粕入大肠，一则余质入膀胱。"

胃主降浊，主要是指胃中初步消化的食糜，通过胃气的推动而下降肠道。胃主降浊，概括饮食物在胃初步消化后传入小肠，小肠将食物残渣输送大肠，大肠传导糟粕过程中的作用。若胃气失于和降，不仅影响食欲，而且因浊气在上可出现口臭、脘腹胀痛以及大便秘结等症状。

（王彩霞）

wèi xǐrùn wùzào

胃喜润恶燥（stomach liking moistness and disliking dryness）

胃腑喜于滋润，而恶于燥烈的生理特性。见于《临证指南医案·脾胃》："太阴湿土，得阳始运；阳明燥土，得阴自安。以脾喜刚燥，胃喜柔润也。"同篇还提出，胃阴不足多导致胃喜润恶燥生理特性失常。如"知饥少纳，胃阴伤也。""胃阴虚，不饥不纳。"

胃喜润恶燥主要体现在：

①胃主受纳水谷，纳则贵下行；而胃气下降，又必依赖于胃中津液的濡养。饮食物受纳于胃后，需依赖胃液，将食物腐熟为食糜，方能降入小肠。②胃之喜润恶燥，与脾之喜燥恶湿的生理特性，构成相反相成、相互为用的阴阳相济关系。脾为阴土而性湿，胃为阳土而性燥，其通过燥湿相济而保持阴阳平衡。脾阴能润胃燥，则胃之燥土润而不燥，从而行其下降之令传导之职；胃阳能温脾湿，则脾之湿土温而不寒，方能行其上升之令、运化之职。

胃为阳土，喜润而恶燥。其病易成燥热之害，胃阴每多受伤。故治疗胃病时，要注意保护胃阴。即使必用苦寒泻下之剂，也应中病即止，不可妄施苦寒，以免化燥伤阴。清·叶桂根据胃喜柔润的特点，在《临证指南医案·脾胃》中提出如下治疗法则："所谓胃宜降则和者，非用辛开苦降，亦非苦寒下夺以损胃气，不过甘平或甘凉濡润以养胃阴，则津液来复，使之通降而已矣。"此以甘凉柔润或甘寒生津之法，作为生津养胃的基本方法。

（王彩霞）

xiǎocháng

小肠（small intestine） 位于腹中，具有受盛化物、泌别清浊的生理功能。又称赤肠。小肠上端与胃在幽门相接，迂曲回环叠积于腹腔之中，下端与大肠在阑门相连。

历史沿革 中国古代医书中，对小肠的大小、形态、位置、重量等，已有了较详细的记载。如《灵枢·肠胃》："小肠后附脊，左环回周叠积；其注于回肠者，外附于脐上，回运环反十六曲，大二寸半，径八分分之少半，长三丈二尺。"《灵枢·平人绝谷》：

"小肠大二寸半，径八分分之少半，长三丈二尺，受谷二斗四升，水六升三合合之大半。"《难经·四十二难》对小肠的大小、重量及其受盛水谷的数量亦有相近的描述。如："小肠重二斤十四两，长三丈二尺，广二寸半，径八分分之少半，左回叠积十六曲，盛谷二斗四升，水六升三合，合之大半。"《黄帝内经》记载了小肠的生理功能。如《素问·灵兰秘典论》："小肠者，受盛之官，化物出焉。"《类经·藏象类》："小肠居胃之下，受盛胃中水谷而厘清浊，水液由此而渗于前，糟粕由此而归后，脾气化而上升，小肠化而下降，故曰化物出焉。"小肠，又称赤肠。见于《难经·三十五难》："小肠谓赤肠。"又称监仓吏。见于《千金要方·小肠腑脉论》："小肠者，受盛之腑也，号监仓吏。"

基本内容 小肠的生理功能：①主受盛化物。受盛，小肠盛受由胃下移而来的初步消化的饮食物，起到容器的作用。化物，经胃初步消化的饮食物，小肠对其进一步消化和吸收，将水谷化为可以被机体利用的营养物质，精微由此而出，糟粕由此下输于大肠。②主泌别清浊。小肠对饮食物进一步消化的同时，并随之进行分别水谷精微和代谢产物的过程。小肠化物而泌别清浊，将水谷化为精微和糟粕，精微赖脾之升而输布全身，糟粕靠小肠之通降而下传入大肠。小肠司受盛化物之职，升降相因，清浊分别，又与脾之升清和胃之降浊功能密切相关。

作用与意义 小肠生理功能失调，可以出现腹胀、腹痛、呕吐、便溏等症状。清浊不分，水液归于糟粕，即可出现水谷混杂，

表现为小便短少、便溏泄泻等。故可用"利小便即所以实大便"的方法治疗。若小肠受盛功能失调，传化停止，则气机失于通调，滞而为痛，表现为腹部疼痛等。如化物功能失常，可以导致消化、吸收障碍，表现为腹胀、腹泻、便溏等。小肠与心通过经脉相互络属，互为表里。故心经有热，可下移小肠，引起尿少、尿赤；小肠有热，亦可循经上炎于心，而见心烦、口舌生疮等。

（王彩霞）

xiǎocháng zhǔ shòuchéng huàwù

小肠主受盛化物（small intestine dominating reservoir and transformation） 小肠接受和容纳胃腐熟之水谷，并消化水谷，吸收精微的生理功能。出自《素问·灵兰秘典论》："小肠者，受盛之官，化物出焉。"《灵枢·本输》："心合小肠，小肠者，受盛之府。"《黄帝内经素问直解·灵兰秘典论》："受胃之浊，水谷未分，犹之受盛之官，腐化食物，先化后变，故化物由之出焉。"小肠受盛化物的功能与脾之运化相关。如《黄帝内经素问注证发微·卷一》："小肠居胃之下，脾之运化者，赖以受盛，而凡物之所化者，从是出焉。"小肠下接大肠，《素问吴注·卷三》："小肠受盛糟粕，乃传入大肠而出。"

小肠盛受由胃下移而来的初步消化的饮食物，起到容器的作用，即受盛作用；小肠的化物功能是指经胃初步消化的饮食物，在小肠内必须停留一定的时间，小肠对其进一步消化和吸收，来自胃的食糜就分解为可以被人体吸收的营养物质和食物残渣。营养物质吸收，精微由此而出；食物残渣形成糟粕，由此下输于大肠，即"化物"作用。小肠受盛

化物的功能，与脾、胃、肝、胆有着密切关系。胃主受纳腐熟，初步消化过的食物，在胃气下降的前提下，才会有小肠的受盛；小肠内进行的化物，是脾主运化功能的一个方面的体现，并在肝胆的疏泄作用下，将胆汁排入小肠，参与小肠的化物过程。

小肠受盛功能失调，传化失司，则气机阻滞而为痛，表现为腹部疼痛等。小肠化物功能失常，可以导致消化、吸收障碍，表现为腹胀、腹泻、便溏等。

（王彩霞）

xiǎocháng zhǔ mìbié qīngzhuó
小肠主泌别清浊（small intestine dominating separation of the refined from residue）

小肠消化水谷，吸收精微和津液，输送食物残渣和剩余水分至大肠的功能。见于《类经·疾病类》："小肠主泌别清浊，病则水谷不分而流衍无制，是主液所生病也。"清，即水谷精微。浊，即水液废料和食物残渣。如《医学入门·脏腑》："凡胃中腐熟水谷，其滓秽自胃之下口，并入于小肠上口；自小肠下口，泌别清浊，水液入膀胱上口，滓秽入大肠上口。"

小肠对饮食物进一步消化的同时，随之进行分别水谷精微和代谢产物的过程。分清，即将饮食物中的精华部分，包括津液和精微，进行吸收，再通过脾之升清散精的作用，上输心肺，输布全身，供给营养。别浊，体现为两个方面：①将水谷的残渣糟粕，通过阑门传送到大肠，形成粪便；②将剩余的水分渗入膀胱，形成尿液。

小肠泌别清浊的功能，对水谷精微的吸收和维持二便正常，具有重要意义。小肠泌别清浊功能正常，则水谷精微、水液和糟粕各走其道，水谷精微得以由脾输布，小便通利，大便正常。若小肠功能失调，清浊不分，混杂而下，或水液不渗入膀胱而下行大肠，可出现大便溏泻，小便量少的症状。临床常用"利小便以实大便"的治法，即是这个原理在临床治疗中的应用。

（王彩霞）

xiǎocháng zhǔ yè
小肠主液（small intestine dominating thick fluid）

小肠在泌别清浊过程中，具有吸收津液，下输水液的功能。见于金·李杲《脾胃论·大肠小肠五脏皆属于胃胃虚则俱病论》："大肠主津，小肠主液。大肠、小肠受胃之荣气，乃能行津液于上焦，溉灌皮毛，充实腠理。若饮食不节，胃气不及，大肠、小肠无所禀受，故津液涸竭焉。"明·张介宾《类经·藏象类》，注解《素问·灵兰秘典论》小肠的生理功能。其曰："小肠居胃之下，受盛胃中水谷而分清浊；水液由此而渗于前，糟粕由此而归于后；脾气化而上升，小肠化而下降，故曰化物出焉。"《诸病源候论·诸淋候》论及小便之由来，曰："膀胱与肾为表里，俱主水。水入小肠，下于胞，行于阴，为溲便也。"小肠吸收大量水液，故尿液生成与小肠有关。

小肠在受盛化物和泌别清浊过程中，饮食物形成糊状，即较稠厚的液态；吸收的水谷精微中含有大量津液，由于人体所需的津液大部分是在小肠中吸收的，故有"小肠主液"之说。小肠主液功能失常，与受盛化物和泌别清浊功能失常有关，多表现为肠鸣，大便泄泻，尿液减少等症状，故有"利小便而实大便"的治法。

（王彩霞）

dàcháng
大肠（large intestine）

位于腹腔之中，具有传导糟粕、吸收水分的生理功能。又称广肠。大肠的上口与小肠相接，称为阑门；其下端出口处，称为魄门（肛门）。

历史沿革 出自《素问·灵兰秘典论》："大肠者，传道之官，变化出焉。"王冰注："传道，谓传不洁之道；变化，谓变化物之形。故云传道之官，变化出焉。"明确大肠传导糟粕的功能。大肠，又名广肠。如《灵枢·肠胃》："广肠傅脊以受回肠，左环叶积，上下辟，大八寸，径二寸二分之大半，长二尺八寸。"《灵枢·平人绝谷》："广肠大八寸，径二寸二分之大半，长二尺八寸，受谷九升三合八分合之一。"《难经·四十二难》对大肠的位置、形状、大小和重量有所描述。如"大肠重二斤十二两，长二丈一尺，广四寸，径一寸，当脐右回十六曲，盛谷一斗，水七升半"。大肠的生理功能，与胃主通降、肺气肃降有关。如《圣济总录·脏腑病症主药》："肠以通利为尚，与胃宜于降下之意相同。"《医经精义·上卷》："变化出三字，谓小肠中物，至此精汁尽化，变为糟粕；而出其所以能出之故，则赖大肠为之传道；而大肠所以能传道者，以其为肺之府，肺气下达，故能传道。"

基本内容 大肠的生理功能包括：①传导糟粕：大肠接受由小肠下移的饮食残渣，再吸收其中剩余的水分和养料，使之形成粪便，经肛门而排出体外，属整个消化过程的最后阶段，故有"传导之腑""传导之官"之称。大肠的传导功能，主要与胃的通降、脾之运化、肺之肃降以及肾之封藏有密切关系。（见大肠主传导）②吸收津液：大肠接受由小肠下注的饮食残渣和剩余水分之后，吸收其中的部分水液，使残渣糟粕燥化，形成粪便而排出体外。大肠吸收水分，参与调节体内水液代谢的功能，称之为"大肠主津"。大肠不断地承受小肠下移的饮食残渣并形成粪便而排泄糟粕，实而不能满，故以降为顺，以通为用。

作用与意义 大肠传导功能失常，可见大便秘结或泄泻。若湿热蕴结于大肠，大肠气滞，出现腹痛、里急后重、下痢脓血等。大肠虚寒，无力吸收水分，则水谷杂下，出现肠鸣、腹痛、泄泻等。大肠实热，消烁水分，肠液干枯，肠道失润，又会出现大便秘结不通的症状。

（王彩霞）

dàcháng zhǔ chuándǎo

大肠主传导（large intestine dominating conveyance） 大肠吸收水分，形成糟粕，排泄粪便的生理功能。

出自《素问·灵兰秘典论》："大肠者，传道之官，变化出焉。"传，传送；道，同导，引导。大肠接受由小肠下移的饮食残渣，吸收其中剩余的水分，燥化成为有形的粪便，经肛门而排出体外，属整个消化过程的最后阶段。

大肠的主要生理功能是传化糟粕。传化，包括传导和变化。传导，是指大肠接受小肠传来的食物残渣，并逐步向下传送，引导而至肛门排出体外。变化，指将食物残渣（糟粕）变化为粪便。在这一过程中，大肠还将食物残渣中剩余的水分吸收，才能形成有形的粪便。因此，大肠的传导变化功能，包括吸收部分水分，形成粪便并暂时贮留，而后排出体外的作用过程。

大肠的传导功能，主要与胃之通降、脾之运化、肺之肃降以及肾之封藏有密切关系。大肠的传导，是胃、小肠下降运动的延续，是在胃气主通降的主导下进行的运动。肺与大肠相表里，大肠的传导还需要肺气的宣发肃降来调节。肺气肃降，促进大肠传导，肺气布散津液，滋润大肠，粪便得以通行。肾开窍于前后二阴，主司二便，肾气推动、肾阳温煦、肾阴滋润，皆可影响大肠传导功能。

大肠传导变化功能失常，不能传化糟粕，则会出现大便的异常，或为大便秘结，或为腹泻。湿热蕴结于大肠，大肠气滞，又会出现腹痛、里急后重、下痢脓血等。若肺胃气虚，推动无力，或肺胃气逆不降，肠中津液不足，都会影响大肠传导，而产生大便秘结。咳嗽喘促，肺气失于肃降，多见大便秘结。肾阳不足，虚寒内生，寒凝肠道，或肾阴亏虚，大肠失于滋润，皆可致大便艰涩秘结。

（王彩霞）

dàcháng zhǔ jīn

大肠主津（large intestine dominating fluid） 大肠具有吸收水分，参与调节水液代谢的功能。见于《脾胃论·大肠小肠五脏皆属于胃胃虚则俱病论》："大肠主津，小肠主液。大肠、小肠受胃之荣气，乃能行津液于上焦，溉灌皮毛，充实腠理。若饮食不节，胃气不及，大肠、小肠无所禀受，故津液涸竭焉。"

大肠接受由小肠下注的饮食物残渣和剩余水分之后，将其中的部分水液吸收，使残渣糟粕燥化，形成粪便而排出体外。粪便的排出，需要大肠之气的推动和大肠中津液的滋润，体现大肠传导"以津液为体，以气为用"的

特性。如《类经·十二经病》："故凡大肠之或泻或秘，皆津液所生之病，而主在大肠也。"大肠的病变与津液有关。如大肠虚寒，无力吸收水分，则水谷杂下，出现肠鸣、腹痛、泄泻等。大肠实热，消烁水分，肠液干枯，肠道失润，又会出现大便秘结不通之症。

（王彩霞）

pángguāng

膀胱（bladder） 位于下腹部，具有贮存和排泄尿液的生理功能。又称尿胞、脬。

历史沿革 出自《素问·灵兰秘典论》："膀胱者，州都之官，津液藏焉，气化则能出矣。"《难经·四十二难》记载膀胱的重量和大小。如"膀胱重九两二铢，纵广九寸，盛尿九升九合。"膀胱，又称"尿胞""脬"，见于《黄帝内经太素·寒热》："女子胞中有热，传与膀胱尿胞（一作尿脬），尿胞得热，故为淋病尿血也。"《备急千金要方·三关主对法》："热在脬中，小便赤痛。"膀胱位于小腹，故中医古籍中有时以膀胱替代小腹（少腹）部位。如《伤寒论·辨厥阴病脉证并治》："病者手足厥冷，言我不结胸，小腹满，按之痛者，此冷结在膀胱关元也。"《金匮要略·黄疸病脉证并治》："额上黑，微汗出，手足中热，薄暮即发，膀胱急，小便自利，名曰女劳疸。"

基本内容 膀胱的生理功能包括：①贮存尿液。在人体津液代谢过程中，水液通过肺、脾、肾三脏的作用，布散全身，发挥濡润机体的作用。其被人体利用之后，即是"津液之余"者，下归于肾。经肾的气化作用，升清降浊，清者回流体内，浊者下输膀胱，形成尿液。②排泄尿液。尿液贮存于膀胱，达到一定容量时，通过肾的

气化作用，使膀胱开合适度，则尿液可及时地从溺窍排出体外。

膀胱与肾有经脉相互络属，构成表里关系。故《灵枢·本输》："肾合膀胱。"膀胱的贮尿功能有赖于肾气的固摄和肾阳的温煦；排尿功能有赖于肾气的推动作用。膀胱发挥开合作用，以维持其贮尿和排尿的协调平衡。

作用与意义　膀胱贮存尿液和排泄尿液的功能，称为膀胱的气化作用，而膀胱的气化作用赖肾的气化作用调节。若肾气的固摄和气化功能失常，则膀胱气化失司，开合失权，"膀胱不利为癃，不约为遗溺"（《素问·宣明五气》），可出现小便不利或癃闭，以及尿频、尿急、遗尿、小便不禁等。所以，膀胱的病变多与肾有关，临床治疗小便异常，常从肾治之。

（王彩霞）

pángguāng qìhuà

膀胱气化（qi transformation in bladder）

膀胱具有贮存和排泄尿液的功能。出自《素问·灵兰秘典论》："膀胱者，州都之官，津液藏焉，气化则能出矣。"王冰注曰："膀胱位当孤府，故谓州都。居下内空，故藏津液。若得气海之气施化，则溲便注泄；气海之气不及，则闭隐不通，故曰气化则能出矣。"气海之气，即丹田（又称下气海）之气，实则肾气。膀胱气化，依赖肾的温煦、蒸腾的气化作用。因而，也有将膀胱气化归属于肾的气化功能。

膀胱发挥气化功能，具有贮存和排泄尿液的作用。津液代谢后的剩余水液，贮存于膀胱，依赖膀胱气化作用排出。肾气不足，开合失司，可引起膀胱气化功能失常，膀胱不利，合多开少。可表现出小便不利、尿少、甚至癃

闭；膀胱失约，开多合少，可表现出尿频尿急，小便清长，甚则遗尿、尿失禁等症状。

（王彩霞）

sānjiāo

三焦（triple energizer）

①六腑之一。又称外腑、孤腑。②部位三焦。膈以上为上焦，包括心、肺；膈至脐为中焦，包括脾、胃、肝、胆；脐以下为下焦，包括肾、膀胱、小肠与大肠。③三焦辨证。为温病学辨证纲领。④推拿部位。用于治疗心气冷痛等。

历史沿革　出自《素问·灵兰秘典论》："三焦者，决渎之官，水道出焉。"《灵枢·本输》："三焦者，中渎之府也，水道出焉，属膀胱。"津液自胃肠经三焦下渗膀胱，三焦水道通畅，则津液源源不断渗入膀胱，成为尿液生成之源。《难经·三十八难》提出"三焦有名而无形"。《难经·二十五难》："心主与三焦为表里，俱有名而无形。"对于三焦形质，后世医家众说纷纭。三焦，又名外腑、孤腑。见于《难经集注·三十八难》："三焦无内腑，唯有经脉名手少阳，故曰外腑也。"明·张介宾提出，三焦是分布于胸腹腔的一个大腑，脏腑之中唯三焦最大，无与匹配，故称孤腑。见于《类经·藏象类》："三焦者，确有一腑，盖脏腑之外，躯壳之内，包罗诸脏，一腔之大腑也。"关于"焦"字的含义，历代医家认识不一。有认为"焦"字从火，为无形之气，能腐熟水谷之变化。如《难经·三十一难》："三焦者，水谷之道路，气之所终始也。"有认为"焦"字当作"樵"字；樵，槌也，节也，谓人体上、中、下三节段或三个区域。如《千金翼方·杂病下》："三部茯苓丸主三焦，上、中、下

焦合为三部。"清代，三焦作为温病学辨证纲领，称为三焦辨证。如《温病条辨·卷二》："肺病逆传，则为心包。上焦病不治，则传中焦，胃与脾也。中焦病不治，则传下焦，肝与肾也。始于上焦，终于下焦。"

基本内容　三焦的生理功能包括：①通行元气。元气根源于肾，由先天之精所化，赖后天之精以养，通过三焦而输布到五脏六腑，充沛于全身，以激发、推动各个脏腑组织的功能活动。故称三焦是元气运行的通道。②通行水道。三焦为水液运行的道路，调控体内整个水液代谢过程，在水液代谢过程中起着重要作用。人体水液代谢是由多个脏腑参与，共同完成的一个复杂生理过程。其中，上焦之肺，为水之上源，以宣发肃降而通调水道；中焦之脾胃，运化并输布津液于肺；下焦之肾、膀胱，蒸腾气化，使水液上归于脾肺，向下形成尿液排出体外。三焦为水液的生成敷布、升降出入的道路。三焦在水液代谢过程中的协调平衡作用，称之为"三焦气化"。三焦通行水液的功能，是对肺、脾、肾等脏腑参与水液代谢功能的总括。③运行水谷。三焦具有运行水谷，协助输布精微，排泄废物的作用。"上焦开发，宣五谷味，熏肤，充身，泽毛"（《灵枢·决气》），有输布精微之功，故"上焦如雾"，形容上焦接受来自中焦脾胃的水谷精微，通过心肺的宣发敷布，布散于全身，如雾露之溉。中焦"泌糟粕，蒸津液，化其精微，上注于肺脉"（《灵枢·营卫生会》），有消化吸收和转输之用，故"中焦如沤"，形容脾胃、肝胆等脏腑的受纳腐熟水谷，协助消化吸收的功能，如发酵酿造之过程。下

焦则"成糟粕而俱下入大肠，循下焦而渗入膀胱"（《灵枢·营卫生会》），有排泄粪便和尿液的作用，故"下焦如渎"，形容肾、膀胱、大小肠等脏腑主分别清浊，排泄废物的作用，如沟渠之通导。

作用与意义　三焦气治，则脉络通而水道利。三焦气化失司，水道不利，肺、脾、肾等脏腑输布调节津液代谢的功能则难以实现，如《类经·藏象类》："上焦不治则水泛高原，中焦不治则水留中脘，下焦不治则水乱二便。三焦气治，则脉络通而水道利。"三焦辨证，作为温病的辨证纲领，体现温病发生发展过程中由浅及深的三个不同病理阶段，对于指导温病辨证论治具有重要价值。

（王彩霞）

sānjiāo qìhuà

三焦气化（qi transformation in triple energizer）　三焦调节水液代谢的生理功能。见于清·林佩琴《类证治裁·二便不通论治》："是知膀胱主藏溺，必待三焦气化，乃能出水也。"《读医随笔·证治类》："饮之生也，由于三焦气化之失运；三焦之失运，由于命火之不足。"

人体水液代谢是一个复杂的生理过程，是多个脏腑的一系列生理功能的综合作用。见于《素问·经脉别论》："饮入于胃，游溢精气，上输于脾，脾气散精，上归于肺，通调水道，下输膀胱，水精四布，五经并行。"三焦在水液代谢过程中，具有重要生理功能。如《素问·灵兰秘典论》："三焦者，决渎之官，水道出焉。"三焦作为水液通行的道路，分布在人体上、中、下各部分。其中，上焦之肺，为水之上源，以宣发肃降而通调水道；中焦之脾胃，运化并输布津液于肺；下焦之肾、

膀胱，蒸腾气化，使水液上归于脾肺，再参与体内代谢，向下形成尿液排出体外。

三焦气治，则水道通利而水精四布。三焦气化失司，则肺、脾、肾等调节水液代谢的生理功能失常。如上焦气化失司，肺主行水功能异常；中焦气化失司，脾胃的运化水液、输布精微、升清降浊功能失常；下焦气化失司，肾与膀胱的蒸腾气化、升清泄浊功能失常。三焦气化失司，基本概括了全身水液代谢障碍的病变机理。正如《类经·藏象类》："上焦不治，则水泛高原；中焦不治，则水留中脘；下焦不治，则水乱二便。"

（王彩霞）

qīchōngmén

七冲门（seven important portals）　消化道的七个要冲部位，即飞门、户门、吸门、贲门、幽门、阑门、魄门。

出自《难经·四十四难》："七冲门何在？然。唇为飞门，齿为户门，会厌为吸门，胃为贲门，太仓下口为幽门，大肠小肠会为阑门，下极为魄门，故曰七冲门也。"饮食物在消化吸收排泄过程中，需通过消化道的七个要冲，即"七冲门"。①飞门："飞"字与"扉"相通，即门扇。人的口唇像门扇一样开合自如，故称"唇为飞门"。②户门："户"，即门户，引申为把守之意。食物入口，经牙齿咀嚼，则便于下咽，故称"齿为户门"。③吸门：即会厌，为食管和吸道相会之处，既是食物下达的必经之路，又是呼吸气体的门户。④贲门：食管与胃上口交接处，故称"胃为贲门"。⑤幽门：胃下口与小肠上口交接处。因胃为受纳食物之处，又有"太仓"之称。⑥阑门：

"阑"有遮拦之意，指小肠下口与大肠上口交接处。⑦魄门：排泄粪便的肛门。"魄"通"粕"，即糟粕之意，故称肛门为"魄门"。又因肛门是消化道的末端，故称"下极为魄门"。

"七冲门"中任何一门发生病变，都会影响到饮食物的受纳、消化、吸收和排泄，故"七冲门"在人体消化系统中有着重要的生理意义。

（王彩霞）

qíhéng zhī fǔ

奇恒之腑（extraordinary fu viscera）　脑、髓、骨、脉、胆、女子胞的总称。形态似腑，功能类脏，不同于一般的脏腑。出自《素问·五藏别论》："脑、髓、骨、脉、胆、女子胞，此六者，地气之所生也，皆藏于阴而象于地，故藏而不泻，名曰奇恒之府。"《素问·五藏别论》对"奇恒"作出解释说："奇，异也；恒，常也。言异于常腑也。"

奇恒之腑，是相对于传化之腑而言。胃、大肠、小肠、三焦、膀胱，属于传化之腑，以受盛、传化水谷为主，生理功能特点是"泻而不藏"。脑、髓、骨、脉、胆、女子胞，属于奇恒之腑，形态似腑，多为中空的管腔或囊状器官；功能以贮藏精气为主，特点是"藏而不泻"，与传化之腑差异较大。因其似脏非脏、似腑非腑，异于常态，故以"奇恒"名之。除胆为六腑之外，其余皆无表里配合，也无五行配属。奇恒之腑与奇经八脉关系密切，如督脉循行"络肾""行脊中""络脑"，任、督、冲三脉同起于胞中等。

（王彩霞）

nǎo

脑（brain）　居颅内，髓聚而成，具有主宰生命活动、精神意识以

及感觉运动的生理功能，属奇恒之腑。为元神之府。

历史沿革 见于《素问·五藏生成》："诸髓者，皆属于脑。"脑由髓汇聚而成。脑的部位所在，见于《灵枢·海论》："脑为髓之海，其输上在于其盖，下在风府。"脑与脊髓相通。脑深藏于头部，位于人体最上部，其外为头面，内为脑髓，由髓汇聚而成。见于《医学入门·天地人物气候相应图》："脑者髓之海。诸髓皆属于脑，故上至脑，下至尾骶。髓则肾主之。"脑为神明汇聚之所，为元神之府，支配精神意识，进行思维活动。人的视觉、听觉、嗅觉、思维、言语等功能，无不与脑密切相关。脑，道家又称泥丸，泥丸宫。如《黄庭内景经·至道》："脑神精根字泥丸。"梁丘子注："泥丸，脑之象也。"中医学亦有应用。如《难经集注·六十难》："真头痛者，谓风冷之气，入于泥丸宫，则为髓海。"

基本内容 脑的生理功能包括：①主宰生命活动。"脑为元神之府"（《本草纲目》），是生命的枢机，主宰人体的生命活动。元神来自先天，为先天之神。人在出生之前，形体毕具，形具而神生。人始生，先成精，精成而脑髓生。人出生之前，随形具而生之神，即为元神。元神藏于脑中，为生命的主宰。元神存则有生命，元神败则人即死。②主宰精神意识。人的精神活动，包括思维意识和情志活动等，都是客观外界事物反映于脑的结果。中医学一方面强调"所以任物者谓之心"（《灵枢·本神》），心是思维的主要器官；另一方面也认识到"灵性记忆不在心而在脑"（《医林改错》）。"脑为元神之府，精髓之海，实记忆所凭也。"（《类证治

裁·卷之三》）思维意识活动，是在元神的基础上，后天获得的思虑识见活动，属识神范畴。脑主宰意识思维等精神活动，"天脑者，为一身之宗，百神之会"（《修真十书》）。脑主精神意识的功能正常，则精神饱满，意识清楚，思维灵敏，记忆力强，语言清晰，情志正常。否则，便出现神明功能异常。③主司感觉运动。眼、耳、口、鼻、舌为五脏外窍，皆位于头面，与脑相通。《医林改错》："两耳通脑，所听之声归脑；两目系如线长于脑，所见之物归脑；鼻通于脑，所闻香臭归于脑；小儿周岁脑渐生，舌能言一二字。"人的视、听、言、动等，皆与脑有密切关系。脑髓充盈，身体轻劲有力；髓海不足，则胫酸乏力，懈怠安卧。脑主感觉运动功能正常，则视物精明，听力聪慧，嗅觉灵敏，感觉运动如常。

作用与意义 脑为元神之府，元神为生命的枢机，故"刺头，中脑户，入脑立死"（《素问·刺禁论》）。脑的功能失常，不论虚实，都会表现为意识思维异常，听觉失聪，视物不明，嗅觉不灵，感觉运动失常等。

（王彩霞）

suǐ

髓（marrow） 骨髓、脊髓、脑髓的统称，具有养骨、化血、充脑之功能，属奇恒之腑。骨髓，藏于骨腔内之（精）髓；脊髓，藏于脊椎管内之髓；脑髓，藏于头颅之中的髓，故称"脑为髓海"。

肾藏精，精生髓。如《素问·痿论》："肾主身之骨髓。"脾胃为后天之本，气血生化之源，亦为髓生化之来源。《灵枢·五癃津液别》："五谷之津液，和合而为膏者，内渗入于骨空，补益脑髓，而下流于阴股。"脊髓与脑相

通同源。如清·李延是《脉诀汇辨·经络》："上行脊髓，至脑中，连于髓海。"

髓由先天之精所化生，由后天之精所充养，是有养脑，充骨，化血之功能。①充养脑髓。髓以先天之精为主要物质基础，赖后天之精的不断充养，分布骨腔之中，由脊髓而上引入脑，成为脑髓，故脑为髓海。②滋养骨骼。髓藏骨中，骨赖髓以充养。精能生髓，髓能养骨，故曰"髓者，骨之充也"（《类经·藏象类》）。肾精充足，骨髓生化有源，骨骼得到骨髓的滋养，则生长发育正常，才能保持其坚刚之性。③化生血液。精血可以互生，精生髓，髓亦可化血。"骨髓坚固，气血皆从"（《素问·生气通天论》）。骨髓可以生血，精髓为化血之源。

若先天不足或后天失养，以致肾精不足，不能生髓充脑，可以导致髓海空虚，出现头晕耳鸣、两眼昏花、腰胫酸软、记忆减退，或小儿发育迟缓、囟门迟闭、身体矮小、智力动作迟钝等症状。肾精亏虚，骨髓失养，就会出现骨骼脆弱无力，或发育不良等。精髓不足，无以生血，可致血虚，常可用补肾益髓之法治疗。

（王彩霞）

gǔ

骨（bone） 具有贮藏骨髓，支撑形体，保护内脏，进行运动的功能，属奇恒之腑。又称骨骼。出自《素问·脉要精微论》："骨者，髓之府。"《灵枢·骨度》对人体骨骼的名称、形态、大小、长短、数量等均有记述。肾藏精，精生髓，髓养骨，故肾在体合骨，与骨有特殊的联系。

骨的功能包括：①贮藏骨髓。骨为髓府，髓藏骨中，骨有贮藏骨髓的作用。骨髓能充养骨骼，

使之坚壮刚强。②支撑形体。骨是最坚硬的组织，具坚刚之性，"骨为干"，人体赖骨骼为主干，支撑形体，为人身之支架；又可构成身形一定的形状，保护脏腑。③主管运动。人身的筋膜附着于骨骼。骨骼能紧张肌肉，筋肉的张缩和骨骼的收展，便形成人体的运动，一切运动都离不开骨骼的作用。

骨病日久，可内传及肾；肾精亏虚，则髓减骨枯。若精髓不足，骨失所养，则会出现不能久立，行则振掉之候。

（王彩霞）

mài

脉（vessel） 气血运行的通道，具有约束血行的功能，属奇恒之腑。又称血府、脉道、脉管。又作脉象的简称。

出自《灵枢·决气》："何谓脉？岐伯曰：壅遏营气，令无所避，是谓脉。"脉，又称"血府"。如《素问·脉要精微论》："夫脉者，血之府也。"又称脉道，如《灵枢·经脉》："谷入于胃，脉道以通，血气乃行。"后世，亦称脉管，如清·周学海《重订诊家直诀·位数形势》："此非脉管自硬，乃浊气壅塞使然，是动脉之中有推荡不动之气也。"

脉为奇恒之腑之一。出自《素问·五藏别论》："脑、髓、骨、脉、胆、女子胞，此六者，地气之所生也，皆藏于阴而象于地，故藏而不泻，名曰奇恒之府。"究其所指，仍是气血运行的管道。

脉的生理功能包括：①运行气血。脉作为气血运行的通道，能约束和推动气血使之循着一定的方向和通道运行。若脉失于约束，或脉道损伤，则会导致出血；脉道不利，则使血行迟缓或瘀滞

等。②传递信息。脉象是脏腑、气血功能状态的综合信息外候。人体气血之多寡，脏腑功能之盛衰，均可通过脉象反映出来。脉与心、肺关系最为密切。心在体合脉，心与脉在结构上直接相连，心主血脉，心气推动血液在脉道中流动，灌注营养全身。肺主气而朝百脉，全身的气血，皆通过经脉朝向于肺，通过肺的呼吸，呼出浊气，吸入清气，再将富含清气的血液输布全身。故心肺病变，可影响脉中气血的运行，血液运行阻滞或障碍，导致瘀血等病证。

脉又作脉象的简称。如《灵枢·邪气藏府病形》："脉急者，尺之皮肤亦急；脉缓者，尺之皮肤亦缓；脉小者，尺之皮肤亦减而少气；脉大者，尺之皮肤亦贲而起；脉滑者，尺之皮肤亦滑；脉涩者，尺之皮肤亦涩。"

（王彩霞）

nǚzǐbāo

女子胞（uterus） 女性内生殖器官的总称，具有主持月经与孕育胎儿的生理功能，属奇恒之腑。又称子宫。出自《素问·五藏别论》："脑、髓、骨、脉、胆、女子胞，此六者地气之所生也，皆藏于阴而象于地，故藏而不泻，名曰奇恒之府。"如明·张介宾《类经·藏象类》："女子之胞，子宫是也，亦以出纳精气而成胎孕者为奇。"《景岳全书·妇人规》引朱震亨语曰："阴阳交媾，胎孕乃凝，所藏之处，名曰子宫；一系在下，上有两歧，中分为二，形如合钵，一达于左，一达于右。"可见，虽称子宫，但并非西医所谓子宫。

女子胞的生理功能包括：①主持月经。月经，又称月信、月事、月水。月经是女子生殖功

能发育成熟后，每月周期性子宫出血的生理现象。女子正常发育到二七（14岁）左右，生殖功能发育成熟，月经开始来潮，直到七七（49岁）左右为止。月经的产生，是脏腑气血作用于胞宫的结果。胞宫的功能正常与否直接影响月经的来潮。②孕育胎儿。胞宫是女性孕产的器官。女子在发育成熟后，月经应时来潮，便有受孕生殖的能力。此时，两精相合，孕育胎儿。受孕之后，月经停止来潮，脏腑经络气血皆下注于冲任，到达胞宫以养胎。胎儿在胞宫内生长发育，约达10个月娩出。

女子胞的功能与天癸、冲任二脉、带脉以及心肝脾肾等脏有关。在天癸的促发下，女子生殖器官才能发育成熟，月经来潮；十二经脉气血充盈，注入冲、任二脉，经冲、任脉调节后，注入胞宫，而发为月经；心主血脉，肝藏血，脾为气血生化之源，肾藏精，心、肝、脾、肾生理功能正常与否，也可影响女子胞的功能。

（王彩霞）

jīngshì

精室（essence chamber） 男子藏精之处。见于明·张介宾《类经·疾病类》："胞，子宫也……在男子则为精室，在女子则为血室。"胞之位置"居直肠之前，膀胱之后，当关元、气海之间"（《类经附翼·求正录》）。精室是男性的生殖器官，具有贮藏精液，生育繁衍的功能。精液藏泄，与肝肾功能有关。朱震亨《格致余论·阳有余阴不足论》："主闭藏者，肾也。司疏泄者，肝也。"精的贮藏为肾所主，疏泄为肝所主。

（王彩霞）

sìhǎi

四海（four seas） 髓海、血海、气海、水谷之海的合称。脑为髓海，冲脉为血海，膻中为气海，胃为水谷之海。

历史沿革 出自《灵枢·海论》："人亦有四海、十二经脉，经水者皆注于海。"并明确指出："人有髓海，有血海，有气海，有水谷之海，凡此四者，以应四海也。"有关四海的具体所在，《灵枢·海论》："胃者，水谷之海，其输上在气街，下至三里；冲脉者，为十二经之海，其输上在于大杼，下出于巨虚之上下廉；膻中者，为气之海，其输上在于柱骨之上下，前在于人迎；脑为髓之海，其输上在于其盖，下在风府。"自然界有十二条大的河流，分别汇入东海、西海、南海、北海的四海。古人用取象比类的方法，推论人体十二经脉中营卫气血的生成和运行，如同大地的河流，最后也要汇聚到四海中，即髓海为头部的脑，气海为胸中的膻中，水谷之海为上腹部的胃，血海为下腹部的冲脉。四海各有腧穴相通。髓海脑的腧穴，上在脑盖骨之百会，下在项部的风府。血海冲脉的腧穴，上在足太阳经的大杼，下在足阳明经的上巨虚和下巨虚。气海膻中的腧穴，后面在颠颗之后，即柱骨的上下部分，相当于督脉的哑门和大椎二穴，前面在足阳明经的人迎。水谷之海胃的腧穴，上在气冲，下在膝下的足三里。

基本内容 四海联系着全身的精、气、血、营卫与津液。肾藏精，精生髓，髓通脑，脑居于头部，为元神之府，所以髓海概括了人体的生长发育、生殖和精神等生理功能。胸中为气海，又名膻中，是宗气所聚之处。宗气为后天之气的根本，来源于水谷精微和清气，有司呼吸和贯心脉助心行血的功能。所以，膻中作为气海，概括了血在脉中的循行以及吸入清气和呼出浊气的生理功能。胃为水谷之海，主收纳腐熟水谷，化生精气，是营气、卫气的化源之地，为后天之本，气血生化之源。冲脉为血海，起于胞中，与妇女月经、生育密切相关。冲脉能容纳和调节十二经脉、五脏六腑的气血，故又称为十二经脉之海、五脏六腑之海。

作用与意义 有关四海的病变，主要分为有余、不足两大类："气海有余者，气满胸中，悗息面赤；气海不足，则气少不足以言。血海有余，则常想其身大，怫然不知其所病；血海不足，则常想其身小，狭然不知其所病。水谷之海有余，则腹满；水谷之海不足，则饥不受谷食。髓海有余，则轻劲多力，自过其度；髓海不足，则脑转耳鸣，胫酸眩冒，目无所见，懈怠安卧。"（《灵枢·海论》）临床上需要辨证对待。另外，通过腧穴作为输转经气的途径，又把十二经脉与脑、髓等四海紧密地联系到一起，使十二经脉内联脏腑、外络肢节的生理功能更臻完善。从某种意义上讲，四海理论是对经络体系的补充和发展。

（傅海燕）

qìhǎi

气海（reservoir of qi） 膻中为气海，宗气在胸中积聚之处。出自《灵枢·海论》："膻中者，为气之海。"《黄帝内经》将宗气在胸中积聚之处，称为膻中。气海即宗气积聚之处。明·张介宾注曰："膻中，胸中也，肺之所居。诸气皆属于肺，是为真气，亦曰宗气。宗气积于胸中，出于喉咙，以贯心脉而行呼吸，故膻中为气之海。"（《类经·人之四海》）宗气积聚于胸中，灌注于心脉，向上出于肺，循喉咙而走息道，经肺的作用而布散于胸中气海。如《灵枢·五味》："其大气之抟而不行者，积于胸中，命曰气海。"宗气下注气街。如《灵枢·刺节真邪》："宗气留于海，其下者注于气街，其上者走于息道。"故张介宾称"丹田为下气海"，为宗气下蓄之处，而将膻中称为上气海。如《类经·藏象类》："肺之浊气下注于经，以为血脉营卫。而其积气之所，乃在气海间也。上气海在膻中，下气海在丹田。"后人至今沿袭此说法。气海的盛衰，影响人体的生命活动。故《灵枢·海论》："气海有余者，气满胸中，悗息面赤；气海不足，则气少不足以言。"

（傅海燕）

xuèhǎi

血海（reservoir of blood） ①冲脉为血海，又称为十二经之海、五脏六腑之海。②肝藏血，亦为血海。③穴位名。属足太阴脾经。

出自《灵枢·海论》："人有髓海，有血海，有气海，有水谷之海……冲脉者，为十二经之海。其输上在于大杼，下出于巨虚之上下廉。"

唐·王冰注曰："肝藏血，心行之，人动则血运于诸经，人静则血归于肝藏，何者？肝主血海故也。"后世，亦从此论之，称肝为血海。

明·张介宾注曰："此即血海也。"冲脉上行于脊内渗诸阳，下行于足而渗诸阴，能容纳和调节十二经脉、五脏六腑的气血，故称为十二经脉之海、五脏六腑之海。冲脉为血海，起于胞中，又与妇女月经、生育密切相关。若冲任气血旺盛，血下注胞中，或为月经，或孕育胎儿。若冲任气血不足，则会出现月经不调、绝经或不孕。治疗以调节冲任为要务。

足太阴脾经穴位之血海，屈膝在大腿内侧，髌底内侧端上 2 寸半，当股四头肌内侧头的隆起处。见于晋·皇甫谧《针灸甲乙经·足太阴及股凡二十二穴》："血海者，在膝膑上内廉白肉际二寸中。"此穴位有引血归经、治疗血分诸病的作用。

（傅海燕）

suǐhǎi

髓海 （reservoir of marrow）

脑为髓海，诸髓汇聚之处。出自《灵枢·海论》："脑为髓之海，其输上在于其盖，下在风府。"明·张介宾注："凡骨之有髓，惟脑为最巨，故诸髓者皆属于脑，而脑为髓之海。"由于"诸髓者皆属于脑"（《素问·五藏生成》），"髓者以脑为主"（《素问·奇病论》），脑为诸髓汇聚之处，故名髓海。

脑为髓之海，髓由肾精化生，肾精充足，髓海得养，髓充脑健，则精力充沛，耳聪目明，智力发达；若肾精不足，精不生髓，髓海空虚，则小儿发育迟缓，智力低下，成人神疲倦怠，眩晕耳鸣，智力减退。因此脑的虚证，可以采用补肾填精法治疗。

（傅海燕）

shuǐgǔ zhī hǎi

水谷之海 （reservoir of food and drink）

胃为水谷之海。胃是饮食物汇集之处，犹如百川汇聚入海。出自《灵枢·海论》："胃者，水谷之海。"《素问·五藏别论》："胃者，水谷之海，六府之大源也。五味入口，藏于胃，以养五藏气。"饮食水谷入口，经过食管，容纳于胃，故称胃为水谷之海，又称太仓。《灵枢·胀论》："胃者，太仓也。"胃能容纳水谷，《灵枢·平人绝谷》："受水谷三斗五升，其中之谷常留二斗，水一斗五升而满。"

胃的受纳功能正常，是腐熟水谷、化生气血的基础。若"水谷之海有余，则腹满；水谷之海不足，则饥不受谷食"（《灵枢·海论》），导致疾病发生。

（傅海燕）

zàngfǔ xiāngguān

脏腑相关 （interconnection of zang-fu viscera）

脏腑之间具有生理相互协同又相互制约、病变相互影响的关系。

历史沿革 脏腑相关的记述，散见于《黄帝内经》各篇。五脏之间疾病的发生和传变具有一定规律。如《素问·玉机真藏论》："肝受气于心，传之于脾，气舍于肾，至肺而死。心受气于脾，传之于肺，气舍于肝，至肾而死。"脏与腑具有阴阳表里关系。如《灵枢·本输》："肺合大肠，大肠者，传道之府。心合小肠，小肠者，受盛之府。肝合胆，胆者中精之府。脾合胃，胃者五谷之府。肾合膀胱，膀胱者津液之府也。少阳属肾，肾上连肺，故将两藏。三焦者，中渎之府也，水道出焉，属膀胱，是孤之府也，是六府之所与合者。"六腑之间具有密切关系。如《素问·五藏别论》："水谷入口，则胃实而肠虚；食下，则肠实而胃虚。"后世，基本传承《内经》脏腑相关理论，在应用方面有所发挥。

基本内容 包括脏与脏、脏与腑、腑与腑的关系。

脏与脏的关系 五脏之间的关系如下。

心与肺 心与肺的关系，主要体现为心主血和肺主气之间相互依存、互根互用关系。气为血之帅，气行则血行。肺主气，朝百脉，助心行血，肺气的推动和敷布是心血正常运行的条件。血为气之母，气的输布亦需要血的运载，气寓血中，两者不可分离。集于胸中的宗气，是联结心肺功能的中心环节。宗气具有贯心脉而司呼吸的生理功能，从而加强了血液循环和呼吸之间的协调平衡。

心与脾 心与脾的关系，主要体现为血液的生成及血液运行的相互协同关系。在血液生成方面，心主血脉而又生血，脾主运化而为气血生化之源。心血赖脾气转输的水谷精微以化生，而脾的运化功能又有赖于心血的不断滋养和心阳的推动，并在心神的统率下维持其正常的生理活动。脾气健运，化源充足，则心血充盈；心血旺盛，脾得濡养，则脾气健运。在血液运行方面，心主血脉，血液在脉内循环，既赖心气的推动，又靠脾气的统摄，而不溢于脉外。心脾两脏相辅相成，共同维持血液的正常运行。

心与肝 心与肝的关系，主要体现为血液运行与神志活动方面相互依存、相互协同的关系。在血液运行方面，心主血，心血充盈，肝有所藏，才能发挥其贮藏血液和调节血量的作用；肝藏血充足，疏泄有度，随人体动静的不同而进行血流量的调节，使脉道充盈，有利于心推动血液运行。在神志方面，心主神明，肝主疏泄，又藏血舍魂。心神正常，有利于肝主疏泄；肝主疏泄正常，能够调节情志活动，则有利于心主神志，共同维持正常的情志活动。

心与肾 心与肾的关系，主要表现在心肾水火互制互济、精血互化、精与神互用方面。在心肾水火既济、阴阳互补方面，从阴阳水火的升降理论来说，心在五行属火，位于上属阳；肾在五行属水，位于下属阴。在上者宜降，心火必须下降于肾，温煦肾阳，使肾水不寒；在下者宜升，肾水必须上济于心，涵养心阴，使心阳不亢。肾阴也赖心阴的资助，心阳也赖肾阳的温煦。这种心肾水火既济，阴阳互补的关系，称为心肾相交、水火既济。在精血互生方面，心主血，肾藏精，精血可以相互资生，相互转化，为心肾相交奠定了物质基础。在精神互用方面，心藏神，神全可以益精。肾藏精，精舍志，精能生髓，髓汇于脑，积精可以全神。

肺与脾　脾与肺的关系，主要表现在气的生成和水液代谢方面。在气的生成方面，肺司呼吸，吸入清气，脾主运化，化生水谷精气并上输于肺，两者结合化为宗气。脾主运化产生的水谷精微，依赖肺气的宣降而敷布全身。肺的功能活动，又要靠脾运化的水谷精微来充养。只有肺、脾二脏协同作用，才能保证气的正常生成与敷布。在水液代谢方面，肺主行水而通调水道，脾主运化水湿，为调节水液代谢的重要脏器。人体的津液由脾上输于肺，通过肺的宣发和肃降而布散至周身，并下输膀胱。脾运化水湿，赖肺气宣降以协助；而肺之宣降，靠脾之运化以资助。脾、肺两脏互相配合，共同参与水液代谢过程。

肺与肝　肺与肝的关系，主要表现为气机升降调节方面的对立制约关系。肺主气，肺气以肃降为顺；肝主疏泄，肝气以生发为顺。肺与肝密切配合，相互制约，一升一降，对全身气机的调畅起着重要的作用。

肺与肾　肺与肾的关系，主要表现为水液代谢、呼吸运动和阴液互资三个方面。在水液代谢方面，肺主通调水道，为水之上源，肺气肃降，使水液下行于肾，有助于肾主水；肾为主水之脏，主管全身水液，肾气推动，肾阳的蒸腾气化，有利于肺通调水道的功能。肺肾协同，相互为用，保持水液的正常输布与排泄。在呼吸方面，肺司呼吸，肾主纳气，呼吸虽然由肺所主，但需要肾的纳气作用来协助。只有肾气充盛，吸入之气才能经过肺之肃降，下纳于肾。肺肾相互配合，共同完成呼吸的生理活动。故有"肺为气之主，肾为气之根"之说。在阴液方面，肺与肾之间的阴液可以互相资生。肺阴充足，输精于肾，使肾阴充盛，保证肾的功能旺盛；肾阴为阴液之根本，肾阴充足，上润于肺，保证肺气清宁，宣降正常。

肝与脾　肝与脾的关系，主要表现为消化功能与血液运行方面的依存关系。在消化方面，肝主疏泄，分泌胆汁，输入肠道，有助于脾对饮食物的消化。脾气健运，滋养于肝，有利于肝的疏泄。肝脾互相为用，消化功能才能正常。在血液方面，肝主藏血并调节血量，脾主生血统血，使血在脉道中运行，不溢出脉外。肝脾相互协作，共同维持血液的生成和循行。

肝与肾　肝与肾的关系，主要表现为精血同源、藏泄互用及阴阳承制等方面。在精血同源方面，肝藏血，肾藏精，肝血依赖肾精的滋养，肾精又依赖肝血的不断补充，肝血与肾精相互资生相互转化，故有"肝肾同源""精血同源"的说法。在藏泄互用方面，肝主疏泄，肾主闭藏，二

者之间存在着相互为用、相互制约、相互调节的关系。肝气疏泄，可使肾气闭藏而开合有度；肾气闭藏，又可制约肝之疏泄太过。封藏与疏泄，相互制约，相互为用，共同调节女子月经和男子排精功能。在阴阳承制方面，肾阴能涵养肝阴，使肝阳不致上亢，肝阴又可资助肾阴的再生。

脾与肾　脾与肾的关系，主要体现在先天后天相互资生和水液代谢过程中的相互协同方面。在先后天相互资生上，脾主运化水谷精微，化生气血，为后天之本；肾藏精，主生殖繁衍，为先天之本。脾的运化，必须得肾阳的温煦蒸化，始能健运；肾精又赖脾运化水谷精微的不断补充，才能充盛。在水液代谢方面，脾主运化水湿，须有肾阳的温煦蒸化；肾主水，司开合，使水液的吸收和排泄正常。但这种开合作用，又赖脾气的制约。脾肾两脏相互协作，共同完成水液的新陈代谢。

脏与腑的关系　五脏与六腑之间的关系如下。

心与小肠　心与小肠经脉相互络属，构成表里相合关系。心属火，主血脉，心火下移小肠，则小肠受盛化物，分别清浊的功能得以正常地进行。小肠在分别清浊过程中，将清者吸收，通过脾气升清而上输心肺，化赤为血，使心血不断地得到补充。

肺与大肠　肺与大肠通过经脉的相互络属，构成表里相合关系。大肠的传导功能，有赖于肺气的清肃下降。肺气清肃下降，大肠之气亦随之而降，以发挥其传导功能，使大便排出通畅。大肠传导正常，糟粕下行，又有助于肺的肃降和呼吸功能。

脾与胃　脾与胃在五行属土，

位居中焦，以膜相连，经络互相联络而构成表里相合关系。脾与胃的关系，主要体现在纳运协调、升降相因、燥湿相济三个方面。在纳运相得方面，胃的受纳和腐熟，是脾主运化的前提；脾主运化，消化水谷，转输精微，是为胃继续纳食提供能源。若脾失运化，胃就不能继续受纳。脾胃纳运相互配合，共同完成消化饮食，输布精微，供养全身之用。在升降相因方面，脾气主升，吸收和输布水谷精微。胃气主降，胃主受纳腐熟，向下传送到小肠，并通过大肠使糟粕排出体外。故脾胃升降相因，保证胃主受纳、脾主运化的正常状态。在燥湿相济方面，脾为阴脏，喜燥而恶湿。胃为阳腑，赖阴液滋润，喜润而恶燥。胃津充足，才能受纳腐熟水谷，为脾之运化吸收水谷精微提供条件。脾不为湿困，才能健运不息，从而保证胃的受纳和腐熟功能不断地进行。

肝与胆 肝位于右胁，胆附于肝叶之间，肝与胆经脉互相络属，构成表里相合的关系。主要体现在消化和精神情志活动方面。在消化方面，肝主疏泄，分泌胆汁，并且调畅胆腑气机，促进胆汁的排泄。胆附于肝，贮藏排泄胆汁，胆汁疏泄到肠道，以帮助脾胃消化食物，实现肝主疏泄的功能。在精神情志方面，肝主疏泄，调节精神情志；胆主决断，与人之勇怯有关。肝胆两者相互配合，相互为用，人的精神意识思维活动才能正常进行。

肾与膀胱 肾与膀胱经络互相络属，构成表里相合的关系，生理上主要表现在小便的排泄方面。肾为水脏，膀胱为水腑，水液经肾的气化作用，浊者下降贮存于膀胱。膀胱贮存尿液，排泄小便的功能，依赖于肾的气化与固涩，才能开合有度。肾与膀胱密切合作，共同维持体内水液代谢。

腑与腑之间的关系 六腑的主要功能是受盛和传化水谷，在饮食物的消化、吸收及糟粕的排泄等功能活动中，六腑之间亦相互联系，密切配合。饮食入胃，经胃的腐熟和初步消化，下传于小肠。小肠受盛化物，进一步消化，并泌别清浊。其清者为精微以营养全身。浊者，其水液渗入膀胱，食物之糟粕导入大肠。渗入膀胱的水液经气化作用，及时排出体外；进入大肠的糟粕，经燥化与传导作用而为粪便，由肛门排出体外。在饮食物的消化、吸收和糟粕的排泄过程中，还有赖于胆汁的输泄以助消化。三焦不但是水液运行的道路，更重要的是三焦主持诸气，能敷布元气于全身脏腑，推动了传化水谷的功能活动。由于六腑传化水谷，需要不断地受纳、消化、传导和排泄，宜通畅而不宜留滞，故《素问·五藏别论》有"传化物而不藏""胃实而肠虚"和"肠实而胃虚"的论述。说明了饮食物在胃肠中更替运化的生理过程，后世医家"六腑以通为用"和"腑病以通为治"的理论，即根源于此。

作用与意义 包括脏与脏、脏与腑、腑与腑的病变相互影响。

脏与脏的病变相互影响

①心与肺：若肺的宣肃功能失调，可影响心主行血的功能，而致血液运行失常。反之，心的功能失调，导致血行异常时，也会影响肺的宣发和肃降，从而出现心肺亏虚，气虚血瘀之候等。②心与脾：若脾气虚弱，运化无权，则心血的化生不足；脾不统血而使血液妄溢，亦可导致心血亏损；

若思虑过度耗伤心血，又可影响脾之健运。以上情况，均可出现心悸、失眠、腹胀食少、肢倦、面色无华等心脾两虚证，临床用补益心脾的方法来治疗。③心与肝：主要反映在阴血不足和神志不安两个方面，表现为心肝血虚和心肝火旺之候。④心与肾：若心阳衰微，心火不能下温肾水，以致水寒不化，上凌于心，可出现心悸、心慌、水肿等水气凌心的病证。若肾水不足，不能上济心阴，或肾阳不足，不能蒸化肾水，不能上济于心阴，皆可致心阳独亢，出现心悸、怔忡、心烦、失眠、健忘、耳鸣等症状。⑤肺与肾：若肺的宣降功能失调，或肾的气化作用不利，皆可导致水液代谢失常，出现咳逆喘息不得卧、水肿等病证。若肾气虚衰，摄纳无权，或肺病日久，伤及肾气而致肾不纳气，皆可出现气喘，呼多吸少，动则尤甚等肾不纳气的证候。⑥肝与脾：若肝失疏泄，就会影响脾胃的升降运化，表现出肝气横逆，克伐脾土等肝脾不调证，或是出现肝气横逆乘袭胃等肝胃不和证。反之，脾病亦可影响及肝。若脾虚不运，气血生化无源，或脾不统血，失血过多，均可导致肝血不足；若脾失健运，水湿内停，久蕴成热，湿热郁蒸，使肝胆疏泄不利，则可形成黄疸。⑦脾与肾：若肾阳不足，不能温煦脾阳，可见腹部冷痛、下利清谷或五更泄泻、水肿等。若脾阳久虚，进而可损及肾阳，除出现脾阳虚的上述症状外，可见畏寒肢冷、腰膝酸软或冷痛，或见阳痿、遗精、早泄等脾肾阳虚证。⑧肝与肾：若肾精亏虚，可导致肝阴不足；肝阴不足，亦可引起肾精亏损。再如，肾阴不足可引起肝阴不足而导致肝阳偏亢；肝火太盛，亦可下灼肾阴，从而形成肾阴不足。

脏与腑的病变相互影响 ①心与小肠：心火盛，移热于小肠，能够影响小肠的泌别清浊的功能，煎灼津液，引起尿少、尿赤、尿热、尿痛等小肠火热的症状。反之，若小肠有热亦可循经上炎于心，可见心烦、舌赤、口舌生疮等。故在临床治疗上，清泻心火、清利小便的药物，常常并用。②肺与大肠：若肺气失于肃降，津液不能下达，可见大便困难；肺气虚弱，气虚推动无力，可见大便秘结，临床称气虚便秘；若气虚不能固摄，则可见大便溏泄。若大肠实热积滞，腑气不通，则又可引起肺气宣降失常，而产生咳喘胸满等。③脾与胃：若脾脏受邪，运化失职，清气不升，可影响胃的受纳与和降，出现食少、呕吐、恶心、腹胀痛等。若胃腑受病，胃失和降，亦可影响脾的升清与运化。出现腹胀、泄泻等。④肝与胆：若肝的疏泄失常，就会影响胆汁的分泌与排泄；胆汁排泄不畅，又会影响肝的疏泄。因此，肝胆的病证常常同时出现。因此，临床上，有疏肝作用的药物，都有利胆功效。⑤肾与膀胱：若肾气不足，气化失常，固摄无权，则膀胱开合失度，可出现小便不利或失禁、遗尿、尿频等。故在临床上见到尿液的贮存与排泄失常的病证，除膀胱本身外，多与肾脏有关。如老年人的尿失禁，多由肾气衰弱所引起。

腑与腑的病变相互影响 六腑在病变上也相互影响。如胃有实热，津液被灼，必致大便燥结，大肠传导不利；而大肠传导失常，肠燥便秘也可引起胃失和降，胃气上逆，出现嗳气、呕恶等。又如胆火炽盛，常可犯胃，可现呕吐苦水等胃失和降之证，而脾胃湿热，熏蒸于胆，胆汁外溢，则现口苦、黄疸等。

（傅海燕）

xíngtǐ

形体（physique） 广义，泛指一切有形态结构的组织器官，包括头、躯干、四肢、五脏、六腑等。狭义，又称五体，专指皮、脉、肉、筋、骨。

历史沿革 广义之形体论，见于《素问·上古天真论》："七八，肝气衰，筋不能动，天癸竭，精少，肾藏衰，形体皆极。"狭义之五体，见于《灵枢·根结》："逆顺五体者，言人骨节之小大，肉之坚脆，皮之厚薄，血之清浊，气之滑涩，脉之长短，血之多少，经络之数，余已知之矣。此皆布衣匹夫之士也。"其后，历代医家传承《黄帝内经》之论，并有所发挥。

基本内容 狭义的五体，即皮、脉、肉、筋、骨。

皮：又称皮肤，是覆盖于人体表面的组织，其上多有毛发，故皮毛并称。皮肤的纹理缝隙与肌肉的纹理缝隙，合称腠理。皮肤上遍布汗孔，汗液由此排泄。皮毛与肺的关系十分密切。《素问·阴阳应象大论》："肺主皮毛。"皮肤与经络关系密切，十二经脉分布于体表，并将皮肤分为十二部分，每条经脉濡养一部分皮肤，称为十二皮部。皮肤的生理功能，主要有防御外邪、调节津液代谢、调节体温和辅助呼吸四种。

脉：在中医学中，脉有多种含义，五体中的"脉"指脉管，又称血脉，是气血运行的通道。脉是相对密闭的管道系统，遍布全身，无处不到，环周不休，外而肌肤皮毛，内而脏腑体腔，形成一个密布全身上下内外的网络。脉与心、肺、肝、脾有着密切的联系。心与脉在结构上直接相连，而血在脉中运行，赖气的推动。心主血，肺主气，脉运载血气，三者相互为用，既分工又合作；肝主藏血，调节血量，防止出血；脾主统血，使血液不溢于脉外，共同完成气血的循环运行。脉的生理功能是运行气血，气血在人体的血脉之中运行不息，循环贯注周身。血脉能约束和促进气血循着一定的管道和方向运行。脉为气血运行的通道，人体各脏腑组织与血脉息息相通。因此，人体气血的多少，脏腑功能的盛衰，均可通过脉象反映出来。

肉：肌肉的简称，又称分肉。肌肉的纹理称为肌腠，又称肉腠、分理。人体肌肉较丰厚处称为䐃或肉䐃，"䐃，肉之聚也"（《类经·藏象类》）。肌肉之间互相接触的缝隙或凹陷部位称为溪谷，大的缝隙处称谷，小的凹陷处称溪，为体内气血汇聚之所，亦是经气所在之处。肌肉与皮肤统称为肌肤，肌肉与皮肤之间的部位称为肌皮。人体的肌肉主司运动，各种形式的运动，均需肌肉、筋膜和骨节的协调合作，其中肌肉的舒缩活动起主要作用。《灵枢·经脉》："肉为墙。"肌肉可以像墙一样保护内在脏器，缓冲外力的损伤，又可抗拒外邪的侵袭。如"肉不坚，腠理疏，则善病风"（《灵枢·五变》）。脾胃为气血生化之源，全身的肌肉，依靠脾所运化的水谷精微来营养，营养充足则肌肉发达丰满。因此，人体肌肉壮实与否，与脾的运化功能有关。故《素问·痿论》："脾主身之肌肉。"

筋：在五体中指肌腱和韧带。其中较粗大的筋为大筋，较细小者为小筋，包于肌腱外者称为筋膜。筋具有连属关节、联络形体、主司运动等功能。筋附于骨而聚于关节。《素问·五藏生成》："诸筋者，皆属于节。"筋连结骨节肌肉，不仅加强了关节的稳固性，而且还有保护和辅助肌肉活动的作用。筋与肝的关系密切，肝主筋。肝血充足则筋力劲强，关节屈伸有力而灵活，肝血虚衰则筋力疲惫，屈伸困难。

骨：泛指人体的骨骼。骨具坚刚之性，为人身的支架，能支持形体，保护脏腑。故《灵枢·经脉》："骨为干。"骨为髓府，髓藏骨中，所以说骨有贮藏骨髓的作用。骨所以能支持形体，实赖于骨髓之营养；骨得髓养，才能维持其坚韧刚强之性。所以，人体的一切运动都离不开骨的作用。骨与肾的关系密切，肾主骨。因为肾藏精，精生髓而髓又能养骨，所以骨骼的生理功能与肾精有密切关系。髓藏于骨骼之中，称为骨髓。肾精充足，则骨髓充盈，骨骼得到骨髓的滋养，才能强劲坚固。

（傅海燕）

tóu
头（head）
头颅，人身体的最上部分。

历史沿革 《素问·脉要精微论》："头者，精明之府。头倾视深，精神将夺矣。"头是精明（眼睛）及五官所在之处，是人体精气活动表现最明显之处。《灵枢·邪气藏府病形》："十二经脉，三百六十五络，其血气皆上于面而走空窍，其精阳气上走于目而为睛，其别气走于耳而为听，其宗气上出于鼻而为臭，其浊气出于胃，走唇舌而为味。其气之津液，皆上熏于面……。"五脏六腑之精气上注于头，供给头面部与

七窍之用。故观察眼睛及头面部的状态，特别是观察眼睛是否活动灵敏、炯炯有神，或是活动迟钝、眼神呆板，能够测知精气神的盛衰。

头的前部为面，面与头部，不可分割，合称首面。面部色泽为脏腑气血的外华。《素问·五藏生成》："心之合脉也，其荣色也。"言心主血脉，面色为心之外华所在。心主血脉，全身气血皆可上注于面，所以面部的色泽能反映出心气的盛衰，心血的多少。心功能健全，血脉充盈，则面色红润光泽；反之，则面部色泽异常。如心气不足，心血亏少，则面白无华；心脉瘀阻，则面色青紫。《灵枢·师传》："五藏之气，阅于面。"面部的不同部位与脏腑相关，《灵枢·五色》确定了面部不同部位所属五脏的分布。如"庭者，首面也。阙上者，咽喉也。阙中者，肺也。下极者，心也。直下者，肝也。肝左者，胆也。下者，脾也。方上者，胃也。中央者，大肠也。挟大肠者，肾也。当肾者，脐也。面王以上者，小肠也。面王以下者，膀胱、子处也。颧者，肩也。颧后者，臂也。臂下者，手也。目内眦上者，膺乳也。挟绳而上者，背也。循牙车以下者，股也。中央者，膝也。膝以下者，胫也。当胫以下者，足也。巨分者，股里也。巨屈者，膝膑也。此五藏六府肢节之部也，各有部分。"结合五色的配属关系，可以根据头面部的外观颜色部位，判断五脏六腑气血的盛衰。

基本内容 头，处于人体的最上部，包括颅脑、面及五官各部分。头的最外层覆盖着头发，发内是坚硬的头骨。头骨由头顶的头顶骨、头侧面鬓骨、脑后的

枕骨、耳后的完骨等构成。人的头颅之内富含髓质，头骨中的髓质称为脑，人的脑为髓汇集之处，又称脑为髓海，人头骨中的脑与骨骼中的髓合称脑髓。人的头有大小、形状的不同，总体上人头圆以应天。

头面，又称首面，靠筋骨与形体相连，"首面与身形也，属骨连筋，同血合于气耳"（《灵枢·邪气藏府病形》）。人的面部有不同的颜色，不同的形状。不同的脸庞、不同的面色，表明人分属不同的类型。面部的最高位置为额，人的额头两侧有血脉搏动。额头下方有两条眉毛，眉毛如同横木架在双目之上，故眉毛也称为衡。眉毛分内侧端与外侧端，内侧端为眉头，也称眉本；外侧端眉梢处，称为眉后。人的两眉间，也称为阙。人体面部目外下方有隆起的颧骨，颧骨内侧部分为頄。面部上至目下，下至下颌之上，整个颊间骨总称为顺。颧部以下是面颊，面颊的两个侧面为蕃，面部中央鼻下、唇上皮肤有纵沟为人中，因其在面部中央又称为面中。面颊下面是下颌部，也称为牙车、颔、颊。面部长有胡须，人的胡须根据生长部位的不同，分成须、髯和髭三种。须泛指胡须，也指生于口下及两颐的胡须，而长于两颊上的胡须称为髯，生于唇上边的胡须称为髭。

作用与意义 头为诸阳之会。《灵枢·逆顺肥瘦》："手之三阳，从手走头；足之三阳，从头走足。"即手三阳经从手指走向头部，足三阳经从头走向足趾，手三阳经与足三阳经在头面部交接。手阳明大肠经与足阳明胃经交接于鼻翼旁的迎香穴，手太阳小肠经与足太阳膀胱经交接于目内眦旁的睛明穴，手少阳三焦经与足

少阳胆经交接于目外眦旁的瞳子髎穴。这些经络皆交会于头部，头部成为全身阳气会聚之处，故称头为"诸阳之会"。因此，《难经·四十七难》："人面独能耐寒者何也？然。头者诸阳之会也，诸阴脉皆至颈、胸中而还，独诸阳脉皆上至头耳，故令面耐寒也。"另外，若阳邪侵犯或脾胃阳气不足，升清降浊的功能障碍所致清阳不升，水谷化生的轻清阳气不能正常濡养头部，也会出现头晕、眼花、视蒙耳鸣、耳聋、困倦乏力、食不知味、舌淡嫩、苔白、脉弱等一系列症状。治疗上，阳虚者宜补中益气，湿重者须芳香化浊。

头面部经络分布有规律。经络系统中的十二经脉在头面部的分布有一定规律：手足阳明经循行于颜面、额两侧，手足太阳经循行于面颊、头项部，手足少阳经循行头两侧部，足厥阴经上行出于头顶部。此外，奇经八脉中的督脉沿背脊上行，并经头顶、额、鼻、上唇，到上唇系带处；任脉则沿胸腹正中线上行，经咽喉至两目眶下。其他，如冲脉、阴跷、阳跷、阳维等奇经也分别行至头面部。对头面部经络的正确认识，有助于头面疾患的分经辨证。如头痛前额连眉棱骨痛，属阳明经头痛；头侧部痛，尤以太阳穴附近为甚者，属少阳经头痛；后头部连项痛，属太阳经头痛；头顶部痛，属厥阴经头痛。

(傅海燕)

jǐng

颈（neck） 头和躯干相连接的部分。亦称颈项，俗称脖子。

颈位于肩上头下，也称颈项，分而言之，脖子前面为颈，脖子后面为项。见于《广韵·清韵》："颈在前，项在后。"《医宗金鉴·刺灸心法要诀》："颈项者，颈之茎也。又曰颈者，茎之侧也；项者，茎之后也，俗名脖项。"颈部前方正中突起的部位，称为结喉。颈部两侧有筋，称颈筋，也称为婴筋。后项部也有两条筋称项中两筋，也称为项筋。项上高起的脊椎第一椎为项大椎，简称大椎，其上项骨的第一椎为上椎，项骨有三节合称项上三椎，因其在项大椎之上，上接颅骨用以承头，又称之为柱骨。

颈项与经络的联系非常广泛，十二经脉中除手厥阴心包经外，其余十一条经脉或其分支均经过颈项部。手三阳经从手走头，足三阳经从头走足，颈项部为必经之处。手三阴经虽从胸走手，然手太阴肺经上抵咽部，手少阴心经之分支挟食管上行走目系，可见肺、心两经亦行经颈部。足三阴经，从足走腹，皆上行颈部分别抵头、舌、目等处。奇经八脉，除带脉外，其余的经脉皆经过颈部。颈项与全身经络广泛联系。

颈部的功能，主要是联系躯干与头部，支撑头部，并使头部能俯仰转侧。项骨（颈椎骨）和颈部肌肉，是支撑与活动头部的主要组织。第一颈椎上与枕骨相连，其间有穴位名曰风府，风府上面的"脑户"穴，是针刺禁区。《素问·刺禁论》："刺头，中脑户，入脑立死。"项大椎上有穴位大椎，是手足三阳经交会之处。项骨易因年老退化或外力损伤而发生病变，躺卧姿势不良或外感风寒，亦可致项部肌肉强直不舒。《伤寒论·辨太阳病脉证并治上》："太阳之为病，脉浮，头项强痛而恶寒。"即因行经后项部的足太阳膀胱经感受外邪，经气郁滞所致。另外，结喉两旁颈动脉搏动处，称为人迎脉，为古代三部九候诊法的切脉部位之一。《灵枢·终始》："持其脉口人迎，以知阴阳有余不足，平与不平，天道毕矣。"

(傅海燕)

qūgàn

躯干（trunk） 人体除头、颈和四肢外的躯体部分。

基本内容 人体躯干，大致可以分为胸胁、背部、腰骶部和腹部四部分。颈部以下、腹部以上的部位为胸。胸与背构成胸腔，心肺居其中。心脏外面有包膜，名心包络，简称心包。胸腔下有胸膈，将胸与腹分开。胸部上方有横向连肩的大骨缺盆骨，其上骨间凹陷处，如同缺损的盆，故称此处为缺盆。胸骨上端凹陷处骨骼，为上横骨；胸骨下方形状如同鸠尾的小骨称为"髑骭"，也称为"鸠尾"。心肺居于胸腔，心下脂肪古称膏，心下膈上的部位古称肓。左侧乳部的下方，即心尖搏动区，称为虚里。肩下胁上的凹陷部位，为腋，俗称胳肢窝。从腋下到肋骨尽处的部分为胁，也称为胠。肝居胁下，胆附于肝。胁部皮内之骨为肋，也称为胁骨，胁下部的软肋称为季胁，胁肋下虚软处为䏚。

人体躯干后面统称背，也称为脊背，其中项以下腰以上的部位称胸背部，腰以下至骶骨部位为腰背部。通常所说的背部，指胸背部。背部外上方有肩胛骨，也称为髆骨。背部正中有脊骨统称为脊椎，也称为背骨。脊椎的范围，从脊骨第一椎下至最下面的骶骨。在脊椎两旁的肌肉，称为膂，也称为䐇。

身体中部胯上胁下的部分为腰，两侧的大骨称为髋，也称为髂。位于腰部的脊椎称为腰脊，肾位于腰脊椎两旁。腰以下尾骶骨所在的部位为尻，其内的尾骶骨称为骶骨，也称为穷骨、尻骨等。两髋骨上的骨缝处为髂髎，骶骨上有八个骨空缝隙称为八髎。两股上端腰下肌肉丰厚隆起处为臀。

人体胸膈以下，横骨以上的部位为腹部，其中胸腹连接处鸠尾的下方，称为心下。上腹是胃所居之处，胃体所在的部位称为胃脘，也常称为心腹。胃脘至脐上的部位，称为大腹。脐周围部分为脐周，肠绕其中。脐下中部称为小腹，小腹的两旁为少腹。也有将脐下部位统称为少腹或小腹者。小腹是膀胱和胞宫所居之处。

循行于人体的躯干部的经脉：如循行于躯干腹面胸腹部正中线的是任脉，其外侧依次为足少阴肾经、足阳明胃经和足太阴脾经。循行于躯干背面腰背部正中线的是督脉，两侧为足太阳膀胱经和督脉的别络，腰背部还有足少阴肾经、冲脉与任脉的分布。足少阳胆经与足厥阴肝经循行于躯干的侧面，胁部还有足太阴脾经的大络。

十二经脉中，除足太阳膀胱经外，均行于胸部或贯膈过胸中。其中手三阴经起于胸腹，自胸前两侧上方浅出体表后走至指端。手三阳经起于指端而行至头面，均在颈部两侧下至缺盆后进入胸腹腔，分别与有关脏腑络属。另有足少阳胆经分支入缺盆后进入胸腔，贯膈后络肝属胆。此外，奇经八脉中的任脉、冲脉、阴跷脉、阴维脉，亦均循经胸部或贯穿胸腔。

另外，奇经八脉之中，督脉、任脉、冲脉均起于胞中，胞宫位于小腹之内。自腹股沟处气街穴上行挟脐两旁，则属于冲脉。另有带脉环绕腰腹一周，在腹面下垂至少腹。阴跷、阴维则分别循行于脐旁两侧之腹面。

作用与意义 躯干对于人体生命活动具有重要意义。胸部，心包保护心脏，生理上代心行令；病变则心包代心受邪，因此会出现热入心包、痰浊蒙蔽心包等心主神志功能异常的病变。膈，为胸腹腔的分界，取其可以遮隔胃肠消化饮食所产生的浊气上熏心肺的功能。虚里，心尖搏动处，为胃之大络，"贯膈络肺，出于左乳下，其动应衣（《素问·平人气象论》)"。诊察虚里的搏动状态，可以测候宗气的盛衰。人的胸骨剑突长短不一，可以反映胸腔的大小，进而反映胸中肺的大小。如《灵枢·骨度》："缺盆以下至髑骬长九寸，过则肺大，不满则肺小。"背部，保护心肺，并与此二脏关系密切。如《灵枢·本脏》："肩背厚者，肺坚；肩背薄者，肺脆。"《素问·藏气法时论》："肺病者，喘咳逆气，肩背痛。"《灵枢·厥病》："厥心痛，与背相控，善瘈，如从后触其心。"心肺两脏的生理或病变，均可在背反映出来。

腹部范围较大，其各部位与不同的脏腑经络有着相应的联系。腹部症状的辨析和体征的诊察，是中医诊断学的重要内容。上腹部，两胁为肝胆之分野，肝胆两经相络属，互为表里。胁肋胀满疼痛等异常感觉的出现，每与肝胆病变有关。心下，即胃脘，心下痞按之痛，实指胃痛。大腹，在胃下脐上，为足太阴脾所属，大腹隐痛，喜暖喜按，多为脾胃虚寒。小腹，在脐下，为膀胱、胞宫所居之处。若见小腹胀痛，小便不利，多为膀胱气化不利。若月经期，小腹冷痛，则为寒凝胞宫所致。少腹，为小腹两侧，足厥阴肝经循行的部位，若少腹胀痛，多为肝经气滞。

腰与肾的关系最为密切。《素问·脉要精微论》："腰者肾之府，转摇不能，肾将惫矣。"肾的生理和病理变化常表现于腰，如《灵枢·本藏》："肾小则藏安难伤，肾大则善病腰痛，不可以俯仰，易伤以邪；肾高则苦背膂痛，不可以俯仰；肾下则腰尻痛，不可以俯仰，为狐疝……肾偏倾，则苦腰尻痛也。"

（傅海燕）

gāohuāng

膏肓（gao huang）①心下膈上的部位。②穴位名，属足太阳膀胱经。出自《左传·成公十年》，晋侯有病，向秦国求医，秦伯使医缓往治。医缓诊断晋侯之病是"在肓之上，膏之下，攻之不可，达之不及，药不至焉。不可为也"。此处因为部位深，灸治不能达到那里，针刺也达不到此处，药物治疗也不能达到那里，因此不能救治了。对于"膏"与"肓"二字，杜预注："心下为膏。肓，鬲也。"后人据此，将膏肓解释为膈之上心之下的空隙处，并称病情危重为"病入膏肓"。如晋·王叔和《脉经序》谴责不学无术的医生"致微疴成膏肓之变，滞固绝振起之望"。足太阳膀胱经的膏肓穴，位于第4胸椎棘突下，旁开3寸。见于《备急千金要方·杂病》："膏肓俞无所不治，主羸瘦虚损，梦中失精，上气咳逆，狂惑忘误。"

（傅海燕）

móyuán

膜原（mo yuan）广泛分布于脏腑组织间，具有维系联络作用的膜状组织，也特指肠胃之间的膜状组织。又名募原、脂膜。出自《素问·举痛论》："寒气客于肠胃之间，膜原之下……"募原出自《素问·疟论》《灵枢·百病始生》和《灵枢·岁露论》。清·朱骏声《说文通训定声》："募，假借为膜。"膜原是广泛分布于脏腑组织间具有维系联络作用的膜状组织，也特指肠胃之间的膜状组织。明·吴有性认为，膜原位于一身表里上下内外之间，即处在一身半表半里的部位，并因此创立了"邪伏膜原"的学说。

古人认为，膜原是疟疾病邪留居之所。《素问·疟论》："其间日发者，由邪气内薄于五藏，横连募原也。其道远，其气深，其行迟，不能与卫气俱行，不得皆出，故间日乃作也，"杨上善注："膜原，五脏皆有膜原。"此外，《素问·举痛论》中，"寒气客于肠胃之间，膜原之下"一句，又将膜原局限于肠胃之间。

（傅海燕）

sìzhī

四肢（four limbs）　人体两上肢和两下肢的总称。

基本内容　四肢，统指人体两上肢与两下肢。人体上肢与躯体连接处为肩部，从肩至手的整个上肢为手臂。手臂包括臑、肘、臂、腕和手五部分。人的上臂为臑，从肩至肘的上臂长一尺七寸（《灵枢·骨度》）。上臂与前臂连接处为肘，可以弯曲。从肘到腕的前臂，其长度为一尺二寸半（《灵枢·骨度》）。手与前臂相连之处为腕，手腕部的骨头泛称腕骨。在前臂内侧，有两处重要的诊病部位：尺肤和寸口。尺肤是从肘部内侧至腕横纹的一段皮肤。手腕后一寸动脉搏动处为寸口，寸口又分为三部。高骨处为关部，关之前近腕处为寸部，关之后为尺部。人体上肢腕以下持物的部分为手，手包括掌和指两部分。掌又分为手指屈侧面的手掌和手

指伸侧面的手背两面。拇指以外的四个指掌关节，称作本节。手背大指与示指分叉根部称为虎口。手掌内侧大指后肌肉隆起处为手鱼，手鱼外侧手掌与手背皮肤深浅交界处称为鱼际。

人体下肢大腿称为股，大腿内的股骨，也称髀骨，如同柱桩支撑身体。股骨上方的关节部位，为髀骨嵌入之处，因其有转枢髀骨的作用，故名髀枢。人的髀枢以下至膝中长一尺九寸（《灵枢·骨度》），即大腿部长一尺九寸。"两髀之间广六寸半"（《灵枢·骨度》），即两大腿之间的距离为六寸半。大腿前外方肌肉隆起，形状如同趴伏的兔子，称其部位为伏兔。人体大小腿相连接处的骨节称为膝，膝是腿部之筋附着之处，是人体直立的关键所在，故有"膝者筋之府，屈伸不能，行则偻附，筋将惫矣"（《素问·脉要精微论》）之言。膝关节上覆盖有扁圆形膝盖骨称为髌骨。膝关节后面弯曲成窝处为腘。膝下踝上的小腿，统称胫，小腿内有胫骨与胫骨的辅骨腓骨两骨。小腿后面的小腿肚，称为腨肠。人的小腿与脚相连之处，分左右两侧，内侧突起的部分为内踝，外侧突起的部分为足外踝。从膝盖的中点到外踝长一尺六寸（《灵枢·骨度》），若从膝内辅骨下边缘至内踝长一尺三寸（《灵枢·骨度》）。足踝下支撑人体站立的部分为足，也称之为脚。足后跟之骨，称为跟骨。足背为足跗，也称为足趺，足背上踝关节前横纹的两筋之间有动脉搏动，称之为趺阳脉，是古代三部九候遍诊法的切脉部位之一，属于足阳明胃经，用于测候脾胃。

四肢主要与脾、肝等脏有关。脾主四肢。脾主运化和升清，脾

气健运，则四肢营养充足，活动强劲有力。若脾失健运，清阳不升，布散无力，则四肢失养，倦怠无力，甚或萎弱不用。如《素问·太阴阳明论》："四肢皆禀气于胃，而不得至经，必因于脾乃得禀也。今脾病不能为胃行其津液，四肢不得禀水谷气，气日以衰，脉道不利，筋骨肌肉皆无气以生，故不用焉。"肝主筋。筋，即筋膜，附着于骨而聚于关节，主司关节的运动。筋的功能，依赖肝经肝血的滋养。爪为筋之余，肝主筋，其华在爪，肝血的盛衰，也能影响到爪甲的荣枯。

四肢与经络的关系：循行于上肢的经脉，主要是手三阴经和手三阳经。手太阴肺经循行于上肢内侧前缘，手厥阴心包经行于中线，手少阴心经行于后缘。手阳明大肠经行于上肢外侧前缘，手少阳三焦经行于中线，手太阳小肠经行于后缘。手三阴经与手三阳经分别于示指、无名指及小指端交接。循行于下肢的经脉，主要是足三阴经和足三阳经。足太阴脾经循行于下肢内侧前缘，足厥阴肝经行于中线，足少阴肾经行于后缘。其中在小腿下半部和足背部，肝经在前缘，脾经在中线，二经上行，至内踝上八寸处交叉后，脾经转到前缘，肝经转至中线。足阳明胃经循行于下肢外侧前缘，足少阳胆经行于中线，足太阳膀胱经行于后缘。足三阴经与足三阳经，分别交接于足大趾端、足大趾丛毛中及足小趾端。奇经八脉中的冲脉、阴跷脉、阳跷脉、阴维脉、阳维脉均行经下肢。

作用与意义　诊察四肢对辨证论治具有重要作用与意义。上肢的尺肤、寸口、鱼际及小儿的示指部位，在临床的诊断上均有

特殊的意义。尺肤是人手臂寸口至肘部内侧的皮肤，诊察尺肤是古代切诊的内容之一。《灵枢·论疾诊尺》："审其尺之缓急、小大、滑涩，肉之坚脆，而病形定矣。"寸口为手太阴肺经的动脉，肺主气而朝百脉，肺经起于中焦脾胃，脾胃为脏腑气血营养的来源，所以全身脏腑经脉气血的情况，可从寸口脉体现出来。鱼际部位有手太阴肺经经过，肺经分支布于示指掌侧者，称为鱼络。临床上观察鱼络的现象，可作为诊断手阳明经病变的参考。如《灵枢·邪气藏府病形》："鱼络血者，手阳明病。"小儿示指桡侧的脉络，习称小儿指纹。可分为风、气、命三关。示指本节为风关，第二节为气关，第三节为命关。望指纹，对幼儿疾病，尤其是外感疾病有重要诊断意义。

（傅海燕）

gǔdù

骨度（bone-length measurement）　以骨节为标志，定出一定度数，以测量人身各部位的长度和宽度。出自《灵枢·骨度》。以中等身高的人身长七尺五寸，其横度（两臂外展与肩平，两手伸直，以中指为准）也为七尺五寸为准，将人体分为七十五分，每等分为1寸，作为量取腧穴的标准。见于《灵枢·骨度》："头之大骨围二尺六寸，胸围四尺五寸，腰围四尺二寸。发所覆者，颅至项尺二寸，发以下至颐长一尺……结喉以下至缺盆中长四寸，缺盆以下至𩩲骭长九寸……此众人骨之度也，所以立经脉之长短也。"

现代常用骨度折量分寸：前后发际间为12寸，两乳间为8寸，胸骨体下缘至脐中为8寸，脐孔至耻骨联合上缘为5寸，肩胛骨内缘至背正中线为3寸，腋前（后）横纹至肘横纹为9寸，肘横纹至腕横纹为12寸，股骨大粗隆（大转子）至膝中为19寸，膝中至外踝尖为16寸，胫骨内侧髁下缘至内踝尖为13寸，外踝尖至足底为3寸。用骨度折量法进行腧穴的定位，使不同尺度的实际测量规范到统一标准的等比例折量，巧妙地解决了标准化与个体化契合的难题，称为中国古代针灸医学的伟大创举。现代常用的骨度分寸，依然是以《灵枢·骨度》为基础，并在长期的医疗实践中经过修改、补充和完善而成。

（傅海燕）

gǔkōng

骨空（bone empty）　骨间孔隙，又称骨孔；也指骨髓腔孔隙，又称髓孔；脑部前后骨空，特称髓空。空，通"孔"。《说文》："空，窍也。"骨空主要指骨间孔隙。《素问·骨空论》："脊骨下空，在尻骨下空；数髓空在面侠鼻，或骨空在口下当两肩。"骨髓间的孔隙，称为髓孔。《素问·骨空论》："扁骨有渗理凑，无髓孔，易髓无空。"因脑为髓海，不同于其他骨骼，又特称脑部前后的骨空为髓空。《素问·骨空论》："髓空在脑后三分。"骨空作为孔窍，还引申指骨髓腔。《灵枢·五癃津液别》："五谷之津液，和合而为膏者，内渗于骨空，补益脑髓。"

骨空，是骨骼的孔窍，是气血和髓交会的通路。肾藏精，精生髓，髓居于骨中，精髓充足，化生血液，其精血化生的通道即为骨空。《灵枢·卫气失常》："骨之属者，骨空之所以受益而益脑髓者也。"骨空输注精气而能补益脑髓。人的周身骨节间均有骨孔，而一些腧穴正位于骨孔之中，

或位于骨旁凹陷处。如《素问·气府论》："足阳明脉气所发者六十六穴：额颅发际旁各三，面鼽骨空各一，大迎之骨空各一，人迎各一，缺盆外骨空各一……，分之所以在穴空。"寻找体表的骨空或骨旁凹陷处，也是针灸腧穴定位的方法之一。

（傅海燕）

tǐbiǎo

体表（body surface）　身体的表面和表层。古时多称为"表"，包括人体表层的皮肤、毫毛、肌肉、汗孔等。皮肤，简称皮或肤，又称皮腠、肤腠，是覆盖于人体表面的组织。全身除手、足掌部外，均长有毫毛，故多皮毛并称。皮肤与肌肉的纹理间隙，合称腠理。皮肤上遍布汗孔，也称气门、玄府、鬼门，为汗液排泄的孔道。

皮毛与肺的关系非常密切，如《素问·阴阳应象大论》："肺主皮毛。"肺气宣发，将津液与水谷精微布散到皮毛肌腠，使皮肤滋润，毫毛光泽。卫气主要分布于体表，具有温煦肌肉、充实皮肤、濡养腠理、调节汗孔开合及防御外邪的作用。

皮肤与经络关系密切，十二经脉功能活动反应于体表皮肤的部位，称为"十二皮部"，皮部位于人体最外层，是机体的屏障，具有保卫机体、抵御外邪的作用。

皮肤的生理功能主要有四：①防御外邪。皮肤主一身之表，是防御外邪的主要屏障。卫气行于皮毛，若卫气强盛，腠理致密，则邪不能入；若卫气不足，腠理疏缓，则邪气可乘虚而入，引起疾病。如《灵枢·百病始生》："是故虚邪之中人也，始于皮肤，皮肤缓则腠理开，开则邪从毛发入，入则抵深……。"②调节津液代谢。汗为津液所化，通过皮肤

的汗孔而排泄，维持体内津液代谢的平衡。卫气功能的强弱，皮肤腠理的疏密，汗孔的开合，可以影响汗液的排泄，调节着津液的代谢。若汗出过多，就会伤津耗液，甚至引起津液不足。急性水肿的病证，可应用宣肺利水的方法，使之发汗以消肿。③调节体温。体温的恒定，有赖于卫气的温煦与司汗孔开合的作用正常。正常汗出，有调节营卫、滋润皮肤的作用。皮肤通过排出汗液，调节体温，保持体温恒定。若感受外邪，汗孔闭塞，汗不得出，引起发热。采用解表发汗药，使汗孔开张，汗得外泄，邪气随之外散，发热乃退，如《素问·生气通天论》："体若燔炭，汗出而散。"④辅助呼吸。肺合皮毛，皮毛上的汗孔有辅助呼吸的作用，故《素问·生气通天论》称汗孔为气门。皮毛之荣枯也可以反映脏腑气血的盛衰，故望皮肤毫发的荣润或枯槁，是中医望诊的内容之一。

（傅海燕）

còulǐ

腠理（striae and interstitial space） 皮肤肌肉的纹理及间隙。具有渗泄津液、抵御外邪等功能。广义泛指皮肤、肌肉、脏腑之纹理，具有通行元气、津液和血气等功能。

　　腠理，多指皮肤肌肉的纹理及间隙。见于《仪礼·乡射礼》郑玄注："腠，肤理也。"《素问·皮部论》中，唐·王冰注曰："腠理，皆谓皮空及文理也。"腠理内涵的外延，泛指皮肤、肌肉、脏腑之纹理。见于《金匮要略·脏腑经络先后病脉证》："腠者，是三焦通会元真之处，为血气所注；理者，是皮肤脏腑之纹理也。"腠理是元气、津液和血气输

布的通道，与三焦的功能有关。

　　腠理的疏密，与人体抵御外邪能力相关。在正常情况下，卫气充斥于腠理之中，并控制和调节腠理功能，"卫气和则分肉解利，皮肤调柔，腠理致密矣"（《灵枢·本藏》）。腠理又是外邪入侵人体的门户。如《灵枢·百病始生》："是故虚邪之中人也，始于皮肤，皮肤缓则腠理开，开则邪从毛发入，入则抵深。"卫气不固，腠理疏松，则汗孔开合失常，外邪乘虚而入，初期表现为外感疾病。如失治误治，可深入体内脏腑，发为内伤疾病。

（傅海燕）

xuánfǔ

玄府（sweat pore） 汗孔。又称鬼门，气门。汗孔不仅是排泄汗液的孔窍，而且皮毛通过汗孔宣散肺气，辅助调节呼吸。汗孔又称玄府，玄为黑色，黑色属水，汗出细微，难见其孔，故名。出于《素问·水热穴论》："所谓玄府者，汗空也。"张介宾注曰："汗属水，水色玄，汗之所居，故曰玄府。从孔而出，故曰汗空。然汗由气化，出乎玄微，是亦玄府之义。"汗孔又称鬼门。如《素问·汤液醪醴论》："开鬼门，洁净府。"汗出不见孔开，犹幽玄之鬼门而得名。也有认为，鬼通"魄"，肺藏魄，肺气通于皮毛，汗从皮肤而出，称为魄汗，汗孔称为鬼门。又称气门，出于《素问·生气通天论》："日西而阳气已虚，气门乃闭。"肺合皮毛，汗孔的开合也可辅助其呼吸作用，故称汗孔为气门。

　　汗孔与腠理关系密切。汗孔位于皮肤表面，腠理是皮肤肌肉的间隙。腠理的疏密，直接影响汗孔开合和汗液排泄。腠理致密则汗孔开合正常，腠理稀松则汗

孔异常开启，外邪易入。

（傅海燕）

guānqiào

官窍（five apertures and nine orifices） 机体与外界通连、有特定功能的孔窍。合称五官九窍，包括头面部的五官七窍，以及前、后二阴。五官，指头面部的耳、鼻、眼、口、舌。五官的主要生理功能，是具有听、嗅、视、味觉等感觉。窍，又有七窍、九窍之别。七窍，即上七窍，指头面部的两眼、两耳、两鼻孔及口七个孔窍，为自然界的清气及水谷（精微）摄入体内之门户，亦称上窍、清窍、阳窍。下二窍，指前阴、后阴，是体内大、小便等排出体外的通道，亦称下窍、浊窍、阴窍。《素问·阴阳应象大论》："清阳出上窍，浊阴出下窍。"九窍，即头面部七窍，加上前阴、后阴。外界各种变化，通过头面部的耳、鼻、眼、口、舌五官七窍所感知，内传于脏腑；而脏腑的生理功能，也通过经络气血反映于官窍。因此，官窍也是邪气入侵或外出的途径。外邪多自口、鼻等入侵机体，而机体病邪亦可从口、鼻及前后二阴排出体外。

　　《黄帝内经》提出，官窍与五脏有相应的特定关系。如《灵枢·五阅五使》："鼻者，肺之官也；目者，肝之官也；口唇者，脾之官也；舌者，心之官也；耳者，肾之官也。"五脏所藏之精气血津液，是官窍正常功能活动的物质基础。如《灵枢·邪气藏府病形》："十二经脉，三百六十五络，其血气皆上于面而走空窍，其精阳气上走于目而为睛，其别气走于耳而为听，其宗气上出于鼻而为臭，其浊气出于胃，走唇舌而为味。"《灵枢·脉度》："五藏常阅于上七窍也。故肺气通于

鼻，肺和则鼻能知香臭矣。心气通于舌，心和则舌能知五味矣。肝气通于目，肝和则目能辨五色矣。脾气通于口，脾和则口能知五味矣。肾气通于耳，肾和则耳能闻五音矣。五藏不和，则七窍不通。"《黄帝内经》还发现每一官窍不仅与其相应的脏腑有着特定的关系，而且与其他脏腑也有密切联系。耳、鼻、目、舌等又分属五脏，为中医学整体观念的具体体现。

五脏各有所主的官窍，通过观察外在官窍的变化，可以测知内在脏腑的状态。如观察舌的变化，可以了解心主血脉及藏神的功能是否正常；鼻的通气与嗅觉，可以了解肺的宣发功能是否正常；人的食欲、口味异常、口唇的色泽，可以了解脾的运化功能是否正常；从目的色泽及视觉，可以了解肝的功能是否正常；从耳的听觉，可以了解肾精、肾气的盛衰；从前、后二阴及二便排泄，可以了解肾、肝、大肠、膀胱等脏腑功能是否正常。因此，掌握官窍与脏腑相关的理论，对于眼科、耳鼻喉科及临床各科的实践具有重要的指导作用，也是耳针、眼针、鼻针、舌针等特色疗法的理论依据。

（傅海燕）

mù

目（eye） 眼睛，具有视觉作用。又称眼或睛。眼珠是目的主要部分，简称眼。眼睛有内连于脑的脉络，称为目系，也称眼系。眼珠处于眼窝中，眼窝称为目窠，由眼睛四周的眼眶（又称目眶）构成，在眼窝上下覆盖眼珠的组织称眼睑，也称目裹、目胞，其边缘称为睑弦。上、下眼睑相连接的部位为眦，靠近鼻部者称目内眦，靠近耳前者称为目外眦，也称目锐眦。目内眦有小孔，与鼻相通，名泪窍。

肝开窍于目，眼睛与肝的联系最为密切，具有视物辨色的功能。"肝气通于目，肝和则目能辨五色矣。"（《灵枢·脉度》）"肝受血而能视。"（《素问·五藏生成》）肝的经脉上连于目系，故目为肝之外候。

目分属五脏，受五脏六腑精气的滋养。如《灵枢·大惑论》："五藏六府之精气，皆上注于目而为之精。"后世，根据《黄帝内经》目分属五脏之论，形成"五轮八廓"学说，构建中医眼科学辨证论治的框架。

经脉方面，《素问·五藏生成》："诸脉者，皆属于目。"足三阳经起于眼或眼周围，手三阳经皆有支脉终于眼或眼附近，手少阴心经、足阳明胃经与足少阳胆经的经别也连于目系，"十二经脉、三百六十五络，其血皆上于面而走空窍，其精阳气上走于目而为睛"（《灵枢·邪气藏府病形》）。与目联系的相关经脉，气血充盈，保证了眼的正常功能。

中医望诊理论重点之一是望目，观察两目之神、色、形、态，可以测知神之常变、邪正盛衰、五脏虚实、气血失常等。

（傅海燕）

wǔlún

五轮（five wheels） 眼部由外至内分为胞睑、两眦、白睛、黑睛和瞳神五个部分，即肉轮、血轮、气轮、风轮、水轮，总称五轮，分别内应于脾、心、肺、肝、肾五脏。眼球形圆，转动灵活，宛如车轮，分有五个部分，故称五轮。

历史沿革 《黄帝内经》已经认识到眼睛的形态结构与五脏相联系。如《灵枢·大惑论》："精之窠为眼，骨之精为瞳子，筋之精为黑眼，血之精为络，其窠气之精为白眼，肌肉之精为约束，……"眼睛分属五脏，为五轮的形成奠定了基础。《医方类聚》收录的《龙树菩萨眼论》，提到"水轮""血轮"，但未述及其他三轮。北宋·王怀隐《太平圣惠方·眼论》，首次明确提出"五轮"之名，言及血轮、肉轮、水轮的具体部位，以血轮为黑睛，肉轮为白睛，水轮为瞳仁。至于风轮与气轮尚未准确的定位。元·危亦林《世医得效方·眼科总论》阐明五轮的部位所属："白属肺，气之精，气轮；黑属肝，筋之精，风轮；上下睑属脾胃，肉之精，肉轮；大小眦属心，血之精，血轮；瞳仁属肾，骨之精，水轮。"明·李梃《医学入门·杂病分类》将二眦分开，目内眦属心，目外眦属小肠，将六腑的小肠与胃引入五轮学说。明·王肯堂《证治准绳·杂病》，将目内眦属心君火，目外眦属心包络相火，并对五轮的形成、具体位置，与脏腑经络的关系及其发病特点，进行全面而详细的论述。

基本内容 五轮的主要内容，是将眼分为五部，根据五脏的五行属性，确定五个具体部位及其形态。肉轮，外应胞睑，内属于脾，以色黄润泽，开合自如者为顺。气轮，外应白睛，内属于肺，以白泽者为顺。血轮，外应内、外二眦，内属于心，以红活者为顺。风轮，外应黑睛，内属于肝，以青莹者为顺。水轮，外应瞳神，内属于肾，以黑莹形圆，展缩灵活者为顺。

作用与意义 五轮学说是中医眼科学的理论基础，对于眼科疾病的临床诊断与疾病防治具有指导作用。同时，根据目与五脏的关系，对临床诊治其他系统疾病也具有重要意义。如根据五轮与五脏的关系，诊察五轮色泽之常异，可以推测五脏之病变与否。如肝有病则现于风轮，肺有病则现于气轮，心有病则现于血轮，脾有病则现于肉轮，肾有病则现于水轮。根据五行的生克乘侮关系，诊察五轮色泽的变化，以辨五脏病变之相互影响。见于《证治准绳·杂病》："气若怫郁，则火胜而血滞，火盛而血滞则病变不测，火克金，金在木外，故气轮先赤，金克木而后病及风轮。"

（傅海燕）

八廓（eight regions）

bākuò

八廓（eight regions）　眼部的八个分区，天廓、地廓、风廓、雷廓、泽廓、山廓、火廓、水廓，总称八廓。八廓分属不同的脏腑。

历史沿革　明·徐春甫认为八廓是龙木禅师所首创。现存的《秘传眼科龙木论》书后附《葆光道人龙木集》有"八廓歌"，是将部分眼病归属于相应脏腑，分为八类，以"廓"名之。宋·严用和《济生方》有关于八廓名称的记载："方论有五轮八廓，内外障等之证，兹不复述。"元·孔允贤《医方大成》记载了八廓与八卦的关系。其曰："五脏分五轮，八卦名八廓……胆之腑为天廓，膀胱之腑为地廓，命门之腑为水廓，小肠之腑为火廓，肾之腑为风廓，脾胃之腑为雷廓，大肠之腑为山廓，三焦之腑为泽廓。"元·危亦林《世医得效方·眼科总论》绘制了八廓之图，使八廓有位可辨，并根据八廓的功能特点，命名为传导廓、水谷廓、抱阳廓、会阴廓、关泉廓、清净廓、津液廓、养化廓。明·李梴《医学入门·杂病分类》，进一步明确了八廓的名称与具体部位。

即"乾为天廓，位两边白睛中间，属肺与大肠；坎为水廓，位瞳子，属肾；艮为山廓，位神光，属胆；震为雷廓，位白睛上截向小眦，属小肠；巽为风廓，位乌珠瞳人外，属肝；离为火廓，位大、小眦，属心与命门；坤为地廓，位上下睑，属脾胃；兑为泽廓，位白睛下截向大眦，属膀胱。妇人小儿大同耳。"有关八廓的位置及内应的脏腑，以明·王肯堂《证治准绳·杂病》八廓的概念内涵、具体部位与作用最为全面。其基于"八廓应八卦"的思想，建立了眼部的八卦分区。即"乾居西北，络通大肠之腑，脏属肺……坎正北方，络通膀胱之腑，脏属于肾……艮位东北，络通上焦之腑，脏配命门……震正东方，络通胆腑，脏属于肝。巽位东南，络通中焦之腑，脏属肝络……离正南方，络通小肠之腑，脏属于心……坤位西南，络通胃之腑，脏属于脾……兑正西方，络通下焦之腑，脏配肾络"。并且指出两眼分区有顺时针排列与逆时针排列之不同。即"左目属阳，阳道顺行，故廓之经位法象亦以顺行；右目属阴，阴道逆行，故廓之经位法象亦以逆行"。此段内容的详细阐述，成为眼科独特的医学理论。

基本内容　根据八卦名称、卦象，命名八廓。八廓：即天（乾）廓、地（坤）廓、风（巽）廓、雷（震）廓、泽（兑）廓、山（艮）廓、火（离）廓、水（坎）廓，取其有如城郭护卫之意。

八廓的具体部位：天廓，位于白睛中间；水廓，位于瞳孔；山廓，位于外眦上方（一说为上睑）；雷廓，位于白睛上斜向小眦；风廓，位于黑睛；火廓，位于内、外眦血络；地廓，位于上、

下眼睑；泽廓，位于白睛下截向大眦。

八廓与脏腑相应：天廓，属肺与大肠；水廓，属肾；山廓，属胆；雷廓，属小肠；风廓，属肝；火廓，属心与命门；地廓，属脾胃；泽廓，属膀胱。

作用与意义　现代，辽宁彭静山受到眼部八廓的影响，首创"观眼识病"及眼针疗法，针刺眼球周围、眼眶边缘的八区十三穴，穴位分布皆在眼眶边缘2分许，总称为"眼周眶区穴"，以治疗全身疾病，如偏瘫、牙痛、神经性头痛、肋间神经痛、肩关节周围炎、坐骨神经痛、痛经、胃神经症、十二指肠球部溃疡、急性胆囊炎等。

（傅海燕）

耳（ear）

ěr

耳（ear）　位于头部，两侧对称，具有听觉功能。又名窗笼。耳朵，古人称为耳，其外侧边缘称为耳郭，又名耳廓、耳轮。耳下垂部分称为耳垂，又称耳珠。耳前部的突起称为耳门，又名蔽。耳与头的连接部位称为耳根。耳司听觉，"十二经脉，三百六十五络，其血气皆上于面而走空窍……其别气走于耳而为听"（《灵枢·邪气藏府病形》），故从耳聪的角度取名"窗笼"。

耳司听觉功能与五脏相关，与肾的关系尤为密切。肾开窍于耳，"肾主耳……在窍为耳"（《素问·阴阳应象大论》），"肾气通于耳，肾和则能闻五音矣"（《灵枢·五阅五使》）。耳还有助平衡的作用，从古籍所论眩晕症状每与耳鸣、耳聋并见反映出来。

耳为宗脉聚集之处，《灵枢·口问》："耳者，宗脉之所聚也。"五条经脉直接循行于耳：足少阳

胆经、手少阳三焦经，均从耳后入耳中，走耳前；足阳明胃经，循颊车上耳前；手太阳小肠经，由目锐眦入耳中；足太阳膀胱经，从头顶至耳上角。另外，手阳明大肠经的经别入耳，六条阴经通过经别与耳相连。十二经脉气血、五脏精气皆灌注于耳，耳通过经脉与脏腑和全身广泛地联系，故针刺耳穴可以治疗全身的疾病。

（傅海燕）

shé

舌（tongue） 位于口腔之中，具有搅拌食物、品尝味觉和辅助吞咽、发音的功能。俗称舌头。舌位于口腔底部，总称舌体。其根部附着于横骨上，称为舌本、舌根；中部称舌中；前部尖端处称为舌尖；两侧称舌旁。舌分上下两面：上面称为舌面、舌上，舌苔附着于其上；舌体下面为舌下、底部，舌下有左右两条血脉，舌下正中系带称为舌柱。舌下血脉及舌系带称为舌系。

舌与五脏六腑相关，尤与心关系密切，心开窍于舌，心经的经别上连于舌，心的气血通过经脉上通于舌，故"心主舌……在窍为舌"（《素问·阴阳应象大论》），"舌为心之苗"（《景岳全书·藏象类》）。舌具有搅拌食物、品尝味觉和辅助吞咽、发音的功能。"心气通于舌，心和则舌能知五味也"（《灵枢·脉度》）。"舌者，音声之机也"（《灵枢·忧恚无言》）。舌的味觉和语言功能，有赖于心主血脉和心主神志的生理功能。如心的生理功能异常，便可见味觉改变和舌强语謇等症状。

舌不仅为心之窍，而且通过经脉与五脏六腑皆有密切联系：手少阴之别系舌本，足少阴之脉挟舌本，足厥阴之脉络舌本，足

太阴之脉连舌本，散舌下，足太阳之筋结于舌本，足少阳之筋入系舌本。因此，五脏六腑的病变均可显现于舌。舌的神、色、质、形态及舌苔的色泽厚薄等，成为望诊中的重要内容。

（傅海燕）

kǒu

口（mouth） 整个口腔，包括唇、舌、齿、腭、咽等，具有进食、通气和辅助发音等功能。口是饮食物摄入的门户，食物经咽至胃。唇居口之外，又称口唇、飞门，唇两边的口角为两吻。口内的牙齿有门齿与槽牙、真牙的不同，齿龈根部为断基。口腔的上部为腭，后部为咽，在口腔与咽喉正中，有圆锥形肌肉悬雍垂悬于此。咽属胃系，包括咽部与食道，是人体饮食水谷之道，也称为咽路。嗌是口咽部的称呼，也称嗌中，得名于口咽部是气与食物流通过程中的扼要处之义。口腔具有进食食物、分辨五味、泌出津液、消磨谷食的作用。口腔也是气体出入之门户，有助肺呼吸和辅助发音的作用。如《灵枢·忧恚无言》："口唇者，音声之扇也……悬雍垂者，音声之关也。"

口与五脏六腑紧密联系：脾开窍于口，其华在唇；舌为心之苗；肾主骨，齿为骨之余；口、齿经咽路与胃相连，属胃系；肝脉环唇内，络舌本，其气上通唇舌。口腔还有手阳明大肠经、足阳明胃经、足太阴脾经、手少阴心经、足少阴肾经、手少阳三焦经、足少阳胆经、足厥阴肝经，以及督脉、任脉、冲脉循行于此，咽喉更是经脉循行的交会之处，十二经脉除手厥阴心包经和足太阳膀胱经间接通于咽喉外，其余经脉均直接通达。

（傅海燕）

bí

鼻（nose） 隆起于面部正中，主司通气与嗅觉。又名明堂。鼻，隆起于面部中央，上端连额处为鼻根，又称頞、下极。前下端高尖处为鼻尖，又名鼻准、面王。鼻尖两旁隆起部分为鼻翼。鼻下部有两孔，名为鼻孔，也称鼻空、鼻窍。鼻孔内空洞的通道为鼻隧，向上开口于后鼻道的颃颡处。额以下至鼻尖，中间突出处称鼻梁、鼻柱，内有鼻柱骨，名为鼻梁骨，也称鼻骨。

鼻通过气道与肺相连，故鼻为肺之窍。鼻窍通利，而能知香臭。鼻的通气与嗅觉功能，依赖于肺气的作用，故《灵枢·脉度》："肺气通于鼻，肺和则鼻能知臭香矣。"鼻、喉同属肺系。此外，鼻还有助喉发音的作用。

鼻为肺窍，又成为邪气犯肺的通道，故外邪袭肺，肺气不利，常出现鼻塞、流涕、嗅觉不灵、鼻音重等症状。

多条经脉循行于鼻旁：足阳明胃经起于鼻外侧，上行至鼻根部，向下沿鼻外侧进入上齿龈；手阳明大肠经止于鼻孔、鼻翼旁；足太阳膀胱经起于目内眦；手太阳小肠经，其支者别颊，上䪼，抵鼻；足厥阴肝经经鼻咽部，系目系；督脉沿额正中下行到鼻柱至鼻尖端至上唇；任脉、阳跷均直接循经鼻旁。鼻通过经络也与五脏六腑紧密联系。

（傅海燕）

èryīn

二阴（external genitalia and anus） 前阴和后阴的统称。前阴是男女外生殖器与尿道口的统称，是排尿和男子排精、女子排出月经及娩出胎儿之处。后阴指肛门，为大肠的下口，是粪便排出之处。

前阴，又称下阴，与排尿和生殖有关。男子的前阴，又称宗筋，包括阴茎（简称茎，又名玉茎、阳物、溺茎）、睾丸（又称阴卵、阴核、外肾）和阴囊。女性外生殖器（又称女阴、阴户），包括阴道和尿道。阴道又名廷孔、阴户，是排泄月经和娩出胎儿的通道，其外口称为阴门（也称阴户）。前阴具有排尿和生殖功能。

后阴即肛门，又称魄门、谷道，简称肛，为大肠末端。饮食糟粕由此排出体外。肾藏精，主生殖，开窍于前后二阴，主二便。肝藏血而主疏泄，与女子行经、男子排精密切相关。故五脏之中，前后二阴的功能主要与肾、肝有关。

前后二阴有多条经脉经过：足厥阴肝经过阴器；足少阳经绕毛际；督脉络阴器，女子入系廷孔，男子循阴茎；任脉下出会阴，上行于毛际；冲脉与阳明合于宗筋。此外，足阳明、太阴、少阴之筋聚于阴器。督脉、任脉和冲脉，三者"一源三歧"，均起于胞中，下出于会阴。足太阳经别入于肛，故足太阳经和任督冲脉的穴位可治后阴病变。

（傅海燕）

zōngjīn

宗筋（penis and testes）　①筋的汇聚。②特指男子的阴茎与睾丸，是男子排尿和排精的器官。

宗筋，指筋的汇聚，可约束骨关节，发挥运动功能。见于《素问·痿论》："阳明者，五藏六府之海，主润宗筋，宗筋主束骨而利机关也。"又特指男子的前阴，包括阴茎与睾丸，是男子排尿和排精的器官。如《灵枢·五音五味》："宦者去其宗筋，伤其冲脉，血泻不复，皮肤内结，唇口不荣，故须不生。"宗筋也专指阴茎。《素问·痿论》："入房太

甚，宗筋弛纵，发为筋痿，及为白淫。"《灵枢·邪客》："辰有十二，人有足十指、茎、垂以应之。"张介宾注曰："茎者，宗筋也。"（《类经·藏象类》）

宗筋由肾主宰，又与肝主疏泄功能相关。足厥阴肝经循前阴，任脉由后向前经过前阴，故二者与宗筋关系密切，其病变常累及宗筋。

（傅海燕）

wàishèn

外肾（external genitalia）　男子的外阴，也专指阴茎、睾丸和阴囊。①泛指男子的外阴，是排尿和生殖的器官，与肾精、肾气关系密切，故又称外肾。《肘后备急方·治癣疥漆疮诸恶疮方》引《十全方》："治疥疮……以竹篾子点药，不得落眼里及外肾上。如熏炙着外肾，以黄丹涂，甚妙。"②专指阴茎。见于《太平圣惠方·治小便不通诸方》："治小便不通，数日欲死……用瓷瓶一个，热盛一半药汁熏外肾，周回以被围绕，辄不得外风，良久便通。"又指阴囊。《丹溪心法·小儿》："脱囊即外肾肿大。戴云：脱囊者，阴囊肿大坠下不收上之说。或云溃烂，阴丸脱出。"睾丸的别称，"睾丸即外肾子"（《跌打秘方·论伤各要害处不治》）。

（傅海燕）

jīngluò

经络（meridians and collaterals）　是经脉和络脉的总称。是运行全身气血、联络脏腑形体官窍、沟通上下内外、感应传导信息的通路系统，是人体结构的重要组成部分。经络包括经脉和络脉两部分。经脉是主干线，络脉是从经脉分出的支线。经，原意指"纵丝"，此处指路径，为经络系统中直行的主线，比较粗大，

多数纵行，运行于人体深部，均有固定的循行路线；络，指经脉的分支，与经脉相比，较细小，多纵横交错，运行于人体深部、浅部，数目较多。经络对全身各脏腑组织形体官窍有濡养、联系的作用。

历史沿革　经络学说的形成和发展，经历了漫长的历史过程。有关经络学说的记载，最早见于马王堆汉墓出土的帛书，书中有关经络的记载较为粗浅、简略。《黄帝内经》中诸多章节均对经络作了详细的阐述。如《灵枢·本藏》："经脉者，所以行血气而营阴阳，濡筋骨，利关节者也。"《灵枢·海论》："夫十二经脉者，内属于藏府，外络于肢节。"《灵枢·经脉》："经脉者，所以决死生，处百病，调虚实，不可不通。"包括经络的概念、组成、循行、生理功能、病理变化、主要症候、针具使用方法、针刺注意事项及禁忌等。又如《素问·缪刺论》："夫邪之客于形也，必先舍于皮毛，留而不去入舍于孙脉，留而不去入舍于络脉，留而不去入舍于经脉，内连五藏，散于肠胃，阴阳俱感，五脏乃伤。"《黄帝内经》的成书，标志着经络理论体系初步形成。《难经》对《黄帝内经》有关经络的内容做了进一步的归纳、整理和补充。《难经·二十七难》："有阳维，有阴维，有阳跷，有阴跷，有冲，有督，有任，有带之脉。凡此八脉者，皆不拘于经，故曰奇经八脉也。"首次提出"奇经八脉"的概念，并对其循行径路、症候、诊治做了详细论述。晋·皇甫谧勤求古训、博采众方，在对前人有关经络理论进行考究、整理的基础上，推陈出新并撰成中国第一部针灸学专著《针灸甲乙经》。

元·滑寿首次提出"十四经"的概念。明·李时珍的《奇经八脉考》，是论述奇经八脉的专著，对八脉的生理、病变、诊疗等均做了详细的阐述。明·杨继洲的《针灸大成》，是继《黄帝内经》《针灸甲乙经》之后，对经络学说的又一次大总结。

基本内容 经络系统，由经脉、络脉及其连属部分组成。经脉为经络系统的主干，主要分为十二经脉、十五别络、奇经八脉。十二经脉又称"十二正经""正经"，分别为手三阴经、手三阳经、足三阴经、足三阳经，共十二对，二十四条，左右对称地分布于身体两侧。十二经脉有一定的起止部位、循行走向和交接规律，与脏腑有相互络属关系，相互之间有表里关系，十二经脉是气血运行的主要通路。奇经八脉是任脉、督脉、冲脉、带脉、阴维脉、阳维脉、阴跷脉、阳跷脉的总称。奇经八脉为"别道奇行"的正经，主要分布于十二经脉中间，加强十二正经之间的联系，调节十二经气血。《圣济总录·奇经八脉》："脉有奇常，十二经者，常脉也；奇经八脉则不拘于常，故谓之奇经。盖人之气血常行于十二经脉，其诸经满溢则流入奇经焉。"十二经别是十二正经别出的较大分支，深入体腔的支脉，可加强表里两经在深部的联系，补充十二正经循行分布上的不足。络脉是经脉的分支，分为别络、浮络、孙络三部分。络脉中较大者为别络，有十五别络或十六别络之称，十五别络指十二正经、任脉、督脉各有一条别络，加上脾之大络，为十五别络。若再加上"胃之大络"则成称为十六别络。浮络为循行于人体体表部位的络脉，孙络为络脉中最细小的

分支，数目较多。经络的连属部分由十二经筋、十二皮部组成。十二经筋，是十二正经经气"结、聚、散、络"于筋肉、关节的体系，起滋润濡养作用，维持筋肉、关节正常的功能活动。十二皮部，是十二正经布散于体表的区域。

作用与意义 经络具有联络脏腑肢节的作用。人体是由五脏六腑、形体官窍等构成，其各自有不同的生理功能，相互之间紧密配合、协调统一，共同维持正常的生理功能，主要是依靠经络系统的沟通联系来实现的。气血津液等营养物质通过经络输送至全身，滋养濡润各脏腑组织器官，维持正常的生命活动。在病理条件下，经络也成为邪气侵袭的途径，病邪可以借助经络由表入里、由浅入深、由一脏到他脏。经络对人体生理、病理的作用，成为临床诊治疾病的重要理论依据。如头痛，可以根据经络在头部的循行部位指导临床用药。痛在前额多属阳明经，宜选用白芷；痛在巅顶多属于厥阴经，宜选用藁本；痛在两侧多属于少阳经，宜选用柴胡；痛在颈项多属于太阳经，宜选用葛根、羌活。临床上广泛运用的望鱼际、望小儿示指络脉法等，都是经络理论在诊疗方面的体现。

（王亚利）

jīngmài

经脉（meridians） 经络系统的主干，为气血运行的主要通路。经脉的概念，在《黄帝内经》中已有记载。如《灵枢·本藏》："经脉者，所以行血气而营阴阳，濡筋骨，利关节也。"说明经脉具有运行气血、濡润筋骨关节的作用。

经脉主要包括十二经脉、奇经八脉、十二经别三大部分。

①十二经脉：又称"正经"，"十二正经"，是人体气血运行的主要通道。人体左右共24条，包括手三阴经、足三阴经、手三阳经、足三阳经。十二经脉有一定的起止、循行部位和交接顺序，在肢体的分布和走向有一定规律，与脏腑有直接的络属关系，各脏腑经脉之间具有表里关系。②奇经八脉：即任脉、督脉、冲脉、带脉、阳跷脉、阴跷脉、阳维脉、阴维脉的合称。具有统帅、联络和调节十二经脉气血的作用。奇经八脉与脏腑没有直接的络属关系，经脉相互之间也没有表里关系。③十二经别：又称"经别"，是十二经脉别处的重要分支，也是最大的分支。分别起于四肢肘膝以上部位，具有加强十二经脉中互为表里经脉的联系，起到补充十二经脉的作用。

（王亚利）

shí'èr jīngmài

十二经脉（twelve main meridians） 人体手三阴经（肺、心包、心）、手三阳经（大肠、三焦、小肠）、足三阴经（脾、肝、肾）、足三阳经（胃、胆、膀胱）的总称，是人体运行气血的主要干道，经络系统的主体部分。又称十二正经、正经。经络系统中的十二经别、十二经筋、十二皮部，均附属于十二经脉。

历史沿革 1973年，湖南马王堆出土的帛书《足臂十一脉灸经》，描述了十一条经脉的循行路线，比较粗略，没有指出经脉与脏腑的关系，命名比较原始。其循行走向，都是从四肢末端走向胸腹或头面。《阴阳十一脉灸经》在《足臂十一脉灸经》的基础上，对十一条经脉的循行和主病均作了整理和补充，把其中二脉（肩脉、手太阴脉）改为由胸腹走向

四肢末端。《灵枢·经脉》增加了手厥阴经脉，从而形成了完整的十二经脉，并对各条经脉的循行方向、路线、起止点等，补充纠正为"手足三阳，手走头而头走足；手足三阴，足走腹而胸走手"（《标幽赋》），构建了十二经脉的阴阳相互交接、循环流注次序；提出"经脉十二者……内属于五脏六腑"，形成明确的脏腑络属关系，为后代医家所宗。

基本内容 十二经脉的名称，循行走向，交接规律，流注次序，以及十二经脉的分布，表里络属等内容。①命名：根据其阴阳属性、循行部位及脏腑络属关系而确定，循行于上肢的为手经，循行于下肢的为足经；循行于四肢内侧的为阴经（太阴在前，厥阴在中，少阴在后），循行于四肢外侧的为阳经（阳明在前，少阳在中，太阳在后）；属于脏的经脉为阴经，属于腑的经脉为阳经，故十二正经的全称为：手太阴肺经、手厥阴心包经、手少阴心经、手阳明大肠经、手少阳三焦经、手太阳小肠经、足阳明胃经、足少阳胆经、足太阳膀胱经、足太阴脾经、足厥阴肝经、足少阴肾经。②分布：正立站姿，两臂自然下垂，拇指向前，十二经脉左右对称的分布于头面、四肢、躯干部，"头为诸阳之会"，手足三阳经皆上注于头面（手足阳明经行于面部、额部，手足少阳经行于头部两侧，手足太阳经行于面颊、头顶及头后部）。十二经脉在躯干部的规律，手三阴经循胸部两侧，出于腋下（手太阴经行于第三侧线上段，手厥阴经行于两乳旁，手少阴经行于两腋下）；手三阳经行于肩胛外侧（手阳明经行于肩前，手少阳经行于肩上，手太阳经行于肩后、肩胛冈部位）；足三

阴经循行于胸腹部（足太阴经行于胸正中线旁开 6 寸，腹正中线旁开 4 寸处。足厥阴经绕阴器上行至胁肋部。足少阴经行于胸正中线旁开 2 寸，腹正中线旁开 0.5 寸处）；足三阳经行于躯干的前、侧、后三面（足阳明经行于胸腹部，胸正中线旁开 4 寸，腹中线旁开 2 寸。足少阳经行于胁肋部。足太阳经行于腰背部，分别于背正中线旁开 1.5 寸和 3 寸）。十二经脉在四肢部的分配，内侧三阴经的分布为太阴经行于前缘，厥阴经居中，少阴经行于后缘（注：在足内踝上 8 寸以下为厥阴在前，太阴居中，少阴在后）。外侧三阳经的分布为阳明经行于前缘，少阳经居中，太阳经行于后缘。③表里络属："十二经脉者，内属于府藏、外络于肢节。"（《灵枢·海论》）十二经脉在体内全部络属相应的脏或腑，其中阴经属脏络腑主里，阳经属腑络脏主表，形成了脏腑表里络属关系，即手太阴肺经与手阳明大肠经相表里，手厥阴心包经与手少阳三焦经相表里，手少阴心经与手太阳小肠经相表里，足太阴脾经与足阳明胃经相表里，足厥阴肝经与足少阳胆经相表里，足少阴肾经与足太阳膀胱经相表里。④循行走向：《灵枢·逆顺肥瘦》："手之三阴，从藏走手；手之三阳，从手走头。足之三阳，从头走足；足之三阴，从足走腹。"即手三阴经从胸走手，手三阳经从手走头；足三阳经从头走足，足三阴经从足走腹（胸），阴阳相贯，如环无端。⑤交接规律：互为表里的阴阳两经，在四肢末端相交接；同名的阳经，在头面部相交接；同名的阴经，在胸部相交接。⑥流注次序：十二经脉是气血运行的主要通道，中焦水谷精气化生气血，

上布于肺，在肺朝百脉的作用下流注全身。所以，气血的流注自手太阴肺经开始，依次运行于手阳明大肠经→足阳明胃经→足太阴脾经→手少阴心经→手太阳小肠经→足太阳膀胱经→足少阴肾经→手厥阴心包经→手少阳三焦经→足少阳胆经→足厥阴肝经→手太阴肺经。气血的运行循环往复、首尾相贯、如环无端。正如《灵枢·卫气》："阴阳相随，外内相贯，如环之无端。"

作用与意义 运行全身气血、联络脏腑肢节、沟通上下内外，为经络系统的主要组成部分。运用十二经脉理论，可以说明人体的生理机能，阐释疾病的病理变化，指导疾病的诊断和治疗，具有重要的价值和意义。由于生理上脏腑与外在形体官窍由经络连属，故脏腑病变可通过经络的传导反映于体表；临床上根据体表特定部位或相应官窍的症状和体征，运用以表知里的诊察方法诊察疾病。如足厥阴肝经绕阴器，抵小腹，布胁肋，上联目系，故肝气郁结可见两胁及少腹痛，肝火上炎可见两目红赤。而治疗时多选取肝经的穴位，运用针灸泻法治疗以疏解肝经的气郁，或祛除肝经之实热；运用具有疏肝理气或者清泄肝火的药物治疗，这些药物多为入肝经之药。

（王亚利）

shǒutàiyīn fèijīng

手太阴肺经（lung meridian of hand-taiyin） 十二经脉之一，起于中焦，下络大肠，上行属肺，经腋前中府穴，沿上肢内侧前缘，过鱼际，止于拇指少商穴（图）。

历史沿革 手太阴肺经，首载于长沙出土的马王堆汉墓医书《帛书·经脉》。其甲种本，即《足臂十一脉灸经》："臂泰阴温，

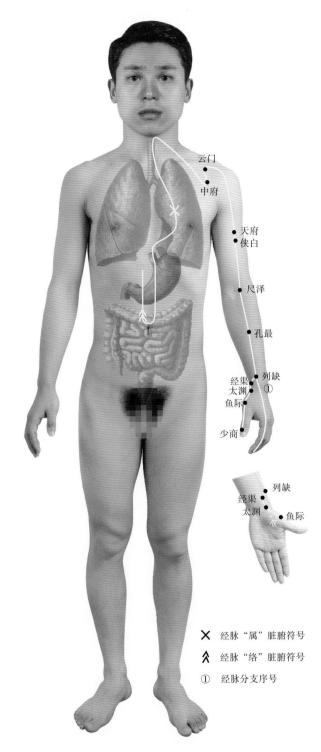

云门
中府
天府
侠白
尺泽
孔最
经渠　列缺
太渊　①
鱼际
少商

列缺
经渠
太渊　鱼际

✕　经脉"属"脏腑符号
↟　经脉"络"脏腑符号
①　经脉分支序号

图　手太阴肺经经脉循行

循臑内，行少阴心主之前，下肘中，循臂内上骨下廉，入寸口，上鱼，循鱼际，出大指之端；其支者，从腕后直出次指内廉，出其端。"《灵枢·经脉》称之为"肺手太阴之脉"，提出该经起于中焦，属肺，络大肠，并对其循行走向及其分支均进行了详细描述，并沿用至今。

基本内容　起于中腹部（中焦脾胃之所），向下络于大肠，折回向上沿着胃（下口幽门，上口贲门）穿膈肌，入胸腔属于肺，至喉咙，横行至胸外上方（中府穴），出腋下，沿上臂内侧前缘下行，过肘窝，行至前臂内侧前缘寸口处（桡动脉搏动处），沿手掌大鱼际外缘出拇指桡侧端（少商穴）。其分支从手腕的后方桡骨茎突上方（列缺穴）分出，沿手背行至示指桡侧端（商阳穴），交于下一经脉手阳明大肠经。脉气由此与手阳明大肠经相接。该经发生病变，主要表现为胸部满闷，咳嗽，气喘，锁骨上窝痛，心胸烦满，小便频数，肩背，上肢前边外侧厥冷，麻木酸痛等。

（王亚利）

shǒuyángmíng dàchángjīng

手阳明大肠经（large intestine meridian of hand-yangming）　十二经脉之一，起于示指的商阳穴，沿上肢外侧前缘上行，过肩胛部、颈部，于大椎穴处下行入缺盆，入胸腔络肺，下行属大肠。其分支上出于面颊，止于对侧迎香穴（图）。

历史沿革　手阳明大肠经的记载，首见于马王堆汉墓出土的《足臂十一脉灸经》和《阴阳十一脉灸经》。《足臂十一脉灸经》："出中指间，循骨上兼（廉）"，认为手阳明起于中指循臂上廉。

循筋上兼（廉），以奏（凑）臑内，出夜（腋）内兼（廉），之心"。乙种本，即《阴阳十一脉灸经》："臂巨阴脉（脉），在于手掌中，出内阴两骨之间，上骨下廉，筋之上，出臂［入心中］。"

《帛书·经脉》两种本所载该脉，皆沿上肢内侧上行，出腋，入心中，没有明确该脉与肺的关系。《灵枢·经脉》："肺手太阴之脉，起于中焦，下络大肠，还循胃口，上膈属肺，从肺系横出腋下，下

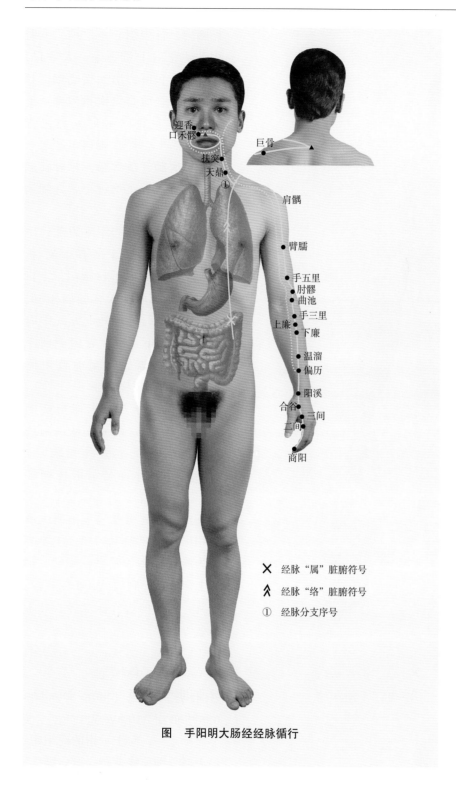

迎香
口禾髎
扶突
天鼎
①

巨骨 ▲

肩髃

臂臑

手五里
肘髎
曲池
手三里
上廉
下廉

温溜
偏历

阳溪
合谷
三间
二间

商阳

✕ 经脉"属"脏腑符号
✗ 经脉"络"脏腑符号
① 经脉分支序号

图　手阳明大肠经经脉循行

而《阴阳十一脉灸经》的甲本则认为，该经起于次指。其曰："齿脉（脉），起于次指与大指，上出臂上廉，入肘中，乘臑，［穿］颊，入齿中，夹（挟）鼻。"《灵枢·经脉》："大肠手阳明之脉，起于大指次指之端，循指上廉，出合谷两骨之间，上入两筋之中，循臂上廉，入肘外廉，上臑外前廉，上肩，出髃骨之前廉，上出于柱骨之会上、下入缺盆，络肺，下膈，属大肠；其支者，从缺盆上颈贯颊，入下齿中，还出挟口，交人中，左之右，右之左，上挟鼻孔。"《太素》《灵枢》《十四经发挥》《类经》等，均与《阴阳十一脉灸经》甲本的说法相同，认为该经"起于大指次指之端"。

后人以此作为标准，延续至今。

基本内容　手阳明大肠经起于示指桡侧端（商阳穴），沿示指桡侧上行，出于第一、二掌骨间，进入两筋（拇长伸肌腱和拇短伸肌腱）的凹陷，沿前臂桡侧，向上进入肘部外侧，沿上臂外侧缘上肩（肩髃），出肩关节前缘，向后于大椎穴处与诸阳经交会，下行入缺盆络肺，通过膈肌下行，会属大肠。其分支上出于颈部至面颊，入下齿中，回绕挟口唇，左右交叉于人中，左脉在右，右脉在左，上行挟鼻翼旁（迎香），接于足阳明胃经。脉气由此与足阳明胃经相接。该经发生病变，主要表现为牙齿疼痛，颈部肿胀，目黄，口干，鼻衄，喉痹，肩臂疼痛，示指不用等。

（王亚利）

zúyángmíng wèijīng

足阳明胃经（stomach meridian of foot-yangming）　十二经脉之一，起于迎香穴上行到承浆穴下行，一分支从大迎穴上行至头维穴。其直行支脉入缺盆沿胸腹部下行，循行于下肢外侧前缘，止于足趾厉兑穴。下行支脉从缺盆入胸中下行属胃络脾（图）。

历史沿革　足阳明胃经的记载，最早见于《足臂十一脉灸经》和《阴阳十一脉灸经》的甲、乙两本。《足臂十一脉灸经》："足阳明温：循胻中，上贯䐐（膝）中，出股，夹（挟）少腹，上出乳内兼（廉）、出脃（嗌）；夹（挟）口，以上之鼻。"《阴阳十一脉灸经》："阳明眽（脉）：（系）于骭骨外廉，循骭而上，穿膑，出鱼股，穿［乳］，穿［颊出目外］廉，环［颜］。"甲、乙两本均认为，经脉循行从足至头面部。《灵枢·经脉》："胃足阳明之脉。起于鼻之交頞中，旁纳

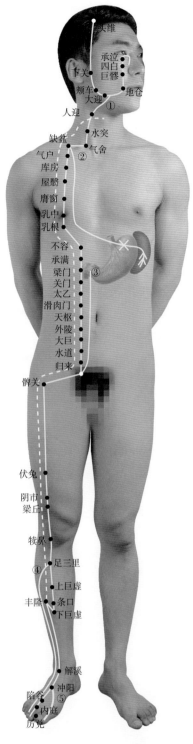

图　足阳明胃经经脉循行

X　经脉"属"脏腑符号

⋀　经脉"络"脏腑符号

①　经脉分支序号

循发际，至额颅；其支者，从大迎前下人迎，循喉咙，入缺盆，下膈，属胃，络脾；其直者，从缺盆下乳内廉，下挟脐，入气街中；其支者，起于胃口，下循腹里，下至气街中而合，以下髀关，抵伏兔，下膝膑中，下循胫外廉，下足跗，入中指内间；其支者，下廉三寸而别，下入中指外间；其支者，别跗上，入大趾间，出其端。"《灵枢·经脉》认为，足阳明胃经起于头面部，止于足部。较前两者叙述的经络部位、穴位治疗等更为详细，并且符合阴升阳降的自然规律，故历代文献大多亦从其说，并以此指导临床延续至今。

基本内容　起于鼻旁（迎香穴），挟鼻上行，至鼻根部，于目内眦与足太阳膀胱经交会，沿鼻外侧下行，入上齿龈，复出环绕口唇，向下于承浆穴处与任脉交会，再沿下颌骨后下缘出于大迎穴，沿下颌角（颊车穴）上行至耳前，过上关，沿发际边缘上抵头维穴。其下行支脉，从大迎穴前缘向下至人迎穴，沿喉咙入锁骨上窝，深入体腔，下穿膈肌，属胃，络脾。其直行支脉，出于锁骨上窝，沿乳内侧下行挟脐，进入腹股沟毛际旁的气冲穴；另一支脉，始于胃下口（幽门穴），下行至腹内与其直行支脉交会于气街，由此下行沿大腿前侧经髀关直抵伏兔穴，下至膝盖，沿胫骨外侧前缘下至足背，入中趾内侧；再一支脉，从膝下三寸处别出，向下行入中趾外侧端；又一支脉，从足背别出，至足大趾接于足太阴脾经；脉气由此与足太阴脾经相接。该经发生病变主要表现为腹痛，腹胀，恶心，呕吐，咽喉肿痛，鼻衄等。

（王亚利）

---

zútàiyīn píjīng

足太阴脾经（spleen meridian of foot-taiyin）

十二经脉之一，起于足大趾的隐白穴，沿下肢内侧中线、前缘上行，过腹部、胸部，止于大包穴。分支从腹部进入腹腔属脾络胃（图）。

历史沿革　足太阴脾经，最

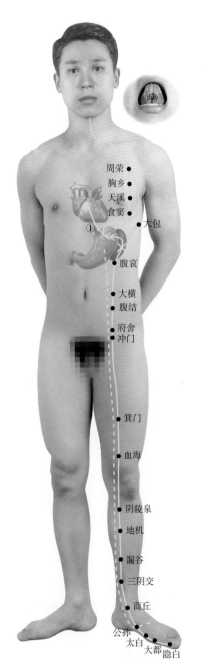

X　经脉"属"脏腑符号

⋀　经脉"络"脏腑符号

①　经脉分支序号

图　足太阴脾经经脉循行

（一本作约字）太阳之脉，下循鼻外，入上齿中，还出挟口，环唇，下交承浆，却循颐后下廉，出大迎，循颊车，上耳前，过客主人，

早见于马王堆汉墓出土的《足臂十一脉灸经》和《阴阳十一脉灸经》的甲、乙两本。《足臂十一脉灸经》:"出大指内兼(廉)骨蔡(际),出内踝上兼(廉),揾(循)腨内(廉),□郄(膝)内兼(廉),出股内兼(廉)。"其中,尚未提及该经与脏腑的联系。《阴阳十一脉灸经》:"是胃眽(脉)也。被胃,出鱼股阴下廉,上廉,出内踝之上廉。"对其循行路线记载比较粗略。《黄帝内经》对足太阴脾经循行方向、起止、所主病候均有详细阐述。《灵枢·经脉》:"脾足太阴之脉。起于大指之端,循指内侧白肉际,过核骨后,上内踝前廉,上踹内,循胫骨后,交出厥阴之前,上膝股内前廉,入腹,属脾,络胃,上膈,挟咽,连舌本,散舌下;其支者,复从胃别,上膈,注心中。"历代文献多遵从其说,延续至今。

基本内容 足太阴脾经起于足大趾内侧端,循行于大趾内侧赤白肉分界处,经核骨后缘上行至足内踝的前面(商丘穴),再上行入小腿内侧,沿胫骨后方,穿过足厥阴经之前,再向上行至膝股内侧前缘,进入腹腔,属脾络胃,上行穿过横膈,沿食道两侧,系于舌根,散布舌下。其支脉由胃中别出,上膈,注心,与手少阴心经相接。脉气由此与手少阴心经相接。该经发生病变,主要表现为舌根强硬,胃脘部疼痛,恶心、呕吐,大便溏泄,黄疸,身体沉重,动作不利,不得安卧,膝股内侧冷痛,足大趾不用等。

(王亚利)

shǒushàoyīn xīnjīng

手少阴心经(heart meridian of hand-shaoyin) 十二经脉之一,起于心中,下行络小肠。主干从心中到腋下,沿上肢内侧后缘下行,止于手小指的少冲穴(图)。

历史沿革 手少阴心经首载于长沙出土的马王堆汉墓医书《帛书·经脉》,其循行均为自下而上的向心性循行。该书甲种本,即《足臂十一脉灸经》称为"臂少阴温(脉)";乙种本,即《阴阳十一脉灸经》称为"臂少阴脉"。《灵枢·经脉》:"心手少阴之脉,起于心中,出属心系,下膈络小肠;其支者,从心系上挟咽,系目系;其直者,复从心系却上肺,下出腋下,下循臑内后廉,行太阴、心主之后,下肘内,循臂内后廉,抵掌后锐骨之端,入掌内后廉,循小指之内出其端。"《灵枢·经脉》称之为"心手少阴之脉",并对其循行进一步纠正。现多以《灵枢·经脉》为准。

基本内容 起于心中,出属于心系,下贯膈膜,络于小肠;其支脉,沿心系向上挟咽喉,连于目系;其直行支脉,从心系上行至肺,横出腋下,沿上臂内侧后缘,行于手太阴经和手厥阴经的后面,下至肘内,沿前臂内侧后缘,经掌后豌豆骨,入手掌内侧,沿小指桡侧至小指端,与手太阳小肠经相接。脉气由此与手太阳小肠经相连。该经发生病变,主要表现为咽干,心痛,渴欲饮水,目黄,胁肋胀满疼痛和上肢内侧厥冷,疼痛,掌心热痛等。

(王亚利)

shǒutàiyáng xiǎochángjīng

手太阳小肠经(small intestine meridian of hand-taiyang) 十二经脉之一,起于手小指的少泽穴,沿上肢外侧后缘上行,经肩胛部过颈到颜面止于听宫穴(图)。

历史沿革 《灵枢·经脉》:"小肠手太阳之脉,起于小指之端,循手外侧上腕,出踝中,直上循臂骨下廉,出肘内侧两筋之间,上循臑外后廉,出肩解,绕

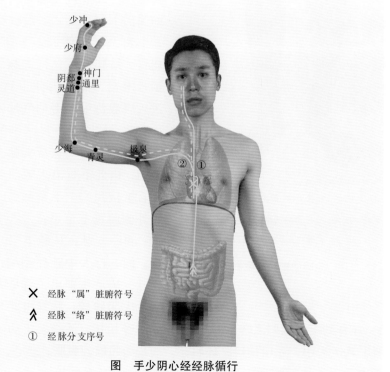

✗ 经脉"属"脏腑符号

✖ 经脉"络"脏腑符号

① 经脉分支序号

图 手少阴心经经脉循行

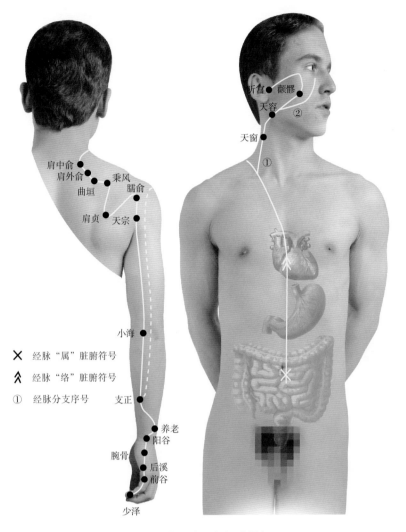

图　手太阳小肠经经脉循行

图例：

✕　经脉"属"脏腑符号

⋀　经脉"络"脏腑符号

①　经脉分支序号

图中穴位标注：肩中俞、肩外俞、曲垣、秉风、臑俞、肩贞、天宗、小海、支正、养老、阳谷、腕骨、后溪、前谷、少泽、听宫、颧髎、天容、天窗、②、①

肩胛，交肩上，入缺盆，络心，循咽下膈，抵胃属小肠；其支者，从缺盆循颈上颊，至目锐眦，却入耳中；其支者，别颊，上颔，抵鼻，至目内眦，斜络于颧。"目前教科书及有关经脉的参考书，均遵从《灵枢·经脉》的循行分布。

基本内容　起于小指外侧端，沿手外侧上行至腕，出于尺骨小头部，向上沿前臂尺骨下缘，出肘后内侧尺肱两骨中间，再上行沿上臂外侧后缘，出肩后骨缝，绕行于肩胛部，相交于两肩之上，入缺盆，络心，沿咽喉、食道下行贯膈至胃，向下属小肠；其支

脉，从缺盆沿颈上行于面颊部，至目外眦，退行入耳；又一支脉，始于面颊部，入目眶下，经鼻至目内眦，与足太阳膀胱经相接。脉气由此与足太阳膀胱经相接。该经发生病变，主要表现为咽喉疼痛，颌肿，肩背牵扯痛，耳聋，目黄及上肢后边内侧该经部位疼痛等。

（王亚利）

zútàiyáng pángguāngjīng

足太阳膀胱经（bladder meridian of foot-taiyang）　十二经脉之一，起于目内眦，上行经头顶、后头、颈部，在颈部分两支沿后背下行，过臀部沿下肢外侧后缘

下行，在腘窝委中穴两支汇合为一支，继续下行，止于足小趾的至阴穴。分支从腰部进入体腔属膀胱络肾（图）。

历史沿革　足太阳膀胱经最早见于长沙马王堆汉墓出土的《足臂十一脉灸经》和《阴阳十一脉灸经》的甲乙两本古佚书，书中称之为"足泰（太）阳温（脉）"和"巨阳脉"，对该经描述粗略，认为其循行从下向上。《灵枢·经脉》："膀胱足太阳之脉，起于目内眦，上额，交巅；其支者，从巅至耳上角；其直者，从巅入络脑，还出别下项，循肩髆内，挟脊抵腰中，入循膂，络肾属膀胱；其支者；从腰中下挟脊，贯臀，入腘中；其支者，从髆内左右，别下贯胛，挟脊内，过髀枢，循髀外，从后廉下合腘中，以下贯踹内，出外踝之后，循京骨至小指外侧。"《灵枢·经脉》将其循行方向纠正为由上向下，主干、分支记载非常详细，但《灵枢·经脉》只记载了膀胱经的六腧穴。《黄帝内经太素·输穴》将足太阳膀胱经的腧穴，补充为七十三个。王冰在注文中对此进行反驳，提出九十三穴的观点。至《铜人腧穴针灸图经》，又提出"足太阳膀胱经左右一百二十六穴"，即左右各六十三穴。自此以后的《圣经总录》《十四经发挥》《针灸大全》《针灸聚英》《类经图翼·经络类》等书籍皆以《铜人腧穴针灸图经》为蓝本，延续至今。

基本内容　起于目内眦，上行额部，交会于头顶部（百会穴）；其支脉，从头顶分出至耳上角；直行支脉从头顶进入颅腔络脑，复出下行至项部，沿肩胛内侧缘，挟脊柱左右两侧到达腰部，沿脊柱两旁肌肉，络肾，属膀胱；

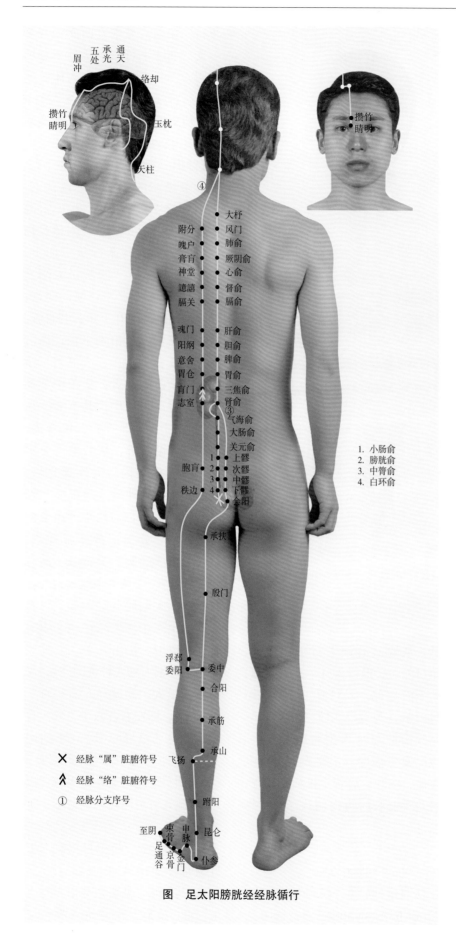

图 足太阳膀胱经经脉循行

图中标注（头部及背部各穴位）：

眉冲　五处　承光　通天　络却　玉枕
攒竹　睛明　天柱
④

大杼　风门
附分　魄户　肺俞　厥阴俞
膏肓　神堂　心俞
譩譆　膈关　肾俞　膈俞
魂门　肝俞
阳纲　胆俞
意舍　脾俞
胃仓　胃俞
肓门　三焦俞
志室　肾俞　③
气海俞　大肠俞
关元俞
1　上髎
胞肓　2　次髎
3　中髎
秩边　4　下髎　会阳

1. 小肠俞
2. 膀胱俞
3. 中膂俞
4. 白环俞

承扶

殷门

浮郄　委中
委阳　合阳

承筋

承山
飞扬

跗阳

至阴　束骨　申脉　昆仑
足通谷　京骨　金门　仆参

✕ 经脉"属"脏腑符号
⚡ 经脉"络"脏腑符号
① 经脉分支序号

又一支脉，从腰部挟脊下行过臀，直入腘窝；另一支脉，沿肩胛内

侧，挟脊下行，过髀枢，沿大腿外侧后缘下行于腘窝处，与前一

支脉会合，向下，过腓肠肌，出踝骨后方，沿足外侧第5跖骨粗隆下方至小趾外侧端，与足少阴肾经相接。脉气由此，与足少阴肾经相接。该经发生病变，主要表现为头痛，目疾，鼻衄，癫狂，小便不利及下肢后侧该经所过部位疼痛等。

（王亚利）

zúshàoyīn shènjīng

足少阴肾经（kidney meridian of foot-shaoyin）

十二经脉之一，起于足小趾，下过足心（涌泉穴），经内踝过足跟部沿下肢内侧后缘上行，过腹部、胸部止于俞府穴。分支从大腿内侧入腹腔，属肾络膀胱（图）。

历史沿革　《灵枢·经脉》："肾足少阴之脉，起于小指之下，邪走足心，出于然谷之下，循内踝之后，别入跟中，以上腨内，出腘内廉，上股内后廉，贯脊，属肾，络膀胱；其直者，从肾上贯肝膈，入肺中，循喉咙，挟舌本；其支者，从肺出络心，注胸中。"此说一直沿用至今。

基本内容　起于足小趾下，斜行于足心（涌泉穴），出内踝前大骨下方（然谷穴），沿足内侧缘，足舟骨粗隆下方进入足跟，上行沿小腿内侧后缘，出腘窝内侧，沿股内侧后缘，贯脊柱，属肾，络膀胱；其直行支脉，由肾上行，过肝，贯膈，入肺，沿喉咙上行，挟舌根；其另一支脉，出肺络心，注于胸中，与手厥阴心包经相接。脉气由此与手厥阴心包经相接。该经发生病变，主要表现为饥不欲食，面色黧黑，喘息不得平卧，咳血，目睛昏花，心悸怔忡，恐慌，口干，咽喉肿痛，脊柱、大腿内侧疼痛，下肢痿废不用，足底灼痛等。

（王亚利）

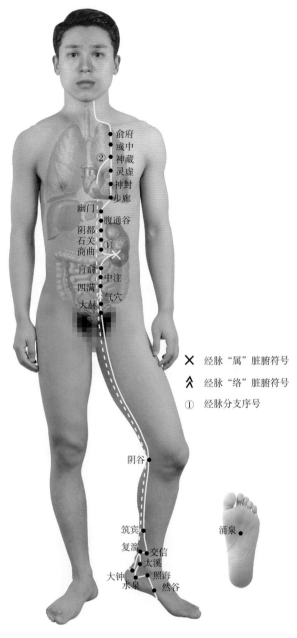

俞府
彧中
②
神藏
灵虚
神封
步廊
幽门
腹通谷
阴都
石关
商曲
①
肓俞
中注
四满
气穴
大赫

╳ 经脉"属"脏腑符号

⋀ 经脉"络"脏腑符号

① 经脉分支序号

阴谷

筑宾
复溜
交信
太溪
大钟　照海
水泉　然谷

涌泉

图　足少阴肾经经脉循行

循小指次指出其端。"后世《针灸甲乙经》《铜人针灸腧穴图经》《针灸大成》等针灸著作,在《灵枢·经脉》的基础上,对手厥阴心包经的腧穴的定位、刺法、主治等进一步有所完善。

基本内容　手厥阴心包络经,起于胸中,出属心包络,贯膈,依次络于上、中、下三焦;其支脉,从胸走胁,于腋下三寸处上行至腋窝,沿上臂内侧下行于手太阴经和手少阴经中间,进入肘中,向下沿前臂两筋之间,入掌中,沿中指达末端;又一支脉,出于掌内,沿无名指出于指端,与手少阳三焦经相接。脉气与手少阳三焦经相接。该经发生病变,主要表现为手心热,肘臂拘挛,腋下肿痛,胸胁胀闷,心悸不宁,面赤,目黄,嬉笑无常等。

（王亚利）

shǒushàoyáng sānjiāojīng

手少阳三焦经（triple-energi-zer/sanjiao meridian of hand-shaoyang）

十二经脉之一,起于无名指端关冲穴,过手背沿上肢外侧中线上行,经肩部、颈部、耳后部,沿耳上、耳前循行后上行,止于眉梢的丝竹空穴。分支从缺盆下行入胸中,络心包,属三焦（图）。

历史沿革　首载于长沙出土的马王堆汉墓医书《帛书·经脉》。甲种本,即《足臂十一脉灸经》称之为"臂少阳温（脉）",并仅载耳聋一症;乙种本,即《阴阳十一脉灸经》称之为"耳脉",并补充了"嗌肿"症。《灵枢·经脉》:"三焦手少阳之脉,起于小指次指之端,上出两指之间、循手表腕,出臂外两骨之间,上贯肘,循臑外上肩,而交出足少阳之后,入缺盆,布膻中,散络心包,下膈,循属三焦;其支

shǒujuéyīn xīnbāojīng

手厥阴心包经（pericardium meridian of hand-jueyin）

十二经脉之一,起于胸中,属心包络,下络三焦。分支出胸前,沿上肢内侧中线下行,止于中指的中冲穴（图）。

历史沿革　马王堆汉墓出土的帛书《阴阳十一脉灸经》中记载十一条经脉,但没有关于该经的描述。直到《灵枢·经脉》的问世,首次记载了该经的循行,补充完善了十二经脉。《灵枢·经脉》:"心主手厥阴心包络之脉,起于胸中,出属心包络。下膈,历络三焦;其支者,循胸出胁,下腋三寸,上抵腋下,循臑内,行太阴少阴之间,入肘中,下循（循字据《针灸甲乙经·卷二》及《素问·藏气法时论》王冰注补）臂行两筋之间,入掌中,循中指出其端;其支者,别掌中,

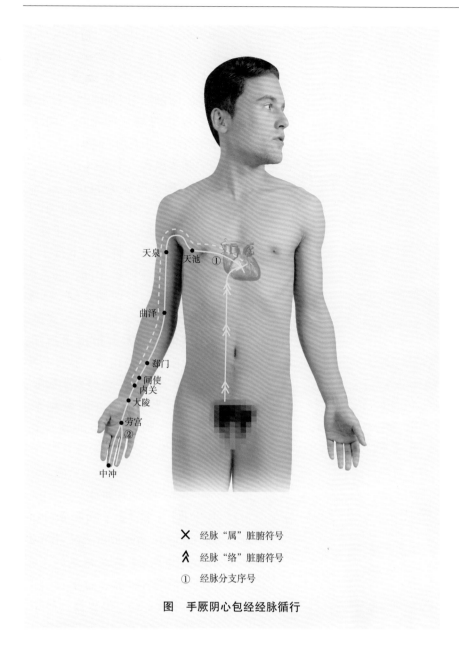

× 经脉 "属" 脏腑符号

︽ 经脉 "络" 脏腑符号

① 经脉分支序号

图 手厥阴心包经经脉循行

者，从膻中上出缺盆，上项，系耳后直上，出耳上角，以屈下颊至颐；其支者，从耳后入耳中。出走耳前，过客主人前，交颊，至目锐眦。"《灵枢·经脉》对其名称进一步规范，称之为"三焦手少阳之脉"，并对其循行、主症进行补充完善。现通称为手少阳三焦经，简称三焦经，其循行路线、主治病症多遵《灵枢·经脉》。

基本内容 手少阳三焦经起于无名指端（关冲穴），上行于小指与无名指中间，沿手腕背面上行，出前臂外侧桡骨、尺骨之间，过肘，沿上臂外侧上行至肩，于

足少阳经侧面交出，入缺盆，布于膻中，与心包联络，下行贯膈，属于三焦；其支脉，由膻中上行出于缺盆，上颈项，挟耳后，出于耳上角，环曲下行，绕颊部至眼眶下，又一支脉，从耳后进入耳中，出于耳前，经上关穴前缘，与前一支脉交会于颊部，向上行至目外眦，与足少阳胆经相接。脉气由此与足少阳胆经相接。该经发生病变主要表现为耳聋，耳鸣，咽喉肿痛，汗出，面颊疼痛，耳后、肩、臂、肘部本经所过部位疼痛等。

（王亚利）

zúshàoyáng dǎnjīng

足少阳胆经 （gallbladder meridian of foot-shaoyang）

十二经脉之一，起于目外眦的瞳子髎穴，上至额角，向下到耳后，折向上行到前额阳白穴，再后折向下至风池穴，过颈部沿肩前向下，过躯干侧面、臀部后，沿下肢外侧，经外踝前下行，止于足四趾外侧的足窍阴穴。分支从缺盆入体腔，络肝，属胆（图）。

历史沿革 足少阳胆经首载于《足臂十一脉灸经》，该书称之为"足少阳脉"，并详细介绍了该经的循行。《灵枢·经脉》："胆足少阳之脉，起于目锐眦，上抵头角，下耳后，循颈行手少阳之前，至肩上，却交出手少阳之后，入缺盆；其支者，从耳后入耳中，出走耳前，至目锐眦后；其支者，别锐眦，下大迎，合于手少阳，抵于𩓥，下加颊车，下颈合缺盆以下胸中，贯膈络肝属胆，循胁里，出气街，绕毛际，横入髀厌中；其直者，从缺盆下腋，循胸过季胁，下合髀厌中，以下循髀阳，出膝外廉，下外辅骨之前，直下抵绝骨之端，下出外踝之前，循足跗上，入小指次指之间；其支者，别跗上，入大指之间，循大指歧骨内出其端，还贯爪甲，出三毛。"《灵枢·经脉》对该经循行进一步考究修正，并补充了本经穴，使之更为完善。元·滑寿《十四经发挥》根据《灵枢·经脉》原文，首次完整地绘出经络穴位分布路线的全图。现代的经穴图（《经络学》），则是在以往各书的基础上进一步的总结和绘制，其循行路线、所属经穴、所主病候等方面都较为全面地体现了《灵枢·经脉》《针灸甲乙经》的意旨。

基本内容 足少阳胆经，起

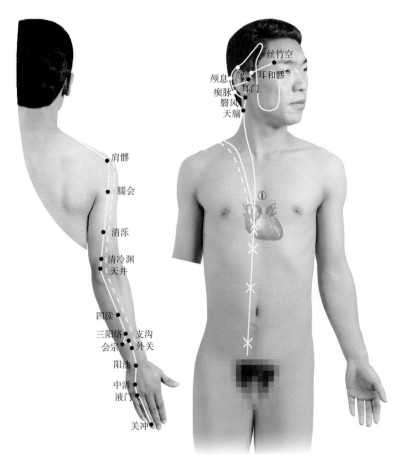

X 经脉"属"脏腑符号　　⋏ 经脉"络"脏腑符号　　① 经脉分支序号

图　手少阳三焦经经脉循行

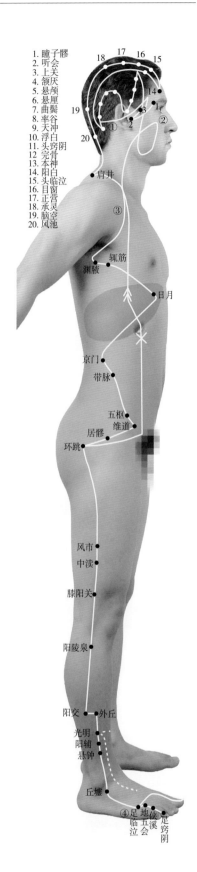

1. 瞳子髎
2. 听会
3. 上关
4. 颔厌
5. 悬颅
6. 悬厘
7. 曲鬓
8. 率谷
9. 天冲
10. 浮白
11. 头窍阴
12. 完骨
13. 本神
14. 阳白
15. 头临泣
16. 目窗
17. 正营
18. 承灵
19. 脑空
20. 风池

X 经脉"属"脏腑符号

⋏ 经脉"络"脏腑符号

① 经脉分支序号

图　足少阳胆经经脉循行

于眼外角，上行至额角，下行绕至耳后，沿颈行手少阳经前面，至肩上，交叉到手少阳经的后面，入于缺盆；其支脉，从耳后入耳内，出于耳前至眼外角后方；又一支脉，从眼外角，下走大迎，与手少阳经相合至目框下方，再下行颊车，至颈部入缺盆，下行至胸中，穿过横膈，络肝，属胆，由胆沿胁内下行，出于气街，绕阴毛际，横入环跳部；其直行支脉，从缺盆下行至腋，沿胸部过季胁，向下与前一支脉会合于环跳，再沿大腿外侧下行至膝外缘，向下入辅骨外侧前缘，下出外踝前，沿足背出于足小趾与第四趾末端；又一支脉，出于足背，沿足大趾、次指的骨缝，至大趾末端，又返回通入爪甲，于爪甲后二节间的丛毛处与足厥阴肝经相接。脉气由此与足厥阴肝经相接。该经发生病变，主要表现为口苦，叹气，胸胁部疼痛，面色灰暗，皮肤干燥，目外眦疼痛，颔痛，缺盆疼痛，腋下肿痛，髋关节及下肢外侧该经脉所过处疼痛，足第四趾不用，足外侧灼热，畏寒，汗出等。

（王亚利）

zújuéyīn gānjīng

足厥阴肝经（liver meridian of foot-jueyin）　十二经脉之一，起于足大趾之大敦穴，沿足背上行，经内踝前，沿下肢内侧前缘上行，后沿内侧中线上行，过阴器后入腹中，属肝，络胆。分支出胁肋

部,上行直至头顶与督脉相会(图)。简称肝经。

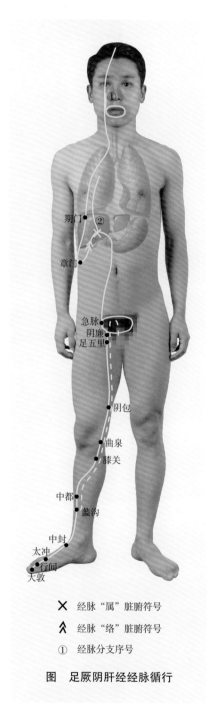

图中标注:①、期门、②、章门、急脉、阴廉、足五里、阴包、曲泉、膝关、中都、蠡沟、中封、太冲、行间、大敦

✕ 经脉"属"脏腑符号

ʌ 经脉"络"脏腑符号

① 经脉分支序号

图 足厥阴肝经经脉循行

历史沿革 足厥阴肝经,首载于长沙马王堆汉墓出土的《帛书·经脉》。其甲种本,即《足臂十一脉灸经》,称其为"足(厥)阴温(脉)",起于足大趾间,沿下肢内侧上行,与足太阴经交叉于踝上八寸处;乙种本,即《阴阳十一脉灸经》,称其为"厥阴□(脉)",于踝上五寸处与足太

阴经交叉,上行于头面至内眼角。《灵枢·经脉》:"肝足厥阴之脉。起于大指丛毛之际,上循足跗上廉,去内踝一寸,上踝八寸,交出太阴之后,上腘内廉,循股阴,入毛中,过阴器,抵小腹,挟胃、属肝、络胆,上贯膈,布胁肋,循喉咙之后,上入颃颡,连目系,上出额,与督脉会于巅;其支者,从目系下颊里,环唇内;其支者,复从肝别贯膈,上注肺。"《灵枢·经脉》改称为"肝足厥阴之脉",其循行仍起于足大趾,但具体路线作了很多补充与修订。现通称足厥阴肝经,简称肝经,其循行多遵《灵枢·经脉》。

基本内容 足厥阴肝经起于足大趾末端外侧丛毛际,沿足背上行至内踝前一寸,再向上沿小腿内侧上行,入踝上八寸,交出于足太阴经之后,上腘内缘,沿股内侧入阴毛部,环绕阴器,上抵少腹,挟行胃旁,属肝,络胆,向上横穿膈肌,布于胁肋,沿喉咙后方,绕行于面部进入喉咙与鼻道相连处,上连目系,出额部,与督脉交会于巅顶的百会穴;其支脉,从目系向下行至颊内,环绕唇内;又一支脉,从肝别出穿膈,入肺中,与手太阴肺经相接。该经发生病变,主要表现为腰痛,男子疝气,妇人少腹肿胀,咽干,胸满憋闷,呕逆,飧泄,遗尿,癃闭等。

(王亚利)

qíjīng bāmài

奇经八脉 (eight extra meridians)

督脉、任脉、冲脉、带脉、阴跷脉、阳跷脉、阴维脉和阳维脉的合称。与正经相对而言,为十二正经以外的八条经脉,有"别道奇行"的正经之说。

历史沿革 有关奇经八脉的理论,《黄帝内经》中《素问》

《灵枢》的诸多篇章中均有记载,其论述散在、简略,尚未形成体系。《难经》在《内经》基础上,对奇经八脉进行整理、补充并作了集中阐述,首次明确提出"奇经八脉"一词并设专篇论述。《针灸甲乙经》补充完善了奇经八脉的有关穴位。明·李时珍对历代有关奇经八脉散在、纷繁的记载,进一步考究、整理,并著有《奇经八脉考》,论述了奇经八脉的循行、病候及辨证规律,使奇经八脉理论更系统、更完善。

基本内容 分布规律:奇经八脉纵横交错、循行分布于十二正经之间,督脉、任脉、冲脉三脉均起于胞中,下出会阴而异行;其中督脉沿脊柱行于人体后正中线,任脉行于人体前正中线,冲脉于气街处与足少阴经并行,三脉均起于胞中,下出会阴,而后别道奇行,故又称"一源三歧"。带脉循行于腰部,阳跷脉、阳维脉沿下肢外侧上行至肩,阴跷脉、阴维脉沿下肢内侧上行。生理特点:与脏腑无直接的络属关系;无表里关系;除带脉外,其余皆由下而上循行分布。循行特点:奇经八脉在人体的循行特点,也是相对十二经脉而言的,主要有如下四个方面:①走向和分布不规则:就走向而言,除带脉横行围腰腹一周、冲脉有一分支向下循行外,其余诸脉均是从下肢或少腹部向上,不似十二经脉有上下、内外、阴阳、表里的循行规律。其分布也不如十二经脉规则和广泛,如人体上肢无奇经八脉的分布。②与五脏六腑无络属关系:奇经八脉在循行过程中,和部分脏腑有一定的联系。如督脉络肾、贯心,但和五脏六腑无规则、固定的络属关系。③与奇恒之腑关系密切:如冲、任、督三脉均起于女子胞中。④奇经八脉之间无表里相配关系：奇经八脉之间虽然存在密切的关联，如督脉与任脉相互衔接，但彼此之间并无十二经脉那样的表里相配关系。

作用与意义 奇经八脉是十二经脉之外的重要经脉，在经络系统中发挥着统率、联系、调节等作用。由于奇经八脉不同于十二正经，在循行分布等方面均有异于经络系统中的其他组成部分，故其功能及作用也有自己的特点，主要表现于以下三个方面：①加强十二经脉之间的联系。奇经八脉在循行分布过程中，不但与十二经脉交叉相接，加强十二经脉间的联系，补充十二经脉循行分布上的不足，而且对十二经脉的联系还起到分类组合的作用。对某些经脉还有一定的统领作用，如督脉统帅诸阳经为"阳脉之海"；任脉联络诸阴经为"阴脉之海"；冲脉为"十二经脉之海"；带脉横行腰部，约束纵行诸经；阴维脉、阳维脉维系诸阴阳经，阴跷脉、阳跷脉"分主一身左右之阴阳"。②调节十二经脉气血。奇经八脉虽然除任、督外不参与十四经气血循环，但具有含蓄和调节十二经气血的功能。十二经脉经气满溢有余时，则储藏于奇经，十二经脉经气亏虚不足时，奇经则给予补充，达到调节十二经气血作用。正如《奇经八脉考》所述，"盖正经犹夫沟渠，奇经犹夫湖泽，正经之脉隆盛，则溢于奇经"，又曰"其流溢之气，入于奇经，转相灌溉，内温脏腑，外濡腠理"。这正是古人将正经比作"沟渠"，将奇经比作"湖泽"的含义。可见，奇经八脉对十二经气血的含蓄和调节是双向性的，既能蓄入也能溢出。说明奇经八脉有一定的调节作用。③奇经八

脉与肝肾、女子胞、脑、髓等重要脏腑有密切联系。奇经八脉虽然不似十二经脉那样与脏腑有直接的属络关系，但它在循行分布过程中，与脑、髓、女子胞等奇恒之腑以及肾脏等，有较为密切的联系。如督脉的"入颅络脑""行脊中"以及"属肾"；任、督、冲三脉，同起于胞中，相互交通等。

（王亚利）

rènmài

任脉（ren meridian）

奇经八脉之一，起于胞中，出会阴后沿前中正线上行，沿面颊，分行于目眶下（图）。又称阴脉之海。

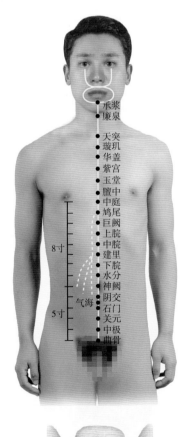

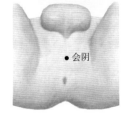

图　任脉经脉循行

历史沿革 任脉首载于《素问·骨空论》及《灵枢·五音五味》，介绍了其循行分布。《素问·骨空论》："任脉者，起于中级之下，以上毛际，循腹里，上关元，至咽喉，上颐循面入目。"《难经》进行了整理与修订，从生理、病变等方面指出其与十二正经的不同，并归入奇经八脉，使奇经理论更趋系统化。晋·皇甫谧的《针灸甲乙经》，将任脉所辖腧穴载入。元·滑寿撰《十四经发挥》，对任脉的功能进行补充。明·李时珍对前人论述考究、整理，编成《奇经八脉考》，补充完善了任脉的循行分布及病候。《奇经八脉考·任脉》："任为阴脉之海，其脉起于中极之下，少腹之内，会阴之分。上行而外出，循曲骨、上毛际、至中极，同足厥阴、太阴、少阴并行腹里，循关元，历石门，会足少阳、冲脉于阴交。循神阙、水分，会足太阴于下脘。历建里，会手太阳、少阳、足阳明于中脘。上上脘、巨阙、鸠尾、中庭、膻中、玉堂、紫宫、华盖、璇玑，上喉咙，会阴维于天突、廉泉。上颐、循承浆与手足阳明、督脉会，环唇上至下龈交，复而分行，循面，系两目下之中央，至承泣而终。"

基本内容 任脉起于小腹内（胞中），出于会阴部，上至前阴，沿腹部正中线上行，到达咽喉部（天突穴），再上行至下唇中央，由此左右分行，环绕口唇，与督脉交会于龈交穴，继续上行至目框下（承泣穴），交会于足阳明经。任脉总任一身之阴经，有调节阴经气血作用，故又称"阴脉之海"。任脉起于胞中，与女子月经来潮及妊养、生殖机能有关。任脉病变主要见于疝气，带下病，月经不调，不孕症，胎动不安，

小腹积块等病证。

（王亚利）

dūmài

督脉（du meridian）

奇经八脉之一，起于胞中，出会阴后，沿后背正中线上行，过颈部、头顶、鼻尖，过人中，止于上唇系带的龈交穴（图）。又称阳脉之海。

历史沿革 督脉首载于《素问·骨空论》《灵枢·营气》《灵枢·本输》，主要介绍其循行分布。《素问·骨空论》："督脉者，起于少腹以下骨中央，女子入系廷孔，其孔，溺孔之端也。其络循阴器，合篡间，绕篡后，别绕臀，至少阴与巨阳中络者，合少阴上股内后廉，贯脊，属肾，与太阳起于目内眦，上额，交颠上，入络脑，还出别下项，循肩髆，内侠脊，抵腰中，入循膂，络肾；其男子循茎下至篡，与女子等。

其少腹直上者，贯脐中央，上贯心，入喉，上颐环唇，上系两目之下中央。"督脉总任一身之阳经，又称"阳脉之海"。《难经》将其整理补充，并归入奇经八脉。晋·王叔和《脉经·平奇经八脉病》提出"督为阳脉之海"。从循行部位来看，督脉主干行于背部正中，上行入脑，"背为阳""上行为阳""头为诸阳之会"，均体现了督脉对全身阳气的统帅作用。其次，督脉与全身诸阳经均有联系，其中与足太阳膀胱经最密切，而体内各脏腑均通过背俞穴（足太阳经）与督脉相通。

基本内容 督脉循行分布比较复杂，一条主干，三条分支。其主干起于小腹内（胞宫），下出会阴部（长强穴），沿脊柱上行，经项后风府穴入脑内，沿头部正中线上行至巅顶（百会穴），经前

额正中下行至鼻柱下方，过人中止于上唇系带处（龈交穴）；其一分支，与主干同起于小腹内，下出会阴，在尾骨端与足少阴经的主干以及足太阳经会合，贯脊，属肾；其二分支，从小腹分出直上贯脐，过心，至咽喉部与冲、任二脉会合，上行至下颌部，环绕口唇，至两目下中央；其三分支，与足太阳经同起于目内眦，上行至前额，交会于巅顶，入颅络脑，又出于下项部，向下沿肩胛骨内侧缘，循脊柱两侧到达腰中，进入膂与肾相联络。督脉有调节阳经气血的作用，故称为"阳脉之海"。督脉反映脑、髓和肾的机能，因其经脉循行多与这些部位密切相关。因此，督脉有病主要见于脊柱强直，脊背疼痛，精神失常，头昏头重，眩晕健忘，耳鸣耳聋，腰脊酸软，小儿惊厥，女子少腹冷痛，宫寒不孕，男子阳痿，遗精，精冷不育等。历代医家也常以补督脉法，治疗精冷不孕等生殖系统疾病。

（王亚利）

chōngmài

冲脉（chong meridian）

奇经八脉之一，起于胞中，出会阴后与肾经相并上行，过颈部上行，止于目眶下。分支沿大腿内侧与肝经相邻下行，止于足大趾端。分支从胞中分出向后与督脉相近上行于脊柱内（图）。又称十二经之海，五脏六腑之海。

历史沿革 冲脉名称首见于《黄帝内经》。《灵枢·逆顺肥瘦》："夫冲脉者，五藏六府之海也，五藏六府皆禀焉。其上者，出于颃颡，渗诸阳，灌诸精；其下者，注少阴之大络，出于气街，循阴股内廉，入腘中，伏行骭骨内，下至内踝之后属而别；其下者，并于少阴之经，渗三阴；其

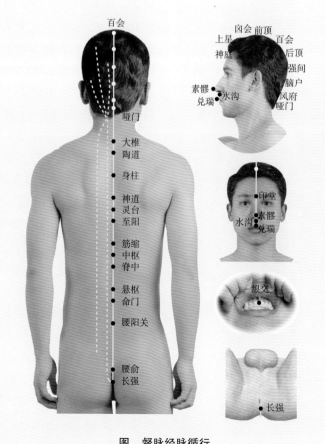

图　督脉经脉循行

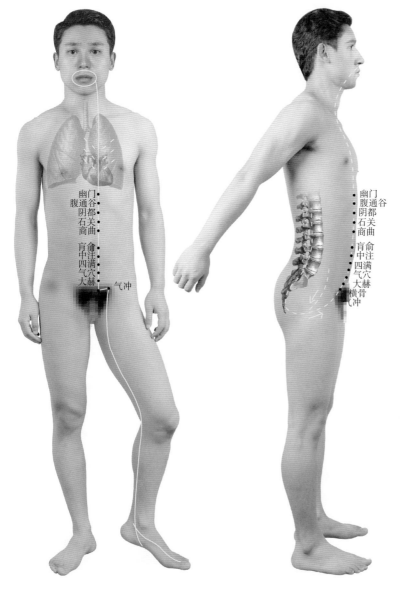

图　冲脉经脉循行

幽门
腹通谷
阴都
石关
商曲
肓俞
中注
四满
气穴
大赫
气冲

幽门
腹通谷
阴都
石关
商曲
肓俞
中注
四满
气穴
大赫
横骨
气冲

分支起于肾下，出于气街，沿大腿内侧，入腘窝，循小腿内侧缘下行至足底；其二分支从小腿内侧分出斜入内踝，上足背，进入足大趾；其三分支从小腹分出，向后行于脊柱内。冲脉起着统领诸经气血、调节五脏六腑的作用，故又称"十二经之海""五脏六腑之海"。冲脉还有调节女子月经、孕育机能的作用。冲脉为病，主要见于月经不调，带下病，胎动不安，不孕症等。冲任脉气血旺盛，则月经和妊养胞胎正常。若冲任脉气血不足或通行不利，则会导致月经失调或不孕。故临床治疗月经病和不孕症，多从调理冲、任二脉为要。

（王亚利）

dàimài

带脉（dai meridian）　奇经八脉之一，起于季胁，斜向下行到带脉穴，环行于腰腹部（图）。

　　历史沿革　带脉一词，首见于《灵枢·经别》。其所论述带脉循行路线十分简略。如"足少阴之正，至腘中，别走太阳而合，上至肾当十四椎出属带脉"。至《难经·二十八难》，对其循行加以说明、补充。如"带脉者，起于季胁，回身一周"。此后晋·王叔和《脉经》、隋·巢元方《诸病源候论》等，对带脉主病也有补充。明·李时珍整理历代文献并著《奇经八脉考》，认为带脉"起于季胁足厥阴之章门穴"。明·楼英《医学纲目》、明·李梴《医学入门》等，也有类似记载。后世论带脉，多遵《难经》。

　　基本内容　带脉起于季胁部，斜向前下方，交会于带脉、五枢、维道穴，环绕一周。十二经脉和奇经八脉中，其他七脉均纵行，唯有带脉横行，环绕一周，"约束诸经"，起协调、柔顺作用，正如

前者，伏行出跗属，下循跗入大指间，渗诸络而温肌肉。"其记载循行路线繁杂，又没有本经的专属穴，故临床所治病证繁多。《素问·上古天真论》："女子七岁肾气盛，二七而天癸至……太冲脉盛，月事以时下……。"指明冲脉与女子的月经、孕育密切相关。明·李时珍《奇经八脉考·冲脉》："冲为经脉之海，又曰血海，其脉与任脉，皆起于少腹之内胞中，其浮而外者，起于气冲，并足阳明、少阴二经之间，循腹上行至横骨，挟脐左右各五分，上行历大

赫气穴、四满中注、肓、商曲、石关、阴都、通谷、幽门，至胸中而散。"清·叶桂《临证指南医案·崩漏》："冲任隶于阳明。"清·唐宗海在《中西汇通医经精义·诸病所属》中，亦有类似记载。如"诸逆谓吐咳呛呕等……均系心肝火旺，挟冲脉上行也"。指出冲脉逆乱可导致胃失和降。

　　基本内容　冲脉的循行路线比较繁杂，其主干起于胞中，下出会阴，于气街处与足少阴经并行向上，散布于胸中，继续上行，过喉，环绕口唇至目框下。其一

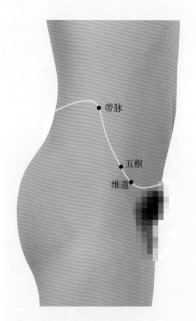

图 带脉经脉循行

宋代官修的《太平圣惠方·辨奇经八脉法》所云："夫带者，言束也，言总束诸脉，使得调柔也。"带脉有约束纵行诸经的作用，以调节脉气，使之通畅，又具有主持妇女带下的作用。若带脉不和，约束无力，多见妇女月事不调，带下量多，腰腹冷痛等病证。

(王亚利)

yīnqiāomài

阴跷脉（yinqiao meridian） 奇经八脉之一，起于内踝下，上行下肢内侧，沿腹部、胸部上行，经鼻旁，到目内眦（图）。

历史沿革 跷脉的循行分布，首见于《黄帝内经》，但阴跷脉详于阳跷脉。《灵枢·脉度》："（阴）跷脉者，少阴之别，起于然骨之后，上内踝之上，直上循阴股入阴，上循胸里入缺盆，上出人迎之前，入頄，属目内眦，合于太阳、阳跷而上行，气并相还，则为濡目，气不荣，则目不合。"自《难经》开始分别记载了阴跷脉、阳跷脉的路线，指出阴跷脉"循内踝上行，至咽喉，交贯冲脉"。宋代官修的《圣济总

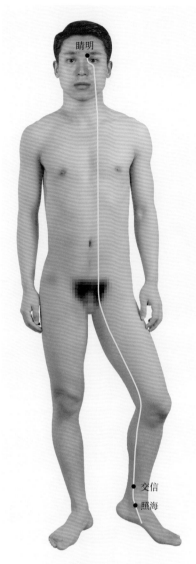

图 阴跷脉经脉循行

录》，在《黄帝内经》《难经》基础上，进一步完善了其循行线路。明·李时珍的《奇经八脉考》，对于该脉的描述甚为详细。《奇经八脉考·阴跷脉》："阴跷者，足少阴之别脉，其脉起于跟中，足少阴然谷穴之后，同足少阴循内踝下照海穴，上内踝之上二寸，以交信为郄，直上循阴股入阴，上循胸里入缺盆，上出人迎之前，至喉咙，交贯冲脉，入鼽内廉，上行属目内眦，与手足太阳、足阳明、阳跷五脉会于睛明而上行。"阴、阳跷交会穴，《针灸甲乙经》原无睛明，据《素问》王冰注补。成为后世论述阴跷脉的主要参考。

基本内容 起于内踝下（照海穴），循小腿、大腿内侧缘向上，沿前阴向上经腹、胸至缺盆，出于人迎穴前，循咽喉，经鼻旁至目内眦。"跷"，有轻捷矫健之义。阴跷脉起于足，止于头面部，具有联络、交通一身阴阳，调节肢体运动，使下肢运动灵活矫健。阴跷脉功能失调，可见肢体运动障碍，目合嗜睡等。

(王亚利)

yángqiāomài

阳跷脉（yangqiao meridian）奇经八脉之一，起于外踝下，沿下肢外侧上行，经体侧，过肩、颈上行，止于目内眦（图）。

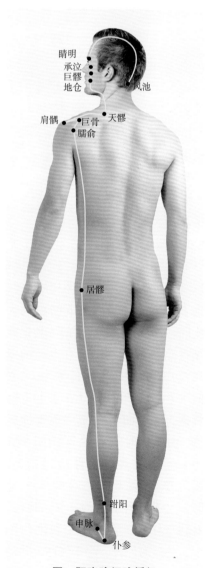

图 阳跷脉经脉循行

历史沿革 关于跷脉的循行分布，首见于《黄帝内经》。但其中主要介绍阴跷脉，关于阳跷脉的循行，书中并未明确记载。如《灵枢·经筋》："上过右角，并跷脉而行。"这里的跷脉，当指阳跷脉而言。《灵枢·寒热病》："足太阳有通项入于脑者，正属目本，名曰眼系……在项中两筋间，入脑乃别。阴跷、阳跷，阴阳相交……交于目锐眦。"明·李时珍《奇经八脉考·阳跷脉》："阳跷者，足太阳之别脉。其脉起于跟中，出于外踝下足太阳申脉穴，当踝后绕跟，以仆参为本。上外踝上三寸，以跗阳为郄。直上循股外廉，循胁后髀，上会手太阳、阳维于臑俞。上行肩外廉，会手阳明于巨骨，会手阳明、少阳于肩髃。上人迎，挟口吻，会手足阳明、任脉于地仓。同足阳明上而行巨髎、复会任脉于承泣，至目内眦与手足太阳、足阳明、阴跷五脉会于睛明穴，从睛明上行入发际，下耳后，入风池而终。"阳跷交会穴，《针灸甲乙经》无风池、风府，据《难经》补。《难经·二十八难》："阳跷脉者，起于跟中，循外踝上行，入风池。"开始有了阳跷脉的循行路线。《圣济总录》在《黄帝内经》《难经》的基础上，进一步完善了其循行线路。明·李时珍的《奇经八脉考》，对于该脉描述甚为详细，成为后世论述阳跷脉的主要参考。

基本内容 阳跷脉起于外踝下（申脉穴），循小腿、大腿外侧缘向上，经腹、胸外侧缘，至肩部，出于颈外侧，挟口、鼻至目内眦，与阴跷脉会合；具有联络、交通一身阴阳，调节肢体运动，使下肢运动灵活矫健。阳跷脉功能失调，可见肢体运动障碍，目合嗜睡等。

（王亚利）

yīnwéimài

阴维脉（yinwei meridian） 奇经八脉之一，起于小腿内侧足三阴经交会处，沿下肢内侧上行，经过腹部、胸部，上行至喉咙部（图）。

历史沿革 阴维脉一词，首见于《黄帝内经》。但书中对阴维脉的循行分布，没有具体论述。《素问·刺腰痛》："刺飞阳之脉，在内踝上二寸，少阴之前，与阴维之会。"《难经》提出"阴维起于诸阴交"，讨论了阴维脉的起始，但未明确其循行分布。《圣济

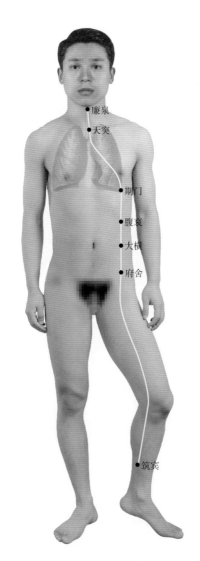

图 阴维脉经脉循行

总录》中，介绍了阴维脉的循行路线，但较为粗略。《奇经八脉考》，详细记载了阴维脉的循行分布，成为后世医家论述此脉的主要参考。《奇经八脉考·阴维脉》："阴维起于诸阴之交，其脉发于足少阴筑宾穴，为阴维之郄，在内踝上五寸踹肉分中。上循股内廉，上行入少腹，会足太阴、厥阴、少阴、阳明于府舍。上会足太阴于大横、腹哀。循胁肋会足厥阴于期门。上胸膈挟咽，与任脉会于天突、廉泉，上至顶前而终。"对于"诸阴交"的理解，历代医家各执一词。如黄竹斋在《难经会通》中注解为筑宾穴。此后，《难经校释》《难经译释》《内难经选释》均认同其说。亦有学者认为是三阴交。还有学者认为，"诸阴交"并非指起于三阴交，而是泛指腹部各交会穴，阴维脉联络了各阴经并通向任脉，与任脉的天突、廉泉相交会。

基本内容 阴维脉起于诸阴之交，从内踝上（筑宾穴），沿下肢内侧上行，经股内廉，循腹部，向上至胁肋，过胸膈，至咽喉，与任脉会合。维有维系、维束之义，阴维脉在其运行过程中，与足三阴经交会，最后与任脉会合。因此，阴维脉具有联络、维系全身阴经的作用。正如《难经·二十八难》所述"阳维阴维者，维络于身，溢蓄不能环流灌溉诸经者也"。所以，阴维脉功能失调，阴经循行部位病症多见，如心胸疼痛、胃脘不适、腹痛胀满等。

（王亚利）

yángwéimài

阳维脉（yangwei meridian） 奇经八脉之一，起于外踝下，沿下肢外侧上行，经躯干部后侧、肩后侧、颈部、耳后，分布于头侧及项后（图）。

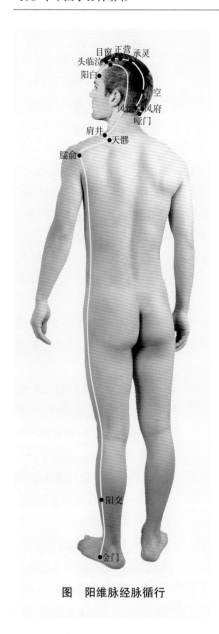

图 阳维脉经脉循行

历史沿革 阳维脉一词，首见于《黄帝内经》，但书中对阳维脉的循行分布没有具体的论述。《素问·刺腰痛》："阳维之脉，令人腰痛，痛上怫然肿。刺阳维之脉，脉与太阳合腨下间，去地一尺所。"《难经》提出"阳维起于诸阳会"。讨论了阳维脉的起始，但未明确该脉的循行分布。宋代官修的《圣济总录》中，介绍了该脉的循行路线，但较为粗略。明·李时珍的《奇经八脉考》，详细记载了本脉的循行分布。《奇经八脉考·阳维脉》："阳维起于诸阳之会，其脉发于足太阳金门穴，在足外踝下一寸五

分。上外踝七寸，会足少阳于阳交，为阳维之郄。循膝外廉，上髀厌，抵少腹侧，会足少阳于居髎，循胁肋，斜上肘上，会手阳明、手足太阳于臂臑。过肩前，与手少阳会于臑会、天髎。却会手足少阳、足阳明于肩井。入肩后，会手太阳、阳跷于臑俞，上循耳后，会手足少阳于风池。上脑空、承灵、正营、目窗、临泣。下额与手足少阳、阳明五脉会于阳白。循头，入耳，上至本神而止。"成为后世医家论述该脉的主要参考。对于"诸阳会"的理解，历代医家各执一词。如黄竹斋在《难经会通》中，注解为金门穴。此后《难经校释》《难经译释》《内难经选释》，均认同其说。也有学者认为是悬钟；还有学者认为"诸阳会"不是指起于金门，而是泛指头、肩部各交会穴，阳维脉联络了各阳经并通向督脉，与督脉的风府、哑门相交会。

基本内容 阳维脉起于诸阳之会，从外踝下（金门穴）向上，沿下肢外侧，经膝外廉，循躯干后侧缘，向上过肩，经颈部、耳后到达额部，再回旋至项部与督脉会合。阳维脉在其运行过程中，与手足三阳经交会，最后与督脉会合，具有联络、维系全身阳经的作用。正如《难经·二十八难》："阳维、阴维者，维络于身，溢蓄不能环流灌溉诸经者也。"阳维脉功能失调，多见于外感热病，恶寒发热，头项强痛等，正如《难经·二十九难》所云："阳维为病苦寒热。"

（王亚利）

shísì jīng

十四经 （fourteen meridians）

十二经脉和任脉、督脉的合称。元·滑寿《十四经发挥》："十二经所列次第，并以流注之序为之

先后，附以任、督二奇者，以其有专穴也，总之为十四经云。"十四条经脉各有其固定的循行路线、本经所属专穴、特定的生理功能。

（王亚利）

shí'èr jīngbié

十二经别 （twelve divergent meridians）

十二经脉别行，离、入、出、合，深入体腔，循行于胸腔、腹腔及头部的重要支脉。

经别一词，最早见于《灵枢·经别》。经别，是经络学说的重要组成部分。其分布规律：①经别多从肘膝以上的正经别出，阳经经别合于本经，阴经经别合于相表里的阳经。②经别的走向规律呈"趋首性"，即从四肢部本经别出后走向颈项。③经别循行从本经别出后，皆入于胸腹腔，经过一段循行后，在颈项处浅出体表。

清·张志聪《黄帝内经灵枢集注·经别》："所谓别者，言十二经脉之外而有别经……正者，谓经脉之外，别有正经，非支络也。"十二经脉别出的较大分支，即别行的正经。经脉从正经别出，深入体腔内部，循行于头面、胸腹部的经脉，十二经脉各有一条经别，故称"十二经别"。

经别的循行，有"离""入""出""合"的特点，从十二正经的四肢部位（多为肘膝关节附近）别出者为"离"；分离十二经脉后进入体腔，并与脏腑联系的为"入"；经别与脏腑相联系后又出于头项部体表部位的为"出"；阴经经别合入相为表里的阳经，阳经经别合于本经为"合"。每一对互为表里的经别组成一合，故有"六合"之称。十二经别的循行分布范围较广，加强了表里两经的联系。十二经脉在其循行分布中，上达头面的多为阳经，阴经除心

经、肝经外均不上达头面部。十二经别通过"六合"，在一定程度上增强了十二经脉与头面部的联系，补充了十二经脉的不足，扩大了十二经脉的治疗范围。尤其为近现代迅速发展的耳针、头针、眼针等，奠定了理论基础。十二经别，具有补充十二经脉内外循行联系，加强经脉所属络的脏腑在体腔深部之联系的功能。

(王亚利)

luòmài

络脉 (collateral branches of the large meridians)

由经脉别出循行于浅表部位的遍布全身的细小分支脉络。络脉包括十五络脉和难以计数的浮络、孙络等。

历史沿革 《黄帝内经》最早提出络脉的概念，形成了以"络脉"为核心的概念群体，如"十五络""大络""小络""孙络"等。书中对络脉的循行分布规律及相关疾病诊断、治疗规律均进行了论述。《难经·二十六难》也有关于络脉的论述，提出"十五络"的观点。书中除十二经各有一络、脾之大络，与《灵枢·经脉》所言相同外，其余两络即阳跷之络、阴跷之络，与《灵枢·经脉》所言任脉、督脉之别络不同。后世多遵从《黄帝内经》的观点。清·喻昌将络脉分为系络、缠络、孙络等层次。清·叶桂将《黄帝内经》中有关"络"的生理认识加以深化，引入到内伤杂病的病因病机中，并提出了"久病入络"和"久痛入络"的观点，强调"初为气结在经，久则血伤入络"。

基本内容 络脉有十五别络、浮络、孙络组成。十二经脉、任脉、督脉各自别出一条络脉，加上脾之大络，为十五别络；比别络小，循行于人体浅表部位的为浮络；络脉中最细小的分支，数目很多，遍布全身的为孙络。络脉的分布极为广泛。络脉从经脉支横别出后，逐级细化、分支，将经脉的线状分布扩散为三维立体的网状分布，遍布全身，广泛联系人体的经络、腧穴和脏腑。如十二经之别络，在四肢部别出本经后，多沿本经布散，或内散于脏腑组织，或外布于皮毛肌腠，并联系其相表里的经脉；任脉之别散于腹，督脉之别散于头，并别走足太阳经；脾之大络散布于前后胁肋；胃之大络出于左乳下。孙络的分布更为广泛，它自大络别出后，越分越多，越分越细，最后将十二经脉的气血布散到全身三百六十五气穴。络脉充斥人体内外，既散布于表，又深入于里，所以前人又有"阳络""阴络"之称谓。

作用与意义 络脉的主要作用包括以下四个方面：①加强表里两经之间的联系。表里两经之间，主要是通过十二经之别络相互连接。如《灵枢·经脉》："手太阴之别，名曰列缺，起于腕上分间……别走阳明也"；"手阳明之别，名曰偏历，去腕三寸，别入太阴"。②运行灌渗经气。腧穴的本质，是经脉的气血和功能出于体表的所在。人体经脉之间，腧穴之间，以及脏腑与经脉之间都依赖于络脉的联络沟通作用。如《灵枢·小针解》："节之交三百六十五会者，络脉之渗灌诸节者也。"《灵枢·经脉》："诸络脉皆不能经大节之间，必行绝道而出，入复合于皮中，其会皆见于外。"《灵枢·卫气失常》："血气之输，输于诸络。"《素问·气穴论》："余已知气穴之处，游针之居，愿闻孙络溪谷，亦有所应乎？岐伯曰：孙络三百六十五穴会，

亦以应一岁，以溢奇邪，以通荣卫。"张介宾注云："孙络之云穴会，以络与穴为会也。穴深在内，络浅在外，内外为会，故云穴会。"（《类经·经络类》）可见，经脉是连接脏腑、经脉和气穴的通道。③濡养全身。络脉分行气血、渗濡灌注机体的功能，将经脉中的气血布散至全身，以濡养五脏六腑和四肢百骸。络脉作为从经脉支横别出的网状分支，是经络系统中连接脏腑与肌腠的中间部分，络脉传输着经脉运行的气血，借助其网络化的组织结构特点，实现气血向内在脏腑和外在肌腠的渗濡灌注。如《素问·四时刺逆从论》："复者经满气溢，入孙络受血，皮肤充实。"说明气血由经脉流向络脉，再由络脉将气血渗濡灌注到皮肤中。④抵御外邪。营气和卫气是由饮食入胃，"水谷之气"转化而成，营行脉中，起濡养全身的作用。并变化为血液；卫行脉外，起护卫全身的作用，抵抗病邪的侵犯，并有调节体温和汗液分泌，充实皮肤，温煦肌肉等功能。卫气通过络脉布散，因此络脉的防御功能也是卫气功能的体现。络脉为病，主要病理改变是络脉阻滞，如疼痛，出血，痹证，水肿等。

(王亚利)

biéluò

别络 (divergent collaterals)

由经脉分出走向邻经的主要支脉，为络脉中较大者。元·滑寿《十四经发挥·手足阴阳流注》："络脉者，本经之旁支，而别出以联络于十二经者也。"别络是经脉的主要分支，别络大多从本经的络穴别出，有特定的名称，主要分布于体表部位，加强十二经脉表里两经在体表的联系，并能通达某些正经所没有到达的部位，可

弥补正经之不足，还具有统领一身阴阳诸络的作用。十二经脉与任督二脉各有一别络，再加脾之大络，合为十五别络。

（王亚利）

shíwǔ biéluò

十五别络 （fifteen separating/main collaterals）

十二经脉、任脉、督脉各自别出一条络脉，加上脾之大络，共为十五条。又称十五络脉、十五大络。

《灵枢·经脉》有对于"经脉十二"和"十五络"的论述。《难经·二十六难》："经有十二，络有十五，余三络者，是何等络也？然。有阳络，有阴络，有脾之大络。阳络者，阳跷之络也；阴络者，阴跷之络也。故络有十五焉。"该书认为，十五络中没有任脉络、督脉络，而是十二络脉、脾之大络、阴跷络、阳跷络合称"十五络脉"。明·马莳的《黄帝内经灵枢注证发微·经别》，对十五络进行考究。注曰："夫以十二经而谓之有十五络者，以督、任有二，脾有大包，故谓之十五络"。

十五别络的循行分布有一定规律，十二经脉的别络，均从本经四肢肘膝关节以下分出，并走向与之相表里的经脉；任脉别络自本经腔穴别出，散布于腹部；督脉别络，自本经别出后上行散布于头；脾之大络，从大包别出后散布于胸胁。十二经脉的别络，加强了表里两经的联系，补充了十二经脉循行的不足，任脉别络、督脉别络、脾之大络，加强了躯干部前后、左右、上下的联系。

（王亚利）

pí zhī dàluò

脾之大络 （large collateral of spleen）

十五络脉之一，大包穴分出，散络于胸胁部。

"脾之大络"首见于《灵枢·经脉》。该篇记载大包穴位于"出渊腋下三寸"。《医宗金鉴·脾经分寸歌》，将其修订为"九肋季胁端"。现代针灸教科书定位更为准确，即"侧胸部，腋中线上，第六肋间隙"。该络从渊腋穴（胆经）下三寸大包穴分出，散络于胸胁部。其病证，邪气实则全身疼痛；正气虚则全身关节弛缓不收。

（王亚利）

wèi zhī dàluò

胃之大络 （large collateral of stomach）

十五络脉之一，从胃腑分出，上行贯膈，散落于肺，出于左乳下（虚里穴）。

虚里，出自《素问·平人气象论》："胃之大络，名曰虚里。"在此观点指导下，后世医家多把"胃之大络"，作为虚里应手的本质。隋·杨上善则对虚里的概念补充发挥，从藏象理论阐述了虚里的本质，认为"虚里"为"五脏六腑所禀居处"，强调了虚里与脏腑、气血、津液、营卫之间的密切关系。经过多位医家的长期探索，逐步形成了一套诊虚里的方法，包括审病因、定病位、析病机、辨病证、测预后等。但虚里诊法比较局限，有一定的适用范围，必须与其他诊法结合起来。亦有学者认为"虚里"是"点"的概念，而"胃之大络"是"线"的概念，两者不能混淆，"虚里"是"胃之大络"在体内的起点。

胃之大络，从胃腑分出，上行贯膈，散落于肺，出于左乳下（虚里穴）；以手触之，有搏动感，虚里为宗气所出之处，可候宗气之盛衰。

（王亚利）

shíliù biéluò

十六别络 （the sixteen larger collaterals）

十五别络加上胃之大络的合称。明·张介宾《类经·卷五》："而脾胃之络各二，盖以脾胃为脏腑之本，而十二经皆以受气者也，共为十六络。"

（王亚利）

fúluò

浮络 （superficial collaterals）

循行于人体皮下浅表部位的络脉。

《灵枢·经脉》："诸脉之浮而常见者，皆络脉也。"《灵枢·邪气藏府病形》："鱼络血者手阳明病，两跗之上脉竖陷者足阳明病，此胃脉也。"《针灸甲乙经·病形脉诊》《素问·皮部论》等篇中，也有胃中之疾，反应于此部的记载。根据此理论，临床中小儿胃中之病，此处色青，主痛、主惊泻；色黄，主热、食积；色黑，主痹。根据该部浮络颜色辨证用药，可获显效。跌扑、闪挫、虫咬等外伤，均可伤及浮络，或瘀阻，或破溃，视其色可诊其疾。

浮络位置浅，浮现于皮肤。浮络按照经脉分区，分别属于其邻近经脉，起着沟通、联络经脉，滋养肌肤，保护机体，抵御外邪的作用。临证根据其部位和色泽变化用以诊治疾病。

（王亚利）

sūnluò

孙络 （minute collaterals）

从别络分出的细小络脉。

《素问·缪刺论》："邪之客于形也，必先舍于皮毛留而不去；入舍于孙络，留而不去；入舍于经脉，内连五藏。"说明外邪侵袭人体，孙络是必经之路，正邪交争之处。又因"经脉为里，支而横者为络，络之别者为孙"；孙络细小，散于腠理，遍布全身，有"溢奇邪""通荣卫"之作用。临床针刺孙络，可以达到解表祛邪、调和营卫、调理气血的作用。孙络从络脉分出，数目很多，密布全身，循行于经脉的气血，通过别络，注入孙络，濡养全身。

（王亚利）

shí'èr jīngjīn

十二经筋 （twelve muscle regions）

十二经脉之气结、聚、散、络于筋肉关节的体系，是十二经脉在人体体表的连属部分。简称经筋。

十二经筋出自《灵枢·经筋》，该篇对于经筋的循行分布、生理功能、病理变化，均有详细记载；并指出十二经筋均会发生"痹症"，且季节、月份不同，其治疗方法也不同，体现了中医"天人相应"的思维模式。《素问·痿论》："宗筋主束骨而利机关也。"

十二经筋，按十二经脉分布部位，分成手足三阴三阳。其循行规律与十二经脉基本一致，阳筋循行于四肢外侧，阴筋循行于四肢内侧，但均从四肢末端走向头身，行于体表，不入内脏，结聚于关节、肌肉、骨骼等部位，相互之间没有表里关系，没有脏腑络属关系。经筋多附于骨和关节，其作用主要是约束骨骼，主司关节屈伸运动，同时还满布于躯体和四肢的浅部，对脏腑与周身各部分组织起到一定的保护作用，受十二经脉气血的濡养和调节。故经筋病变主要表现为关节屈伸不利、拘挛、强直、抽搐等症候。

（王亚利）

shí'èr píbù

十二皮部 （twelve cutaneous regions）

十二经脉之气在体表皮肤一定部位的反映区，也是正经经气散布所在。简称皮部。

十二皮部，首见于《素问·皮部论》："凡十二经络脉者，皮之部也。"在《素问》其他篇章中详细介绍了皮部的生理功能、针刺方法等。清·高士宗在《素问》的基础上，对皮部作了进一步阐述。指出："皮部，皮之十二部也。手足三阳三阴，十二经络之脉，皆在于皮，各有分部，故曰：十二经络脉者，皮之部也。部有左右上下，复有外内浅深，百病之生，先于皮毛，由皮毛而腠理，腠理而经络，经络而经脉，经脉而脏腑，脏腑之气，亦通于皮，亦有分部，其脏腑之气，不与（《甲乙经》作不愈）之皮，而生大病矣。"（《黄帝内经素问直解》）皮部、络脉、经脉、脏腑成为疾病传变的层次。外界邪气侵袭人体，可通过皮部络脉、经脉，以至内部脏腑。反之，当机体内部脏腑经络有病时，亦可通过皮部的变化做出诊断。这一传变特征，为临床的诊断和治疗提供了经络学的依据。

十二皮部的分布，是以十二经脉体表所主的区域为依据。由于皮部位于人体最外层，成为机体与外界接触的屏障，对外界变化具有调节作用，故可保护机体、抵御外邪的侵袭。通过观察不同部位皮肤色泽和形态变化，有助于诊断某些脏腑经络的病变。中医针灸临床常用的七星针、梅花针、皮内针、穴位贴药、针刺麻醉、穴位贴敷、艾灸、热熨等疗法，均是根据皮部理论发展起来的，可以通过外部来治疗内脏的疾病。

（王亚利）

tóu wéi zhūyáng zhī huì

头为诸阳之会 （The head is the confluence of all the yang meridians of the body.）

人体十二经脉中，手三阳经脉从手走向头部，足三阳经脉从头走向足部，故称头面部为诸阳之会。

"头为诸阳之会"的观点，首见于《灵枢·邪气藏府病形》："诸阳之会，皆在于面。"指出诸阳经皆汇聚于头面部。这一观点并未否定阴经与头面部的关系，从其他篇章也可见阴经上行于头面部的记载。如《灵枢·厥病》："厥头痛……刺尽去血，后调足厥阴""厥头痛……先取手少阴，后取足少阴""厥头痛……后取足太阴。"都是关于从阴经治疗头部疾患的最早记载。清·叶桂《临证指南医案·眩晕门》，对此观点进一步发挥，提出"头为诸阳之首，耳目口鼻皆系清空之窍"。认为五脏六腑清阳之气，皆上注于头，治疗头部疾患，应多选用轻清之品。还有学者指出，头部为"诸阳之会"，阳气易亢是脑部疾患的证候特征，治疗应重镇潜阳。

手三阳经均起于手部，向上循行。阳明沿肩前向上至鼻旁，少阳出于肩上至眉梢，太阳行于肩后至面部。足三阳经起于头部，阳明行于面部向下，少阳于头侧部向下，太阳于头顶经项部而下，所以说"头为诸阳之会"。

（王亚利）

yìyuánsānqí

一源三歧 （one source and three divergent ways）

奇经八脉中的督、任、冲脉皆起于胞中，同出会阴，而后别道而行。

历史沿革 任脉、督脉、冲脉均属奇经八脉，三脉的循行分别首见于《黄帝内经》诸篇。如《灵枢·五音五味》："冲脉、任脉，皆起于胞中，上循背（《针灸甲乙经》作'脊'）里，为经脉之海。"《素问·骨空论》："督脉者，起于少腹以下骨中央，女子入系廷孔，其孔，溺孔之端也。"但该书没有明确三脉之间的关系。"一源而三歧"之说，首见于唐·王冰的《素问·骨空论》注语。

王冰注曰:"然任脉冲脉督脉者,一源而三歧也。"从循行路线上,明确指出三脉之间的关系。金·张从正在此基础上进一步发挥,首次将三脉与妇科带下病联系起来,正式提出一源三歧理论,为中医妇产科学奠定了理论基础,后经历代医家传承完善,形成了"一源三歧"学说的理法方药体系。

基本内容 督脉下出会阴后,行于腰背正中,上至头面;任脉下出会阴后,行于胸腹正中,上抵颏部;冲脉下出会阴后,与足少阴经相并上行,环绕口唇。任督冲三脉同起于胞中,又同出于会阴而异行,在天癸的作用下,五脏分运,胞系命门,与肝、脾、肾经脉各司其职,共同协调着女性月经的产生和维持经、孕、胎、产等生理过程的正常状态。冲脉、任脉、督脉与女性月经的关系密切,故任何一条经脉失调,都会引起月经不调、不孕等病证。如《景岳全书·妇人规》:"经血为水谷之精气,和调于五脏,洒陈于六腑,乃能入脉也。凡其源源而来,生化于脾,总统于心,藏受于肝,宣布于肺,施泄于肾,以灌溉一身,妇人则上为乳汁,下归血海而为经脉。""一源三歧"理论,经历代医家临床应用而不衰,治法方药、名医医案层出不穷,时至今日仍然在应用。如夏桂成《中医妇科理论和实践》绘"一源三歧"图可谓精妙立体,主张"证病结合,辨证求本;析证求因,多层辨证。"等。其排卵汤、补肾促排卵汤,在妇科不孕症中均得到广泛应用。

(王亚利)

zǐwǔ liúzhù

子午流注 (midnight-noon and ebb-flow doctrine) 中医根据人体十二条经脉气血,因每日十二

时辰不同而有盛衰之别,进行按时针刺的理论。子午指时间;流注指气血运行。

历史沿革 子午流注理论源于《黄帝内经》,金·何若愚的《流注指微赋》、金·阎明广的《流注经络升荣图歌诀》、金·窦汉卿的《针经指南》,均对子午流注有较为详细的记载。南北朝时,徐文伯著有《子午流注逐日按时定穴歌》,子午流注理论与应用更趋完善。由于子午流注应用时,干支和开穴推算烦琐,诸多学者研究出了很多更为简捷的推算方法。如梁秋湖的"子午流注掌上法",使子午流注针法的应用更方便、迅速。孙学忠的子午流注纳甲法的四步推算捷径,推算过程不需要背诵年推月、月推日等歌诀,提高了运用子午流注的效率。梅健寒制作了"子午流注简易取穴表"。刘保延、张一民将纳甲法的开穴方法,概括为"日干定井,时干纳经,循经推穴"等,并由此设计了纳甲法开穴的五步计算法。朱子钰等自创了"干支代数开穴法",用奇数代表阳干、阳时、阳经,用偶数代表阴干、阴时、阴经。还有欧阳亮创制的"子午流注纳甲法数学计算公式"等。这些方法,通过不同的途径简化了子午流注原有的繁杂推算过程,使子午流注在临床运用中更趋简便易行。

基本内容 十二时辰,是中国古人将黄道附近的一周天分为十二等分,用地平方位的十二支名称来表示,即子、丑、寅、卯、辰、巳、午、未、申、酉、戌、亥。子时指23点至1点,足少阳胆经最旺。丑时指1点至3点,足厥阴肝经最旺。寅时指3点至5点,手太阴肺经最旺。卯时指5点至7点,手阳明大肠经最旺。

辰时指7点至9点,足阳明胃经最旺。巳时指9点至11点,足太阴脾经最旺。午时指11点至13点,手少阴心经最旺。申时指15点至17点,足太阳膀胱经最旺。酉时指17点至19点,足少阴肾经肾经最旺。戌时指19点至21点,手厥阴心包经最旺。亥时指21点至23点,手少阳三焦经最旺。

(王亚利)

tǐzhì

体质 (body constitution) 人体在先天禀赋和后天获得的基础上,表现出形态结构、生理机能和心理状态方面综合的、相对稳定的特质。指人体的素质,是人群在生理共性的基础上,不同个体所具有的生理特殊性。

历史沿革 关于体质,在中医学史上有过几种不同的用词。在《黄帝内经》中常用"形""质"或"素"等,表示体质之义。如《灵枢·阴阳二十五人》之"五形之人",《素问·厥论》之"此人者质壮",以及《素问·逆调论》之"是人者,素肾气胜"。至东汉·张仲景,又称之为"家",如《伤寒论》中有"汗家""亡血家"等称谓。唐·孙思邈称之为"禀质",如《千金要方·养胎》:"凡受胎三月,逐物变化,禀质未定。"明·张介宾称"体质"或"气质",如《景岳全书·小儿则》:"盖有形色之虚实,有声音之虚实,有脉息之虚实,如体质强盛与柔弱者有异也""盖儿胎月足离怀,气质虽未成实,而脏腑已皆完备。"清·徐大椿称之为"气体",如《医学源流论·病同人异论》:"一概施治,则病情虽中,而于人之气体迥乎相反,则利害亦相反矣。"至叶桂、华岫云,则用"体

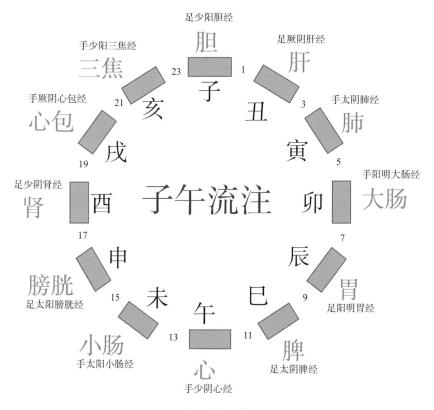

图 子午流注

附：子午流注定穴歌

甲日戌时胆窍阴，丙子时中前谷荣，戊寅陷谷阳明俞，返本丘墟木在寅，庚辰经注阳溪穴，壬午膀胱委中寻，甲申时纳三焦水，荣合天干取液门。

乙日酉时肝大敦，丁亥时荣少府心，己丑太白太冲穴，辛卯经渠是肺经，癸巳肾宫阴谷合，乙未劳宫火穴荣。

丙日申时少泽当，戊戌内庭治胀康，庚子时在三间俞，本原腕骨可祛黄，壬寅经火昆仑上，甲辰阳陵泉合长，丙午时受三焦木，中渚之中仔细详。

丁日未时心少冲，己酉大都脾土逢，辛亥太渊神门穴，癸丑复溜肾水通，乙卯肝经曲泉合，丁巳包络大陵中。

戊日午时历兑先，庚申荣穴二间迁，壬戌膀胱寻束骨，冲阳土穴必还原，甲子胆经阳辅是，丙寅小海穴安然，戊辰气纳三焦脉，经穴支沟刺必痊。

己日巳时隐白始，辛未时中鱼际取，癸酉太溪太白原，乙亥中封内踝比，丁丑时合少海心，己卯间使包络止。

庚日辰时商阳居，壬午膀胱通谷之，甲申临泣为俞木，合谷金原返本归，丙戌小肠谷火，戊子时居三里宜，庚寅气纳三焦合，天井之中不用疑。

辛日卯时少商本，癸巳然谷何须忖，乙未太冲原太渊，丁酉心经灵道引，己亥脾合阴陵泉，辛丑曲泽包络准。

壬日寅时起至阴，甲辰胆脉侠溪荣，丙午小肠后溪俞，返求京骨本原寻，三焦寄有阳池穴，返本还原似嫡亲。戊申时注解溪胃，大肠庚戌曲池真，壬子气纳三焦寄，井穴关冲一片金，关冲属金壬属水，子母相生恩义深。

癸日亥时井涌泉，乙丑行间穴必然，丁卯俞穴神门是，本寻肾水太溪原，包络大陵原并过，己巳商丘内踝边，辛未肺经合尺泽，癸酉中冲包络连，子午截时安定穴，留传后学莫忘言。

质学的基础。其后，历代医家又进一步丰富和发展了《黄帝内经》的体质理论。如张仲景的《伤寒杂病论》，从体质与发病、辨证、治疗用药以及疾病预后关系等方面，作了进一步的阐述，使体质理论在临床实践中得到了进一步充实和提高。宋代的《妇人大全良方》《小儿卫生总微论方》，认为体质形成于胎儿期。《小儿药证直诀》将小儿的体质特征精辟地概括为"成而未全""全而未壮""脏腑柔弱，易虚易实，易寒易热。"《养老奉亲书》阐述了老年人的体质特征，特别是心理特征及其机理，强调体质的食养与食疗。金·刘完素《素问玄机原病式》则强调"脏腑六气病机"，从理论上阐述了各种病理体质的形成与内生六气的关系，强调了体质的内在基础。明·张介宾在《景岳全书》中提出藏象体质理论，强调脾肾先后天之本对体质的重要性，并将丰富的体质理论运用到对外感、内伤杂病的辨证论治之中。清代的《望诊遵经》《王氏医存》，对影响体质形成、定型、演化的外部因素，亦有明确的认识。明清温病学家则从温热病角度，对体质分型及临床脉症，体质与温病发生、发展、转归、治疗、用药的关系作了新的探讨，使中医体质理论在临床实践中得到新的发展。

基本内容 体质的形成受先天遗传和后天各种因素的影响。先天禀赋，是形成体质差别的主要因素。影响体质的后天因素，有年龄、饮食、生活起居、身体锻炼、疾病、用药、情绪、地理、社会、生活环境等。体质由形态结构、生理机能及心理状态三个方面的差异性构成。人体形态结构，包括外部和内部形态结构及

质"一词。如《临证指南医案》中有"阴虚体质""木火体质""阳虚体质"等提法。

阐明人的体质及其差异性，是中医学的一大特色。中医体质理论源于《黄帝内经》，明确提出

人在生命过程中，可以显示出刚柔、强弱、高低、阴阳、肥瘦等显著的个体差异。如《灵枢·寿夭刚柔》："人之生也，有刚有柔，有弱有强，有短有长，有阴有阳。"《黄帝内经》奠定了中医体

其特征。外部,指体格、体型、体重、性征、体姿、面色、毛发、舌象、脉象等。内部,指脏腑、经络、气血津液等。人体生理功能的差异,包括人体脏腑功能、气血运行、津液输布、生长发育、生殖、感觉、运动、精神意识思维等各方面功能的强弱差异。包括了心率、心律、面色、唇色、脉象、舌象、呼吸状况、语音的高低、食欲、口味、体温、对寒热的喜恶、二便情况、性机能、生殖机能、女子月经情况、形体的动态及活动能力、睡眠状况、视听觉、触嗅觉、耐痛的程度、皮肤肌肉的弹性、须发的多少和光泽等。心理,是指客观事物在大脑中的反映,是感觉、知觉、情感、记忆、思维、性格、能力等的总称,属于中医神的范畴。人的心理特征不仅与形态、机能有关,而且与不同个体的生活经历以及所处的社会文化环境有着密切的关系,心理因素是体质概念中不可缺少的内容。心理特征的差异性,主要表现为人格、气质、性格等的差异。

对于体质的评价,依据不同的理论,可有多种不同的评价方法与分类标准。如《灵枢·阴阳二十五人》根据阴阳五行学说,把人体禀赋不同的各种体形归纳为木、火、土、金、水五种类型,又将每种类型进一步推演为五类;《灵枢·通天》依据阴阳学说,以阴阳多寡将人群区分为太阴、少阴、太阳、少阳及阴阳平和五种体质类型;《灵枢·卫气失常》则将肥胖之人,分为膏人、脂人和肉人三种类型。现代也有学者,对中医体质学说开展研究,并提出新的分类标准。如王琦《中医体质学》提出九种体质类型:平和质、气虚质、阳虚质、阴虚质、痰湿质、湿热质、血瘀质、气郁质、特禀质。

作用与意义　体质反映了正常人体的生理特殊性,脏腑经络的偏颇和精气阴阳的盛衰。体质的差异性,决定着疾病的发生发展变化、转归预后上的差异,及个体对治疗措施的不同反应性。中医学强调"因人制宜",就是体质学说在临床应用方面的体现,是个体化诊疗思想的反映。体质因素决定着个体对某些病邪的易感性和耐受性,还决定着发病的倾向性。

体质强弱决定着发病与否及发病情况。发病过程中,因体质的差异,或即时而发,或伏而后发,或时而复发,且发病后的临床证候类型也因人而异。临床上外感发病如此,内伤杂病的发病亦与体质相关。

体质因素决定病机的从化。从化,即病情随体质而变化。体质决定疾病的临床证候类型,所以辨体质也指导着临床治疗。"因人制宜",包括辨体质施治,辨体质注意针药宜忌,辨体质善后调理等。

体质具有稳定性和可变性。体质秉承于先天,得养于后天。先天禀赋决定着个体体质的相对稳定性和个体体质的特异性,后天各种因素又使得体质具有可变性。但体质是一个随个体发育的不同阶段而演变的生命过程,在生命过程中的某阶段,体质状态具有相对稳定性。

体质具有连续性和可预测性。体质的连续性,体现在不同个体体质的存在和演变时间的不间断性;体质的特征,伴随着生命自始至终的全过程,在初显端倪之后,多具有循着这类体质固有的发展演变规律缓慢演化的趋势,

体质的这种可预测性,为治未病提供了可能。研究体质的意义在于实现个体化诊疗。

(金香兰)

bǐngfù

禀赋（natural endowment）　个体在先天遗传的基础上及胎孕期间内外环境的影响下,所表现出的形态结构、生理功能、心理状态方面综合的、相对稳定的特征。又称先天禀赋。禀赋形成于出生之前,但受后天环境的影响。

历史沿革　《灵枢·天年》:"人始生……以母为基,以父为楯,失神者死,得神者生。"说明人之始生的与父母的神、精、血、气密切相关,子代的一切均由父母所赋予。在《灵枢·通天》中,提到了根据个体禀赋不同,划分出太阴之人、少阴之人、太阳之人、少阳之人及阴阳和平之人的"五态之人"体质特征。篇名中"天"指先天禀赋,因文中主要论述人体的素质有阴阳气血偏多偏少之分,而这种差异皆出于先天禀赋,所以篇名为"通天"。《素问·奇病论》:"人生而有病颠疾者,病名曰何?安所得之?岐伯曰:病名为胎病,此得之在母腹中时,其母有所大惊,气上而不下,精气并居,故令子发为颠疾也。"明确指出了"颠疾"的病因来自于母体。隋·巢元方《诸病源候论·目病诸候》:"漆有毒,人有禀性畏漆,但见漆便中其毒,亦有自性耐者,终日浇煮竟不为害也。"这是对过敏体质具有遗传倾向的较早论述。宋·赵佶《圣济经》:"其禀赋也,体有刚柔,脉有强弱,气有多寡,血有盛衰,皆一定而不易也。"表述了禀赋在体格与脉象中的不同。明清时期,医家对禀赋更加重视,很多儿科与妇科著作,均记述有大量相关

内容。

基本内容 禀赋，是指人在出生前在母体内所禀受的一切。包括父母体质特征及生殖之精的盈亏盛衰，父母血缘关系所赋予的遗传性，父母生育的年龄，以及胎儿在体内孕育过程中母亲是否注意养胎和妊娠期疾病等，所造成的一切影响。禀赋来自于父母，即是先天所禀受的"精""气""神"等物质基础和生命功能。明·石寿棠《医原》："人身阙函一个形躯，禀父母之精血凝结而成。"先天禀赋是体质形成的基础，是人体体质强弱的前提条件。明·王銮《幼科类萃·论小儿受胎禀赋厚薄不同》："大抵禀赋得中道为纯粹，阴阳得所，刚柔兼济，气血相和，百脉相顺，精备神全，脏腑充实，形体壮健。其未周之时，颅囟坚合，睛黑神清，口方背厚，骨粗臂满，脐深肚软，茎小卵大，齿细发润，声洪稳睡，此皆受胎气之得中和者也。"描述了禀赋充足的体质特征与外在表现。

父母的生殖之精结合形成胚胎，禀受母体气血的滋养而不断发育，从而形成人体，这种形体结构是体质在形态方面的雏形。因此，父母生殖之精的盈亏盛衰和体质特征决定着子代禀赋的厚薄强弱并影响其体质，父母体内阴阳的偏颇和机能活动的差异，会影响子代也有同样的倾向性。明·张介宾的《类经·疾病类》："夫禀赋为胎元之本，精气受于父母者是也。凡少年之子多羸弱者，欲勤而精薄也。老年之子反强壮者，欲少而精全也。""多欲者多不育，以孕后不节则盗泄母阴，夺养胎元之气也。"说明父母之精决定子代的禀赋强弱。

禀赋决定人的寿夭、生命的质量，尽管后天努力还能有所改变，但是有一定限度的。清·石寿棠《医原·先天后天说》："降生之初，有清浊厚薄之不同，则有生以后，亦遂有强弱寿夭之不齐。此皆非药石所能治，而其所可调养补益者，则惟后天之形贯耳。"进一步而言，禀赋决定人的生命过程，按照自然规律，禀赋于人体有一个定数，如人的生老病死的规律是不以人的意志为转移的，所有后天的饮食调养、顺应环境等可增强体质，但无法改变禀赋。人的生理是由禀赋决定的，个体间的生理是有差异的。禀赋也决定个体受病与否，禀赋不同则疾病的易感性也不同。禀赋包括形态强弱等体质因素，还包括智力、性格、人格、气质、行为等各种心理因素。

禀赋导致的疾病，包含所有与生俱来的疾病，其中有显性者，生而即见；有隐性者，长成以后发病。总的来说，禀赋为病，多为疑难之症，靠后天调补，无必胜之机。清·陈复正的《幼幼集成》，则从五脏论述了禀赋不足的临床特征。其曰："如禀赋肺气为皮毛，肺气不足，则皮薄怯寒，毛发不生；禀心气为血脉，心气不足，则血不华色，面无光彩；禀脾气为肉，脾气不足，则肌肉不生，手足如削；禀肝气不足，则筋不束骨，机关不利；禀肾气为骨，肾气不足，则骨节软弱，久不能行。此皆胎禀之病。"《景岳全书·小儿则》论述了母病则致子病。"如母多火者，子必有火病；母多寒者，子必有寒病；母之脾肾不足者，子亦如之。凡骨软行迟，齿迟语迟、囟门开大、疳热脾泄之类。多有由于母气者。"此类疾病，中医称之为"五迟""五软""五硬""胎怯"

"胎毒"等。明·万全的《妇人秘科》也有相同的观点。如"受胎之后，喜怒哀乐，莫敢不慎。盖过喜则伤心而气散，怒则伤肝而气上，思则伤脾而气郁，忧则伤肺而气结，恐则伤肾而气下，母气既伤，子气应之，未有不伤者也。其母伤则胎易堕，其子伤则脏气不和，病斯多矣。盲聋音哑，痴呆癫痫，皆禀受不正之故也"。

禀赋关系到人的生理、病变，关系到人体的健康和寿命，深入研究禀赋理论，对人口生殖健康、母婴保健和预防疾病，意义重大。

（金香兰）

píngrén

平人（common people） 气血调和，健康无病之人。古代诊法上，利用健康人平静的呼吸和脉象等，与病人进行对比，作为判别病证的依据之一。

历史沿革 平人一词，出自《黄帝内经》。《灵枢·终始》："形肉血气必相称也，是谓平人。"《素问·平人气象论》："平人者，不病也。"因而，《黄帝内经》认为，凡健康无病之人，在脏腑功能上是"五脏元真通畅"和"四季脾旺不受邪"，在阴阳气血上是"阴阳和平""气血和调"，在体态上是"肥瘦适中"，因而能抗御外邪入侵，"病则无邪入其腠理"，形成"人即安和"的无病体质。《素问·平人气象论》："人一呼脉再动，一吸脉亦再动。呼吸定息脉五动，闰以太息，命曰平人。"认为正常无病之人的脉象，呼吸之间共跳动五次。"平人之常气禀于胃，胃者平人之常气也。"此言脉象来源于胃。东汉·张仲景在《伤寒论》中承袭了《黄帝内经》的这一说法。《伤寒论·伤寒例》："平人四息，病人脉一至，名曰四损。"这里的"平人"也是指健康无病之人。但在《金匮要略》中出现的"平人",却非绝对不病之体。如《金匮要略·血痹虚劳病脉证并治》:"夫男子平人,脉大为劳,极虚亦为劳。""男子平人,脉虚弱细微者,善盗汗也。"《金匮要略·胸痹心痛短气病脉证治》:"平人无寒热,短气不足以息者,实也。"前者,"平人"在脉象上表现为"脉大""脉虚",故平人是其假象,实为人体内脏气血早已亏耗之体,多见于盗汗、虚劳病证,日久必成阴阳两虚体质。后者所称"平人",因痰饮内阻胸中,而致胸膈痞塞短气。在《金匮要略》中,张仲景不再局限于《黄帝内经》中"平人"的内涵,而是将其含义进一步扩大,指从外形看好像无病,实则内脏气血已处于失调或亏损状态,根据"平人"表现出来的舌苔和脉象,可推测其可能的病变。

基本内容 平人,指正常无病之人,具有正常的生命过程和正常的生理功能。正常的生命过程,指生、长、壮、老、已的正常过程。正常的生理功能,从面色、脉象、形体及气血、脏腑功能体现。从望色而言,面色与五脏四时关联,青色主肝应于春,红色主心应于夏,黑色主肾应于冬,白色主肺应于秋,黄色主脾应于长夏。若五色含蓄、明润而有光泽及应于方位、时日,则为五色之平色。脉象之平,人的脉象应于四时、五脏,且要有胃气,即从容和缓。如《三指禅·四时平脉》:"春肝宜弦,弦而缓者,若风吹柳梢,抑扬宛转。夏心宜洪,洪而缓者,若活火烹茶,熏灼舒徐。秋肺宜毛,毛而缓者,若拣金砂砾,渐次披搜。冬肾宜石,

石而缓者,若水泽腹坚,徐形绉透。"脉的节律以一息脉来五至为人之平脉。身体结构匀称,阴阳二气调和,气血匀平,五脏调和。从以上所述各项,可以大体上判断是否属于"平人"。

(金香兰)

阴阳二十五人 (yin and yang twenty-five people)

yīnyáng èrshíwǔrén

在《黄帝内经》中,根据阴阳五行学说,把人体禀赋不同的各种体形,归纳为木、火、土、金、水五种类型;在每一类型之中,又根据五音的阴阳属性,以及手足三阳经的左右上下、气血多少之差异,将上述每一类型再推演为五类,就成为五五二十五种体质类型。

历史沿革 阴阳二十五人,是《灵枢》以篇名的形式提出的。篇中根据人的禀赋不同,运用阴阳五行理论,结合五色、五音,归纳分述了二十五种人的不同特性,指出了各自的肤色、体型、性格,以及对时令的适应等方面的差异;同时,又根据手足三阳经脉循行于人体上下部位时的气血盛衰变化,说明表现于形色上的特征,并根据二十五种人的不同特点,提出不同的治疗原则。正如《灵枢·阴阳二十五人》所曰:"愿闻二十五人之形、血气之所生,别而以候,从外知内。""必先明二十五人,则血气之所在,左右上下,刺约毕矣。"可见,其区别"二十五人"的目的是为了临床施治。

基本内容 《灵枢·阴阳二十五人》中划分出阴阳二十五人,其五行中每一行所代表的五种类型的体质,在体形、禀性等方面的特征是一致的,只是在气质上有所差异,故按五行将体质划为五种类型仍是主要的方法。具体

内容:①木形之人:皮肤苍色,头小,面长,两肩广阔,背部挺直,身体小弱,手足灵活,并有才能,好劳心,体力不强,多忧虑,做事勤劳。对于时令的适应,大多能耐春夏,不能耐于秋冬;感受秋冬寒冷之气的侵袭,就容易生病。②火形之人:皮肤赤色,脊背肌肉宽厚,脸形瘦尖,头小,肩背髀腹匀称,手足小,步履稳重,对事物的理解敏捷,走路时肩背摇动,背部肌肉丰满。其性格多气轻财,缺乏信心,多虑,认识事物清楚,爱好漂亮,性情急,往往不能享有高寿而突然死亡。对于时令的适应,大多能耐于春夏,不能耐于秋冬;感受秋冬寒冷之气的侵袭,就易生病。③土形之人:皮肤黄色,面圆,头大,肩背丰厚,腹大,大腿到足胫部都生得壮实,手足不大,肌肉丰满,全身上下都很匀称,步履稳重,举足轻。内心安定,助人为乐,不喜依附权势,而爱结交人。对于时令的适应,大多能耐于秋冬,而不能耐于春夏;感受春夏温热之气的侵袭,就容易生病。④金形之人:面方正,皮肤白色,头小,肩背小,腹小,手足小,足跟坚厚而大,好像有小骨生在足外面一样,骨轻。为人清白廉洁,性情急躁刚强,办事严肃果断利索。对于时令的适应,大多能耐秋冬,不能耐于春夏;感受春夏温热之气的侵袭,就易生病。⑤水形之人,皮肤黑色,面部不光整,头大,颊腮清瘦,两肩狭小,腹大,手足好动,行路时身摇,尻骨和脊背很长。其禀性多无所畏惧。对于时令的适应,大多能耐于秋冬,不能耐于春夏;感受春夏温热之气的侵袭,就易生病。

(金香兰)

yīnyáng wǔtàirén

阴阳五态人（yin-yang and five normal people）

在《黄帝内经》中，根据阴阳五行学说，把人分为太阴、少阴、太阳、少阳、阴阳和平五种体质的分类方法。

历史沿革 阴阳五态人，见于《灵枢·通天》。其曰："盖有太阴之人，少阴之人，太阳之人，少阳之人，阴阳和平之人，凡五人者，其态不同，其筋骨气血各不等。"篇中根据人之禀赋不同，主要基于阴阳学说，将人划分为太阴、少阴、太阳、少阳、阴阳和平等五种不同类型，并分别描述了每种类型之人在意识、性格上的特征，提出因人施治的法则。论中认为，人体的素质，有阴阳气血偏多偏少之分，而这种差异，皆出于天然禀赋。《类经·藏象类》，则对此五态人的阴阳属性进行了再界定。其曰："盖以天禀之纯阴者曰太阴，多阴少阳者曰少阴，纯阳者曰太阳，多阳少阴者曰少阴，并阴阳和平之人而分为五态也。"表明阴阳五态人是因其先天禀赋的差异，而有阴阳气血偏多偏少之分，以及各自其不同的外在表现。与"五态人"相关的体质分类，还有朝鲜四象医学的分类方法。四象医学的体质分类，是近代朝鲜名医李济马在《灵枢·通天》"五态人"的基础上提出的。李济马认为，人的体质应该是或阴或阳，不偏不倚的中和之人是不存在的。因此，提出太阳人、少阳人、太阴人、少阴人四种体质类型，把每种类型的结构形态、五官特征、情志性格、饮食嗜好等，同脏腑的大小及其相关生理功能、病理特征联系起来，同时与药味的四气阴阳性能相对应，将日常摄取的饮食区分属性，与体质阴阳结合，由此形成融预防治疗、养生保健为一体的四象体质医学体系。

基本内容 阴阳五态人，主要是基于阴阳之多少而划分的。《灵枢·通天》所论，主要包括以下内容。

五态人的特征：①太阴之人："太阴之人，其状黮黮然黑色，念然下意，临临然长大，䐃然未偻，此太阴之人也。""太阴之人，贪而不仁，下齐湛湛，好内而恶出，心抑而不发，不务于时，动而后之，此太阴之人也。"②少阴之人："少阴之人，其状清然窃然，固以阴贼，立而躁崄，行而似伏，此少阴之人也。""少阴之人，小贪而贼心，见人有亡，常若有得，好伤好害；见人有荣，乃反愠怒，心疾而无恩，此少阴之人也。"③太阳之人："太阳之人，其状轩轩储储，反身折腘，此太阳之人也。""太阳之人，居处于于，好言大事，无能而虚说，志发于四野，举措不顾是非，为事如常自用，事虽败，而常无悔，此太阳之人也。"④少阳之人："少阳之人，其状立则好仰，行则好摇，其两臂两肘，则常出于背，此少阳之人也。""少阳之人，谛谛好自贵，有小小官，则高自宜，好为外交，而不内附，此少阳之人也。"⑤阴阳和平之人："阴阳和平之人，其状委委然，随随然，颙颙然，愉愉然，暶暶然，豆豆然，众人皆曰君子，此阴阳和平之人也。""阴阳和平之人，居处安静，无为惧惧，无为欣欣，婉然从物，或与不争，与时变化，尊则谦谦，谭而不治，是谓至治。"

五态人的治疗：①太阴之人："太阴之人，多阴而无阳，其阴血浊，其卫气涩，阴阳不和，缓筋而厚皮，不之疾泻，不能移之。"②少阴之人："少阴之人，多阴而少阳，小胃而大肠，六腑不调；其阳明脉小，而太阳脉大，必审而调之，其血易脱，其气易败也。"③太阳之人，多阳而少阴，心谨调之，无脱其阴，而泻其阳。阳重脱者易狂；阴阳皆脱者，暴死不知人也。"④少阳之人："少阳之人，多阳而少阴，经小而络大，血在中而气在外，实阴而虚阳，独泻其络脉则强，气脱而疾，中气不足，病不起也。"⑤阴阳和平之人："阴阳和平之人，其阴阳之气和，血脉调。宜谨诊其阴阳，视其邪正，安其容仪，审有余不足，盛则泻之，虚则补之，不盛不虚，以经取之。此所以调阴阳，别五态之人者也。"

阴阳五态人，主要反映了五种不同的心理、性格特征及其相应的行为状态。产生这些差异的原因，是其体内阴阳气血之别。

从各种类型与发病的关系来看，偏阴性体质的人因为阳气偏弱，其比偏阳性体质的人容易患病；且偏阳性体质者易患实证、急证，偏阴性体质者易患虚证、重证。

在治疗上，以针刺为例，阳气偏盛之人对针刺的反应，相对敏感，得气较快，较弱力度的刺激就可能有较强的反应。阴气偏盛之人对针刺的反应相对迟钝，得气较慢，较强力度的刺激方有反应。故在针刺施术时，阳性体质之人刺激量宜小，阴性体质之人刺激量宜大。

在疗效上，仍以针刺为例，不同体质的人对针刺的反应不同，得气的快慢也不同，直接影响针灸治疗的效应。一般而言，阳性体质之人得气较快，故针灸疗效相对较好。在五态人中，太阳之人的针灸效应相对较好，而太阴之人的针灸效应相对较差。

在预后方面上，一般而言，青壮年、新病之人、正气强者恢复较快；年老、久病、正气亏虚者恢复较慢，预后较差；实证易治，虚证难疗。从体质角度而言，偏于阳性体质者，患病多易治疗，预后相对较好；偏于阴性体质者，患病较为难治，预后相对较差。

在针刺治疗方面，太阳之人，应泻其阳，不泻其阴，同时避免阳气泻之太过而造成狂疾，或阴阳俱脱而致不省人事。少阳之人，应补其阴泻其阳，同时避免单独泻络脉太过而致气脱。阴阳平和之人，阴阳之气平和协调，应视其阴阳盛衰，正邪消长而治；邪气盛用泻法，正气虚用补法，不盛不虚取病气在本经而调之。少阴之人，因其阳偏少而气不足，易致血脱气败，六腑不协调，应审其虚实而调治。太阴之人，因其血液重浊，卫气涩滞，应用快泻下手法，使阴气移去。

（金香兰）

cónghuà

从化 (transformation in accord with constitution) 病情随体质而变化。具体是指外邪入侵人体后，疾病的演变随人体脏腑、气血阴阳偏颇盛衰的差异，而发生病证性质变化。

历史沿革 从化学说源于《黄帝内经》，经历代医家不断总结，逐步深化，内涵得以丰富和完善。从化包含邪气自身性质的转化、六经气化、病情随体质发生变化、治疗不当引起病情转化等。主要指病情随体质而发生变化。《灵枢·五变》："一时遇风，同时得病，其病各异。"《灵枢·阴阳二十五人》《灵枢·通天》中，基于五行、三阴三阳等分类法，对人的体质和对疾病的易感

性等进行了系统的论述。东汉·张仲景《伤寒论》："病有发热恶寒者，发于阳也；无热恶寒者，发于阴也。"基于阴阳学说，阐述了外感病的发病特征。清·章楠《医门棒喝·六气阴阳论》："邪之阴阳，随人身之阴阳而变也。"较为明确地说明了体质从化在疾病中的决定性作用。清·薛雪《湿热病篇》，基于"实则阳明，虚则太阴"之论，指出外感湿热病邪"实则随阳化随燥化而归阳明，虚则随阴化随湿化而归太阴"，强调胃实和脾虚是湿热病发生发展过程中的关键因素。清·吴谦在《医宗金鉴·伤寒心法要诀》中，精辟地论述了从化现象，指出"六经为病尽伤寒，气同病异岂期然，推其形藏原非一，因从类化更多端。明诸水火相胜义，化寒变热理何难？漫言变化千般状，不外阴阳表里间"。

基本内容 从化是疾病自身特点与人体体质相互影响的过程。由于体质的特殊性，不同的体质类型有其潜在的、相对稳定的倾向性。人体遭受致病因素的作用时，即在体内产生相应的病理变化，而且不同的致病因素具有不同的病变特点。

由于人体有长幼男女胖瘦之别，脏腑有坚脆刚柔之异，阴阳气血有偏盛偏衰之不同，出现某种疾病在患者身上发生发展及变化的多变性。病邪不同可以引起不同疾病，即使病邪相同，在不同患者中也可出现不同的病情转归，即从化各异，可能从阳化热，也可能从阴化寒。而且无论病邪从寒化、从热化、从实化、从虚化、从湿化或从燥化，除了病程的长短、病位的深浅、失治及误治的因素外，患者体质的差异实为引起病情变化最根本的因素。

从化的一般规律是：素体阳盛阴虚者，受邪后多从热化；素体阴盛阳虚者，受邪后多从寒化；素体津亏血耗者，易致邪从燥化；气虚湿盛者，受邪后多从湿化；阴阳俱虚者，多从虚化。此外，还因病邪所在部位之阴阳多少，及治疗是否恰当等，发生从化各异的情况。一般阳盛之体，感受了阴寒之邪；或阴盛之体，感受了阳热邪气，在体质和病邪之间，产生了根本矛盾的情况下，从化现象往往突显出来。如果离开了这个前提，就不会出现明显的从化现象。如伤寒化热，是在病人体质阴虚血热的基础上产生的；湿热化寒，是在病人体质气虚阴寒的基础上产生的。温热夹湿者从燥化或从湿化，也都与病人的体质燥湿有关。在疾病的发展过程中，并非所有疾病皆发生从化，如在温热病中，有按卫、气、营、血次第相传的；在湿热病中也有相当多的患者是沿着上、中、下三焦相传的，自始至终一直是湿热。不产生"从化"的原因，是病人体质的阴阳、寒热没有大的偏颇。因此，基本上是病势在疾病发展过程中起作用，故"从化"现象不突出。正因为如此，在病邪传变时，基本上不受体质的影响，也就不会出现明显的"从化"。在临床表现上，正常体质者，感受寒邪则为寒病，感受湿邪则为湿病。

从化理论，充分体现了中医学的整体观念和辨证论治理论，在实际应用上的原则性和灵活性。从化理论，主要研究病邪从化的机理及规律性，是中医发病学和病因病机学的重要内容。从化理论的研究，对于提高临床诊疗效果，具有重要的指导意义。

（金香兰）

bìngyīn

病因（etiology）

各种破坏人体相对平衡状态而引起疾病的原因。又称致病因素、病源、病邪。

历史沿革 《黄帝内经》中，不仅认识到六淫可以致病，且对蛔虫、痰饮、情志过激等因素致病进行了初步描述，同时指出药物过量或久服亦可致病。而医生临床易犯的五种过错，则可贻误病情。东汉·张仲景在《金匮要略》中，首次将疾病过程中产生的病理产物痰饮、瘀血，作为独立的病证进行阐述，并对结石的临床表现亦有一定记载。然而，自《黄帝内经》时代始，以六淫为主的外感病因说占主导地位，余如七情、饮食劳倦等病因处于从属地位。宋金时期逐步发展了内伤病因学说。金·李杲正式提出了"内伤"病因理论，认为饥饱失常、劳倦过度、寒温失调、喜怒不节，是造成内伤疾病的主要因素。金·张从正首次提出了"药邪"的概念，明确指出药物自身的毒性和误用药物均可引发疾病。元·朱震亨首次将人体的体质禀赋引入到病因学中，将内伤疾病与人体生长壮老的客观规律、摄生方法等联系起来，提出了"阳有余阴不足论"。总之，后世医家在前贤认识的基础上，结合临床实际，对病因所涵盖的内容不断加以补充，使之日臻完善。

对病因的分类，秦代医和提出"六气致病"理论。《左传·昭公元年》："六气，曰阴、曰阳、曰风、曰雨、曰晦、曰明也……阴淫寒疾，阳淫热疾，风淫末疾，雨淫腹疾，晦淫惑疾，明淫心疾。"《素问·调经论》："夫邪之生也，或生于阴，或生于阳，其生于阳者，得之风雨寒暑；其生于阴者，得之饮食居处、阴阳喜怒。"依据邪气产生之途径不同，将病因分为阴阳两类。而在《灵枢·百病始生》中，依据邪气侵犯的部位不同，以阴阳为纲领，又提出"病起于阴、病起于下、病起于上"的三部分类法。东汉·张仲景在《灵枢·百病始生》三部分类法的基础上，以脏腑经络分内外，根据疾病的发病途径和传变规律，概括为三个途径。《金匮要略·脏腑经络先后病脉证》："千般疢难，不越三条：一者，经络受邪，入脏腑，为内所因也；二者，四肢九窍，血脉相传，壅塞不通，为外皮肤所中也；三者，房室、金刃、虫兽所伤。以此详之，病由都尽。"晋·陶弘景在《肘后百一方》中，提出了"内疾、外发、它犯"的三因论。宋·陈言将病因分为内因、外因及不内外因，在《三因极一病证方论》："其因有三，曰内，曰外，曰不内外；内则七情，外则六淫，不内不外乃背经常……六淫，天之常气，冒之则先自经络流入，内合于脏腑，为外所因；七情，人之常性，动之则先自脏腑郁发，外形于肢体，为内所因；其如饮食饥饱、叫呼伤气……金疮踒折，疰忤附着，畏压溺等，有背常理，为不内外因。"现代学者对病因的研究，在三因学说的基础上，根据病因的来源、形成、发病途径及致病特点的不同，将病因分为外感病因、内伤病因、病理产物性病因和其他病因四类。外感病因，包括六淫和疫气。七情、饮食、劳逸为内伤病因。而病理产物性病因，主要指痰饮、瘀血和结石等。将外伤、寄生虫、先天因素、医源因素及药邪因素等归为"其他"。

基本内容 导致疾病发生的原因多种多样。如《医学源流论·病同因别论》："凡人之所苦，谓之病；所以致此病者，谓之因。"主要有外感病因，包括六淫和疫疠之气；内伤病因，其内容主要有七情太过、饮食失宜、劳逸失度；病理产物性病因，如痰饮、瘀血、结石；其他原因，主要有外伤、寄生虫以及先天因素、医源因素、药源因素等；这些因素作用于人体，影响人体脏腑经络的气机或功能，在一定条件下使人发生疾病。

中医病因学有其独特性，主要有以下特点：以阴阳五行学说为纲领。中医将古代哲学范畴中的阴阳五行学说应用到医学领域，用以阐释人体的正常生理活动、病理变化，进一步指导诊治疾病。而中医学最早关于病因及分类的解释亦运用了阴阳五行学说，用于说明病因的属性，作为病因分类的纲领，并由此分析各种邪气作用于人体后引起的阴阳失调的病理变化。

以整体观念为指导。中医学将人体与自然环境，人体内部各脏腑组织的功能联系起来，基于整体的、联系的观点，认为人体内部各脏腑组织之间，以及人体与外界环境之间是一个统一的整体。如脏腑经络组织，在生理上相互联系，在病变上相互影响。用发展的观点，来探讨致病因素在疾病发生、发展、变化中的作用。如肝属木，在四时应春，在六气为风，在五味为酸，在志为怒，在体合筋，开窍于目，与胆相表里。故气候异常变化的"风"，情志过激的"怒"，饮食失调的"酸"等均可成为引起肝脏发病的原因。肝一旦发病，就会导致肝脏功能系统之胆、筋、目等产生病理改变。这种将内外环境相结合研究疾病的整体观，对现代生物-心理-社会医学模式有启迪作用。

辨证求因，是中医认识病因的主要方法。中医探求病因的方法主要有两种：①详细询问发病经过及相关情况，直接确立病因，如传染因素、情志因素、外伤等。②辨证求因，也称审证求因，即通过分析疾病过程中所表现的症状和体征来推求病因，这是中医认识病因的主要方法。如患者出现全身关节游走性疼痛的症状，与风邪善行、主动的特性相符，即确定其病因为风邪等。《灵枢·本藏》："视其外应，以知其内藏，则知所病矣。"《灵枢·外揣》："内外相袭，若鼓之应桴，响之应声，影之似形。"这些都比较形象地说明了辨证求因的机理。各种病因作用于人体后，由于病因的性质和致病特点不同，以及机体对致病因素的反应各异，所以表现出来的症状和体征也不尽相同。通过分析疾病的症状、体征，进一步推测引发疾病的原因，并由此认识疾病的病理过程，为治疗用药提供依据。

作用与意义　中医学历来重视病因在疾病发生、发展变化过程中的作用，认为任何临床症状和体征，都是在某种病因的影响和作用下，患病机体所产生的异常反映。在整体观念的指导下，中医探求病因，除了解发病过程中可能作为致病因素的客观条件外，主要以临床表现为依据，通过分析病证的症状、体征来推求病因，为治疗用药提供依据。

（穆俊霞）

shěnzhèngqiúyīn

审证求因（determination of etiologic factors based on differentiation）　在中医整体观念的指导下，以患者的临床表现为主要依据，通过收集、分析病证的症状、体征来推求病因，为治疗用药提供依据，此即审证求因。又称辨证求因。审证求因的方法，最早源于易学思维，是《周易》思维方式在中医学中的具体实践。其萌芽于秦汉时期，于宋金元时期得到进一步发展，最终在明清时期趋向成熟。《素问·至真要大论》："必伏其所主，而先其所因"，指出找到病因对于把握疾病本质的意义，即审证求因的重要性。《素问·至真要大论》中，提出病机十九条，阐释如何通过疾病的临床表现来确定病邪及病位。如"诸风掉眩，皆属于肝""诸湿肿满，皆属于脾"等。宋·陈言《三因极一病证方论·序》："医事之要无出三因，辨因之初无逾脉息。""六经不昧，五脏昭然，识病推因，如指诸掌。"明确指出应根据脉象来推断病因。宋·许叔微《伤寒九十论》《伤寒发微论》及金·成无己《伤寒明理论》，列伤寒典型症状加以分析，每个症状都包含着审证求因的过程。明·楼英《医学纲目·序》中提出辨证求因的步骤。如"先分别血气、表里、上下、脏腑之分野，以知受病之所在；次察所病虚实寒热之邪以治之"。明清时期，温病学派兴起，叶桂、吴瑭分别创立了卫气营血辨证和三焦辨证。清·汪涵暾《笔花医镜》中对脏腑辨证作了精辟论述。这一时期辨证求因的方法已多元化。审证求因学说，于近现代进一步完善。提出不同体质的人，对不同邪气的易感性不同，对同一邪气的抵抗反应及继发的疾病转归不同。即体质的差异性与特殊性，导致了病变多样性的发生，这是从体质因素方面探究病因。审证求因，是中医探究病因的主要方法，也是中医病因学的主要特点。在此过程中，应结合时令、情志、体质等非致病因素进行综合分析。一切疾病的发生，都是致病因素作用于机体的结果。由于病因的性质和致病特点不同，机体对致病因素的反应各异，因而表现出来的症状和体征也各不相同。根据临床上患者表现出的独特的症状和体征，就可以推断出致病的原因。清·徐大椿《医学源流论·病同因别论》："如同一身热也，有风，有寒，有痰，有食，有阴虚火升，有郁怒、忧思、劳怯、虫疰，此谓之因。知其因则不得专以寒凉治热病矣。盖热同，而所以致热者不同，则药亦迥异。"指出同为身热，而病因各有不同。中医学认为，临床上没有无原因的证候，任何证候都是在某种原因的影响和作用下，患病机体所产生的病态反应。中医病因学不但研究致病因素的形成、性质和致病特点，同时也探讨各种病因所致病证的临床特征，这样才能更好地指导疾病的诊断和防治。

（穆俊霞）

sānyīn

三因（three types of disease causes）　内伤七情、外感六淫以及蛇虫禽兽伤、跌仆伤等三种致病的原因。即内因、外因、不内外因，统称为三因。

历史沿革　中医学认为一切疾病的发生，都有其致病因素。早在远古时代，就已经有许多关于病因的认识。如《周礼·天官》："春时有痟首疾，夏时有痒疥疾，秋时有疟寒疾，冬时有嗽上气疾。"至先秦、两汉时期，是中医病因学形成、发展的时期。春秋时代的医和提出"六气致病说"。如"六气，曰阴、阳、风、雨、晦、明也。分为四时，序为五节"（《左传·昭公元年》）。这实际上已经形成了自然气候变化可以致病的病因概念。同时期出现的中医最早的典籍《黄帝内经》中，根据各种病因的致病特点，归纳为阴阳两大类。如《素问·调经论》："夫邪之生也，或生于阴，或生于阳。其生于阳者，得之风雨寒暑，其生于阴者，得之饮食居处，阴阳喜怒。"《黄帝内经》认为，导致疾病发生的原因是多种多样的，如六淫、七情以及饮食，劳逸等，在一定条件下都能使人发生疾病。如《灵枢·百病始生》："夫百病之始生也.皆生于风雨寒暑，清湿喜怒。"《黄帝内经》中，还有对具有强烈传染性的致病因素时行疫疠之气的初步描述，如《素问遗篇·刺法论》："五疫之至，皆相染易，无问大小，病状相似。"

东汉·张仲景在《金匮要略·脏腑经络先后病脉证》中指出，疾病发生有三个途径："千般疢难，不越三条：一者，经络受邪，入脏腑，为内所因也；二者，四肢九窍，血脉相传，壅塞不通，为外皮肤所中也；三者，房室、金刃、虫兽所伤。"张仲景对病因的分类和概括，基本上居于中医病因学的主导地位，后世医家论病因皆奉此说为经典，其为后世的"三因学说"奠定了基础。

晋·陶弘景在《肘后百一方·三因论》中，将三因分为"一为内疾，二为外发，三为它犯"。到了宋代，陈言将《金匮要略》"千般疢难，不越三条"这一病因理论又引申一步，而明确提出"三因"学说，影响至今。陈言指出："六淫，天之常气，冒之则先自经络流入，内合于脏腑，为外所因；七情，人之常性，动

之则先自脏腑郁发，外形于肢体，为内所因；其如饮食饥饱，叫呼伤气，尽神度量，疲极筋力，阴阳违逆，乃至虎狼毒虫，金疮踒折，疰忤附着，畏压溺等，有背常理，为不内外因。"（《三因极一病证方论·三因论》）

至此，"三因"历经了《黄帝内经》的奠基时期，《金匮要略》的发展时期，到《三因极一病证方论》的形成时期为止，形成了一套以三因论为核心的病因学体系。

基本内容　根据病因的来源、形成、发病途径及致病特点的不同，病因分为外感病因、内伤病因、不内外因三类。其范畴包括这三类病因的概念、性质及致病特点。

作用与意义　"三因学说"进一步明确了不同的病因有不同的侵袭和传变途径。这种将致病因素与发病途径结合起来进行分类的方法，使中医学的病因理论更趋完善，对后世影响很大。现代对病因的分类，基本沿用此法。

（穆俊霞）

nèiyīn

内因（internal cause）　三因学说中，指喜、怒、忧、思、悲、恐、惊七情内伤过度，使气机紊乱，脏腑损伤而成为致病因素。现将七情过极、劳倦损伤和饮食失调等能导致气机紊乱，脏腑受损的病因称为内伤病因。内伤病因由内而生，与外感病因相对而言，在病邪侵入途径，致病特点等方面有明显的区别。

（穆俊霞）

wàiyīn

外因（external cause）　三因学说中，指外感风、寒、暑、湿、燥、火六淫病邪。现将六淫和疠气统属外感病因；跌仆、虫兽伤、

烧伤、冻伤等称为外伤病因。现代学者对病因的研究，在三因学说的基础上，根据病因的来源、形成、发病途径及致病特点的不同，将病因分为外感病因、内伤病因、病理产物性病因和其他病因四类，外感病因包括六淫和疫气，七情、饮食、劳逸为内伤病因，而病理产物性病因主要指痰饮、瘀血和结石等，将外伤、寄生虫、先天因素、医源因素及药邪因素等归为其他。外感病因，是来自外界的侵犯人体而使人体发病的病因，包括六淫和疠气。外感病因由外而入，与内伤病因相对而言，在病邪侵入途径，致病特点等方面有明显的区别。

（穆俊霞）

bùnèiwàiyīn

不内外因（non-endo-non-exogenous cause）　三因学说中饮食所伤、劳倦过度、外伤、虫兽所伤，以及溺水等多种致病因素。现代学者对病因的研究，在三因学说的基础上，根据病因的来源、形成、发病途径及致病特点的不同，将病因分为外感病因、内伤病因、病理产物性病因和其他病因四类。不内外因包括饮食所伤、叫呼伤气、虫兽所伤、跌打损伤、中毒、金疮等。

（穆俊霞）

xiéqì

邪气（evil-qi）　泛指各种致病因素。简称邪。是中医病因学概念，包括存在于外界或由人体内产生的种种具有致病作用的因素。

历史沿革　早在《黄帝内经》中已有关于"邪气"的记载。"邪"为各种致病因素的代称，可分外感和内伤两类。《素问·调经论》："夫邪之生也，或生于阴，或生于阳。其生于阳者，得之风雨寒暑；其生于阴者，得之饮食

居处，阴阳喜怒。"将病因与发病部位结合起来，明确分为阴阳两大类，即来自于自然界气候异常变化，多伤人外部肌表的，归属于阳邪；凡饮食不节，居处失宜，起居无常，房事失度，情志过极，多伤人内在脏腑精气的，归属于阴邪。《素问·咳论》："皮毛先受邪气。"此处的"邪气"指外感致病因素。《素问·上古天真论》："虚邪贼风，避之有时，恬淡虚无，真气从之，精神内守，病安从来。"此处"虚邪贼风"亦指外感致病因素。《素问·通评虚实论》："邪气盛则实，精气夺则虚。"《素问·玉机真藏论》："故邪气胜者，精气衰也。"《史记·扁鹊仓公列传》："精神不能止邪气，邪气蓄积而不得泄，是以阳缓而阴急，故暴蹶而死。"此时"邪气"亦指各种致病因素。隋·巢元方《诸病源候论·鬼邪候》："凡邪气鬼物所为病也，其状不同。或言语错谬，或啼哭惊走，或癫狂昏乱，或喜怒悲笑，或大怖惧如人来逐，或歌谣咏啸，或不肯语。"此处的"邪气"指精神性致病因素。金·张从正从《黄帝内经》的邪气理论出发，在《儒门事亲》中论述了"邪气"致病的病机，创立了"病由邪生，攻邪已病"的攻邪学术思想。明清时期"邪气"不单指代"六淫"或"不正之气"，也指代"内伤外感"加于人的"病气"，如"食炙爆、饮酒、服丹石热毒、饥饱劳逸"等"或自外入，或自内生"之"非人身有之物"。明·张介宾指出"邪气"即是"病气"。如《景岳全书·脉神章》："盖胃气者，正气也，病气者，邪气也。"明·吴有性在《温疫论》中对疫疠之邪做了详细的探讨，对导致中医温病的致病邪气有了进一步认识，是温病学家对《黄帝内经》邪气理论的继承与发展。

基本内容　邪气包括阴邪、阳邪、时气、伏邪、五邪、虚邪贼风等。"邪气"有广义、狭义之分。广义的"邪气"指各种病邪。包括外感六淫、精神、饮食及体内阴阳的变化等。狭义的"邪气"是指四时不正之气，如六淫以及疫疠之气等。

作用与意义　中医将各种致病因素统称为邪气，与正气相对而言。用正邪相争的理论，提纲挈领地论述了疾病发生的原理。中医将各种致病因素统称为邪气，邪气又分阴阳，对探讨邪气的致病特点和疾病的性质有指导意义。

（穆俊霞）

yīnxié

阴邪（yin pathogens）　六淫病邪中的寒和湿。为病因学名词。与风、暑、燥、火等阳邪相对而言。其性质属阴，致病多损伤阳气，阻碍气化，故名。早在《黄帝内经》中，已有关于"阴邪"的记载。"邪"为各种致病因素的代称，可分外感和内伤两类。《素问·调经论》："夫邪之生也，或生于阴，或生于阳。其生于阳者，得之风雨寒暑；其生于阴者，得之饮食居处，阴阳喜怒。"将病因与发病部位结合起来，明确分为阴阳两大类，即来自于自然界气候异常变化，多伤人外部肌表的，归属于阳邪；凡饮食不节，居处失宜，起居无常，房事失度，情志过极，多伤人内在脏腑精气的，归属于阴邪。清·陈士铎《辨证玉函·阴症阳症辨》："邪有阴邪有阳邪，虽辨之不清，无致大害……阴邪之中，双目必闭，安卧无声；或自言自语，声必低微；

或遗尿手撒，或痰响如酣，或身子发热不喜见明者。"此段文字中描述了阴邪中人的主要症状。清·吴谦《医宗金鉴·伤寒心法要诀》中，以三阴三阳区分不同的阴邪，并分别详细论述其症状与脉象。

（穆俊霞）

yángxié

阳邪（yang pathogens）　六淫病邪中的风、暑、燥、火四种邪气。病因学名词。因其致病多表现为阳热证候，易伤阴津，性质属阳，故名。早在《黄帝内经》中已有关于"阳邪"的记载。《素问·调经论》："夫邪之生也，或生于阴，或生于阳。其生于阳者，得之风雨寒暑；其生于阴者，得之饮食居处，阴阳喜怒。"将病因与发病部位结合起来，明确分为阴阳两大类。来自于自然界气候异常变化，多伤人外部肌表的，归属于阳邪；凡饮食不节，居处失宜，起居无常，房事失度，情志过极，多伤人内在脏腑精气的，归属于阴邪。清·陈士铎《辨证玉函·阴症阳症辨》："邪有阴邪有阳邪，虽辨之不清，无致大害。然而，亦不可不辨者，辨之清用药得当，自然易于奏功也。阳邪之中，大约骂詈之声不绝于口，发狂而走不欲安静，或呼见大头之鬼，或喊见金甲之神，眼直视而口吐白沫者是也。"此段文字描述了阳邪中人的主要症状。《外经微言·亲阳亲阴篇》："风后问于岐伯曰：风与寒异乎？……岐伯曰：风，阳邪；寒，阴邪。阳邪主降，阴邪主升。主降者由风府之穴而入，自上而下也。主升者不由风府，由脐之穴而入，自下而上也。风后曰：阴邪不从风府入，从何穴而入乎？岐伯曰：风府，阳经之穴也。脐之穴，阴经之穴也。阳邪从阳而入，故风入风门也，阴邪从阴而入，故寒入脐也……阳邪入风府，阴邪入脐，各有道路也。"清·吴谦《医宗金鉴·伤寒心法要诀》中，以三阴三阳加以区分，并分别详细论述其症状与脉象。

（穆俊霞）

shíqì

时气（seasonal epidemic pathogens） 具有强烈传染性、流行性的病邪。又称时行之气。非其时而有其气，也指这一类发病类型。《伤寒论·伤寒例》援引《阴阳大论》："春气温和，夏气暑热，秋气清凉，冬气冷冽，此则四时正气之序也……凡时行者，春时应暖而反大寒，夏时应热而反大凉，秋时应凉而反大热，冬时应寒而反大温，此非其时而有其气，是以一岁之中，长幼之病多相似者，此则时行之气也。"明确了时气的含义及致病特点。《诸病源候论》中专列"时气候"篇。《杂症会心录·时气咳嗽》："今夫天之杂气有各种，人之感受有重轻，其来也无时，其著也无方。有触之者，各随其气而为诸病焉。如秋冬之交，咳嗽一症，遍于四方，延门阖户，众人相同者，此皆时行之气，即杂气为病也。""时气"即"杂气"。《证治准绳·伤寒》："时气者，乃天疫暴疠之气流行，凡四时之令不正者，乃有此气行也。若人感之，则长幼相似而病，及能传染于人。"指出了时气具有流行性、传染性和致病性的特点。《普济方》中记载有治疗时气鼻衄，时气下痢，时气烦躁，时气发黄等病证的具体方药。《不知医必要·时疫》："此症有由感不正之气而得者，或头痛，发热，或颈肿，发颐，此在天之疫也。若一人之病，染及一室；

一室之病，染及一乡、一邑。其证憎寒壮热，口吐黄涎，乃在人之疫也。初病时俱宜服散药发汗，未汗则再服，总以得微汗为吉。"指出感受时气（疫）的主要症状和治法。时气的致病特点，有发病急骤，病情危笃；传染性强，易于流行；一气一病，症状相似。影响时气产生的因素有多种，主要有气候因素、环境因素、预防措施和社会因素等。时气，是有别于六淫，而具有强烈传染性的外感病邪。时气对人体具有严重的危害性，引起了历代医家的高度重视。探讨时气的致病特点，对有效防治该类疾病具有一定的临床意义。

（穆俊霞）

fúxié

伏邪（hidden pathogen） 感而不随即发病，而伏藏于体内的病邪。"伏邪学说"源于《黄帝内经》。《素问·生气通天论》："冬伤于寒，春必病温……秋伤于湿，冬生咳嗽。"《素问·金匮真言论》："夫精者，身之本也，故藏于精者，春不病温。"晋·王叔和《伤寒论·序》："中而即病者名曰伤寒，不即病者，寒毒藏于肌肤，至春变为温病，至夏变为暑病，暑病者热极重于温也。"提出了伏气温病的理论。《诸病源候论·温病诸候》："又冬月天时温暖，人感乘戾之气，未即发病，至春又被积寒所折，毒气不得发泄，至夏遇热，温毒始发出于肌肤。"宋·朱肱《伤寒类证活人书》："伏寒化温而发病，实必感受时令之气。"开始认识到伏邪被气候所引发。元·马宗素采集刘完素之说所撰《刘河间伤寒医鉴》："今春温，夏热，秋凉，冬寒，是随四时天气、所感轻重……合而言之则一也。冬伏寒

邪，藏于肌肉之间，至春变为温病，夏变为暑病，秋变为湿病，冬变为正伤寒。"明清温病学家对伏邪的理论有所发挥。明·吴有性《瘟疫论·行邪伏邪之别》："凡邪所客，有行邪，有伏邪……。"清·蒋宝素《医略十三篇·伏邪第八》："伏邪者，本篇创立之名，本之《内经》，参之诸家，验之今世。"清·随霖《羊毛瘟论·伏邪穷源论》："夫天地之气，万物之源也，伏邪之气，疾病之源也。"清·刘吉人《伏邪新书》："感六淫而即发病者，轻者谓之伤，重者谓之中。感六淫而不即病过后方发者，总谓之曰伏邪。已发者而治不得法，病情隐伏，亦谓之曰伏邪。有初感治不得法，正气内伤，邪气内陷，暂时假愈，后仍复作者，亦谓之曰伏邪。有已发治愈，而未能除尽病根，遗邪内伏，后又复发，亦谓之曰伏邪。"伏者，匿藏也。伏邪有狭义与广义之分，狭义的伏邪，指伏气温病，即外邪侵犯人体，正气被束，不能托邪外出，使邪气得以伏匿，或伏于膜原，或伏于肌腠，逾时而发。广义的伏邪，则指一切伏而不即发的邪气，指七情所伤、饮食失宜、痰浊、瘀血、内毒等内在的致病因素。伏邪是感受邪气后，病邪在机体内潜伏一段时间，或在诱因的作用下，过时而发病。这种发病形式，多见于外感性疾病和某些外伤。伏邪发病的机理，多是由于当时感邪较轻，或外邪入侵时正气处于内敛时期，而邪气处于机体较浅部位，因而正邪难以交争，邪气得以伏藏。伏邪发病时，病情一般较重且多变。伏邪理论对于某些疾病的诊断与治疗提供了新的思路。

（穆俊霞）

wǔxié

五邪 (five pathogenic factors)

风、寒、湿、雾（暑）、伤食等五种外邪（病邪）。《难经·四十九难》："有中风，有伤暑，有饮食劳倦，有伤寒，有中湿，此之谓五邪。"《难经·五十难》："假令心病，中风得之为虚邪，伤暑得之为正邪，饮食劳倦得之为实邪，伤寒得之为微邪，中湿得之为贼邪。"《金匮要略·脏腑经络先后病脉证》："清邪居上，浊邪居下；大邪中表，小邪中里；馨饪之邪，从口入者，宿食也。五邪中人，各有法度，风中于前，寒中于暮，湿伤于下，雾伤于上，风令脉浮，寒令脉急，雾伤皮腠，湿流关节，食伤脾胃，极寒伤经，极热伤络。"五邪，指风、寒、湿、雾、伤食五种。《灵枢·五邪》："邪在肺，则病皮肤痛，寒热，上气喘，汗出，咳动肩背。取之膺中外腧，背三节、五节之傍，以手疾按之，快然，乃刺之。取之缺盆中以越之。邪在肝，则两胁中痛，寒中……邪在脾胃，则病肌肉痛……邪在肾，则病骨痛……邪在心，则病心痛，喜悲时眩仆；视有余不足而调之其输也。"此段文字记载了五脏感受邪气后出现的病证和治疗时应取的经穴。辨证求因是中医认识病因的主要方法，即通过分析疾病过程中所表现的症状和体征来推求病因。如患者出现全身关节游走性疼痛的症状，与风邪善行、主动的特性相符，即确定其病因为风邪等。在整体观念的指导下，中医探求病因，除了解发病过程中可能作为致病因素的客观条件外，主要以临床表现为依据，通过分析病证的症状、体征来推求病因，为治疗用药提供依据。

(穆俊霞)

xūxiézéifēng

虚邪贼风 (abnormally climatic pathogens)

泛指一切不正常的气候变化和有害于人体的外界致病因素。虚邪贼风相关论述最早见于《黄帝内经》。《素问·上古天真论》："虚邪贼风，避之有时，恬淡虚无，真气从之，精神内守，病安从来。"高士宗注："四时不正之气，皆谓之虚邪贼风。"《灵枢·贼风》："黄帝曰：夫子言贼风邪气之伤人也，令人病焉，今有其不离屏蔽，不出室穴之中，卒然病者，非不离贼风邪气，其故何也？岐伯曰：此皆尝有所伤，于湿气藏于血脉之中……其有热则汗出，汗出则受风，虽不遇贼风邪气，必有因加而发。"清·王邦傅《脉诀乳海·弱脉指法》："三关快快不能前，只为风邪与气连。言阴血已竭，而阳无所依。虚邪贼风，与气相连，乘虚而独居于表也。"清·费涵《虚邪论》以"虚邪贼风"为万病之总纲。认为四时之气循序而来，谓之实风，为天地之正气；若逆天违令，谓之贼风，亦名虚风，即虚邪。其对"虚邪贼风"所致病证的诊断治疗有独到的见解，认为虚邪伤人多挟风气，治疗中须宗开鬼门、洁净府之旨，以麻黄为治虚邪贼风的主药。虚邪，一指外邪，为外界致病因素的泛称。因邪气乘虚而入，故名。《素问·移精变气论》："贼风数至，虚邪朝夕，内至五藏骨髓，外伤空窍。"一指反当令之风向而致病的邪气。《素问·八正神明论》："虚邪者，八正之虚邪气也。"唐·王冰注曰："八正之虚邪，谓八节之虚邪。以从虚之乡来，袭虚而入为病，故谓之八正虚邪。"一指四时不正之气，因体虚而侵入发病，故名。《素问·上古天真论》："虚邪贼风，避之有时。"王冰注曰："邪乘虚入，是谓虚邪。"贼风，系指四季气候异常所形成的邪气，俗称外邪。王冰注："窃害中和，谓之贼风。"综上，虚邪贼风，泛指一切不正常的气候变化和有害于人体的外界致病因素。虚邪贼风理论，把疾病发生的原因和发病途径、发病机制有机地结合起来，对后世中医养生与保健提供了理论依据。

(穆俊霞)

liùyín

六淫 (six climatic exopathogens)

风、寒、暑、湿、燥、热（火）六种外感病邪的统称。六淫是自然界气候反常（六气太过不及或非其时而有其气），并影响到人体的调节适应机能，及病原体的滋生传播，而成为致病的邪气，属于外感病的病因。

历史沿革 早在春秋时期，秦国的名医医和在给晋侯诊病时，第一次提出了"六气致病"说。《左传·昭公元年》："天有六气，降生五味，发为五色，征为五声，淫生六疾。六气曰阴、阳、风、雨、晦、明也，分为四时，序为五节，过则为灾，阴淫寒疾，阳淫热疾，风淫末疾，雨淫腹疾，晦淫惑疾，明淫心疾。"这种随着季节变更而有规律出现的气候有三类六种，并将其称之为"六气"。《素问·阴阳应象大论》："风胜则动，热胜则肿，燥胜则干，寒胜则浮，湿胜则濡泻。"从气候致病的角度探讨了风热燥寒湿的致病特点。这一时期，人们只是提出了风、雨、寒、暑、湿、燥等自然气候气象异常变化作用于人体可以致病，并且这种异常表现有明显的季节特征。唐·王冰将讨论五运六气的七篇大论，视作《素问》已佚之卷补入其中，始将火与风寒暑湿燥并列而成六淫。《素问·五运行大论》阐述了六气的特性和作用。如"燥以干之，暑以蒸之，风以动之，湿以润之，寒以坚之，火以温之。"《素问·至真要大论》则明确提出了六气淫胜发生的各种变化。如"岁厥阴在泉，风淫所胜……民病洒洒振寒，善伸数欠，心痛支满，两胁里急，饮食不下，膈咽不通，食则呕，腹胀善噫，得后与气，则快然如衰，身体皆重……风淫所胜，平以辛凉，佐以苦甘，以甘缓之，以酸泻之"。此时六淫学说的理论框架基本形成。至宋·陈言在《三因极一病证方论·三因论》中，首次提出了"六淫"的概念，并明确其为外因其曰："夫六淫者，寒、暑、燥、湿、风、热是也……六淫，天之常气，冒之则先自经络流入，内合于脏腑，为外所因。"

总之，六淫学说的产生与完善，经过了漫长的历史过程。医和的六气论是六淫的渊源，而王冰的六气论则是六淫的雏形，真正形成六淫概念的却肇始于陈言。在此基础上，后世医家通过临床实践不断丰富该学说，使之成为中医病因理论的重要组成部分之一，一直有效地指导着中医辨证论治。

基本内容 风、寒、暑、湿、燥、热（火）称之为"六气"。当自然界气候异常变化，超过了人体的适应能力，或人体的正气不足，抵抗力下降，不能适应气候变化而发病时，六气则成为病因，称之为"六淫"。人体不能与之适应，就会导致疾病的发生。这种风、寒、暑、湿、燥、热（火）气候的异常变化，一旦作为外感病邪侵入人体而致病，便称之为"六淫"。六淫致病具有外感

性、季节性、地域性、相兼性、转化性的特点。六淫致病的途径，多从肌表或口鼻而入，或是两者同时受邪，邪气由外入内，故称为"外感病"。六淫致病多有明显的季节性，如春季多风病，夏季多暑热病，长夏即农历的6月份多湿病，秋季多燥病，冬季多寒病。若气候变化异常，夏应热而反凉，冬应寒而反热，则夏季也可见寒病，冬季也可见热病。六淫致病多属外感病，因与季节有关，故称"时令病"。六淫所致之病与生活、工作的区域环境密切相关。如西北地区，"陵居而多风"，故多燥病；东北地区"风寒冰冽"，故多寒病；南方地域，"阳热之所盛处""雾露之所聚"，故多湿热病。此外，居处潮湿者多湿病；长期从事高温作业者，多燥热或火邪为病。六淫邪气既可以单独伤人致病，也可以是两种以上的邪气相兼，共同侵犯人体致病。如风寒感冒，暑湿感冒，湿热泄泻，及风寒湿痹等。六淫邪气伤人致病之后，所引起的病证在一定的条件下，其性质可以发生转化。如虽为寒邪致病，但其病证可以演变为热性病证。六淫各自具有不同的性质和致病特点，常作为外感病辨证求因的理论依据。由于邪气性质不同，致病特点因之而异，邪气的阴阳属性亦有所区别。风、暑、热（火）、燥为阳邪，寒、湿为阴邪。从现代科学角度来看，六淫致病除气候因素外，还包括病原微生物（如细菌、病毒等）、物理、化学等多种致病因素作用于机体所引起的病理反应。总之，六淫应是季节气候、地域环境、致病微生物对机体作用及机体病理表现特征相综合的概念。

作用与意义 把致病因素和

发病途径结合起来的病因分类方法，对临床辨别病证有一定的指导意义。

（穆俊霞）

fēng

风（wind pathogen） 凡致病具有善动不居、轻扬开泄等特性的外邪。又称风邪。为六淫之一。

历史沿革 《黄帝内经》时期对于风邪的特性、致病特点、预防与治疗有较为全面的认识。关于风邪侵犯人体以后是否发病，《素问·生气通天论》："风者，百病之始也。清净则肉腠闭拒，虽有大风苛毒，弗之能害。"指出风邪可直透肌腠而为百病，若人能顺苍天清净之气而调摄其元神，则能远离疾病。《灵枢·百病始生》："风雨寒热不得虚，邪不能独伤人。卒然逢疾风暴雨而不病者，盖无虚，故邪不能独伤人。"指出正气不虚，则风邪不易侵犯人体而为病。关于风邪的特性，《素问·风论》："风者，百病之长也，至其变化乃为他病也。"王冰注："长，先也，先百病而有也。"《临证指南医案·风》："盖六气之中，唯风能全兼五气。如兼寒则曰风寒，兼暑则曰暑风，兼湿曰风湿，兼燥曰风燥，兼火曰风火。盖因风能鼓荡此五气而伤人，故曰百病之长。"指出风邪为外邪致病的先导，常兼他邪合而伤人。《温病条辨·风论》："五运六气，非风不行。风也者，六气之帅也，诸病之领袖也。"《医醇賸义·火》："外因之病，风为最多。"《素问·风论》："风之伤人也，或为寒热，或为热中，或为寒中，或为疠风，或为偏枯，或为风也……风者，善行而数变，腠理开则洒然寒，闭则热而闷……故风者百病之长也，至其变化乃为他病也，无常方，然致

有风气也。"风"各入其门户所中",又分别可致偏风、脑风、目风、漏风、内风、首风、肠风飧泄、泄风等多种疾病。指出风邪致病种类繁多。《素问·阴阳应象大论》:"风胜则动";《素问·至真要大论》:"诸暴强直,皆属于风。"清·沙书玉《医原纪略》:"动即是风。"指出风邪致病会导致肢体动摇等,若肢体运动出现异常,则为风邪所致。关于风邪为患的治则,《素问·至真要大论》:"诸气在泉,风淫于内,治以辛凉,佐以苦甘,以甘缓之,以辛散之。""司天之气,风淫所胜,平以辛凉,佐以苦甘,以甘缓之,以酸泻之。"

基本内容 春季为风木当令的季节,风为春季的主气,故风邪致病,多见于春季,但四时皆有。风邪多从皮毛肌腠侵入人体,而产生外风病证。风邪以轻扬开泄、善行数变、动摇不定、多兼他邪为基本特性。风性轻扬开泄,指风邪致病具有上浮、外越、发散等特点,为病常伤及人体上部、阳经与肌表,且易使腠理开泄,而见头痛、恶风、汗出等。《素问·皮部论》:"邪客于皮则腠理开。"《素问·太阴阳明论》:"伤于风者,上先受之""犯贼风虚邪者,阳受之。"善行数变,指风邪致病具有游走不定、变化多端的特征。动摇不定,指可使肢体出现异常运动,如眩晕、震颤、麻木、拘挛、抽搐,甚至颈项强直、角弓反张等。多兼他邪,指寒、暑、湿、燥、热诸邪,常依附风邪而侵入人体,故又称风为六淫之首,风为百病之长。风邪致病,具有易袭阳位,病位游移不定,发病急骤、变化无常,肢体异常运动,皮肤瘙痒,常为外邪致病的先导等特点。在外感病过程中,

临床凡见到发病急,传变快,病位不定,或头面、肌表、肺部的症状,或汗出恶风以及出现各种"动"的表现,即可认为其主要病因为风邪。

(穆俊霞)

fēngxìng zhǔ dòng

风性主动 (characteristic of wind being concerned with mobility)

风邪致病具有动摇不定的特征。风胜则动,首见于《黄帝内经》。《素问·阴阳应象大论》:"风胜则动。"《素问·六元正纪大论》:"风胜乃摇。"《素问·至真要大论》:"诸暴强直,皆属于风。"就是对风病出现异常运动症状的概括。清·沙书玉《医原纪略》:"动即是风,而属阳。"概括了风邪致病出现的症状,多以振动、抽搐、摇动为特点,为后世"风性主动"理论的提出奠定了基础。风善动不居,其性动摇不定。犹如自然界的风能使树木摇动,感受风邪后,可使肢体出现异常运动,如眩晕、震颤、麻木、拘挛、抽搐、蠕动,甚至颈项强直、角弓反张等全身肌肉的强直性收缩。如风中经络而见面部肌肉颤动或口眼㖞斜;金刃外伤后,复受风毒之邪而见四肢抽搐、角弓反张、两目上视等。凡临床上见到上述症状,皆辨证为风邪所致。

(穆俊霞)

fēngxìng shànxíng shùbiàn

风性善行数变 (characteristic of wind being concerned with constant movement and rapid change)

风邪致病具有游走不定、变化多端的特征。风性善行数变,首见于《黄帝内经》。《素问·风论》:"风之伤人也,或为寒热,或为热中,或为寒中,或为疠风,或为偏枯,或为风也……风气藏于皮肤之间,内不

得通,外不得泄。风者,善行而数变,腠理开则洒然寒,闭则热而闷。"隋·杨上善注:"风性好动,故喜行数变以为病也。"清·姚止庵注:"善行者无处不到,数变者证不一端,风之为邪,其厉矣哉。"《济生方·中风论治》:"中风在伤寒之上,为病急卒……及其感也,为半身不遂,肌肉疼痛;为痰涎壅塞,口眼㖞斜,偏废不仁,神智昏乱;为舌强不语,顽痹不知,精神恍惚,惊惕恐怖;或自汗恶风,筋脉拘急,变证多端。"指出风邪为病变化多端的特性。善行,指风邪善动不居,游移不定。风邪可移行于人体的任何部位,因而风邪为病常具有病位游移、行无定处的特点。如风疹之皮肤瘙痒时作、疹发无定处、此起彼伏、时隐时现;风痹之痛无定处、四肢关节游走性疼痛等。数变,指风邪为病具有发病迅速、变幻无常的特点。如小儿风水,起病仅见发热、汗出、恶风等表证,短时间内即现头面一身悉肿、小便短少。又如,风中于头面,可突发口眼㖞斜。凡临床上见到病位游移、行无定处的症状,皆辨证为风邪所致。

(穆俊霞)

fēng wéi bǎibìng zhī zhǎng

风为百病之长 (wind being predominant pathogen)

长者,始也,首也。风为百病之长,是指风邪致病极为广泛。风为百病之长,首见于《黄帝内经》。《素问·风论》:"风者,百病之长也,至其变化乃为他病也。"此后历代各家从不同角度阐述了"风为百病之长"的含义。如隋·杨上善注曰:"百病因风而生,故为长也。以因于风,变为万病,非唯一途,故风气以为病长也。"(《黄帝内经太素·风》)唐·王冰

注曰："长，先也，先百病而有也。"明·张介宾注："风之始入，自浅而深，至其变化，乃为他病，故风为百病之长。"（《类经·疾病类》）《温病条辨》："五运六气，非风不利。风也者，六气之帅也，诸病之领袖也。"《医醇賸义·火》："外因之病，风为最多。"《临证指南医案·风》："盖六气之中，唯风能全兼五气。如兼寒则曰风寒，兼暑则曰暑风，兼湿曰风湿，兼燥曰风燥，兼火曰风火。盖因风能鼓荡此五气而伤人，故曰百病之长。"六气各有主时，致病因时而异，唯风邪四季常有，其致病最多，故居六淫之首。风性开泄，可使腠理疏泄开张，凡寒、暑、湿、燥、热诸邪常借助于风邪侵入人体，与风合而为病。如风挟热邪袭表犯肺而成风温，挟寒邪外束肌表而为风寒表证，挟湿侵袭肌表、经络、关节而见身体重着、关节痹痛。六淫之邪侵入人体每多以风邪为先导，故曰风为百病之长。风邪常兼他邪合而伤人，为外邪致病的先导，故临床多见风寒、风热、风湿或风寒湿等相兼为病。

（穆俊霞）

hán

寒（cold pathogen）

自然界中具有寒冷、凝结、收引等特性，能致病的外邪。又称寒邪。为六淫之一。

历史沿革 《黄帝内经》中，对寒邪的性质、致病特点、预防及治疗等，均有较为系统而详尽的论述。《灵枢·口问》："寒气客于皮肤，阴气盛，阳气虚，故为振寒寒栗。"此意为寒气伤阳，导致阴盛而致阳虚。另有《素问·调经论》："因寒饮食，寒气熏满，则血泣气去，故曰虚矣。"说明饮食寒凉之物伤及中阳之气，

阴气盛致阳气虚。寒为阴邪，主收引，其性凝滞而主痛。如《素问·五运行大论》："其性为凛，其德为寒。"《素问·疟论》："夫寒者，阴气也。"《素问·厥论》："阳气衰于下，则为寒厥。"《素问·调经论》："血气者，喜温而恶寒，寒则泣不能流，温则消而去之。"《灵枢·岁露论》："寒则皮肤急而腠理闭。"另有《素问·举痛论》："寒气入经而稽迟，泣（涩）而不行，客于脉外则血少，客于脉中则气不通，故卒然而痛。"《素问·痹论》："寒气胜者为痛痹""痛者，寒气多也，有寒故痛也。"防治方面，顺应四季。如《素问·四气调神大论》："去寒就温，无泄皮肤，使气亟夺，此冬气之应，养藏之道也。"治疗方法有辛温散寒、温阳祛寒等。如《素问·至真要大论》："寒淫于内，治以甘热，佐以苦辛，以咸泻之，以辛润之，以苦坚之。"《黄帝内经》中对寒邪有诸多论述，但直到宋代始明确提出六淫的概念，将寒邪归为六淫之一。宋·陈言的《三因极一病证方论·三因论》："夫六淫者，寒暑燥湿风热是也。"至金元时期，刘完素、张从正、李杲、朱震亨，分别结合各自的学术特点与临床经验从不同侧面论述了寒邪伤人的发病机理、治则治法及方药，使得寒邪理论得到了较大发展和创新。如：刘完素提出"寒郁发热"的病机理论，其著作《黄帝素问宣明论方》更体现出其善用温补之法。张从正在《儒门事亲》中，提出了"咸软之法下之"的治疗寒邪的方法。李杲在《内外伤辨惑论》中，对外感寒邪的鉴别诊断有所裨益。朱震亨在《格致余论》中，提出了用补中益气汤加减治疗的思路。明清温补学

派，则从内生寒邪角度论述，最终使寒邪理论日趋完备。明·张介宾在《景岳全书》中，以寒为纲领，指出寒邪为病其症状有表里、上下之分。提出以冷水试探假寒、假热证的独到见解。指出寒性体质的易感性及治疗上善用温补。

基本内容 寒属阴邪，以寒冷、凝结、收引为其基本特性。寒邪的致病特点，包括寒易伤阳、寒性凝滞、寒主收引，临床常见发热恶寒、周身疼痛、脘腹绞痛、下利清谷等。寒为冬季的主气。故在气温较低的冬季，或气温骤降，人体不注意防寒保温，则易感受寒邪。此外，寒邪亦可兼风、湿，涉水淋雨，汗出当风，贪凉露宿，以及过饮寒凉食物，亦常为感受寒邪的重要原因。因此，寒邪致病不只限于冬季，其他季节亦可有寒邪致病。寒邪的发病特点，从感邪方式上分有伤寒和中寒两类。伤寒即外寒客于肌表，导致头痛、咳嗽、无汗、脉浮紧等；中寒即寒邪直中脏腑，导致脘腹冷痛、呕吐清水、大便稀薄、少腹拘急疼痛等。

（穆俊霞）

hánxìng níngzhì

寒性凝滞（cold having property of coagulation and stagnation）

凝滞，即凝结阻滞。寒性凝滞是指寒邪侵入人体，经脉气血失于阳气温煦，易使气血凝结阻滞，涩滞不通，常表现为各种疼痛症状。"寒性凝滞"的理论渊源于《黄帝内经》。如《素问·八正神明论》："天寒日阴，则人血凝泣而卫气沉。"《素问·调经论》："血气者，喜温而恶寒，寒则泣不能流，温则消而去之。"《素问·举痛论》："寒气入经而稽迟，泣而不行，客于脉外则血少，客于

脉中则气不通，故卒然而痛。"指出寒邪具有凝滞的特性，使经脉气血运行迟缓，不通则痛。阴寒之邪偏盛，阳气受损，往往会使经脉气血凝滞，不通则痛，故寒邪伤人多见疼痛症状。若寒客肌表，凝滞经脉，则头身肢节剧痛；若寒邪中里，气机阻滞，则胸、脘、腹冷痛或绞痛。因此，把寒性凝滞和主痛联系起来，合称寒性凝滞主痛。寒邪所致疼痛的特点，多为冷痛，痛势较重，痛处固定，得温则减，逢寒增剧。治疗寒证时，依据寒性凝滞的致病特点，常用辛温通络、活血通络、温经通络、散寒止痛的药物。

(穆俊霞)

hán yì shāngyáng

寒易伤阳 (cold pathogen being apt to attack yang)　寒邪致病易伤人阳气，常表现为恶寒、肢冷、心腹冷痛等。"寒易伤阳"的理论，渊源于《黄帝内经》。如《灵枢·口问》："寒气客于皮肤，阴气盛，阳气虚，故为振寒寒栗。"《素问·阴阳应象大论》："阴胜则寒""阴胜则阳病"。指出阴寒偏盛，人体的阳气不仅不足以驱除寒邪，反而会被阴寒邪气所遏制或耗伤。明·王肯堂《证治准绳·杂病》："寒邪之能闭塞阳气最甚。"即感受寒邪，最易损伤人体阳气。元·戴启宗《脉诀刊误·诊诸杂病生死脉候歌》："暴冷伤阳，脉细欲绝。"明确指出寒邪伤阳的脉证表现。明·张介宾《景岳全书·传忠录》："阳虚则外寒，寒必伤阳也。"寒为阴邪，易伤阳气，阳气受损，失于温煦之功，故全身或局部可出现明显的寒象。如寒邪束表，则现恶寒、发热、无汗等。若寒邪中里，伤及脾胃则致吐泻清稀，脘腹冷痛；寒伤脾肾，则

为畏寒肢冷、腰脊冷痛、尿清便溏、水肿、腹水等。心肾阳虚，直中少阴，则见恶寒蜷卧、手足厥冷、下利清谷、精神萎靡、脉微细等。临床有上述表现时，应考虑从寒论治，治以"发表散寒""温脾散寒""温胃散寒""温肺散寒""温补肾阳""温肾祛寒"等。

(穆俊霞)

hán zhǔ shōuyǐn

寒主收引 (cold having property of contraction)　寒邪侵袭人体，可使气机收敛，腠理、经络、筋脉收缩而挛急。收引，即收缩、牵引之意。即寒邪具有收引拘急之特性。"寒主收引"的理论，渊源于《黄帝内经》。通过历代医家长期的临床观察与实践积累，逐步完善并加以发展。如《素问·至真要大论》："诸寒收引，皆属于肾。"提出了寒性收引及寒与肾之间的关系。《灵枢·岁露论》："寒则皮肤急而腠理闭。"《素问·举痛论》："寒则气收。"指出寒邪入侵，可致气机收敛，腠理闭塞，筋脉挛缩。金·刘完素在诊断方面提出："坚痞腹满急痛（寒主筋缩，故急主痛）。寒极血凝泣而反兼土化制之，故坚痞之腹满。"（《黄帝素问宣明论方·积聚门》）《景岳全书·初诊伤寒法》："凡病伤寒者，初必发热、憎寒、无汗，以邪闭皮毛，病在卫也。渐至筋脉拘急，头背骨节疼痛，以邪入经络，病在营也。"指出了寒性收引的病理特征。当人体感受寒邪时，常会出现腠理收缩，汗孔紧闭，筋脉牵引拘急等症状。如寒邪侵袭肌表，毛窍腠理闭塞，卫阳被郁不得宣泄，则可见恶寒发热，无汗；寒客血脉，则气血凝滞，血脉挛缩，可见头身疼痛，脉紧。寒客

经络关节，经脉拘急收引，则可使肢体屈伸不利，或冷厥不仁。在临床上，如果出现上述收缩、牵引的症状，即可推究寒邪为其主要病因，采用"寒者热之"的治则。

(穆俊霞)

shǔ

暑 (summer-heat pathogen)　夏至以后，立秋以前，自然界中具有炎热、升散、易兼湿等特性的外邪。又称暑邪，为六淫之一。《黄帝内经》中对暑邪的性质、致病特点、临床表现、防治等均有论述。如《素问·调经论》："夫邪之生也，或生于阴，或生于阳。其生于阳者，得之风雨寒暑；其生于阴者，得之饮食居处，阴阳喜怒。"指出暑为阳邪。暑邪致病主要发生在夏至以后，立秋之前。正如《素问·热论》所云："先夏至日者为病温，后夏至日者为病暑。"《黄帝内经》对暑邪的临床表现多有论述。如《素问·生气通天论》："因于暑，汗，烦则喘喝，静则多言，体若燔炭，汗出而散。"《素问·刺志论》："气虚身热，得之伤暑。"《素问·六元正纪大论》："天政布，炎暑至，少阳临上，雨乃涯。民病热中、聋瞑、血溢、脓疮、咳、呕、鼽、衄、渴、嚏欠、喉痹、目赤、善暴死。"《素问·移精变气论》："动作以避寒，阴居以避暑。"防治方面，提出应顺应四时气候变化，主动避暑以防止暑邪的侵袭。暑邪为阳热之邪。《素问·至真要大论》："热者寒之，温者清之。"对暑邪致病的治疗具有指导意义。在《黄帝内经》上述论述的基础上，明清医家对于暑邪的认识有所发展。如明·王纶《明医杂著·暑病》："治暑之法，清心利小便最好。"清·喻昌《医门法

律·三气门方》："凡治中暑病，不兼治其湿者，医之过也。"清·叶桂《临证指南医案·暑》："盖暑湿之伤，骤者在当时为患，缓者于秋后为伏气之疾。"清·吴瑭《温病条辨》："热与湿搏而为暑也。""暑必兼湿。"清·王士雄《温热经纬·叶香岩三时伏气外感篇》："暑令湿盛，必多兼感，故曰挟。"但同时也指出"而治暑者，须知其挟湿为多焉。"清·高鼎汾《医学问对》："苍瘦面黑之人，阴虚而火旺，感暑之热而即发者，为暑温；肥白面黄之人，感暑之湿，不即发，至秋后发者，曰湿温。"暑为阳邪，暑性炎热；暑性升散，易耗气伤津；暑多夹湿；暑易扰心等为暑邪的基本特点。临床上，暑邪伤人，多见发热、汗出、口渴、倦怠、神疲，重者可见昏迷等。暑邪纯属外邪，无内暑之说。暑为夏季的主气。暑邪致病，有明显的季节性，主要发生于夏至以后，立秋以前。暑邪致病，轻者，称为"伤暑"，多由于夏天气候炎热，久行久立或高温下持续工作，而使暑邪伤人为病；重者，称为"中暑"，其发病急，多伴暑邪侵入心包，蒙蔽清窍之证。

（穆俊霞）

shǔ xìng yánrè

暑性炎热（characteristic of summer-heat being scorching-hot）暑邪伤人，易使人体阳盛，而出现一系列阳热症状，如高热、心烦、面赤、脉洪大等。在《黄帝内经》时期，已经认识到暑邪具有炎热之性。如《内经》以夏至日作为划分温病与暑病的界线。《素问·五运行大论》："其在天为热，在地为火……其性为暑。"《素问·生气通天论》："因于暑，汗，烦则喘喝，静则多言。"历代

医家在此基础上，也有一定的阐发，如明·赵献可《医贯·中暑伤暑论》："阳气者，卫外而为固也。热则气泄，今暑邪干卫，故身热自汗。"清·程国彭《医学心悟·伤暑》："大抵暑证辨法，以自汗、口渴、烦心、溺赤、身热、脉虚为的。然有伤暑、中暑、暑闭之不同。伤暑者，感之轻者也。其症烦热，口渴；中暑者，感之重者也。其症汗大泄，昏闷不醒，或烦心、喘喝、妄言也。闭暑者，内伏暑气，而外为风寒闭之也。其头痛、身痛、发热恶寒者，风寒也。口渴、烦心者，暑也。"暑邪发病的时间，是在夏至以后，立秋之前。夏至以后的节气，为小暑、大暑，正值暑热之时。如清·雷丰《时病论》："小暑，大暑之令，伤于暑也。"暑为夏季火热之气所化，火热属阳，故暑属阳邪。暑邪伤人，易使人体阳盛，出现一系列阳热症状，如高热、心烦、面赤、脉洪大等。临床有上述表现时，应考虑从暑论治，治以清热解暑等。

（穆俊霞）

shǔ xìng shēngsàn

暑性升散（characteristic of summer-heat being ascending and dispersive）升散，即上升发散之意。暑性上升，指暑邪易于上犯头目，内扰心神。暑性发散，指暑邪为害，易于伤津耗气。在《黄帝内经》时期，已经认识到暑邪具有升散之性。如《素问·举痛论》："炅则腠理开，荣卫通，汗大泄，故气泄。"《素问·刺志论》："气虚身热，得之伤暑。"《灵枢·岁露论》："暑则皮肤缓而腠理开。"历代医家在此基础上进一步有所阐发。清·王士雄《温热经纬·薛生白湿热病篇》："暑月热伤元气，气短倦怠，

口渴多汗，肺虚而咳者，宜人参、麦冬、五味子等味。"《明医杂著·暑病》："若夏月伤暑，发热，汗大泄，无气力，脉虚细而迟，此暑伤元气也。"《医贯》："动而得之者，为阳症；于日中劳役得之，为热伤元气。其病必苦头疼，发燥恶热，扪之肌肤大热，必大渴引饮，汗大泄齿燥，无气以动……。"暑邪致病，多具有升散的表现。暑性上升，上犯头目，则头昏、目眩；扰动心神，则心烦闷乱而不宁。暑邪侵犯人体，多直入气分，可致腠理开泄而大汗出。汗多伤津，津液亏损，则可出现口渴喜饮，唇干舌燥，尿赤短少等。在大量汗出同时，往往气随津泄，而导致气虚，故伤于暑者，常可见到多汗、身热、心烦、口渴、气短、四肢无力、小便短赤等气津两伤的证候。这都是暑性升散，耗气伤津的特性表现。临床上有上述表现时，应考虑从暑论治。

（穆俊霞）

shǔ duō jiáshī

暑多夹湿（summer-heat being likely to be mixed with dampness）因夏季气候炎热，且多雨，天暑下逼，地湿上蒸，故常见暑湿相兼为病。《黄帝内经》关于暑易夹湿的论述甚少，后世对暑病的论述中，才开始有"暑多兼湿"的不同见解。如清·吴谦《医宗金鉴·五运六气要诀》："长夏气濡，故其令云雨也""长夏主湿，故其变阴晦烟埃震雷，骤注暴雨，此湿之胜也"。清·王士雄《温热经纬·叶香岩外感温热篇》按："暑与湿原是二气，虽易兼感，实非暑中必定有湿也。"清·喻昌《医门法律·风湿论》："体中多湿之人，最易中暑，两相感召故也。外暑蒸动内湿，两气

交通，因而中暑。"清·叶桂《临证指南医案·暑》："天之暑热一动，地之湿浊自腾，人在蒸淫热迫之中。若正气设或有隙，则邪从口鼻吸入，气分先阻，上焦清肃不行，输化之机，失于常度，水谷之精微，亦蕴结而为湿也。人身一小天地，内外相应，故暑病必挟湿者，即此义耳。"清·吴坤安《伤寒指掌·湿症》："窃以为湿邪之害更有甚于暑者，盖盛暑之时必兼湿，而湿盛之时，不兼暑……湿邪为病缓而难知，凡处泽国水乡者，于湿症尤宜加察焉。如外感之湿，……当以解肌法微汗之……如内生之湿……治法不外上开肺气，下通膀胱，中理脾阳。"暑季气候炎热，多雨潮湿，热蒸湿动，湿热弥漫空间，人身之所及，呼吸之所受，均不离湿热之气，暑令湿胜必多兼感。其临床特征，除发热、烦渴等暑热症状外，常兼见四肢困倦、胸闷呕恶、大便溏泄不爽等湿阻症状。湿阻是以头重、倦怠、脘闷、腹胀、纳呆为主要临床表现的疾病。因湿邪外袭，脾失健运，湿从中生，阻滞中焦气机不畅所致。虽为暑湿并存，但仍以暑热为主，湿浊居次，非暑中必定有湿。临床上有上述症状时，应考虑从暑论治。在治疗时，应采用清暑化湿、宣通三焦等治法。

(穆俊霞)

shǔ yì rǎoxīn

暑易扰心（summer-heat being likely to disturb heart）

暑邪具有上扰心神之性，其致病易使心神失守，或清窍闭塞。在《黄帝内经》时期，已经认识到暑邪易扰心神。如《素问·生气通天论》："因于暑，汗，烦则喘喝，静则多言。"后世医家有进一步的认识。《温热经纬·叶香岩外感温热篇》："暑邪易易入心经。"暑为阳邪，心属火，暑气通于心，故暑先入心从其类也。因心主神明，故暑热之邪，易于上犯头目，内扰心神，而引起心烦闷乱而不宁，甚则清窍闭塞而猝然昏倒，不省人事。临床有上述表现时，应考虑从暑论治，治以清心凉营、化痰开窍，凉肝息风等法。

(穆俊霞)

shī

湿（dampness pathogen）

自然界中具有水湿之重浊、黏滞、趋下等特性，能够导致人体患病的外邪。又称湿邪。为六淫之一。

历史沿革　《黄帝内经》中对湿邪的性质、致病特点、预防及治疗等方面，均有较系统详尽的论述。《素问·痿论》："有渐于湿，以水为事。若有所备，居处相湿，肌肉濡渍，痹而不仁，发为肉痿。故下经曰：肉痿者，得之湿地也。"《素问·五常政大论》："敦阜之纪……大雨时行，湿气乃用，燥政乃辟。"认为湿邪的产生，或因冒雨涉水，或久居湿地，或汗出衣里等。至外界湿气偏盛，若人体正气不足，则易受外湿侵袭。

湿邪侵袭机体后最易伤及脾脏，亦可伤及肺、肾。同时指出恣食肥甘易伤脾生湿，即指明湿有内、外之分。《素问·阴阳应象大论》："在天为湿，在地为土……在藏为脾。"《素问·至真要大论》："诸湿肿满，皆属于脾。"《素问·生气通天论》："秋伤于湿，上逆而咳。"《素问·至真要大论》："太阴司天，湿淫所胜……胕肿、骨痛、阴痹，阴痹者，按之不得，腰脊头项痛，时眩，大便难，阴气不用，饥不欲食，咳唾则有血，心如悬。病本于肾。"防治方面，提出应顺应四时气候变化。另外，宜通过适当的饮食调护保养脾胃，防止湿邪的侵袭。如《素问·藏气法时论》："五谷为养，五果为助，五畜为益，五菜为充，气味合而服之，以补精益气。"具体的治疗方法有苦温燥湿、淡渗利湿和辛温发汗。如《素问·至真要大论》："湿淫于内，治以苦热，佐以酸淡，以苦燥之，以淡泄之。""湿淫所胜，平以苦热，佐以酸辛，以苦燥之，以淡泄之，湿上甚而热，治以苦温，佐以甘辛，以汗为故而止。"虽然《内经》中对湿邪的诸多环节，有或详或略的阐释，但直到宋代始明确提出六淫的概念，将湿邪归为六淫之一。宋·陈言的《三因极一病证方论·外所因论》："夫六淫者，寒暑燥湿风热是也。"至明清时期，医家进一步认识到，湿邪侵袭人体后，可随患者体质阴阳发生从化。明·赵献可《医贯·湿论》："阳盛则火胜，化为湿热；阴盛则水胜，化为寒湿。"即阳盛之体感受湿邪，则易从阳化热，发为湿热证；而阴盛之体往往从阴化寒，变为寒湿证。

基本内容　湿属阴邪，以重浊、黏腻、趋下为其基本特性。湿邪的致病特点，包括易阻遏气机，损伤阳气，易袭阴位。临床常见头身困重、颜面晦暗，分泌物秽浊不清，病程缠绵，易反复发作。湿为长夏的主气，夏秋交接之际，阳热下降，水气上腾，为一年中湿气最盛的季节。此外，冒雨涉水，水上作业；或长期居住、工作于潮湿环境中；或汗出衣里，湿冷浸渍等，均可感受湿邪而为病。湿邪致病可单独为患，亦可兼风、寒、热而成风湿、寒湿和湿热等证。因此，湿邪致病不只限于长夏，其他季节亦可有湿邪致病。外感湿邪，停留体内，易困阻脾阳，使脾失健运。

（穆俊霞）

shīxìng zhòngzhuó

湿性重浊（characteristic of dampness being heavy and turbid）

感受湿邪后，临床症状有沉重及排泄物和分泌物秽浊不清的特点。重，即沉重、重着；浊即秽浊、污浊。《黄帝内经》时期，已经认识到湿邪具有重着之性。如《素问·生气通天论》："因于湿，首如裹。"而《素问·痹论》："湿气胜者为着痹。"湿邪所致的痹证，疼痛部位固定不移。后世医家进一步认识到，湿邪亦有秽浊的特点，如东汉·张仲景的《金匮要略·痉湿暍病脉证》："湿家之为病，一身尽疼……身色如熏黄也。"元·朱震亨《局方发挥·滞下篇》："若滞下……或脓或血，或脓血相杂，或肠垢……或糟粕相混……然皆里急后重，逼迫恼人。"明·李时珍《濒湖脉学》："沉缓为湿……缓细湿痹""濡主……又为伤湿。"湿邪致病，其脉象可见缓、濡之象。明·张介宾《景岳全书·杂证谟》："若饮食失节，起居不时，以致脾胃受伤，则水反为湿，谷反为滞，精华之气不能输化，乃致合污下降而泻痢作矣。"清·叶桂《温热论》："舌上白苔黏腻，吐出浊厚涎沫者……乃湿热气聚与谷气相抟，土有余也，盈满则上泛。"明确指出舌苔白而黏腻是湿热蕴蒸，脾失健运，湿浊上泛的表现。又有"湿为重浊有质之邪"的记述。而清·薛雪《温病条辨·湿温》："湿郁三焦，脘闷便溏。""三焦湿郁……脘连腹胀，大便不爽。"这些论述均说明，湿邪阻滞三焦，可见大便溏滞不爽。湿邪致病可

见头身困重，四肢酸重，面垢眵多；疼痛部位，固定不移；小便混浊、大便溏泄不爽，或下利脓血黏液；妇人带下黏稠腥秽，舌苔厚腻或垢浊，脉濡或滑或缓等。临床有上述表现时，应考虑从湿论治，治宜发汗去湿，或通阳宣痹化湿，或温阳化湿等。

（穆俊霞）

shīxìng niánzhì

湿性黏滞（characteristic of dampness being viscid）

湿邪致病具有黏腻停滞的特点。黏即黏腻；滞即停滞。这一特性主要表现在两方面：①湿病症状，多黏腻不爽、黏滞不清等。②病程缠绵，迁延难愈。如前所述，《黄帝内经》已认识到，湿邪致病起病隐匿，且病程缠绵难愈。《圣济总录·诸痹门》："盖湿土也，土性缓，营卫之气，与湿俱留，所以湿胜则着而不移也。"此后，历代医家在此基础上，进一步有所阐发。如《圣济总录·诸痹门》："生冷油腻，留滞于内，湿蒸热瘀，伏而不作。偶为调摄失宜，风寒暑湿，干触秽浊，故为此疾。"即明确指出湿邪为病易于反复。清·石寿棠《医原·湿气论》："湿为阴邪，凝滞难驱。"清·薛雪《温病条辨·上焦篇》："湿为阴邪，自长夏而来，其来有渐，且其性氤氲黏腻，非若寒邪之一汗而解，温热之一凉则退。""头痛恶寒，身重疼痛，舌白不渴，脉弦细而濡……病难速已，名曰湿温。"以上论述，均阐明湿邪致病病程缠绵，不易治愈。湿邪致病多具有黏腻停滞的表现，如便溏黏滞不爽、小便涩滞，妇女带下黏滞，皮肤湿疹流出黏滞分泌物，舌苔黏腻等。且湿邪致病，具有反复发作，或时起时伏，病程缠绵日久难愈的特点。患者

临床表现，具有黏腻停滞的特点，或久病、怪病，可从湿论治。在治疗湿证时，就需考虑湿邪病程缠绵的致病特点，在用药时不求速效，宜图缓攻；在病情好转后告诫患者注意生活调摄，尽量避免疾病反复。

（穆俊霞）

shīxìng qūxià

湿性趋下（characteristic of dampness being descending）

湿邪致病，有易伤及人体下部的特点。《黄帝内经》中，对湿邪致病趋下的特性描述甚详。如《灵枢·百病始生》："清湿则伤下……清湿袭虚，则病起于下。"《素问·太阴阳明论》："伤于湿者，下先受之。"《灵枢·邪气藏府病形》："身半以下者，湿中之也。"《素问·至真要大论》："太阴在泉湿客下焦，发而濡泻，及为肿隐曲之疾。"东汉·张仲景在《金匮要略·脏腑经络先后病脉证》中，亦明确指出湿邪易侵袭人体下部。如"浊邪居下……湿伤于下……湿流关节"。湿性类水，水性就下，且其质重浊，故湿邪有下趋之势，易于伤及人体下部。易于下注，其病证多见于人体下部，如淋浊、带下、泄泻、下利、下肢浮肿、下肢溃疡等。治湿证可采用因势利导的利小便法，使湿邪从下而出。

（穆俊霞）

shī zǔ qìjī

湿阻气机（dampness blocking qi activity）

感受湿邪，常可影响人体内气的升降出入运动，临床多见气机阻滞、运行不畅的表现。《黄帝内经》时期，认识到湿邪致病可阻滞气机，尤其易影响脾胃的运化、受纳功能。如《素问·至真要大论》："诸痉项强，皆属于湿。"《素问·六元正纪大

论》："感于寒湿，则民病身重胕肿，胸腹满。""病人关节禁固，腰椎痛，寒湿推于气交而为疾也。"《素问·气交变大论》："岁土太过，雨湿流行……饮发中满食减。"《素问·生气通天论》："汗出见湿，乃生痤痱。"后世医家在《黄帝内经》基础上，进一步认识到湿邪轻则阻遏阳气，重则损伤阳气。如《温热论·论湿邪》："湿胜则阳微。"又如，叶桂指出湿邪易蒙蔽清阳，"湿与温合，蒸郁而蒙蔽于上，清窍为之壅塞，浊邪害清也"（《温热论·温病大纲》）。湿为有形之邪，留滞于脏腑经络，常常阻遏气机，使气机升降失常，出现胸闷、咳喘、腹胀痛、痞闷、呕吐、泄泻、小便短涩、大便溏而不爽等。若湿阻清阳，则见头昏重；湿阻经络关节，则见肢倦、关节重痛等症状。湿为阴邪，轻则阻滞气机，重则损伤阳气。若阳气不足，易受湿邪侵袭，且有内湿停留。临床上见到上述症状，可以从湿论治。治疗时，宜适当加行气理气之品，或可通过温药振奋机体阳气，使湿邪得以化除。

（穆俊霞）

zào

燥（dryness pathogen）

自然界具有干燥、收敛、清肃特性的外邪。又称燥邪。为六淫之一。

历史沿革 《黄帝内经》中对燥邪的性质、致病特点、治疗等方面均有论述。如《素问·阴阳应象大论》："燥胜则干。"《素问·至真要大论》："燥者润之。"又谓："燥淫于内，治以苦温，佐以甘辛，以苦下之……燥化于天，热反胜之，治以辛寒，佐以苦甘。"《素问·至真要大论》有病机十九条，在六气病机中独遗燥气。金·刘完素在《素问玄机原病式·燥类》中，补"诸涩枯涸，干劲皴揭，皆属于燥"一条，而成为六气一类。且认为燥邪的产生多因夏热之余气，或久晴无雨，秋阳以曝，燥与温热结合侵入人体而形成外燥证；或因体内精血亏虚，津液耗损而导致内燥证。燥邪侵袭人体后，其发病由浅入深。燥邪致病，既可单独为患，亦可兼夹风、寒、湿、热，而成风燥湿证、风燥热证。自《黄帝内经》至今，历代医家均从自身临床实践出发，从病因病机、治则治法、选方用药等各方面，不断总结治燥经验，逐步发展燥证理论，尤以明清时期，论燥者众。明·李梴《医学入门·燥》："燥者润之，养血之谓也。盖燥则血涩，而气液为之凝滞，润则血旺，而气液为之宣通，由内神茂而后外色泽矣。"清·喻昌著《医门法律·秋燥论》提出"秋伤于燥"，指出"治燥病者，补肾水阴寒之虚，而泻心火阳热之实，除肠中燥热之甚，济胃中津液之衰；使道路散而不结，津液生而不枯，气血利而不涩，则病日已矣"。又言"凡治燥病，不深达治燥之旨，但用润剂润燥，虽不重伤，亦误时日，只名粗工，所当戒也"。还提出"火热胜则金衰，则风炽，风能胜湿，热能耗液，转令阳实阴虚，故风火热之气，胜于水土而为燥"之说。清·石寿棠在《医原》中，主论燥湿理论。其中论及"天气主燥……地气主湿……寒搏则燥生，热烁则燥成""推致燥之由，有因于天者，有因于人者。……然究其本源，皆缘血液不足所致。盖阴血虚则不能营运乎百体，津液耗则不能滋养乎三焦"。清·费伯雄在《医醇賸义·秋燥》："初秋尚热则燥而热，深秋既凉则燥而凉。"清·程杏轩《医述·燥》："欲治其燥，先贵乎润，欲救其脾，先滋乎肾。"清·雷丰《时病论·秋燥》："夫秋燥之气，始客于表……宜用苦温干燥法治之。惟腹作胀，大便不行，此燥结盘踞于里，宜用松柏通幽法治之。"

基本内容 燥是秋季的主气。秋高气爽，空气中的水分逐渐减少而劲急干燥，易为燥邪发病。燥邪伤人，多自口鼻而入，首犯肺卫，发为外燥病证。燥邪为病有温燥、凉燥之分。初秋有夏热之余气，或久晴无雨，秋阳以曝，燥与温热结合侵入人体，则成温燥；深秋近冬，西风肃杀，燥与寒邪结合侵入人体，则成凉燥。燥邪以干涩为其基本特性。燥邪致病以易伤津液、易伤肺为特点，临床常见口干鼻燥，咽干口渴，皮肤干涩，小便短少，大便干结；干咳少痰，痰中带血等症状。

（穆俊霞）

zàoxìng gānsè

燥性干涩（characteristic of dryness being dry and puckery）

感受燥邪后，临床症状有干燥、涩滞的特点。干，即干燥；涩，即涩滞。在《黄帝内经》时期已经认识到燥邪具有干涩之性。如《素问·阴阳应象大论》："燥胜则干。"后世医家进一步补充了燥邪致病的病机与症状特点。如《素问玄机原病式·燥类》："诸涩枯涸，干劲皴揭，皆属于燥。"又说："物湿则滑泽，干则涩滞，燥湿相反故也。"《罗氏会约医镜·论燥证》："在外则皮毛枯槁，在上则咽干、口燥，在中则烦渴、便焦。"清·石寿棠《医原·燥气论》："由是邪热怫郁，燥变多端，或燥于外而皮肤皴裂，或燥于内而精血枯涸，燥于上则咽鼻干痛，燥于下则便溺闭结……燥中夹湿而为噎膈。"清·何梦瑶《医碥·伤燥》："在外则皮肤皱揭枯涩，在上则鼻咽焦干，在下则二便涸涩，在手足则痿弱无力，在脉则涩滞虚衰。"燥邪致病易耗伤人体津液，津亏失润而出现各种干燥枯涩的症状。其燥象多集中表现在头面官窍、皮肤、毛发等部位。症见皮肤干燥皲裂、口鼻干燥、两目干涩、毛发不荣。体内可见小便短少，大便干结等。凡临床见到皮肤干燥皲裂、口鼻干燥、两目干涩、毛发不荣的症状时，即为燥邪致病，当以养阴滋液为治燥之大法。

（穆俊霞）

zào yì shāngfèi

燥易伤肺（dryness likely to injure lung）　燥邪最容易侵袭肺脏。燥为秋令主气，肺属金，为娇脏，喜清肃而恶干燥，且直接与外界大气相通；燥亦属金，与肺同气相应，故燥邪最易伤肺。历代医家对燥易伤肺的特点、症状与治法多有论述。如清·吴瑭《温病条辨·秋燥病》："燥伤本脏，头微痛，恶寒，咳嗽稀痰，鼻塞，嗌塞，脉弦，无汗，杏苏散主之。"燥邪伤人，初必在肺卫，是以表证为主，兼有气不布津的特征。治疗上需要辛散透表，兼以润燥。此与《素问·至真要大论》中"燥淫于内，治以苦温，佐以甘辛"之意相合。清·庆云阁《医学摘粹·燥证》："如初起右脉数大，燥伤手太阴气分者，以桑杏汤主之。如感燥而咳者，以桑菊饮主之……清窍不利者，以翘荷汤主之。如诸气郁，诸痿喘呕，因燥而得者，以清燥救肺汤主之。"肺为娇脏，喜润而恶燥，外合皮毛，开窍于鼻，司呼吸与外界相通。因此，燥邪伤人，最易伤肺，耗伤肺津而出现干咳少痰或无

痰、痰液黏稠难咯出、痰中带血、气喘胸痛等症状。当肺为燥邪所伤，则失去宣降功能，不能将津液输送至皮毛，导致皮肤干涩，甚至皲裂；皮毛不荣，甚至萎黄焦枯。此外，肺与大肠相表里，肺燥影响到大肠的传导功能，可见大便干燥等。临床上若见上述等症状，应考虑从燥论治。

（穆俊霞）

huǒ

火（fire pathogen）　凡致病具有炎热、升腾等特性的外邪。又称火邪、火热之邪。为六淫之一。

历史沿革　"火"之说源于《黄帝内经》。火旺于夏季，暑为夏之主气，乃火气所化。如《素问·五常政大论》："厥阴司天……火纵其暴，地乃暑，大热消烁，赤沃下。""少阳司天，火气下临，肺气上从，白起金用，草木眚，火见燔焫，革金且耗，大暑以行，咳嚏鼽衄鼻窒，曰疡，寒热胕肿。"暑邪、火邪均是阳热邪气，但暑邪致病有明显季节性，火邪则没有。《素问·五运行大论》："燥以干之，暑以蒸之……火以温之。故风寒在下，燥热在上，湿气在中，火游行其间，寒暑六入……故燥胜则地干，暑胜则地热……火胜则地固矣。"《素问·至真要大论》："火淫所胜，则焰明郊野，寒热更至。民病注泄赤白，少腹痛，溺赤，甚则血便。"对于火热邪气致病的症状特点，《素问·至真要大论》："诸热瞀瘛，皆属于火……诸禁鼓慄，如丧神守，皆属于火……诸逆冲上，皆属于火……诸躁狂越，皆属于火……诸病胕肿，疼酸惊骇，皆属于火。""诸胀腹大，皆属于热……诸病有声，鼓之如鼓，皆属于热……诸转反戾，水液浑浊，皆属于热……诸呕吐酸，暴注下

迫，皆属于热。"《素问·阴阳应象大论》："热胜则肿。"金·刘完素在《黄帝内经》基础上，丰富了火的病机内涵，提出了"六气皆能化火""气有余便是火"的论点。

基本内容　火、热同性，两者仅有致病程度的差异，而无本质上的区别。火热为阳盛所生，故火热常可混称。自然界中火性炎上，热为火之气，火为热之体，火色红亮向上；火能化物，易使液体沸腾蒸发；火易生风，火得风更旺。火热之邪又称温邪、温热之邪，一年四季均可致病，具有燔灼、炎上、急迫的特性。火（热）邪之性炎热燔灼，蒸腾向上，来势急骤，变化迅速猛烈，故称火（热）邪为阳邪。火热之邪的性质和致病特点为：火（热）为阳邪，火性炎上；火耗气伤津；火易生风动血；火易扰心；火易致疮疡等。临床可见有发热、汗出、神疲、神昏、口渴、抽搐、各种出血、疮疡等病证。

（穆俊霞）

huǒxìng yánshàng

火性炎上（characteristic of fire being flaring up）　火热之邪有升腾向上的特性，致病易袭人体上部。火性炎上，是借用五行学说中阐述火焰上炎的现象，以比喻火邪致病时其病变有向上的趋向。如《素问·至真要大论》："诸逆冲上，皆属于火。""热淫所胜，则焰浮川泽，阴处反明。民病……气上冲胸，喘不能久立，寒热皮肤痛，目瞑齿痛颀肿，恶寒发热如疟……"火热之邪易袭人体上部，故临床所见火热病证，多表现在人体的上部，尤其以头面部位居多，如目赤肿痛、口舌糜烂生疮、咽喉肿痛、齿龈肿痛等。临床上见到上述症状时，应

考虑从火论治。

（穆俊霞）

火耗气伤津 （fire consuming qi and injuring jin）

火（热）邪侵犯人体，因其燔灼蒸腾而消灼煎熬阴津，又逼迫汗液外泄，从而耗伤人体的津液。火热阳邪过盛，机能亢奋，还易于消耗人体正气，故《素问·阴阳应象大论》有"壮火食气""壮火散气"之说。火（热）邪致病的临床表现，除热象显著外，常伴有大汗出、口渴喜饮、咽干舌燥、尿少色黄、大便秘结等津液不足的症状。火热之邪迫津外泄，也会导致气随津泄而耗气，因此临床上还可见倦怠乏力、少气懒言等气虚的症状。临床上见到上述症状时，可以考虑从火论治。

（穆俊霞）

火易生风动血 （fire being likely to cause convulsion and bleeding）

火热之邪侵犯人体，易于引起肝风内动和血液妄行的病证。《素问·至真要大论》："诸热瞀瘛，皆属于火。"火热之邪燔灼肝经，劫耗阴液，使筋脉失养，运动失常，可致肝风内动，称为"热极生风"。临床表现为高热、四肢抽搐、两目上视、角弓反张等。血得寒则凝，得温则行。火热之邪侵犯血脉，可扩张血脉，加速血行，甚则灼伤脉络，迫血妄行，引起各种出血的病证。如吐血、衄血、便血、尿血、皮肤发斑、妇女月经过多、崩漏等。临床见上述症状可从火论治。

（穆俊霞）

火易扰心 （fire being likely to disturb heart）

火热之邪致病，具有易出现神志症状的特点。《素问·至真要大论》："诸躁狂越，皆属于火。"火热之性急迫躁动，与心相应。火热致病，发病急，传变快，易入营血，躁扰心神。其次，火热邪气升腾焚炎，易逼灼心包、扰乱心神，引起神志失常。临床表现轻者心神不宁，见心烦失眠；重者神志错乱，见狂躁不安、神昏谵语等，可以考虑从火论治。

（穆俊霞）

火易生痈疡 （fire being likely to induce large carbuncle）

火热之邪，是引起阳性疮疡的主要病因。火热之邪易生痈肿疮疡。《灵枢·痈疽》："大热不止，热胜则肉腐，肉腐则为脓，故命曰痈。"《素问·至真要大论》："诸痛痒疮，皆属于心。"此处所说的"心"，主要指心经火热而言。《医宗金鉴·痈疽总论歌》："痈疽原是火毒生。"火热之邪入于血分，可聚于局部，腐蚀血肉，形成阳性疮疡痈肿。其临床表现以疮疡局部红、肿、热、痛为主要特征。临床辨证中，出现疮疡局部红肿高突灼热的病情，辨证为属阳属火。

（穆俊霞）

疫气 （plague qi）

具有强烈传染性和致病性的外感病邪。又称瘟疫病邪、厉气、戾气、疫毒、乖戾之气、异气、杂气。

历史沿革　疫气所致病证，种类繁多，称为疫疠、温疫、瘟疫、疫病、瘟病等。"疫"这一名词在周代的典籍中便已出现。周代典籍《礼记》中，载有"孟春行秋令，则民大疫""季春行夏令，则民多疾疫""民必大疫，又随以丧"等。《墨子·尚同篇》："若天降寒热不节，雪霜雨露不时，五谷不熟，六畜不遂，疾灾戾疫。"这些论述表明，当时人们已认识到疫病的凶险，以及疫病的发生，与气候反常密切相关。

中医学典籍中明确可见最早记载"疫"的当属《黄帝内经》。如《素问·六元正纪大论》有"疠大至，民善暴死""其病温厉大行，远近咸若"等描述。已经认识到其具有病情严重、症状相似、具有流行性与传染性等发病特点。《素问遗篇·刺法论》："五疫之至，皆相染易，无问大小，病状相似。"指出疫病有五，疫病具有传染性、症状相似性、起病急、发展快等特点。《黄帝内经》提出了五运六气异常致疫的理论。如《素问遗篇·刺法论》和《素问遗篇·本病论》，均指出客气六步升降失常、司天在泉之气不迁正、不退位，以及司天在泉上下错位造成的五运阴阳"刚柔失守"，是产生疫病的重要原因。

晋·王叔和在《伤寒例》中提出，疫病的流行是由于"非其时而有其气"造成的，"凡时行者，春时应暖，而复大寒；夏时应大热，而反大凉；秋时应凉，而反大热；冬时应寒，而反大温。此非其时而有其气，是以一岁之中，长幼之病多相似者，此则时行之气也"。隋·巢元方对疫病的病因有所创见，提出了"乖戾之气"致疫的观点。《诸病源候论·温病令人不相染易候》："此病皆因岁时不和，温凉失节，人感乖戾之气而生病，则病气转相染易，乃至灭门，延及外人。"唐·王焘《外台秘要·温病论病源》提出"乖候之气"致疫的观点。指出"冬时伤非节之暖，名为冬温之毒，与伤寒大异也。有病温者，乃天行之病耳，其冬月温暖之时，人感乖候之气，未遂发病，至春或被积寒所折，毒气不得泄，至天气暄热，温毒始发"。宋·庞安时在《伤寒总病论》中，描述了疫病不同的流行程度。即"天行之病，大则流毒天下，次则一方，次则一乡，次则偏着一家"。类似于现代所说的大流行、小流行与散发。疫气一词，首见于明末清初著名医家吴有性的代表作《温疫论》。《温疫论》是第一部疫病学专著，它的出现标志着中医疫病学理论体系的形成。吴有性认为瘟疫病因"非风、非寒、非暑、非湿，乃天地间别有一种异气所感"；其发病特点为"大约病偏于一方，延门阖户，众人相同者，皆时行之气，即杂气为病也。为病种种，是知气之不一也"，故吴有性又称其为杂气。吴有性还认识到，异气致病对脏腑经络具有特异的定位性以及种属选择性，"适有某气专入某脏腑、某经络，专发为某病，故众人之病相同""然牛病而羊不病，鸡病而鸭不病，人病而禽兽不病，究其所伤不同，因其气各异也"。

现代医学对疫病的认识不断深入，名之为传染病，认为其是由病原微生物感染人体后所产生的具有传染性的疾病。

总之，历代医家均认识到疫病具有传染性、流行性，以及发病症状的相似性，对疫病病因及治疗方法的认识和研究也在不断地发展。

基本内容 疫气通过空气和接触传染，多从口鼻、皮肤侵入人体，也可随饮食、血液、蚊叮虫咬及性传播等途径，侵入人体致病。疫气致病，具有发病急骤、病情危笃、传染性强、易于流行、一气一病、症状相似等特点。疫气的最主要特征，是具有强烈的传染性与流行性。其次，疫气致病较六淫来势凶猛，变化多端，

在发病过程中常迅速出现高热、神昏、出血、抽搐、剧烈吐泻等危重症状，死亡率极高。再次，同一种疫气致病，其临床表现基本相同，即疫气对发病部位具有特定的选择性。自然气候的反常、经济落后、战乱等社会因素、环境污染与饮食不洁、预防隔离不严格等，均会影响疫气的发生与流行。

(穆俊霞)

dúxié

毒邪（pathogenic toxin） 能对机体产生毒性作用，发病具有暴戾性、顽固性、广泛性、相兼性、毒性火热、秽浊等特点的各种致病物质。

历史沿革 《黄帝内经》首次提出了"毒气"的概念，指出毒气是有别于六淫之邪的一种特殊病因，即"疫疠之气"。《素问遗篇·刺法论》："五疫之至，皆相染易"，说明了疫病具有强烈的传染性。东汉·张仲景《金匮要略》根据证候的属性，把毒邪分为阳毒和阴毒，并提出其证治方药。晋·王叔和《脉经》中有温毒、寒毒致病的记载。《伤寒论·伤寒例》："以伤寒为毒者，以其最成杀厉之气也。"隋·巢元方《诸病源候论》对毒邪的认识较为深刻，论述了44种毒邪致病的病机及证候。宋·杨士瀛《仁斋直指方论·发癌方论》指出，癌症是毒邪深藏所致，言"癌者，上高下深……毒根深藏"。唐·孙思邈《备急千金要方》："毒病之气"可致"时气瘟疫"。明·吴有性《温疫论·应补诸证》："感疫气者，乃天地之毒气。"清·徐延祚《医医琐言》对毒有许多精辟论述，把毒邪致病列为病因之首。指出"毒者，无形也；物者，有形也。毒必乘其形，既乘有形，

然后其证见矣"。近现代医家一方面完善了温病毒邪理论，认为"热由毒生"，治疗应予以解毒清热。一方面对内生毒邪进行探讨，认为脏腑功能和气血运行失常使体内的生理或病理产物不能及时排出，蓄积体内过多而成毒邪。并以此理论阐释中风、消渴等发病及衰老的形成，指导其诊治。

基本内容 毒邪可分为外源性毒邪和内源性毒邪两大类。外源性毒邪，指从外界感受的毒邪，包括六淫之邪、疫疠之气等。外毒的形成，取决于两方面的因素：一是六淫之邪及疫疠之气的强度；二是感邪者的体质因素。如：火热之邪侵犯阳偏盛体质之人，则易形成热（火）毒；湿邪侵犯脾虚湿盛之人，则易形成湿毒等。其他，包括食毒、药毒、金刃毒、虫兽毒、酒毒、胎毒等一些特殊的致病物质，也属外源性毒邪。内源性毒邪，指由内而生之毒，系由脏腑功能失调、气血运行紊乱、七情失和、饮食失节等原因，导致气、血、津液的运行失常，使机体内生理和病理产物不能及时排出，蓄积于体内而化生。常见的内毒，有七情所化之火毒、瘀毒、痰毒、湿毒等。毒邪种类繁多，其致病特点如下：①暴戾性。毒邪致病，发病急骤，来势凶猛，变化迅速，变证、坏证较多。毒邪蕴结，可致动血、生风、扰乱神明，甚至出现脱证。绝大多数病证属于急危重症，病死率高。临床常见高热、红肿疮疡、神昏谵语、抽搐、出血、喘促、大汗出、尿闭等症状。②顽固性。毒邪致病，病情顽固，反复发作，病情缠绵难愈。③广泛性。毒邪致病可累及多系统、多器官、多脏腑，临床表现多种多样，症状复杂。④相兼性。毒邪致病，常

见两种或多种毒邪联合致病，导致病情更加复杂多变。⑤毒性火热、秽浊。毒邪致病，常见发热、烦渴、红肿、溲赤灼痛、舌红或绛、苔黄、脉数等火热特征；或神情呆滞、面色秽浊如蒙油垢、口气秽浊热臭、吐泻物及分泌物臭秽难闻，或毒损部位易腐烂成脓等秽浊特征。

（穆俊霞）

wēndú

瘟毒（pestilent toxicity） 具有强烈致病性和传染性的外感病邪，或为瘟疫病邪中具有毒性者。兼有易在皮肉组织蕴郁的特点，致病可兼见局部病变。清代医家对瘟毒的认识与医论甚多。如清·余师愚《疫疹一得·瘟毒发疮》："瘟毒发斑，毒之散者也，瘟毒发疮，毒之聚者也。"书中用清瘟败毒饮治疗瘟疫热毒引起的疾病。清·吴士琦《六淫厉气治异同辨》："若冬不潜阳，春更温暖，喉痧并发，沿门阖户，传染不已者，瘟疫也，亦名瘟毒。"指出瘟疫即是瘟毒。清·王清任《医林改错·瘟毒吐泻转筋说》："不分男妇老少，众人同病，乃瘟毒也……瘟毒自口鼻入气管，由气管达于血管，将气血凝结，壅塞津门，水不得出，故上吐下泻。"认为吐泻转筋的病因为"瘟毒自口鼻入"所致。感受瘟毒者，多通过口鼻进入体内，可出现恶寒发热、无汗头痛，咽喉肿痛，两腮红肿、肢体重，头面俱痛，目不能开，甚则堵塞不能食饮，舌干口燥，或恍惚不宁，苔黄，脉浮数等。另外，瘟毒具有一定的传染性，但不一定都造成大面积的流行。临床上出现上述症状时，可以用"清瘟解毒、发散表邪"的方法治疗。

（穆俊霞）

mádú

麻毒（pathogen causing measles） 引起麻疹的邪气。《麻疹会通》："麻非胎毒，皆属时行，气候煊热，传染而成。"提出了麻毒为外邪的理论依据。《古今医鉴·麻疹》："麻疹既出，一日而有没者，乃为风寒所冲，麻毒内攻。"指出了麻毒致病的病机。《医宗金鉴·痘疹心法》："凡麻疹出，贵透彻，宜先用表发，使毒尽达于肌表。若过用寒凉，冰伏毒热，则必不能出透，多致毒气内攻，喘闷而毙。至若已出透者，又当用清利之品，使内无余热，以免疹后诸证。且麻疹属阳热，甚则阴分受伤，血为所耗，故没后须以养血为主，可保万全。"提出了治疗麻疹的原则。麻毒为阳邪，易于化热化火，伤津耗气。麻毒是引起麻疹的主要发病原因，致病有传染性和流行性。麻毒时邪从口鼻吸入，侵犯肺脾。肺主皮毛，属表，开窍于鼻，司呼吸。毒邪犯肺，早期邪郁肺卫，宣发失司，临床表现为发热、咳嗽、喷嚏、流涕等，类似伤风感冒，此为初热期。脾主肌肉和四末，麻毒入于气分，正气与毒邪抗争，驱邪外泄，皮疹透发于全身，并达于四末，疹点出齐，此为见形期。疹透之后，毒随疹泄，麻疹逐渐收没，热去津伤，进入收没期。凡临床有上述表现时，应考虑麻毒致病，治疗上按其不同阶段采取透发、解毒、养阴三大法则。

（穆俊霞）

yùdú

郁毒（stagnant toxin） 由于情志失常导致的七情（喜、怒、忧、思、悲、惊、恐）化毒和脏腑功能失调导致的毒由内生的脏腑之毒。《丹溪心法·六郁》："气血冲和，万病不生；一有怫郁，诸病生焉。故人身诸病，多生于郁。"指出了郁形成的致病条件。吴澄《不居集·余论》："郁而不伸者必毒。"指出七情之一的"郁"最终的发展转归就是生毒。《奇效良方·郁毒不散》："盖郁毒不散，又不能解之，至于毙者，不可胜数矣。盖阳热无阴气以守之，当此之际，岂不观大便坚秘，小便皆如血。"提出了郁毒的临床表现。关于郁毒产生的病证，如《黄帝内经灵枢集注·寒热病》："五脏身有五部……故五部之有痈疽者，乃五脏渐积之郁毒。"《杂病源流犀烛》："肘之外生痈，由胃大小肠积热郁毒者……"《黄帝内经灵枢集注·痈疽》："肝脏胃腑之郁毒留于脉络之间，即如窜瘘寒热之毒。"《丹台玉案·发热三日诀》："凡脏腑郁毒，非微汗则不解。故一发热，必用汗药也。身热四五日不退者，知毒犹在内，务要热退为佳。"《张氏医通·痈疽》："痈疽……或手足颤振，筋脉缩急者，此复感风寒，触发经中郁毒也。"《证治准绳·幼科》："犀角地黄汤以彻内阳明之郁毒。"《寿世保元》："盖火以畅达，拔引郁毒，此从治之法也，有回生之功。"指出了用灸法治疗郁毒。郁毒为内生之毒邪，多因情志内伤、脏腑功能紊乱、气血阴阳失调，使得代谢产物不能及时排出，或病理产物蓄积日久而生，具有病程长的特点。

（穆俊霞）

tāidú

胎毒（fetal toxicity） 婴儿在母亲妊娠期间，感受母体之火毒，出生后出现疮疡等疾病，其病因称为胎毒。关于胎毒致病学说，最早记载，见于隋·巢元方《诸病源候论·小儿杂病诸候》："小儿在胎，其母脏气有热，熏蒸于胎，至生下小儿，体皆黄，谓之胎黄也。"胎毒"一词最早出现于宋代《小儿卫生总微论方》，用来解释鹅口、垂痈、重腭、梗舌等胎病的病因，认为系由"胎毒上攻""胎毒攻发"所致。明·万全《妇科发挥·胎疾》："男女交媾，精血凝结，毒亦附焉，此胎毒之源也。"《幼幼集成·胎病论》："胎毒者，即父母命门相火之毒也。命门者，男子以藏精，女子以系胞，道家谓之下丹田。夫二五之精，妙合而凝，纯粹之精，溶液而成胎，淫佚之火，蓄之则为胎毒。"论述了胎毒的产生原因。《幼科发挥·胎候》："儿之初生，有病多属胎毒。"指出小儿病，多源自胎毒。《医宗金鉴·外科心法要诀》："染受者，乃先结胎元，父母后患杨梅，毒气传于胞中，婴儿既生……耳鼻及前阴、谷道破烂。"提出了先天梅毒也属于胎毒的理论。胎毒的成因，主要由于怀孕期间，其母感受邪气，或误用药物，或恣食肥甘厚味，或多所郁怒，或纵淫欲，或患梅毒恶疮，使毒火蓄积于精血之中而成。《幼幼集成·胎病论》记载了胎毒所致的各种临床病证指出："凡胎毒之发，如虫疥、流丹、湿疮、痈疖、结核、重舌木舌、鹅口口疮，与夫胎热、胎寒、胎搐、胎黄之类是也。"

（穆俊霞）

bìngdú

病毒（inframicrobe）　广泛存在于自然界、侵入人体后对机体产生危急重证候的各种有毒物质或者邪气。"病毒"之名，首见于魏晋南北朝时期刘宋的释僧深所著的《僧深方》，原书亡佚。据《医心方》记载，"《僧深方》云：妇人时病，毒未除，丈夫因幸之，妇感动气泄，毒即度着丈夫，名阴易病也。丈夫病毒未除，妇人纳之，其毒度着妇人者，名为阳易病也。"指出病毒为一种具有传染性的致病因素。明·董宿《奇效良方·疱疹论》："治疮疹，或表或下，若太早则病毒不去，真气受弊。"将疮疹之病因归结为病毒，这里的病毒，是有别于其他病邪的特殊致病因素。明·朱橚《普济方·消渴门》在论述治疗消渴时，提出"小便赤色，是病毒归于下也。"［日］吉益东洞《药征》："古所谓实者，病也。而虚者，精也。因病而虚，则毒药以解其病毒而复其故也。非病而虚，则非毒药之所治也，以谷肉养之。故曰攻病以毒药，养精以谷肉果菜。"又曰："凡药剂之投，拔病之未及以断其根，则病毒之动，而未能爽快，仍贯其剂也。毒去而后爽快，虽千万人亦同。""有病毒而毒药以攻之，岂不堪久服邪？"这里所说的"病毒"，可以认为是一种有形的致病因素，即毒素；又可泛指一切致病因素。因六淫之邪外袭入内，郁久不解，变生毒邪，如热毒、寒毒、风毒、湿毒等，可致高热烦渴、咽喉痛、动血吐衄、红肿发斑、疮疡痈疽等病证。外邪侵入人体，脏腑功能紊乱，阴阳气血失调，病理代谢产物蓄积蕴结，而产生各种危急重证候。此为外邪内侵，蕴久成毒，如瘀毒、痰毒等。临床有上述表现时，应考虑病毒致病，治以"清热解毒"等法。

（穆俊霞）

qīqíng nèishāng

七情内伤（injury by seven emotional factors）　喜、怒、忧、思、愁、悲、恐、惊七种情志变化过激、突然或持久，直接导致脏腑机能失调，气机逆乱，诱发或导致疾病发生。属中医病因学范畴。

历史沿革　七情之名，见于《礼记·礼运》，指"喜怒哀惧爱恶欲七者"；佛教则谓喜、怒、忧、惧、爱、憎、欲为"七情"。中医学"七情"之名，首见于宋·陈言《三因极一病证方论》，为"喜、怒、忧、思、悲、恐、惊"。《黄帝内经》虽未言"七情"之名，但对情志活动的描述有喜、怒、悲、忧、思、恐、惊等，并将情志活动与五脏对应。如：心在志喜、肝在志为怒、肺在志为悲（忧）、脾在志为思、肾在志为恐（惊），称"五志"。《黄帝内经》对七情致病的认识已较完备，指出情志变化可导致脏腑气机失调。如"怒则气上，喜则气缓，悲则气消，恐则气下，寒则气收，炅则气泄，惊则气乱，劳则气耗，思则气结"（《素问·举痛论》）。宋·陈言《三因极一病证方论·三因论》将七情作为一类独立的致病因素——内因，认为"七情，人之常性，动之则自脏腑郁发，外形于肢体，为内所因"，明确提出"七情内伤"病因说。金·刘完素认为，"五志过极皆能生火"，可致心神异常病变。金·李杲认为"喜怒忧悲，损伤元气"。元·朱震亨提出"六欲七情激之，其火随之"。以上各家都阐述了情志变动直接损伤脏腑。明·张介宾将情志变动导致的疾病称为"情志病"，将情志理论与临床实践相结合，使七情致病理论趋于成熟。

基本内容　正常情况下，七情不会使人发病。当七情过激、突然或持久，可伤及相应的脏腑精气，使气机逆乱，诱发或导致疾病。如喜则气缓，暴喜伤心，使心气涣散；怒则气上，大怒伤肝，使肝气上逆；悲则气消，悲忧伤肺，耗伤肺气；思则气结，思虑伤脾，脾气不运；恐则气下，恐惧伤肾，肾气不固；惊则气乱，突然受惊，神气紊乱等。（见恐伤肾、悲伤肺、思伤脾、怒伤肝、喜伤心）另一方面，五脏精气功能失调，则可产生情志的异常。如肝气虚则恐，实则怒；心气虚则悲，实则笑不休等。七情内伤致病的一般规律，是伤及对应之脏。但由于情志变化具有相互交织和复杂多变性，故七情伤脏，又有多种表现形式。如单一情志过用，可伤及相应之脏，亦可同时伤及多脏。如大怒伤肝，致肝气上逆，亦可累及脾胃气机升降逆乱。或两种以上情志交织伤人，导致多脏气机失调的复杂性变化。如忧思不解伤脾，致脾不健运，还可伤心神，耗肺气。心藏神，主宰调节人体各脏腑机能及精神情志活动。因此，七情致病虽五脏各有所伤，但首先伤及心神，影响其整体调节作用，殃及它脏，即"悲哀愁忧则心动，心动则五藏六府皆摇"（《灵枢·口问》）。肝为"将军之官"，性喜条达舒畅，情志的调畅有赖于肝气的疏泄条达。肝失疏泄条达，则易出现情志异常，如肝气郁可致抑郁，甚则气郁化火而致躁狂等。

作用与意义 情志是脏腑功能活动的表现形式，脏腑精气是情志活动产生的物质基础。所以，当情志变化异常时，可直接损失脏腑精气，导致气血逆乱，形成不同病证。如癫、狂、郁证等情志病，多因异常的情志刺激发病或诱发，且具有异常的情志表现。因剧烈的情绪变化还可诱发胸痹、真心痛、胃脘痛等病证，其病情也会随情志变化而有相应的改变。因此，中医学重视人的情志活动与健康的关系，认为调节情志活动，保持心情舒畅、乐观向上，可使脏腑气血和调，正气充盛；抗病力强；有助于防止某些疾病的发生，或使病情减轻而易于好转或痊愈。

(张安玲)

kǒngshāngshèn

恐伤肾（terror injuring kidney）

恐惧过度，肾气受伤，肾气不固，失于封藏，气泄于下的病机变化。"恐伤肾"，出自《素问·阴阳应象大论》："在藏为肾……在志为恐，恐伤肾。"恐，《说文解字》："惧也"。害怕、畏惧、惊惶之义。《素问·举痛论》："恐则精却，却则上焦闭，闭则气还，还则下焦胀，故气不行矣。"此属恐惧伤肾，肾气摄纳无权，致精气下陷的病证。七情分属五脏，恐和惊同属于肾志。《素问·示从容论》："时惊……是肾不足也。"《素问·举痛论》："惊则心无所倚，神无所归，虑无所定，故气乱矣。"可见惊恐既可伤肾亦伤心神。恐与惊相似，都是指处于一种惧怕的心理状态。《丹溪心法》："惊者恐怖之谓。"但惊是事出突然而受惊，为不自知；恐是内生之恐惧，为自知，俗称胆怯。《儒门事亲·惊》："惊者为自不知故也，恐者自知也。"恐为七情之一，是内心惧怕、惶恐的精神状态。肾在志为恐，故恐惧过度则伤肾，肾气不固，气陷于下，封藏失职，膀胱不约，精关不固，出现遗精、滑泄，或二便失禁等。《素问·举痛论》："恐则气下。"《灵枢·本神》："恐惧而不解则伤精，精伤则骨酸痿厥，精时自下。"长期处于恐惧焦虑状态，可损伤肾元，症见气从少腹上冲胸咽，发作欲死之奔豚。即《金匮要略心典》："肾伤于恐，而奔豚为肾病也。"肾藏精舍志，积精全神，可避免"怵惕之志"的发生。若肾精亏虚，肾气不足，可见怵惕不安，恐惧不宁的情绪。《素问·方盛衰论》："肾气虚则使人梦见舟溺人……若有畏恐。"

(张安玲)

bēishāngfèi

悲伤肺（grief injuring lung）

悲伤忧愁过度，或持久不解，内伤于肺，肺气耗损，意志消沉的病机变化。悲，《说文解字》："痛也，从心非声"，指伤心悲哀的痛苦情绪；忧，《说文解字》："愁也"。愁苦、忧虑的精神状态。《黄帝内经》将七情分属五脏，悲和忧同属于肺志。如《素问·阴阳应象大论》："在藏为肺……在志为忧，忧伤肺。"《素问·宣明五气》："精气……并于肺则悲。"悲和忧略有不同。"悲则气消"（《素问·举痛论》），悲哀太过，消耗肺气，使肺气不足；"愁忧者，气闭塞而不行"（《灵枢·本神》），忧愁不解，易影响肺气宣降，致气机闭塞。宋·陈言《三因极一病证方论》："忧伤肺，其气聚。"悲为肺志。悲哀过度或愁忧不解，最易伤肺。导致肺气耗伤，宗气不足，可见神疲乏力，少气懒言，声低息微，呼吸气短，意志消沉等肺气不足的现象。故曰"悲则气消"（《素问·举痛论》）。悲忧持久不解，肺气郁结，气道不畅，则胸闷不舒，善太息，郁郁寡欢；气滞津停，则痰浊内生。悲忧为肺志，肺气充盛，人体在外界刺激下产生的悲忧情志，可以通过肺的调节得到化解，避免疾病发生。若内伤劳倦伤肺，肺气不足，宗气虚衰，则易出现悲忧的情志变化。

(张安玲)

sīshāngpí

思伤脾 (pensiveness injuring spleen)

思虑过度或持久不解，内伤于脾，脾气不运，气机郁结的病机变化。"思伤脾"，出自《素问·阴阳应象大论》："在藏为脾……在志为思，思伤脾。"《黄帝内经》中，"思"有两种含义：①思考、考虑，属认知、思维范畴，"因志而存变谓之思"（《灵枢·本神》）。②有思虑、思念、忧思不解等义，属情志变化。《黄帝内经》认为，思为脾志，又与心神有关。《灵枢·百病始生》："忧思伤心。""思则心有所存，神有所归，正气留而不行，故气结矣"（《素问·举痛论》）。阐明思虑过度则损伤心神，郁结脾运。明·张介宾《景岳全书·杂证谟》进一步指出："思则气结，结于心而伤于脾也。及其既甚，则上连肺胃而为咳喘，为失血，为膈噎，为呕吐；下连肝肾则为带浊，为崩淋，为不月，为劳损。"可见因思致病变证殊多。思为七情之一，为脾志。思虑过度，或愁思不解，或所思不遂，最易妨碍脾气运化，导致脾胃气机结滞，饮食不化，可见脘腹胀闷，不思饮食；甚则水津不行，聚湿生痰，故曰"思则气结"（《素问·举痛论》）。脾为后天之本，气血生化之源。思虑伤脾，脾失健运，气血亏乏，致心血不足，神失所养。可见食少形瘦，失眠健忘，神疲乏力等心脾两虚病证。思为脾志，无论作为思维或情志活动，都以脾胃化生的血液为物质基础。因此，脾气健运，气血充足，则思维敏捷，精力充沛，心情舒畅。若饮食劳倦伤脾，化源不足，心神失养，可影响思虑活动，出现思维迟钝、健忘失眠，或多愁善虑、忧郁不解等。

（张安玲）

nùshānggān

怒伤肝 (rage injuring liver)

大怒或暴怒，内伤于肝，肝气亢逆，气血上壅的病机变化。"怒伤肝"，出自《素问·阴阳应象大论》："在藏为肝……在志为怒，怒伤肝。"怒，《说文解字》："恚也。"生气、愤怒之义。怒为肝志，过度恚怒，可导致肝气上逆。《素问遗篇·本病论》："人或恚怒，气逆上而不下，即伤肝也。"《素问·举痛论》："怒则气逆，甚则呕血及飧泄。"怒则肝气逆乱，血随气上涌，出现呕血、咯血；或肝气横逆犯及脾胃，出现肝脾不调、肝胃不和之证。怒为七情之一，是人生气时情绪激动的表现。盛怒不止，暴跳如雷，情绪激动者，为暴怒；抑郁不解，压抑不得宣泄，情绪烦躁者，为郁怒。肝气主升主动，在志为怒。大怒或暴怒伤肝，使肝气升发太过，气逆上冲，血随之上壅，可见胸胁胀满、面红目赤、头胀头痛，甚则呕血，或猝然昏厥。此即《素问·生气通天论》："大怒则形气绝，而血菀于上，使人薄厥。"情志抑郁不解，烦躁恚怒伤肝，致肝失调达，气机郁结，可见胸胁胀痛，脘腹胀满，失眠多梦；甚则郁而化火伤阴，出现头痛眩晕、肢体麻木震颤等动风的表现。怒与肝的功能和病变密切相关。怒可伤肝，而肝生怒志，肝病亦可致怒。《灵枢·本神》："肝气虚则恐，实则怒。"肝性喜条达而恶抑郁，肝的疏泄功能正常，气机畅达，气血和利，能调节情志，舒缓过激情绪，怒而不亢。肝气疏泄失常，肝气亢逆或肝火旺盛，气血逆乱，多出现急躁易怒、失眠多梦，甚则大怒暴怒等情志变化，所谓"血气上逆，令人善怒"（《素问·四时刺逆从论》）。而肝气郁结，气机不畅，可见郁郁不乐、多疑善虑；或郁结不解，渐成恚怒愤恨的情绪。古代医家治怒多以调理肝脏为主，如清·沈金鳌《杂病源流犀烛》："惟平肝可以治怒，此医家治怒之法也"。

（张安玲）

xǐshāngxīn

喜伤心 (over-joy injuring heart)

暴喜或喜乐无度，伤及心神，使心气涣散，神不守舍的病机变化。"喜伤心"，出自《素问·阴阳应象大论》："在藏为心……在志为喜，喜伤心。"明确喜为心志，适度则有益心身健康，如《素问·举痛论》："喜则气和志达，荣卫通利。"过度则伤心，使心气涣散，神不守舍。明·李梴《医学入门·血》："暴喜动心不能主血。"认为暴喜可伤心动血。清·何梦瑶《医碥·气之病证》："过于喜则心神散荡不而藏，为笑不休，为气不收，甚则为狂。"进一步阐明心藏神异常，致喜笑不休及伤心扰神散气的病机特点。心在志为喜，故喜乐过度则伤心，使心气涣散，所谓"喜则气缓"（《素问·举痛论》），可见心悸、失眠，或少气乏力、健忘、注意力不能集中等。大喜暴喜伤心，使神不守舍，可见喜笑不休，甚则狂躁妄动，精神错乱等。《灵枢·本神》："喜乐者，神惮散而不藏。"喜为心志，依赖心的调节。心之气血充盛，脉道通利，心神清明，精力充沛，乐观向上。心病时，气血不足，神失所养，宜产生悲忧情绪；心火偏亢，扰乱心神，则导致喜笑不休等。《灵枢·本神》："心气虚则悲，实则笑不休。"喜为七情之一，是心情舒畅，精神愉悦的表现。喜悦可使人气血畅达，血脉通利，脏腑和调，还能缓和紧张的情绪，有益于心身健康。在日常生活中，调情志，和喜怒，保持良好的情绪，使气血调和畅达，心清神明，具有养生防病之效。

(张安玲)

yǐnshí suǒshāng

饮食所伤 (injury due to diet)

饮食不节、饮食不洁和饮食偏嗜，均可损伤脾胃，或累及其他脏腑，引发疾病。属中医病因学范畴。饮食致病，在春秋战国时期就有记载。如《韩非子·五蠹》："民食瓜果蚌蛤，腥臊恶臭，而伤肠胃，民多疾病。"《黄帝内经》对饮食致病描述详尽。如：饥饱不当，"谷不入，半日则气衰，一日则气少矣"(《灵枢·五味》)；"饮食自倍，肠胃乃伤"(《素问·痹论》)；饮食偏嗜所伤，如"阴之五宫，伤在五味""高粱之变，足生大疔"(《素问·生气通天论》)。东汉·张仲景《金匮要略》论及"食伤"《诸病源候论》有饮食不当致病的记载。宋·陈言《三因极一病证方论》，将"饮食饥饱"列为不内外因。金·李杲强调饮食劳倦内伤脾胃，"脾胃之气既伤，而元气亦不能充，而诸病之所由生也"(《脾胃论·脾胃虚实传变论》)。饮食所伤，包括饮食不节、不洁或偏嗜，可导致不同疾病，但在致病特点上有一定规律。伤及脏腑，病由内生，故称"饮食内伤"。脾胃是受纳、消化和吸收饮食物的主要脏腑，胃为水谷之海，主受纳、腐熟水谷；脾司健运之职，饮食的消化吸收及精微化生、转输布散，依赖脾的运化之功。故饮食失宜主要损伤脾胃，影响气血化生，进而导致多种疾病的发生，所谓"内伤脾胃，百病由生"。饮食过量，必使脾胃运化无

力，日久必损；饮食偏于寒热，则致脾胃阴阳失调。饮食五味滋养五脏，五味偏嗜则致脏气偏盛，五脏功能不相协调，导致疾病发生。过食肥甘厚味或嗜酒，湿热痰浊内生，致形体肥胖，易生脾瘅、消渴等病证。饮食内伤致病，源自古代医家长期对生命现象的观察及临床实践的总结，认识其对健康的危害，于养生和防病具有重要意义。在日常生活中注意调摄饮食，做到食饮有节，谨和五味，养成良好的饮食习惯，既可保证营养充足、均衡，同时又避免脾胃受损，使后天之本得固，正气充盛，可减少疾病的发生，有益于健康长寿。

(张安玲)

yǐnshí bùjié

饮食不节 (irregular diet)

饮食过饥、过饱，或进食时间不固定、无规律等不良饮食习惯。早在《黄帝内经》，就认识到饮食不节则有害健康，认为"病之生时，有喜怒不测，饮食不节"(《灵枢·玉版》)；"饮食不节，而病生于肠胃"(《灵枢·小针解》)。明确"饮食不节"是致病因素。过饥、过饱都会致病，如"因而饱食，筋脉横解，肠澼为痔"(《素问·生气通天论》)。"谷不入，半日则气衰，一日则气少矣"(《灵枢·五味》)。饮食失节作为致病因素，受到后世医家重视，对养生防病具有重要的指导意义。摄入食量不足，致气血化生乏源，脏腑失养，机能减退，日久可致正气亏虚，易受邪侵。临床可见面色不华、形体消瘦、心悸气短、全身乏力等。若暴饮饱食，超过脾胃运化能力，滞留胃肠，壅滞脾胃气机，可见腹满胀痛，嗳腐吞酸，呕吐腹泻等。若长期摄食过量，脾胃难于消化转输水谷及

津液，蓄积化为脂膏，壅塞体内，终致肥胖的发生。日久损伤脾胃，运化无力，可聚湿生痰化热，变生消渴、胸痹等。尤其小儿脾胃功能较弱，喂养不当，最易发生过饱伤食，损伤脾胃的病证。临床表现为脘腹胀满、嗳腐泛酸、厌食、吐泻等，日久可致"疳积"。若饮食饥饱无度或进食时间无规律，也可损伤脾胃。所以，饮食要有节制，不能随心所欲，适量按时进食，使脾胃运化有常，水谷精微化生有序，正气充实于内，可减少疾病的发生，有益于健康。

(张安玲)

yǐnshí bùjié

饮食不洁 (unhygienic diet)

进食不洁净、腐败变质或被污染食品而致病的因素。注意饮食卫生，以防止疾病的发生，为历代医家所重视。《素问遗篇·刺法论》有"勿食生物"，"无食一切生物"的记载。东汉·张仲景《金匮要略·禽兽鱼虫禁忌并治》："秽饭、馁肉、臭鱼，食之皆伤人""六畜自死，皆疫死，则有毒，不可食之"。是说进食陈腐变质，或被疫毒、寄生虫等污染的食物，或误食毒物，皆可致病。饮食不洁作为致病因素，包括摄入腐败变质食物，尤其是鱼、肉、蛋、水果、蔬菜等含水分较多的食物，在气候炎热时，往往在短期内就会发臭、发酵、发霉；食之则出现脘腹疼痛、恶心呕吐、肠鸣腹泻或痢疾等；或食物、餐具被寄生虫污染，则可导致各种寄生虫病，常表现为腹痛时作、嗜食异物、面黄肌瘦等；或进食被疫毒污染的食物，发生某些传染性疾病；如误食被毒物污染或有毒性的食物，则会发生食物中毒。

(张安玲)

yǐnshí piānshì

饮食偏嗜（partiality for a kind of particular food）

偏好进食某些食物，或长期过食某些食物的不良饮食习惯。饮食偏嗜致病，在《黄帝内经》有详细记载。如《素问·五藏生成》："多食咸，则脉凝泣而变色；多食苦，则皮槁而毛拔；多食辛，则筋急而爪枯；多食酸，则肉胝胎而唇揭；多食甘，则骨痛而发落。"指出长期偏嗜五味使脏气偏胜而引起各种病变。《素问·生气通天论》："高粱之变，足生大丁。"《素问·奇病论》："数食甘美而多肥也。肥者令人内热，甘者令人中满，故其气上溢，转为消渴。"说明古人早已认识到饮食偏嗜的危害。金·李杲《脾胃论·饮酒过伤》："酒性大热，以伤元气。"认为饮酒过度，湿热内生，可耗伤正气。明·张介宾《景岳全书·杂证谟》："热者嗜寒，多生中寒；寒者嗜热，多生内热。"指出饮食偏寒、偏热，日久使人体阴阳失调变生寒证或热证。饮食偏嗜作为致病因素包括：①五味偏嗜。饮食物有酸、苦、甘、辛、咸五味，五味各入其相应之脏，以养五脏之气。长期偏嗜某味，就会导致与之相应的脏气偏盛，使五脏关系失调，出现各种病证。在《素问·生气通天论》《素问·五藏生成》中，都有详细描述。如过食酸导致肝气盛，还能伤脾；过食咸则肾气受损，不能生髓充骨，还能使血凝涩不通；过食苦则伤心气，而见心胸喘满；心病而肾水乘之，可见脉凝血瘀、面黑无泽；过食甘则脾气壅滞，运化失常，导致"中满"之证；过食辛则伤肺损肝，耗伤津液，筋脉失养。②寒热偏嗜。饮食物有温热寒凉之性，长期过食寒凉或温热之品，可导致脏腑阴阳失调而病。《灵枢·师传》："食饮者，热无灼灼，寒无沧沧。"强调食饮当以寒温适中为宜。过食生冷寒凉之品，久易损伤脾胃阳气，致寒湿内生，可见腹痛、泄泻等。若多食热性食物，可使胃肠积热，耗伤胃阴；或热灼津液成痰，可见口渴、舌红苔黄、便秘；喜食辛温燥热之品，亦是导致痤疮和痔疮的常见原因。③食类偏嗜。长期专食某类食物，致某些营养物质过剩；或厌食某些食物，而致缺乏某些营养，日久皆可发生疾病。若长期贪食肥甘之品，脾胃滞塞，食积湿聚，壅阻气机，生痰化热，可导致肥胖、中风、消渴、眩晕等病的发生；若长期食素而厌恶油腻腥膻，脏腑精气血化生不足，导致月经不调甚则闭经、头晕、夜盲等病；如长期缺乏某些营养物质，可产生佝偻病、瘿瘤等病变。④偏嗜饮酒。饮酒过度或嗜酒成癖，可导致疾病。酒具辛热之性，适量饮酒，能宣通血脉，舒筋活络。若偏嗜饮酒，可内生湿热痰浊，临床常见脘腹胀满、胃纳减退、口苦口腻、舌苔厚腻。日久损伤脾胃，影响肝胆，或湿热下注，导致酒癖、酒疸、酒痔、酒劳等病。

（张安玲）

láoyì suǒshāng

劳逸所伤（diseases caused by overstrain or lack of physical exercises）

过度劳累或过度安逸，损伤脏腑，导致精气血失常，引发疾病。属内伤致病因素。对劳逸过度致病，《黄帝内经》多有论述。"生病起于过用"（《素问·经脉别论》），过劳或过逸都会致病。如《素问·宣明五气》："五劳所伤：久视伤血，久卧伤气，久坐伤肉，久立伤骨，久行伤筋。"《素问·举痛论》："劳则气耗。"过劳可导致气虚。《素问·痿论》："入房太甚，宗筋弛纵，发为筋痿。"是说房劳过度亦可致病。东汉·张仲景《金匮要略·血痹虚劳病脉证并治》："夫尊荣人，骨弱肌肤盛，重因疲劳汗出，卧不时动摇，加被微风遂得之。"此为过逸致病。金·刘完素《伤寒直格》列风寒暑湿和饥饱劳逸为八邪。金·张从正谓饥饱劳逸为人之四气；宋·陈言《三因极一病证方论》所论"三因"中，亦有饥饱劳逸。金·李杲提出劳倦内伤脾胃的观点，如"脾为劳倦所伤，劳则气耗""形体劳役则脾病……脾即病，则胃不能独行津液，故亦从而病焉"（《脾胃论·脾胃胜衰论》）。明·张介宾曰："欲不可纵，纵则精竭，故善养生者，必宝其精"（《类经·摄生类》）。《类经·宣明五气》："久卧则阳气不伸，故伤气。"清·王士雄说："盖太饱则脾困，太逸则脾滞，脾气困滞而少健运，则饮停湿聚矣。"（《温热经纬·薛生白湿热病篇》）劳逸所伤，分过劳与过逸两个方面。过劳，包括劳力过度、劳神过度和房劳过度。过逸，主要指体力和脑力的过逸。劳和逸是相对的，劳逸适度，脏腑气血和调，不会致病。若过劳或过逸，影响脏腑气血则病由内生，故劳逸所伤是内伤致病因素。精气神是人身三宝，过劳损伤脏腑精气，耗伤心神，多致虚损性疾病；过度安逸使气血运行不畅，脏腑机能减退，易发生虚实错杂的病证。《黄帝内经》将劳逸过度作为重要病因，过劳则耗伤脏腑精气，损伤形体；过于安逸，则使气血运行迟缓，脏腑机能减退，都会导致机体发生疾病。基于此，《黄帝内经》提出

"不妄作劳""形劳而不倦"的重要养生方法。因此，适当的体力劳动，或适合自身的体育锻炼，有助于气血正常运行，可强身健体。同时，注意休息和睡眠，有助于消除疲劳，使体力得以恢复，防止疾病发生。

(张安玲)

wǔláo
五劳 (five kinds of overstrain)

久视、久卧、久坐、久立、久行等，五种过劳致病的因素。"五劳所伤"，出自《素问·宣明五气》："久视伤血，久卧伤气，久坐伤肉，久立伤骨，久行伤筋。""劳，谓太过也"（《黄帝内经素问集注》）。另外，在《诸病源候论·虚劳病诸候》中，"五劳"又有两种含义：一指志劳、思劳、心劳、忧劳、瘦劳，五种过劳致病因素。二指肺劳、肝劳、心劳、脾劳、肾劳，五脏劳损病证。防止五劳所伤，对养生防病具有实践价值。人的某种行为举动长时间过度，会损伤脏腑精气血或形体，导致疾病的发生。"五劳所伤"包括：①久视：用眼过度。心主血、肝藏血，心肝经脉上联目系，久视则劳心耗神伤肝血。②久卧：睡眠或卧床时间过长，导致肺气运行滞缓，宣降失职，影响宗气生成，出现气短乏力等。③久坐：少动，使脾气壅滞，气血流行不畅，四肢肌肉失养，出现肌肉松弛或瘦削、四肢无力等。④久立：指长期站立，腰膝胫骨劳损，肾主骨，久必伤肾，见腰膝酸软或疼痛等。⑤久行：使膝关节过度疲劳，筋附着关节，连缀肌肉骨节，故行走过度则伤筋。

(张安玲)

liùjí
六极 (six exhaustions)

精极、气极、血极、肉极、骨极、筋极等，六种劳伤虚损至极的病证。"六极"之名，出自东汉·张仲景《金匮要略·脏腑经络先后病脉证》，但未言其实。隋·巢元方《诸病源候论·虚劳诸候》将六极列为虚劳候。论曰："六极者，一曰气极，令人内虚，五脏不足，邪气多，正气少，不欲言。二曰血极，令人无颜色，眉毛堕落，忽忽喜忘。三曰筋极，令人数转筋，十指爪甲皆痛，苦倦不能久立。四曰骨极，令人酸削，齿苦痛，手足烦疼，不可以立，不欲行动。五曰肌极，令人羸瘦无润泽，饮食不生肌肤。六曰精极，令人少气嗡嗡然内虚，五脏气不足，发毛落，悲伤喜忘。"概括了六种虚损至极的证候。唐·孙思邈《备急千金要方》以气极、脉极、筋极、肉极、骨极、精极，为六极。《奇效良方·痨瘵门》："六极者，气极血极筋极骨极肉极精极，此六腑之患也。""六极"所指虽略有不同，所言之病多属虚损劳伤之重者。六极，是各种原因所致脏腑亏损，精气血耗伤，形体衰惫的严重虚损衰弱病证，《诸病源候论》将其归于"虚劳候"。包括：①精极：由于脏腑精气亏虚，以致色槁无泽，形体羸弱。②气极：指气虚至极，脏腑机能衰退，以致少气懒言，神疲乏力。③血极：因劳损伤心耗血，血少脉空，以致面色无华，毛发稀疏，健忘失眠。④肉极：为脾胃受伤，血气衰少，以致肌肉羸瘦，面色萎黄。⑤筋极：因虚劳损血伤肝，以致筋气极虚，转筋挛急。⑥骨极：由于劳伤肾精，髓少骨枯，以致腰脊俯仰不能，站立行走困难。

(张安玲)

qīshāng
七伤 (seven injuries)

大饱伤脾，大怒气逆伤肝，强力举重、久坐湿地伤肾，四为形寒、寒饮伤肺，忧愁思虑伤心，风雨寒暑伤形，恐惧不节伤志等，七种致病因素损伤致病。七伤之名，出自东汉·张仲景《金匮要略》提出"五劳七伤六极"，包括"食伤、忧伤、饮伤、房室伤、饥伤、劳伤、经络营卫气伤"（《金匮要略·血痹虚劳病脉证并治》），合为七伤，日久可导致虚劳。隋·巢元方《诸病源候论·虚劳病诸候》所述"七伤"有两义：①七种致病因素损伤脏腑，"一曰大饱伤脾，脾伤，善噫，欲卧，面黄。二曰大怒气逆伤肝，肝伤，少血目暗。三曰强力举重，久坐湿地伤肾，肾伤，少精，腰背痛，厥逆下冷。四曰形寒寒饮伤肺，肺伤，少气，咳嗽鼻鸣。五曰忧愁思虑伤心，心伤，苦惊，喜忘善怒。六曰风雨寒暑伤形，形伤，发肤枯夭。七曰大恐惧，不节伤志，志伤，恍惚不乐。"②虚劳的七种证候："一曰阴寒，二曰阴萎，三曰里急，四曰精连连，五曰精少、阴下湿，六曰精清，七曰小便苦数，临事不卒。"多属肾气亏损的表现。七伤，概括了饮食、情志、过劳、六淫等七种不同致病因素，损伤五脏导致的病证。饮食过饱易伤脾胃；大怒伤肝致肝气逆乱；房劳过度或强力伤肾耗精；寒邪袭表，水饮上泛，内外合邪伤肺；忧愁思虑过度，伤心耗血；风雨寒暑为外邪，首先袭表伤形；恐惧伤肾，精气妄泄，则志伤而记忆减退。

(张安玲)

guòláo
过劳 (overstrain)

劳力、劳神、房劳等过度致病的因素。过劳致病，在《黄帝内经》多有论述。如"劳则气耗"（《素问·举痛论》）。《素问·生气通天论》：

"因而强力，肾气乃伤，高骨乃坏。"《素问·宣明五气》："久立伤骨，久行伤筋。"《素问·汤液醪醴论》："嗜欲无穷而忧患不止，精气弛坏，营泣卫除，故神去之而病不愈也。"金·李杲《脾胃论》认为，劳役过度是脾胃元气内伤的主要病因。明·汪绮石《理虚元鉴》指出"酒色劳倦""色欲过度"是虚劳的成因。这些认识对指导后世形成健康的生活方式，动静相宜，形神共养，节欲保精，以养生防病，具有重要意义。过劳常会内伤脏腑，损伤正气而发生疾病。过劳包括：①劳力过度。多见于长时期过度从事体力劳动和运动，或强力、负重、远行、久立等，超过身体的承受能力，对人体造成损伤，又称"形劳"。劳力过度，最易伤气，出现体倦乏力，少气懒言，汗出喘息等，故曰"劳则气耗"（《素问·举痛论》）。长期体力劳动或运动量过度，亦可伤形，导致筋骨肌肉的劳损。劳倦过度还易内伤脾胃，导致运化无力，气血不生，而见疲乏无力，形体消瘦等；耗伤肺气，可见气短、自汗，声低息微等；使肾气受损，则见腰膝酸软，头晕耳鸣，身体疲惫等。②劳神过度。是长期用脑过度或思虑不解，劳心耗神，又称"心劳"。多由长期从事脑力劳动者，用脑过度；或平素思虑无穷，嗜欲不止，用心无度等所致。劳神过度，易伤精耗血，使心神失养，精神疲惫；滞碍气机，使脾胃呆滞，食少不化，日久导致气血不足。临床可见心悸、健忘、失眠、多梦及纳呆、腹胀、便溏等。③房劳过度。是性生活不节制，房事过度，最易伤肾，又称"肾劳"。多由纵欲过度，房事过频，或女子早婚多育，或有手淫恶习等，耗伤肾中精气，损伤真元所致。临床可见男子遗精、早泄、阳痿，女子月经失调、带下过多或不孕，以及腰膝酸软、眩晕耳鸣、精神萎靡，甚则早衰等。

（张安玲）

guòyì

过逸（excessive rest）体力和脑力的闲逸过度而致病的因素。过逸有害健康，在《黄帝内经》已有论述。如："久卧伤气，久坐伤肉。"（《素问·宣明五气》）古人有"流水不腐，户枢不蠹，动也。形气亦然，形不动则精不流，精不流则气郁"（《吕氏春秋·尽数》）的论述，充分体现了过逸可以致病，生命在于运动的传统健身养生观念。逸与劳相对而言，适当的休息和安逸，能缓解劳作和运动带来的身体疲劳，调节紧张的情绪，使身心得到放松。但过度安逸则致病。过逸包括长期从事脑力工作，又缺乏体育锻炼，静而少动；或生活无规律，久卧懒惰等，导致气机郁结，血行不畅，脾胃呆滞，水谷精微不化，脏腑失养，功能减退，正气虚弱，易受邪发病。临床可见形体虚胖、食少腹胀、四肢困重、肌肉软弱、胸闷气短等。若生活过度安逸，无所事事，心无所想，日久可见精神不振，思维迟钝，记忆力下降，甚则痴呆等，神逸不用，出现心脑机能衰退的表现。

（张安玲）

yīguò

医过（therapist fault）医生诊治疾病过程中的过失，导致患者病情加重或变生他疾。又称医源性致病因素。属中医病因学范畴。

历史沿革 在《黄帝内经》中，有《素问·疏五过论》《素问·徵四失论》等专篇论述医过的危害，列举医生易犯的五种过错：①不问贫贱贵富，不知病由。②不问饮食喜怒，不知补泻。③不知比类奇恒，不善脉法。④不知问诊三常，医事不行。⑤不知疾病终始，病情不明。《伤寒论》所记述的误下、误汗、误吐致变，亦属"医过"。如《伤寒论·辨太阳病脉证并治》："太阳病，桂枝证，医反下之，利遂不止""本太阳病，医反下之，因而腹满时痛者，属太阴也"等论述，都属医生误下助邪致病情加重或变生它证。清·喻昌认为，致病草率、用药太过不及均属于医过。其曰："凡治病，不问病患所便，不得其情，草草诊过，用药无据，多所伤残，医之过也"（《医门法律·一明问病之法》）；"凡用药太过不及，皆非适中，而不及尚可加治，太过则病去药存，为害更烈，医之过也"（《医门法律·申明〈内经〉法律》）。清·顾铭照《书方宜人共识说》指出，有些医生写的字难以辨认，处方中药名故意写些别名、僻名，使患者耽误病情，得不到及时治疗，也属"医过"表现。

基本内容 医过涉及面很广，在医生接触病人整个过程中的言行举止如有不当，都有可能产生反面的效应。包括言行不当、察病不清、处方随意、诊治失误等方面。医生不恰当的语言及行为，如语言粗鲁，态度生硬或冷漠，会影响患者的情绪，甚则会加重患者的病情。医生诊察欠缺，没有全面详细了解疾病发生的相关因素和病情变化，草率诊治，必有祸患。医生因医术不精，造成对疾病的错误诊断和治疗；或责任心不强致使延误诊断、治疗，使病情加重，甚则死亡。如虚实辨证不明，治疗补泻不当，应补反泻，应泻反补，或泻而太过；或寒热失宜，都可能损伤正气，贻害于患者。又如，医生不熟悉药物的性味、功效、常用剂量、副作用、配伍禁忌而使用不当，非但不能治病，反致病情加重或产生其他病变。医生处方随意马虎，字迹潦草，或使用不常用的别名，令人难识，不仅给配药带来不必要的麻烦，甚至可能把药弄错，使患者耽误病情，得不到及时治疗。所以，作为医生须精通医术，言行举止要得体，临证时耐心询问病情，重视四诊合参，处方用药切合病情，药名通俗易懂，字迹工整清晰，尽可能地杜绝或减少"医过"的发生。

（张安玲）

yàoxié

药邪 (medicine pathogen)

因药物加工、使用不当，引起或加重疾病的因素。属于中医病因学范畴。

历史沿革　药邪致病在《黄帝内经》已有论述。如《素问·五常政大论》："大毒治病，十去其六；常毒治病，十去其七；小毒治病，十去其八；无毒治病，十去其九……无盛盛，无虚虚，而遗人夭殃；无致邪，无失正，绝人长命。"说明药物对人体的双重影响，剂量过大或久服，可伤及正气而致病。《诸病源候论·蛊毒病诸候》："凡合和汤药，自有限剂。至于圭、铢、分、两，不可乘违。若增加失宜，便生他疾。其为病也，令人吐下不已，呕逆而闷乱，手足厥冷，腹痛转筋。久不以药解之，亦能致死。"指出药物配伍或用量不当可致病。宋·朱端章《卫生家宝产科备要》中，记载的产前所忌药物歌，是后世许多文献中的妊娠药忌歌诀

的基础。明确提出"药邪"一词的，是金代张从正。有病瘘者，积年不瘥，求疗于张从正。如"戴人曰：公之疾，服热药久矣。先去其药邪，然后及病邪"（《儒门事亲·瘘》）。张从正认为，药邪致病，主要是药物自身毒性和误用药物所导致的。药邪致病说，丰富了中医病因学理论，对现代临床治病用药，具有重要的指导意义。

基本内容　药邪致病包括：①药物加工不当，不但影响疗效，甚至产生毒副作用，危害人体。②用量过大，尤其药性峻猛或有毒性之药。如乌头、甘遂、马钱子、细辛等，过用易于伤人致病。③服药时间过长，影响体质，引发疾病。如攻邪药用久会伤正气，长期服用温热壮阳之品，可致内热盛，日久则"壮火食气"。④药物配伍不当，影响疗效，甚至产生毒性反应。古代有"十八反"的记载，如乌头反半夏，甘草反海藻等，为用药配伍的禁忌。⑤用法不当，违反禁忌，治得其反。如妇女妊娠期妄用祛瘀通经、峻泻攻利、香窜辛热药，可影响胎儿发育或致子宫出血；疮疡科，附子不可轻用等。

（张安玲）

wàishāng

外伤 (traumas)

各种外力创伤、虫兽所伤及意外伤害等外来因素，损伤皮肉筋骨或血脉脏腑，伤形致病。属中医病因学范畴。外伤因素繁杂，历代医家论述颇多。《黄帝内经》列举了坠堕、举重、击仆等外伤所致病证。如《素问·缪刺论》："人有所堕坠，恶血留内，腹中满胀，不得前后。"《素问·经脉别论》："度水跌仆，喘出于肾与骨"。东汉·张仲景《金匮要略·脏腑经络先后

病脉证》："千般疢难，不越三条；……三者，房室、金刃、虫兽所伤"中的"金刃""虫兽"，是谓外伤病因。晋·陶弘景《补阙肘后百一方·序》概括三类病因之一者，"假为他物横来伤害"，即指外伤。隋·巢元方《诸病源候论》有金疮初伤候、毒箭所伤候、冻烂肿疮候、狗啮候、蛇螫候等外伤诸候。宋·陈言《三因极一病证方论·三因论》，将"虎狼毒虫，金疮踒折，疰忤附着，畏压溺等"各种外伤，归类于不内外因。金·张从正《儒门事亲》："有不因气动而病生于外者"，包括冲薄坠堕、斫射剥割、撞扑、落马、坠井、打扑闪肭损折、汤沃火烧、车碾犬伤等致伤原因。明·陈实功《外科正宗·杂疮毒门》有跌仆、金疮、杖疮、汤泼火烧等章节。外伤因素种类繁多，当今外伤因素也发生了变化，一些古代不存在或少见的致伤因素，如各种交通事故创伤、电击损伤、化学性外伤、职业性损伤等日趋增多，由此导致的疾病在临床亦不少见。外伤可分为三类。①外力损伤，包括跌仆损伤、持重努伤、挤轧伤、撞击伤、金刃伤、枪弹伤等。外力损伤，轻者可致局部皮肉出血、瘀肿疼痛，重者筋伤骨折，甚则累及内脏破裂出血，危及生命。②虫兽所伤，主要指虫兽咬伤、螫伤或毒伤。一般虫兽伤，轻者局部疼痛肿胀或出血；重者因虫兽分泌的毒液由伤口进入人体，引起中毒，可见高热、神昏、神志恍惚，或抽搐等，甚则死亡。如蜈蚣咬伤导致伤处红肿疼痛，甚则高热，狂犬咬伤可导致"狂犬病"，毒蛇咬伤使人中毒甚则死亡。③意外伤害，如烧烫伤、冻伤、雷击、溺水等因素。烧烫伤主要伤及皮

肉，但重者亦可殃及脏腑；冻伤常易损伤身体暴露部位，如手足、面部，导致冻疮，全身性冻伤可使体温降低，肢体麻木，甚则昏迷；遭受雷击导致电热灼伤；溺水致水入呼吸道及肺中，引起窒息或死亡。

（张安玲）

chóngshòushāng

虫兽伤 （bitten by animal and insect） 各种虫兽咬伤或螫毒伤害致病。虫兽伤在古代文献中多有记载。如：《黄帝内经》有犬伤的治疗，"犬所啮之处灸之三壮，即以犬伤病法灸之"（《素问·骨空论》）。东汉·张仲景《金匮要略·脏腑经络先后病脉证》将"虫兽所伤"列为病因之一。隋·巢元方《诸病源候论》、宋·陈言《三因极一病证方论》等，都有相关论述。虫兽损伤，包括猛兽、毒蛇、狂犬或蝎、蜂等虫兽咬伤或螫伤。主要表现有两个特点，①撕咬造成的皮肉筋骨血脉等组织的破损。②因虫兽分泌的毒液由伤口进入人体，引起中毒。一般动物，如家畜咬伤，比较轻微，局部可有破损、疼痛或出血。若猛兽咬伤则较重，甚则死亡。若是被虫螫蛇咬，可引起各种中毒现象，甚则死亡。如蜈蚣咬伤、蜂蝎螫伤，轻者伤处红肿疼痛，重者可见高热、昏迷等全身症状。狂犬咬伤，可导致"狂犬病"。毒蛇咬伤，因毒素类型而有不同症状表现，严重者可迅速导致死亡。虫兽伤和人们生活的自然及社会环境密切相关，在户外活动时做好各种防范措施，能有效地避免伤害。

（张安玲）

zhūchóng

诸虫 （parasites） 寄居人体导致疾病的各种寄生虫。属致病因素。

历史沿革 虫病在古代早有记载，甲骨文中就有疟、疥、蛊等字。中医典籍中相关论述颇多，如《素问·咳论》："胃咳之状，咳而呕，呕甚则长虫出。"此"长虫"即蛔虫。其表现特点，"饮食者皆入于胃，胃中有热则虫，虫动则胃缓，胃缓则廉泉开，故涎下"（《灵枢·口问》）。东汉·张仲景论述了虫证的病因和证治。如《金匮要略·禽兽鱼虫禁忌并治》："食生肉，饱饮乳，变成白虫。"《金匮要略·趺蹶手指臂肿转筋阴狐疝蛔虫病脉证治》："蛔虫之为病，令人吐涎，心痛发作有时，毒药不止，甘草粉蜜汤主之……蛔厥者，当吐蛔……乌梅丸主之。"隋·巢元方《诸病源候论·九虫病诸候》："九虫，一曰伏虫，长四分；二曰蛔虫，长一尺；三曰白虫，长一寸；四曰肉虫，状如烂杏；五曰肺虫，状如蚕；六曰胃虫，状如虾蟆；七曰弱虫，状如瓜瓣；八曰赤虫，状如生肉。九曰蛲虫，至细微，形如菜虫"。概括多种寄生虫及其致病特征。明·张介宾《景岳全书·杂证谟》："虫之为病，其类不一，或由渐而甚，或由少而多，及其久而为害，则为腹痛食减，渐至羸瘠而危者有之。凡虫痛证，必时作时止，来去无定，或呕吐青黄绿水，或吐出虫，或痛而坐卧不安，或大痛不可忍，面色或青或黄或白，而唇则红，然痛定则能饮食者，便是虫积之证，速宜逐之。"指出虫病的症状特点。明·龚廷贤《寿世保元·诸虫》："蛲虫者，九虫内之一虫也。在于肠间，若脏腑气爽则不妄动。"明·董宿《奇效良方·诸虫门》："食瓜果与畜兽内脏，遗留诸虫子类而生。"明确饮食物不洁，或未煮熟，可致寄生虫感染致病。

基本内容 寄居于人体的寄生虫，主要在肠道、肝脏、血液等部位发育繁殖，既消耗体内的精微物质，又损害形体，导致疾病。常见的寄生虫，有蛔虫、蛲虫、绦虫、钩虫、血吸虫等。①蛔虫：多由饮食不洁而感染，寄生于肠道，小儿多见。其为病可见腹痛吐泻，甚则吐蛔，四肢厥冷，称为"蛔厥"。寄生小儿肠道日久，脾胃虚弱，气血渐亏，易致疳积。②绦虫：又称"寸白虫"。多由食用生的或未熟的猪、牛肉而得，生于肠道。其致病多见腹部隐痛、腹胀或腹泻、面黄体瘦，可在便中见白色虫体。③蛲虫：主要经食物污染而感染，寄生肠道。症见肛门奇痒，夜间尤甚，以致睡眠不安。病久伤脾胃，耗气血。④钩虫，又称"伏虫"，因接触被钩虫蚴污染的粪土而感染，俗称为"粪毒"。可致局部皮肤痒痛、红肿等。成虫寄生于小肠，日久影响脾胃，伤及气血。症见腹痛食少、面黄肌瘦、少气乏力，甚或肢体浮肿等。⑤血吸虫，因皮肤接触了有血吸虫幼虫的疫水而感染。初起可见发热恶寒、咳嗽、胸痛等；日久则以胁下癥块，臌胀腹水等为特征，与古代文献所称"蛊""臌胀"相类。

作用意义 寄生虫致病，在古代文献多有论述。《圣济总录·九虫》有"九虫"致病，"皆根据乎肠胃之间，若腑脏气实，则不能为害，及其虚也，发动变化，侵蚀气血，浸成诸病，不可不察"之说。寄生虫致病多由饮食不洁或接触污染源被感染，病程较长，易伤及脏腑气血，甚则危及生命。古代文献中记载的诸虫中之蛔虫、绦虫（寸白虫）、蛲虫，从形态特征及致病特点，符合今之寄生虫学认识，治疗方药值得借鉴。

（张安玲）

nuèxié

疟邪（malarial pathogen）

导致疟疾的邪气。又称疟气。属致病因素。殷墟甲骨文中已有"疟"字的记载。《黄帝内经》有《素问·疟论》《素问·刺疟论》等专篇论疟，指出"疟气"是导致疟疾的邪气，并对其性质和致病特点、症状等，作了系统而详细的讨论。《神农本草经》有常山治疟的记载。《肘后备急方·治寒热诸疟方》，首先提出了瘴疟的名称，并最先采用青蒿治疟。《诸病源候论·山瘴疟候》认为，瘴疟"生于岭南，带山瘴之气。其状，发寒热，休作有时，皆由山溪源岭嶂湿毒气故也"，疟邪产生与地理环境气候等有关。《三因极一病证方论·疟病不内外因证治》，指明了疟邪所致疾病具有传染性的特点。后世医家对疟邪的认识，随时代发展而逐渐变化，感染疟原虫导致疟疾发病已成共识。疟邪，是导致疟疾的病因。疟邪致病，入舍于营气，内搏五脏，横连募原，邪正交争，盛虚更替。形成寒战壮热，休作有时的临床特征，多发于夏秋季。因疟邪性质不同，形成不同的疟证，如正疟、温疟、寒疟、瘴疟、疫疟、劳疟、疟母等。

（张安玲）

zhàngqì

瘴气（miasmal qi）

山川林地郁蒸之致病邪气。瘴气致病，古代文献多有记载。《诸病源候论·山瘴疟候》："此病生于岭南，带山瘴之气。其状，发寒热，休作有时，皆由山溪源岭嶂湿毒气故也"。宋·陈言《三因极一病证方论》，记载瘴疟、瘴疠、瘴疫等病证。明·郑全望《瘴疟指南·自

序》："山深雨淫，积岚为瘴。"瘴气或瘴毒，多指岭南动植物腐烂产生的致病毒气。瘴气多见于中国南方山川丛林地带，因湿热郁蒸产生的毒气，又称山岚瘴气，人中之可致发热头痛，呕吐腹胀等病证。因发病季节、地域不同，导致多种不同瘴病（传染病或热带病），如冷瘴、热瘴、瘴疟、瘴疠等。如明·张介宾《景岳全书》："南方岚湿不常，人受其邪而致病者，因名瘴疟。"

（张安玲）

tányǐn

痰饮（phlegm and retained fluid）

人体水液停留、蓄积而形成的病理产物，稠浊者为痰，清稀者为饮，合称痰饮。属致病因素或继发性病因。

历史沿革　痰饮作为固有名词出现，首见于东汉·张仲景《金匮要略·痰饮咳嗽病脉证并治》。此篇专论痰饮病，实仅指饮病。在《名医别录》《肘后方》《小品方》《集验方》等方书中，已经单独表述因"痰"为患的病证与治方。《褚氏遗书》明确指出，痰作为病因可引发诸种病证。隋·巢元方《诸病源候论》首次将痰病和饮病进行区分。书中专列"痰饮候""诸痰候""解散痰癖候"等篇，是中医学关于痰饮病最早的证候分类和病因病机专论。至隋唐时期，医家逐渐开始注意到"痰"与"饮"的致病特点、临床表现与治疗上的差异；同时期以至后世，饮作为病因的理论认知，大都局限于《金匮要略》框架，或仅作数量名称的增减。宋代至清代，有关痰作为病因的理论阐述逐渐丰富，如宋代严用和，元代王珪、朱丹溪，明代龚居中、王纶、刘纯、梁学孟、董宿，清代程国彭、喻昌、尤在

泾等多位医家都有专著或专篇论述；也有不少医家对痰、饮二者区别进行解析，如《景岳全书·杂症谟》："痰之与饮，虽曰同类，而实有不同也。盖饮为水液之属，凡呕吐清水及胸腹膨满，吞酸嗳腐，渥渥有声等证，此皆水谷有余，停积不行，是即所谓饮也。若痰有不同于饮者，饮清澈而痰稠浊，饮唯停积肠胃而痰则无处不到"。及至现代，鉴于痰、饮作为病理产物，同属于水液代谢障碍所致，故常"痰""饮"统称。

基本内容　痰与饮同源异名，均为水液代谢障碍的病理产物，浊者为痰，清稀者为饮。痰有内、外之说，饮则均为内饮。外感六淫，内伤七情，均可导致脏腑功能失调，水液代谢障碍，水湿凝聚为痰为饮。痰饮的生成，主要责之于肺、脾、肾及三焦气化功能失调，其次是肝的疏泄功能失常。肺主宣降，通调敷布津液，外邪袭肺，肺失宣降，不能通调敷布液，水湿停聚成痰成饮。脾主运化，饮食劳倦损伤脾胃，致脾不运化水湿，湿聚为痰为饮。肾主蒸气化水液，素体阳虚，劳逸损伤常致肾虚，无力蒸化水液，水津上泛聚而成痰成饮；肾阴亏虚，虚火灼津常化为痰。肝主泄，调畅气机，肝气郁结，气不化津，凝聚为痰为饮；肝失疏亦不能助脾运化水湿，亦湿聚成痰成饮。饮为阴邪，遇寒则凝，脾肾阳虚不能温化水液，多寒化为饮；痰多因热煎熬而成，因湿聚而成。形于外，可见之痰，多停于肺胃；形于内，察不见之痰，多停于胸胁脏腑、经络肌肤之间。饮多停留于身体局部，如肠胃、胸胁、肌肤等。痰、饮均为有形之邪，所停之处气机壅滞，阻碍气血液的运行；气机不畅又可变生痰、

饮，互为影响。痰、饮虽然有很多相同之处，但也有其差异。痰之为病，随气升降，无处不到，变幻多端，且多见症、怪症、疑难病症，所以中医有"诸般怪症皆属于痰""百病多由痰作祟"之说。饮则多留于人体局部，不随气升降。痰多引发重症、急症，饮则很少引起急症、重症。

作用与意义　痰饮是中医病因理论的重要内容。痰饮作为继发性致病因素，是机体在疾病过程中形成的，即因病生痰饮。痰饮形成之后，阻碍脏腑气血，引发新的病证，是因痰饮而致病。就临床而言，情志所伤，脏腑气机失调，水液输布不利而痰饮内生，以及饮食伤脾聚湿化痰，或恣食肥甘厚味，酿生痰浊，最为多见。痰饮所导致的疾病，可见于内外妇儿各科。因此，痰饮理论具有重要的临床指导意义。

（张安玲）

tán

痰（phlegm）　人体气化失常水湿停留、津液凝聚而形成的病理产物。其性状稠浊，属"继发性病因"。

历史沿革　《黄帝内经》无"痰"字，但从其所论述的消瘅、仆击、偏枯、痿厥、气满发逆等病证来看，多与痰密切相关。"痰"作为医学术语，最早见于东汉·张仲景《金匮要略》。《金匮要略·痰饮咳嗽病脉证并治》中，专论痰饮证。但从此篇所论病变的病机、证治看，基本属于饮邪为患，与后世及现代所述之痰，在病机、证候表现及治疗上均有显著区别。自晋隋唐以后，痰和饮逐渐分开，分别立论。隋·巢元方《诸病源候论》开创中医痰证学之肇端，首次将痰和饮的病候进行区分。书中专列"诸痰候"，分别论述了冷痰、热痰、痰结实、膈痰风厥头痛等证候的病因病机及临床特征，是中医学关于痰证最早的证候分类和病因病机学专论。如"热痰候"云："热痰者，谓饮水浆结积所生也，言阴阳否隔，上焦生热，热气与痰水相搏，聚而不散，故令身体虚热，逆害饮食，头面噏噏而热，故云热痰也。"可以认为是对"痰热"的最早表述。"冷痰候"云："冷痰者，言胃气虚弱，不能宣行水谷，故使痰水结聚，停于胸膈之间，时令人吞酸气逆，四肢变青，不能饮食也。"元·朱震亨善从痰论治杂病，所著《金匮钩玄》《丹溪心法》《局方发挥》等书籍，都专列痰门，对痰证的理法方药进行深入探讨。如《丹溪心法·痰》："百病中多有兼痰者，世所不知也。"其"百病兼痰"学说，认为"痰之为物，随气升降，无处不到"，所以可以导致多种疾病。如"喘咳、恶心呕吐、痞膈壅塞、关格异病、眩晕、嘈杂、怔忡、惊悸、颠狂、寒热痛肿，或胸胁间辘辘有声，或背心一点冰冷，或四肢麻痹不仁"等。（《冯氏锦囊秘录·痰饮大小总论合参》）指出了痰致病的广泛性。《局方发挥》中，论及"气积成痰"，发病时"或半月，或一月，前证复作"，可见痰证具有缠绵难愈、易于复发的特点。指出"痰因病而生，病因痰而甚"，强调痰既是脏腑功能活动障碍的病理产物，同时又作为一种新的致病因素作用于人体而加重病理损害。其提出的"湿热生痰""怪病多属痰""痰火生异证""痰热生风"等理论，可有效地指导临床。元·王珪《泰定养生主论》，以痰证学说和创制"滚痰丸"，对中医痰证理论影响深远。在痰证的病因病机方面，明确提出"素禀痰证""素抱痰疾"之说，认为痰证具有先天遗传倾向。论及"父母俱有痰疾，我禀此疾则与生俱生也"，并举"婴儿出腹，啼声初出，已有痰涎"为据。首次提出痰证有先天禀赋之说，同时说明痰证与体质有关。王珪力主"内外百病皆痰所致"的病因与发病学观点。对于痰证的治疗，提出了"因痰而致病者，先治其痰，后调余病；因病而致痰者，先调其病，后逐其痰"的治疗原则。祛痰主要用自制"滚痰丸"，或专方直入，或兼用"生津化痰"之药，或佐以"温中理气"之品，或辅以外用药，辨证加减，随证用之。金元时期，由于朱震亨、王珪的开拓和创新，辨痰论治的思想广泛应用于临床。明清时期，随着中医药学术的进步与成熟，痰证的研究与应用也进入全面发展的阶段。明·张介宾《景岳全书·痰饮》重视脾肾在痰形成中的作用，提出"五脏之病，虽俱能生痰，然无不由乎脾肾"。提出"培补脾肾，以绝生痰之源"以及"见痰休治痰"的"不治之治"思想，丰富了痰证治疗理论。清·沈金鳌《杂病源流犀烛·痰饮源流》，论述痰邪与杂病的关系，认为"痰为诸病之源，怪病皆由痰成也"。清·何梦瑶《医碥·痰饮》："痰本吾身之津液，随气运行。气若和平，津流液布，百骸受其润泽，何致成痰为病？苟气失其清肃，而过于热，则津液受火煎熬转为稠浊，或气失温和而过于寒，则津液因寒积滞，渐致凝结，斯痰成矣。"说明气滞、气虚和寒热失调，均是形成痰的重要因素。对痰证的治疗，清·周学海则明确提出"治痰必用破瘀"和"治痰不得补火，更不得利水"之禁忌；清·唐宗海以"痰瘀相搏"立法组方，为后世痰瘀同病同治奠定了基础。

基本内容 中医学关于痰的认识有广义和狭义之说。广义之痰，是脏腑气血失和，水温津液凝聚变化而成的病理产物。其性状稠浊，属继发性病因。狭义之痰，是蕴结于肺胃，可以咳、咯或呕恶而出之痰。痰一旦形成，影响脏腑功能，阻滞气血，流窜经络，妨碍气化，因而变化多端；并随其侵犯和停留的部位不同，而引起一系列独具特点的病证。

痰有"有形"和"无形"之说。有形之痰，指视之可见、触之可及者。如肺部渗出物和呼吸道的分泌物，咯吐而出之痰，或是胃内容物经呕吐而出的痰涎，有形可见；或痰结体内日久阻碍气血，形成瘿肿、瘰疬、积块结节、无名肿大等有形可征、触之可及者。此外，形体肥胖多是痰湿内盛的表现。无形之痰，唯见其证。是指一些病证虽无上述形征可见，但依照中医"百病皆由痰作祟"的理论认识，从痰辨治，常获良效。如窍闭、失神，常由痰蒙所致；顽病、难病多痰，如中风病、胸痹常因痰瘀痹阻；疼痛可因痰阻而致，以及怪病多痰等。无形之痰，主要依据痰的致病特征辨识。

痰的致病特征：①致病广泛，变化多端。痰可随气机升降，无处不至，影响多个脏腑组织的功能。如痰阻于肺，则咳嗽、吐痰；痰停于胃，可见恶心、呕吐；痰结咽喉，则见"梅核气"；痰阻于肝，则头风、眩晕、闷乱、抽搐；痰阻于心，则心悸怔忡、烦热燥结，甚或癫狂等，故有"百病多由痰作祟"之说。痰所致疾病，病情变化无常。如痰所致痛病，

平时如常人，一旦发作，则突然昏仆，四肢抽搐，牙关紧闭，口吐白沫，发后诸症消失。故有"怪病多痰"之说。②阻滞气机，妨碍血行。痰邪停滞于体内，易阻滞气机的升降出入，影响脏腑的功能；流注于经脉，则阻碍气血运行。如痰停留于肺，肺失宣肃，可出现胸闷、咳嗽、喘促等；痰阻于清窍则清窍失养，发为头痛、眩晕、耳鸣、耳聋等；痰流注于经络，气血运行不畅，痰瘀互结，可出现肢体麻木，屈伸不利，甚则半身不遂等。③痰湿同类，易于互恋。痰邪致病，或多或少会表现出"湿"的特点，如肢体重着、纳呆、腹胀、呕吐涎沫，舌苔滑腻、脉滑等。④痰热相因，易于胶结。痰与热，互相依附，互为因果。临床见症，既有"热邪""火邪"的致病特点，又有"痰"的致病特点。⑤痰浊阻滞，易蒙窍扰神。若痰浊内停，清窍失养，神明被扰，则出现一系列神志失常的病证。如痰浊上蒙清窍，可导致头痛、眩晕、耳鸣耳聋；痰迷心窍，可致痴呆、癫痫；痰火扰心导致狂证等。⑥痰盛而动，善与"风"相应。风痰上扰则头目晕眩，喉中痰鸣；风痰流窜经络，则见肢体偏瘫，口眼㖞斜；风痰闭塞清窍，则神昏仆倒，舌强不语等。⑦痰邪留恋，病程较长。痰浊具有重浊黏滞的特性，停留体内，难以化解，一般病程较长。

痰的生成、病变涉及多个脏腑，可见多种证候类型。如清·沈金鳌在《杂病源流犀烛》中将痰病分为"痰生于五脏"及"痰生于外因"两类。前者包括心中火痰、肺中燥痰、脾中湿痰、肝中风痰、肾中寒痰等五种证候。后者包括风痰、寒痰、湿痰、热

痰、郁痰、气痰、食痰、酒痰、惊痰等九种证候。

作用与意义 痰作为继发性致病因素，一旦形成之后，可随气升降，无处不至，从而导致各种病证，故有"百病多由痰作祟"之说。因痰致病，既可见于常见病、多发病，也可见于疑难杂病，可见痰之为害，见证多端。应用中医痰证理论指导临床辨证治疗，具有重要的意义。

(张安玲)

fēngtán

风痰（wind-phlegm） 风与痰相兼为患形成的病证。属痰证之一。"风痰"作为证候名，见于金·张从正《儒门事亲·风论》，论及痰证有五："一曰风痰，二曰热痰，三曰湿痰，四曰酒痰，五曰食痰"。明确风痰是痰证之一。元·王珪《泰定养生主论·痰证或问》："风痰者，因感风而发，或因风热怫郁而然也。此皆素抱痰疾者，因风、寒、气、热、味而喘咯咳唾，非别有此五种之痰。"认为风痰是外风与内痰相合而成。明·李梴《医学入门·百病兼痰》："动于肝，多眩晕头风，眼目瞤动昏涩，耳轮搔痒，胁肋胀痛，左瘫右痪，麻木蜷跛奇症，名曰风痰。"肝为风木之脏，痰邪壅滞于肝而致动风之象。明·李中梓《医宗必读·痰饮》："在肝经者，名曰风痰，脉弦面青，四肢满闷，便溺秘涩，时有躁怒，其痰青而多泡。"明·秦昌遇《症因脉治·痰症论》将风痰归于外感痰症，认为"风痰之症，头痛身痛，发热恶寒，吐嗽痰沫气逆，此外感风痰症也。风痰之因，外感风邪，袭人肌表，束其内郁之火，不得发泄，外邪传里，内外熏蒸"。风痰的成因有二：可由痰邪壅盛引动内风，也可由外风与

内痰相合而为风痰。风与痰上扰，则头目晕眩，喉中痰鸣；风痰流窜经络，则见肢体偏瘫、口眼㖞斜；风痰闭塞清窍，则神昏仆倒、舌强不语等。外风与内痰相合，症见恶风、发热、咳嗽、痰质清稀而多沫。

（张安玲）

hántán

寒痰（cold-phlegm） 寒与痰相兼为患形成的病证。又称冷痰。属痰证之一。寒痰，隋·巢元方谓之"冷痰"。《诸病源候论·痰饮病诸候》冷痰候："冷痰者，言胃气虚弱，不能宣行水谷，故使痰水结聚，停于胸膈之间，时令人吞酸气逆，四肢变青，不能食饮也。"是因脾胃虚寒生痰。元·王珪《泰定养生主论·痰证或问》："寒痰者，因冲冒风凉、不节之气而然也……此皆素抱痰疾者，因风寒气热味，而喘咯痰唾……。"明·李梴《医学入门·内伤》："寒痰因形寒饮冷，色深青黑如灰，善唾或喘。"认为寒痰是外感风寒与内痰相合而成。明·李中梓《医宗必读·痰饮》："在肾经者，名曰寒痰，脉沉面黑，小便急痛，足寒而逆，心多恐怖，其痰有黑点而多稀。"肾为寒水之脏，阳虚水凝成痰为寒痰。寒痰的成因有二：①外感寒邪，郁遏肺气，气机不畅，津液凝聚成痰；或有宿痰，寒邪入肺引动内痰喘嗽。症见咳嗽气喘，痰多色白，痰质或稠或稀，恶寒发热，舌苔白腻等。②脏腑阳虚，气化无力，津液亦因之而停滞不化，结聚生痰。如劳役伤脾，脾胃虚寒，水湿不化，聚湿生痰；年老体虚，久病及肾，肾阳亏虚，蒸化无力，水液寒凝聚而成痰。症见咯痰清稀色白，足膝酸软，腰背强痛，肢节冷痹，骨痛，舌苔

白滑，脉沉。

（张安玲）

shītán

湿痰（damp-phlegm） 湿浊与痰相恋形成的病证。属痰证之一。湿痰之证，载于金·张从正《儒门事亲·风论》："湿痰者，停饮不散。"元·朱震亨《丹溪心法·痰》："湿痰多见倦怠软弱""肥人心下痞者，乃是湿痰"（《丹溪心法·痞》）。并提出"治痰之法，实脾土，燥脾湿，是治其本"（《丹溪心法·痰》）。明·李梴《医学入门·内伤》指出湿痰的各种病候，如"生于脾，多四肢倦怠，或腹痛肿胀泄泻，名曰湿痰……湿痰，或外感湿滞，或饮停不散。色白喘急者，千缗汤"。明·李中梓《医宗必读·痰饮》："在脾经者，名曰湿痰。"指出湿痰生于脾。明·秦昌遇《症因脉治·痰症论》指出，湿痰外因"坐卧卑湿，或冲风冒雨，则湿气袭人，内与身中之水液，交凝积聚"；内由"中气不足，胃阳不能消化，脾阳不能施布，则水谷停留，为痰为饮，而湿痰之症成矣"。将湿痰分为外感湿痰和内伤湿痰。湿痰的形成，有外感与内伤之分。外感湿邪，郁遏气机，损伤阳气，导致气化不利，水湿停聚成湿痰。湿痰停蓄在肺，症见咳喘痰多色白而黏；困遏脾阳，影响水液运化，水湿潴留成痰，可致恶心、纳呆，肢体困重，肠鸣辘辘，泻痢不爽；或肢体酸痛，重着肿胀等。内伤，主要是脾失健运不能运化水湿，滞留中焦为湿痰。常见肢体重着、纳呆、腹胀、呕吐涎沫，舌苔滑腻，脉滑等。

（张安玲）

zàotán

燥痰（sticky-phlegm） 燥与痰相结为患形成的病证。属痰证之

一。燥痰，见于明·李梴《医学入门·内伤》："生于肺，多毛焦，面白如枯骨，咽干口燥，咳嗽喘促，曰燥痰。"明·李中梓《医宗必读·痰饮》："在肺经者，名曰燥痰，又名气痰。"明·秦昌遇《症因脉治·痰症论》认为，燥痰有外感、内伤之别。外因是"时逢火令，燥热之气，干于肺家，为喘为咳"。内因是"五志之火，时动于中；或色欲过度，真水涸竭；或膏粱积热，肠胃煎熬，熏蒸于肺，煅炼为痰，则燥痰之症作矣"。燥痰形成有二：①外感燥邪，燥性干涩，易伤肺津，肺失清肃，津结为痰。其痰质胶黏成块，难以咯出。甚者干咳无痰，或有少量泡沫痰，多因秋燥伤肺引起。②久病伤津致肺燥生痰，症见痰稠而黏，咯之不爽，咽喉干燥，鼻干唇燥，舌红少津，脉弦细数或细涩。

（张安玲）

rètán

热痰（heat-phlegm） 热（火）与痰相结为患形成的病证。又称火痰。属痰证之一。热痰，见于隋·巢元方《诸病源候论·痰饮病诸候》："热痰者，谓饮水浆，结积所生也。言阴阳否隔，上焦生热，热气与痰水相搏，聚而不散，故令身体虚热，逆害饮食，头面嗡嗡而热，故云热痰也。"元·王珪《泰定养生主论·痰论》："热痰者，因饮食辛辣烧炙煎煿，重裀厚褥，及天时郁勃而然也。"明·李梴《医学入门·内伤》："迷于心，多怔忡癫狂，梦寐奇怪，名曰热痰……热痰因厚味积热，或外感误温所致。色黄，甚则带血或紫。"又曰："留于胃脘，多呕吐吞酸嘈杂，上冲头面烘热，名曰火痰……火痰因饮食衣褥过厚，火蒸津液成痰稠浊。"

明·李中梓《医宗必读·痰饮》："在心经者，名曰热痰。"诸位医家所论"热痰"或"火痰"，或因热而生，或由内伤，痰与热胶结而成。热（火）痰形成有二：①外感热（火）邪，灼伤肺津，炼液为痰；其痰质多稠浊而黏，甚则夹带血丝。热痰一旦形成，由于所结部位不同，又有在肺、在胸、在心之分，其症状亦异。在肺卫者，肺气失宣则咳喘，邪热入里，蒸液成痰，或与宿痰搏结，致痰黄黏稠，缠喉难出，壅塞气道而加重咳喘诸症，易表现为痰热壅肺之咳喘证；在胃者，胃热内盛，易于生痰，痰与热结，则成结胸证。②饮食厚味炙煿积热，或五志化火，心肝火炽，煎熬津液成痰。症见心烦懊恼，胸闷脘痞，口苦痰多，头晕目眩，舌红苔黄腻，脉滑或滑数。

（张安玲）

wántán

顽痰（obstinate phlegm）

痰邪在体内胶结不解，日久而形成的病理产物，属继发性病因。古代文献所载一些顽痰怪症，常与顽痰有关。如元·王珪《泰定养生主论·痰证叙引》用滚痰丸"逐去顽痰，脏腑清利，自然不泄也"，治疗痰泻之证。元·朱震亨《丹溪心法·痰》："五倍子能治老痰，佐他药，大治顽痰。"亦有医家将顽痰称为结痰、老痰。如明·秦昌遇《症因脉治·痰症论》："结痰，顽痰，坚结胶固，吐咯难出，脉见沉牢，海石青黛丸加半夏、栝蒌、胆星。痰在咽喉，咯不出，咽不下，即老痰结痰也，宜节斋化痰丸。"明·张介宾《景岳全书·古方八阵攻阵》："胸膈久为顽痰所害，面色青白浮肿，不思饮食，遍身疼痛，夜间气壅不得睡，往来寒热，手足冷痛，不得转侧，屡用痰药坠之不下，取之不出，此是顽痰坚滞，宜此药利下之则愈，未利再服。"清·程国彭《医学心悟·杂证主治》："顽痰胶固致生怪症。"诸如中风、惊痫、癫狂、哮喘、梅核气等诸病证。痰形成之后，与火热相合，煎熬凝结不化；或与湿胶结，黏滞停留，经久不化，而成顽痰；滞留经络、脏腑、筋骨，经久不除，变生诸多难症顽疾，病程缠绵难治。如中风病，痰浊伏着脉络，壅阻清窍，胶着难解，以致半身不遂，偏身麻木，口舌歪斜，经久不愈，终成中风后遗症；痫证反复发作，久治不愈，其病责在顽痰内伏；而哮病发作性痰鸣气喘，其病也以顽痰深伏为凤根。

（张安玲）

guàibìng duōtán

怪病多痰（rare disease often caused by phlegm）

一些临床表现复杂怪异，原因不明的病证，多由痰所致。古代医家对一些临床表现复杂而怪异的病证责之于痰。元·朱震亨《格致余论·痰病有似邪祟论》认为，"妄言妄见，病似邪鬼"者，"导去痰滞，病乃可安"。元·王珪《泰定养生主论·痰证论》，认为痰证与七情关系最为密切。其病变幻莫测，病者不能喻其状，方书未尝载其痰，医者不能别其证。因此，他将这些病证称作"怪证"。清·沈金鳌《杂病源流犀烛·痰饮源流》："故痰为诸病之源，怪病皆由痰成也。"怪病是古代医家对一些临床表现奇特怪异复杂，或原因不明的疑难病证的认识，从痰论治常可取效，故有"怪病多痰"之说。其机理是因痰伏体内，可随风动，随气而行，与热相兼，火扰则动，变证颇多。清·汪必昌《医阶辨证》："凡病不可名目者，痰饮病也。"怪病多痰，从临床来看，症状繁杂多变，怪异奇特，尤以精神方面异常多见。其原因不明，按常理难以诊治，以"无形之痰"证为多。如痰证常呈现某些奇异怪症：身习习如卧芒刺，如虫行，或走注疼痛；或燥痒，搔之则瘾疹随生；或眩晕，眼蠕动，如姜蜇胶黏痒涩，目中时出火星，或眼前黑暗，或眼皮下烟灰黑色；或鼻塞，或闻焦臭；或喉痹，痰如破絮、桃胶、蚬肉，咯不出，咽不下；或噎塞烦闷，如烟火上冲，头面烘热，或喉间豆腥；或突然仆地，四肢厥冷，或麻木不仁，或重滞，或牵引，或不举；或惊悸怔忡如畏人捕，或胸膈迷闷如癫呆状，或痞满，恶心，健忘，寐睡时魇，愤怒悲啼而寤等。

（张安玲）

féirén duōtán

肥人多痰（fat people easily affected by phlegm）

形体肥胖者多有痰湿内蕴。是痰病体征之一。"肥人多痰"的认识，见于元·朱震亨《丹溪心法·赤白浊》："肥白人必多痰，以二陈汤去其湿热。""肥胖饮食过度之人，而经水不调者，乃是湿痰。"（《丹溪心法·卷五·妇人》）清·张璐《张氏医通》："膏粱过厚之人，每多味痰。"《傅青主女科·种子》："湿盛者多肥胖，肥胖者多气虚，气虚者多痰涎。"《傅青主女科·产后诸症治法》也有"肥人多痰"的记载。清·林佩琴《类证治裁》："肥人舌本强，作湿痰治。"诸医家从不同角度阐释痰湿与肥胖的关系，为后世痰湿证的辨治奠定了基础。肥人多痰湿，其义有二：①痰湿壅滞为肥胖的原因。此多因饮食所伤，脾运失常，水湿内聚，痰湿渐盛，痰浊内壅而外泛，以致形体肥胖；或暴饮暴食，或偏嗜膏粱厚味，酿生湿热痰浊，壅滞皮肉和脏腑之间，发为肥胖。②肥胖之人易生痰。肥胖之人多食且喜脂膏厚味，导致痰湿内生；肥胖者多气虚，气化无力，湿聚成痰；症见肥胖臃肿，胸腹胀满，四肢沉重，头重胸闷，时时吐痰。或肌肉松软如绵，四肢不举，困倦身重或嗜睡等。故肥胖从病因到病机皆与痰密切相关，其论治也多从痰入手。

(张安玲)

yǐn

饮（retained fluid） 机体水液代谢障碍形成的病理产物中清稀的部分，因其所停留的部位不同而表现各异，有悬饮、溢饮、支饮和痰饮之称。统称"痰饮"。

历史沿革 作为病证名，出自《黄帝内经》。《素问·气交变大论》："岁土太过，雨湿流行……饮发中满食减，四肢不举。"《素问·六元正纪大论》："太阴所至，为积饮否隔"；"饮发注下，胕肿身重。"《素问·至真要大论》有"饮积"的记载。东汉·张仲景《金匮要略·痰饮咳嗽病脉证并治》中专论痰饮，从其病机证治看，属于饮邪为患，分为痰饮、悬饮、饮溢、支饮等四饮。并提出"病痰饮者，当以温药和之"的治疗原则及相应的主治方剂。为中医诊治饮证奠定了理论基础。《诸病源候论·痰饮病诸候》，首次将痰和饮的病候进行了区分。"诸饮候"曰："其为病也，或两胁胀满，或心胸烦闷，或眼暗口干，或呕逆短气，诸候非一，故云诸饮。"并列举流饮、留饮、癖饮、支饮、溢饮、悬饮等证候病因病机和症状。明·张

介宾《景岳全书·痰饮》："饮为水液之属，凡呕吐清水，及胸腹膨满，吞酸嗳腐，渥渥有声等病证。此皆水谷之余，停积不行，是即所谓饮也……饮清澈而痰稠浊。饮惟停积肠胃，而痰则无处不到。水谷不化而停为饮者，其病全由脾胃。"清·林佩琴《类证治裁·痰饮论治》："饮因于湿也……饮聚于胃，寒留则水液不行，从而泛滥，或停心下，或渍肠间。"认识到饮邪致病，流注胃肠，其性偏于寒湿。后世在此基础上将饮作为水液代谢障碍形成的病理产物，纳入病因范畴。

基本内容 中医学关于饮的认识：①是机体水液代谢障碍形成的病理产物中清稀的部分，称为饮。饮流动性较大，可留积于人体脏器组织的间隙或疏松部位。因其所停留的部位不同而表现各异，有悬饮、溢饮、支饮和痰饮之称。②作为病证名，是饮邪停留蓄积导致的病证，称为饮证。饮的形成，多因外感寒湿之邪，或内伤寒饮冷食、劳倦过度，伤及脏腑阳气，尤其脾阳虚损，水湿不化，停蓄为饮；或伤及肾阳，气化无力，水津不布，积水为饮；或因情志郁结，肝失疏泄，气滞津停为饮；或忧思不解，脾气不运，气结水留为饮。饮邪致病的特征：①饮得之寒湿水停，其性属阴，易伤阳气，易成阴寒之证。②饮清稀流动性大，易流注于胃肠、心肺、胸膈胁间、肢体等部位蓄积停留。③水饮停聚，阻碍脏腑气机升降，使津液环流不畅，积饮益甚。④伏饮因外感内伤引动，反复发作，缠绵难愈。饮证的临床表现，有咳喘、短气、闷胀、浮肿、苔白、脉滑等。因饮停部位不同而症状各异，饮蓄积停留在脏腑组织肌肉四肢，可导

致各种饮证。从临床来看，饮证证候复杂，变证多端。应用中医饮证理论指导临床辨证治疗，具有重要意义。

(张安玲)

yūxuè

瘀血（blood stasis） 人体血液运行迟缓，甚则停滞于脏腑经脉，或离经之血郁积体内，形成的病理产物。属继发性病因。

历史沿革 《说文解字》："瘀，积血也"。《黄帝内经》无"瘀血"之称，与瘀血同义的有"恶血""衃血""留血"等。《黄帝内经》对形成瘀血的原因、病证及治疗都有论述。诸如外伤、饮食、情志、寒邪、久病等，均可引起血液运行不畅而产生瘀血。如《灵枢·水胀》："石瘕生于胞中，寒气客于子门，子门闭塞，气不得通，恶血当泻不泻，衃以留止，日以益大，状如怀子。"《灵枢·贼风》："若有所堕坠，恶血在内而不去……寒温不时，腠理闭而不通，其开而遇风寒，则血气凝结。"《素问·生气通天论》："大怒则形气绝，而血菀于上，使人薄厥。"《素问·针解篇》记载了对瘀血的治疗。如"菀陈则除之者，出恶血也"。《素问·调经论》有"经有留血""刺留血"的记载。东汉·张仲景将"瘀血"作为独立病证，又称为"畜血""干血"等。如《伤寒论·辨阳明病脉证并治》："阳明证，其人喜忘者，必有畜血。所以然者，本有久瘀血，故令喜忘。""有瘀血，宜抵当汤。"《金匮要略·惊悸吐血下血胸满瘀血病脉证治》："病人胸满，唇痿舌青，口燥，但欲漱水，不欲咽，无寒热，脉微大来迟，腹不满，其人言我满，为有瘀血。"《金匮要略·妇人产后病脉证治》："产

妇腹痛，法当以枳实芍药散。假令不愈者，此为腹中有干血着脐下，宜下瘀血汤主之。"所论蓄血多是停积在中焦或下焦，并确立相应治法和方药。隋·巢元方认为"血行失度"则停积成瘀血。如"血之在身，随气而行，常无停积。若因堕落损伤，即血行失度，随伤损之处即停积。若流入腹内，亦积聚不散，皆成瘀血"（《诸病源候论·小儿杂病诸候》）。并列举多种瘀血证候，如"伤寒内有瘀血候""卒被损瘀血候""被损久瘀血候"，妇人杂病诸候之"瘀血候"，小儿杂病诸候之"落床损瘀候"等，丰富了瘀血辨证的内容。元·朱震亨《丹溪心法·六郁》中所论述的"血郁"，即气血怫郁而致瘀血的病变。清·叶桂《临证指南医案》认为"久病入络"即瘀血。清·唐宗海《血证论》为第一部血证专著。《血证论·瘀血》："世谓血块为瘀，清血非瘀；黑色为瘀，鲜血非瘀，此论不确。盖血初离经，清血也，鲜血也，然既是离经之血，虽清血鲜血，亦是瘀血。""离经之血"为有害之血，即是瘀血。"凡系离经之血，与荣养周身之血已暌绝而不合……此血在身，不能加于好血，而反阻新血之化机"。并提出"瘀血不去，则新血不生"之论断。书中所述瘀血致病机理，是阻碍生化之机，扰乱脏腑，瘀化痰水，伤及新血，甚至成为诸病之根。"瘀血着留在身，上下内外又各有部分不同，分别部居。"如"血瘀上焦，则见胸、背、肩、腰疼痛、麻木、逆满等证……血瘀中焦……则腹中胀满，腰胁着痛……血瘀下焦，腰以下痛，小腹季胁等处胀满……。"为病广泛，见症多端。王清任《医林改

错》，对瘀血证治有更进一步的认识。认为瘀血的形成，大多与气虚有着密切的关系。指出"元气既虚，必不能达于血管。血管无气，必停留而瘀"（《医林改错·论抽风不是风》）。认为寒热邪气是导致血瘀的常见病因。指出"血受寒则凝结成块，血受热则煎熬成块"（《医林改错·积块》），形象地说明了寒热邪气入侵人体，与气血相搏导致瘀血的病理过程。书中列出的五十多种瘀血证，涉及内、外、妇、儿各科，及温病、天花等烈性传染病。王清任倡导"补气活血"和"逐瘀活血"两大法则，创制了 22 首活血化瘀方剂，丰富了活血化瘀之临床应用。《医林改错》对瘀血证的诊断及活血化瘀治法的论述，具有重要的学术价值，丰富了中医学的瘀血理论。

基本内容 中医学"瘀血"的含义有三个方面：①血结不行为瘀。各种致病因素导致血液积结不行，淤滞于脏腑经络。②血行不畅为瘀。此指脉内血液循行迟缓和不流畅的一种病理状态，为害广泛。③离经之血即为瘀。离经之血不能及时消散或排出体外，皆属于瘀。

瘀血形成的主要原因：①气血失和。气能行血，故气滞则血行不畅，甚则淤滞。如肝失疏泄，气机郁结，血滞成瘀。或气虚推动无力，则血行迟缓为瘀。如心气虚，不能鼓动血行，导致心脉瘀阻；肺朝百脉，助心行血，肺气虚则宗气不足，致血行迟缓为瘀。②寒凝血瘀。寒则经脉拘急，血液流行不畅，凝结成瘀。外感寒邪，导致经脉气血因寒凝不通；或脏腑阳虚内寒，失于温煦，血脉因寒而凝。③热结成瘀。热则煎熬血中之津，使血液黏稠形成

瘀血。外感温热邪气，或五志化火，阳热亢盛，热盛伤津耗液，导致津亏血瘀。④离经之血成瘀。出血之后，离经之血留于体内，未能消散者为瘀血。如因跌仆创伤，血脉破裂出血，留着体内而未去；或因火热灼伤血脉，迫血妄行，导致血溢脉外，积而不散；或因气虚不能固摄，如脾不统血、肝不藏血，致血溢脉外成离经之血，形成瘀血。

瘀血的致病特征：①影响气血。瘀血既成，阻滞局部，影响气血运行，以致经脉瘀滞、气机不畅，血液不行；或因瘀血内阻，以致生化之机受累，新血不能化生，此乃因瘀致虚；或因经脉瘀阻，血不安行脉中，外溢而出血。②累及脏腑。血瘀脏腑则见证多端，阻于心则胸痹、心痛、心悸、癫狂；阻于肺，则喘急、咳血；阻于肝，则胁痛，或见胁下癥积；瘀于胞宫，则小腹疼痛、痛经、经闭。血瘀于上，蔽阻清窍，猝然昏仆不知人，甚者昏厥卒死。③阻滞经脉。瘀血阻于经脉，则血液失于畅行，脏腑组织失于濡养，产生疼痛，甚则坏死等病证。④瘀血致病广泛，症状繁杂多变。经脉遍布全身，血液环周不休，故脏腑组织、四肢百骸，均可因瘀血留着为患。

瘀血的证候特点：瘀血为患，见证多而杂，轻重缓急，因病而异。主要证候特点：①疼痛。由经脉淤滞或血滞不荣所致。以刺痛为多见，痛有定处，拒按，入夜加重为特征。此外，久痛不已，反复发作，固着不移，亦多属瘀血疼痛。②肿块。瘀血有形，故其结滞亦有形可征。着于脏腑可形成癥积；阻于经脉，则青筋暴露；结于皮下，可见结节包块；因于外伤，局部青紫肿胀；附于

关节,则关节肿大僵硬。③出血。血瘀经脉,阻滞不畅,血溢脉外,则成出血证。上则吐衄,下则便血、尿血,或为崩中漏下,溢于肌肤则肿胀,或为皮下出血的紫癜证。④色紫暗。瘀血证常见面色黧黑、口唇青紫、舌质紫暗,或有瘀点、瘀斑,舌下或肌肤脉络怒张色暗,以及出血色暗等。⑤脉象涩或结代。瘀血阻滞,脉道不利,故可见涩脉或结代脉。此外,因瘀血不营,肌肤失濡,可见有肌肤甲错瘙痒证。血不养发,则有毛发枯焦脆断等证。

作用与意义　瘀血是一种病理产物,它形成于疾病发生、发展过程之中;既成之后,又会对全身或局部的气血运行、脏腑机能等产生影响,导致诸多的病理变化。如引起疼痛、出血,或使经脉瘀塞不通而发生癥积、关节肿大、肢体僵硬等;或因"瘀血不去,新血不生",进而成为导致其他病变的原因。临床上所见,内、外、妇、儿等各科疾病,无不与瘀血相关;而某些常见病、多发病、疑难杂证、恶性肿瘤等,按瘀血辨证治疗,皆可取得良好疗效。

（张安玲）

jiéshí

结石（calculus）　体内某些部位形成并停滞的砂石样病理产物。属继发性病因。中医古代文献中,已有结石病的记载。东汉·张仲景《金匮要略·消渴小便不利淋病脉证并治》:"淋之为病,小便如粟状,小腹弦急,痛引脐中。"隋·巢元方《诸病源候论·石淋候》:"石淋者,淋而出石也。肾主水,水结则化为石,故肾客沙石。肾虚为热所乘,热则成淋。其病之状,小便则茎里痛,尿不能卒出,痛引少腹,膀胱里急,

沙石从小便道出。"即是对尿石证的描述。结石形成的原因,有饮食失宜、情志内伤、服药不当、体内寄生虫等,并与患者的体质状态有密切的关系。结石产生的机理,多因湿热内蕴,日久煎熬而成。肝胆湿热,疏泄不利,胆液排泄不畅,复为湿热煎熬,形成结石,即胆石症。湿热下注膀胱,煎熬尿中渣滓,结成砂石,发为泌尿系结石。肾阴不足,虚火内灼,煎炼尿液,结成砂石;肾阳不足,气化无力,浊气排泄不畅,积浊成石。故结石多发于肝、胆、肾、膀胱、胃等。症见局部酸胀疼痛,以阵发性为主,或隐痛、胀痛、绞痛,伴有局部肿胀,水液停聚等。结石伤络,则可致出血,如尿血等。结石因体积、形状和停留部位不一,临床症状表现差异很大。

（张安玲）

fābìng

发病（onset of disease）　机体处于邪气侵害、正气与之相争而形成疾病的过程。

历史沿革　中医学发病理论形成于《黄帝内经》。"邪气发病""正气存内,邪不可干""邪之所凑,其气必虚""两虚相得"等观点,是中医发病学理论的核心。《素问·金匮真言论》:"八风发邪,以为经风,触五脏,邪气发病。"《灵枢·百病始生》:"夫百病之始生也,皆生于风雨寒暑,清湿喜怒。"指出邪气侵袭人体是发病的基本条件。但《黄帝内经》更重视正气在发病中的主导作用,认为正能胜邪,即不发病;正虚邪侵,即发疾病。故《素问遗篇·刺法论》:"正气存内,邪不可干。"《素问·评热病论》:"邪之所凑,其气必虚。"《灵枢·百病始生》:"风雨寒热,

不得虚,邪不能独伤人。卒然逢疾风暴雨而不病者,盖无虚,故邪不能独伤人。此必因虚邪之风,与其身形,两虚相得,乃客其形。""两虚相得"则概括了《黄帝内经》"外内合邪"的发病观。在发病类型上,《素问·生气通天论》提出的"冬伤于寒,春必温病",是感邪即发。《灵枢·贼风》:"此皆尝有所伤于湿气,藏于血脉之中,分肉之间,久留而不去;若有所堕坠,恶血在内而不去;猝然喜怒不节,饮食不适,寒温不时,腠理闭而不通。其开而遇风寒,则血气凝结,与故邪相袭,则为寒痹。其有热则汗出,汗出则受风,虽不遇贼风邪气,必有因加而发焉。"因邪气"留而未发",深入藏于血脉之中,分肉之间,使人不易察觉。然而一旦喜怒不节,饮食不适,寒温不时,则会"因加而发"。以上理论为后世的"伏邪发病"说奠定了基础。历代医家在《黄帝内经》基础上进一步丰富和完善,形成了中医学对疾病发生、发展和变化规律的深刻认识,为有效的防治疾病奠定了坚实的基础。

基本内容　发病学说,包括发病原理、发病途径、发病类型,以及影响发病诸因素等系统理论。发病原理概括起来,即正气与邪气的相互搏争。①正气不足是发病的内在根据。中医学认为,人体正气具有抵御外邪入侵,驱邪外出,修复调节机体的损伤,维持脏腑经络功能协调的作用。故正气充盛,病邪就难以侵入,而当正气虚弱、抵御邪气能力降低时,外邪可乘虚侵袭人体而致病;正气不足,脏腑经络机能活动减退或失常,精血津液的代谢运行障碍,形成痰饮、瘀血、结石等病理产物,或"内生五邪"而致

病。②邪气是疾病发生的重要条件。如邪气侵犯人体，导致机体的阴阳失调，精气血津液的代谢及功能障碍，以及脏腑经络的机能失调；或损伤形体，或耗伤精气血津液；或影响个体的体质特征，使体质出现偏颇，邪气甚至可起到主导作用。如疠气致病，高温、化学毒剂、虫兽伤、各种外伤等，机体难免被伤害而发病。③发病与否，取决于正邪斗争的胜负。若正气充足，能抗御外邪侵袭，或能驱邪外出，机体未受邪气的侵害，故不会出现临床症状和体征，即不发病；如正虚抗邪无力，邪气得以入侵，或因正虚邪由内生，导致机体阴阳气血失调，脏腑经络功能紊乱，出现各种临床症状和体征，则发生疾病。④发病的性质、部位和病情的轻重，与正邪的强弱相关。一般而言，正盛邪实，多发为实证；正虚为主，多发为虚证；阳邪致病，易发实热证；阴邪致病，易生实寒证或寒湿证；感邪轻者，病多轻浅；感邪重者，病常深重。

发病途径有外感和内伤两方面：六淫邪气致病，常由外侵袭，通过口鼻、肌表而入，或两者同时受邪，发病途径由外而内，故称外感病。饮食劳倦、情志所伤等，首先伤及脏腑气血，病起于内，故称内伤病。如饮食不节伤脾，喜乐过度伤心等。

因邪气种类、性质、侵入途径的不同，正气盛衰以及个体体质的差异，因而表现出不同的发病类型。可概括为感邪即发（卒发）、徐发、伏而后发（伏发）、继发、合病与并病、复发等。

影响发病主要因素，有内、外环境两方面：①外环境，指季节气候、地域和生活工作环境等。如六淫致病，具有季节性特点，春易伤风、夏易中暑、秋易伤燥、冬易感寒等；疠气发病及瘟疫流行，常和气候反常有关。东南沿海，气候温热潮湿，多患热病或湿热病；北方天气寒冷，多感受寒邪而致寒病。生活工作环境恶劣，居处阴暗潮湿，空气秽浊，水源污染，蚊蝇滋生，工业噪声等，均可导致某些疾病的发生或流行。社会动荡、经济和政治地位变迁等，均能影响人的精神状态，或成为某些疾病的诱发因素。②内环境，指体质、精神状态。体质强壮者，抗邪能力强，不易发病；体质虚弱者，则易感邪发病；阳虚体质容易感受寒邪，阴虚体质容易感受热邪等。精神状态不良，使气血不和，脏腑功能失调，可引发多种疾病。

作用与意义 中医发病学认为，正邪交争引起的盛衰变化，决定疾病的发生、病机的虚实变化及疾病的转归。因此，强调正气在发病中起主导作用，增强正气，提高机体抗病能力，就能避免或减少疾病的发生。中医发病学虽然重视正气在发病中的主导地位，但并不忽略邪气的致病作用，在某些情况下邪气亦可起主导作用。故尽量避免邪气的侵害，亦可有效地防止疾病发生。疾病一旦发生，邪正盛衰还可影响证候的虚实和轻重、病程长短及预后。由于中医发病理论深刻地揭示疾病发展、变化的规律，所以对临床辨证及养生和防病具有重要的指导意义。

(张安玲)

zhèngqì

正气（healthy qi） 与邪气相对的称谓，是人体各种正常机能活动的统称。具有御邪抗病、修复损伤的能力。

历史沿革 正气的概念，源于《黄帝内经》。如《素问·离合真邪论》："夺人正气。"《素问遗篇·刺法论》："正气存内，邪不可干。"《素问·评热病论》："邪之所凑，其气必虚。"强调正气在发病中的主导作用。《黄帝内经》又将神气、精气、真气等皆看作正气。如《灵枢·小针解》："神者，正气也。"《素问·玉机真藏论》："故邪气胜者，精气衰也。"《素问·上古天真论》："虚邪贼风，避之有时，恬惔虚无，真气从之，精神内守，病安从来。"正气不足，则病多虚证。《素问·通评虚实论》："邪气盛则实，精气夺则虚。"《灵枢·病传》："正气横倾，淫邪泮衍，血脉传溜，大气入藏，腹痛下淫，可以致死，不可以致生。"表明正气衰弱，邪气猖獗，正不能胜邪，则发病势急而危重，预后凶险。金·李杲《脾胃论·脾胃虚实传变论》："脾胃之气既伤，而元气亦不能充，而诸病之所由生也。"《脾胃论·脾胃胜衰论》："胃中元气盛，则能食而不伤，过时而不饥。"认为"元气"虚，机体抵抗力不足，则易生病。清·冯兆张《冯氏锦囊密录·尊生救本篇》："正气旺者，虽有强邪，亦不能感，感亦必轻，故多无病，病亦易愈。正气弱者，虽即微邪，亦得易袭，袭则必重，故最多病，病亦难痊。"强调了正气强弱对发病的影响。

基本内容 正气概括了脏腑、经络、精气血津液等人体的机能活动。人体以五脏为中心，精气血津液为生命活动的物质基础，通过经络系统的沟通作用，络属六腑，联系五体官窍，共同维持着人体的生命活动，是人体正气的基础。脏腑和调，经络畅达，气血充盛，机体机能正常，则正气旺盛。反之，脏腑失调，经络不通，精气血亏损，津液代谢失常，机体机能失调，则正气不足。所以，人体脏腑经络气血的机能活动，都是正气的体现。

正气的作用：①御邪抗病防病。脏腑经络气血的机能正常，正气充足，能抵御邪气。如肺主皮毛，宣发卫气，固护肌表，致密腠理，外邪难以入侵；脏腑协调，气血冲和，津液和调，可防止痰饮、瘀血、结石等病理产物及内伤的产生，从而防止疾病发生。即使有邪气侵入，正气充盛，可驱邪外出，削减邪气对人体的损害，即"正气存内，邪不可干。"②修复损伤和康复。正气有自行调节、修复、补充的作用。当内外环境发生变化时，通过自身调节以适应之，如"天暑衣厚则腠理开，故汗出……天寒则腠理闭，气湿不行，水下留于膀胱，则为溺与气"（《灵枢·五癃津液别》）。维持体内生理协调及与自然界的和调关系。或对邪气造成的机体阴阳失调、脏腑组织损伤、精血津液亏耗等损伤，进行修复补充，使疾病向愈。

（张安玲）

zhèngxiéxiāngzhēng

正邪相争（conflict between healthy and pathogenic qi）　邪气作用人体，正气与之抗争而形成正邪之间的斗争。正邪相争，又称"真邪相薄"（《素问·气交变大论》）、"真邪相搏"（《灵枢·根结》），是说邪气侵害人体与正气搏结，若正气不能胜邪，则邪伤人而病起。如《灵枢·水胀》："寒气客于肠外，与卫气相搏，气不得营，因有所系，癖而内着，恶气乃起，瘜肉乃生。"反之，正盛邪退则不病。如《灵枢·百病始生》："风雨寒热，不

得虚，邪不能独伤人。"《素问·通评虚实论》："邪气盛则实，精气夺则虚。"则说明病证虚实与正邪交争盛衰变化相关。"邪气胜者，精气衰也，故病甚"（《素问·玉机真藏论》），强调邪胜正衰则病发且重。邪气侵害，损伤形质，导致机能失调。人体正气则奋起抗邪，抵御邪气入侵，驱逐邪气，修复邪气对人体的损伤。正邪之间的相互交争，决定了发病与否，同时还影响疾病证候的性质和轻重。正胜邪退则不发病：邪气侵袭人体，正气与邪气抗争，若正气充足，则能抗御外邪，又能将邪气驱逐于外。机体未受邪气的侵害，故不会出现临床病证，即不发病。即使有邪气侵入，若正气强盛，可在抗争中消减病邪的损害；或虽发病，但邪气难以深入，病较轻浅，预后良好。邪胜正负则发病：邪气侵袭，正虚抗邪无力，邪气得以乘虚入侵，导致机体阴阳气血失调，脏腑经络功能紊乱，可出现各种临床病证，就会发生疾病。正邪的强弱，还决定着发病的性质、部位和病情的轻重。一般地说，正盛邪实，正邪交争剧烈，多发为实证；正虚邪不太盛，正邪交争不甚，多发为虚证；感受阳邪，易发为实热证；感受阴邪，易发为实寒证或寒湿证；正盛邪轻者，病位多表浅，病多轻微；邪重正弱，病位常较深，病多重笃。中医学认为，发病取决于正邪交争的胜负，正邪斗争过程形成的盛衰变化，影响发病证候的性质及轻重。因此，通过增强正气，提高抗邪能力，预防疾病发生，成为中医学重要的养生原则。而正气充盛又能消减或降低邪气对人体的损害，有利于机体康复。

（张安玲）

zhèngqìcúnnèi, xiébùkěgān

正气存内，邪不可干（When there is sufficient healthy qi inside, pathogenic factors have no way to invade the body.）人体正气充盛，邪气难以侵害人体。见于《素问遗篇·刺法论》。《灵枢·百病始生》："风雨寒热不得虚，邪不能独伤人。卒然逢疾风暴雨而不病者，盖无虚，故邪不能独伤人。"《素问·金匮真言论》："夫精者，身之本也，故藏于精者，春不病温。"以上论述均发挥了这一理论。体现了《黄帝内经》是以内因作为发病的依据。正气存内，邪不可干的基本原理：正气具有抗御病邪侵袭，及时祛除病邪而防止发病的作用。如人体卫气布达于肌表，起着保卫作用，抵抗外来的邪气，使之不能入侵人体。因此，卫气充盛则护卫肌表，外邪不易入侵；卫气虚弱，肌表不固，则易于感受外邪而发病。而体内脏腑气血和调，经脉畅达，可防止痰饮、瘀血等病理产物形成及内生邪气伤人致病。中医学强调正气不足是决定发病的内在根据。正虚则外邪乘虚侵袭，或致病理产物形成而导致机体发生疾病。因此，增强正气可提高机体抗邪能力，对养生防病具有重要意义。

（张安玲）

xié zhī suǒcòu, qíqìbìxū

邪之所凑，其气必虚（Only when the vital qi is deficient can pathogenic factors invade the body.）邪气乘正气之虚侵害人体而致病。出自《素问·评热病论》。《灵枢·百病始生》："此必因虚邪之风，与其身形，两虚相得，乃客其形。"说明外感病的发生原因：①有致病的虚邪，②正气亏虚，邪乘虚入则发病。强调

了正气强盛与否是发病的主导因素。"阴虚者，阳必凑之"（《素问·评热病论》），"邪之所在，皆为不足"（《灵枢·口问论》），进一步说明正虚是招致邪气侵袭致病的内因。邪之所凑，其气必虚的基本原理：邪气侵袭人体致病，是以正气虚弱为前提。当机体正气不足，卫外不固，就会招致外邪入侵；正气不足，适应和调节功能低下，易受外界情志刺激的影响而发为情志病；脏腑气血失和，机能失常，可致痰饮、瘀血等病理产物的形成及致病。邪之所凑，其气必虚，认为邪气是发病的重要条件，更重视正气不足在发病中的主导作用。凡正虚之处，就是邪袭之所。如阳虚易受寒邪，阴虚易感热邪。若疫疠之邪，具有剧烈的传染性，即使正气强盛，也难免被损伤，邪气则成为发病的关键。

（张安玲）

zhèngshèngxiéquè

正盛邪却（healthy qi expelling pathogen） 正气充盛，抵御邪气入侵，或驱邪外出。正盛邪退则不发病的认识，形成于《黄帝内经》。《灵枢·岁露论》："故月满则海水西盛，人血气积，肌肉充，皮肤致，毛发坚，腠理郄，烟垢着。当是之时，虽遇贼风，其入浅不深……逢年之盛，遇月之满，得时之和，虽有贼风邪气，不能危之也。"认为虽有贼风邪气侵袭，但逢人体气血旺盛之时，则难以造成损害。《灵枢·刺节真邪》："有所结，气归之。"是指正气有趋向病邪"留结"之处，与邪抗争、驱邪外出的作用。《素问·经脉别论》认为，堕坠、惊恐、渡水跌仆等发生时，"勇者气行则已，怯者则着而为病"。"勇者"性格刚强，体质强壮，机体有能力自我调整，气血恢复正常运行，不致形成病理性损害，故"气行则已"而不发病。外邪侵袭，人体正气与邪气抗争。若正气充足，能抗御外邪，则邪气难以入侵而不发病；或虽邪气已经进入，但正气盛，能及时抑制邪气的致病力，消除其对人体的损害，并能将邪气驱逐。机体不会出现临床症状和体征，即不发病。正盛邪却，强调了正气强盛是决定发病与否的主导因素。如肺卫气盛，腠理致密，六淫邪气难以入侵；脏腑精气充足，气血和调，对情志刺激能及时适应调节，可避免七情所伤致病。

（张安玲）

xiéshèngzhèngshuāi

邪盛正衰（pathogenic factors being excessive while vital qi weak） 邪气亢盛，损伤正气，导致疾病发生或趋向恶化。邪盛正衰是对发病和疾病转归的认识，《黄帝内经》已有记载。《灵枢·五色》："大气入于藏府者，不病而卒死。"《素问遗篇·刺法论》："五疫之至，皆相染易，无问大小，病状相似。"说明致病力强的邪气，成为发病的关键。若在病变发展过程中，邪气亢盛或正气虚弱，导致正不敌邪，病势会逐渐加重甚至死亡。如《素问·玉机真藏论》所谓"五实死，五虚死"。邪气亢盛，损伤正气，导致机体阴阳气血失调，脏腑经络功能紊乱，可出现各种临床症状和体征，就会发生疾病。若邪气亢盛，正气渐衰，无力抗邪，疾病加重，趋向恶化。如疠气伤人，正气难以抵御，所致疾病，病情凶险，预后较差；或素体虚弱之人，机体易受邪气侵袭而发病；邪气的侵害作用使机体正气损害日趋严重，则病情因而趋向恶化和加剧。邪盛正衰，一方面，说明邪气盛致病力强，戕害正气；或机体正气自虚，无力拒邪，而导致疾病发生。另一方面，发病之后，邪盛正衰又会影响疾病的转归。

（张安玲）

zhèngxūxiélián

正虚邪恋（asthenic healthy qi with pathogen lingering） 疾病过程中，正虚不复，邪气留结的病理变化。正虚邪恋的病机变化，在《黄帝内经》有所论述。如《灵枢·刺节真邪》："虚邪偏客于身半，其入深，内居荣卫，荣卫稍衰，则真气去，邪气独留，发为偏枯……虚邪之入于身也深，寒与热相搏，久留而内着，寒胜其热，则骨疼肉枯。"说明邪气久留，正气日损，发为偏枯，经久难愈。《素问·热论》："热病已愈，时有所遗者，何也？岐伯曰：诸遗者，热甚而强食之，故有所遗也。若此者，皆病已衰，而热有所藏，因其谷气相薄，两热相合，故有所遗也……病热少愈，食肉则复，多食则遗。"则提示热病伤正，余邪未尽，正虚邪恋，复因饮食不当使病情反复。正虚邪恋的形成，是因疾病过程中，邪盛而正气大伤，难以驱邪外出；或疾病后期，正虚而余邪未尽；或邪气深伏伤正，正气难以祛尽病邪，使疾病处于缠绵难愈的病理阶段。多见于疾病后期，是疾病由急性转为慢性，或慢性病经久不愈，或遗留某些后遗症的主要原因。正虚邪恋，是疾病过程中正邪斗争处于相持的状态，仍然存在正邪的消长盛衰变化。若正气渐复，正胜邪退则病愈；若正气亏虚，日渐加重，难以胜邪，以致邪气留恋不去，或日益深重，病情每每加重；若邪气深伏，又会因外邪、七情过激、饮食不节等各种因素诱发，则使病情加重或引发新的疾病。可见正虚邪恋病理状态，受诸种因素影响，可发生向愈或恶化的转归。

（张安玲）

cùfā

卒发（sudden onset）

感受病邪后随即发病。《黄帝内经》论述了不同发病类型。如《素问·热论》："人之伤于寒也，则为病热"即是随感即发。《素问·玉机真藏论》提出有"卒发"者，即邪甚感之即发病且重。《素问·至真要大论》："风气大来，木之胜也，土湿受邪，脾病生焉，所谓感邪而生病也。"《素问·举痛论》："寒气入经而稽迟，泣而不行，客于脉外则血少，客于脉中则气不通，故卒然而痛。"指出新感外邪发病。《素问·生气通天论》："大怒则形气绝而血菀于上，使人薄厥。"表明剧烈的情绪变化，可致气机逆乱，气血失调，脏腑功能障碍而顷刻发病。邪气侵犯，机体正气与邪气相争激烈，机能失调，随即出现临床症状。多见于情志剧变，暴饮暴食或食入不洁，新感外邪较盛，疠气、外伤等所致的病变。这类病变多表现为突发，没有明显的潜伏期或先兆期等。如大怒可致气血逆乱，甚则猝然昏厥而发病；外感风寒、风热，且邪气较盛时，大多感邪后即发。

（张安玲）

xúfā

徐发（chronic onset）

感邪后缓慢发病的形式。又称缓发。徐发，是《黄帝内经》所论发病形式之一，涉及外感、内伤多种疾病。如《素问·痿论》："有渐于湿，以水为事，若有所留，痹而不仁，发为肉痿。"是湿邪浸渍，阻碍气机，困阻脾阳，肌肉失养，终成肉痿。《素问·奇病论》："肥美之所发也，此人必数食甘美而多肥也。肥者令人内热，甘者令人中满，故其气上溢，转为消渴。"论述由于饮食偏嗜，日久导致脾瘅、消渴发病的过程。《素问·举痛论》："寒气客于小肠膜原之间、络血之中，血泣不得注于大经，血气稽留不得行，故宿昔而成积矣。"此言络血为寒邪凝滞，久则成积。《灵枢·水胀》："寒气客于肠外，与卫气相搏，气不得营，因有所系，癖而内着，恶气乃起，瘜肉乃生。其始生也大如鸡卵，稍以益大，至其成如怀子之状，久者离岁，按之则坚。"表明癥积的形成是一个缓慢的过程。徐发与病邪的种类、性质，以及体质特点等密切相关。徐发以内伤杂病为多，凡郁怒不解或思虑过度、饮食不节、房事过度、劳逸失度、嗜酒成癖、起居无常等，均可引起机体渐进性病理损伤、病理产物形成，日积月累，久而成病。某些外感疾病发病，如居处和工作环境潮湿，湿邪渐侵，因其性黏滞重浊，亦呈缓慢发病形式。老年人或体质虚弱者，正气不足，虽感外邪，亦多见徐发。

（张安玲）

fúfā

伏发（latent onset）

邪气潜伏体内，过时发病的形式。邪气伏而后发的形成，多是由于当时感邪较轻，或邪气藏匿机体某些部位，未引起明显的病理改变。一旦机体抗病能力下降，或遇新感，引动伏邪，即可发病。如冬季外感寒邪，即病者为伤寒；不即病者，寒邪藏于肌腠，伏于膜原，入留骨髓，至春则发为温病，即"伏气温病"。此外，内有气滞、血瘀、痰饮、食积、火郁等停留伏匿，亦可因各种诱因，如气候变化、情志刺激、饮食劳累等发病。伏邪发病时，病情一般较重且多变。伏邪发病的认识，形成于《黄帝内经》。如《素问·生气通天论》："春伤于风，邪气留连，乃为洞泄；夏伤于暑，秋为痎疟；秋伤于湿，上逆而咳，发为痿厥；冬伤于寒，春必温病。"描述了四时之气侵袭人体后，伏而未发，逾时而引发疾病的现象。《灵枢·贼风》："此皆尝有所伤于湿气，藏于血脉之中，分肉之间，久留而不去；若有所堕坠，恶血在内而不去……虽不遇贼风邪气，必有因加而发焉。""因加而发"，是邪气潜伏人体，恰逢诱因，则可发病。晋·王叔和《伤寒论·序例》："冬时严寒……中而即病者，名曰伤寒；不即病者，寒毒藏于肌肤，至春变为温病，至夏变为暑病，暑病者热极重于温也；是以辛苦之人，春夏多温热病，皆由冬触寒所致，非时行之气也。"首次明确提出了冬伤于寒，至春发为温病的病机，从而为伏气温病理论的形成奠定了基础。清·王燕昌《王氏医存》："伏匿诸病，六淫、诸郁、饮食、瘀血、结痰、积气、蓄水、诸虫皆有之。"很多致病因素，在致病前都可成为伏邪藏匿，待机而发。

（张安玲）

zhízhòng

直中（direct attack）

外邪直接入里伤及脏腑的发病形式。"直中"之说，肇始于宋·朱肱。首次提出"三阴中寒"，并认为"有初得病便见少阴证者，直攻少阴，亦不必先自太阳次传而至""直攻少阴""三阴中寒"等（《伤寒类证活人书·阴证》）。后逐渐被医家概括为"直中为寒"。

如明·陈长卿《伤寒五法》:"邪不由阳经而径入阴经,谓之直中,可温而已。凡言直中者,言邪不从阳经而入,为虚为寒。"清·陈修园提出"直中"也有热证。《伤寒论浅注·读法》:"有初病即见三阴寒证者,宜大温之;有初病即是三阴热证者,宜大凉、大下之。是寒热俱有直中,世谓直中皆为寒证者,非也。"朱文锋主编《中医诊断学》:"外邪直接入里,侵犯脏腑等部位,即所谓'直中'为病。"其"直中"包括的范围更广。外感邪气发病,一般首先袭表,形成表证,渐次向里深入。若外有邪气侵袭,内而正气虚,肌表不固,脏腑机能衰退,则邪气直中于里,病起即出现里证。如伤寒因脏腑阳虚,寒邪入里,称为"中寒"。伤及脾肾,则温运气化失职,表现为畏寒肢冷、腰脊冷痛、尿清便溏、水肿腹水等;若心肾阳虚,寒邪直中少阴,则可见恶寒倦卧、手足厥冷、下利清谷、精神萎靡、脉微细等。

(张安玲)

jìfā

继发(secondary onset) 在原发疾病的基础上,继发新病的一种发病形式。在《黄帝内经》已有描述。《素问·奇病论》:"有病口甘者,病名为何?何以得之?岐伯曰:此五气之溢也,名曰脾瘅。夫五味入口,藏于胃,脾为之行其精气,津液在脾,故令人口甘也,此肥美之所发也。此人必数食甘美而多肥也,肥者令人内热,甘者令人中满,故其气上溢,转为消渴。"指出由于过食肥甘厚味,化湿酿热,湿热困脾,以形成口甘、中满为其主要症状的脾瘅病,日久出现食多、饮多、尿多、消瘦等症状,则发展为

消渴病。继发作为发病类型之一,继发病要以原发病为前提,在原发疾病的基础上,继而发生新的疾病。新发疾病与原发疾病,在病机上密切相关。如热病后期,津液和阴气大量亏损,出现筋挛肉瞤、手足蠕动等动风症状,即阴虚生风;小儿慢性腹泻继发疳积等,都属继发形式。

(张安玲)

fùfā

复发(relapse) 疾病初愈或缓解阶段,再度发作或反复发作的一种发病形式。又称再发、复病。复发,是《黄帝内经》论发病的类型之一。《素问·疟论》阐释疟疾反复发作机理时,指出"卫气集则复病也"。《素问·热论》:"病热少愈,食肉则复,多食则遗,此其禁也。"指出外感热病复发的原因,即"食复"。《素问·痹论》认为,痹证反复发作或加重,是因"各以其时重感于风寒湿之气也"。在疾病初愈或疾病的缓解阶段,因余邪未尽,正气未复,抗邪能力较弱,稍有不慎,就会出现旧病复发。复发的诱因有多种,如体虚反复感受外邪,而致感冒反复发作,缠绵不愈。或疾病初愈之际,饮食失宜而致疾病复发者,称为"食复",又称"食劳复"。因劳力、劳心或房劳过度而致疾病复发者,称为"劳复"。情志过激或失调是多种疾病复发的诱因,如失眠、胃脘痛等常因情志不遂而发作。疾病初愈,补虚药物运用不当,亦可致疾病复发。复病,不仅原有旧疾存在,又在诱因的作用下,机体再一次受到病理性损害。因此,复发次数越多,病理损害越复杂、越广泛,病情越严重,而且容易留下后遗症。

(张安玲)

hébìng

合病(simultaneous onset of diseases) 两经或两个部位以上同时受邪发病的发病形式。合病之名,首见于《伤寒杂病论》。《伤寒论·辨太阳病脉证并治》:"太阳与阳明合病者,必自下利,葛根汤主之。""合病"是《伤寒论》六经病传变的特殊形式,包括太阳阳明合病、太阳少阳合病、阳明少阳合病和三阳合病四种。明·张介宾《景岳全书·伤寒典》:"合病者,乃两经三经同病也。如初起发热、恶寒、头痛者,此太阳之证,而更兼不眠,即太阳阳明合病也;若兼呕恶,即太阳少阳合病也。若发热不眠呕恶者,即阳明少阳合病也。若三者俱全,便是三阳合病。"清·吴谦《医宗金鉴·订正仲景全书伤寒注》:"伤寒有六经之证,有六经之脉,证脉并然不杂,则可直指为某经之病。若二经、三经,阴阳混淆,不可以一经名者……则名曰合病。"指出外感病邪气侵犯多个经脉或部位,同时发病的形式。合病多见于感邪较盛,而正气相对不足,邪气可同时侵犯两经或两个部位以上,各经(部)症状同时并见。如伤寒太阳与阳明合病,既有太阳病恶寒发热的症状,又见阳明病之症。而温热病邪热炽盛,可致卫气同病,或气血两燔,也属合病的范畴。

(张安玲)

bìngbìng

并病(following onset of diseases) 一经受邪病证未解,又传于另一经,出现另一经的证候。并病之名首见于《伤寒杂病论》。《伤寒论·辨太阳病脉证并治》:"太阳与少阳并病,头项强痛,或眩冒,时如结胸,心下痞鞕。""并病",是《伤寒论》论述两经

先后受病的六经病传变的特殊形式，包括二阳并病，三阳并病，太阳与少阳并病等。明·张介宾《景岳全书·伤寒典》："并病者，如太阳先病不解，又并入阳明、少阳之类也。"清·吴谦《伤寒心法要诀》："二经、三经同病，而后归并一经自病者，谓之并病。"明确并病的特点是两经病先后形成，症状相继出现。并病是疾病过程中，邪正交争激烈，邪盛正伤，或失治误治等因素的影响，病邪传变，使病变部位发生了传移，一病未愈，又出现另一病，两种病症状并见，体现两经病变有先后次第的发病形式。临床表现为两经（部位）症状相继出现，又具有两者相关的症状。如伤寒之太阳与少阳并病，太阳病之头项强痛仍在，又出现少阳病眩冒症，以及结胸和心下痞硬等。

（张安玲）

liǎnggǎn

两感（external and internal meridians suffer from pathogenic diseases simultaneously）

表里两经同时受邪发病。"两感"的概念，首见于《黄帝内经》。《素问·热论》："今夫热病者，皆伤寒之类也……人之伤于寒也，则为病热，热虽甚不死。其两感于寒而病者，必不免于死。"指出两感是热病发病的类型之一。其证候及传变规律是："两感于寒者，病一日，则巨阳与少阴俱病，则头痛口干而烦满。二日，则阳明与太阴俱病，则腹满身热，不欲食，谵言。三日，则少阳与厥阴俱病，则耳聋囊缩而厥，水浆不入，不知人，六日死。"（《素问·热论》）《黄帝内经》有关外感热病发病及传变规律的认识，对外感病辨证论治具有重要的理

论和实践意义。两感多因于邪气盛而正气虚于内，导致具有表里关系的阴阳两经同病，病邪内传，伤及脏腑气血，邪盛正衰；病证起病急、发展快、病情重，是外感热病中较为严重的病证，预后较差。表里两经同时受邪发病，包括：太阳与少阴两感，阳明与太阴两感，少阳与厥阴两感。传变规律是：首先是太阳与少阴俱病，其次是阳明与太阴俱病，最后是少阳与厥阴俱病。

（张安玲）

bìngjī

病机（pathogenesis）

疾病发生、发展、变化的机理。是疾病的本质，为辨证的基础和论治的依据。中医辨证的核心，即在于辨病机；"治病求本"的精神实质，在于审机论治。

历史沿革 《黄帝内经》最早提出"病机"概念。《素问·至真要大论》："审察病机，无失气宜""谨守病机，各司其属"，均强调病机为临床诊疗的关键。《素问·至真要大论》还将临床各种常见症状，分别归属肝、心、脾、肺、肾五脏，及风、寒、湿、热、火"五气"。提出"诸风掉眩，皆属于肝；诸寒收引，皆属于肾；诸气膹郁，皆属于肺……诸逆冲上，皆属于火；诸暴强直，皆属于风"等论断，后世统称为"病机十九条"。《黄帝内经》还阐述阴阳、寒热、虚实、气血等病机，为病机理论的确立奠定了基础。《素问·阴阳应象大论》："阴胜则阳病。阳胜则阴病。阳胜则热。阴胜则寒。"《素问·调经论》："阳虚则外寒，阴虚则内热；阳盛则外热，阴盛则内寒。"开创了以阴阳盛衰分析寒热病机之先河。《素问·通评虚实论》："邪气盛则实，精气夺则虚。"成为后

世虚实病机之总纲。《素问·调经论》："血气不和，百病乃变化而生。"为后世气血病机的形成提供了启示。

《伤寒杂病论》以六经病机解释外感伤寒发生、发展变化规律，并倡用表里来区分病位。如提出"脉浮者，病在表，可发汗，宜麻黄汤""少阴病，脉沉细数，病为在里，不可发汗"等。对阴阳、寒热、脏腑等病机亦有发挥。如提出"亡阳""戴阳"等概念，涉及表寒里热、上寒下热、上热下寒等复杂病机。在疾病传变方面，提出"循经传""越经传""直中"等病机概念。在实践中对中医病机理论有很大发展。《诸病源候论》为最早的病因病机学专著，该书对各科病证的病因、病机及证候表现加以详述。唐·王冰阐发了阴阳互损病机，提出："无阴则阳无以生，无阳则阴无以化"。金元时期，病机理论得到进一步发展。金·刘完素补充了火热病机，提出"六气皆从火化""五志过极皆为热甚"。金·李杲提出"阴火"概念，认为"火与元气不两立"。元·朱震亨倡"阳常有余，阴常不足"说，发挥了阴虚相火理论。明·张介宾阐发了阴阳、寒热病机。《类经·疾病类》："水火得其正，则为精为气；水火失其和，则为热为寒。"他还提出"阳非有余，阴本不足"的人体阴阳观。明·薛己提出"命门火衰不能生土"的有关脾肾关系的病机。明·吴有性对温疫的病机传变有所创见，如提出温疫之"九传"。"九传"归纳起来，可总结为出表、入里和表里分传三类。至清代，温病学派阐发了温热病和湿热病的病机。《外感温热篇》提出温病卫气营血病机及其传变规律。《温病条辨》探讨了

温病三焦病机及传变规律。《湿热病篇》论述了湿热的病机变化等，使外感病病机的理论臻于完备。清·王清任还丰富了血瘀病机和气血关系病机。清·唐宗海从阴阳水火气血角度阐发了出血病机。均促进和发展了气血病机理论。

基本内容 "病机"之名出自《黄帝内经》。《素问·至真要大论》："审察病机，无失气宜""谨守病机，各司其属。"对病机的"机"，后世多解释为"机要""机括""机变"等，皆强调病机乃疾病的关键。机体在疾病过程中，在病因作用下，可发生一系列形态、机能、代谢等方面的病理变化。这些变化影响着疾病的性质和部位，决定了疾病的临床表现，关系到疾病的预后与发展转归。因此，病机是疾病发生、发展、变化的内在根据，是病变的基础和关键。自《黄帝内经》首倡"病机"理论，后世在实践中不断发展，使其内容更加充实和系统化。中医病机理论涉及疾病发生的机理、病变机理和疾病传变机理等。

疾病发生的机理 中医学认为，疾病的发生涉及邪正两方面。邪气是侵袭人体，扰乱人体机能，促使发病的因素；正气是对抗邪气，调动或恢复人体正常机能，消除病理损害，防止疾病发生、发展的因素。二者彼此对抗，其斗争的胜与负，决定了疾病发生与否。若正气强盛，正能胜邪则不发病；若正气不足，邪胜正负则发病。

病变机理 当疾病发生后，受正气强弱、邪气性质、疾病种类、病程长短、治疗手段等因素影响，疾病的病机非常复杂，涉及阴阳、虚实、气血、脏腑、经络等诸多方面。对同一病证，从不同角度分析病机，则病机的侧重点有所不同。如心火旺一证，若从阴阳分析病机，则属"阳盛则热"；若从虚实分析病机，则属"邪气亢盛，正气未衰"；若从脏腑分析病机，则属"心火亢盛"；若从病位、病性分析病机，则属"里热"。此外，心火旺之失眠、口舌生疮、小便短赤等症状，亦有相应的病机解释。

中医病变机理的内容相当丰富，涉及邪正盛衰、阴阳失调、气血津液失调、脏腑病机、经络病机、六经病机、三焦病机、卫气营血病机、疾病病机、证候病机、症状病机等。这些病机，从不同侧面反映了病变的本质。上述病机可根据适用范围，分为六个层次。①基本病机：包括邪正盛衰、阴阳失调、气血津液失调，是各种疾病最基本的病理反应。②系统病机：包括脏腑病机和经络病机，是从脏腑、经络等某一系统研究疾病发生、发展变化规律的病机。③类病病机：包括六经病机、卫气营血病机和三焦病机，是研究外感病发生、发展规律的病机。④疾病病机：研究某一病证发生、发展变化规律的病机，如中风的病机、感冒的病机等。⑤证候病机：研究某一具体证候发生、发展变化规律的病机，如肝气郁结证的病机、脾胃湿热证的病机等。⑥症状病机：某一具体症状的发生机理，如发热的病机、咳嗽的病机等。

邪正盛衰，是疾病过程中邪气、正气之间力量对比所形成的消长盛衰变化，为虚实的基本病机。《素问·通评虚实论》："邪气盛则实，精气夺则虚。"邪气、正气的盛衰变化，不仅关系到疾病虚实性质，而且决定着疾病的发展及预后转归。阴阳失调，是机体在致病因素作用下，阴阳失去协调平衡，致使阴阳对立制约、互根互用等关系被破坏所引起的病理变化，为寒热的基本病机。包括阴阳偏盛、偏衰、互损、格拒、亡失和转化。气血津液失调，是气血津液不足，推动、濡养、滋润等功能低下；或气血运行失调，津液输布代谢障碍，以及气血津液之间关系失调，所引起的病理变化。包括气的失调、血的失调、津液的失调，以及气血津液关系的失调。

脏腑病机，是脏腑生理功能失调的内在机理。表现在脏腑功能的太过与不及、脏腑精气血阴阳的失调，以及脏腑关系的失调等。经络病机，是经络气血失调的内在机理，包括经络气血偏盛偏衰、经络气血逆乱、经络气血阻滞、经络气血衰竭等病理变化。六经病机，是研究风寒侵袭人体所引起的病理变化及发展变化规律的病机；卫气营血病机和三焦病机，是研究温热病、湿热病发生发展规律的病机。六经病机、卫气营血病机、三焦病机，均为外感病病机。内伤病病机，除脏腑病机、经络病机外，还涉及"内生五邪"病机。所谓"内生五邪"，是指人体由于阴阳、气血、脏腑失调，所引起的类似外感"六淫"的五种内在的病理变化，包括内风、内寒、内燥、内火、内湿等。疾病病机、证候病机、症状病机，均是较为具体的，针对某一病证、某一证候，或某一症状的病机。如感冒的病机，为风邪袭表，卫表不和。风寒感冒的病机，为风寒袭表，卫阳被遏，营阴郁滞。感冒恶寒症状的病机，为卫阳被遏，肌肤失于温养；发热症状的病机，为卫阳被遏，郁而化热。

除上述病机外，《素问·至真要大论》还提出"病机十九条"。在十九条病机中，既涉及五脏病机，如"诸风掉眩，皆属于肝；诸寒收引，皆属于肾；诸湿肿满，皆属于脾"等。又涉及六气病机，如"诸逆冲上，皆属于火；诸暴强直，皆属于风"等。此外，还有上下病证的病机，"诸痿喘呕，皆属于上；诸厥固泄，皆属于下"。

疾病传变的机理 在疾病过程中，由于患者体质、治疗、个人调摄等因素影响，疾病会沿着某些方向传移和变化。疾病传变的机理，涉及"表里出入""寒热转化""虚实转化"等。表里出入，为病位表里的变化。病在表者较为轻浅，病在里者较为深重。疾病由表入里，提示病位由浅入深，病势由轻到重。由里出表，提示病位由深而浅，病势由重到轻，为向愈的转机。寒热转化，为疾病性质的转化，和机体阴阳状态有关。由寒转热，即病理属性由阴转阳，其发生多与素体阴虚阳盛、失治、误治等有关。由热转寒，为病理属性由阳转阴，多与正虚邪盛有关。虚实转化，为疾病邪正关系的变化。由虚转实，多因正虚感邪或正虚生邪。由实转虚，多因邪气耗损或治疗、调摄不当损伤正气。

作用与意义 机体对于不同致病因素引起的病理反应不同，对于把握疾病或病证的本质和发展变化规律，并有效地指导临床辨证论治，具有重要的现实意义。

（陈慧娟）

yīnyáng shītiáo

阴阳失调（yin-yang disharmony）

机体阴阳失去协调平衡所导致的病理变化的总称。包括阴阳偏盛、阴阳偏衰、阴阳互损、阴阳格拒、阴阳转化和阴阳亡失等。

历史沿革 早在《黄帝内经》中，已用阴阳来解释病机。如《素问·阴阳应象大论》："阴胜则阳病，阳胜则阴病，阳胜则热，阴胜则寒。"《素问·调经论》："阳虚则外寒，阴虚则内热；阳盛则外热，阴盛则内寒。"明确指出寒热病机是阴阳的偏盛和偏衰。此外，《内经》还提出"阴阳不和""阴阳不调"等病机术语，为"阴阳失调"病机的确立奠定了基础。对阴阳失调的治疗，《黄帝内经》中，提出"谨察阴阳所在而调之，以平为期"的指导思想，以及"寒者热之，热者寒之""诸寒之而热者取之阴，诸热之而寒者取之阳"等治则治法。东汉·张仲景对阴阳病机有所发挥，提出了"阴虚""亡阳""阴阳俱虚竭""厥阳""阴阳气不相顺接"等。如《伤寒论·辨太阳病脉证并治》："阳盛则欲衄，阴虚小便难。阴阳俱虚竭，身体则枯燥，但头汗出，剂颈而还。"《伤寒论·辨厥阴病脉证并治》："凡厥者，阴阳气不相顺接，便为厥。"唐·王冰阐发阴阳互损的病机，指出"阳气根于阴，阴气根于阳，无阴则阳无以生，无阳则阴无以化"（《重广补注黄帝内经素问·四气调神大论》）。元·朱震亨倡"阳有余阴不足"论。明·张介宾强调命门真阴、真阳是人体阴阳之本，阴虚、阳虚的根本在于命门真阴真阳的不足。清·徐大椿阐发亡阴、亡阳的病机。历代医家通过临床实践不断总结，充实和发展了阴阳失调的病机。

基本内容 中医学认为，人体精、气、血、津液和脏腑、经络等组织器官及其生理功能，可根据其属性大体区分为阴、阳两类。阴阳既相对立制约，又彼此互根互用，由制约促成消长，在消长中维持动态的相对平衡，阴阳互根又内寓转化之机。当人体阴阳协调平衡时，机体的产热过程、代谢活动、各种生理机能均保持正常均衡的状态，既无偏亢，也无不足，此时的人体即健康无病。《素问·生气通天论》："阴平阳秘，精神乃治。"《素问·调经论》："阴阳匀平，以充其形，九候若一，命曰平人。"若各种原因打破阴阳之间的协调平衡关系，即可形成阴阳或偏盛，或偏衰，或互损，或格拒，或亡失，或转化等阴阳失调的病理变化。在这些病理变化中，最基本的当属阴阳偏盛和偏衰，其他类型均可隶属于这两种。阴阳偏盛，是阴阳某一方过于亢盛，以致人体出现实性寒热的病理变化；阴阳偏衰，是阴阳某一方不足，以致制约不及造成虚热、虚寒内生的病理变化。在阴阳偏盛、偏衰的基础上，病变还可出现"阴胜则阳病""阳胜则阴病""阴虚则阳亢""阴虚火旺"等病理机转。阴阳互损和亡失，均隶属阴阳偏衰之范畴，是基于阴阳互根互用发生的阴阳在病理上的相互损及。前者是人体阴液或阳气不足，病变累及另一方，最终导致阴阳两虚的病理变化；后者是在阴阳偏衰基础上，人体阴液或阳气突然、大量丢失，以致功能极度衰竭，甚至发展到阴阳离决的危急的病理变化。阴阳格拒，为阴阳某一方偏盛或偏衰，以至双方力量过于悬殊，盛者将另一方格拒于外，所形成的寒热真假的病理变化。阴阳转化为病证阴阳属性间的转化，即病证由阳转阴或由阴转阳。

作用和意义 "阴平阳秘"，提示机体健康无病，故"阴阳失调"成为解释人体各种病理变化的基本病机。一般而言，阴阳失调主要用来解释病证的寒热变化。但由于阴阳具有高度抽象性及概括性，故也可用阴阳失调来概括脏腑、经络、气血、营卫等相互关系的失调，以及表里出入、气机升降失常等病理变化。可见，阴阳失调是对人体一切病机的高度概括。对阴阳失调引起的病理变化，治疗中应"谨察阴阳所在而调之，以平为期"。或治寒以热，或治热以寒，或扶阳抑阴，或滋阴抑阳，旨在纠正阴阳之偏颇，使其恢复协调平衡状态。

（陈慧娟）

yīnyáng piānshèng

阴阳偏盛 （excess of either yin or yang）

机体阴或阳某一方过于亢盛所引起的病理变化。包括阳偏盛和阴偏盛。以"阴阳偏盛"诠释病机，始见于《黄帝内经》。《素问·阴阳应象大论》："阴胜则阳病。阳胜则阴病。阳胜则热。阴胜则寒"。其中"阳胜则热，阴胜则寒"，点出阴阳偏盛的寒热属性；"阳胜则阴病，阴胜则阳病"，揭示了阴阳偏盛的病理机转及演变趋势。《素问·生气通天论》："阴不胜其阳，则脉流薄疾，并乃狂；阳不胜其阴，则五藏气争，九窍不通。"由于阴阳对立制约，一方的偏盛必然引起另一方不足，出现"阴胜则阳病""阳胜则阴病"的病理机转。对此，《黄帝内经》称之为"阴阳更胜之变"。《素问·阴阳应象大论》："阳胜则身热，腠理闭，喘粗为之俯仰，汗不出而热，齿干以烦冤，腹满死，能冬不能夏。阴胜则身寒汗出，身常清，数栗而寒，寒则厥，厥则腹满死。能夏不能冬。此阴阳更胜之变，病之形能也。"《类经·阴阳类》："更胜，迭为胜负

也，即阴胜阳病、阳胜阴病之义。"《圣济总录·治法》："阴阳不可偏胜，有偏胜斯有不足。"对阴阳偏盛，《黄帝内经》提出"寒者热之，热者寒之"的治疗原则。阴阳偏盛属"邪气盛则实"的实性病机范畴。若各种原因致阴或阳某一方过于亢盛，则可破坏阴阳的协调平衡，引起"阳盛则热""阴盛则寒"的病理变化。一般而言，阴阳偏盛多为感邪引发。外感六淫或疠气，内伤饮食、七情等。凡阳邪侵犯人体均可致人体阳偏盛，从而表现出实热的病机特点；凡阴邪侵犯人体均可致阴偏盛，而表现出实寒的病机特点。由于阴阳对立制约，一方亢盛对另一方克制太过，日久必造成另一方不足，可进一步发展为"阴胜则阳病""阳胜则阴病"的虚实错杂病理状态。应该看到，"阳盛则热""阴盛则寒"，尚属"邪气亢盛而正气未衰"的单纯实证；"阳胜则阴病""阴胜则阳病"，则为邪实、正虚兼有的虚实夹杂证。阴阳偏盛，为阴阳失调病机中一类最基本的病机变化，中医学常以之解释实寒、实热的病机。治疗中亦根据阴阳偏盛之不同，采取"损其偏盛"原则。具体来讲，阳偏盛引起的实热证，宜"热者寒之"；阴偏盛所致实寒证，宜"寒者热之"。如果病变发展到实热伤阴、实寒伤阳的虚实错杂状态，则应兼顾清热与养阴、散寒与温阳，并处理好二者的主次关系。

（陈慧娟）

yángshèng zé rè

阳胜则热 （heat manifestation due to yang excess）

机体阳偏盛引起的实热性的病理变化。又称阳盛则热。在疾病过程中，由于各种内外因作用，促使人体阴

阳中属于阳的一方面过于亢盛，表现出实热性的病理变化。阳偏盛的成因，多由于外感温热阳邪，或感受阴邪从阳化热，或情志过极化火，或气滞、血瘀、痰浊等郁久化热。由于阳具有热、动、燥的特点，故机体阳偏盛可出现一系列热象及燥、动之象，如发热、心烦、口渴、便干、舌红苔黄、脉数等。其病变属于"邪气盛则实"的范畴，病变性质为实热。单纯实热虽由于"阳长而阴消"，必伴有津液不足之象，但此时的阴不足为相对不足，矛盾的主要方面在于阳盛，故实热证的病机特点为阳盛而阴未虚。随着病变的发展，若实热日久造成阴的绝对损伤，引起阴的绝对亏虚，则病变性质发展为阳胜则阴病的虚实错杂证。

（陈慧娟）

yīnshèng zé hán

阴胜则寒 （cold manifestation due to yin excess）

机体阴偏盛引起的实寒性的病理变化。又称阴盛则寒。正常人体阴阳相对平衡，维持着机体寒与热、兴奋与抑制等各项机能的相对均衡。若由于外感寒邪，或过食生冷，致人体阴阳中属于阴的一方过于亢盛，即可引起阴寒性的病理变化。其病变性质属"邪气盛则实"的实寒证。由于阴具有寒、静、湿的特点，故阴偏盛可引起一派寒象及静、湿之象，如形寒、肢冷、喜温、蜷卧、口不渴、水肿、痰液清冷等。由于阴阳对立制约促成的消长，实寒证虽有阳气耗伤，但病变早期，阳气耗伤尚不明显，故矛盾的主要方面仍是阴盛，其病机特点为阴盛而阳未虚。随着病变发展，对阳气的耗伤越来越明显，可进而发展为阴胜则阳病的虚实错杂状态，甚至由实寒转

为虚寒。

（陈慧娟）

阳胜则阴病 yángshèng zé yīnbìng （yang excess with deficiency of yin）

机体阳偏盛耗损阴液以致实热、阴虚并存的病理状态。属阳胜则热的进一步发展，为阳热亢盛，耗伤人体阴液所致。人体阴阳相互对立制约，维持着相对平衡。若由于外感温热，或五志化火、过食辛辣，或气滞、血瘀等病理产物郁而化热，则可致机体阳偏盛而形成实热证。由于阳盛对阴克制太过，可在阳盛基础上造成阴损。在疾病初起阶段，阴损尚停留在阴的相对不足，此时阴液亏虚尚不明显，阳盛而阴未虚为主要病机特点。但随着病变发展，阳热进一步耗损阴液，引起阴液绝对不足，此时病变性质，则由"阳胜则热"的单纯实热，转为"阳胜则阴病"的虚实错杂状态。"阳胜则阴病"虽实热和阴虚并存，但早期阶段仍以实热为病机重点。随着实热不断耗损阴液，阴虚亦可逐渐占据主导地位，甚至病变性质进一步由实热演变为虚热。

（陈慧娟）

阴胜则阳病 yīnshèng zé yángbìng （yin excess with deficiency of yang）

机体阴偏盛耗伤阳气以致实寒、阳虚并存的病理状态。人体阴阳互为制约，一方亢盛必引致另一方不足。在实寒证过程中，阴偏盛造成对阳制约太过，在阴盛的基础上往往伴有阳气不足。在疾病早期，阳气损伤尚属轻微，并未出现明显虚损，故病变性质主要是邪气盛实的实寒证，其病机特点为阴盛而阳未衰。随着病变进一步发展，阴寒不断耗伤阳气，使阳气出现明显亏虚，病变性质即由"阴胜则寒"的实寒，转为"阴胜则阳病"的虚实错杂状态。阴胜则阳病多见于实寒证中后期，为"阴盛则寒"的主要病理机转，此时实寒和阳虚并存，但以实寒为主要矛盾。若阴寒进一步耗伤阳气，阳虚亦可成为病变的重点。在邪气不盛的情形下，病变性质甚至可由实寒转变为虚寒。

（陈慧娟）

阴阳偏衰 yīnyáng piānshuāi （deficiency of either yin or yang）

机体阴或阳亏虚所引起的病理变化。包括阴偏衰和阳偏衰。

历史沿革 以阴阳偏衰解释病机，始于《黄帝内经》。如《素问·疟论》："阴虚而阳盛，阳盛则热矣……阳虚则寒矣。"《素问·调经论》："阳虚则外寒，阴虚则内热。"后世在此基础上确立了阴虚则热、阳虚则寒之虚性寒热病机。《景岳全书·传忠录》："阳虚者，火虚也，为神气不足，为眼黑头眩，或多寒而畏寒""阴虚者，水亏也，为亡血失血，为戴阳，为骨蒸劳热"。《医学随笔·证治类》："阴虚者，如房事过度，或用心过度，阴气消耗，发为骨蒸，骨髓如空，小便赤涩，此阴虚而阳气因以陷之也……阳虚者，如劳力过度，汗出过多，一经宁息，时时洒淅恶寒，内发烦渴，四肢困倦，筋骨酸，此阳虚不能行表，而内缩于阴也。"由于阴阳彼此制约，一方不足必然导致另一方相对亢盛，故阴阳偏衰的病机，转为阳虚则阴盛、阴虚阳亢、阴虚火旺等。《医述·杂证汇参》："虚而感寒，则损其阳，阳虚则阴盛……虚而感热，则损其阴，阴虚则阳盛。"《医贯·先天要论》："水足以制火。虚则火无所制。而热证生矣。名之曰阴

虚火动。"对阴阳偏衰引起的虚热和虚寒，《素问·至真要大论》有"诸寒之而热者取之阴，诸热之而寒者取之阳"的治疗法则。唐·王冰阐发为"壮水之主，以制阳光""益火之源，以消阴翳"，为后世论治虚热、虚寒确立了准绳。阴阳偏衰，属"精气夺则虚"的虚性病机范畴。

基本内容 由于某些原因，致阴或阳某一方物质不足或功能减退，即可形成阴偏衰或阳偏衰的病理变化。由于阴阳偏衰造成对另一方制约不及，必然在阴虚或阳虚基础上，导致另一方相对亢盛，形成阴虚则热、阳虚则寒、阴虚则阳亢、阳虚则阴盛等病理变化。和阴阳偏盛引起的实性寒热不同，阴阳偏衰引起的为虚性寒热变化，即虚寒和虚热。对两类寒热，可从病程长短、临床表现等多方面加以鉴别。除热象和寒象外，阴阳偏衰由于阴液亏损、滋润濡养不足，及阳气亏虚、鼓动气化无力，还可表现出相应的虚象。造成阴阳偏衰的原因，既有先天禀赋不足，又有后天失养或疾病影响。阴阳偏衰，为阴阳失调病机中一类最基本的病机变化。其所引起的虚热和虚寒为临床所常见。对虚热证和虚寒证，应根据阴阳偏衰之病机，采取补其不足的原则治疗。具体而言，阳偏衰宜扶阳抑阴，阴偏衰宜滋阴抑阳。对"阳虚则阴盛""阴虚则阳亢""阴虚火旺"等，还需在温阳或滋阴基础上，配合温化水饮、潜阳、清热等治法。

（陈慧娟）

阴虚则热 yīnxū zé rè （heat manifestation due to yin deficiency）

机体阴液亏损，不能制约阳热，以致虚热

内生的病理状态。阴虚，即阴偏衰。人体阴液具有滋润、濡养、宁静、制约阳热等功能。若阴液不足，阴不制阳，阳相对亢盛，可造成产热过多，机能虚性亢奋，形成虚热的病理变化。阴偏衰的形成，多由于素体阴虚，或调摄失当，饮水过少、过食辛辣、熬夜、五志化火伤阴、房劳耗伤等，皆可致阴液亏损。此外，久病亦为造成阴损的重要因素。阴偏衰除见到畏热喜凉、手足心热、自觉身热、汗出、舌红少苔、脉细数等热象外，还可由于阴液失于滋润、濡养、宁静，而表现出一系列内燥或心神不宁的征象。如肤干、咽干口燥、便秘、虚烦不寐、多梦等。阴虚病变，五脏皆有，但一般以肺、肝、肾三脏阴虚为主，临床上肺肾阴虚或肝肾阴虚最为多见。由于肾阴为全身阴液之本，故肾阴不足在阴虚病机中占有重要地位。阴虚则热和阳胜则热，有所不同。从病机和证候看，前者为阳相对亢盛所致，故属虚热；后者为阳绝对亢盛所致，故属实热。就临床表现和发病而言，前者虚象、热象兼有，病势较缓，病程较长；后者仅有热象，虚象不显，且病势较急，病程较短。对虚热和实热，可从发病、病程及症状、舌脉等方面加以鉴别。阴虚则热，为虚热的基本病机。其治疗根据"补其不足"原则，可采用滋阴抑阳治法。由于肾为人体阴液之本，"五脏之阴液，非此不能滋"，故唐·王冰主张"壮水之主，以制阳光"。即通过滋肾阴的方法，治疗阴虚内热病证。对阴虚阳亢及阴虚火旺，还应在滋阴基础上，配合潜阳、清热泻火等药物。

(陈慧娟)

阳虚则寒 (cold manifestation due to yang deficiency)

yángxū zé hán

机体阳气虚损，温煦功能减退，以致虚寒内生的病理状态。阳虚，即阳偏衰。在疾病过程中，若阳气虚损，温煦、推动、气化等功能减退，此时可出现病变性质为阳偏衰，阳不制阴，阴相对亢盛所致的虚寒证。阳偏衰的形成，多由素体阳虚，或过食寒凉，或疾病耗损所致。其病变表现除畏寒肢冷、喜温等寒象外，尚有阳虚推动无力所致虚象。如精神萎靡、大便溏薄、脉沉细等。此外，阳虚气化失司，影响水液代谢，常在阳虚基础上滋生痰饮水湿，引起水肿、寒饮等。此时，病变性质进一步发展为虚实错杂。阳虚五脏皆有，一般以脾肾阳虚为主，尤以肾阳虚为多见。阳虚则寒和阴胜则寒，在病机、性质、发病和临床表现上均有很大差别。前者为阴的相对亢盛，故性质属虚寒；后者为阴的绝对亢盛，故性质属实寒。前者不仅有寒象，而且有虚象；后者则以寒象为主，虚象不显。前者病势较缓，无明显受寒诱因；后者病势较急，发病前多有受寒史。阳虚则寒，为虚寒的基本病机。对虚寒病证，可根据"补其不足"原则，采用扶阳抑阴治法。由于肾为人体阳气之本，"五脏之阳气，非此不能发"，故唐·王冰主张"益火之源，以消阴翳"。即通过温肾阳的方法，治疗阳虚阴盛病证。

(陈慧娟)

阴虚阳亢 (yin deficiency with yang hyperactivity)

yīnxū yángkàng

阴虚，阴不敛阳，致阳相对亢盛而浮越于上的病理变化。对阳气亢盛于上的病理变化，早在《黄帝内经》已有记载。《素问·生气通天论》："阳气者，烦劳则张，精绝，辟积于夏，使人煎厥。目盲不可以视，耳闭不可以听。"《素问·疟论》："阴虚而阳盛。"后世对阴虚阳亢的认识，多散见于眩晕、中风等病证的论述中。如清·叶桂倡导"阳亢化风"学说，认为阴虚失制、阳亢化风，是中风的基本病机。《临证指南医案·中风》："肝为风脏，因精血衰耗，水不涵木，木少滋荣，故肝阳偏亢。"《叶天士医案精华·中风》："阳气不潜。初交春令，阳已勃然变化，内风游行扰络，阳但上冒，阴不下吸……火盛水衰，风自内起。其实阴虚阳亢为病也。"此外，医家在论治失眠、耳鸣耳聋等病证时，也常从阴虚阳亢认识病机。《张聿青医案·不寐》，将失眠病机责于"阴虚不能恋阳，阳不下潜"。对阴虚阳亢的治疗，除滋阴外，尚需结合潜阳敛降的药物。如清·许寿乔《客尘医话·杂症述略》："阴虚则阳无所附，气有升无降，法当以滋阴药为君，敛降之药为佐。"正常人体，阴阳相互制约，精血津液等有形阴精充足，可制约并潜敛阳气，防止阳气过亢而浮越于上。若阴精亏损，阴不敛阳，则阳气易于浮动而亢逆于上，形成阴亏于下，阳亢于上的病理变化。阴虚阳亢，多见于肝肾阴虚、肝阳上亢证。其形成主要责之于肾阴不足，水不涵木，致肝肾阴虚，肝阳失制，亢逆于上。肝阳浮越，故可见头痛、头胀、眩晕、面红、目赤、脑鸣等上部症状；肝肾阴损，故亦可表现出腰膝酸软、步履乏力、眼目昏花等肝肾阴虚征象。阴虚阳亢，亦可见于心肾阴虚，心阳偏亢。心阳偏亢致心神被扰，故可表现为不寐、多梦、心烦、癫狂等。阴虚阳亢和一般阴虚不同，属下虚上实、虚实夹杂的范畴。其治疗亦不应局限于滋阴抑阳，而应当滋阴与潜阳并进。通过滋养阴液，使阴精充足，则能涵敛阳气；同时加平肝或镇心药物，促进阳气的平降与潜敛。

（陈慧娟）

yīnxū huǒwàng

阴虚火旺 （yin deficiency with effulgent fire） 阴虚，阴不制阳，致阳相对亢盛而虚火炽盛的病理变化。对阴虚不制、阳热偏亢的病机，《黄帝内经》已有认识。《素问·疟论》："阴虚而阳盛，阳盛则热矣。"后世在实践中，对阴虚火旺的认识逐步深化。如明·赵献可认为，阴虚不制是火热的基础。《医贯·先天要论》："水足以制火。虚则火无所制。而热证生矣。名之曰阴虚火动。"《景岳全书·传忠录》亦指出阴虚火旺的病机及表现即"邪火之偏胜，缘真水之不足也。故其为病，则或为烦渴，或为骨蒸，或为咳血吐血，或为淋浊遗泄。此虽明是火证，而本非邪热实热之比"。《景岳全书·杂证谟》中，还分析了阴虚火旺的成因，指出"阴虚者多热，以水不济火而阴虚生热也。此病多得于酒色嗜欲，或愤怒邪思，流荡狂劳，以动五脏之火，而先天元阴不足者，尤多此病"。对阴虚火旺的治疗，在《素问·至真要大论》"诸寒之而热者取之阴"的基础上，唐·王冰进一步提出"壮水之主，以制阳光"的治疗法则。然对虚火内盛者，单独养阴往往不易奏效，需配以清虚热或泻火的药物。正常人体阴阳相对平衡，既无过亢，也无不足。若机体阴阳平衡被打破，会形成寒热的病理改变。阴虚火旺，是在阴虚基础上，由于阳失

所制而相对亢盛，以致虚火内炽的病理变化。它和阴虚则热，虽同为阴虚不能制阳，阳相对亢盛，但火热的程度有所不同，证候表现也有差异。阴虚内热之火热程度较轻，多表现为全身性虚热征象，如手足心热、夜热、盗汗等。阴虚火旺之火热程度较重，多有五心烦热，潮热骨蒸，颧红升火等，且火热征象往往集中于身体某一部位。如阴虚引起的咽痛、齿痛、齿衄、口疮等，均为虚火上炎所致。阴虚火旺，多见于肺肾阴虚火旺、心肾不交、肝肾阴虚所致相火妄动等。在阴虚和火热征象的同时，还可见咳嗽、咳血、不寐、遗精、性欲亢进、崩漏等。由于阴虚火旺的阳盛程度较一般阴虚为重，故病机上属虚实夹杂范畴。其治疗，除滋阴抑阳外，还应针对火热炽盛加用清热泻火之品。

（陈慧娟）

yīnyáng hùsǔn

阴阳互损 （inter-impairment between yin and yang） 机体阴液或阳气虚损累及另一方，最终导致阴阳俱损的病理变化。包括阴损及阳和阳损及阴两种类型。

历史沿革 《黄帝内经》从不同侧面探讨了阴阳关系，提出"阴在内，阳之守也；阳在外，阴之使也""阳生阴长，阳杀阴藏"等论断。唐·王冰在其基础上，进一步阐发了"阴阳互根"思想；提出"阳气根于阴，阴气根于阳，无阴则阳无以生，无阳则阴无以化"。后世所说"阴损及阳""阳损及阴"等病机，即源出于此。明·汪绮石在《理虚元鉴·治虚三统》中明确提出阴阳在病变上可相互损及。他说："人之病，或为阳虚，或为阴虚。阳虚之久者，阴亦虚，终是阳虚为本；阴虚之

久者，阳亦虚，终是阴虚为本。"此论不仅阐明阴阳病理上互损的关系，而且点出阴损及阳、阳损及阴在病机上的侧重。认为阴损及阳是以阴虚为本，阳损及阴是以阳虚为本。后世对"阴阳互损"的认识，往往融于具体病证的讨论中。《丁甘仁医案·崩漏案》："此阴液已伤，冲任之脉失固，脾胃薄弱，水谷之湿不化。人以胃气为本，阴损及阳，中土败坏，虚象迭见，已入险途！姑拟益气生阴，扶土运中，以冀阳生阴长，得谷则昌为幸。"《古今名医汇粹·病能集》论述"非风"时，提及"阴亏于前，阳损于后，阴陷于下，阳乏于上，阴阳相失，精气不交，以致卒尔昏愦倒仆，皆阳气暴绝之候"。由于阴阳互根、病变上互损，故治疗中应善用"阴中求阳""阳中求阴"之法，以期防止阴阳互损的发生。

基本内容 人体阴阳相互资生、互相促进。阴液充足有助于阳气生化，阳气充沛亦可促进阴液生成。若阴液或阳气一方虚损，病变发展到一定程度，往往累及另一方，导致另一方不足，最终引起阴阳俱损的病理变化。阴阳互损，是发生在阴阳偏衰基础上的病理变化。根据病变发展方向之不同，可分为阴损及阳、阳损及阴两类。前者阴虚在先，继则引起阳虚；后者由阳虚引发阴虚，最终造成阴阳两虚。阴阳互损的发生，是以肾阴阳失调为前提条件。这是由于肾内藏元阴、元阳，为五脏六腑阴阳的根本。五脏六腑的阴虚或阳虚发展到一定阶段，必然会累及其根本肾阴和肾阳。而肾阴或肾阳亏损到一定程度，皆可影响其共同物质基础——肾精亏损，从而导致另一方不足，

最终形成阴阳两虚的病理改变。可见，无论阴虚或阳虚，多在累及肾阴或肾阳，或肾本身阴阳失调的情况下，才易于发生互损。阴阳互损，是形成阴阳两虚的重要原因。对阴损及阳、阳损及阴的判定，既可根据阴虚、阳虚出现的孰先孰后，如由阳虚发展到阴虚即为阳损及阴，反之则是阴损及阳；又可根据阴虚或阳虚的主次，若阴虚为主兼有阳虚，多为阴损及阳；阳虚为主兼有阴虚，多为阳损及阴。由于阴阳生理上互根，病理上互损，故对阴虚和阳虚证，应以辨证的、动态的眼光对待。

(陈慧娟)

yángsǔn jí yīn

阳损及阴 (deficiency of yang affecting yin)

机体阳气虚损，累及阴液生成不足，从而在阳虚基础上形成阴阳两虚的病理变化。人体阳气可推动激发各脏腑生理功能，从而为精、血、津液等有形阴精的产生创造条件。若阳气不足，推动无力，脏腑功能低下，日久必影响阴液化生，在阳虚基础上可进一步造成阴虚，最终形成阴阳两虚的病理变化。如慢性水肿，其病机大多为脾肾阳虚，气化失司。但随着病变发展，又可因阴无阳生而日益亏耗，出现形体消瘦、烦躁升火，甚则阳升风动而抽搐等肝肾阴虚征象。此即阳损及阴所致的阴阳两虚。阳损及阴的病机特点为阴阳两虚，而以阳虚为主。病变性质虚寒、虚热并存，但以虚寒为主。阳损及阴的发生，多在五脏六腑阳虚累及于肾，或肾自身阳虚的情形下，才会出现。阳损及阴的辨识，既可根据病变的发展方向，更需综合阴虚、阳虚的主次。一般以阳虚为主的阴阳两虚，多为阳损及阴所致。

(陈慧娟)

yīnsǔn jí yáng

阴损及阳 (deficiency of yin affecting yang)

机体阴液亏损累及阳气，致阳气生化不足或无所依附而耗散，从而在阴虚基础上形成阴阳两虚的病理变化。人体阴阳互根互用，相互资生，相互促进。阴液充足不仅有助于阳气生化，亦能使阳有所附而不易耗散。若机体阴液不足，不能促进阳气生成，或致阳失负载而易于耗散，则可在阴虚基础上进而引致阳虚，最终形成阴阳两虚的病理变化。如消渴患者，初起病机多为阴虚燥热，症见口干、渴饮、舌红、脉细数等。随着病情进展，在阴虚基础上，又见到畏寒肢冷、水肿等阳虚表现，此即阴损及阳所致的阴阳两虚。阴损及阳的病机特点虽为阴阳两虚，但因阳虚继发于阴虚，故病机特点仍以阴虚为主。病变性质以虚热为主，兼有虚寒。需要注意的是，阴损及阳的发生，多在五脏六腑阴虚损及于肾的前提下，或肾自身阴虚的情况下，才会出现。对阴损及阳的辨识，不仅应根据病情发展，而且需综合阴虚、阳虚的主次、比重。一般以阴虚为主的阴阳两虚，可大体推定为阴损及阳所致。

(陈慧娟)

yīnyáng jùsǔn

阴阳俱损 (dual deficiency of yin and yang)

机体阴液亏损和阳气不足同时存在的病理状态。"阴阳俱损"的相关论述，最早见于《黄帝内经》。《灵枢·终始》："阴阳俱不足，补阳则阴竭，泻阴则阳脱。"东汉·张仲景《伤寒论》亦提出"阴阳俱虚竭""阴阳俱虚"等说法。《伤寒论·辨太阳病脉证并治》："太阳病，得之八九日，如疟状，发热恶寒，热多寒少，其人不呕，清便欲自可……脉微而恶寒者，此阴阳俱虚，不可更发汗、更下、更吐也。"阴阳俱损的形成，可由阴阳互损所致。诚如明·汪琦石所云："阳虚之久者，阴亦虚……阴虚之久者，阳亦虚。"亦可因治疗不当损伤人体阴精和阳气。《伤寒论·辨太阳病脉证并治》中，"太阳病，发汗，遂漏不止，其人恶风，小便难，四肢微急，难以屈伸"，即为误汗引起的阴阳两虚。清·喻昌《医门法律·中寒门》："误汗则亡阳而表虚，误下则亡阴而里虚；阴阳俱虚，邪独不解，故生烦躁。"阴阳俱损的治疗，应遵循"壮水之主，以制阳光""益火之源，以消阴翳"的原则，同时须区别阴虚、阳虚的主次偏重，合理安排滋阴药和温阳药。在疾病过程中，由于阴阳病理上互损，阴偏衰或阳偏衰的病理变化，日久常发展为阴阳两虚，形成阴阳俱损的病理变化。造成阴阳俱损的原因，除阴阳互损外，疾病自身特点及治疗不当、患者失于摄养等，皆是造成阴阳两虚的重要因素。例如，阴虚盗汗患者由汗出伤津、气随津脱，日久可发展为气阴不足或阴阳两虚。阳虚泄泻患者因久泻伤阴，亦可在阳虚基础上发展到阴阳两虚。此外，治疗不当，过用寒凉滋阴或滥用温燥助阳，亦可致阳气或阴液受损，形成阴阳两虚证。阴虚、阳虚患者调养不当，多进寒凉或过用温燥等，皆是病变发展到阴阳两虚的重要原因。阴阳俱损虽同时兼有阴虚、阳虚的病理改变，但由于阴虚、阳虚的主次比例不同，病变的性质、临床表现和治疗用药皆有所差异，故以之分析病理变化时，还需具体区分阴虚、阳虚，何者为主，何者为次，以及二者的比例如何。只有这样，才能正确施以治疗。

（陈慧娟）

yīnyáng géjù

阴阳格拒（repellence between yin and yang） 阴阳双方力量较为悬殊，盛者将另一方格拒于外，以致阴阳不相维系的病理变化。包括阴盛格阳、阳盛格阴两种类型。

历史沿革 《黄帝内经》称为关格，《灵枢·脉度》："阴气太盛，则阳气不能荣也，故曰关。阳气太盛，则阴气弗能荣也，故曰格。"《中藏经》称其为"阴阳否格"，即"阳气上而不下曰否，阴气下而不上亦曰否；阳气下而不上曰格，阴气上而不下亦曰格。否格者，谓阴阳不相从也"《中藏经·阴阳否格论》。《伤寒论》记载了阳盛格阴所致"厥深，热亦深"，以及阴盛格阳的通脉四逆汤证、白通汤证等。"少阴病，下利清谷，里寒外热，手足厥逆，脉微欲绝，身反不恶寒，其人面色赤，或腹痛，或干呕，或咽痛，或利止脉不出者，通脉四逆汤主之"（《伤寒论·辨少阴病脉证并治》）。《医宗金鉴·伤寒心法要诀》明确提出"阴盛格阳""阳盛格阴"，并将阴阳格拒的机理归咎于阴阳之气"不得相营"。

基本内容 人体阴阳"相抱而不离"，二者互为其根、相互维系，共处于阴阳统一体中。若阴阳一方偏盛或偏衰，使双方力量过于悬殊，则可破坏阴阳相互维系的状态。盛者踞于内，逼迫排斥另一方，使之浮越于外，则可形成阴阳格拒的病理变化。阴阳格拒，包括阴盛格阳和阳盛格阴两种类型。前者系由阳虚阴盛、格阳于外所致。故虽阳虚阴盛是其本质，但由于虚阳浮越于外，故也可表现出某些阳性症状，如发热、颧红、口疮等。其引起的病证，属真寒假热证。阳盛格阴为阳热亢盛、格阴于外所致。由于里热亢盛，阳气受阻，不能外达，故可见肌肤手足逆冷等假寒症状，其引起的病证属真热假寒证。寒热真假，为临床上较为复杂的病理现象。需在四诊合参的基础上仔细辨析，切莫见寒为寒、见热为热，要透过现象、抓住本质，才不会犯治疗上的错误。

（陈慧娟）

yángshèng géyīn

阳盛格阴（exuberant yang repelling yin） 阳热亢盛，阳气被郁，不能透达，以致格阴于外所引起的真热假寒的病理变化。《医宗金鉴·伤寒心法要诀》："阳气太盛，阴气不得相营也。不相营者，不相入也。既不相入，则格阴于外，故曰阳盛格阴也。"明确提出"阳盛格阴"，并将阴阳格拒的机理归咎于阴阳之气"不得相营"。此外，文中还论及阳盛格阴的表现及治疗。如"其外证虽身肢厥冷，颇似阴寒，而内则烦渴，大便难，小便赤，恶热不欲近衣，爪甲赤，脉沉滑，一派阳实热证。汗下清三法得宜，则阳得以消，阴得以完全也"。人体阴阳原"相抱而不离"，共成相互维系的阴阳统一体中。若邪热炽盛，阻闭阳气，阳气不能透达四肢，即可格阴于外，形成阳盛格阴的病理状态。如外感温热病，在高热、面赤、口渴、舌红的同时，可兼见肢冷、脉沉等类似寒的症状。此时的"寒象"非为内寒所致，而是由于实热内盛，阳气被郁所致，故属假象。病证的性质属真热假寒证。临床上对此类病证应仔细辨析，不能见寒为寒，应在四诊合参的基础上作全面分析。一般来讲，真热假寒患者虽见肢冷，但胸腹灼热；脉虽沉，但数而有力，同时必有舌红、口渴、心烦等热象。据此可与"真寒"相鉴别。

（陈慧娟）

yīnshèng géyáng

阴盛格阳（exuberant yin repelling yang） 阴寒内盛，逼迫阳气浮越于外，所引起的真寒假热的病理变化。《医宗金鉴·伤寒心法要诀》："阴气太盛，阳气不得相营也。不相营者，不相入也。既不相入，则格阳于外，故曰阴盛格阳也。"明确提出"阴盛格阳"，并将阴阳格拒的机理，归咎于阴阳之气"不得相营"。此外，文中还论及阴盛格阳表现及治疗。指出："其外证面赤发热而烦，颇类阳热，其内则不渴，下利清谷，小便清白，爪甲青白，四肢厥冷，脉浮微欲绝，一派阴寒虚证。宜通脉四逆汤冷服之，从其阴而复其阳也。"人体阴阳相互维系，共处于阴阳统一体中。若阳虚较甚，阳不制阴，致阴寒内盛。亢盛之阴踞于体内，逼迫虚阳浮越于外，则可形成阴盛格阳的病理状态。阴盛格阳的本质虽为阳虚阴盛，但由于虚阳浮越于外，故可见某些类似热的症状，如身热、颧红、脉大等。针对其虚寒的病理本质，此"热"系阳浮于外引起的"假象"。其证候性质为真寒假热。如久病、重病患者，原本面色苍白、精神萎靡、四肢厥冷、脉微欲绝，突然出现面色泛红、言语增多、心烦、口渴、脉大等热象，即属阴盛格阳所致的真寒假热证。临床上对此类病证不能见热为热，当综合诸症作全面分析。一般而言，真寒假热患者虽可见某些热象，但同时亦伴有阳虚阴盛的表现。其热象仔细辨析亦和"真热"有所区别，如身虽热，但喜盖衣被；口虽渴却欲热饮，脉大而无根，这些都足以和"真热"相鉴别。

（陈慧娟）

yīnyáng zhuǎnhuà

阴阳转化（inter-transformation between yin and yang）

疾病的阴阳属性，在一定条件下相互转化的病理过程。包括由阳转阴和由阴转阳。此外还指相互对立的阴阳双方在一定条件下，向各自其对立面转化的阴阳属性。其认识源出于《黄帝内经》。《素问·阴阳应象大论》："重阴必阳，重阳必阴。"《灵枢·论疾诊尺》："四时之变，寒暑之胜，重阴必阳，重阳必阴，故阴主寒，阳主热，故寒甚则热，热甚则寒。"此处的"阴阳转化"，更多是指四时阴阳之气的更替转化。《黄帝内经》亦提及病证属性的阴阳变化。《灵枢·终始》："刺热厥者，留针反为寒；刺寒厥者，留针反为热。"这里所说的寒热变化，即反映了病证属性的由阳转阴和由阴转阳。后世对阴证、阳证间的相互转化亦有所认识，在实践中使其更为具体化。《温病条辨·上焦篇》："温病忌汗者，病由口鼻而入，邪不在足太阳之表，故不得伤太阳经也。时医不知而误发之，若其人热甚血燥，不能蒸汗，温邪郁于肌表血分，故必发斑疹也。若其表疏，一发而汗出不止，汗为心液，误汗亡阳，心阳伤而神明乱，中无所主，故神昏。"可见，由阳转阴和由阴转阳，是病变属性的虚实、寒热变化，是阴证、阳证的主要病理机转，提示着病情发生变化。在疾病发展过程中，病位的表里、病性的寒热、邪正的虚实，皆可以阴阳总括之，概分为阴证和阳证。一般而言，表、实、热属阳，里、虚、寒属阴。然而由于病患体质、病程长短、治疗因素等影响，使疾病的阴阳属性并非一成不变，而是在一定条件下可向其相反方向转化。原本病变性质属阳的病证，一定条件下转变为阴证，病变性质由阳转阴；原本病变性质属阴的病证，在一定条件下亦可转变为阳证，病变性质由阴转阳。阴阳转化的条件，古代文献中较为强调"极、重、甚"。《素问·阴阳应象大论》："寒极生热，热极生寒。"《灵枢·论疾诊尺》："重阴必阳，重阳必阴。"以"极"来解释阴阳转化，是受古代哲学"物极则反"思想的影响。对人体而言，寒与热、表与里、虚与实之间的转化非常复杂，其条件并非笼统的"极"所能赅尽，应该具体问题具体分析。阴阳转化揭示了疾病病理属性的可变性，提醒临床工作者应以动态、发展的眼光看待疾病。在治疗过程中注意"中病即止"，不可过用寒温、补泻以致病情生变。

（陈慧娟）

yóuyángzhuǎnyīn

由阳转阴（conversion of yang into yin）

疾病病变属性由阳转化为阴的病变过程。据《伤寒论》记载，风寒表证失治、误治，邪气可入里化热，引起疾病性质由阴转阳。如《伤寒论·辨太阳病脉证并治》："太阳病二日，反躁，反熨其背，而大汗出，大热入胃，胃中水竭，躁烦，必发谵语"。实热证治疗不当亦可造成亡阳，而使病变属性由阳转阴。由阳转阴为阴阳转化的类型之一。在疾病过程中，疾病的病理属性原本属阳，在一定条件下，病变性质由阳证转化为阴证。如某些急性温热病，初期表现出高热、口渴、咳吐黄痰、舌红苔黄、脉数等一派热盛之象，辨证属实热，病变性质属阳。若由于治疗不当，耗损正气；或邪毒炽盛，正气受损，可引起阳气暴脱，出现面色苍白、神志昏沉、四肢厥冷等亡阳危候。此时疾病性质为虚寒，病变属性为阴。疾病由阳转阴的条件，《素问·阴阳应象大论》等篇提及"热极生寒""重阳必阴"，认为"热极"是发生转化的必要条件。但具体到临床，由阳转阴的发生不仅和热盛的程度有关，更主要归因于机体正气虚弱或治疗不当损伤正气。

（陈慧娟）

yóuyīnzhuǎnyáng

由阴转阳（conversion of yin into yang）

疾病病理属性由阴转化为阳的病变过程。由阴转阳为阴阳转化的类型之一。在疾病过程中，原本病变性质属阴的病证，若患者素体阳盛，疾病从阳化热；或病邪久留，郁而化热；或治疗中过用温补等，皆可使疾病的属性发生变化，由阴证转化为阳证。如风寒感冒初起，患者恶寒重、发热轻、鼻流清涕、无汗、咳吐白痰、苔薄白、脉浮紧等。辨证属表实寒，病变性质属阴。若失治、误治或素体阳盛，病邪入里化热，可发展为但热不寒、汗出、口渴、咳吐黄痰、舌红、脉数等阳热亢盛之候，此时，疾病性质由寒转热，病变属性由阴转阳。阴阳转化的条件，《素问·阴阳应象大论》等篇提及"寒极生热""重阴必阳"。认为阴盛至极是由阴转阳的条件。但具体到临床，疾病的由阴转阳并非"阴极"所致，而是和患者体质、病程长短及治疗有关。

（陈慧娟）

阴阳亡失 （collapse of yin and yang）

yīnyáng wángshī

人体阴液或阳气突然大量丢失造成属于阴或阳的功能极度衰竭的病理变化。

历史沿革 早在《黄帝内经》已有"阴竭""阳脱"的记载。《灵枢·终始》："阴阳俱不足，补阳则阴竭，泻阴则阳脱。"明确提出"亡阳"者，为东汉·张仲景。其在论述太阳、少阴等病证时多次提及"亡阳"。如《伤寒论》大青龙汤煎服法处，有载"一服汗者，停后服；若复服，汗多亡阳"。"亡阴"之说虽未见于《伤寒论》，但书中已有"阴阳俱虚竭"等类似表述。后世在注解《伤寒论》时，对"亡阴"多有涉及。如《此事难知》论及阳明下法时，指出"下多亡阴"是由于"阳邪已去，而复下行，反亡阴也"。对亡阴、亡阳的病变及鉴别，清代已有较为全面的认识。如喻昌提出阳上脱、阴下脱的病理变化，指出上脱者身轻快而汗多淋漓，下脱者身重着而青紫，不见不闻，犹如聋聩。从相关论述看，阳上脱系指真阳亡越，阴下脱即指阴精伤竭。其后，清·徐大椿在《医学源流论·病》中专论亡阴亡阳，对二者从汗出、皮温、口渴喜饮，及呼吸、脉象等方面加以鉴别。指出"亡阴之汗，身畏热，手足温，肌热，汗亦热而味咸，口渴喜凉饮，气粗，脉洪实……亡阳之汗，身反恶寒，手足冷，肌凉，汗冷而味淡微黏，口不渴而喜热饮，气微，脉浮数而空"。徐大椿还强调明辨亡阴、亡阳的重要性，指出"医者能于亡阴亡阳之交分其界限，则用药无误矣"。阴液与阳气，均为维持生存和各项生理机能所需的极为重要的物质。二者由于某些原因突然大量丢失，必致相应机能衰竭，从而危及生命。故阴阳亡失属临床急重的病理状态，一旦出现应予急救。

基本内容 阴阳亡失，包括亡阴和亡阳两大类。亡阴系指阴液脱失，亡阳系指阳气亡越。二者既相区别，又彼此关联。亡阳时，阳气推动、固摄等机能衰竭，故见精神萎靡、大汗淋漓、脉微欲绝等征象。亡阴时，阴不内守、失于宁静，故见大汗不止、精神躁扰、脉数疾等症状。由此可对亡阳、亡阴加以鉴别。但由于阴阳是互根互用的，亡阳和亡阴最终导致阳亡阴竭或阴竭阳脱。因此，亡阳和亡阴常先后出现、互为因果。对亡阳和亡阴的救治，除侧重回阳或救阴外，均需注意补气和敛汗。在现有医疗条件下，如能救治及时，多数病人可转危为安。

（陈慧娟）

亡阴 （collapse of yin）

wángyīn

人体阴液突然大量丢失，致属于阴的功能极度衰竭的病理变化。为阴阳亡失的类型之一。人体阴液具有滋润、濡养、宁静等功能。若由于外感热病邪热耗损，或汗吐下太过伤阴，或慢性消耗性疾病长期耗损，皆可致机体阴液大量脱失，而表现为亡阴之变。亡阴时，机体属于阴的功能极度衰竭，故临床多表现为汗出不止、汗热而黏、皮肤皱瘪、精神躁扰、渴欲饮水、脉数疾等。由于阴阳互根互用，亡阴之后，阳无所附而涣散不收，故亡阴可迅速引起亡阳，致阴阳俱脱。故亡阴属临床极重的病理状态，一旦出现当紧急救治，以免出现"阴阳离决，精气乃绝"的严重后果。对亡阴的救治，当以救阴固脱为主，尚需注重补气敛汗，以增强气的固摄能力，杜绝汗出伤阴。临床常用生脉散加山茱萸治疗。

（陈慧娟）

亡阳 （collapse of yang）

wángyáng

人体阳气突然大量丢失，导致属于阳的功能极度衰竭的病理变化。为阴阳亡失的类型之一。人体阳气具有温煦、气化、推动、固摄等功能。在疾病过程中，若机体阳气突然大量亡失，可引起属于阳的功能极度衰竭，表现为亡阳的病理变化。亡阳的形成，可由于外感病邪气太盛，正不敌邪，邪气大量耗损正气；亦可见于阳虚之体，过度疲劳，损气过多；或因过汗、吐泻，致气随津脱。慢性消耗性疾病及老衰之人亡阳，多由于阳气虚极、虚阳外脱。亡阳为阳气亡脱之变，故其临床表现常见手足逆冷、面色苍白、大汗淋漓、脉微欲绝等一派阳气欲脱之象。由于阴阳互为其根，故伴随着亡阳，也可出现阴竭之变，阳亡阴竭则生命终止，故亡阳属临床危重的病理状态。对亡阳应急予回阳固脱，同时酌加补气、敛汗之品，以增强气的固摄作用及杜绝阳气随汗出进一步耗散。临床一般常用参附龙牡汤救治。

（陈慧娟）

邪正盛衰 （rising and falling of vital qi and pathogen）

xiézhèng shèngshuāi

邪气和正气在疾病发生、发展过程中所发生的盛衰变化。决定着病证的虚实状态，影响疾病的发展变化及其预后转归。

历史沿革 以邪正解释虚实病机，首见于《素问·通评虚实论》："邪气盛则实，精气夺则虚"。后世将其奉为虚实病机的总纲。明·李中梓评价"此二语为医宗之纲领，万世之准绳"。对虚实二字，后世医家多遵从《黄帝内经》，从正气虚、邪气盛来阐释。如唐·王冰注曰："实，谓邪气盛实……虚，谓真气不足也。"清·张志聪注曰："邪气者，风寒暑湿之邪；精气者，荣卫之气也。盖邪气有微盛，故邪盛则实；正气有强弱，故精夺则虚。"《黄帝内经素问集注·通评虚实论》[日]丹波元简，则从正气强弱、能否抗邪的角度分析了虚实病机。其曰："若夫及邪入而客，精气不能与之相抗，为邪气所夺则为虚"；"邪气之客于人身……已入而精气旺，与邪气俱盛则为实"。对虚实的表现，《素问·玉机真藏论》："脉细、皮寒、气少、泄利前后、饮食不入"的"五虚"以及"脉盛、皮热、腹胀、前后不通、闷瞀"之"五实"。清·程国彭《医学心悟》还从汗之有无、胸腹胀痛与否、胀之减与不减、痛之拒按与喜按、病之新久等方面，对虚实加以鉴别。其治疗，根据《素问·三部九候论》："实则泻之，虚则补之"，多采用补虚、泻实方法。清·周学海："虚实者，病之体类也。补泻者，治之律令也。"(《读医随笔·虚实补泻论》)

基本内容 邪气和正气是贯穿疾病始终的一对基本矛盾，二者的力量并非一成不变，而是存在着消长变化，如正盛则邪却，邪盛则正衰。正邪双方在力量上的对比及其盛衰变化，会对疾病的性质及预后转归产生重要影响。

在疾病过程中，如邪气亢盛、正气未衰，正邪双方斗争激烈而表现出亢进性的病理反应，即为"实"性的病理变化；如正气不足，邪气不盛，正邪斗争相对和缓而表现出衰退性的病理反应，即为"虚"性的病理变化。由于邪正盛衰是不断变化的动态过程，因此，在疾病的不同阶段虚实性质也是不断变化的。此外，虚实可相互转化，且互为因果。在疾病过程中，常见由实转虚，或由虚转实，亦可因虚致实、因实致虚。所以临床实际中，虚中夹实、实中夹虚、虚实兼见，较单纯"虚""实"更为多见。

邪正双方力量的消长盛衰变化，可导致疾病出现不同的发展转归方向。一般而言，有如下几种：①正能胜邪则病退。疾病过程中，若正气强盛，不断消除邪气，则邪气日减而疾病趋于好转或痊愈。②邪盛正衰则病进。若正气不足，无力抗邪，邪气日盛，则病情趋于恶化甚至死亡。③邪正相持则病势迁延。若正邪双方势均力敌，相持不下，则病情在一段时间内处于相对稳定状态，既无明显加重，又无明显减轻。④正虚邪恋则病程缠绵。若正气已虚，无力逐邪，致使余邪留恋，常使疾病呈现慢性过程，反复发作，缠绵难愈。⑤邪去而正虚待复。疾病后期，邪气已除，但正气虚损，尚待一段时间恢复。此时调养不当，易感邪而发病。

作用与意义 邪正盛衰贯穿于疾病全过程，决定着疾病的病机变化，影响着疾病的发生、发展及预后转归。故明确邪正盛衰变化，对临床治则的确立具有重要意义。根据邪正盛衰的不同变化，临床对虚证、实证，可分别采取扶正、祛邪的治疗原则，"虚则补之""实则泻之"。虚实错杂的病证，常根据正虚、邪实比重的不同，或扶正为主，兼以祛邪；或祛邪为主，参以补虚。有时也可根据邪正盛衰缓急、患者体质等情况，采取先扶正后祛邪、先祛邪后扶正，或扶正以祛邪、祛邪以扶正等原则。

(陈慧娟)

xū

虚（deficiency） 以正气虚损为矛盾主要方面的一类病理变化；主要表现为机体精气血津液不足，脏腑经络功能衰退，抗病力低下。

历史沿革 "虚实"是中医对人体病机的基本分类。"虚"的病机，《素问·通评虚实论》："精气夺则虚"。杨上善解释说："五脏精气夺失为虚也。"王冰注曰："虚，谓真气不足也。""虚"的表现，《中藏经·虚实大要论》："肠鸣气走，足冷手寒，食不入胃，吐逆无时，皮毛憔悴，肌肉皱皱，耳目昏塞，语声破散，行步喘促，精神不收，此五脏之虚也。"明·张介宾《景岳全书·传忠录》，则从表虚、里虚、阳虚、阴虚、五脏虚损等方面对虚证加以分析。虚证之治疗，当遵循"虚则补之"的原则，区别不同类型的虚损分别施治。清·程国彭《医学心悟·寒热虚实表里阴阳辨》，将虚证的特点总结为"病中多汗，腹胀时减，复如故，痛而喜按，按之则痛止，病久，禀弱，脉虚无力，此虚也"。

基本内容 在疾病发生发展过程中，由于精气血津液亏少、功能衰弱，脏腑经络生理功能减退，机体抗病力低下，正气与邪气之间的斗争难以作出较为剧烈的反应，从而表现出一系列虚馁、衰退、不足的征象，此时的病理反应即为"虚"。它所引起的证候，称之为虚证。"虚"有精气血阴阳之别、脏腑经络之分，但无论何种"虚"，总体都表现为濡养不足、机能衰退。《素问·玉机真藏论》："脉细，皮寒、气少、泄利前后、饮食不入"之"五虚"，即为五脏虚损的具体表现。《素问·宣明五气》所论"五劳所伤"，亦以血、气、肉、骨、筋五劳所伤，对应五脏虚损。"虚"的病机，《素问·通评虚实论》高度概括为"精气夺则虚"，强调虚证的病机关键为正气不足。"精气夺"的成因，既有先天禀赋素弱，又有后天调摄不当、年老、疾病耗损等。需要注意的是，除正气不足外，虚证病机中不应忽视"邪气不盛"这一重要因素。唯有将"正气不足""邪气不盛"结合起来，才能全面认识虚证的病机。此外，外感病和内伤杂病的虚实病机，其含义略有不同。就内伤杂病而言，一般遵循"有邪为实，不足为虚"，即凡痰湿、水饮、瘀血、虫积、食积，以及气化亢进、气机郁滞者，均属实的病机；凡正气不足者，均属虚的病机。外感病则主要根据人体正气的盛衰以及正气与邪气抗争的反应程度来分析虚实。凡体质壮实，抗病力强，对邪气斗争呈亢奋性反应者属实；凡正气不足，抗病力低下，对邪气无制而呈衰退性反应者，则不论邪气盛衰如何，概属正虚。

作用和意义 虚实为中医病机分类的基本纲领。《景岳全书·传忠录》："人之疾病，无过表里、寒热、虚实，只此六字业已尽之，然六者之中又惟虚实二字最为要"，指出虚实可囊括人体一切病理变化，无论病位表里、病性寒热，皆可以虚实区分之。如阴阳可分偏盛、偏衰，气血亦见有余不足，脏腑功能可见偏亢不足等。所以，虚实为疾病的重要纲领。临床分清虚实，根据正虚邪实情况，施以补虚泻实，即可扭转有余、不足的偏颇状态，使人体恢

复自身平衡。诚如明·张介宾所言，"治病之法，无逾攻补，用攻用补，无逾虚实"。

（陈慧娟）

wǔxū

五虚（five manifestations of deficiency） 五脏精气不足的特定临床表现，为脉细、皮寒、气少、泄利前后、饮食不入。"五虚"首见于《素问·玉机真藏论》。该篇以问答形式提出"五虚"，并加以阐释说："脉细、皮寒、气少、泄利前后、饮食不入，此谓五虚。"后世多将"虚"解释为"正气虚"，如唐·王冰注曰："虚，谓真气不足也。"明·张介宾注曰："虚者，正气虚也。"对五虚的表现，后世注家多和五脏联系起来加以诠释。如张介宾解释说："脉细，心虚也；皮寒，肺虚也；气少，肝虚也；泄利前后，肾虚也；饮食不入，脾虚也。"（《类经·疾病类》）对五虚治疗，《素问·宝命全形论》提倡"五虚勿近"。隋·杨上善《黄帝内经太素·设方》注曰："此五皆虚，勿近泻之。"意思是说对五虚病证不宜泻下过于猛急。关于五虚的预后，《素问·玉机真藏论》谓"五虚死"，认为预后多不良。但同时指出如果胃气尚存，则有生存之机，即"浆粥入胃，泄注止，则虚者生"。《素问·玉机真藏论》提出"五虚"之名，并将"脉细、皮寒、气少、泄利前后、饮食不入"归为"五虚"。后世医家多从五脏精气不足来阐释其病机。如王冰谓"虚，谓真气不足也。然脉细，心也；皮寒，肺也；气少，肝也；泄利前后，肾也；饮食不入，脾也。""脉细"，指脉形细小，提示气血不足。由于心主血脉，心气虚失于鼓动，心血亏脉道不充，易致脉形细小而无力。"皮寒"，

指肌肤发冷而畏寒，多为自觉怕冷，添加衣被或取暖可得缓解，为全身阳虚的表现，非独见于肺。由于肺在体合皮，故古代医家较为强调其与肺的关联性。"气少"，指少气懒言或气息低微，为气虚的征象，多责之肺气虚。古代医家将其视为肝虚的表现，主要认为肝为阳中之少阳，其气升发，肝气升发则五脏六腑皆有升生之机，肝气一虚则五脏六腑升发无由而气虚。"泄利前后"，指小便频数或尿后余沥，大便泄泻甚则滑脱。由于肾主封藏，开窍于二阴，故二便的摄固皆赖于肾。"泄利前后"多由肾虚所致。"饮食不入"即为食欲不振。脾主运化，开窍于口，故食欲减退多提示脾虚。可见，"五虚"为五脏精气虚损所出现的特定表现。《素问·玉机真藏论》认为"五虚"预后不良，提出"五虚死"的论断。但"五虚"预后如何主要和正虚的程度以及治疗有关。如果胃气尚存，正气有可复之机，且治疗及时恰当，则尚有转危为安之机。诚如《素问·玉机真藏论》所云："浆粥入胃，泄注止，则虚者活。"

（陈慧娟）

wǔtuō

五脱（five depletions） 人体精、气、血、津、液脱失所引起病理变化的总称，包括精脱、气脱、血脱、津脱、液脱。"五脱"之论，始见于《灵枢·决气》："精脱者耳聋。气脱者目不明。津脱者，腠理开，汗大泄。液脱者，骨属屈伸不利，色夭，脑髓消，胫酸，耳数鸣。血脱者，色白，夭然不泽，其脉空虚。"清·周学海在《形色外诊简摩》中，将上述五类物质的脱失，统称为"五脱"。亦有医家在"五脱"基础上加入"神脱"，称之为"六

脱"。《明医指掌·经论总抄》："六脱者，脱气，脱血，脱津，脱液，脱精，脱神也。"对"五脱"的形征及机理，明·张介宾解释说道："肾藏精，耳者肾之窍，故精脱则耳聋……五脏六腑精阳之气，皆上注于目而为睛，故阳气脱则目不明……汗，阳津也，汗大泄者津必脱，故曰亡阳……液所以注骨益脑而泽皮肤者，液脱则骨髓无以充，故屈伸不利而脑消胫痠。皮肤无以滋，故色枯而夭。液脱则阴虚，故耳鸣也……血之荣在色，故血脱者色白如盐。夭然不泽，谓枯涩无神也。"（《类经·藏象类》）"五脱"为精气散脱的急重证，一旦发生当以固脱为急，或益气摄血，或益气救阴，以免发生亡阴、亡阳之变。《景岳全书·血证》："倘至血脱，则形何以立，气何所归，亡阴亡阳，其危一也。"“五脱”之名，出自清·周学海《形色外诊简摩》。该书将《灵枢·决气》所说"精脱者耳聋。气脱者目不明。津脱者腠理开，汗大泄。液脱者，骨属屈伸不利，色夭，脑髓消，胫酸，耳数鸣。血脱者色白，夭然不泽，其脉空虚"统称"五脱"。故"五脱"实际指人体精气血津液的大量脱失。由于精气血津液都是构成人体、维持人体生命活动的基本物质，故精气血津液的耗竭必然会影响脏腑组织器官，使之出现相应的形质和机能改变。如肾开窍于耳，肾精充养耳窍，是耳"闻五音"的物质基础。"精脱"则耳窍失养，则耳聋、耳鸣。"五脏之精气皆上注于目"，若五脏精气不足，目窍失养，则眼目昏花，视物不明。汗为津液所化，大量出汗必致"津脱"，引起口燥咽干、少尿等。液充养骨髓、脑髓、耳窍等，"液

脱"则相应组织器官失养，故见骨的活动不利、耳鸣等。脉为血府，"血脱"不能荣色，则色白无泽，不能充脉，故脉道空虚。对"五脱"病证，一方面要以摄固为原则，急予收涩之品以固脱。另一方面，对"五脱"造成的虚损，还需根据"虚则补之"，以补虚收功。

（陈慧娟）

wǔduó

五夺（five exhaustions） 气血津液耗损严重，禁用泻法的五种情况。分别是形体极度消瘦、大出血、大汗出、严重泻下、新产后大出血。"五夺"之说，首见于《黄帝内经》。《灵枢·五禁》："形肉已夺，是一夺也；大夺血之后，是二夺也；大汗出之后，是三夺也；大泄之后，是四夺也；新产及大血之后，是五夺也。"《黄帝内经》将"五夺"作为针刺使用泻法的禁忌证。对"五夺"的急重程度及其对预后影响，后世医家也有述及。《内经知要·脉诊》："形肉已脱，九候虽调，犹死。盖脱则大肉去尽，较之不足，殆有甚焉。脾主肌肉，肉脱者脾绝，决无生理。"《景岳全书·泄泻》："大泻如倾，元气渐脱者，宜速用四味回阳饮，或六味回阳饮主之。凡暴泻如此者，无不即效；若久泻至此，犹恐无及，盖五夺之中，惟泻最急，是不可见之不早也。"《景岳全书·血证》："倘至血脱，则形何以立，气何所归，亡阴亡阳，其危一也。"因此，对"五夺"病证，应如《黄帝内经》所言，严格禁用泻法。"夺"乃耗损之义。"五夺"即五种造成气血津液严重耗损的情况。"形肉已夺"指身体极度消瘦，甚至大肉脱失，多见于慢性病耗损致身体极度虚弱者，提示脾气大

亏，生化无源；大出血、大汗、泻下及生产时出血，均可致亡血失津而气随血（津）脱。此时由于元气大损，难以耐受攻伐。若施用泻法，必加重其虚，甚至引起亡阳、气脱。故对于"五夺"病证，应遵循"虚则补之"原则，无论针刺还是药物治疗，都应慎用泻法，以免犯虚虚之戒而加重病情。

（陈慧娟）

shí

实（excess） 以邪气亢盛为矛盾主要方面的一类病理变化。主要表现为邪气亢盛而正气未衰，正邪双方斗争剧烈，病理反应明显。

历史沿革 "虚实"是中医对人体病变的基本分类。"实"的病机，《素问·通评虚实论》："邪气盛则实。"对"实"的含义，《医学正传·病有真假辨》："实者，邪气实也，或外闭于经络，或内结于脏腑，或气壅而不行，或血留而凝滞，此脉病俱盛，乃实证之当攻也。"实证的表现，《素问·玉机真藏论》有"五实"之说，系指"脉盛、皮热、腹胀、前后不通、闷瞀"。《医学心悟·寒热虚实表里阴阳辨》将实证的辨证要点，总结为"病中无汗，腹胀不减，痛而拒按，病新得，人禀厚，脉实有力，此实也"。对实证的治疗，《素问·三部九候论》提出"实则泻之"，后世多针对邪气种类、部位、性质选择攻邪药物。如金·张从正主张使用"汗、吐、下"三法攻邪，认为邪去则正气自复。

基本内容 在疾病过程中，若由于外感病邪入侵，或人体因脏腑功能失常、气血津液失调而内生气滞、瘀血等病理因素或产物，即可表现为邪气盛实。若此

时机体正气尚无明显衰退，正邪双方即可出现剧烈斗争，表现出亢盛、有余的征象。此时的病理反应即为"实"，其引起的证候，称之为实证。实性病变常见于外感病的初、中期，此时邪气方入，其势嚣张。若素体强壮，正气不衰，正邪相持不下，则病变反应剧烈、明显。内伤杂病中的实证多由食积、气滞、痰湿、水饮、瘀血、火热所致。这些病理因素或病理产物内停，致人体气机受阻、血行滞塞、经络阻闭、脏腑功能亢进或障碍，从而表现出实性的病理变化。《医学正传·病有真假辨》总结说："实者，邪气实也。或外闭于经络，或内结于脏腑，或气壅而不行，或血留而凝滞。"实性的病理表现虽不尽相同，但总的来讲以亢盛、有余、不通为特点，常见发热烦躁、腹胀不减、疼痛拒按、脉实有力等。《素问·玉机真藏论》"五实"之"脉盛，皮热，腹胀，前后不通，闷瞀"，即为实证的病理表现。实证的病机关键为邪气亢盛，《素问·通评虚实论》谓"邪气盛则实"。仍须注意的是，正气未衰也是实性病机形成的必要条件。唯有正气未衰，邪正双方才能作出剧烈的反应，而表现出实性的病理变化。

作用和意义 虚实作为疾病分类的纲领，可囊括一切外感、内伤的病理变化。《景岳全书·传忠录》："人之疾病，无过表里、寒热、虚实，只此六字业已尽之，然六者之中又唯虚实二字最为要。"针对实证邪气亢盛的病机特点，临床治疗应以祛邪为原则。祛邪过程中，又应结合邪气所在部位、邪气种类和性质，合理选择用药。

（陈慧娟）

wǔshí

五实（five manifestations of excess） 五脏邪气盛实的特定表现。分别为脉盛、皮热、腹胀、前后不通、闷瞀。"五实"之名，首见于《素问·玉机真藏论》："脉盛、皮热、腹胀、前后不通、闷瞀，此谓五实。""实"的含义，后世注家多从"邪气盛实"来阐释。对"五实"的病机，亦多结合五脏功能特点来认识。如明·张介宾注曰："脉盛者，心所主也；皮热者，肺所主也；腹胀者，脾所主也；前后不通，肾开窍于二阴也；闷瞀者，肝脉贯膈，气逆于中也。"（《类经·疾病类》）对五实的治疗，《素问·宝命全形论》："五实勿远。"隋·杨上善注曰："此五者实，勿远而不泻。"意为对五实病证，泻下不可迟缓。五实的预后，《素问·玉机真藏论》认为预后不良，言"五实死"。但如果邪有出路，"身汗，得后利，则实者活"。《素问·玉机真藏论》："脉盛、皮热、腹胀、前后不通、闷瞀，此谓五实。"后世医家，多将"五实"视为五脏邪气盛实的表现。如唐·王冰注曰："实，谓邪气盛实。脉盛，心也；皮热，肺也；腹胀，脾也；前后不通，肾也；闷瞀，肝也。""脉盛"为脉形宽大而搏动有力，多为里热炽盛或邪气盛实之象。因心主血脉，故归之为心病。"皮热"指肌肤灼热，体温升高，常见于实热证。因肺在体合皮，故归为肺病。"腹胀"为腹部胀满，因"大腹"属脾，故腹胀多责之脾气壅滞。"前后不通"，指二便不通，多因邪气阻滞。肾开窍于二阴，故将之归为肾病。"闷瞀"指心胸满闷，眼目昏花。因肝开窍于目，故归之肝病。"五实"提示五脏邪气盛实。《素问·玉机真藏论》认为，其病情深重，预后不良，从而有"五实死"之说，但最终结果如何，还取决于是否"邪有出路"。诚如该篇所云"身汗，得后利，则实者活"。

（陈慧娟）

xūshí jiāzá

虚实夹杂（deficiency-excess complex） 正虚和邪实同时存在的病变状态。又称虚实错杂。

历史沿革 早在《黄帝内经》中，已对虚实同见的病变有所记载。《素问·五藏生成》："徇蒙招尤，目冥耳聋，下实上虚，过在足少阳、厥阴，甚则入肝。"《素问·脉解》："甚则狂颠疾者，阳尽在上而阴气从下，下虚上实，故狂颠疾也。"《伤寒论》中，也记载不少虚实兼见的情况。如"伤寒，医下之，续得下利清谷不止，身疼痛"等。后世在虚实夹杂的成因、辨识、治疗等方面，认识进一步深化。《通俗伤寒论·气血虚实章》："虚中夹实，虽通体皆现虚象，一二处独见实证，则实证反为吃紧；实中夹虚，虽通体皆现实象，一二处独见虚证，则虚证反为吃紧。景岳所谓'独处藏奸'是也。"清·周学海在《读医随笔》中，详细分析了虚实夹杂的成因。认为"病本邪实，当汗如下，而医失其法；或用药过剂，以伤真气，病实未除，又见虚候者，此实中兼虚也。"又曰："其人素虚，阴衰阳盛，一旦感邪，两阳相搏，遂变为实者，此虚中兼实也。"对虚实夹杂的治疗，古代医家主张详辨正虚、邪实的多少与缓急灵活应变。如《顾松园医镜》将虚实夹杂，细分为无虚、多虚、微实微虚等情况分别施治。如"无虚者急祛其邪，恐久留而生变；多虚者急培其正，恐临期之无济；微实微虚者，亦急祛其邪，一扫而除；大实大虚者，宜急顾其正，兼祛其邪，寓战于守斯可矣。二实一虚者，兼其虚，防生不测也。二虚一实者，兼其实，开其一面也"。

基本内容 在疾病过程中，邪正的盛衰消长，不仅可产生单纯的或虚或实的病理变化；受邪正双方力量盛衰的影响，疾病的虚实性质也会相互转化；或因虚致实，或因实致虚，亦可由虚转实，抑或由实转虚。因此，对复杂疾病而言，其病变性质往往较为复杂，多正虚和邪实的病变状态并存，表现出虚实夹杂的病机特征。虚实夹杂病机的形成，多因实性病变日久，邪气损正，致邪气尚存而正气已虚；或正气不足，推动气化无力，致痰湿、水饮、瘀血、食积等病理产物蓄积，使得正虚基础上邪实阻滞，从而形成虚实错杂的病理状态。虚实夹杂，可因正虚、邪实主次的不同，而分为实中夹虚、虚中夹实两类。前者以邪气实为主，兼有正气不足；后者以正气虚为主，兼有邪气阻滞。此外，尚可因邪实、正虚的部位和病变脏腑的不同，表现为上盛下虚、上虚下实、表实里虚、表虚里实等。虚实夹杂为复杂疾病的常见病机。临床当根据患者邪气盛和正气虚的征象去判别正虚、邪实的主次，合理安排扶正、祛邪药物的使用，或扶正中参以祛邪，或祛邪中佐以扶正。同时应看到扶正药有碍邪、留邪之弊，祛邪药有损正之嫌，因此，对虚实夹杂病证的治疗，还应做到扶正不留邪，祛邪不伤正。

(陈慧娟)

xūzhōngjiáshí

虚中夹实（asthenia accompanied by sthenia） 以正气虚为主，兼有邪实阻滞的病理状态。

为虚实夹杂的类型之一。在疾病发生发展过程中，如果正气不足占主导地位，常表现为"精气夺则虚"的病理状态。由于正气不足，正气的抗邪、气化、推动等能力低下，常在正虚基础上感受外邪或滋生痰饮、瘀血、食积等病理产物，致正虚与邪实兼见。此时由于邪实继发于正虚，且邪实尚未居于主导地位，故疾病的总体属性仍以虚为主，属虚中夹实。虚中夹实可见于外感病，如气虚感冒、阳虚感冒等；亦可见于内伤病，如脾虚湿阻的腹胀、心气虚血瘀的胸痹等。其见症仍以虚馁、不足的"虚象"为主，兼有不通、有余的"实象"，治疗当"治病求本"，以扶正作为主要治则。对正虚基础上感受的外邪或滋生的病理产物，应根据邪气的程度酌加祛邪药物。祛邪时应注意"中病即止"，避免祛邪太过伤正，加重正气不足。

(陈慧娟)

shízhōngjiáxū

实中夹虚（excess with deficiency complication） 以邪气实为主，兼有正气不足的病理状态。为虚实夹杂的类型之一。在疾病发生发展过程中，如果邪气亢盛占主导，疾病的病变性质可表现为"邪气盛则实"。然而，由于正邪双方不断斗争，邪气会耗损正气，致正气日衰，因此，伴随着疾病发展，常在邪实基础上引起正虚，形成虚实兼见、虚实夹杂的病理状态。此时虽正虚与邪实兼见，但正虚不甚、邪势嚣张，故疾病的整体属性仍以实为主，属实中夹虚。病理表现以亢盛、有余为主，兼有虚馁、不足之象。如外感热病中期，因邪热尚重，故发热、心烦、脉数等热象明显；由于热易伤津，故在热象的同时

兼有阴虚之象，如口干欲饮、便干、尿赤等。此时的病机为邪热炽盛、津液不足，即属实中夹虚。实中夹虚的治疗，应处理好扶正与祛邪的关系。一方面，明确祛邪为主、兼以扶正的治疗思路。另一方面，还应看到扶正有助邪、留邪之弊。若扶正不利于祛邪，则应采取先祛邪后扶正的原则。如外感热病后期，即便有阳虚气虚，也不宜早进温补，以防"灰中有火"，致病情加重或反复。

(陈慧娟)

shàngshèngxiàxū

上盛下虚（upper excess and lower deficiency） 邪气盛实于上、正气虚亏于下的病理状态。又称上实下虚。

历史沿革 首见于《黄帝内经》。《素问·五藏生成》："是以头痛巅疾，下虚上实，过在足少阴、巨阳，甚则入肾。"《素问·阴阳应象大论》："年六十，阴痿，气大衰，九窍不利，下虚上实，涕泣俱出矣。"明·张介宾注释《素问·五藏生成》："头痛巅疾，实于上也，上实者因于下虚。"揭示了下虚、上实的因果关系。《中藏经·虚实大要论》描述了"上实""下虚"的症状表现。如"胸膈痞满，头目碎痛，饮食不下，脑项昏重，咽喉不利，涕唾稠黏，诊其脉，左右寸口沉结实大者，上实也……大小便难，饮食进退，腰脚沉重，如坐水中，行步艰难，气上奔冲，梦寐危险，诊其左右尺中脉滑而涩者，下虚也"。后世医家还从上盛下虚角度对眩晕、咳喘等病证的病机加以分析。《证治针经·眩晕》："年高气衰，水枯风动，上实下虚，头晕跗肿。"《丹溪心法·破滞气》在"苏子降气汤"方后，言

"治虚阳上攻，气不升降，上盛下虚，痰涎壅盛，头目腰痛，大便风秘，冷热气泻，肢体浮肿"。上盛下虚的治疗，应遵从"虚则补之，实则泻之"原则，并权衡虚实的多少、缓急，合理协调补泻。

基本内容 上盛系指人体上部邪气偏盛，如阳亢于上、痰浊壅肺、肺热炽盛、上焦风热等。下虚是和上盛相对而言，指人体下部的脏腑，如脾、肝、肾等阴阳气血不足。两种病理改变兼而有之，即为上盛下虚。上盛下虚为虚实夹杂的特殊类型。上盛之形成，可因外感六淫或脏腑失调所致，如感受风寒、风热，过食辛辣助生胃热等；亦可继发于下虚，如肝肾阴虚，阴不制阳，致阳亢于上；或肾阳不足，水泛为痰，痰饮射肺等。临床最多见的上盛下虚病证，为阴虚于下、阳亢于上的眩晕及肺实肾虚的喘咳。前者，为肝肾阴虚，阴不制阳所致。因阴虚于下，故有腰酸腿软等肾阴虚见症；阴不制阳，阳亢于上，故有眩晕、头痛、面红、目赤等表现。后者，一方面存在肾虚征象，如呼吸气短，畏寒，浮肿等；另一方面，因痰浊壅肺，肺气不降而致喘咳气逆，痰多胸闷，不能平卧。上盛下虚病证较为复杂，有实中夹虚而以实为主者，有虚中夹实而以虚为主者，亦有虚实并重者。治疗时当辨别虚实的主次、部位的上下、邪正的缓急，或以攻为主，或以补为主，或先攻后补，或先补后攻，或攻补兼施。用药灵活机动，治病求本，方能取得佳效。

（陈慧娟）

shàngxūxiàshí

上虚下实 （upper deficiency and lower excess） 正气虚于上、邪气实于下的病理状态。首

见于《黄帝内经》。《素问·脉要精微论》："来徐去疾，上虚下实，为恶风也。"此处"上虚下实"，是指轻取虚而无力，重按急迫而实之脉象而言。《素问·五藏生成》："徇蒙招尤，目冥耳聋，下实上虚，过在足少阳、厥阴，甚则入肝。"此处的"下实上虚"是指下部实、上部虚的病机。《中藏经·虚实大要论》进一步指出"上虚""下实"的症状表现。如"颊赤心怵，举动颤栗，语声嘶嘎，唇焦口干，喘乏无力，面少颜色，颐颔肿满，诊其左右寸脉弱而微者，上虚也……大小便难，饮食如故，腰脚酸重。脐腹疼痛，诊其左右尺中脉伏而涩者，下实也"。上虚下实证的治疗，当权衡正虚、邪实的轻重缓急，合理安排补泻。《医权初编·医论》："病有先泻后补、先补后泻与补多泻少、泻少补多、补泻各半，以及屡补屡下之法。虽皆虚实夹杂之证，然治法实有一定之理。若差之毫厘，亦失之千里矣。"上、下系相对而言。上虚，多指上焦心肺虚损、气血不足；下实，多为下焦邪气阻滞、邪实亢盛。上虚下实，为虚实夹杂的特殊类型。其形成多因虚体感邪所致。如气血不足之人感受湿热，湿热蕴结膀胱，故在眩晕、目花、乏力的同时，兼见小便频急、涩痛、短赤等征象。再如，心肺气虚患者，平素心悸、气短，复被湿热所侵，湿热蕴结大肠，致腹痛、下痢赤白、里急后重等。上虚下实，为虚实兼见的病理状态，其临床表现既有正气虚以致上部失养的症状，如头晕、短气、心悸等；又有邪气实之下部邪气阻滞征象，如大便秘结、小便淋涩、阴痒阴肿等。临床诊治过程中，当辨清虚实的主次、邪正的缓急，合理

安排扶正、祛邪治疗的主次和先后。既要遵循"急则治其标"原则，以祛邪为首要；又不忘其有正虚的一面，攻邪时注意顾护正气，不使正气受损。

（陈慧娟）

běnxūbiāoshí

本虚标实 （deficiency in origin and excess in superficiality） 以正气不足为本、邪气亢盛为标的病理变化。"标本"在《黄帝内经》很多篇章皆有论述，其内容涉及经脉标本、六气阴阳标本、先病后病标本等。在《素问·标本病传论》中，"病有标本，刺有逆从"之"标"和"本"，是指先病和后病。该篇还区分标本缓急，列举标本先后论治的情况，为后世"急则治其标，缓则治其本"治则的确立，奠定了基础。后世医家在运用标本理论指导治疗时，进一步扩大了标本的使用范围。清·冯兆张《冯氏锦囊秘录·治法提纲》："夫治病者，当知标本。以身论之，外为标，内为本；阴为标，阳为本；六腑属阳为标，五脏属阴为本；脏腑在内为本，十二经络在外为标。以病论之，人之元气为本，病之邪气为标；先受病机为本，后传病症为标。"其中，"人之元气为本，病之邪气为标"，即强调了正虚、邪实的因果、主次关系。因邪气产生多继发于正气不足，故正虚为本，邪实为标。古代医家在分析病证时，常以本虚标实来认识病机。明·盛寅《医经秘旨》："脾胃虚而生湿热，是虚为本，湿热为标也。"《冯氏锦囊秘录》："若因脾虚渐成胀满……是病从本生，本急于标也。"此外，对胸痹、肿胀、痰饮等病证，也多从本虚标实分析病机。《顾松园医镜·肿胀》："夫肿胀之病，多有

标实本虚者，泻之不可，补之无功，最为危候。"对本虚标实之证，治疗中当区分标本缓急，本虚甚者先扶正顾本；标实急、本虚轻微者，先祛邪治标。亦可补泻同施，标本兼顾。《顾松园医镜·论治大纲》："五虚为本，五邪为标，标急则先治其标，本急则先治其本。"标和本，系相对概念。一般用来指次要的、表浅的，及主要的、内在的。"本虚标实"，意指疾病的病变属性为虚实夹杂，但以正气不足为本，邪气亢盛乃继发于正气不足基础之上。故邪正双方在疾病中的地位，相对而言，正气不足占主导，为疾病的内在因素。邪气亢盛尽管也发挥作用，但邪气的形成多继发于正气不足。故正气虚为病之本，邪气实为病之标。本虚标实，是贯穿于许多疾病的基本病机。如以胸痹为例，其发病多涉及瘀血、痰浊、气滞等病理因素；而这些病理因素的形成，多由人体气血阴阳亏损，失于推动、运化所致，故胸痹属本虚标实的病证。本虚和标实，仅是针对正气、邪气在发病中的地位而言，并非反映邪正的主次、多少。临床过程中，还需辨析正虚、邪实的孰多孰少以及邪正的缓急，治疗时或先祛邪以治标，后扶正以顾本；或扶正以祛邪，或祛邪、扶正并施。同时要注意祛邪不伤正，扶正助邪。

(陈慧娟)

虚实转化 (inter-transformation between deficiency and excess)

虚实两种病理状态相互转化，包括由实转虚和因虚致实。历代对因虚致实、由实转虚的认识，多散见于疾病论述中。如《伤寒论》反复提及误治造成病证由实转虚。历代医家详论虚实转化者，

当推清·周学海。其在《读医随笔》中，不仅提出"虚实之相因而生，是亦不可不辨也"的论断，而且对"自虚而生实""自实而生虚"的不同情况加以分析，提出相应治疗措施。在疾病发展过程中，由于邪正双方力量处在不断斗争中，因此疾病的虚实性质常发生变化，在特定的阶段可表现出由实转虚或因虚致实的病理机转。原本是"邪气盛则实"的实性病变，因邪气久留不断而耗损正气，或正气因治疗过程中过用祛邪药物而受损。在疾病的后期阶段，邪气虽退或邪气虽减，但正气已明显受损。此时疾病的病变性质，已由"邪气盛"为主，转变为"正气虚"为主，实现了病变性质的由实转虚。在"精气夺则虚"的虚性病变中，由于正气不足，推动、气化等功能低下，因而在正气虚的基础上每致痰湿、瘀血等病理产物形成和蓄积，此时疾病的病理性质已由单纯虚证而因虚致实，转变为虚实错杂证。值得注意的是，虚实转化强调的是虚实病机间的相互影响，并非意指虚证和实证间可以互为转化。事实上，由虚实转化造成的更多是虚实错杂的情况。由实转虚和因虚致实为虚实转化的常见类型，是虚实夹杂病机形成的根本原因。虚实转化提示，在疾病过程中虚实性质并非一成不变，提醒广大临床工作者要以动态的眼光看待疾病。由于虚实转化的形成和医源性、药源性因素相关，故医者在治疗中施用补泻时，应注意扶正不碍邪、祛邪不伤正。

(陈慧娟)

因虚致实 (excess due to deficiency)

以正气虚为主的虚性病理变化，因正虚无力推动、气化，

以致气血水等运行障碍，从而导致瘀血、痰饮等病理产物滞留的过程。明·王纶《明医杂著·喘胀》，在论及喘证病因时说："若脾土受伤，不能制水，则水湿妄行，浸渍肌肉，水既上溢，则邪反侵肺，气不得降而生喘矣。"明·张介宾认为，积聚的形成源于正虚。《景岳全书·杂证谟》："凡脾肾不足，及虚弱失调之人，多有积聚之病。盖脾虚则中焦不运，肾虚则下焦不化，正气不行，则邪滞得以居之。"清·周学海《读医随笔》："有人于此焉，脾气亏损，或久吐，或久利，中气不行，驯至腹满、溺闭，此自虚而生实也。至其满极，则姑治其标，主以疏导，然不以扶阳为念，则土崩可待也。"深入分析了"自虚而生实"的不同情况。以"精气夺为虚"为主导的虚性病理变化，由于病变过程中脏腑机能衰退，对气血水等的推动、气化能力低下，故在正气虚的基础上可进而形成痰湿水饮、瘀血、食积等病理产物。如脾虚运化失职，可在脾气虚基础上滋生痰湿，亦可致水湿不化、泛溢肌肤形成水肿。脾虚失运，饮食不化，可致食积腹胀。亦可因脾胃气虚，传导无力，致大便难解。"因虚致实"强调的是正虚和邪实间的因果关系，其所引起的病理变化属于虚实夹杂。由于邪实的产生以正虚为基础，治疗中不应只关注于祛邪，而忽视扶正。应在扶正基础上参以祛邪。如元·朱震亨在治痰时，强调"实脾土，燥脾湿，是治其本也"。

(陈慧娟)

由实转虚 (conversion of excess into deficiency)

疾病的病变性质，由邪气盛为主的实性病变，转化为正气虚为主的虚性病

理变化的过程。《伤寒论》反复提及误治造成病证由实转虚。如："发汗过多，其人又手自冒心，心下悸，欲得按者，桂枝甘草汤主之"；"阳明病，本自汗出，医更重发汗，病已瘥，尚微烦不了了者，此大便必硬故也。以亡津液，胃中干燥，故令大便硬。"以上皆为误治造成的由实转虚。疾病的病变性质，原本属"邪气盛则实"的实证，在疾病发展过程中，如果病程迁延，邪气久留致正气日损，在疾病的后期阶段，常常出现邪气虽退或余邪尚存、但正气已虚的局面。此时疾病的病变性质由邪气盛占主导，转变为正气虚为矛盾主要方面的虚性病理变化。此外，治疗不当，滥用或过用祛邪药物，亦是使病机由实转虚的重要因素。以外感病为例，外感热病初期，邪正盛实，正邪交争剧烈，故出现发热、汗出、脉数等一系列实热征象，病机属实。若因失治、误治，致气阴耗损，可出现乏力、汗出、口干欲饮，舌嫩红少苔、脉细无力等虚馁、不足的征象，提示病机由实转虚。"由实转虚"强调的是邪实和正虚的因果关系，其所引起的病理变化属于虚实夹杂。治疗时需根据邪气的有无、正气的强弱，合理使用补泻之法。

（陈慧娟）

xūshí zhēnjiǎ

虚实真假（true or false of deficiency-excess） 疾病的病变性质为虚而见假实征象，或病变性质为实而见假虚征象的病理变化。为疾病本质与现象不相符的特有类型。包括真虚假实和真实假虚。

历史沿革 "至虚有盛候，大实有羸状"，语出宋·苏轼《求医诊脉说》。书中云："脉之难明，古今所病也。至虚有盛候，大实有羸状，差之毫厘，疑似之间，便有死生祸福之异也。"这两句话原本是指临床脉证不符的情况，即实证见虚脉，虚证见实脉。后世进一步将其引申为病机和临床征象不符。"至虚有盛候"，即真虚假实；"大实有羸状"，即真实假虚。清·薛雪《医经原旨·论治第八》："至虚有盛候，则有假实矣。大实有羸状，则有假虚矣。"《景岳全书·传忠录》中，还分析了虚实真假的成因及表现。其曰："如病起七情，或饥饱劳倦，或酒色所伤，或先天不足，及其既病，则每多身热便闭，戴阳胀满，虚狂假斑等证，似为有余之病，而其因实由不足……又如外感之邪未除，而留伏于经络，食饮之滞不消，而积聚于脏腑，或郁结逆气有不可散，或顽痰瘀血有所留藏，病久致羸，似乎不足。"对虚实真假的疑似，医家们主张明辨之，唯有如此才能避免治疗失误。明·李中梓《医宗必读》："大实有羸状，误补益疾；至虚有盛候，反泻含冤。"明·张介宾也提出，对真虚假实，"医不察因，从而泻之，必杠死矣"。真实假虚"若误用补，必益其病矣"（《景岳全书·传忠录》）。

基本内容 疾病的临床表现，一般与其内在病机是相符的，也就是"精气夺则虚"的虚性病机变化，常表现为"虚馁、不足"的征象；"邪气盛则实"的实性病机变化，常表现出"亢盛、有余"的征象。然而，由于临床现象至为复杂，又常有变。因此临床上亦可见到虚性病证表现出某些亢盛、有余的征象。如脾虚患者运化失职，可致水湿停滞而表现出腹胀等类似"实"的症状。实性病证也可出现某些衰退、不足的症状。如里热积滞互结肠胃，可出现精神萎靡、脉沉迟等类似"虚"的征象。前者本质为虚，"实象"的出现，多由于正气不足、气化传导无力，致痰湿、食滞等内停所致，故为真虚假实，其"实象"为假象。在假象出现的同时，必有和其"正虚"病机相应的"虚象"，如疲乏无力、食少便溏等。后者本质为实，"虚象"的出现，多为邪气停留、经络阻滞、气血不能外达所致，故为真实假虚。其"虚象"假象出现的同时，必伴有便秘、烦躁等与"邪实"相应的征象。虚实真假，在古代文献中，常表述为"至虚有盛候"和"大实有羸状"。前者指真虚假实；后者为真实假虚。虚实真假揭示出临床现象的复杂性，提醒医学工作者不能单凭某一征象辨证，而应多因素合参进行分析，特别是要注意辨析临床征象的真与假，善于透过现象抓住本质，治病求本，避免犯"虚虚""实实"之戒。

（陈慧娟）

zhēnxūjiǎshí

真虚假实（deficiency in reality with pseudo-excess symptoms） 疾病病理性质为虚而见假实征象的病理变化。为虚实真假的类型之一，是临床疾病真假疑似的常见情况。"真虚"指疾病本质为"虚"，"假实"提示对虚性病机而言，所见的某些"实象"，是未能如实反映疾病本质的、与病机不符的"假象"。在虚性病机变化中，所出现的"实象"多由于正气不足、脏腑功能衰退、推动气化无力所致。如脾虚湿阻所致的腹胀、气虚传导无力所致的便秘、精血涩少所致的经闭等。这些现象和虚性的病变本质不符，故不能作为辨析病机的主要依据，应视为假象。真虚假实病证在"假实"征象出现的同时，往往会有反映其虚性本质的某些现象，如脾虚腹胀患者，多腹胀时作时止，伴有神疲乏力、食欲不振、便溏、舌淡脉虚等症状。故临床需在全面掌握四诊资料的前提下进行辨证，并注意辨析虚实的真假，方能准确无误。明·李中梓《医宗必读》："至虚有盛候，反泻含冤"，明确提出临床上应明辨真虚假实，用药无误。需要注意的是："至虚有盛候"，仅说明虚证可见"实象"，并非说只有极虚的情况下方可见"盛候"，故对"至虚"二字应正确理解。

（陈慧娟）

zhēnshíjiǎxū

真实假虚 （excess in reality with pseudo-deficiency symptoms） 疾病病变性质为实而见假虚征象的病理变化。为虚实真假的类型之一，是临床疾病真假疑似的常见情况。"真实"指疾病本质为"实"，"假虚"指针对实性病机而言，其出现的某些"虚象"和实性病机不符，故不能反映疾病本质，应视为假象。"假虚"征象的出现，多由于热结肠胃，或痰食阻滞，或湿热内蕴，或积聚内生等，致经络受阻、气血不能畅达所致。如里热内结肠胃的阳明腑实证，由于里热结聚，阳气被郁，不能外达，故在潮热、谵语、大便燥结等一派燥、热、实征象的同时，见精神萎靡、四肢逆冷、脉沉迟等类似虚寒的征象。此"虚象"并非本质的反映，故为假象。《医宗必读》谓"大实有羸状，误补益疾"，即明确告知临床应了解实证可见虚羸之象，善于辨析，治疗准确，以免以实为虚，犯"实实"之戒。"大实有羸状"，仅说明疾病在某些情况下可出现真实假虚现象，对"大

实"二字应正确理解，不可过分拘泥，以之作为真实假虚的必要条件。

（陈慧娟）

hánrè bìngjī

寒热病机 （pathogenesis of cold and heat） 反映疾病寒热性质的病机纲领，和阴阳失调有关。包括实寒、虚寒、实热、虚热、寒热错杂等病理变化。

历史沿革 早在《黄帝内经》中，已有从寒热论述病机的相关记载。《素问·举痛论》："寒气客于脉外则脉寒，脉寒则缩蜷，缩蜷则脉绌急，绌急则外引小络。故卒然而痛。"《灵枢·刺节真邪》："阴气不足则内热，阳气有余则外热，内热相搏，热于怀炭。"《黄帝内经》开创了从阴阳分析寒热之肇端。提出"阳胜则热""阴胜则寒""阳虚则外寒""阴虚则内热"等寒热病机。后世对寒热病机的认识进一步深化。《景岳全书·寒热》，不仅指出寒热的病机，如"寒热者，阴阳之化也"，而且区分表里上下病位总结了寒热的表现。如其提出："热在表者，为发热头痛，为丹肿斑黄，为揭去衣被，为诸痛疮疡。热在里者，为瞀闷胀满，为烦渴喘结，或气急叫吼，或躁扰狂越。""热在上者，为头痛目赤，为喉疮牙痛，为诸逆冲上，为喜冷舌黑。热在下者，为腰足肿痛，为二便秘涩，或热痛遗精，或溲浑便赤"等。《医学心悟·寒热虚实表里阴阳辨》："病有总要，寒、热、虚、实、表、里、阴、阳，八字而已。病情既不外此，则辨证之法亦不出此。"强调寒热为辨证的基本纲领。书中还明确提出寒热的鉴别要点，认为可从口渴与否、饮食寒温偏好、手足温暖与否、小便色与量、大便溏或结

等方面对寒热进行判定。如书中论及，"假如口渴而能消水，喜冷冻饮料食，烦躁溺短赤，便结，脉数，此热也""假如口不渴，或假渴而不能消水，喜饮热汤，手足厥冷，溺清长，便溏，脉迟，此寒也"。寒热的治疗，《黄帝内经》提出"寒者热之""热者寒之""诸寒之而热者取之阴""诸热之而寒者取之阳"，成为后世遵循的基本治则。

基本内容 寒热为标示疾病性质的基本纲领。在疾病发生发展过程中，若机体阴阳偏盛或偏衰，必引致"阳盛则热""阴盛则寒""阴虚则热""阳虚则寒"等以寒热为特点的病理变化。疾病性质随阴阳偏盛、偏衰之不同，可表现为实寒、实热、虚寒、虚热等。实性寒热变化由"邪气盛"所致，无论外感、内伤，凡阳邪作用于机体，均可致阳偏盛而表现为实热；凡阴邪作用于机体，均可致阴偏盛而表现为实寒。虚性的寒热变化，与脏腑阳气或阴液虚损有关。阳气不足，失于温煦，故虚寒内生。阴液不足，阳失所制，则虚热内生。实热或虚热，为阳的绝对或相对亢盛所致，故皆可表现为一派热象，如发热、恶热、汗出、心烦、舌红、脉数等。由于实热为阳邪盛，虚热为阴液亏，故在发病缓急、病程长短及证候表现上均有较大差异。如实热之发热，多为体温升高，甚至高热，汗出不分昼夜，蒸蒸而出，舌红伴随苔黄或厚，脉数常为滑数或数实；虚热之发热，多为自觉身热，体温不高；或手足心热，汗出以夜间明显，醒则自止。舌红少苔或无苔，脉多为细数。实寒或虚寒，均可见畏寒、喜温、肢冷、苔白等寒象。但由于二者病因病机不同，前者为阴

邪盛所致阴的绝对亢盛，后者为阳气虚所致阴的相对亢盛。故在病程、发病、证候表现等方面皆有差异。如实寒多发病急，病程短，随着疾病缓解，怕冷肢凉等症状可消失。外感风寒表实证之恶寒，尚见添加衣被不减的特点。虚寒多病程长，畏寒肢冷等寒象长期存在。伴有脏腑阳虚的其他表现，如便溏、脘腹隐痛、尿频等。寒热的病理变化，在复杂疾病中还可相兼出现，表现为表里或上下的寒热错杂。表里寒热错杂，为表里在同一时期内出现寒热不同的病理变化，或为表寒里热，或为表热里寒，属表里同病的范畴。上下寒热错杂，为人体上部和下部在同一时期内出现寒热不同的病理变化，包括上寒下热、上热下寒等。

作用和意义 寒热是反映疾病性质的病机，是辨证论治的基本纲领。清·程国彭《医学心悟·阴阳表里寒热虚实辨》："病有总要，寒、热、虚、实、表、里、阴、阳八字而已"。辨清寒热不仅能明确疾病性质，对治疗也有指导作用，是确保治疗方向无误的关键因素。寒热不同，治则治法则迥异。对寒性的病理变化，当以温热治之。实寒遵循"寒者热之"，重在散寒；虚寒遵循"补其不足"，重在助阳。对热性的病理变化，当投之以寒凉。实热重在清热，宜"热者寒之"；虚热重在养阴。对寒热错杂的复杂证候，又当辨析寒热多少及标本主次先后，以"急则治标""缓则治本""重者主治""轻者兼治"为论治准绳。

（陈慧娟）

hánrè cuòzá

寒热错杂（cold-heat complex） 寒热两种病理变化交错并存的状态。包括表寒里热、表热里寒、上热下寒、上寒下热等。《黄帝内经》对寒热错杂之病机已有认识。如《灵枢·师传》："胃中寒、肠中热则胀而且泄，胃中热、肠中寒则疾饥，小腹痛胀……胃欲寒饮，肠欲热饮，两者相逆。"《伤寒论》对寒热错杂的辨证治疗已较为具体。如《伤寒论》第38条："太阳中风，脉浮紧，发热，恶寒，身疼痛，不汗出而烦躁者，大青龙汤主之。"《伤寒论》第173条："伤寒，胸中有热，胃中有邪气，腹中痛，欲呕吐者，黄连汤主之。"大青龙汤证、黄连汤证，均属寒热错杂证。前者为表寒里热，后者为上热下寒。《外台秘要》又补充了上寒下热之证治。如"黄芩汤，疗伤寒六七日发汗不解，呕逆下利，小便不利胸胁痞满微热而烦"。宋·朱肱在《伤寒类证活人书》中，提及"（阳旦汤）治伤寒肢节疼痛，内寒，外热，虚烦"。从而使对寒热错杂的认识更为完整。清·周学海在《读医随笔》中，对各种寒热错杂的成因加以分析。指出："伤寒大青龙证，是寒束于外，卫陷于内，而化热也。其人必胃热素盛者……此表寒里热也。"又说："表热里寒，则有内伤生冷，外伤烈日，发为霍乱者；瓜果酒肉，杂然并食，发为痢疾者"；"上热下寒，是肺热肾寒，内虚之病也；亦有下受寒湿，逼阳上升者"，"上寒下热……其病因，或由久受湿寒，阳气不得流通，或因微热，过服清肃之剂。"寒热是反映病性的基本纲领，和机体阴阳失调有关。病性寒与热在某些情况下可同时并存，表现出寒热错杂的复杂病理状态。寒热错杂之形成，和邪气性质、患者体质、脏腑生理病理特点等有关。如素体阴虚阳盛，复为风寒所感，即发为表寒里热。再如，脾为"太阴湿土"，胃为"阳明燥土"，脾病易于湿化、寒化，胃病易于热化、燥化，故脾胃同病常表现为脾寒胃热的寒热错杂病理变化。寒热错杂类型很多，一般可根据寒热所在部位分为表里、上下寒热错杂。前者包括表寒里热和表热里寒，后者包括上寒下热和上热下寒。寒热错杂，寒象与热象并存。以表寒里热为例，既有恶寒、无汗、身痛等表寒征象，又有烦躁、口渴等里热征象。故对寒热错杂的病证当仔细辨析，不仅需把握其寒中寓热、热中寓寒的病机特点，还需分清表里、上下、脏腑等寒热所在部位。此外，寒热的孰多孰少，以及标本主次先后，亦为辨析的重点。治疗当以"急则治其标""缓则治其本"，寒热并用时"重者主治""轻者兼治"为论治准绳。

（陈慧娟）

shànghán xiàrè

上寒下热（upper body cold and lower body heat） 上部有寒、下部有热的病理变化。为寒热错杂类型之一。以"上寒下热"解释病机，最早见于《黄帝内经》。《灵枢·刺节真邪》："上寒下热，先刺其项太阳，久留之，已刺则熨项与肩胛，令热下合乃止。"《灵枢·师传》还论及胃寒肠热之上寒下热证，如"胃中寒、肠中热则胀而且泄"。东汉·张仲景《金匮要略·呕吐哕下利病脉证治》中，亦论及上寒下热之病证。如"干呕而利者，黄芩加半夏生姜汤主之"。干呕属胃寒，下利为肠热，故为上寒下热证。唐·王焘《外台秘要方》引《深师方》黄芩汤，论及"黄芩汤，疗伤寒六七日发汗不解，呕逆下利,小便不利,胸胁痞满,微热而烦"。以方测证,结合其证候,可知黄芩汤的主治证亦为上寒下热证。清·周学海在《读医随笔·寒热同形同病论》中,分析了上寒下热的成因。指出"独有上寒下热,真阳怫郁之证,近日极多。其脉沉之见滑,或兼大;浮之见弦,或兼细。其病因,或由久受湿寒,阳气不得流通,或因微热,过服清肃之剂"。上下为相对概念,如以膈为界,则胸中为上,腹部为下;若以脐为界,则脐上胃脘为上,脐下小腹为下。上寒,即肺、胃等偏于上的脏腑部位有寒,多为肺胃寒痰、寒湿等;下热指膀胱、大肠、小肠等偏于下的脏腑部位有热,多为下焦湿热、膀胱或大肠湿热等。上寒下热的形成,多由于素体肺胃有寒,复为湿热所侵;或温燥太过,助生湿热;或素患湿热之疾,过用寒凉伤阳,但湿热留存。《伤寒论》之黄芩加半夏生姜汤证,即为上寒下热的典型病变。上寒下热的证候表现,既有上寒之久咳、痰稀白、背寒、脘痞、纳少、呃逆、喜热饮等;又有下热之小便短涩、便秘、泄泻、痢疾、痔疮出血、带下赤白或黄、阴痒阴肿等。其治疗须区分寒热之多少及标本主次先后,或采用温上、清下并进,或先予清下,再行温上。须注意清下不伤阳,温上不助热。

(陈慧娟)

shàngrè xiàhán

上热下寒 (upper body heat and lower body cold) 上部有热、下部有寒的病理变化,为寒热错杂类型之一。"上热下寒",最早源出于《黄帝内经》。《灵枢·刺节真邪》:"上热下寒,视其虚脉而陷之于经络者取之,气下乃止。"《灵枢·师传》尚分析

胃热肠寒之病机。如"胃中热,肠中寒则疾饥,小腹痛胀……胃欲寒饮,肠欲热饮,两者相逆……"。东汉·张仲景《伤寒论》,以上热下寒对复杂病机进行解释。如《伤寒论·辨太阳病脉证并治》:"伤寒,胸中有热,胃中有邪气,胸中痛,欲呕吐者,黄连汤主之。"此外,《伤寒论》之附子泻心汤证、乌梅丸证、栀子干姜汤证、干姜黄芩黄连人参汤证等,都属于上热下寒的病证。上热下寒,除指上部有热、下部有寒之寒热错杂状态外,古代医家还把下焦阳虚、虚阳浮越之格阳证,归属上热下寒的范畴。明·张介宾《景岳全书·火证》:"格阳失血之证,多因色欲劳伤过度,以致真阳失守于阴分,则无根虚火浮泛于上,多见上热下寒;或头红面赤,或喘促躁烦,而大吐大衄,失血不止。但其六脉细微,四肢厥逆,或小水清利,大便不实者,此格阳虚火证也。"清·周学海综括诸说,提出:"上热下寒,是肺热肾寒,内虚之病也;亦有下受寒湿,逼阳上升者。"(《读医随笔·寒热同形同病》)上下系相对概念。以膈为界,则胸为上,腹为下;腹部又以脐为界,胃脘为上,下腹膀胱、大小肠等为下。在某些病变情况下,上部有热、下部有寒可同时兼见,形成上下寒热错杂的复杂病理变化。上热多为热在胸膈、心、肺、胃等;下寒多指寒在小肠、大肠、肾、膀胱等。上热下寒,多表现为胸膈有热、中焦有寒,或胃热肠寒,或肺热肠寒,或心火旺而肾阳虚等。《伤寒论》栀子干姜汤证、黄连汤证、乌梅丸证,以及交泰丸等的主治证,皆为上热下寒的典型病变。上热下寒之形成,多因于素体虚寒,邪郁化热,或脏腑

阳盛化热;或过用寒凉,损伤阳气,但邪热未解。上热下寒证,由于热在于上,故见胸中烦热、呕吐频频、咽痛、咳嗽痰黄、失眠等;寒在于下,故见腹痛喜暖、畏寒肢冷、便溏泄泻等。治疗上应寒热同投,清上和温下并进。但需注意权衡寒热多少,使清上不伤阳,温下不助热。此外,据文献记载,古代医家亦有将下焦阳虚阴盛,逼迫虚阳浮越于上之真寒假热证,归属上热下寒的范畴。

(陈慧娟)

biǎorè lǐhán

表热里寒 (exterior heat and interior cold) 热在于表,寒在于里的病理变化。为表里寒热错杂的类型。"表热里寒"之说,最早见于《伤寒论》。《伤寒论·辨阳明病脉证并治》:"脉浮而迟,表热里寒,下利清谷者,四逆汤主之。"此处"表热"是言肌肤发热,"里寒"言阳虚阴盛。故此处的"表热里寒"系指真寒假热证。后世对表热里寒的论述多从此义。如《慎柔五书·痨瘵》:"寒厥,表热里寒,则下利清谷,食下则吐,脉沉,手足冷,用四逆汤。"亦有医家将"表热里寒",解释为素体虚寒或内伤生冷,外感温热。《类证治裁·伤寒治要》:"何谓表热里寒,如人本体虚寒,而外感温热之邪,此为标热本寒。"《读医随笔·寒热同形同病论》:"表热里寒,则有内伤生冷,外伤烈日,发为霍乱者;瓜果酒肉,杂然并食,发为痢疾者。"后一种说法更接近今之认识。在疾病发生发展过程中,由于感邪性质、病患体质、病程、治疗等因素影响,疾病的寒热性质也较为复杂,有时可形成表里寒热错杂的病理状态。表热里寒,即同时兼有风热表证和里寒证。其形成多由于

素体阳虚，阴寒内生，复为风热所伤；或风热表证，表邪未解，过用寒凉攻下，致脾胃阳气受损。其证候表现，既可见发热、恶风、头痛、咽喉肿痛等表热症状，又有阳虚、虚寒内生之肢冷便溏，或下利，腹痛等。治疗上，一般应先解表后温里，以免温药助热。但需注意用药不宜过分寒凉，应酌加和胃温中之品作为佐制。如果里寒急甚，见腹泻不止等危重症候，又应以治里为急。用药宜力求平和，中病即止，以免助热，致病情生变。

（陈慧娟）

biǎohán lǐrè

表寒里热（exterior cold and interior heat）　寒在于表，热在于里的病理变化，属表里寒热错杂的类型，又称"寒包火"。早在《伤寒论》中，对"表寒里热"之病机已有论述。《伤寒论·辨太阳病脉证并治》："太阳中风，脉浮紧，发热，恶寒，身疼痛，不汗出而烦躁者，大青龙汤主之。"大青龙汤的主治证，既有风寒表证之发热、恶寒、无汗、身痛，又由于邪已化热入里而有烦躁，故为表寒里热证。此外，以方测证，《伤寒论》中桂枝二越婢一汤、麻黄连翘赤小豆汤、麻杏石甘汤等方证，亦为表寒里热证。《重订通俗伤寒论》提出"寒包火"一说。指出："凡温病伏暑将发，适受风寒搏束者，此为外寒束内热，一名客寒包火。"《读医随笔·寒热同形同病论》，分析了表寒里热的成因，认为"伤寒大青龙证，是寒束于外，卫陷于内，而化热也。其人必胃热素盛者。太阳中暍，是先伤于暑，后伤冷水，乃寒热两感之病也。《黄帝内经》论疟，义亦如此。此表寒里热也"。对表寒里热的表现，《医学摘粹·伤寒十六证类方》），在总结《伤寒论》表寒里热病证的基础上，提出"按以上诸证，或表寒少而里热多，或无汗而烦躁，或有汗而喘促，均属表寒未解，里热已作，故以表寒里热证统之"。对"表寒里热"的治疗，《重订通俗伤寒论》提出"要辨表急里急，寒重热重，外寒重而表证急者，先解其表，葱豉桔梗汤加减。伏热重而里证急者，先清其里，柴芩清膈煎加减"。表寒里热，即风寒在表致卫表不和的风寒表证；里热为脏腑阳盛或阴虚所致的里热证。表寒与里热在同一时期内并存，即形成表里同病、寒热错杂的复杂病证。其形成多由于素体阴虚阳盛，里有蕴热，复为风寒侵袭；或由于风寒表证，邪已化热入里，而表证不除。其证候表现，同时兼见表寒和里热征象，如恶寒、发热、无汗、头身疼痛、咽喉肿痛、心烦、口渴欲饮、便秘等。《伤寒论》大青龙汤证、桂枝二越婢一汤证等，即为此类证候。对表寒里热证的治疗，一般采取解表与清里并施的原则，以免单独使用致辛温助热或寒凉碍邪。此外，尚需权衡寒热之多少，以酌情使用辛温解表药和清热泻火药。

（陈慧娟）

biǎolǐ bìngjī

表里病机（pathogenesis of exterior and interior）　以表里区分病位、病势的病机纲领，包括病位在表、在里、半表半里、表里同病等病理变化。

历史沿革　以表里分病位，始于《伤寒论》。该书讨论伤寒病变发展过程时，使用"表里"来说明病位之所在和病势的发展。如提出"脉浮者，病在表，可发汗，宜麻黄汤"；"少阴病，脉沉细数，病为在里，不可发汗"等。此外，还提及"表里俱热""表虚里实"等表里同病的情况，指出"表未解也，不可攻痞。当先解表，表解乃可攻痞"；"下利清谷，不可攻其表，汗出必胀满"等，为后世区分表里病位、正确施治确立了基础。对表里所指的部位，《景岳全书·表证篇》："人身脏腑在内，经络在外，故脏腑为里，经络为表……以十二经脉分阴阳，则六阳属腑为表，六阴属脏为里……足之六经，又以三阳为表，三阴为里。而三阳之经，则又以太阳为阳中之表……阳明为阳中之里……少阳为半表半里。"《医学源流论·表里上下论》："何谓表？皮肉筋骨是也；何谓里，脏腑精神是也。"明·张介宾还在《景岳全书》中，分析了表里证的成因，指出"表证者，邪气之自外而入者也。凡风寒暑湿火燥，气有不正，皆是也"；"里证者，病之在内在脏也。凡病自内生，则或因七情，或因劳倦，或因饮食所伤，或为酒色所困，皆为里证"。此外，张介宾还论及表里虚实寒热的各自表现。《医学心悟·寒热虚实表里阴阳辨》，提及表证、里证的鉴别要点。即"一病之表里，全在发热与潮热，恶寒与恶热，头痛与腹痛，鼻塞与口燥，舌苔之有无，脉之浮沉以分之。假如发热恶寒，头痛鼻塞，舌上无胎，脉息浮，此表也。假如潮热恶热，腹痛口燥，舌苔黄黑，脉息沉，此里也"。清·周学海在《读医随笔·寒热同形同病》中，还提及"表寒里热""表热里寒"等表里同病情况。对表里证的治疗，在《伤寒论》基础上，《医宗必读·辨治大法论》进一步提出："表里者，病在于表，毋攻其里，恐表邪乘虚陷入于里也。病在于里，毋虚其表，恐汗多亡阳也。"

基本内容 表里是相对的概念。一般而言，病位在皮毛、肌腠、经络为表，病位在脏腑、气血、骨髓属里。脏腑与经络，又可再分表里。如以经络言，三阳经为表，三阴经属里；三阳经中又以太阳为表，阳明为里，少阳为半表半里。以脏腑分，则六腑为表，五脏属里。表里不仅能反映疾病的部位，也标示着病势深浅和病情轻重。一般病位在表者病势轻浅，病位在里者病势深重。如果疾病由表入里，说明病势由浅入深，提示病进；如果疾病由里出表，说明病情转佳，为向愈的转机。以表里论病位，有疾病在表、在里、半表半里之分，对复杂病变而言，尚有表里同病的情况。病位在表称为表证，多因六淫等外邪引发。外邪侵袭机体，由于肌表为人体第一道屏障，故首当其冲，成为受邪之部位。表证，根据邪气种类及机体反应性之不同，可分为表寒、表热、表实、表虚等。此外，亦有风湿在表、暑湿在表等。需要注意的是，病位之"表"，不能简单理解为解剖部位上的肌表。换言之，并非所有发生在肌表的病变都属于表证。外科之皮肤瘙痒、疮疖、斑疹、水肿等虽然病位浅在肌表，但不一定属于表证范畴。确切地讲，表证之"表"，是指外邪侵袭肌表，正气抗邪的初始阶段，具有发热、恶寒、脉浮等特定表现。"里"是和"表"相对的病位概念，病位不在表（或半表半里）则在里。故里证范畴很广，既可见于外感病中后期，又可见于内伤杂病。其形成大体有三种途径：①表证不解，病邪入里。②外邪"直中"脏腑。③七情内伤、饮食劳倦等致脏腑失调、气血津液失常。里证根据性质之不同以及邪正盛衰的关系，可分为里寒、里热、里虚、里实等。表证、里证的辨析，可从发病缓急、时间长短、证候表现等入手。一般表证发病多急，病程较短，有恶寒、发热、苔薄、脉浮等表证征象。里证起病较缓，病程较长，无表证征象，多有脏腑阴阳气血失调表现。半表半里，是区别于"表里"的一种特殊病位；是对外感病过程中外邪既未完全脱离肌表，又未完全入里，邪正徘徊、相持出入于表里之间所形成的特殊病变阶段的概括。表里同病，同时兼有病位在表、在里的病理变化，一般有表虚里实、表实里虚、表寒里热、表热里寒、表里俱寒、表里俱热、表里俱虚等。

作用和意义 表里是标示病位和病势的病机纲领，是辨证论治的重要因素。清·程国彭《医学心悟》："病有总要，寒、热、虚、实、表、里、阴、阳八字而已。"辨清表里不仅有助于确定病位，明确辨证，对治疗也起到引导作用。表证治疗，应遵循"其在皮者，汗而发之"，重在辛散祛邪。里证治疗，以"和"为原则，根据虚实寒热，采取"虚则补之""实则泻之""寒者热之""热者寒之"等治则。辨清表里在外感病辨证中尤有意义，可据以判断病情的轻重深浅及病理变化趋势。表证病浅而轻，里证病深而重。表邪入里为病进，里邪出表为病退。了解疾病轻重进退，就能掌握其病理演变规律，取得治疗上的主动权。

(陈慧娟)

biǎohán

表寒（exterior cold） 风寒之邪外束肌表，致卫表不和的病理变化。"表寒"一说，虽未明见于《伤寒论》，但该书已提及"病在表也"，将"表"视为风寒侵袭的初始部位，暗含"表寒"之义。《伤寒论》所述太阳伤寒及太阳中风皆属表寒范畴。在太阳病篇提及"太阳病，发热，汗出，恶风，脉缓者，名曰中风""太阳病，或已发热，或未发热，必恶寒，体痛，呕逆，脉阴阳俱紧者，名为伤寒"。对表寒病机，《医学心悟·伤寒主治四字论》："何谓表寒？伤寒初客太阳，头痛发热而恶寒者，名曰外感，经所谓体若燔炭，汗出而散者是也。"《景岳全书·寒热篇》，将表寒的症状，描述为"寒在表者，为憎寒，为身冷，为浮肿，为容颜青惨，为四肢寒厥"。表寒的治疗，应根据《黄帝内经》所论"其在皮者，汗而发之""体若燔炭，汗出而散"，采用温散发汗的方法。但应注意中病即止，以免过汗酿成变证。表寒为病位在表的类型之一，是风寒之邪侵袭，客于肌表，正邪交争，邪气尚未入里所引起的病理变化。肌表为人体最外围，卫气分布其间，起到抵御外邪的作用。因此肌表可视为人体抵御外邪入侵的第一道屏障，同时它也是外邪侵袭的首要部位。外感风寒侵袭，客于肌表，卫阳被遏，经气不利，卫气奋起抗邪，邪正交争于体表，则可引起恶寒、发热、头身疼痛、脉浮紧等症状。由于肺合皮毛，风寒袭表，亦可影响肺气宣降，故尚可见鼻塞、流清涕、咳嗽痰白等肺气失宣的表现。风寒侵袭虽是引起表寒的必要条件，但并非决定因素。外受风寒是否表现为表寒证，还和体质有关。一般来讲，阳虚阴盛或阴阳和平之体，受风寒侵袭后多为表寒证；素体阴虚或有内热者，即便感受风寒也多表现为表热证。

（陈慧娟）

biǎorè

表热（exterior heat）

风热之邪侵袭肌表，致肺卫失和的病理变化。"表热"之说，《伤寒论》已有之。如《伤寒论·辨阳明病脉证并治》："脉浮而迟，表热里寒，下利清谷者，四逆汤主之。"然此处"表热"非为病机，实指肌肤发热之假热症状。《伤寒论·辨太阳病脉证并治》提出的"太阳病，发热而渴，不恶寒者，为温病"，则类似于后世所说的表热证，可谓开其先河。对表热的成因、表现及与伤寒的区别，《医学心悟·伤寒主治四字论》："何谓表热？凡人冬不藏精，微寒袭于肌肉之间，酝酿成热，至春感温气而发者曰温病，至夏感热气而发者曰热病。其症头痛发热，与正伤寒同，但不恶寒而口渴，与正伤寒异耳。"表热的症状，明·张介宾描述为"热在表者，为发热头痛，为丹肿斑黄，为揭去衣被，为诸痛疮疡"（《景岳全书·寒热篇》）。对表热证的治疗，后世依据《黄帝内经》提出的"风淫所胜，平以辛凉，佐以苦甘"之训，创立了银翘散、桑菊饮等方剂，沿用至今。表热为病位在表的类型之一，是风热之邪侵袭，客于肺卫，致肺卫失和的病理变化。外感风热侵入人体，常借助皮毛、口鼻等途径。由于皮毛为人体抵御外邪的第一道屏障，且肺在体合皮，其华在毛，开窍于鼻，故风热侵袭，肺卫往往首当其冲，成为受邪之部位。风热侵袭，卫阳被遏，邪正相争，故见发热、恶寒、脉浮等。由于热邪具温热特性，故表热的恶寒发热，以发热重、微恶风寒为特点，不同于表寒之恶寒重、发热轻。其脉亦呈浮数，不同于表寒之脉浮紧。此外，表热尚有汗出、口渴、舌边尖红，苔薄黄等热象。风热侵扰致肺气失宣，故还可见鼻塞，流浊涕、咽痛、咳嗽等症状。

（陈慧娟）

biǎoshí

表实（exterior excess）

外邪侵袭肌表，致腠理闭塞所引起的病理变化。表实证以恶寒无汗、头身疼痛、脉浮有力为特点。"表实"之名虽未见于《伤寒论》，但该书所载麻黄汤证，历来被认为属伤寒表实证。《伤寒论·辨太阳病脉证并治》："太阳病，头痛，发热，身疼，腰痛，骨节疼痛，恶风，无汗而喘者，麻黄汤主之。"麻黄汤证之所以被认作表实，主要是由于它具有"无汗"的特点，和有汗之桂枝汤证截然有别。《伤寒贯珠集·太阳篇》："太阳受邪，无论中风伤寒，俱有头痛，俱有发热。但伤于寒，则表实无汗；伤于风，则表疏自汗。"表明表实或表虚，主要是依汗出的有无而定。《医宗金鉴·痘疹心法要诀》，在辨治痘疹时指出"痘出有发热恶寒，身体疼痛者，属表证也。若有汗，则为表虚；无汗，则为表实。"对表实的表现，明·张介宾说："表实者，或为发热，或为身痛，或为恶热掀衣，或为恶寒鼓栗。寒束于表者无汗，火盛于表者有疡。走注而红痛者，知营卫之有热；拘急而酸疼者，知经络之有寒。"（《景岳全书·传忠录》）张介宾所论"表实"，不仅指表寒，还涉及表热以及病位表浅的一些病证，属广义的"表实"。伤寒表实证的治疗，应采用汗法，以辛温散邪之剂促进汗出，使邪从表散。表实，主要指表寒而言。其发病多由外感风寒侵袭，致卫阳被遏、腠理闭塞所致。《伤寒论》称其为"太阳伤寒"，治之以麻黄汤。由于风寒侵袭，有风邪、寒邪偏重之不同，且两种邪气病理属性有别，故以寒邪为主或以风邪为主的表寒证，在病机和临床表现方面均有所区别。表实为寒邪为主，由于寒性收引、凝滞，故寒邪客表，可致腠理闭塞而无汗，亦可致筋脉牵引而形成紧脉。寒性凝滞，还可致经络气血不利而表现出头身疼痛等。因此，表实是以恶寒、无汗、头身疼痛、脉浮紧为主要特点。表虚以风邪为主，风性开泄，故易致腠理疏松而引起汗出。表实、表虚的区别，不仅表现在病邪偏重不同，更主要在于二者一为腠理致密，一为腠理疏松，故此处"实"与"虚"系相对而言，主要指腠理开合的不同状态。表实和表虚的主要鉴别点，在于汗出之有无，有汗为表虚，无汗为表实。

（陈慧娟）

biǎoxū

表虚（exterior deficiency）

外邪侵袭肌表，致腠理疏松、营卫不和的病理变化。亦指肺脾气虚，卫表不固。有关"表虚"的记载，首见于《伤寒论》。该书在阳明病篇，提及"表虚里实"，以及"伤寒四五日，脉沉而喘满。沉为在里，而反发其汗，津液越出，大便为难，表虚里实，久则谵语"。此处虽未交代"表虚"之义，但对照原文，可知"表虚"和汗出有关，汗出即所以表虚。《伤寒论》太阳中风证，后世认为其属表虚，依据在于有汗出症状。如《伤寒论·辨太阳病脉证并治》："太阳中风，阳浮而阴弱，阳浮者，热自发，阴弱者，汗自出，啬啬恶寒，淅淅恶风，翕翕发热，鼻鸣干呕者，桂枝汤主之。"对有汗属表虚，后世亦有讨论。《伤寒贯珠集·太阳篇》："太阳受邪。无论中风伤寒，俱有头痛，俱有发热；但伤于寒，则表实无汗；伤于风，则表疏自汗。"可见，"表虚"是指外感风邪引起的以汗出为特征的表证。后世亦把"表虚"理解为腠理疏松，卫表不固。常以之解释自汗、恶风、易感冒等一类病证。《圣济总录·诸风门》："风瘙痒者。表虚卫气不足。风邪乘之。"明·张介宾在《景岳全书·传忠录》中，将表虚的症状总结为"表虚者，或为汗多，或为肉战，或为怯寒，或为目暗羞明，或为耳聋眩晕，或肢体多见麻木，或举动不胜劳烦，或为毛槁而肌肉削，或为颜色憔悴而神气索然。"此处的表虚，是指内伤表虚而言。表虚有外感、内伤之分。外感表虚是与表实相对，属于表寒的范畴，是由外感风寒而以风邪为主侵袭肌表，致营卫不和、营阴不守、卫气失调所致。由于风性开泄，故风邪侵袭可使腠理疏松，引起汗出、恶风、脉浮缓等症状，亦可因卫气被郁、肺气失宣，而致发热、鼻塞等。《伤寒论》称其"太阳中风"，治之以桂枝汤。应该看到，此处的表虚并非"精气夺则虚"的虚证，"表虚"是和"表实"相对的，主要强调腠理开合失司的状态。就其病变性质而言，仍属实证范畴。内伤表虚，是指肺脾气虚，卫外不固，以致腠理疏松，易为外邪所伤。其病变性质属"精气夺则虚"的虚证。常见倦怠乏力，气短懒言，食少便溏，舌质淡，脉无力等肺脾气虚表现。由于肺合皮毛，脾主肌肉，故二脏虚损可致腠理疏松，卫外不固，表现出自汗、恶风、易感冒等征象。

（陈慧娟）

lǐhán

里寒（interior cold） 寒邪内侵脏腑，或机体阳气虚衰，致虚寒内生的病理变化。早在《黄帝内经》对里寒即有叙述。如《素问·疟论》："阳虚则寒。"《素问·至真要大论》："诸病水液，澄澈清冷，皆属于寒。"《伤寒论》已运用"里寒"来解释病机。如《伤寒论·辨阳明病脉证并治》："脉浮而迟，表热里寒，下利清谷者，四逆汤主之。"《伤寒论·辨太阴病脉证并治》："自利不渴者，属太阴，以其脏有寒故也。当温之，宜服四逆辈。"《医学心悟·伤寒主治四字论》，结合伤寒病证，阐明"何谓里寒，凡伤寒不由阳经传入，而直入阴经，手足厥冷，脉微细，下利清谷者，名曰中寒"。关于里寒的症状，明·张介宾提出，"寒在里者，为冷咽肠鸣，为恶心呕吐，为心腹疼痛，为恶寒喜热"。（《景岳全书·寒热篇》）对里寒的治疗，多遵循"寒者热之""益火之源，以消阴翳"等原则。里寒属病位在里、病变性质属寒的病理变化，是由寒邪侵袭体内脏腑，或机体阳虚失煦，虚寒内生所致。根据邪正盛衰的关系，里寒可分为里实寒和里虚寒。里实寒，多因外感寒邪内侵脏腑或内伤生冷寒凉所致。外感寒邪内侵脏腑可称为"直中"，即寒邪不经表入里，直接侵袭体内脏腑。里实寒，除表现出形寒肢冷、口不渴、苔白、脉沉迟或弦或紧等寒象外，不同脏腑为寒邪所伤，所出现的证候表现也有所不同。如寒邪客肺可见咳嗽、气喘、咯痰稀白等；寒邪犯胃则见胃脘冷痛，或恶心呕吐等；寒滞肝脉则见巅顶冷痛，

少腹牵引阴部冷痛等。里虚寒，多见于阳虚之体，或久食寒凉、久病耗损致阳气损伤。阳虚温煦失职，则虚寒内生。里虚寒以脾肾阳虚为多见，常见畏寒肢冷、小便清长、大便溏薄，或五更泻、舌淡胖、脉沉细或沉迟等。

（陈慧娟）

lǐrè

里热（interior heat） 脏腑阳热亢盛，或机体阴液亏损，致虚热内生的病理变化。《黄帝内经》有关里热的记载很多，仅《素问·至真要大论》"病机十九条"中涉及的火热病机就达九条。包括"诸胀腹大，皆属于热；诸病有声，鼓之如鼓，皆属于热"等。《黄帝内经》还明确指出"阳胜则热""阴虚则内热"等里热病机。为后世认识里热的病变提供了依据。《伤寒论》在分析病机时，亦提到"里有热""热结在里"等。如厥阴病篇有云："伤寒脉滑而厥者，里有热也，白虎汤主之。"《医学心悟·伤寒主治四字论》，分析了里热的成因和证治。提出"何谓里热？凡伤寒渐次传里，与夫春温夏热之症，热邪入里，皆为里热。其在太阴则津液少，少阴则咽干口燥，厥阴则消渴，仲景所谓急下之，而用大柴胡、三承气者是也。"明·张介宾《景岳全书·传忠录》也提及里热的表现。如"热在里者，为瞀闷胀满，为烦渴喘结，或气急叫吼，或躁扰狂越"。里热的治疗，当遵循《黄帝内经》"热者寒之""壮水之主，以制阳光"等原则，采用清热泻火或滋阴等方法治疗。里热为病位在里、病变性质属热的病理变化。其形成多因外邪化热入里，或过食辛辣炙煿、五志过极化火、郁久化火等，致脏腑阳热亢盛、火热内生；

亦可因阴液亏损，阴不制阳，而致虚热内生。里热有里实热和里虚热之分，里实热属"邪气盛则实"的实证，里虚热属"精气夺则虚"的虚证。里热见于外感病，多为表证不解，邪气化热入里。如《伤寒论》六经病之白虎汤证、大承气汤证皆属此类。内伤杂病中，里热多和素体阳盛或阴虚、过食温燥、情志过极，以及气滞、痰浊、瘀血郁久化火等有关。里实热证可见一派阳热亢盛的征象，如身热，恶热喜凉，口渴欲饮，烦躁或谵语，小便短赤，大便秘结，舌红苔黄，脉洪滑数实等。不同脏腑的实热尚有不同表现。如邪热壅肺见咳嗽、气喘、痰黄；胃火炽盛可见口臭、牙龈肿痛、消谷善饥等。里虚热证，以肝肾阴虚、肺肾阴虚、心肾阴虚为多见，除口燥咽干等阴虚失润的症状外，尚可见五心烦热、潮热盗汗、颧红升火、舌红少苔、脉细数等虚热征象以及干咳、耳鸣、失眠、遗精等脏腑功能失调表现。

（陈慧娟）

lǐshí

里实（interior excess） 病位在里的实性病理变化的总称。广义里实，泛指人体内部一切实性病理变化，如气滞、血瘀、停痰、食滞、虫积等。狭义里实，专指热结肠胃、里热成实的阳明腑实证。《黄帝内经》虽未提出"里实"之名，但对里实的病机及表现均有所认识。如《素问·通评虚实论》，将里实的病机概括为"邪气盛则实"。《素问·玉机真藏论》等篇，还提出五实、四海有余、五脏气实等表现，为后世认识实证奠定了基础。《伤寒论》提出"里实"之名。如《伤寒论·辨阳明病脉证并治》："汗出谵语者，以有燥屎在胃中，此为

风也。须下者，过经乃可下之。下之若早，语言必乱，以表虚里实故也。下之则愈，宜大承气汤。"此处的"里实"指燥屎内结肠胃，故以大承气汤攻下。明·张介宾《景岳全书·传忠录》，指出"里实"乃阳明腑实。其曰："若腹胀喘满，大便结硬，潮热斑黄，脉滑而实者，此正阳明胃腑里实之证，可下之也。"《景岳全书·传忠录》还详述了里实的诸种表现。指出："里实者，或为胀为痛，或为痞为坚，或为闭为结，或为喘为满，或懊憹不宁，或躁烦不眠，或气血积聚，结滞腹中不散，或寒邪热毒深留脏腑之间。"从其所论来看，张介宾所说"里实"，并非仅指阳明腑实，而是囊括了一切在里的邪实病证。如气血结聚、寒积、热积、火热内盛、痰气喘满等。里实为病位在里、邪正关系属实的病理变化。广义里实范畴甚广，凡体内一切以"邪实"为主的实性病理变化，均可概称为"里实"。包括外邪入侵，或机体自身阴阳失调，所致的实寒、实热，以及气血津液等运行输布障碍，所形成的气滞、血瘀、停痰、湿阻、水停、食积等。此外，脏腑、经络的实证亦属里实范畴。里实以"邪气盛"为主要病机特点，故不论何种里实，均可表现出一系列亢奋、有余、不通的征象。如寒湿困脾证，寒湿困遏，影响脾气健运，故可表现出水湿过剩的一系列症候，如头身困重、肢体浮肿、便溏或泄泻、口中黏腻、舌苔厚腻等。此外，脾运失健，中焦升降失常，故可见纳呆、腹胀、恶心呕吐等。狭义里实，指外感病过程中，表邪不解，化热入里，热结肠胃而致里结成实。如《伤寒论》大承气汤所主治的"阳明

腑实证"，即为狭义里实。症见潮热、便秘、腹满而痛、谵语、舌苔黄燥，脉沉实等。

（陈慧娟）

lǐxū

里虚（interior deficiency） 体内阴阳、气血、脏腑虚损等虚性病理变化的总称。《黄帝内经》虽未提出"里虚"之名，但对里虚的病机和表现均有一定认识。如《素问·通评虚实论》将"虚"的病机，总结为"精气夺则虚"。《素问·玉机真藏论》等篇，还提出五虚、四海不足、五脏气虚等相应表现，为后世认识虚证奠定了基础。"里虚"之说，始见于《伤寒论·辨太阳病脉证并治》："脉浮数者，法当汗出而愈。若下之，身重心悸者，不可发汗，当自汗出乃解。所以然者，尺中脉微，此里虚，须表里实，津液自和，便自汗出愈。"此处"里虚"当指心脾肾虚损而言。《伤寒论》之太阴病、少阴病，均属里虚范畴。对里虚之表现，《景岳全书·虚实篇》作了全面论述。其曰："里虚者，为心怯心跳，为惊惶，为神魂之不宁，为津液之不足。或为饥不能食，或为渴不喜冷，或畏张目而视，或闻人声而惊。"书中还区别上下、阴阳、气血以及五脏虚损，列举了各自的证候表现。如论及"气虚者，声音微而气短似喘。血虚者，肌肤干涩而筋脉拘挛"等。里虚为病位在里、邪正关系属虚的病理变化。里虚的范畴很广，凡机体阴阳虚损、气血津液亏虚、脏腑功能低下等，均属里虚的范畴。概言之，里虚是机体精气血阴阳不足所导致的，以机能低下或衰退为特点的病理变化的总称。里虚从寒热而论，有里虚寒和里虚热。前者系指阳虚，后者系指阴虚，是由

阴阳偏衰引起的虚性寒热变化。从气血津液而论，里虚尚有气虚、血虚和津液不足，表现为气的推动、固摄、防御等机能，或血的濡养机能，津液的滋润、濡养等功能低下或不足。从脏腑而论，里虚又有五脏、六腑精气血阴阳的不足。不论为何者虚损，由于里虚以"精气夺"占主导，故可表现出一系列"虚馁、不足"的征象。以脾气虚为例，脾气不足，运化失健，统血失职，无力升清，故可在倦怠乏力、脉弱等气虚一般表现的同时，着重表现为上述功能的低下或衰退，常见食少、便溏、食后不化，或月经淋漓不尽，或眩晕、脘腹重坠、内脏下垂等。

(陈慧娟)

biǎoxū lǐshí

表虚里实 (exterior deficiency and interior excess) 风寒表虚与热结胃肠的病理变化同时兼见。亦指卫表不固与里有邪实的病理变化并存。以"表虚里实"解释病机，最早见于《伤寒论》："伤寒四五日，脉沉而喘满。沉为在里，而反发其汗，津液越出，大便为难，表虚里实，久则谵语。"此处"表虚"非指伤寒表虚证，而是强调发汗后腠理开泄致表气亏虚。《伤寒溯源集·太阳阳明证治》："表既无邪，发汗则徒使津液外越，胃中干燥，遂成脾约，故大便难也。妄发其汗，则表气愈虚，津竭便难。则里邪更实。"《诸病源候论·热病诸候》以"表虚里实"来分析发斑的病机。论曰："夫热病在表，或未发汗，或已发汗、吐、下后，表证未解，毒气不散，烦热而渴，渴而不能饮，表虚里实，故身体发斑如锦文。"《外台秘要方·卷第三》，亦以之解释痘疮病机。其曰："夫

表虚里实，热毒内盛，攻于脏腑，余气流于肌肉，遂于皮肤毛孔之中，结成此疮。"从上述所论来看，医家所言"表虚"，多指表气亏虚、卫表不固。"里实"，则泛指里有邪实。表虚里实为表里同病的类型之一。"表虚"其义有二：外感病中，指外受风邪、营卫不和的风寒表虚证，以恶风、汗出为特点。内伤病中，指肺脾气虚、卫表不固的病证，以自汗、恶风、易感冒、时发风疹瘙痒、喷嚏频作等为主要表现。"里实"，亦有二层含义。狭义"里实"，仅指热结胃肠、里热成实的阳明腑实证；广义"里实"，泛指在里的一切邪实壅盛病证，如里有食积、蕴热、痰湿、水饮、瘀血等。"表虚里实"既可用于说明外感病中表里同病的特殊类型，即同一时期内，风寒表虚证与阳明里热成实并存；又可用于说明里有邪实、卫表不固之虚实夹杂病机。外感病中"表虚里实"的形成，多由于平素胃肠蕴热积食，复感风邪；或外感风邪，失治误治，表证仍在，病邪已化燥化热，入里成实。《伤寒论》称其为太阳阳明并病。证候表现，既有恶风、汗出、身痛等表虚征象，又有发热、便秘、腹痛拒按等里实症状。其治疗应辨析表里的轻重缓急。一般在里实不急的情况下，应遵循"先表后里"的常法，以免早用攻下，致表邪郁遏，甚至引邪内陷。但当里实危重时，则应不拘常法，而以攻里为急。内伤病中，"表虚里实"属虚实夹杂，可因素体肺脾虚损，因虚致实；亦可因素有邪实，妄用攻邪伤正，以致卫表空虚。其治疗当权衡邪实、正虚之轻重缓急，协调扶正、祛邪的主次和先后。

(陈慧娟)

biǎoshí lǐxū

表实里虚 (exterior excess and interior deficiency) 同时兼见风寒束表、腠理闭塞，以及脏腑阴阳气血虚损的病理变化。"表实里虚"之名虽未明见于《伤寒论》，但该书不少条文已涉及表实里虚之病机。如太阳少阴合病的麻黄附子细辛汤证、真武汤证，以及太阳太阴合病的桂枝芍药汤证、桂枝人参汤证等。《伤寒论·辨少阴病脉证并治》："少阴病，始得之，反发热，脉沉者，麻黄附子细辛汤主之。"《伤寒论·辨太阳病脉证并治》："太阳病发汗，汗出不解，其人仍发热，心下悸，头眩，身瞤动，振振欲擗地者，真武汤主之。"清·庆恕在《医学摘粹·伤寒十六证类方》中，总结了伤寒表实里虚的各种情况，提出"按以上诸证，或身疼痛，脉沉迟，或下利有痞，或腹满时痛，或脉细欲绝，均系表邪未解，而里气已虚，故以表实里虚证统之"。后世在论及泻痢、痘疹等病证时，亦从表实里虚解释病机。如《圣济总录·伤寒门》论及伤寒下痢，认为"其种固多端，然皆由表实里虚，寒热湿气，乘虚客搏于肠胃之间。"对表实里虚的治疗，自东汉·张仲景提出"下利，清谷不止，身疼痛者，急当救里；后身疼痛，清便自调者，急当救表"，后世医家多遵此训，主张区别表里轻重缓急，对表里先后治疗加以取舍。表实里虚为表里同病的类型之一，是病位表里兼有、病变属性虚实错杂的复杂病理状态。其形成多由素体不足，正气虚衰，复感风寒；或风寒表证，误用或过用汗下等攻邪方法，以致正气受损。表实，特指风寒袭表、卫阳被遏、腠理闭塞的风寒表实证。由于邪气在表，

卫阳被遏，腠理闭塞，经气不利，故可见恶寒、无汗、头身疼痛等。里虚，并无特定所指，和"表实"相伴出现的"里虚"，多为肺脾气虚、脾阳虚、肾阳虚、营血亏损、气血不足等。由于存在"精气夺则虚"的虚性病理变化，故表实里虚在风寒表证的同时，尚兼见虚馁、不足征象，如乏力困倦、神疲嗜睡、肢冷、脉不浮反沉、或脉浮无力等。以脾阳虚外感风寒为例，既可见恶寒、无汗、头身痛、苔白等表寒征象，又有食少、腹胀、便溏、脉濡等脾阳虚衰、运化失司的表现。表实里虚的治疗，可根据邪正、表里的轻重缓急，或先祛邪解表，后扶正治里；或扶正以助解表祛邪；或扶正与解表并施等。要注意扶正不碍邪，祛邪不损正。

（陈慧娟）

bànbiǎo bànlǐ

半表半里（half-exterior and half-interior） 外感病过程中外邪既未完全脱离肌表，又未完全入里，邪正徘徊、相持出入于表里之间所形成的特殊病理状态。"半表半里"，最早渊源于《伤寒论·辨太阳病脉证并治》："伤寒五六日，头汗出，微恶寒，手足冷，心下满，口不欲食，大便鞕，脉细者，此为阳微结，必有表，复有里也。脉沉，亦在里也。汗出为阳微。假令纯阴结，不得复有外证，悉入在里，此为半在里半在外也。"其"半在里半在外"一句开后世"半表半里"之肇端。金·成无己首次提出"半表半里"之名。《注解伤寒论》："病有在表者，有在里者，有在表里之间者，此邪气在半表半里之间，谓之半表半里证。"《伤寒论》中，邪入少阳之小柴胡汤证，历来被认为属半表半里证。《伤寒论·辨

太阳病脉证并治》："伤寒五六日，中风，往来寒热，胸胁苦满，默默不欲饮食，心烦喜呕，或胸中烦而不呕，或渴，或腹中痛，或胁下痞鞕，或心下悸，小便不利，或不渴，身有微热，或咳者，小柴胡汤主之。"对少阳属半表半里，以及往来寒热之缘由，后世医家亦作了分析。明·方有执曰："往来寒热者，邪入躯壳之里，脏腑之外，两界之隙地，所谓半表半里，乃少阳所主之部位，故入而并于阴则寒，出而并于阳则热，出入无常，故寒热间作也。"（《伤寒论条辨》）清·吴谦《医宗金鉴·订正仲景全书》："少阳之邪，进可传太阴之里，退可还太阳之表，中处于半表半里之间。其邪外并于表，半表不解则作寒；内并于里，半里不和则作热；或表或里无常，故往来寒热不定也。"半表半里，除指少阳外，温病学派亦将"募原"视为半表半里，故邪伏募原的病证也被认为是半表半里证。对半表半里证的治疗，医家们认为应以和解为宜。如《伤寒明理论·诸药方论》："伤寒邪气在表者，必渍形以为汗；邪气在里者，必荡涤以为利；其于不外不内，半表半里，既非发汗之所宜，又非吐下之所对，是当和解则可矣。"半表半里为病位概念，就外感病而言，表证指邪气在表，正气抗邪于表的病理状态；里证指邪气入里，或外邪直中于里，正邪交争于里的病理状态。半表半里为介乎表里之间的特殊病位，是外感病过程中，邪气尚未完全离表，又未完全入里，邪正徘徊、相持出入于表里之间的特殊病变状态。其病变既有在表的症状，又不是单纯、典型的表证；既有在里的症状，又并非单纯、典型的里证，故曰

"半表半里"。主要表现为往来寒热、胸胁苦满，默默不欲饮食，心烦喜呕，口苦咽干，目眩，脉弦等。《伤寒论》少阳病之小柴胡汤证即属于半表半里证。此外，温病邪伏募原，症见憎寒、壮热、头疼身痛、苔白厚如积粉等，亦属半表半里的范畴。由于半表半里证，病位既不完全在表，又未完全入里，邪气不盛，正亦不强。既见寒象，又见热候，故治疗当以"和解"立法，寒温并用，补泻兼施。

（陈慧娟）

biǎolǐ tóngbìng

表里同病（exterior and interior syndromes appearing simultaneously） 病位在表和在里的病理变化同时兼见。包括表寒里热、表热里寒、表虚里实、表实里虚等。"表里同病"之论，源于《黄帝内经》。其在讨论外感热病时，提出"两感"的概念。如《素问·热论》："两感于寒者，病一日则巨阳与少阴俱病，则头痛口干而烦满。"此"两感"是指表里两经同时受病。元·杜本《敖氏伤寒金镜录》："两感者，即阴阳俱伤、表里同病也。"《伤寒论》以表里分病位，对表里同病亦反复提及。《伤寒论·辨阳明病脉证并治》："汗出谵语者，以有燥屎在胃中，此为风也。须下者，过经乃可下之。下之若早，语言必乱，以表虚里实故也。"表里同病的类型，《伤寒论》明确提出表虚里实和表里俱热，其他虽未明言，但有关病机也已述及。如太阳病篇大青龙汤证即为表寒里热证，少阴病篇麻黄附子细辛汤证为表实里虚、表里俱寒证等。此外，《伤寒论》还提到太阳阳明合病、太阳太阴合病等。清·林佩琴在《类证治裁·伤寒治要》

中，分析了表里同病的成因。其曰："何谓表寒里热，如两感热症，一日太阳与少阴同病，二日阳明与太阴同病，三日少阳与厥阴同病，三阳为寒，三阴已成热症，岂非表寒而里热乎。"又曰："亦有火郁在内，更加外感于寒，亦为表寒里热之候。"对表里同病的治疗，根据"急则治标，缓则治本"原则，当分清表里轻重缓急，以便灵活施治。《伤寒论》："表未解也，不可攻痞。当先解表，表解乃可攻痞"；"下利清谷，不可攻其表，汗出必胀满。"此成为后世论治的准绳。在疾病过程中，由于疾病呈动态的、阶段性的变化，故病位在表或在里都并非绝对。在外感病中，表证未罢，邪已入里；或疾病初起，即为表里同时受病，以及内伤杂病中素有痼疾，复感外邪等，均可致表里同病，出现表里兼见的病理变化。其证候表现，既有恶寒、发热、鼻塞、流涕、苔薄、脉浮等表证征象，又有脏腑阴阳气血失调的相关表现。《伤寒论》桃核承气汤主治的下焦蓄血证，即为表证未解，邪传入腑，致热结膀胱的表里同病证候。由于病位在表、在里有寒热虚实之别，故表里同病可见多种证候。如表寒里热、表热里寒、表虚里实、表实里虚、表里俱寒、表里俱热、表里俱虚、表里俱实等。其中，表和里病变属性不一致者，可称为表里错杂，如表寒里热、表实里虚等。对表里同病的治疗，宜分清表证、里证之轻重缓急，根据实际情况，或先解表而后治里，或先治里而后解表，或表里同治。惟有根据表里轻重缓急，谨慎调整治疗方案，方能切中病机，用药无误。

(陈慧娟)

qixuèjīnyè shītiáo
气血津液失调（qi, blood and body fluid disorder）

包括气、血的不足及其各自生理功能的异常，津液的生成、输布和排泄失去正常的协调平衡，也包括气、血互根互用关系失常，及津液与气、血失其协调等病理变化。

历史沿革 "气血津液失调"的认识，在《黄帝内经》中有相关记载。《素问·调经论》："五藏之道，皆出于经隧，以行气血，血气不和，百病乃变化而生。""是故气之所并为血虚，血之所并为气虚。"指出气血失调是疾病的基本病机。东汉·张仲景《伤寒论·辨阳明病脉证并治》："发汗多，若重发汗者，亡其阳。"此即指出汗出过多，津液外泄，阳气随之亡失的病理变化。清·尤怡《金匮要略心典·痰饮》："吐下之余，定无完气。"说明频繁而大量的呕吐、泄泻，皆可使气随津液的耗伤而脱失。清·周学海《读医随笔》："夫血犹舟也，津液水也。""津液为火灼竭，则血行愈滞。"此即说明热灼津亏导致血瘀的机理。

基本内容 气的失常：一是气的生化不足或耗散太过，形成气虚的病理状态；二是气的某些功能减退及气的运动失常，出现气滞、气逆、气陷、气闭或气脱等气机失调的病理变化。血的失常：一是因血液的生成不足或耗损太过，致血的濡养功能减弱而引起的血虚；二是血液运行失常而出现的血瘀、出血等血行失调的病理变化。气和血之间，具有相互资生、相互依存和相互为用的关系。因此，气病可以影响血病，血病可以影响气病，出现气与血失去互相协调作用的病理变化。气的虚衰和升降出入异常，必然影响及血。如气虚则血无以生化，血液因之虚少；气虚则推动、温煦血液的功能减弱，血液因之运行不畅而滞涩；气虚统摄血液的功能减弱，则血液因之外逸而出血；气机郁滞，则血可因之而瘀阻；气机逆乱，则血可随气上逆或下陷，出现上为吐血、衄血，乃至厥仆，下为便血、崩漏等症状。同样，血的虚衰和血行失常时，也必然影响及气。如血虚则气无所养而衰少；血脱，则气无所依而随血脱逸；血瘀则气亦随之而郁滞。故临床气血关系的失调，主要有气滞血瘀、气虚血瘀、气不摄血、气随血脱以及气血两虚等病变。

津液代谢是一个复杂的生理过程，必须由多个脏腑的相互协调才能维持正常，以肺、脾、肾三脏的作用尤为重要，而其核心是气对津液的作用。如肺、脾、肾等有关脏腑生理功能异常，气的升降出入运动失去平衡，气化功能失常，均能导致津液生成、输布或排泄的失常（见津液失调），包括津液不足及津液在体内滞留的病理变化。津液的生成、输布和排泄，依赖于脏腑的气化和气的升降出入，而气之循行亦以津液为载体，通达上下内外，遍布于全身。津液与血液相互化生，津液的充足，是保持血脉充盈、运行通畅的条件；而血液的充沛和畅行，也是津液充盛和流行的条件。因此，津液与气血的功能协调，乃是保证人体生理活动正常的重要方面。一旦津液与气、血失其协调的关系，则可出现一系列的病理变化。①水停气阻：指津液代谢障碍，水湿痰饮停留导致气机阻滞的病理状态。②气随津脱：主要指津液大量丢失，气失其依附而随津液之外泄宁出现暴脱亡失的病理状态。③津枯血燥：主要指津液亏乏枯竭，导致血燥虚热内生，或血燥生风的病理状态。④津亏血瘀：主要指津液耗损导致血行瘀滞不畅的病理状态。⑤血瘀水停：指因血脉瘀阻导致津液输布障碍而水液停聚的病理状态。

作用与意义 气血津液是构成人体和维持人体生命活动的基本物质。机体对于各种不同的致病因素引起的损害作用，是以气血津液代谢等的失调或障碍或虚损等为基本规律发生病理反应。因而进一步研究这些基本病理反应过程，对于把握疾病或病证的本质和发展变化规律，并有效地指导临床辨证论治，具有重要意义。

（宋　琳）

qìxū

气虚（qi deficiency） 一身之气不足而表现出相应功能低下的病理变化。

历史沿革 对"气虚"的认识，在《黄帝内经》中有相关记载。《素问·通评虚实论》："气虚者，肺虚也。"此气虚是指肺气虚。明·张介宾《景岳全书·传忠录》："如心气虚则神有不明，肺气虚则治节不行，脾气虚则食饮不能健，肝气虚则魂怯而不宁，肾气虚则阳道衰而精少志屈，胃气虚则仓廪匮而并及诸经，三焦虚则上中下俱失其职，命门虚则精气神总属无根。"指出气虚是由于正气不足，不能正常发挥气的各种作用，脏腑机能减退所致。[朝鲜]许浚《东医宝鉴·杂病篇》："夫肾虚为病，不能纳诸气以归元……肺出气也，肾纳气也，肺为气之主，肾为气之藏。凡咳嗽暴重，动引百骸，自觉气从脐下逆奔而上，此肾虚不能收气也，

当以补骨脂安肾丸主之。"这里指出气虚是下焦元气虚损。清·沈金鳌《杂病源流犀烛·虚损痨瘵源流》："气虚者，脾肺二经虚也。或饮食，或劳倦，气衰火旺，四肢困热，无气以动，懒于言语，动作喘乏，自汗心烦，必温补中气。"指出气虚为脾肺气衰，因肺主气，而肺气又受中焦脾土所生，故一般气虚皆以脾肺两亏为主。

基本内容 形成气虚的原因，主要是先天禀赋不足，或后天失养，或肺脾肾的功能失调而致气的生成不足。也可因劳倦内伤，久病不复等，使气过多消耗而致。气虚常见精神委顿、倦怠乏力、眩晕、自汗、易于感冒、面色㿠白、舌淡、脉虚等症状。偏于元气虚者，可见生长发育迟缓，生殖功能低下等；偏于宗气虚者，可见动则心悸、呼吸气短等。脏腑、经络气虚的病机，则各有特点，临床表现亦各有不同。由于气藏于五脏，气虚可导致脏腑功能减退，从而表现一系列脏腑虚弱的征象。临床上，肺气虚、肾气虚、脾气虚、心气虚、肝气虚证均很常见。元气主要由先天之精所化，是人身体最根本、最重要的气，是生命活动的原动力。故元气的亏虚可引起全身性气虚，而无论何种气虚亦终将导致元气亏损。

作用与意义 气虚的病变反应，可涉及全身各个方面，临床上，元气虚、脏腑气虚、经络气虚、营卫气虚均很常见。此外，有形之血生于无形之气，气虚生化无力，可致血虚；若气虚不能固摄可致崩漏、便血等慢性出血，或气虚下陷而脱肛、子宫下垂等；气虚则水液代谢失调，水液不化，输布障碍，可凝痰成饮，甚则水邪泛滥而成水肿。一般来说，气

虚者主要选用补气药，补气药能补益脏气以纠正人体脏气虚衰的病理偏向，如补脾气、补肺气、补心气、补元气等。常用补气药，如人参、黄芪、甘草等为主组成方剂，代表方如四君子汤、参苓白术散等。

（宋　琳）

qìjī shītiáo

气机失调（disorder of qi activity） 气的升降出入失常从而导致脏腑、经络功能障碍的病理变化。包括引起气滞、气逆、气陷、气闭、气脱等。

历史沿革 "气机失调"的认识，早见于《黄帝内经》。如《素问·六微旨大论》："出入废则神机化灭，升降息则气立孤危。故非出入则无以生长壮老已，非升降则无以生长化收藏。是以升降出入，无器不有。"说明气机调畅，气血和调，经脉通利，五脏安宁，人体的功能活动才能正常。《素问·调经论》："百病皆生于气。"指出气机失调引起气血失和，是疾病发生的常见病理变化之一。《素问·生气通天论》："大怒则形气绝，而血菀于上，使人薄厥。"描述肝气上逆，甚则可导致血随气逆，壅遏清窍而致昏厥。《灵枢·口问》："上气不足，脑为之不满，耳为之苦鸣，头为之苦倾，目为之眩。"此为脾虚无力将水谷精微上输于头目的气陷证。元·朱震亨《局方发挥》："今日冷气、滞气、逆气、上气，皆是肺受火邪，气得炎上之化，有升无降，熏蒸清道；甚而至于上焦不纳，中焦不化，下焦不渗，展转变为呕、为吐、为膈、为噎、为痰、为饮、为反胃、为吞酸。"指出六郁皆因于气机失调。

基本内容 升降出入是气的基本运动形式。气的升降出入运

动，推动和调节着脏腑经络的功能活动和精气血津液的贮藏、运行、输布和代谢，维系着机体各种生理机能的协调。气的升降出入失常，则能影响脏腑经络及精气血津液等各种功能的协调平衡，病变涉及脏腑经络、形体官窍等各个方面。脏腑气化过程中，升清降浊机能紊乱，因而产生呃逆、胸脘痞闷、腹胀、腹痛、二便失调等。一般地说，气机失调可概括气滞、气逆、气陷、气闭和气脱等病变。其中，以前三者多见，且又因其所影响的脏腑、气血津液等的不同而表现有所侧重。

若情志郁结或病邪内阻，引起气机不畅而气滞，可使脏腑之气郁滞。如：肝气郁滞则胁肋胀满、抑郁太息，胃气郁滞则脘闷纳呆，肺气郁滞则喘咳胸满。若情志刺激或病邪阻滞，则可使气的升降失常，逆而向上形成气逆证，使脏腑气机上逆。如肝气上逆则头痛面赤、易怒，胃气上逆则呕吐嗳气，肺气上逆则咳喘上气。若体虚劳累过度，可引起气的升举无力而形成气陷，使脏腑之气下陷，见脾胃之气下陷出现腹部坠胀，内脏下垂等。血和津液的运行有赖于气的推动，其中主要与气机调畅有关。若情志内郁或痰瘀阻滞，可以形成气滞，进而导致气滞血瘀，临床上表现为胀满疼痛，瘀斑瘀点及积聚等。如引起气机逆乱，则血亦随之而乱，出现随气逆上而为吐衄，随气下陷而为崩漏。若气机阻滞则导致津液的输布代谢障碍而产生痰、水等病理产物。痰饮为患，犯于肺则咳喘、犯于心则心悸、阻于经络则为肢麻、瘰疬痰核等。

作用与意义 气机失调对脏腑活动有重要影响。由于肝主疏泄、肺主呼吸、脾主升清、胃主降浊，这些脏腑的活动与气的升降出入关系较为密切，所以，气机失调在脏腑中的表现，以肺肝脾胃常见。但因其功能特点不同，肝升、肺降、脾升、胃降，其临床表现各有差异。

（宋　琳）

qìzhì

气滞（qi stagnation）　气的流通不畅，郁滞不通的病理状态。对"气滞"的认识，早见于《黄帝内经》。《素问·举痛论》中，提到"寒则气收""思则气结"，均有气停滞不动的含义。而"气滞"一词的使用，最早见于《中藏经·论心脏虚实寒热生死逆顺脉证之法》："心有水气则痹，气滞身肿不得卧，烦而躁，其阴肿也。"气滞主要由于情志抑郁，饮食失调，感受外邪，闪挫劳伤，或痰、湿、食积、热郁、瘀血等阻滞，影响到气的流通；或因脏腑功能失调，如肝气失于疏泄、大肠失于传导等，皆可形成局部或全身的气机不畅或郁滞，从而导致某些脏腑、经络的功能障碍。气滞一般属于邪实为患，但亦有因气虚推动无力而滞者。气滞的病理表现有多个方面：气滞于某一经络或局部，可出现相应部位的胀满、疼痛。气滞则血行不利，津液输布不畅，故气滞甚者可形成瘀血、痰饮、水湿等病理产物。气滞的表现虽然各不一样，但共同的特点不外闷、胀、疼痛。因气虚而滞者，一般在闷、胀、痛方面，不如实证明显，并兼见相应的气虚征象。气滞一般以肝气郁滞和脾胃气滞为多见，理气开郁、调畅气机是基本的治疗原则，代表方如柴胡疏肝散、越鞠丸等。对于实证，除理气开郁外还应根据辨证而分别采用活血、降火、祛痰、化湿、消食等法。对于虚证，则应根据损及的脏腑及气血阴精亏虚的不同情况而补之。

（宋　琳）

qìnì

气逆（qi counter flowing）　气机升之太过或降之不及而逆乱于上的病理变化。"气逆"的认识，早见于《黄帝内经》。《素问·举痛论》："怒则气逆。"指出气逆常见脏腑经脉之气逆乱失和之证。《素问·生气通天论》："大怒则形气绝，而血菀于上，使人薄厥。"指出肝气上逆可致薄厥。东汉·张仲景《伤寒论》："凡厥者，阴阳气不相顺接便为厥。厥者，手足逆冷者是也。"指出不顺曰逆，即广义的气逆。清·沈金鳌《杂病源流犀烛·诸气源流》："气逆，火病也。""皆由火热上冲，气不得顺之所致也。然则治逆，惟有散火，而散火必先降气，气降则火自清，火清而逆自平也。"指出气逆还可由火热之气逆乱等因素所致。广义的气逆，其逆为不顺之义，即不顺曰逆。有降无升，或有升无降，或出入失调，皆为不顺，都属气逆。狭义的气逆，是指气的升降失常，当降不降，或升发太过的病理变化，这是临床论述气逆的主要方面。气逆多由情志所伤，或因饮食不当，或因外邪侵犯，或因痰浊壅阻所致，亦有因虚而气机上逆者。气逆最常见于肺、胃和肝等脏腑。肺失肃降，肺气上逆，发为咳逆上气。胃失和降，胃气上逆，发为恶心、呕吐、嗳气、呃逆。肝气上逆，发为头痛头胀，面红目赤，易怒等，甚则咯血、吐血、昏厥。气逆还可见于火热之气逆乱上冲之证。气逆一般以肺、胃、肝气上逆多见，理气、降气是主要的治疗原则。肺气上逆，治疗常用苏子、莱菔子等；胃气上逆，治疗常用陈皮、旋复花、沉香等；肝气上逆治疗，常用代赭石、龙骨、牡蛎等药。

（宋　琳）

qixiàn

气陷（qi sinking）　气的上升不足或下降太过，以气虚升举无力而下陷为特征的病理状态。"气陷"的初步认识，在《黄帝内经》已有记载。《灵枢·口问》："上气不足，脑为之不满，耳为之苦鸣，头为之苦倾，目为之眩。中气不足，溲便为之变，肠为之苦鸣。"指出脾虚气陷而致"上气不足"。金·李杲《脾胃论》："脾胃不足，荣气下流，而乘肾肝""然则奈何？惟当以甘温之剂补其中而升其阳，甘寒以泻其火则愈矣。"指出中气下陷的病机。所创制的补中益气汤，虽为阳虚发热而设，但被后世尊为治疗中气下陷的主方。明·张介宾《景岳全书·淋浊门》："淋如白浊者，此惟中气下陷及命门不固。"清·李用粹《证治汇补·痞满》："有内伤劳役，清气下陷，浊气犯上者，补中益气。"若素体虚弱，或病久耗伤，致脾气虚损，清阳不升，或中气下陷，从而形成气虚下陷的病变。气陷的病理变化，主要有上气不足与中气下陷两方面。上气不足，主要指上部之气不足，头目失养的病变，可见头晕、目眩、耳鸣等。中气下陷，指脾气虚损，升举无力，内脏位置维系无力，形成胃下垂、肾下垂、子宫脱垂、脱肛等内脏位置下移病变。气陷，是在气虚基础上形成的，而且与脾气不升的关系最为密切。故常伴见面色无华、气短乏力，语声低微，脉弱无力，以及腰腹胀满重坠，便意频频等。气陷，一般是指中焦脾虚气陷，故临床往往称中气下陷证或脾虚

气陷证。补中益气、升阳举陷，是主要的治疗原则，代表方为补中益气汤等。

（宋　琳）

qìbì

气闭（qi blockage）　由多种原因而致的气机闭阻不通的病理变化。对"气闭"的认识，在《黄帝内经》中有相关记载。《灵枢·本神》："愁忧者，气闭塞而不行。"清·徐大椿《兰台轨范·厥门》："尸厥，脉动而无气，气闭不通。"指出气闭是气机阻滞的一类病机。其次，气闭还指某些病证名，如癃闭。明·张介宾《景岳全书·癃闭》："气闭证当分虚实寒热而治之。凡气实者，气结于小肠膀胱之间而癃闭不通，多属肝强气逆之证，惟暴怒郁结者多有之，宜以破气行气为主，如香附、枳壳、乌药、沉香、茴香之属，兼四苓散而用之。"《景岳全书·声喑》："有气逆之闭，肝滞强也。"又云："气闭者，多因肝胆气逆，其证非虚非火，或因惊怒，或因忧郁，气有所结而然。"此气闭指气闭耳聋。清·尤怡《金匮翼·卷八》："气闭者，气内滞而物不行也。"此气闭指便秘由气滞所致。气闭可因触冒秽浊之气所致的闭厥，突然精神刺激所致的气厥，剧痛所致的痛厥，痰闭气道之痰厥等，其病机都属于气的运行突然严重受阻，而陷于清窍闭塞，神失所主的病理状态。气闭发生急骤，以突然昏厥，不省人事，四肢逆冷为特点，多可自行缓解，亦有因闭不复而亡者。气闭可见于昏厥、肢厥，或为内脏出现绞痛，大小便闭塞，呼吸声高，脉沉实有力等。开窍、启闭，醒脑，是主要的治疗原则。代表方为凉开之剂至宝丹，或紫雪丹、安宫牛黄丸，适用于痰热

蔽塞清窍；温开之剂苏合香丸，用于痰壅气闭，适用于气滞血瘀寒凝者。

（宋　琳）

qìtuō

气脱（qi prostration）　气不内守，大量向外亡失，以致机能突然衰竭的病理状态。气脱之名，始见于《黄帝内经》。《灵枢·决气》："气脱者，目不明。"但此处所言气脱是气虚之义，即清阳不升，目失所养，视物模糊不清。明·张介宾《景岳全书·厥逆》阐述气脱的临床表现。如"气虚卒倒者，必其形气索然，色清白，身微冷，脉微弱，此气脱证也"。气脱因病因不同，导致气脱的机理有别，见证各异。《景岳全书·非风》："忽为汗出者，营卫之气脱也；或为遗尿者，命门之气脱也；或口开不合者，阳明经气之脱也；或口角流涎者，太阴脏气之脱也；或四肢瘫软者，肝脾之气败也；或昏倦无知，语言不出者，神败于心，精败于肾也。凡此皆冲任气脱，形神俱败而然。"气脱多由于正不敌邪，或慢性疾病，正气长期消耗而衰竭，以致气不内守而外脱；或因大出血、大汗等气随血脱，或气随津泄而致气脱，从而出现功能突然衰竭的病理状态。气脱，可见呼吸微弱而不规则，或见昏迷或昏仆，面色苍白、汗出不止、目闭口开、全身瘫软、手撒、二便失禁、脉微欲绝或虚大无根等症状。气脱与亡阳、亡阴，在病机和临床表现方面多有相同之处，病机都属气的大量脱失，临床都可见因气脱失而致虚衰不固及生命机能严重衰竭的表现。但亡阳是阳气突然大量脱失，当见冷汗淋漓、四肢厥冷等寒象，而亡阴是阴气突然大量脱失，当出现大汗而皮肤

尚温、烦、脉数疾等热性征象。若无明显寒象或热象，但见气虚不固及生命机能衰竭的上述表现，则称为气脱。并且气脱若偏向阳气的暴脱，则为亡阳；若偏向阴气的大脱，则为亡阴。

（宋　琳）

气血两虚 (deficiency of both qi and blood)

气虚和血虚，机体失养，功能减退的病理状态。气血病机理论，早见于《黄帝内经》。《素问·调经论》："人之所有者，血与气耳"；"血气不和，百病乃变化而生"；"气血以并，阴阳相倾，气乱于卫，血逆于经，血气离居，一实一虚"。清·叶桂《临证指南医案·诸痛》："气馁不能充运，血衰不能滋荣。"清·俞根初《重订通俗伤寒论·气血虚实》："凡呼吸微，语言懒，动作倦，饮食少，身瀌淅，体枯瘠，头眩晕，面㿠白。皆真虚纯虚之候，前哲所谓气血两亏，急用八珍汤、十全大补汤等峻补之是也。"关于气血两虚的症状，清·何廉臣《重订广温热论》："气虚当补之候是：面色痿白，言语轻微，四肢无力，动则气喘，或痞满多痰，或饮食难化作酸，或头晕自汗，大便泄泻，或咳嗽气促，舌苔白嫩或淡红而润。血虚当补之候是：面唇淡白，头晕目眩，五心烦热作渴，神志不宁，健忘怔忡失眠，肠燥便艰，口干舌萎或口舌生疮；舌苔嫩红而干，或绛底浮白，或舌绛而燥。"气血两虚，多因久病消耗，气血两伤所致；或先有失血，气随血耗；或先因气虚，血化障碍而日渐衰少，从而形成气血两虚，则脏腑经络、形体官窍失之濡养，各种机能失之推动及调节。临床上主要表现为肌体失养及感觉运动失常的病理征象，如面色淡白或萎黄、少气懒言、疲乏无力、形体瘦怯、心悸失眠、肌肤干燥、肢体麻木，甚至感觉障碍、肢体萎废不用等。

（宋　琳）

气滞血瘀 (qi stagnation and blood stasis)

因气的运行郁滞不畅，导致血液运行障碍，继而出现气滞与血瘀并存的病理状态。关于"气滞血瘀"，在《黄帝内经》中早有记载。《灵枢·百病始生》："卒然外中于寒，若内伤于忧怒，则气上逆，气上逆则六输不通，温气不行，凝血蕴里而不散，津液涩渗，着而不去，而积皆成矣。"《灵枢·贼风》："若有所堕坠，恶血在内而不去……则血气凝结。"气滞血瘀，或使经脉瘀阻而不通，或瘀血结聚而成，故多见疼痛、瘕聚、癥积等病证。宋·严用和《济生方·胁痛》："积气攻注，攻于左则左胁痛，攻于右则右胁痛，移逆两胁，则两胁俱痛。"清·唐宗海《血证论·瘀血》："瘀血在经络脏腑之间，则结为癥瘕。瘕者或聚或散；气为血滞，则聚而成形……总是气与血胶结而成。"清·叶桂《临证指南医案·积聚》："初为气结在经，久则血伤入络。"指出本病变的慢性发展过程。气滞血瘀，多因情志内伤，抑郁不遂，气机阻滞而致血瘀。临床上多见胸胁胀满疼痛、瘕聚、癥积等病证。肺主气，调节全身气机，辅心运血。若邪阻肺气，宣降失司，日久可致心、肺气滞血瘀，而见咳喘、心悸、胸痹、唇舌青紫等。此外，由于心主血脉而行血，故在心功能失调时，则多见血瘀导致气滞的病变。气滞可导致血瘀，血瘀必兼气滞。由于气滞和血瘀互为因果，多同时并存，常难以明确区分孰先孰后。

（宋　琳）

气虚血瘀 (qi deficiency and blood stasis)

气虚推动无力而导致血瘀，形成气虚与血瘀并存的病理变化。关于"气虚血瘀"，在《黄帝内经》中早有记载。如《素问·阴阳应象大论》："定其血气，各守其乡，血实宜决之，气虚宜掣引之。"《素问·玉机真藏论》："急虚身中卒至，五藏绝闭，脉道不通"，即指患者元气素虚，突发中风，瘀阻络脉，脉道气血不通的病变。在治疗方面，清·王清任《医林改错·论小儿抽风不是风》："元气既虚，必不能达于血管；血管无气，必停留而瘀。以一气虚血瘀之症，反用散风清火之方，安得不错？"故创立补阳还五汤补气活血通络，治疗气虚血瘀型的中风及中风后遗症。清·唐宗海《血证论·吐血》："由于跌打损伤，以及用力努挣，而得失血之证者，法宜补气以续其绝，消瘀以治其伤，四物汤加黄芪、人参、续断、桃仁、红花、陈酒、童便治之。"总之，元气亏虚，无力行血，则血行缓慢，停留而瘀。气虚血瘀的病理表现，以气虚和血瘀两者病理表现同时并见为依据。临床常见心气虚损，行血无力，继则可形成血瘀而痹阻心脉，发作心胸憋闷疼痛，心悸怔忡，舌有紫斑等。又如，年高体弱，或气暴虚，则不能运血而形成血瘀，经络阻塞，肢体失养，而致半身瘫痪者，则亦属气虚血瘀之病变。另外，老年人多血瘀，且多气虚，故气虚血瘀病机在老年病中具有重要意义。气虚和气滞可与血瘀并存，三者相互影响。

（宋　琳）

qìbùshèxuè

气不摄血（failure of qi to control blood） 气虚不足，统摄血液功能减退，致血不循经，溢出脉外，从而导致各种失血的病理变化。《难经》提出脾有统摄血液，勿使外溢的生理功能，即"脾主裹血，温五脏"。东汉·张仲景《金匮要略·惊悸吐衄下血胸满瘀血病脉证治》中，创立的黄土汤，其主要作用即是温脾摄血，主治脾气虚寒而血失于统摄的下血证。"病人面无血色，无寒热，脉沉弦者，衄；浮弱，手按之绝者，下血。""下血，先便后血，此远血也，黄土汤主之。"元·危亦林《世医得效方·失血》："归脾汤治思虑伤脾、心多健忘，为脾不能统摄心血，以致妄行，或吐血下血。"清·唐宗海《血证论·脏腑病机论》："脾统血，血之运行上下，全赖乎脾，脾阳虚则不能统血。"气不摄血，多由久病、劳倦、脾虚等导致气虚，气虚不能统摄血液的运行，导致血溢脉外；或由于慢性失血，气随血耗，转而气虚不能摄血所致。病变多涉及肝脾等脏腑，多由于久病伤脾，脾气虚损，中气不足，而致统摄失司；或因肝气不足，疏泄无力，肝不藏血，或二者同虚，则统摄失职等，皆可导致各种出血病的发生。除见吐血、衄血、肌衄等各种失血症状外，多伴神疲乏力，气短懒言，面色不华，疲乏倦怠，脉无力，舌淡胖等气虚表现。若气虚不固，统摄无权，血离经隧而溢于脉外，渗于肌腠，则可见皮下出血或紫斑等。因气虚下陷，而致血下溢者，则又称为血随气陷，则可见便血、尿血；气虚下陷，冲任不固，则可见妇女月经过多、崩漏。

（宋 琳）

qìsuíxuètuō

气随血脱（qi prostration following blood loss） 在大量出血的同时，气也随着血液的流失而急剧散脱，从而形成气血并脱的危重状态。关于"气随血脱"，在《黄帝内经》中早有记载。如《灵枢·决气》："精脱者耳聋，气脱者目不明……血脱者，色白，夭然不泽，其脉空虚，此其候也。"《素问·平人脉象论》："臂多青脉，曰脱血。"根据血脱者先益其气的原则，可用"独参汤"等抢救。元·葛可久首创独参汤。《十药神书》："丙字独参汤，止血后，虚弱无动作者，此药补之。大人参一两……"明·赵献可《医贯·血症论》："古方纯用补气，不入血药何也？盖有形之血不能速生，无形之气所当急固，无形自能生有形也。"明·张介宾《景岳全书·血证》："暴吐暴衄，失血如涌，多致血脱气亦脱……速宜以益气为主。盖有形之血不能即生，无形之气所当急固……此正血脱益气，阳生阴长之大法也。"清·唐宗海《血证论·吐血》："独参汤，救护其气，使气不脱，则血不奔矣。"各种大失血，皆可导致气随血脱，较常见的有外伤失血、呕血和便血，或妇女崩中、产后大出血等因素。血为气之载体，血脱则气失去依附，故气亦随之散脱而亡失。症见精神萎靡、眩晕或晕厥、冷汗淋漓、四末不温，或有抽搐，或见口干，脉芤或微细。气随血脱如能及时救治，则可转危为安，继而表现气血两虚的病理状态。如病情恶化，可出现亡阴亡阳，发展为阴阳离决而死亡。气随血脱相当于西医学的失血性休克。

（宋 琳）

qìyīnliǎngshāng

气阴两伤（deficiency of both qi and yin） 气虚和阴虚同时并见的病理变化。又称气阴两虚。关于"气阴两虚"，在《黄帝内经》中早有记载。《素问·举痛论》："炅则腠理开，荣卫通，汗大泄，故气泄。"指出汗出过多，津液耗伤，气则随之外泄。《灵枢·本神》："伤则失守而阴虚，阴虚则无气。"是对外感和内伤疾病所致气阴两虚证病机的间接阐述。《伤寒杂病论》白虎加人参汤，为最早治疗气阴两虚证的代表方剂。隋·巢元方《诸病源候论·伤寒病后渴利候》："大病之后，肾气虚则热，热乘之则肾燥，肾燥则渴，渴则引水，肾虚则不能制水，故饮水数升，小便亦数升，名曰渴利也。"描述了外感伤寒病后渴饮多尿的气阴两虚证候。清·俞根初《通俗伤寒论·伤寒房复》中，才正式使用"气阴两虚"的名称，又称"气液两虚"，并提出"益气生津"的治法。清·叶桂《临证指南医案·暑》中，记载治金姓病人，伏暑汗出过多，出现"形色脉象虚衰……饮食未进，寤寐未宁"等症状，辨证为气液两伤，用"人参、茯神、麦冬、五味、炒白芍、块辰砂"，"敛液补虚"而取效。气阴两虚，见于热性病过程中，热在气分，汗出不彻，久而伤及气阴；或热盛耗伤津液，气随液脱；或温热病后期及内伤杂病，真阴亏损，元气大伤。也可见于某些慢性消耗性疾病。临床上可见精神委顿、倦怠乏力、眩晕、自汗、易于感冒、面色㿠白等气虚症状和咽干口燥、消瘦、潮热、盗汗、五心烦热、颧红等阴虚症状，其中以口渴、气短为辨证要点。

（宋 琳）

qìsuíyètuō

气随液脱（qi prostration following liquid depletion） 津液大量丢失，气失其依附而随津液之外泄，导致严重气虚，全身衰竭的病理状态。关于"气随液脱"，在《黄帝内经》中早有相关记载。如《灵枢·决气》："津脱则腠理开，汗大泄。"指出津液的丢失引起大汗出。东汉·张仲景《伤寒论·辨阳明病脉证并治》："发汗多，若重发汗者，亡其阳。"此即汗出过多，津液外泄，阳气随之亡失的病理变化。清·尤怡《金匮要略心典·痰饮篇》："吐下之余，定无完气。"说明频繁而大量的呕吐、泄泻，可使气随津液的耗伤而脱失。明·张介宾《景岳全书·杂证谟》："盖关门不固，则气随泻去，气去则阳衰。"气随液脱，多由高热伤津，或大汗伤津，或严重吐泻耗伤津液等所致。在血脉之外，气的运行必须依附于津液，否则也会使气漂浮失散而无所归，故言津能载气。可见汗、吐、下等丢失津液的同时，气必然遭到耗损而致气脱。气脱则全身机能突然衰竭，可见面色苍白，神昏晕厥，汗出不止，目闭口开手撒，甚则二便失禁，脉微欲绝等。如暑病伤津耗液，不仅口渴喜饮，且津液虚少无以化气，而见少气懒言、肢倦乏力等气虚之候。若因汗、吐太过，使津液大量丢失，则气亦随之而外脱，形成"气随液脱"之危候，故曰"吐下之余，定无完气"。因此，临床在使用汗法、下法和吐法时，必须做到有所节制，中病即止，勿过多使用而导致变证。

（宋　琳）

bǎibìng shēng yú qì

百病生于气（all diseases resulting from qi disorder） 多种疾病的发生与演变，都与气的生理功能失常密切相关。

历史沿革 关于"百病生于气"，在《黄帝内经》中早有记载。《素问·举痛论》："余知百病生于气也，怒则气上，喜则气缓，悲则气消，恐则气下，寒则气收，炅则气泄，惊则气乱，劳则气耗，思则气结。"此以"九气"致病为例，阐明许多疾病的发生，都是由于脏腑经脉气机失调所致。《素问·五运行大论》："气相得则和，不相得则病。"在治疗方面，《灵枢·刺节真邪》："用针之类，在于调气。"《素问·至真要大论》："疏其血气，令其条达，而致和平。"在养生方面，《素问·上古天真论》："虚邪贼风，避之有时，恬惔虚无，真气从之，精神内守，病安从来。"明·张介宾《类经·疾病类》："气之在人，和则为正气，不和则为邪气。凡表里虚实，逆顺缓急，无不因气而至，故百病皆生于气。"《景岳全书·传忠录》："所以病之生也，不离乎气；而医之治病，也亦不离乎气。"

基本内容 六淫、疫毒、七情、劳倦、饮食等，在一定条件下引起人体脏腑组织气机失调而致病。气的失常，主要是升降失司、开阖不利，或生化不足、消耗太过等。前者多表现为气滞、气逆、气闭、气乱等气机失调，后者多表现为气虚、气陷、气脱等正气衰少。气机调畅，人即安和，气机失调，人即发病。大凡致病因素均先伤气而发病，无论外感六淫，饮食劳倦，还是七情内伤，皆可导致气虚或气机失调，而变生百病。外感六淫以及疫毒均可导致气的失常。风邪袭表，郁遏肺气，肺失宣肃，可导致肺气上逆；寒气留滞，则气滞血凝；火热（暑）之邪可耗气伤阴；燥邪侵犯肺卫，可致肺气宣降失调；湿邪最易阻遏一身气机。内生五邪（内风、内寒、内湿、内燥、内火）虽由脏腑功能失调而致，而一旦生成，也势必影响到全身气机的运行。情志过激，超出正常限度，就可致使气机失常。即"怒则气上、喜则气缓、悲则气消、恐则气下、惊则气乱、思则气结"。饮食、劳倦，也是通过影响气的异常而致病。饮食不节则损伤脾胃，脾胃受损，脾胃气虚，后天失养，故气血化生不足。劳力、劳神、劳欲过度，可致心、脾、肾之气耗损而产生病变。瘀血、湿浊、痰饮之邪虽为病理性产物，但反过来成为继发性致病因素，导致气郁、气逆、气闭等实证，或虚实夹杂证，变生诸病。

作用与意义 气不仅是构成人和世界万物之本，气的失调也是形成疾病的根源。从气论治，补气与调整失调之气机，使之恢复正常，是治疗疾病的根本目的，进而恢复人体阴阳气血的平衡。

（宋　琳）

xǐ zé qìhuǎn

喜则气缓（over-joy leading to qi sluggishness） 过度喜乐伤心，导致心气涣散不收，重者心气暴脱或神不守舍的病机变化。关于"喜则气缓"，在《黄帝内经》中早有记载。如《素问·举痛论》："喜则气缓……喜则气和志达，荣卫通利，故气缓矣。"但喜乐过度，则可使心神受伤。如《灵枢·本神》："喜乐者，神惮散而不藏。"《素问·调经论》："喜则气和志达，荣卫通利，故气缓矣。"清·何梦瑶《医碥·气》："喜则气缓，志气通畅和缓本无病。然过于喜则心神散荡不藏，为笑不休，为气不收，甚则为狂。"在生理情况下，喜能缓和精神紧张，使营卫通利，心情舒畅。在病理情况下，若暴喜过度，则使心气涣散，神不守舍，精神浮荡，气机弛缓。临床可见精神不能集中、心悸、失眠；甚则神志失常，狂乱；或见心气暴脱的大汗淋漓、气息微弱、脉微欲绝等症状。喜则气缓，可见于心悸、不寐等内科疾病。

（宋　琳）

怒则气上　nù zé qìshàng（rage leading to qi ascending）　过怒导致肝气疏泄太过，气机上逆，甚则血随气逆，并走于上的病机变化。关于"怒则气上"，在《黄帝内经》中早有记载。《素问·生气通天论》："阳气者，大怒则形气绝，而血菀于上，使人薄厥。"《素问·调经论》："血之与气并走于上，则为大厥，厥则暴死，气复反（返）则生，不反则死。"《素问·举痛论》："怒则气逆，甚则呕血及飧泄。"以上皆为过怒使肝气上逆，血随气逆，或肝气横逆而致的临床表现。在治疗方面，清·沈金鳌《杂病源流犀烛·卷六》："治怒为难，唯平肝可以治怒，此医家治怒之法也。"怒是人在情绪激动时的一种情志变化，由肝之精气所化，故肝在志为怒。一般来说，怒志人人皆有，一定限度内的情绪发泄，对维持机体的生理平衡有重要的意义。但大怒或郁怒不解，对于机体是一种不良的刺激。过怒可致肝气上逆，血随气逆，可见头胀头痛、面红目赤，呕血，甚则昏厥猝倒；若兼发肝气横逆，可兼见腹痛、腹泻等。怒则气上多见于眩晕、头痛、血证、腹痛、泄泻等内科疾病，平肝降逆是治疗的基本治则，可选用四逆散、逍遥散等加减

治疗。

（宋　琳）

悲则气消　bēi zé qìxiāo（grief leading to qi consumption）　过度悲忧伤肺，导致肺失宣降及肺气耗伤的病机变化。"悲则气消"的认识，在《黄帝内经》中有相关记载。《素问·举痛论》："悲则气消……悲则心系急，肺布叶举，而上焦不通，荣卫不散，热气在中，故气消矣。"悲忧皆为人体正常的情绪变化或情感反映，由肺精、肺气所化生，是肺精、肺气生理功能的表现形式。过度悲哀，则属不良的情志变化，使肺气郁闭，气机不畅，郁久化热，热蒸则肺气消耗。可见对人体的影响，主要是损伤肺精、肺气，或导致肺气的宣降运动失调。临床常见意志消沉、精神不振、气短胸闷、乏力懒言等。掌握悲忧致病的原理，对防病保健和临床诊疗均有积极的意义。一方面，可以用药物来进行悲忧所致肺病的治疗，益气宣肺安神或养阴清肺是治疗的基本法则。同时，患者应该保持积极乐观的心态、保持豁达开朗的胸怀。医生可根据"以情治情"的理论，进行"以喜胜悲"的心理治疗。

（宋　琳）

思则气结　sī zé qìjié（pensiveness leading to qi stagnation）　思虑过度，劳神损脾，而致气机郁结，阻滞脾胃运化功能的病理变化。关于"思则气结"，在《黄帝内经》中早有记载。《素问·举痛论》："思则气结……思则心有所存，神有所归，正气留而不行，故气结矣。"思虑是一种正常的精神活动，思是脾所主的情志。但过度思虑而不能自我解脱，特别

是与悲忧、恐惧等不良情绪兼合时，尤易致病。气结指脾气郁结，思虑过度能使脾气结聚。忧思过度，则脾气郁结，运化失常，出现胸脘痞满，食减纳呆，大便溏泄等症状。脾气郁结，可由气病及血，气血不畅，进而导致湿、痰、热、食相因或相兼为病。久郁伤脾，气血生化乏源，可致心脾两虚等证。思则气结，多见于泄泻、郁证、不寐等内科疾病。健脾理气，解郁安神，是治疗的基本法则，可选用茯苓、白术、党参、陈皮、合欢花等药物治疗。

（宋　琳）

恐则气下　kǒng zé qìxià（terror leading to qi sinking）　恐惧过度，伤损肾气，气虚下陷，肾关不固，导致二便失禁的病理变化。关于"恐则气下"，在《黄帝内经》中早有记载。《素问·举痛论》："恐则气下……恐则精却，却则上焦闭，闭则气还，还则下焦胀，故气下行矣。"气下，指正气下陷。恐为肾所主之情志，肾藏精，司二便。恐为肾所主之情志。恐惧过度，伤损肾气，气虚下陷，肾关不固，肾中精气不能上承，反下陷而流失，症见二便失禁、遗滑失精、崩漏带下，甚至昏厥。恐则气下，多见于遗滑、遗尿、带下、崩漏等疾病。镇惊安神，固肾涩精，是治疗的基本法则，可选用牡蛎、龙骨、金樱子等药物治疗。

（宋　琳）

惊则气乱　jīng zé qìluàn（fright leading to qi disturbance）　大惊则气机紊乱，气血失调，使心无所依，神无所归，导致心神不安，甚则精神错乱的病理变化。关于"惊则气乱"，在《黄帝内经》中早有记载。《素问·举痛论》："惊则气

乱……惊则心无所倚，神无所归，虑无所定，故气乱矣。"气乱，指心气紊乱。心主血、藏神，大惊则心气紊乱，气血失调，则心气无所依附，神无所归舍，思虑不能稳定。心之神气动荡散乱，症见惊慌失措，面白心悸，失眠、心烦、气短；甚至神迷而痴呆、癫狂，昏厥等症状。惊则气乱，多见于心悸、不寐、癫狂等疾病。镇惊安神是治疗的基本法则，可选用牡蛎、龙骨、朱砂、磁石、琥珀等药物治疗。

（宋 琳）

jiǒng zé qìxiè

炅则气泄（overheat causing qi leakage）

热邪致病，易使腠理疏松，玄府开张而多汗，导致气随津泄的病理变化。又称热则气泄。关于"炅则气泄"，在《黄帝内经》中早有记载。《素问·举痛论》："炅则气泄……炅则腠理开，荣卫通，汗大泄，故气泄矣。"炅则气泄。炅，原意为阳光，引申为暑热。气泄，指阳气外泄。暑热属阳邪，其性开张发泄。人体感受暑热则毛窍腠理疏松而多汗，阳气随汗散泄于外，症见多汗、口渴、身倦神疲，甚至中暑昏厥等。炅则气泄，多见于中暑、汗证等病证。清热、益气、养阴，是治疗的基本法则，可选用白虎加人参汤，或白虎汤合生脉饮加减等方剂。

（宋 琳）

hán zé qìshōu

寒则气收（cold leading to qi restrain）

寒邪致病，易使人体气机收敛，腠理紧闭，脉络拘紧，筋肉挛急等病理变化。临床常表现为无汗，肢体疼痛，活动不利等症状。关于"寒则气收"，在《黄帝内经》中早有记载。如

《素问·举痛论》："寒则气收"，"寒则腠理闭，气不行，故气收矣"。又曰："寒气客于脉外则脉寒，脉寒则缩蜷，缩蜷则脉绌急，绌急则外引小络，故卒然而痛。"缩蜷、绌急，即为寒邪所伤，经络、血脉收引而致。寒则气收，即指寒邪侵袭人体，可使气机收敛，腠理、经络、筋脉收缩而挛急。《素问·举痛论》也称"寒则收引"。收引，有收缩牵引之意。如寒邪侵及肌表，毛窍腠理闭塞，卫阳被郁不得宣泄，可见恶寒、发热、无汗等；寒客血脉，则气血凝滞，血脉挛缩，可见头身疼痛，脉紧；寒客经络关节，则经脉收缩拘急，甚则挛急作痛，屈伸不利，或冷厥不仁等。寒则气收，可见于风寒感冒、寒痹等内科疾病。在解表散寒时，常选用麻黄配伍桂枝等药物治疗，使得肺气宣、毛窍开，营卫通畅。在温里散寒的同时，常配伍羌活、桂枝等药物，以达通络止痛之功效。

（宋 琳）

láo zé qìhào

劳则气耗（overexertion leading to qi consumption）

疲劳过度，导致精气耗损的病理变化。关于"劳则气耗"，在《黄帝内经》中早有记载。如《素问·举痛论》："劳则气耗……劳则喘息汗出，外内皆越，故气耗矣。"气耗，精气耗损。指劳累过度而气喘、汗出，使精气耗损，出现倦怠乏力、精神萎靡等。劳作汗出则阳气外散，耗散营卫之气；劳作喘息则精气内损，耗散肺肾之气。劳作过度，耗损不能恢复，则成病变。见神疲乏力、气短心悸等虚弱症状，并常见外感病证反复发作。劳则气耗，多见于虚劳、哮喘、心悸等内科疾病。补

益肺肾、补气益精，是治疗的基本法则，可选用人参、冬虫夏草、山药、核桃等药物治疗。

（宋 琳）

xuèxū

血虚（blood deficiency）

血液亏虚，血的营养和滋润功能减退，以致脏腑百脉、形体器官失养的病理变化。

历史沿革 关于"血虚"，在《黄帝内经》中早有记载。《素问·五藏生成》："肝受血而能视，足受血而能步，掌受血而能握，指受血而能摄。"血虚则可使人体的感觉和运动功能产生障碍。《灵枢·决气》："血脱者，色白，夭然不泽。"指出血虚之重证的特征。明·张介宾《景岳全书·杂证谟》："万物生成之道，唯阴与阳。非阳无以生，生者神其化也。非阴无以成，成者立其形也。人有阴阳，即为血气。阳主气，故气全则神王；阴主血，故血盛则形强。人生所赖，唯斯而已。"明·赵献可《医贯·血症论》："凡失血之后，必大发热，名曰血虚发热。"清·李用粹《证治汇补·血症》："血虚者，其症朝凉暮热，手足心热，皮肤干涩甲错，唇白，女子月事前后不调，脉细无力。"

基本内容 失血过多，新血不能生成补充；或因脾胃虚弱，饮食营养不足，血液生化乏源；或因血液的化生功能障碍；或因久病不愈，慢性消耗等因素而致营血暗耗等，均可导致血虚。脾胃为气血生化之源；肾主骨生髓，输精于肝，皆可化生血液，故血虚的成因与脾胃、肾的关系较为密切。

全身各脏腑、经络等组织器官，都依赖于血的濡养而维持其正常的生理功能，所以血虚就会

出现全身或局部的失荣失养，功能活动逐渐衰退等虚弱证候。血虚者气亦弱，故血虚除可见失于滋荣的证候外，多伴气虚症状，常见面色淡白或萎黄、唇舌爪甲色淡无华、神疲乏力、头目眩晕、心悸不宁、脉细等临床表现。血虚时心、肝两脏的症状比较多见。心血不足，常见惊悸怔忡、失眠多梦、健忘、脉细涩或歇止等心失血养的症状。肝血亏虚，常见两目干涩、视物昏花，或手足麻木、关节屈伸不利等。若肝血不足，导致冲任失调，又可出现妇女经少，月经愆期，闭经等。

作用与意义 血虚可见于心悸、不寐、虚劳、眩晕、头痛、月经过少、闭经等各科不同疾病中。健脾益气生血、补肾填精化血，是主要治疗法则。因其临床表现各有特点，应根据各自病证的特点进行论治。还需注意以下几方面：脾胃为气血生化之源，脾胃健运，则气血充足，故常配补气之人参、黄芪等，以健脾益气生血。肾为先天之本，主藏精，精能生髓，髓能化血。且肾中之命门为原气之所系，十二经之根，生化之源，也是温煦、促进血液生化的原动力之所在，故治血虚必当补肾以填精。常用补肾药有鹿角胶、菟丝子、熟地等。血虚易致血滞，故又常与活血化瘀之川芎、红花等相伍，以去瘀生新。补血药多阴柔腻滞，易碍胃气，故常配少许醒脾理气和胃之品，以防滋腻滞气。补血剂代表方如四物汤、归脾汤、当归补血汤等。

（宋 琳）

xuèxíng shītiáo
血行失调 （disorder of blood circulation） 血液运行失常出现的病理变化。主要有血瘀和出血。

历史沿革 《黄帝内经》提出，瘀血与寒邪、情绪、饮食、外伤等有关。如《素问·五藏生成》："多食咸，则脉凝泣而变色。"《灵枢·邪气藏府病形》："有所堕坠，恶血留内。"《素问·阴阳应象大论》指出血瘀治法，即"血实者宜决之"。《素问·至真要大论》："疏其血气，令其调达，而致和平。"东汉·张仲景《金匮要略·肺痿肺痈咳嗽上气病脉证治》："热之所过，血为之凝滞。"指出因热致瘀血的病理变化，首创血瘀的辨证论治法则，创制桃核承气汤、当归芍药散等活血良方。清·叶桂《临证指南医案·胃脘痛》："大凡经主气，络主血，久病血瘀。"清·王清任《医林改错》有五逐瘀汤为代表的活血化瘀方药。认为"半身不遂，亏损元气，是其本源"，开创了补气活血法治疗中风的先河。清·唐宗海《血证论·吐血》："瘀血着留在身，上下内外又各有部分不同，分别部居。"

对于血证，《黄帝内经》即有较深入的认识。如《灵枢·百病始生》："阳络伤则血外溢，血外溢则衄血；阴络伤则血内溢，血内溢则后血。"《素问·大奇论》："脉至而搏，血衄身热者死。"《金匮要略·惊悸吐衄下血胸满瘀血病脉证治》："心气不足，吐血，衄血，泻心汤主之。"最早记载了治疗吐血、便血的方剂。宋·王怀隐《太平圣惠方·治尿血诸方》："夫尿血者，是膀胱有客热，血渗于胞故也。血得热而妄行，故因热流散，渗于胞内而尿血也。"宋·严用和《济生方·血病门》："夫血之妄行也，未有不因热之所发，盖血得热而淖溢，血气俱热，血随气上，乃吐衄也。"明·龚廷贤《寿世保元·衄血》："衄血者，鼻中出血也。阳热怫郁……故衄也，治以凉血行血为主。"明·缪希雍《先醒斋医学广笔记·吐血》："吐血三要法：宜行血不宜止血……宜补肝不宜伐肝……宜降气不宜降火。"

基本内容 血液运行失常出现的病理变化，主要有血瘀和出血。血瘀，是指血液的循行迟缓，流行不畅，甚则血液停滞的病理状态。血瘀主要表现为血液运行郁滞不畅，或形成瘀积，可以为全身性病变，亦可瘀阻于脏腑、经络、形体、官窍的某一局部，从而产生不同的临床表现。血瘀致病，症状错综繁多，如疼痛、肿块、出血、色紫暗、肌肤甲错及脉象上的某些异常等。导致血瘀的病机，主要有血寒、血热、气虚、气滞、痰浊、外伤等。血液运行失常的另一个常见病理变化为出血，即血液逸出血脉的病理状态，又称血证。血证以出血为突出表现，随其病因、病位的不同，而表现为鼻衄、齿衄、咳血、吐血、便血、尿血、紫斑等。导致出血的病机，主要有血热、气虚、外伤及瘀血内阻等。

作用与意义 血瘀致病广泛，遍及内、外、妇、儿、伤科等。证属血瘀范畴，治疗上是以活血化瘀药物为主。临床上在应用活血化瘀药时，除根据各类药物的不同效用特点而随证选用外，尚需针对引起瘀血的原因进行配伍，以标本兼治。如寒凝血脉者，当配温里散寒、温通经脉药；热灼营血，瘀热互结者，宜配清热凉血，泻火解毒药；痰湿阻滞，血行不畅者，当配化痰除湿药；风湿痹阻，经脉不通者，应伍祛风除湿通络药；久瘀体虚或因虚致瘀者，则配补益药；癥瘕积聚，配伍软坚散结药。

治疗血证，主要应掌握治火、

治气、治血三个基本原则。实火当清热泻火，虚火当滋阴降火；实证当清气降气，虚证当补气益气。治各种血证，均应酌情选用凉血止血、收敛止血或活血止血的药物。止血药物的应用，必须根据出血的不同原因和病情，进行相应的选择和必要的配伍，以期标本兼顾。如血热妄行而出血者，宜选用凉血止血药，并配伍清热泻火、清热凉血药；阴虚火旺、阴虚阳亢而出血者，宜配伍滋阴降火、滋阴潜阳的药物；若瘀血内阻，血不循经而出血者，宜选用化瘀止血药，并配伍行气活血药；虚寒性出血，宜选用温经止血药或收敛止血药，并配伍益气健脾、温阳药。

（宋　琳）

xuèhán

血寒（blood cold）　外感寒邪，寒入血分，或阳虚不能温煦血脉，而使血行凝涩不畅的病理变化。《黄帝内经》提出瘀血与寒邪等有关。如《灵枢·痈疽》：“寒邪客于经络之中则血泣，血泣则不通。”《素问·举痛论》：“寒气客于厥阴之脉，厥阴之脉者，络阴器系于肝；寒气客于脉中，则血泣脉急，故胁肋与少腹相引痛矣。厥气客于阴股，寒气上及少腹，血泣在下相引，故腹痛引阴股。”《灵枢·百病始生》：“肠胃之络伤，则血溢于肠外，肠外有寒，汁沫与血相搏，则并合凝聚不得散而积成矣。”隋·巢元方《诸病源候论·妇人杂病诸候》：“风冷客于经络，搏于血气，血得冷则壅滞，故令月水来不宣利也。”清·王清任《医林改错·积块》：“血受寒则凝结成块。”外感寒邪，或阳虚阴寒内盛，寒入血分，则寒凝气滞，血行不畅。血寒的临床表现，除见一般的阴寒证候外，

常见血脉瘀阻而引起的疼痛，手足、爪甲、皮肤及舌色青紫等表现。若寒凝心脉，心脉血气痹阻，可发生真心痛；寒凝肝脉，肝经血气瘀滞，可见胁下、少腹、阴部冷痛，或妇女痛经、闭经；寒阻肌肤血脉，则见冻伤；寒瘀互结酿毒于内，可生癥积；血寒还可见于胃脘痛、腹痛、胸痹、痛经等。治疗原则为活血化瘀、温里散寒、温通经脉。

（宋　琳）

xuèrè

血热（heat in blood）　外感热邪，热入血分，血受热邪所迫而妄行，导致出血、发斑等病理变化。又称血分热。东汉·张仲景《伤寒杂病论》论及因热致瘀的病变。《金匮要略·肺痿肺痈咳嗽上气病脉证治》：“热之所过，血为之凝滞”，指出因热致瘀血的病理变化。明·缪希雍《神农本草经疏·论治气血诸病》：“血热……则为痈肿疮疖，为鼻衄，为齿衄，为牙龈肿。”《幼幼集成》：“血热者，每日已午时发热，过夜则凉，此心经血热也。轻则导赤散，重则四顺散。”指出血热为小儿发热证候类型之一。血热，又称血分热，指热在血分者。血热病变，多由邪热入于血分所致。如外感温热病邪，或外感寒邪，入里化热，伤及血分；或情志郁结，五志过极，郁久化热伤及血分。血热炽盛的病机，主要表现在如下四个方面：①血热多属阳盛则热之实性、热性病机和病证，并表现出热象。②血得热则行，可使血流加速，且使脉道扩张，络脉充血。可见面红目赤，舌色深红（即舌绛）等。③在血行加速与脉道扩张的基础上，血分有热，可灼伤脉络，引起出血，称为“热迫血妄行”或称动血。④血热炽

盛，则扰动心神。心主血脉而藏神，血脉与心相通，故血热则使心神不安，而见心烦，或躁扰发狂等。血热病变，临床以既有热象，又有动血、出血及扰及心神症状等为其特征。血热还泛指外科某些急性化脓病证，表现为复发、多发及疮形红肿热痛等。血热证常见于外感温热病中，即卫气营血辨证中的血分证；还可见于妇科月经病及其他杂病之中。治宜清热凉血，代表方剂如清营汤和犀角地黄汤等。

（宋　琳）

xuèyū

血瘀（blood stasis）　血液循行迟缓，流行不畅，甚则停滞的病理状态。《黄帝内经》提出瘀血与寒邪、情绪、饮食、外伤等有关。如《素问·五藏生成》：“多食咸，则脉凝泣而变色。”《灵枢·邪气藏府病形》：“有所堕坠，恶血留内。”《素问·阴阳应象大论》指出血瘀治法，即“血实者宜决之”。《素问·至真要大论》：“疏其血气，令其调达，而致和平。”东汉·张仲景《金匮要略·肺痿肺痈咳嗽上气病脉证治》：“热之所过，血为之凝滞”，指出因热致瘀血的病理变化。此外他首创血瘀的辨证论治法则，创制桃核承气汤、当归芍药散等活血化瘀良方。清·叶桂《临证指南医案·胃脘痛》：“大凡经主气，络主血，久病血瘀。”清·王清任《医林改错》载有五逐瘀汤为代表的活血化瘀方药。还提出“半身不遂，亏损元气，是其本源”，开创了补气活血法治疗中风的先河。清·唐宗海《血证论·吐血》：“瘀血着留在身，上下内外又各有部分不同，分别部居。”凡离开经脉之血不能及时消散和瘀滞于某一处，或血流不畅，运行受阻，

郁积于经脉或器官之内呈凝滞状态，都称作血瘀。导致血瘀的病机主要有血寒、血热、气虚、气滞、痰浊、外伤等。血瘀主要表现为血液运行郁滞不畅，故易见疼痛，且痛有定处，甚则局部形成肿块，触之较硬，位置比较固定，夜间痛增，如肿块生于腹内，称为"癥积"。另外，唇舌紫暗以及舌有瘀点、瘀斑，皮肤赤丝红缕或青紫，肌肤甲错，面色黧黑、脉涩不畅等。血瘀致病的范围广泛，遍及内、外、妇、儿、伤等各科。证属血瘀范畴，治疗上即以活血化瘀为主。临床上，在应用活血化瘀药物时，需针对引起瘀血的原因进行相应配伍。

（宋　琳）

chūxiě

出血（bleeding）　血液溢出血脉的病理状态。早在《黄帝内经》即对出血有相关记载。《灵枢·百病始生》："阳络伤则血外溢，血外溢则衄血；阴络伤则血内溢，血内溢则后血。"《素问·大奇论》："脉至而搏，血衄身热者死。"东汉·张仲景《金匮要略·惊悸吐衄下血胸满瘀血病脉证治》："心气不足，吐血，衄血，泻心汤主之。"明·缪希雍《先醒斋医学广笔记·吐血》："吐血三要法：宜行血不宜止血……宜补肝不宜伐肝……宜降气不宜降火。"出血，是指由多种原因引起火热熏灼或气虚不摄，致使血液不循常道，或上溢于口鼻诸窍，或下泄于前后二阴，或渗出于肌肤所形成的疾患。外邪侵袭，情志过极，如忧思恼怒过度；饮食不节，如饮酒过多及过食辛辣厚味；劳倦过度，久病或热病之后等原因，导致脉络损伤或血液妄行时，就会引起血液溢出脉外而形成血证。出血因病变部位不同，可出现吐血、咳血、便血、尿血、崩漏，以及鼻衄、齿衄、肌衄、创伤出血等。治疗血证主要应掌握治火、治气、治血三个基本原则。实火当清热泻火，虚火当滋阴降火；实证当清气降气，虚证当补气益气。

（宋　琳）

xuèsuíqìnì

血随气逆（bleeding following qi counterflow）　血随气逆而上冲，甚则动血而吐血，或壅闭清窍而昏厥的病理变化。关于"血随气逆"在《黄帝内经》中早有记载。《素问·调经论》："血之与气，并走于上，则为大厥，厥则暴死，气复反则生，不反则死。"《素问·举痛论》："怒则气逆，甚则呕血。"隋·巢元方《诸病源候论·血病诸候》："夫心者主血，肝者藏血，愁忧思虑则伤心，恚怒气逆，上而不下则伤肝，肝、心二脏伤，故血流散不止，气逆则呕而出血。"《圣济总录·呕血》："愁忧思虑则伤心，恚怒气逆，上而不下则伤肝。盖心主血，肝藏血，二脏俱伤，则血不循经，随气上逆，故因呕而血出也。"《王旭高临证医案·吐血门》："夫治血莫若顺气。气为血帅，气降而血自降，气顺而血自归经。"气为血之帅，若气上逆，则血亦随之上逆。肝为藏血之脏，又主条畅气机。若大怒则肝气上逆，血随气升，可见面红目赤、眩晕，或咯血、吐血，甚则壅遏清窍，发为昏厥。血随气逆可见于吐血、眩晕或昏厥等疾病。如气逆者血随气升，在治疗血液运行失常时，常配合降气等药物。

（宋　琳）

jīnyè shītiáo

津液失调（fluid disorder）　津液的生成、输布和排泄，失去正常的协调平衡，出现紊乱的病理过程。

历史沿革　关于"津液失调"，在《黄帝内经》中早有记载。《素问·至真要大论》："诸湿肿满，皆属于脾"。《素问·评热病论》："有病肾风者，面胕庞然壅……至必少气时热，时热从胸背上至头，汗出手热，口干苦渴，小便黄，目下肿，腹中鸣，身重难以行，月事不来，烦而不能食，不能正偃，正偃则咳，病名曰风水。"东汉·张仲景《金匮要略·痰饮咳嗽病脉证并治》，提出"病痰饮者，当以温药和之"的治疗大法。明·张介宾《景岳全书·杂证谟》："盖水为至阴，故其本在肾；水化于气，故其标在肺；水唯畏土，故其制在脾。今肺虚则气不化精而化水，脾虚则土不制水而反克，肾虚则水无所主而妄行，水不归经则逆而上泛，故传入于脾而肌肉浮肿。"张介宾认为，水肿与肺脾肾关系紧密，凡水肿，乃脾肺肾三脏相干之病。

基本内容　津液失调，是津液生成、输布和排泄失去平衡，从而出现津液的生成不足、丢失过多，或是输布失常、排泄障碍，形成痰饮、水湿等病理产物。

津液不足，是指津液在数量上的亏少，进而导致内则脏腑，外而孔窍、皮毛，失于濡润、滋养，而产生一系列干燥枯涩的病理状态。津液不足多由摄入不足或高热、多汗、吐泻等所致。由于津液亏损程度不同，轻者为伤津，重者为脱液。伤津多见于疾病的急性期，症见口、鼻、皮肤干燥，两目凹陷、螺瘪等；脱液多见于热病后期，症见皮肤毛发枯槁，唇舌干燥，形瘦肉脱，舌光红无苔或少苔等。伤津和脱液，在病理上互相影响，伤津日久可发展为脱液，脱液则必兼有伤津。津血同源，津液耗损严重，血液生成减少或血行不畅，形成津亏血燥（血燥生风）、津亏血瘀等病理表现。津液是气的载体之一，津液丢失，必然导致气的耗损；若汗、吐、下太过，津液大量流失，气失其依附可形成气随液脱之危候。

津液输布排泄障碍，是指津液得不到正常的转输和布散，导致津液在体内环流迟缓，或在体内某一局部发生滞留。因而津液不化，可致水湿内生，酿痰成饮。津液的排泄障碍，主要是指津液转化为汗液和尿液的功能减退，而致水液贮留体内，外溢于肌肤而为水肿。津液的输布障碍和排泄障碍，常相互影响，互为因果，导致湿浊困阻、痰饮凝聚、水液贮留等多种病变。

水湿停聚，是津液的输布和排泄障碍，导致津液在体内不正常的停滞，成为内生水、湿、痰、饮等病理产物。由于水、湿、痰、饮本属一类，常相互转化、兼并，故常互相通称，如水饮、水湿、痰饮、痰湿等。

水肿，是指水液停聚肌肤之间，以面目、四肢、胸腹，甚至全身浮肿为特征。水肿，首先当区分阳水与阴水。阳水多因感受风邪，或水湿浸淫，或湿热内蕴，或疮疖余毒未尽等因素引起，常见于水肿病的初、中期，发病较快。水肿一般先从头面眼睑开始，继而遍及全身，小便短少；常伴见恶风寒，发热，头身疼痛等表证；或伴见发热烦渴，面赤便秘；舌红苔白或黄，脉浮紧、浮数或数。阴水多由病久正虚，或劳倦伤脾，或房室伤肾等因素引起，症见腰以下为甚，按之凹陷不起，小便短少，甚至不利，面色㿠白或灰滞，舌淡或胖，苔白腻或白滑，脉沉或沉迟无力；常伴见脘闷腹胀，纳呆便溏，神倦肢困；或腰膝痠冷，形寒肢冷等。

"湿"是无明显形质可见，呈弥漫性，多由脾阳不运所致。由于湿蕴于里，亦称内湿。临床症见肢体闷重酸困，头重如裹，胸脘痞闷，泄泻清稀，腹痛肠鸣，小便不利，苔白腻而滑，脉濡缓。

痰和饮，是由脏腑功能失调，水液代谢障碍而产生的病理产物。一般以清稀者称为饮，稠黏者称为痰。痰的形成，多因六淫外侵，七情内伤，脏腑气机失和，水湿凝聚所致。痰的临床表现多端，症见咯痰或呕吐痰涎，神昏、癫狂、喉中痰鸣，肢体麻木、半身不遂、瘰疬、气瘿、乳癖、肌肤痰核、咽喉异物感，舌苔白腻或黄腻，脉滑。饮多因脏腑阳气虚衰，不能温化水液，或感受寒湿，阻滞气机，水液代谢障碍引起。饮质地清稀，停滞于脏腑组织之间，临床表现：饮停于肺，咳嗽气喘，甚则喉中痰鸣，倚息不能平卧，痰液清稀如水样，舌苔白滑，脉弦；饮停胃肠，脘痞腹胀，脘腹部水声漉漉，或呕吐清水，食欲减退，舌苔白滑或白腻，脉弦；饮停胸胁，胸胁胀闷疼痛，咳唾益甚，身体转侧或呼吸，胸胁部有牵引痛，舌苔白滑，脉象多弦。饮留四肢，当汗出而不汗出，身体、肢节疼痛。

作用与意义 津液是构成人体和维持人体的液态基本物质。不同致病因素引起的损害作用，可引起津液代谢失调的病理反应。因而，进一步研究这些病理反应过程，对于把握疾病或病证的本质和发展变化规律，并有效地指导临床的辨证论治，具有重要意义。

(宋 琳)

shāngjīn

伤津（consumption of fluid）津液耗伤所致病理变化的总称。关于"伤津"，在《黄帝内经》有相关记载。如《灵枢·决气》："津脱者，腠理开，汗大泄。"清·李用粹在《证治汇补·燥症》阐明伤津的病因。其曰："或饥饿劳倦，损伤胃液；或思虑劳神，心血耗散；或房劳太过，肾水干枯；或金石刚剂，预求峻补；或膏粱厚味，炙爆太多，皆能助火烁阴。"清·吴坤安《伤寒指掌·救逆新法》，对伤寒所致伤津记载详细。其曰："伤寒如经发表多者，则津液内竭，血不荣筋，以致手足挛疼，二便艰涩，当以加味逍遥散加熟地、枸杞、钩藤。"伤津，临床症见口、鼻、舌、咽喉、皮肤干燥，口渴，便秘，尿少，舌红少津，脉细数。严重者，可见目眶深陷，啼哭无泪，小便全无等。热性病的过程中，由于邪热炽盛，往往容易耗伤肺胃津液而出现燥热症状。如肺津受伤，则见干咳无痰，或痰带血丝，鼻燥咽干，喉痛；胃津受伤，则见口燥咽干，烦躁，渴饮不止。如因误汗、误吐、误下或消渴病等耗伤津液，一时出现小便不利或大便难。伤津在外感热病中尤多常见，治宜养阴生津，可选用沙参、玉竹、麦冬、生地等药物。

(宋 琳)

tuōyè

脱液（liquid depletion）人体阴液极度亏虚而致形体羸瘦，脏腑功能衰微，甚至生命垂危的病理变化。关于"脱液"，在《黄帝内经》中早有记载。《灵枢·决气》："液脱者，骨属屈伸不利，色夭，脑髓消，胫痠，耳数鸣。"

清·吴坤安《伤寒指掌·救逆新法》认为，过度解表可致脱液。指出"伤寒如经发表多者，则津液内竭"。清·叶桂《临证指南医案·咳嗽》中，提出"顾阴液，须投复脉"，用复脉汤等方剂治温病后期阴液大伤之证。脱液，临床可见口渴引饮，烦躁不宁，眼球深陷，毛发枯槁；严重者可见汗出如油，神志淡漠，肤燥脉疾。脱液多由大吐、大泻、大汗、严重烧伤或高热不退等津液急剧大量耗损所致。脱液在严重热病后期尤多常见。治宜补阴增液，可选用增液汤、三甲复脉汤等方剂。

（宋 琳）

shuǐshī tíngjù

水湿停聚（internal retention of water-dampness）　津液代谢失常，水湿停聚体内的病理变化。"水湿停聚"的认识，在《黄帝内经》有相关记载。如《素问·评热病论》："有病肾风者，面胕庞然壅……至必少气时热，时热从胸背上至头，汗出手热，口干苦渴，小便黄，目下肿，腹中鸣，身重难以行，月事不来，烦而不能食，不能正偃，正偃则咳，病名曰风水。"东汉·张仲景《金匮要略·水气病脉证并治》对水湿停聚的病因、病机、治疗等有详细描述，如"风水其脉自浮，外证骨节疼痛，恶风……寸口脉沉滑者，中有水气，面目肿大，有热，名曰风水。视人之目窠上微拥，如蚕新卧起状，其颈脉动，时时咳，按其手足上，陷而不起者……风水，脉浮身重，汗出恶风者，防己黄芪汤主之。腹痛者加芍药……风水恶风，一身悉肿，脉浮而渴，续自汗出，无大热，越婢汤主之。"水湿停聚，临床症见身体困重，腹大痞胀，或肢体浮肿，小便不利，舌淡胖，苔白

滑，脉濡缓。水湿停聚，多因外感六淫，内伤七情，肺、脾、肾等脏腑功能失调，影响津液输布和排泄所致。水湿停聚，主要形成湿浊困阻、痰饮凝聚和水液潴留等病理变化。水湿停聚，在痰饮证中尤多常见。治宜祛湿利水，可选用五皮饮等方剂。药物可选用茯苓、薏苡仁、大腹皮等。

（宋 琳）

jīntíng qìzǔ

津停气阻（body fluid retention causing qi stagnation）　津液代谢障碍，水湿痰饮潴留，导致气机阻滞的病变状态。关于"津停气阻"，在《黄帝内经》中早有记载。《素问·生气通天论》："因于气，为肿，四维相代，阳气乃竭。"隋·巢元方《诸病源候论·痰饮诸病候》："痰饮者，由气脉闭塞，津液不通，水饮气停在胸腑结而成痰……其为病也，胸胁胀满，水谷不消，结在腹内、两肋，水入肠胃，动作有声，体重多唾，短气好眠，胸背痛，甚则上气咳逆，倚息短气，不能卧，其形如肿是也。"津液气化失常，形成水湿痰饮等病理产物，水湿痰饮阻碍气机运行，即津停则气阻。津停气阻的临床表现：若气虚或气机阻滞，津液不布，气痰结聚，多见痰核、乳癖、瘿瘤、梅核气等；若气阻水停，多见小便不利、水肿、鼓胀等；若水饮阻肺，肺失宣降，可见胸闷、咳嗽、痰多、喘促；若水饮凌心，可见心悸、胸闷、气短；水停中焦，脾胃气机升降失常，可见头昏身困、脘腹痞满、纳呆、泄泻等。

（宋 琳）

jīnkū xuèzào

津枯血燥（fluid exhaustion with blood dryness）　津液亏乏，血亏而燥，以致虚热内生或血燥

生风的病理变化。又称血燥生风。关于"津枯血燥"，在《黄帝内经》中早有记载。如《灵枢·营卫生会》："夺血者无汗，夺汗者无血"。东汉·张仲景《金匮要略·惊悸吐衄下血胸满瘀血病脉证治》："衄家不可汗，汗出必额上陷，脉紧急，直视不能眴，不得眠。"《伤寒论》："亡血家，不可发汗，发汗则寒栗而振。"明·秦景明《症因脉治·大便秘结论》，指出津枯血燥大便秘结的病机，为"久病伤阴，阴血亏损，高年阴耗，血燥津竭，则大便干而秘结。若血中伏火，煎熬真阴，阴血燥热，则大便亦为之闭结"。清·张登《伤寒舌鉴·黑苔舌总论》中，记载了伤寒津枯血燥的临床表现和治疗。如"伤寒八九日，过汗津枯血燥，舌无苔而黑瘦，大便五六日不行，腹不硬满，神昏不得卧，或时呢喃叹息者，炙甘草汤"。若高热伤津，津液大亏，或阴虚内热，津液暗耗，或吐泻、出汗、出血过多，均可致津枯血燥。临床症见鼻咽干燥，口渴喜饮，皮肤干燥，五心烦热；或肌肉消瘦，小便短少，大便秘结；或手足震颤蠕动，舌红少津，脉细数。

（宋 琳）

jīnkū xuèyū

津枯血瘀（insufficiency of body fluid and blood stasis）　津液耗损导致血行瘀滞不畅的病理状态。清·周学海《读医随笔·自啮狂走是气血热极而非祟也》，明确指出了津亏与血瘀的密切关系。其曰："夫人身之血，如胭脂然，有色有质，可粉可淖者也。其淖者，津液为之合和也。津液为火灼竭，则血行愈滞。"又曰："夫血犹舟也，津液水也。医者于此，当知增水行舟之意。清·叶桂所谓救阴不在补血，而在养阴，

即此义也。"这就明确指出了津亏与血瘀的密切关系。津枯血瘀，临床症见口渴引饮、皮肤干涩、眼眶凹陷、形瘦盗汗、舌质紫绛或见瘀点、瘀斑、苔干黄或有芒刺，甚则神昏谵语，或斑疹显露等。津亏血瘀，多因高热、烧伤、大汗或吐泻出等，津液大量消耗，血液浓缩，致使血液运行瘀滞所致。

（宋 琳）

nèishēng wǔxié
内生五邪 (pathogenesis of five endogenous pathogens)

在疾病过程中，机体自身由于脏腑功能异常而导致化风、化火、化燥、化寒、化湿的病理变化。

历史沿革 关于"内生五邪"，在《黄帝内经》中早有记载。《素问·至真要大论》："诸暴强直，皆属于风""诸寒收引，皆属于肾""诸湿肿满，皆属于脾""诸热瞀瘛，皆属于火"。明·张介宾在《景岳全书·论诸寒证治》中，对内寒、外寒进行鉴别说："凡寒病之由于外者，或由风寒以伤形，或由生冷以伤脏；其由于内者，或由劳欲以败阳，或由禀赋之气弱。若寒自外入者，必由浅及深，多致呕恶胀满，或为疼痛泄泻；寒由内生者，必由脏及表，所以战栗憎寒，或为厥逆拘挛。"清·石寿棠《医原·百病提纲论》，阐述阳气虚是内湿病机。指出"阳气虚则蒸运无力而成内湿"；"内湿起于肺、脾、肾，脾为重，肾为尤重。"清·叶桂《临证指南医案·肝风》："故肝为风木之脏，因有相火内寄，体阴用阳；其性刚，主动主升，全赖肾水以涵之，血液以濡之，肺金清肃下降之令以平之，中宫敦阜之土气以培之，则刚劲之质，得为柔和之体，遂其条达畅茂之

性，何病之有。"

基本内容 在疾病的发展过程中，由于气血津液和脏腑功能异常而产生的类似风、寒、暑、湿、燥、火六淫外邪致病的病理变化。由于病起于内，故分别称为内风、内寒、内湿、内燥、内火，统称为内生五邪。可见，内生五邪并不是致病因素，而是气血津液、脏腑等功能失调产生的综合性病理变化。

作用与意义 "内生五邪"的病证归类，丰富了脏腑辨证的内容，总结了某些特定脏腑的病变规律，并可以用来指导某些临床治则的确立。

（宋 琳）

nèifēng
内风 (endogenous wind)

体内阳气亢逆，而致风动之证的病理变化。又称风气内动。

历史沿革 关于"内风"，在《黄帝内经》中早有记载。《素问·至真要大论》："诸暴强直，皆属于风。""诸风掉眩，皆属于肝。"即指明了内风的临床表现，不仅与外风为病相类似，而且指出了与肝的密切关系。清·叶桂《临证指南医案·中风》中对内风病机论述详细。其曰："内风，乃身中阳气之变动。肝为风脏，因精血衰耗，水不涵木，木少滋荣，故肝阳偏亢，内风时起。"又指出："若肢体拘挛，半身不遂，口眼㖞斜，舌强言謇，二便不爽。此本体先虚，风阳挟痰火壅塞，以致营卫脉络失和。"清·柳宝诒《柳选四家医案·评选环溪草堂医案》："内风多从火出，其源实由于水亏，水亏则木旺，木旺则风生。"清·王旭高提出用凉肝滋肝法治疗内风。《治肝三十法·肝风证治》"一法曰：熄风和阳。如肝风初起，头目昏眩，用熄风和阳

法，羚羊、丹皮、甘菊、钩藤、决明、白蒺藜。即凉肝是也。一法曰：熄风潜阳。如熄风和阳不效，当以熄风潜阳，如牡蛎、生地、女贞子、玄参、白芍、菊花、阿胶。即滋肝是也。"

基本内容 由于风与肝的关系较为密切，故又称肝风。风气内动，是体内阴阳失调，阳气亢逆变动或阳气虚衰而变动的病理状态。可见动摇、眩晕、抽搐、震颤等临床表现。

风气内动，病有虚实之分。内风实证，常见阳盛风动、热极生风、痰火生风、痰气内郁生风等四种病理改变。①阳盛风动：亦名肝阳化风。素体阳盛，复因郁怒所伤，肝气化火，肝阳暴张，火随气窜，横逆络道，血随气升，上冲巅顶，发为眩晕、中风。②热极生风：是由外感温热病邪，劫灼肝阴，筋脉失养而拘急收引，常见高热不退、抽搐、痉厥等。③痰火生风：痰火相合，火挟痰上窜，蒙窍阻络，发为中风、眩晕、痫证。④痰气内郁生风：宿痰内伏，复因恼怒气逆，逆气挟痰，上蒙清窍，内阻经隧，以致清窍失聪，经隧不利，内风动越。可见于中风、眩晕、震颤等病证。

内风虚证，亦称虚风内动。病理变化以阴虚风动、血虚生风、脾虚肝旺为多，亦有因阳虚而动风之候。①阴虚风动。阴虚于内，阳失其制，阳动生风，证属肝肾阴亏，肝阳上僭，动越生风。表现为眩晕，动摇不稳，面色渐红，脉弦大。同时，阴液不足，筋脉失养，可致筋急而挛，抽搐拘急，震颤掉摇，肌肉瞤动，脉弦细。②血虚生风。血虚脏腑筋脉失养，以致内风动越。症见肢体筋脉拘急，或抽搐，面色无华，唇舌色淡，脉细弱。③脾虚肝旺，又称

土虚木摇。脾土虚弱,生化之源不足,不能滋荣脏腑,润养筋脉,筋急而生风;或肝木主克土,土虚则肝木过旺,必犯脾土而扰中宫,以致土虚木摇,内风动越。临床常见的小儿慢惊风,即多属脾虚而肝木过旺所致。④阳虚生风。常见脾阳、肝气肝阳等亏虚,不能温养筋脉,筋脉亦拘急而动;或阳气不振,水气内停,筋脉失于温养之故。

作用与意义 内风常见于眩晕、中风、痫证等病证。内风之实证,治宜平肝熄风,药物可选用天麻、钩藤、石决明、牡蛎等。由于热盛又易伤津灼液,或炼液为痰,常配清热、滋阴、化痰之品。代表方如镇肝熄风汤、天麻钩藤饮等。内风之虚证,治宜滋阴熄风,常用滋阴养血药如地黄、阿胶、白芍、麦冬等,代表方如大定风珠等。

(宋 琳)

gānyánghuàfēng

肝阳化风(liver yang changing into wind) 肝阳亢逆无制而风气内动的病理变化。关于"肝阳化风",在《黄帝内经》中早有记载。《素问·至真要大论》:"诸暴强直,皆属于风。""诸风掉眩,皆属于肝。"即指明了内风的临床表现,及与肝的密切关系。清·叶桂创"肝阳化风"之说,立肝风辨证与治疗方法。他在《临证指南医案·中风》:"内风,乃身中阳气之变动。肝为风脏,因精血衰耗,水不涵木,木少滋荣,故肝阳偏亢,内风时起。"又指出:"若肢体拘挛,半身不遂,口眼㖞斜,舌强言謇,二便不爽,此本体先虚,风阳挟痰火壅塞,以致营卫脉络失和。"清·林佩琴《类证治裁·肝气肝火肝风论治》,对肝阳化风论述详细,指出"肝

阳化风,上扰清窍,则巅痛头晕,目眩耳鸣,心悸寤烦。由营液内虚,水不涵木,火动痰升,其实无风可散,宜滋液和阳"。肝阳化风,多由于情志所伤,肝气郁结,郁久化火而亢逆;或暴怒伤肝,肝气亢逆;或操劳过度,耗伤肝肾之阴,阴虚不能制阳,水亏不得涵木,肝阳因之浮动不潜,升而无制,亢逆之阳气化风,形成风气内动。故在肝阳上亢表现的基础上,可见筋惕肉瞤、肢麻震颤、眩晕欲仆,甚则口眼㖞斜、半身不遂。严重者,则因血随气升而发猝然厥仆。肝阳化风,以平素具有"肝阳上亢"的表现,突然出现"动摇"的症状为特点,属于本虚标实征象。肝阳化风可导致眩晕、中风、痫证、头痛、耳鸣等病证。

(宋 琳)

rèjíshēngfēng

热极生风(extreme heat producing wind) 邪热炽盛,伤及营血,燔灼肝经,筋脉失养而动风的病理变化。又称热甚动风。"热极生风"的认识,在《黄帝内经》有相关论述。如《素问·至真要大论》:"诸暴强直,皆属于风。"金元时期的朱震亨,认为"风本为热,热胜则风动",即指此证。清·王士雄《温热经纬·余师愚疫病篇》,对热极生风的症状论述颇为详细。其曰:"筋属肝,赖血以养,热毒流于肝经……筋脉受其冲激,则抽惕若惊……肝属木,木动风摇,风自火出。《左传》云:风淫末疾。四末,四肢也,肢动即风淫之疾也"。热极生风多见于热性病的极期,由于火热亢盛,化而为风,并因邪热煎灼津液,伤及营血,燔灼肝经,筋脉失其柔顺之性,而出现痉厥,抽搐,鼻翼煽动,

目睛上吊,颈项强直,甚则角弓反张、牙关紧闭,舌质红绛,脉弦数等。常伴有高热,神昏,谵语。清热凉肝熄风是基本治疗法则,代表方剂为羚角钩藤汤,药物可选用羚羊角、钩藤、菊花、生白芍等。

(宋 琳)

xuèxūshēngfēng

血虚生风(blood deficiency producing wind) 血液虚少,筋脉失养而动风的病理变化。隋·巢元方《诸病源候论·虚劳病诸候》,论及肝血虚可致筋挛。指出"肝藏血而候筋,虚劳损血,不能荣养于筋,致使筋气极虚,又为寒邪所侵,故筋挛也"。清·俞根初《通俗伤寒论·六经方药》,对血虚生风的病机,症状描述详细。指出"血虚生风者,非真有风也。实因血不养筋,筋脉拘挛,伸缩不能自如,故手足瘛疭,类似风动,故名曰内虚暗风,通称肝风。温热病末路多见此症者,以热伤血液故也"。清·张璐《张氏医通·诸风门》:"血虚则筋急,增损四物汤。"血虚生风,多由于生血不足或失血过多,或久病耗伤营血,肝血不足,筋脉失养,或血不荣络,则虚风内动。临床症见肢体麻木,或拘急、瞤动,手足震颤,眩晕耳鸣,面白无华,夜寐多梦;或妇女月经量少,经闭,舌淡苔白,脉弦细。血虚生风多见于眩晕、失眠等疾病。治宜养血熄风,可选用四物汤加味,药用熟地、当归、川芎、白芍、钩藤、鸡血藤等。

(宋 琳)

yīnxūdòngfēng

阴虚动风(stirring of wind causing by yin deficiency) 阴液枯竭,筋脉失养而动风的病理变化。明清医家对"阴虚动风"认识深

刻。明·张介宾认为，"阴虚者，水亏也。为亡血失血，为戴阳，为骨蒸劳热……血虚者，肌肤干涩而筋脉拘挛"（《景岳全书·传忠录》）。清·吴瑭在《温病条辨·下焦篇》中，论及阴虚动风的病机、症状、治疗。如"风温、温热、温疫、温毒、冬温，邪在阳明久羁，或已下，或未下，身热面赤，口干舌燥，甚则齿黑唇裂，脉沉实者，仍可下之。脉虚大，手足心热甚于手足背者，加减复脉汤主之"。阴虚动风的临床表现，症见肢体发麻，手足蠕动，两目干涩，五心烦热，潮热盗汗，舌红少津，脉细数或脉细无力。多因汗、吐、下伤阴太过或温热病后期，肝血肾精不足，筋失所养所致。以手足蠕动等动风之象，兼有阴虚表现为特点。阴虚动风在温热病后期尤多常见，治宜滋液息风降火，方用大定风珠、加减复脉汤等，药物可选用龟板、鳖甲、牡蛎等。

（宋 琳）

nèihán

内寒（endogenous cold）
机体阳气虚衰，温煦气化功能减退，虚寒内生，或阴寒之气弥漫的病理状态。

历史沿革 关于"内寒"，在《黄帝内经》中早有记载。如《素问·调经论》："阳虚则阴盛，阴盛则内寒。"《素问·至真要大论》："诸病水液，澄彻清冷，皆属于寒。""诸寒收引，皆属于肾。"对内寒的病机及症状有了比较明确的认识。在治疗上，《素问·至真要大论》提出"寒者热之""治寒以热"。明·张介宾明确指出："阳虚者，火虚也，为神气不足，为眼黑头眩，或多寒而畏寒。"（《景岳全书·传忠录》）又曰："素喜冷食者，内必多热；素喜热食者，内必多寒。故内寒者不喜寒，内热者不喜热。"（《景岳全书·饮食门》）

基本内容 多因先天禀赋不足，阳气素虚；或久病伤阳，或外感寒邪，过食生冷，损伤阳气，以致阳气虚衰。阳气虚衰，不能制阴祛寒，故阴寒内盛。内寒的病机，主要与脾肾阳虚有关。脾为气血生化之源，脾阳能达于肌肉四肢。肾阳为人身阳气之根，能温煦全身脏腑形体。故脾肾阳气虚衰，则温煦失职，最易表现虚寒之象，而尤以肾阳虚衰为关键。

内寒的病理变化主要表现在三个方面：①阳热不足，温煦失职，虚寒内生。可见面色苍白，畏寒喜热，肢末不温，舌质淡胖，苔白滑润，脉沉迟弱或筋脉拘挛，肢节痹痛等。②阳气虚衰，则蒸化水液的功能减退，水液代谢障碍，从而导致水液的积聚或停滞，形成水湿、痰饮等。临床多见尿频清长，涕唾痰涎稀薄清冷，或大便泄泻，或水肿等。③阳气虚衰，不能温煦血脉，反生内寒以收引血脉，血脉收缩则血流迟缓不畅，重者可致血液停积于血脉和脏腑之中，形成瘀血。临床可见痛处固定，遇寒加重。

阳虚阴盛之寒从中生，与外感寒邪或恣食生冷所引起的寒证，即"内寒"与"外寒"之间，不仅有所区别，而且还有联系。其区别在于，"内寒"的临床特点，主要是虚而有寒，以虚为主；"外寒"的临床特点，是以寒为主，亦可因寒邪伤阳而兼虚象。两者之间的主要联系是，寒邪侵犯人体，必然会损伤机体阳气，而最终导致阳虚；而阳气素虚之体，则又因抗御外邪能力低下，易感寒邪而致病。

作用与意义 内寒在内科、妇科疾病中尤多常见，如胃脘痛、腹痛、痛经等。治疗当从温里祛寒立法，但因病位有脏腑经络之别，病势有轻重缓急之分，又可分别选用温中祛寒、回阳救逆、温经散寒等法，药物可选用干姜、附子、肉桂等。

（宋 琳）

nèishī

内湿（endogenous dampness）
脾的运化功能和输布津液的功能障碍，所致湿浊蓄积停滞的病理状态。内生之湿多因脾虚，故又称脾虚生湿。

历史沿革 关于"内湿"，在《黄帝内经》中早有记载。如《素问·至真要大论》："诸痉项强，皆属于湿""诸湿肿满，皆属于脾。"《素问·六元正纪大论》："湿胜则濡泄，甚则水闭胕肿。"论及内湿的病机及症状。《灵枢·四时气》："小腹痛肿，不得小便，邪在三焦。"指出三焦不利，能产生肿胀和小便不利等。《素问·水热穴论》："肾者，胃之关也，关门不利，故聚水而从其类也。上下溢于皮肤，故为胕肿。胕肿者，聚水而生病也。"指出小便不利和水肿与肾关系密切。清·叶桂《临证指南医案·湿》："内生之湿，多因茶汤生冷太过，必患寒湿之症……若脾阳不运，湿滞中焦者……以温运之……亦犹低窊湿处，必得烈日晒之，或以刚燥之土培之，或开沟渠以泄之耳。"清·石寿棠《医原·湿气论》对内湿认识深刻，论及内伤寒湿的证治。如"内伤寒湿……脾胃阳伤，水多土滥。脾阳伤，则见脘痞腹胀，腹痛肿胀，便溏洞泄，三阴疟疾等证。法宜温中燥湿，如附子理中、真武汤之类。胃阳伤，则见脘胀呕逆，不饥不食不便等证。法宜辛温淡渗，如平胃散、胃苓汤、除湿汤之类"。

基本内容 内湿的产生，多因过食肥甘，嗜烟好酒，恣食生冷，内伤脾胃，致使脾失健运，不能为胃行其津液；或喜静少动，素体肥胖，情志抑郁，致气机不利，津液输布障碍，聚而成湿所致。因此，脾的运化失职是湿浊内生的关键。脾主运化，有赖于肾阳的温煦气化。因此，内湿不仅是脾阳虚津液不化而形成的病理产物；在肾阳虚衰时，亦必然影响脾之运化而导致湿浊内生。反之，由于湿为阴邪，湿胜则可损伤阳气；故湿浊内困，久之必损及脾阳肾阳，而致阳虚湿盛之证。另外，湿浊可聚而为痰，留而为饮，积而成水，变生多种疾患。

湿性重浊黏滞，多阻遏气机，故其临床表现，常可随湿邪阻滞部位的不同而异。如湿邪留滞经脉之间，则见头闷重如裹，肢体重着或屈伸不利；湿犯上焦，则胸闷咳嗽；湿阻中焦，则脘腹胀满，食欲不振，口腻或口甜，舌苔厚腻；湿滞下焦，则腹胀便溏、小便不利；水湿泛溢于皮肤肌腠，则发为水肿。湿浊虽可阻滞于机体上、中、下三焦的任何部位，但仍以湿阻中焦脾胃为多。

此外，外感湿邪与内生湿浊，在其形成方面虽然有所区别，但二者亦常相互影响。湿邪外袭每易伤脾，脾失健运又滋生内湿。故临床所见，脾失健运，内湿素盛之体，易外感湿邪而发病。

作用与意义 内湿在脾胃病变中尤多常见。湿浊内生，治宜化湿利水、通淋泄浊。湿邪侵袭，常与风、寒、暑、热相兼为患，且人的体质有虚实强弱之分，邪犯部位又有表里上下之别，湿邪

伤人尚有寒化、热化之异。因此，可分别选用燥湿和胃、清热祛湿、利水渗湿、温化寒湿、祛风胜湿等法。药物可选用薏苡仁、泽泻、茯苓、苍术等。

（宋 琳）

nèizào
内燥（endogenous dryness）机体津液不足，人体各组织器官和孔窍失其濡润，而出现干燥枯涩的病理状态。

历史沿革 关于"内燥"，在《黄帝内经》中有初步论述。《素问·阴阳应象大论》："燥胜则干。"《素问·至真要大论》："燥者润之。"隋·巢元方在《诸病源候论·大便病诸候》中指出，津液枯竭可致大便难，"邪在肾，亦令大便难。所以尔者？肾脏受邪，虚而不能制小便，则小便利，津液枯燥，肠胃干涩，故大便难。又渴利之家，大便亦难。所以尔者？为津液枯竭，致令肠胃干燥"。金·刘完素《素问玄机原病式·六气为病》："诸涩枯涸，干劲皴揭，皆属于燥。"指出燥邪的临床表现特点。

基本内容 因久病伤阴耗液，或大汗、大吐、大下，或亡血失精导致阴亏津少，以及某些热性病过程中的热盛伤阴耗津等所致。由于津液亏少，不足以内溉脏腑，外润腠理孔窍，从而燥邪便由内而生，故临床多见干燥不润等病变。内燥在发病部位有上燥、中燥、下燥之分，累及脏腑有肺、胃、肾、大肠之别。一般而言，燥在上者，多责之于肺；燥在中者，多责之于胃；燥在下者，多责之于肾。

内燥病变发生于各脏腑组织，以肺、胃及大肠为多见。内燥是因津液枯涸，失去滋润濡养作用所致。津液枯涸则阴气化生无源

而虚衰，阴虚则阳相对偏亢则生内热，故内燥常伴虚热证的表现。临床常见肌肤干燥不泽，起皮脱屑，甚则皲裂，口燥咽干唇焦，舌上无津；甚或光红龟裂，鼻干目涩少泪，爪甲脆折，大便燥结，小便短赤等。如以肺燥为主，还兼见干咳无痰、甚则咯血；以胃燥为主时，可见食少、舌光红无苔；若以肠燥为主，则兼见便秘等症。外燥与内燥不同，外燥偏重于外邪犯肺，伴有恶寒、发热等一派表证；内燥多由汗、吐、泻，津液亏损所致，以肺、胃、大肠病变多见。

作用与意义 内燥所致咳嗽、呕吐、便秘等病证。治宜滋阴润燥，常用沙参、麦冬、生地、熟地、玄参等药为主组方。必要时可根据燥热程度，酌配甘寒清热泻火之品；燥热耗气而兼气虚者，酌配益气药物。代表方，如增液汤、麦门冬汤、养阴清肺汤等。

（宋 琳）

nèihuǒ
内火（endogenous fire） 由于阳盛有余，或阴虚阳亢，或由于气血郁滞，或由于病邪郁结，而产生的火热内扰，机能亢奋的病理状态。

历史沿革 "内火"的认识，在《黄帝内经》有相关论述。如《素问·阳明脉解论》："阳明主肉，其脉血气盛，邪客之则热，热甚则恶火"。《素问·至真要大论》："诸热瞀瘛，皆属于火""诸逆冲上，皆属于火""诸躁狂越，皆属于火"，对内火的病机、症状有详细描述。《素问·至真要大论》："诸胀腹大，皆属于热""诸病有声，鼓之如鼓，皆属于热""诸转反戾，水液浑浊，皆属于热""诸呕吐酸，暴注下迫，皆属于热"。指出某些病情就是热郁

于肠胃之间所致。《素问·阴阳应象大论》："阴虚则热"，治疗当滋阴制阳；即《素问·阴阳应象大论》所谓"阳病治阴"。元·朱震亨《金匮钩玄·火论》："大怒则火起于肝，醉饱则火起于胃，房劳则火起于肾，悲哀动中则火起于肺，心为君主，自焚则死矣。"清·程国彭《医学心悟·火字解》："内火：七情色欲，劳役耗神，子火也。"以上均为实火。明·张介宾《景岳全书·杂证谟》："虚火之病源有二：盖一曰阴虚者能发热，此以真阴亏损，水不制火也。二曰阳虚者亦能发热，此以元阳败竭，火不归源也，此病源之二也。"指出了虚火的病机。

基本内容 内火有虚、实之分。实火者，多因阳气有余，邪郁化火，五志化火所致。阳气过盛，机能亢奋，必然使物质的消耗增加，以致伤阴耗津。此种病理性的阳气过亢则称为"壮火"，即阳气过盛化火。邪郁化火，包括两方面的内容：一是外感六淫病邪，在疾病过程中，皆可郁滞而从阳化热化火，如寒郁化热、湿郁化火等。二是体内的病理性代谢产物（如痰、瘀血、结石等）和食积、虫积等，亦能郁而化火。邪郁化火的主要机理，实质上是这些因素导致人体之气的郁滞，气郁则生热化火。五志过极化火，多指由于情志刺激，影响了脏腑精气阴阳的协调平衡，造成气机郁结或亢逆。气郁日久则可化热，因之火热内生。如情志内伤，抑郁不畅，则常能导致肝郁气滞，气郁化火，发为肝火；而大怒伤肝，肝气亢逆化火，亦可发为肝火。实火，病势急速，病程较短，症见壮热口渴，小便短赤，大便秘结；甚则狂躁昏迷，舌红苔黄燥，脉洪数等。虚火，多由于津

液亏虚，阴气大伤，阴虚不能制阳，阳气相对亢盛，阳亢化热化火，虚热虚火内生。病势缓慢，病程较长，症见五心烦热、潮热盗汗、咽干口燥、舌红少苔、脉细数等。内火的基本特点是：热（恶热，喜冷）、赤（面赤，舌红）、稠（分泌物和排泄物）、燥（口渴，便燥）、动（烦躁，脉数）。内火与外热，既有区别又有联系。外火，是感受火热之邪，致病有外感的特征；内火，系指阳盛有余，或阴虚阳盛，火热内生。外感热邪易伤阴液而致虚热内生，即"阳胜则阴病"；而虚热内生者，又易外感热邪。

作用与意义 内火可见于实热证，治疗原则是"实则泻之"，用"热者寒之"的治疗方法，治宜清热泻火，可选用白虎汤、龙胆泻肝汤等，药物可选用黄连、黄柏、连翘等。内火也可见于虚热证，治疗原则是"虚则补之"，治疗当滋阴制阳，治宜滋阴降火，可选用知柏地黄丸、大补阴丸等，药物可选用生地、麦冬、玄参、地骨皮等。

(宋 琳)

wǔqì huàhuǒ

五气化火（five qi transforming into fire） 外感六淫之风、寒、暑、湿、燥等病邪，在疾病过程中，皆可郁滞而从阳化热化火的病理变化。金·刘完素《素问病机气宜保命集·中风论》："风本生于热，以热为本，以风为标，凡言风者，热也。"突出了火热病机的重要性。《黄帝素问宣明论方·水湿门》："湿病本不自生，因于火热怫郁，水液不能宣通，即停滞而生水湿也。"可见湿可化热，热亦可化湿。《黄帝素问宣明论方·燥门》："金燥虽属秋阴，而其性异于寒湿，而反同于风热

火也。"清·叶桂提出"六气都从火化"。《临证指南医案·木乘土》："考《内经》诸痛，皆主寒客，但经年累月久痛，寒必化热，故六气都从火化。"《临证指南医案·幼科要略》："固知谓六气之邪，皆从火化，饮食停留，郁蒸变热。"清·吴瑭《温病条辨·中焦篇》："湿久生热，热必伤阴，古称湿火者是也。"清·周学海《读医随笔》："按风、寒、暑、湿、燥、火六淫之邪，亢甚皆见火化……何者？亢甚则浊气干犯清道，有升无降，故见火化也。"可见后世医家在前人基础上又有了新的发展，多认为外邪亦能郁久化火，内伤之六气也可能郁而化火，故后世有"六淫皆从火化"之说。五气化火，症见发热恶热，口渴喜冷饮，咽干舌燥，小便短赤、大便秘结，舌红苔黄，脉数。多因风、寒、湿、燥侵袭人体，阳气郁滞，气郁则生热化火，或遇阳热之体，郁而化火。五气化火初期多见风、寒、暑、湿、燥等外邪致病特征，邪气转化后见火热之征。治宜祛火降火，药物可选用大黄、黄芩、黄连等。

(宋 琳)

wǔzhì huàhuǒ

五志化火（five emotions transforming into fire） 喜、怒、忧、思、恐等各种情志活动失调，郁久化生火热的病理变化。关于"五志化火"，在《黄帝内经》中早有论述。《灵枢·五变》："怒则气上逆，胸中蓄积，血气逆留，腕皮充肌，血脉不行，转而为热，热则消肌肤，故为消瘅。"记载了因怒而引发的消渴病证。隋·巢元方《诸病源候论·七气候》："怒气则上气不可忍，热痛上抢心，短气欲死，不得气息也；悲气则积聚在心下，心满不得饮

食……。"描述了怒为病因所致病证。金·刘完素提出"五志过极皆为热甚"的著名论断。《素问玄机原病式·六气为病》："五脏之志者，怒、喜、悲、思、恐也……若志过度则劳，劳则伤本脏。凡五志所伤皆热也。"《素问玄机原病式·火类》："多喜为癫，多怒为狂……怒为肝志，火实制金，不能平木，故肝实则多怒，而为狂也。况五志所发皆为热，故狂者五志间发，但怒多尔……。"可见其在治疗狂证上，重视情志因素，善用清热泻火。元·朱震亨《金匮钩玄·卷下·火论》曰："大怒则火起于肝……悲哀动中则火起于肺"，指出肝火、肺火。清·费伯雄《医醇賸义·劳伤》："怒甚则胁痛，郁极则火生，心烦意躁，筋节不利，入夜不寐。"阐明怒郁化火的病机、症状。五志化火临床可见心烦易怒，头晕失眠，胁痛，或喘咳、吐血、衄血，小便短赤，大便秘结，舌红苔黄，脉弦数。多指由于情志刺激，影响了脏腑精气阴阳的协调平衡，造成气机郁结或亢逆。气郁日久则可化热，气逆自可化火，因而火热内生。如情志内伤，抑郁不畅，则常能导致肝郁气滞，气郁化火，发为肝火；而大怒伤肝，肝气亢逆化火，亦可发为肝火。五志化火多见于情志病，如郁证、狂证等内科疾病。治宜清热泻火，药物可选用黄连、栀子等。

（宋 琳）

qìyù huàhuǒ

气郁化火（qi depression transforming into fire）

气郁日久，化生火热或阳气偏盛，呈现病理性的机能亢进，导致各种火证的病理变化。气郁化火，在《黄帝内经》中有相关论述。如《素问·阴阳应象大论》："壮火之气衰，少火之气壮；壮火食气，气食少火；壮火散气，少火生气。"《素问·六元正纪大论》以五行立名，火郁为五郁之一，属于广义五气之郁。元·朱震亨《丹溪心法·六郁》："热郁者，瞀闷，小便赤，脉沉数。"本书所载气、血、火、食、湿、痰六郁，属病因之郁。清·叶桂《临证指南医案·郁》："郁则气滞，气滞久则必化热，热郁则津液耗而不流，升降之机失度，初伤气分，久延血分，延及郁劳沉疴。"指出气郁化火的病机。清·何梦瑶《医碥·郁》："盖郁未有不为火者也，火未有不由郁者也，而郁而不舒则皆肝木之病矣。"清·林佩琴《类证治裁·肝气肝火肝风论治》对肝郁化火论述详细。如"相火附木，木郁则化火，为吞酸胁痛，为狂，为痿，为厥，为痞，为呃噎，为失血，皆肝火冲激也"。人身之阳气在正常的情况下，有温煦脏腑经络等作用，中医学称之为"少火"。但是在病理情况下，阳气过盛，机能亢奋，必然使物质的消耗增加，以致伤阴耗津。此种病理性的阳气过亢则，称为"壮火"。元·朱震亨在《格致余论》中，又称为"气有余便是火"。其受刘完素的影响较大，主张"阴常不足，阳常有余"的理论，认为致病因素多是"相火"妄动，耗伤阴精。由于阴液不足，阳气偏盛，引起目赤、咽痛、牙龈肿痛等虚火上炎证候。二是指五志、七情过极，出现阳亢或气郁化火的肝火、胆火、胃火、心火等证候。气郁化火，多由于情志郁结，肝失条达，气滞郁结，而化热生火所致。临床常见情绪抑郁，或烦躁易怒，胸胁胀闷，头痛目赤，嘈杂吞酸，口苦口干，大便秘结，舌红苔黄，脉弦数。气郁化火，常见于郁证、眩晕、头痛、胁痛、胃痛等病证。治疗上以理气解郁，清热泻火为主要原则，代表方剂为丹栀逍遥散等。相火妄动，耗伤阴精者，应采用滋阴降火法，代表方剂为大补阴丸等。

（宋 琳）

zàngfǔ bìngjī

脏腑病机（pathogenesis of zang fu organs）

在致病因素作用下，脏腑生理功能失常而发生的各种病理变化的机理。

历史沿革 脏腑病机理论，首见于《黄帝内经》。如《素问·至真要大论》："诸风掉眩，皆属于肝；诸寒收引，皆属于肾；诸气膹郁，皆属于肺；诸湿肿满，皆属于脾；诸痛痒疮，皆属于心。"指出了不同病证的病机归属。《素问·藏气法时论》："肝病者，两胁下痛引少腹，令人善怒；虚则目䀮䀮无所见，耳无所闻，善恐，如人将捕之……气逆则头痛，耳聋不聪，颊肿……心病者，胸中痛，胁支满，胁下痛，膺背肩胛间痛，两臂内痛；虚则胸腹大，胁下与腰相引而痛……脾病者，身重，善肌，肉痿，足不收，行善瘈，脚下痛；虚则腹满肠鸣，飧泄，食不化……肺病者，喘咳逆气，肩背痛，汗出，尻阴股膝髀腨胻足皆痛；虚则少气不能报息，耳聋嗌干……肾病者，腹大胫肿，喘咳身重；寝汗出，憎风；虚则胸中痛，大腹小腹痛，清厥，意不乐……。"以上指出了脏气虚实所致不同病证。说明从《黄帝内经》开始，古代医家已经注重以虚实为纲，对脏腑病机进行探讨。如《中藏经·论五脏六腑虚实寒热生死顺逆之法》，叙述了脏腑发生虚实病机变化时的各种表现。其后，《针灸甲乙经》《脉经》《诸病源候论》均有相似的论述。明·张介宾对五脏病机作了系统归纳。《景岳全书·传忠录》："心实者，多火而多笑。肝实，两胁少腹多有疼痛，且复多怒。脾实者，为胀满气闭，或为身重。肺实者，多上焦气逆，或为咳喘。肾实者，多下焦壅闭，或痛或胀，或热见于二便。"又说："心虚者，阳虚而多悲。肝虚者，目𥄛𥄛无所见，或阴缩筋挛而善恐。脾虚者，为四肢不用，或饮食不化，腹多痞满善忧。肺虚者，少气息微，而皮毛燥涩。肾虚者，或为二阴不通，或为二便失禁，或多遗泄，或腰脊不可俯仰，而骨酸痿厥。"至此，对脏腑虚实病机的认识趋于成熟。直到清代，多部医著仍采用这一分类方法。

基本内容 脏腑病机可分为五脏病机、六腑病机、奇恒之腑病机，及其相互关系的病机等。脏腑病机，主要阐明脏腑功能失常发生病变的内在机理和规律。人体是一个有机整体，人体各脏腑之间，在生理上是密切联系的，在病理上也是相互影响的。任何一个脏腑发生病变，都会影响到整个机体，而使其他脏腑发生病理改变，脏病及脏、脏病及腑、腑病及脏、腑病及腑，产生了脏腑之间病变的传变。因此，在研究脏腑病机时，不仅要注意脏腑本身的病理变化，而且要重视脏腑之间病理变化的相互影响。脏腑病机理论以整体观念作为指导思想，强调脏腑与邪正盛衰、阴阳失调、气血津液失常等具有内在联系，体现在脏腑病机的病因、疾病部位、疾病性质、邪正关系等方面。同时，注重各个脏腑之间病变的相互影响。某个脏腑的病变，有其特征性的病机特点；而

任何一个脏腑的病变，都可能产生脏腑之间病理变化的传移，从而影响其他脏腑发生病变。外感、内伤等病因所导致的疾病，都是以脏腑阴阳气血失调为基本病理变化，因此脏腑病机在中医病机学说中占有极其重要的地位。疾病既已发生，则患病机体势必出现一系列的病理变化及临床表现。一般来说，这些病理变化和临床表现反映出人体发生疾病时的邪正盛衰、阴阳失调、气血失调以及气机升降失常等变化。但若要确切判明病变的部位、性质及对机体功能活动的影响，则必须将病机分析落实到脏腑上，才能保证其具有较强的针对性。因此，研究脏腑病机，对临床辨证论治具有重要的现实意义。

作用与意义 脏腑病机，是疾病在其发生、发展过程中，脏腑的正常生理功能发生失调的内在机理。任何疾病的发生，无论是外感还是内伤，都势必导致生理功能紊乱而脏腑阴阳气血失调。因此，脏腑失调的病机，在病机理论中占有重要的地位，是辨证论治的主要理论依据。

(谢 宁)

wǔzàng bìngjī

五脏病机 (pathogenesis of five zang organs)

在疾病的发生、发展变化过程中，五脏的生理功能紊乱及其阴阳、气血失调的内在机制。

历史沿革 对五脏病机的论述，最早见于《素问·至真要大论》："诸风掉眩，皆属于肝。诸寒收引，皆属于肾。诸气膹郁，皆属于肺。诸湿肿满，皆属于脾。……诸痛痒疮，皆属于心。"后世医家以此为基础，多从虚实两方面对五脏病机及临床表现进行较为深入的阐述。《圣济总录》

在脏腑门中，分别以心、肝、脾、肺、肾五脏虚实之状，详细探讨病机变化的规律，使脏腑病机得到重要发展。如《圣济总录·肝脏门》："肝虚之状，其病面青，善洁善怒，脐左有动气，按之牢若痛，不欲饮食，悒悒不乐，恐惕惕如人将捕之。""盖肝实则生热，热则阳气盛，故其证如此。"对肝气虚实，失于条达，气机不舒，表现为情志失调的病机作了深入阐述。明·张介宾对五脏虚实的病机作了系统归纳。如《景岳全书·传忠录》："心实者，多火而多笑。肝实者，两胁少腹多有疼痛，且复多怒。脾实者，为胀满气闭，或为身重。肺实者，多上焦气逆，或为咳喘。肾实者，多下焦壅闭，或痛或胀，或热见于二便。"又说："心虚者，阳虚而多悲。肝虚者，目𥄛𥄛无所见，或阴缩筋挛而善恐。脾虚者，为四肢不用，或饮食不化，腹多痞满善忧。肺虚者，少气息微，而皮毛燥涩。肾虚者，或为二阴不通，或为二便失禁，或多遗泄，或腰脊不可俯仰，而骨酸痿厥。"

基本内容 五脏病机可以从两方面进行阐述。①以各脏的生理功能为基础，说明其某一生理功能的太过或不及所引起的各种病理变化及其有关表现。②以五脏阴阳、气血为基础，阐释其阴阳、气血失调所引起的各种病理变化及其表现。五脏的阴阳、气血，是全身阴阳、气血的重要组成部分。阴阳和气血之间的关系是：气属于阳，血属于阴，气属于阳，均有温煦和推动脏腑生理活动的作用，故阳与气合称为"阳气"；血和阴，均有濡养和宁静脏腑组织及精神情志的作用，故阴与血合称为"阴血"。但是，从阴阳、气血和五脏生理活动的

关系来说，则阳和气、阴和血又不能完全等同。一般而言，脏腑的阴阳，代表着各脏生理活动的功能状态，是兴奋还是抑制，是上升或下降，还是发散或闭藏。脏腑的气血，是各脏腑生理活动的物质基础。气不仅具有推动和温煦各脏腑生理活动的作用，同时还具有重要的固摄作用。五脏之阴阳，皆以肾阴肾阳为根本，因此，五脏的阴阳失调，久必及肾。五脏之气血，又均化生于水谷精微，因此，五脏的气血亏虚，又与脾胃气血生化之源的关系极为密切。由于五脏的生理功能各有其特点，故各脏的阴阳失调和气血失调的病理变化也不完全相同。

作用与意义　根据中医以五脏为中心的藏象理论，五脏病机在整个脏腑病机中占有极其重要的地位，代表了脏腑病机的主要特点，为脏腑辨证奠定了基础。

（谢　宁）

xīnqìxū
心气虚（deficiency of heart qi）

为心气虚损，功能减退，致运血无力，心动失常的病理变化。又称心气不足。心气是心功能活动的基本体现，能推动血脉，振奋精神，维持人体生命活动。早在《黄帝内经》中，已明确提出"心气虚"。如《素问·方盛衰论》："心气虚，则梦救火阳物；得其时，则梦燔灼。"《诸病源候论·心病候》："心气不足，则胸腹大，胁下与腰背相引痛，惊悸恍惚，少颜色，舌本强，善忧悲，是为心气之虚也。"这是对心气虚及心脉、心神病变的论述。心气虚，症见心悸、气短、自汗、胸闷不适，神疲体倦，面色淡白，脉细无力或结代。心气不足，鼓动无力，故见心悸气短，脉细无力或结代，神疲体倦。心气不足，

卫阳不固，则自汗出。心气不足，气血不得上荣，故面色淡白。心气虚，中气不足，胸中气机不畅，故胸闷不适。多种致病因素，可导致心功能的损害，而致心气虚。外感六淫，以其暑、热、湿邪最易犯心；内伤七情，尤以忧愁思虑易损心气；病理产物停留，诸如痰饮、水湿，瘀血；饮食不节，嗜食辛辣烟酒、肥甘厚腻；先天不足，劳倦过度，老年体弱，久病重病，失治误治，以及其他脏腑疾病的传变，均会损伤心气。病机主要表现在心运血无力，心神失养和宗气衰少等方面。心气虚进一步发展，可形成心阳虚衰、心气血两虚、心气阴两虚、心肺气虚等病机。心气虚证，虽是临床常见的、病势较缓、病情较轻的证候，但日久可影响肺、脾、肾三脏功能失调，极易造成瘀血、痰浊等病理产物的发生。治疗多用四君子汤加黄芪以益气，加酸枣仁、远志、柏子仁、五味子等以养心安神。

（谢　宁）

xīnyángxū
心阳虚（deficiency of heart yang）

心阳虚弱，鼓动无力，温煦失职，心动失常，心神失养，并虚寒内生的病理变化。又称心阳不振。《素问·至真要大论》有"心胃生寒"等提法，未正式提出"心阳虚"病机名称。但在论"厥心痛""真心痛"时，关于疼痛的原理，已涉及心阳虚，血脉寒凝的病机。其后，《备急千金要方》根据《脉经》的论述，提出"心虚寒"的概念。《圣济总录》《济生方》《丹溪手镜》，在《备急千金要方》的基础作了补充。明确提出心阳虚病机者，首推明·张介宾。如《景岳全书·传忠录》："心虚者，阳虚而多悲。"

又在《类经·疾病类》注释并引申《素问·藏气法时论》时说："胸腹腰胁之间，皆手少阴、厥阴之脉所及，心虚则阳虚，而逆气不行，故为胸腹大。"两处皆直接点明心阳虚的病机。《蒲辅周医疗经验》，对心阳虚病机有如下描述："心阳虚，则善恐不乐，自汗，心悸、惕惕然而动，少寐。"总之，心阳虚，临床症见心悸怔忡、心胸憋闷，或痛，气短，自汗，形寒肢冷，面色㿠白，或面唇青紫，舌质淡胖或紫暗，苔白滑，脉弱或结代。阳气受损，则不能温煦肢体而出现畏寒肢冷；阳虚，气机凝滞不畅，鼓动无力而心悸、怔忡之症状明显；阳虚寒凝经脉，气机郁滞，血行瘀痹，可见面色滞晦，心胸憋闷或作痛。舌淡胖嫩或紫暗，脉微细，为阳虚或有瘀滞之征。心阳虚，可由心气虚进一步发展而成；或由心阴不足，久而不愈，阴损及阳而致；或暴病伤阳，心阳严重损耗；或因先天禀赋不足，引起心阳虚衰；或因病后调养失宜，或失治误治，导致心阳不振；或由其他脏腑病机的传变，波及心阳。病机本质，在于阳气不足，虚寒内生。阳气有温养精神，流通血脉，活化津液等生理功能。故当心阳虚衰，温煦、推动、蒸腾、气化等功能失常时，可表现为心神失养，心脉失温和水停津阻等几个方面。常可影响肺、脾、肾三脏功能。当导致病理产物痰饮、瘀血的产生后，则为虚实夹杂的证候。心阳虚是心气虚的重症。除了心气虚的症状外，可见四肢厥冷，大汗出，心悸加重，甚至昏迷不醒，脉微欲绝。治法为温通心阳，方用桂枝甘草汤，麻黄附子细辛汤，保元汤等。

（谢　宁）

心阳暴脱（sudden exhaustion of heart yang）

多在心阳虚的基础上，心脏功能日渐衰竭而呈现的亡阳危证的病理变化。东汉·张仲景《伤寒论·辨厥阴病脉证并治》："伤寒，脉微而厥，至七八日，肢冷，其人躁无暂安时者，此为藏厥。"其中脉微乃心阳虚，无力鼓动所致。躁扰不宁，是心阳虚衰，心神失养，神不安泰，时时欲动，心绪难宁。随即引起精神离散，神气外脱，而见神志恍惚，意识不清，昏迷不省人事等心阳暴脱的危重症状。或心跳骤停，脉绝气脱，引起死亡。唐·孙思邈《备急千金要方·心虚寒》："心如寒，恍惚，曰心虚寒也。"明·彭用光《体仁汇编·心脏药性》："虚寒者，怯怕多惊，健忘恍惚。"均说明心阳衰竭可致精神恍惚。《灵枢·邪客》："心者五藏六府之大主也，精神之所舍也……心伤则神去，神去则死矣。"心阳是激发人体精神活动的主要动力，心阳衰极，阳失阴恋，心神飞越，精神离散，五脏生机绝，故神昏而死。同时，可见大汗淋漓、四肢逆冷、面色苍白等亡阳表现。心阳暴脱的临床症状，是在心阳虚证表现的基础上，突然冷汗淋漓、四肢厥冷、呼吸微弱、面色苍白；或心痛剧烈、口唇青紫、脉微欲绝、神志模糊、昏迷不醒。心阳虚衰，阴寒凝滞，血脉不通，故胸痛暴作，面色青灰；阳衰不能摄津，故冷汗淋漓；阳虚失于温煦，则四肢厥逆；不能行血，鼓动无力，故见脉细微欲绝。多因寒邪暴伤心阳；或痰瘀阻遏心窍；或大汗亡阳；或久病体虚，年老脏气虚弱，心阳不振，失治或误治；或因劳伤过度等，致心阳衰败而暴脱。往往由心气虚、心阳虚发展而来，特点是在心气虚、心阳虚的基础上加重，并出现心神涣散、模糊、丧失的症状。由于心阳暴脱，导致他脏阳气亦衰弱，病情进一步发展，尚可使五脏之阴液耗竭，造成阴阳离绝之势。心阳暴脱极为险恶，多在心阳虚的基础上，突发心之阳气脱失，宗气大泄而出现阳气欲绝，神无所主的危候。心气虚，心阳虚与心阳暴脱，是心脏功能由减退到衰竭的三个不同阶段，心气虚是初期，心阳虚是心气虚的进一步发展，心阳暴脱是心功能衰竭的极期阶段，病重势笃，预后极差。治疗宜回阳救逆，益气固脱，方用参附汤。

（谢　宁）

心血虚（deficiency of heart blood）

心血不足，心神失养，致心动失常，心神不安并全身性濡养不足的病理变化。《黄帝内经》有关于血虚的论述，但尚未提到心血虚的名称。《诸病源候论》《备急千金要方》《圣济总录》讨论脏腑病机，提到心的虚证时，往往多是"血气衰少"并提。《济生方》中开始有"心血不足"的提法。如《济生方·惊悸怔忡健忘门》："夫怔忡者，此心血不足也。盖心主于血，血乃心之主，心乃形之君，血富则心君自安矣。多因汲汲富贵，戚戚贫贱，又思所爱，触事不意，真血虚耗，心帝失辅，渐成怔忡。"是对心血虚病因病机最早、最精辟的论述。直到明·秦景明《症因脉治》，才最准确地使用"心血虚"名称。如《症因脉治·心血虚不得卧》："心血虚不得卧之症：心烦躁乱，夜卧惊起，口燥舌干，五心烦热，此心血不足，心火太旺之症也。"至此之后，有关心血虚病机的论述更加完善，广泛用于阐述各种病证。心血虚，临床症见心悸，失眠，多梦，头晕，健忘，心绪不宁，怔忡，面色淡白无华，指甲苍白，四肢无力，唇舌色淡，脉细无力。心血不足，心失所养，故心悸不宁，甚至怔忡。血不养心，神不守舍，故失眠多梦。血虚不能上荣清窍，故头晕，健忘，面色淡白无华，唇舌色淡。血虚不能充实血脉，荣养四肢肌肉，故四肢无力，指甲苍白，脉细无力。多为久病体弱、血液生化不足；或长期慢性失血；或因劳倦过度，导致心血耗损。心血不足，日久常可导致肝血不足或脾气虚弱引起两脏的功能失调。心血不足，血脉流行不畅可致气滞；心血虚损进一步发展，又可导致心阴暗耗而出现虚火内扰等。治法宜补养心血，益气安神。

（谢　宁）

心阴虚（deficiency of heart yin）

心阴亏损，濡养不足，心动失常，心神失养，并虚热内扰的病理变化。《黄帝内经》已对阴虚病机有所论述。东汉·张仲景《伤寒杂病论》中，少阴热化证的心烦不寐，用炙甘草汤治疗心动悸等有关论述，已涉及心阴虚病机。唐·王焘《外台秘要方·虚劳》论及"五劳"中"心劳"。如"心劳热不止，肉毛焦，色无润，口赤干燥，心闷"，用"麦门冬饮"治疗，是对心阴虚证治的阐明。明·张介宾在《景岳全书·杂证谟》中，讨论怔忡病机时提出"此证唯阴虚劳损之人有之"。结合怔忡的病位，可以认为是对心阴虚病机的间接论述。清·李用粹《证治汇补》，论述惊悸怔忡时，亦有类似提法，谓"阴气内虚，虚火妄动"。迄至现代，《蒲辅周医疗经验》指出："心阴虚，则心烦，盗汗，口干，舌尖红，或见低热，健忘。"在全国高等院校统编教材中，对心阴虚的病机及证候作了明确的界定。心阴虚，症见心悸不宁，失眠梦多，惊惕不安，口舌干燥，五心烦热，颧红盗汗，舌红少津，脉细而数。心阴不足，心失所养，故出现心悸，失眠多梦。心阴虚，则心阳偏亢，虚火内扰，故见五心烦热，潮热，盗汗，舌红少津，脉细数。常由情志不遂，五志化火，气火内郁，暗耗心阴；或由久病失养，劳心过度，心营渐耗，损伤心阴；或于温热疾病，热入心营，灼伤心阴；或因呕吐下利，出汗失血，久病重病，年老津亏，失治误治，耗及心阴；心脏自身病变，如心火亢盛损伤，或心血不足，不能滋养；或心气、心阳不振，均可引起心阴亏损。其他脏腑疾病传变，如脾胃虚弱，生化不足；或肝肾阴亏，影响于心，也可引起心阴虚。心阴虚的基本病机是失于滋养，同时由于阴阳平衡失调，可引起虚热内生；严重时还可引起心阳暴脱。心阴虚为临床常见病机之一，其病位主要在心，也可因心阴不足，虚火内燔，而灼伤肝、脾、肺、肾之阴，而致四脏功能失常。治法当滋养心阴，安神定志，方药有天王补心丹、黄连阿胶汤等。

（谢 宁）

xīnmài bìzǔ

心脉痹阻（blockage of heart vessels） 由于心气虚或心阳不足，血行不畅，瘀血阻于心脉的病理变化。

心脉痹阻证，是由多种原因，使心脏脉道痹阻不通所反映的证候。其证候特点是经久难愈、时发时止的心胸等部位的憋闷疼痛，重则痛剧以至死亡。本证在《内经》中，早有较为详尽的论述。如《素问·藏气法时论》："心病者，胸中痛，胁支满，胁下痛，膺背肩胛间痛，两臂内痛。"《素问·痹论》："心痹者，脉不通，烦则心下鼓，暴上气而喘，嗌干善噫，厥气上则恐。"《灵枢·厥病》："真心痛，手足青至节，心痛甚，旦发夕死，夕发旦死。"隋·巢元方《诸病源候论·咽喉心胸病诸候》："思虑烦多则损心，心虚故邪乘之，邪积而不去，则时害饮食，心里愊愊如满，蕴蕴而痛，是谓之心痹。诊其脉沉而弦者，心痹之候也。"明·秦景明《病因脉治·心痹》："心痹之因，或焦思劳心，心气受伤或心火妄动，心血亏损，而心痹之症作矣。"心脉痹阻，临床症见心悸怔忡，心胸憋闷作痛，痛引肩背内臂，时作时止；或痛如锥刺，舌或有青紫斑点，脉细涩或结代；或心胸闷痛，体胖痰多，身重困倦，舌苔白腻，脉沉或沉涩；或遇寒痛增，得温痛减，形寒肢冷，舌淡苔白，脉沉迟或沉紧；或疼痛而胀，胁胀，喜太息，舌淡红，脉弦。正气先虚，阳气不足，心失温养，故见心悸怔忡。由于阳气不足，血液运行无力，容易继发瘀血内阻，痰浊停聚，阴寒凝滞，气机阻滞等病理变化，以致心脉痹阻，气血不得畅通而发生疼痛。手少阴心经之脉，直行上肺，出腋下循内臂。心脉不通，则经脉气血运行不畅，因而疼痛反映于经脉循行线上。多因年高体弱，或久病正虚，感受寒邪，劳倦过度，情志刺激，痰浊凝结，诱发或加重。本病病机，单纯由血瘀或寒邪等某种因素引发者固

属多见，但致病因素之间可以相互兼夹，出现两种或两种以上病变，如气滞血瘀，气郁痰凝，以及气滞血瘀痰阻，寒凝气滞血瘀等，尤以痰瘀交阻更为多见。

（谢 宁）

xīnhuǒ kàngshèng

心火亢盛（exuberance of heart fire） 心经火热亢盛，心火上炎，热扰心神，甚至伤津动血的病理变化。七情郁结，五志化火，或脏气过度亢盛，或过食辛辣燥热食物，或过服性燥药品，均可致心火亢盛。此乃心之实火，热在气分。心中火旺，里热充斥，内热蕴蒸，心神被扰，心阳浮动，神不守舍，故引起躁扰不安症状。轻则心悸心烦，胸中热闷，懊侬颠倒，失眠多梦。《圣济总录·心烦热》："大抵心属火而恶热，其受病则易以生热，热则血气壅滞，故为烦躁，寝卧不得安宁。"清·唐宗海《血证论·脏腑病机论》："扰其血，则懊侬，神不清明，则虚烦不眠，动悸惊惕。"可见轻扰者，心神失调，未至错乱。重扰则心神躁动，错乱失志，可见神昏谵语，或喜笑不休等症状。隋·巢元方《诸病源候论·心病候》："心气盛，为神有余……喜笑不休，是心气之实也。"宋·严用和《济生方·心小肠虚实论》："及其实也，实则生热，热则心神烦乱，面赤身热……喜笑恐悸……其脉洪实者，是实热之候也。"清·江涵暾《笔花医镜·心部》："心之热，火迫之也……为烦躁，为不卧，为癫狂，为谵语。"以上均说明，实热扰神，心阳亢逆，而致神识错乱，可引发多种精神狂越的病变。心火亢盛，临床症见面赤，口渴喜饮，心中烦热，失眠，溲黄便干，口舌生疮，或腐烂肿痛，舌尖红绛，脉

数。或吐血，衄血，尿血；或谵语，狂躁；或见肌肤疮疡。火盛于上则面赤，热盛伤津则口渴喜饮，心火内炽则心中烦热。心主神明，火热扰心则失眠；心开窍于舌，火热循经上炎则舌尖红绛，灼伤络脉则生疮或腐烂肿痛；溲黄，便干，脉数为里热证。心主血脉，心火炽盛，迫血妄行，则吐血、衄血、尿血。热扰心神，则谵语狂躁。肌肤疮疡，为火毒壅滞脉络，局部气血不畅的病理表现。因七情郁结，气郁化火；或火热之邪内侵，或嗜肥腻厚味以及烟酒等物，久则化热生火。心火亢盛证的治疗，以清心泻火为原则。如为心火内炽而引起衄血吐血者，宜用泻心汤；心火上炎，可用黄连上清丸；心火移于小肠者，一般选用导赤散；若兼有出血现象，可以加入凉血止血之品。

(谢 宁)

tánhuǒ rǎoxīn

痰火扰心 （phlegm-fire disturbing heart）

火热夹痰浊扰乱心神而导致神志异常的病理变化。痰火内盛，互相搏击，形成痰火交结的病机，清·李用粹《证治汇补·痰症》：“痰得火而沸腾，火得痰而煽炽。”明·张介宾《景岳全书·杂证谟》：“凡狂病多因于火，此或以谋为失志，或以思虑郁结，屈无所伸，怒无所泄，以致肝胆气逆，木火合邪，是诚东方实证也，此其邪乘于心，则为神魂不守。”《证治汇补·癫狂》明确指出：“狂由痰火胶固心胸，阳邪充极，故猖狂刚暴。”由此可见，火与痰是引起心神受扰的主要因素。痰火扰心，临床症见面红目赤，发热心烦，狂躁谵语，痰黄稠，舌红苔黄腻，脉滑数；或见失眠心烦，头晕目眩，痰多胸闷；或见语言错乱，哭笑无常，狂躁妄动，打人毁物等。是五志化火，或外感热邪，燔灼于里，炼液为痰，上扰心窍所致。热势亢盛，故见面红目赤，发热，心烦；邪热灼津成痰，故痰黄稠；痰火扰心，心神昏乱，故狂躁谵语。痰火内盛，故舌红苔黄腻，脉滑数。痰火扰心，是常见的神志异常病机。常因精神刺激，思虑郁怒，灼津成痰，痰火内盛，扰乱神明；或因外感热邪，热炼液为痰，痰热内扰神明；或痰湿素盛，湿久蕴热，痰热侵扰心神所致。此外，常波及肝，影响其疏泄功能。痰火日久不去，既可伤阴，又可导致血液运行不畅而出现血瘀之证，使病情更为复杂。痰火扰乱心神，临床常见证候以神志失常为主要表现，多见于癫、痫、狂、不寐、中风等疾病。治疗方法是清心豁痰，泻火开窍；方可用牛黄清心丸、清气化痰汤、礞石滚痰丸之类。

(谢 宁)

tán méng xīnqiào

痰蒙心窍 （heart spirit confused by phlegm）

痰浊蒙蔽心窍，引起神志障碍的病理变化。又称痰迷心窍证，痰迷心包证。痰浊内停，蒙蔽心窍，神明失主，而致精神迷乱，神志不清。

历史沿革 明·张介宾《景岳全书·杂证谟》：“凡气有所逆，痰有所滞，皆能壅闭经络，格塞心窍。”清·叶桂《临证指南医案·癫痫门》：“癫由积忧积郁，病在心、脾、包络，三阴蔽而不宣，故气郁则痰迷，神志为之混淆。”清·陈士铎《辨证录·呆病门》：“呆病之成，必有其因。大约其始也，起于肝气之郁；其终也，由于胃气之衰。肝郁则木克土，而痰不能化；胃衰则土不制水而痰不能消。于是痰积于胸中，盘踞于心外，使神明不清，而成呆病矣。”阐述了肝气挟痰，上蒙心神而成呆病的病机。《临证指南医案·癫痫门》：“痫证或因惊恐，或由饮食不节，或由母腹中受惊，以致内脏不平，经久失调，一触积痰，厥气内风，猝焉暴逆，莫能禁止，待其气反然后已。”清·程国彭《医学心悟·癫狂痫》：“痫症，则痰涎聚于经络也。”清·张璐《张氏医通·痫》：“惟有肝风，故作搐搦，搐搦则通身之脂液逼迫而上，随逆气而吐出于口也。”元·朱震亨《丹溪心法·中风》：“中风大率主血虚有痰，治痰为先，次养血行血。或属虚挟火与湿……半身不遂，大率多痰。”总之，痰浊蒙蔽，心神失主，可引起癫、痫、呆等多种精神失常的病机变化。

基本内容 痰蒙心窍，临床症见意识模糊，甚则昏不知人，或精神抑郁，表情淡漠，神志痴呆，喃喃独语，举止失常。或突然昏仆，不省人事，口吐涎沫，喉中痰鸣；并见面色晦滞，胸闷呕恶，舌苔白腻，脉滑。痰浊蒙蔽心窍，神明无主，故见意识模糊，甚则昏不知人。气郁痰凝，痰气搏结，阻蔽神明，则见神志痴呆，精神抑郁，表情淡漠，喃喃独语，举止失常。若痰浊挟肝风闭阻心神，故突然昏仆，不省人事，口吐涎沫，喉中痰鸣。痰浊内阻，清阳不升，浊气上泛，故面色晦暗；胃失和降，胃气上逆，则胸闷作呕。舌苔白腻，脉滑，均为痰浊内盛之征。多由感受湿浊之邪，阻遏气机；或因情志不遂，气机郁滞，气不行津，津聚为痰；或痰浊挟肝风内扰，致痰浊蒙蔽心神所致。癫证、痫证、痰厥证，虽然致病原因不同，而痰迷心窍，是三证的共同病机。

癫证病机为肝气郁结，脾失健运，气郁生痰；痰气阻蔽神明，心神不能自主；肝失疏泄，情志不畅，脾虚不运，痰湿内生。病位在肝、脾、心，多为实证。常可因肝郁化火，痰浊化热，而形成痰火扰心的狂证。痫证病机，为肝风挟痰浊，上蒙清窍，痰气相激，痰随风升，横窜经络，病变部位在肝肾心脾。一般初起，发作持续时间较短，以标实为主；若反复发作，则正气渐衰，痰浊愈盛，而成顽痰痼疾。痰厥证，主要病机是素有痰浊，复因恼怒气逆致痰气升逆，蒙蔽心窍，阴阳不相顺接，气血逆乱，病位在肝、脾、心；若痰郁化热则易形成痰结、气逆、火升的病理转归。

（谢　宁）

xīnfèi qìxū

心肺气虚（qi deficiency of heart and lung）　心肺精气俱虚，心动失常，运血无力，并肺失宣降，气机不畅的病理变化。对心肺气虚的初步认识，最早可见于《素问·经脉别论》："有所惊恐，喘出于肺，淫气伤心。"隋·巢元方《诸病源候论·咳嗽诸病候》："肺感于寒，微者则成咳嗽。久咳逆气虚，则邪乘于气逆奔上也。肺气虚极，邪则停心，时动时作，故发则气奔逆乘心，烦闷欲绝。少时乃定，定后复发，连滞经久也。"清·喻昌《医门法律·咳嗽续论》论及心肺关系时指出："盖膈上为阳所治，心肺所居，支饮横据其中，动肺则咳，动心则烦，搏击阳气则痛，逼处其中，荣卫不行，神魄无依，则卒死耳。"心肺气虚，临床症见心悸怔忡，咳喘气短，动则加剧，神疲乏力，面色㿠白，自汗，声音低怯，胸闷，痰液清稀，舌淡苔白，脉沉弱或结代。心主血脉，心气不足，

心失所养，则心悸怔忡；肺主呼吸，肺气虚弱，肃降失职，则咳喘气短，动则加剧；心肺气虚，则神疲乏力，面色㿠白自汗，声音低怯；肺气虚，呼吸功能减弱则胸闷，津液输布障碍则水湿聚而为痰，故痰液清稀；舌淡苔白，脉沉弱或结代，为心肺两虚，气血运行无力之象。多因长期慢性肺系疾患，耗伤心肺之气，或禀赋不足，或年高体弱等因素，引起心肺功能衰弱而引起。肺虚不布津，心气不足，心阳不振，不能温化水液，泛溢全身则为肿；亦使心肺气虚不能运血，常产生瘀血，导致虚实夹杂，形成本虚标实，使病情更为复杂。心肺气虚，多见于由心气虚弱，肺气不足引起的以心悸、喘促为主证的虚弱证候。长期慢性肺系疾患，耗伤心肺之气；或禀赋不足，或年高体弱等，可致心肺气虚证。若心肺气虚日久导致肾虚水邪上犯凌心，造成心气暴脱于上，可能形成阴阳离绝的危候。

（谢　宁）

xīnpí liǎngxū

心脾两虚（deficiency of both heart and spleen）　心脾气血不足，心动失常，心神不宁，脾失健运的病理变化。明·张介宾《景岳全书·杂证谟》："思本乎心。经曰：心怵惕思虑则伤神，神伤则恐惧自失，破䐃脱肉，毛悴色夭，死于冬。此伤心则然也。然思生于心，脾必应之，故思之不已，则劳伤在脾。经曰：思伤脾。又曰：思则心有所存，神有所归，正气留而不行，故气结矣。凡此为病，脾气结则为噎膈，为呕吐，而饮食不能运，食不运则血气日消，肌肉日削，精神日减，四肢不为用，而生胀满泄泻等证，此伤心脾之阳也。"心脾两虚，症

见心悸怔忡，失眠健忘，面色萎黄，食少倦怠，腹胀便溏，气短神怯，或皮下出血；妇女见月经不调，经量多色淡，甚至崩中漏下，或经少渐至经闭，舌质淡嫩，苔白，脉细弱。心血不足，心失所养，则心悸怔忡；心神不宁，故失眠多梦；头目失养，则眩晕健忘；肌肤失荣，故面色萎黄无华；脾气不足，运化失健，故食欲不振，腹胀便溏；气虚机能减退，故神倦乏力；脾虚不能摄血，可见皮下出血，妇女经量减少，色淡质稀，淋漓不尽；舌质淡嫩，脉细弱，皆为气血不足之征。总之，心脾两虚，多因久病虚弱，或慢性失血，或思虑过度，劳倦太过；或饮食不节，损伤脾胃，导致心血耗伤，脾气亏虚。脾为气血生化之源，又具统血功能。脾气虚弱，生血不足，或统摄无权，血溢脉外，均可导致心血亏虚。心主血，血充则气足，血虚则气弱。心血不足，无以化气，则脾气亦虚。心脾两虚，病位主要在心脾，多为心血不足，脾气亏虚，病情发展严重时，可致气虚血脱的危急重证。治疗可益气健脾，养血安神。可选用归脾丸。

（谢　宁）

xīngān xuèxū

心肝血虚（blood deficiency of heart and liver）　心肝血液亏虚，可致神志、头目、筋脉、爪甲均失于濡养的病理变化。心主血而藏神，肝藏血而舍魂。因心主血，肝藏血。心血充盈，心气旺盛，则血液运行正常，而肝能有血可藏；肝藏血充足，并随着人体动静之不同进行调节，而有利于心推动血液运行。《素问·五藏生成》："人卧血归于肝。"唐·王冰注："肝藏血，心行之，人动则血运于诸经，人静血归于肝脏。"

心肝协同，血液运行正常。心肝血虚，症见心悸健忘，头晕目眩，失眠多梦，面白无华，两目干涩，视物模糊，爪甲不荣，肢麻震颤，拘挛；妇女月经量少，色淡，甚至经闭；舌淡苔薄，脉细弱。病机为心肝两脏血液亏虚，机体失其充养。常因内伤劳倦，心营耗伤，子盗母气，肝失所藏；脾虚气血生化之源不足；或长期出血，或素体血虚，或失血，或产后，使肝无所藏，则血不养心；或久病营血耗损，心失所养，肝失所藏，而致心肝血虚。本病病位在心、肝两脏，常可影响脾脏，而致脾虚失运。心与肝的关系，主要体现在血液运行与神志方面，既相互依存，又相互协同。血液和精神情志方面的病变，心肝两脏往往相互影响。总之，心血不足，则可导致肝血不足；反之，肝血不足，亦可导致心血不足，二者常互为因果。

（谢 宁）

心肾不交 xīnshèn bùjiāo

心肾不交（disharmony between heart and kidney） 心肾相交之平衡关系失调，肾阴不能上济于心，阴不制阳，虚火亢动，心神不宁的病理变化。心肾相交理论的形成，是从阴阳、水火关系逐步发展起来的。《素问·阴阳应象大论》："水火者，阴阳之征兆也。"《素问·六微旨大论》："相火之下，水气承之；君火之下，阴精承之。"其后，历代文献中，均有关于心肾不交，水火失济病理改变的论述。清·张璐《张氏医通·健忘》："按内经之原健忘者，俱责之心肾不交……心火不降，肾水不升，神明不定而健忘，六味丸加五味、远志。"明·黄承昊《折肱漫录·遗精》："梦遗之症……大半起于心肾不交。凡人用心太过则火亢于上，火亢则水不升而心肾不交矣。"清·陈士铎《辨证录·不寐门》："夫心肾之所以不交者，心过于热，而肾过于寒也。心原属火，过于热则火炎于上而不能下交于肾；肾原属水，过于寒则水沉于下而不能上交于心矣。"首先明确提出"心肾不交"这一概念的医家，是宋代严用和。宋·严用和《济生方·卷一》："思虑伤心，疲劳伤肾，心肾不交，精元不固。"心肾不交，临床症见心烦不寐，心悸健忘，头晕耳鸣，腰酸遗精，五心烦热，咽干口燥，舌红，脉细数，或伴见腰部下肢酸困发冷。病机为心肾之间的阴阳水火关系失调。多因禀赋不足，或久病伤阴，或房事不节，纵欲过度；或思虑太过，情志郁久化火；或外感热病致心火独亢，使心阴暗耗，心阳亢盛，心火不下交于肾；肾水亏虚于下，不能上济心火，形成心火不降，肾水不升，水火不济的病理变化。心肾病变，可以相互影响。心阴不足可导致肾阴不足，肾阴不足亦可导致心阴不足；心阴不足可导致心火偏亢，肾阴不足可导致相火偏亢，从而产生肾阴虚火旺的病变。

（谢 宁）

水气凌心 shuǐqì língxīn

水气凌心（water pathogen attacking heart） 阳气虚衰，气化无力，水液泛溢，上凌于心，抑遏心阳，导致心功能失常的病理变化。水液代谢失调，主要与肺脾肾三脏有关。实际上，心亦参加水液代谢的过程。东汉·张仲景《金匮要略·痰饮咳嗽病脉证并治》："水在心，心下坚筑，短气，恶水不欲饮。"金·成无己《伤寒明理论·悸》："其停饮者，由水停心下，心为火而恶水，水既内停，心不自安，则为悸也。"《金匮要略·胸痹心痛短气病脉证治》："胸痹之病，喘息咳唾，胸背痛，短气。"清·吴谦《医宗金鉴》注："阳气虚，诸寒阴邪得以乘之，则胸背之气痹而不通，轻者病满，重者病痛，理之必然也。喘息咳唾，短气证之必有也。"水气凌心，症见心悸气短，眩晕，呕吐痰涎，形寒肢冷，胸脘痞满，渴不欲饮，小便不利；或胸闷而痛，神倦无力，面浮肢肿，舌质淡青胖嫩，苔白润或白腻，脉沉弦或细滑，或细结代，或迟细。心主血脉，血中含有大量津液，心阳推动血液运行全身时，将津液输布全身。如心阳不振，温运失职，在伴随气血失运的同时，亦常发生水津失布，水停津阻，生饮化痰，蓄积为患的病变。或脾肾阳虚，水湿泛溢，水气上逆，凌侮心阳。此时正值心阳已衰不能布散阴弥，故发生水气凌心的病变。总之，水气凌心，由于水饮内停，阻遏心阳。多由脾肾阳虚或心肾阳虚引起水饮上逆，侵凌于心所致。其病位主要在心，然而常常涉及脾、肾两脏阳气虚衰，导致痰饮、瘀血等，而使病情更趋复杂多端。常见于中医眩晕，心悸，咳喘，水肿等病证。

（谢 宁）

肺气虚 fèiqìxū

肺气虚（deficiency of lung qi） 肺气虚损，功能减弱，致呼吸不利，卫外功能失常的病理变化。最早提出肺气虚病机的是《黄帝内经》。《素问·方盛衰论》提到肺虚不能藏魄而致神志不安的病变。如"肺气虚则使人梦见白物，见人斩血藉藉，得其时则梦见兵战。"《素问·藏气法时论》阐述了肺气虚引起咳喘的病变。如"肺病者，喘咳气逆，肩背痛……

虚则少气不能报息"。《灵枢》对肺气虚引起呼吸功能失调的病机作了深入论述。如《灵枢·本神》："肺气虚，则鼻塞不利，少气。"《灵枢·经脉》："气虚，则肩背痛寒，少气不足以息，溺色变。"后世对肺气虚的病机代有发挥。如《诸病源候论》《明医指掌》《景岳全书》等，对肺气虚引起卫外功能失调、水液代谢障碍、脏腑失等病机作了全面论述，对肺气虚病机的认识也日臻完善。肺气虚，症见咳喘无力，少气不足以息，动则更甚，痰液清稀，面色淡白或㿠白，神疲体倦，声音低怯；自汗、畏风，易于感冒，舌淡苔白，脉弱无力。肺气亏损，宗气不足，呼吸功能减弱，故咳喘无力，少气不足以息。动则耗气，而喘息更甚；肺气不足，水液失于正常输布，聚而成为清稀痰液，气虚不能运血上荣，故面色淡白或㿠白。气虚则神疲乏力，声音低怯，肺气虚，卫外失固，腠理不密，故畏风，自汗，易于感冒。舌淡、苔白、脉弱无力，均为气虚之证。病发原因，多由久咳耗伤肺气；或素体虚弱，肺气不足；或因脾虚，水谷精微不能上荣于肺所致。肺气虚，是指肺气衰弱的状态。从临床看，大多数肺气虚者，有气喘、咳嗽、咯痰、自汗等肺部疾患。也有的患者，出现畏寒畏热、易伤风感冒、尤畏寒冷等症状，都与肺气虚有关。肺气虚的治疗以补益肺气为主。肺虚咳喘，可用补肺汤或人参胡桃汤；肺卫不足易感外邪，可用玉屏风散；合并肺阳虚者，可用保元汤。

（谢　宁）

fèiyīnxū

肺阴虚（deficiency of lung yin）

肺阴不足，津亏肺燥，失于滋润清肃，并虚热内扰的病理变化。肺之阴津亏损，失于滋润，可引起一系列病理变化。《黄帝内经》《伤寒杂病论》《诸病源候论》，都是综合论述阴虚的病机，尤多涉及肾、肝、胃等其他脏腑，很少提到肺阴虚。宋·钱乙《小儿药证直诀》对"小儿肺虚，气粗喘促"的病证，制定阿胶散（又名补肺汤）这一后世诸多医家所公认的治疗"肺阴虚损"的方剂，惜未能阐明肺阴虚的病机。直到1949年以后，编写全国高等中医教材时，肺阴虚的病机才得以阐明，并发展完善。肺阴虚，症见干咳，痰少而稠；或咳痰带血，或反复咳血，血色鲜红；或声音逐渐嘶哑；或午后潮热颧红，手足心热，夜寐盗汗；或咳浊唾涎沫，其质较黏稠，伴两胁闷痛，日渐消瘦，皮毛干枯，神疲；舌红少津，脉细数。肺脏喜润恶燥，肺阴不足，虚热内生，灼液成痰，胶固难出，故干咳无痰或痰少而黏；肺阴亏虚，不能濡养肌肉，故消瘦；津不上承，则口咽干燥；虚热内炽，故五心烦热；虚火上炎则颧红；热扰阴营故盗汗；热灼肺络，络伤血溢，则痰中带血；喉失阴津濡润，故声音嘶哑；舌红少津，脉细数，为阴虚内热之象。多由久咳耗伤肺之阴液；或因痨虫袭肺，燥热之邪犯肺，灼烁肺阴；或汗多不固，阴津耗泄等，均可导致肺阴亏虚。肺阴虚常出现在咳嗽、咳血、肺痨、肺痿、肺痈（恢复期）、盗汗、虚劳诸种病证中。治疗法则，宜润肺生津，清热止咳，或宁络止血。

（谢　宁）

fèiyángxū

肺阳虚（deficiency of lung yang）

肺阳虚损，主气失司，虚寒内生的病理变化。又称肺气虚寒、肺虚冷证。《黄帝内经》虽未正式提出肺阳虚的名称，但从论及肺虚、肺寒的概念中，已蕴含着对肺阳虚的病机认识。东汉·张仲景《金匮要略·肺痿肺痈咳嗽上气病脉证治》："肺痿吐涎沫而不咳者，其人不渴，必遗尿，小便数。所以然者，以上虚不能制下故也。此为肺中冷，必眩，多涎唾，甘草干姜汤以温之。"张仲景虽未提出肺阳虚的名称，却对肺阳虚的病机有了初步诠释。直到清·唐宗海在《金匮要略》注释时，才正式提出"肺阳虚"名称。《蒲辅周医疗经验·辨证求本》中，更为突出地强调了肺阳虚理论的临床应用，从而引起普遍重视。20世纪70年代以来，国内期刊杂志上展开了广泛而深入的争论，肺阳虚的病机才逐渐被大家公认。肺阳虚，症见咯吐涎沫，质清稀量多，形寒肢冷，自汗，背寒如掌大，易感受风寒；或稍做劳累即作哮喘，或作喘促，或作感冒；平素神疲乏力，短气不足以息，头眩，口不渴。舌质淡，苔白滑润，脉迟缓或虚弱。多因久咳、久哮、久喘，使肺气耗损所致。每于寒冬季节病情加剧。肺阳不足，则卫外不固，肺气虚寒，气不化津，清阳不布。肺阳虚常见于肺痿、哮证、喘证、肺胀、感冒等病证。治疗法则，温肺益气，降气化痰，止咳平喘。

（谢　宁）

fèiqì bùxuān

肺气不宣（failure of lung qi in dispersion）

肺的宣发功能失常的病理变化。肺主气，向上向外升宣、发散，以宣通肺窍，宣布卫气，流畅气机。感受外邪，病邪犯肺，最易导致肺失宣发，而呈现鼻窍不利，进而引起呼吸不畅等病理变化。《素问·举痛论》："寒则腠理闭，气不行。"揭示了寒邪闭塞，腠理失宣，肺气不利的病机。《圣济总录·小儿鼻齆塞》："小儿鼻齆塞者（鼻塞不通），肺气不利也。"即言上窍失宣这种病机。《灵枢·忧恚无言》："人卒然无音者，寒气客于厌。"明·张介宾《景岳全书·杂证谟》："声由气而发，肺病则气夺，此气为声音之户也。"均阐明外邪闭阻，肺气失宣，气不上冲而影响发声的病机。肺气不宣，症见恶寒发热，鼻塞流涕，喷嚏，无汗，咳嗽等。宣发是指肺气上升和向外布散的作用，可以排出体内的浊气；同时可以将脾转输的津液和水谷精微布散全身。如果肺气不足或升降出入异常，会影响肺的呼吸运动，而出现呼吸异常。若肺气宣降不利，常表现为咳嗽，呼吸不畅，胸闷，咳嗽，无汗，甚则喘息。肺朝百脉，若肺气失调，可引起心血的运行不利，而发为心悸、胸闷、唇甲青紫。肺主气的功能正常，则气道畅通，呼吸自然。如果肺气不足，则出现呼吸无力，或少气不足以息，以及语音低微，身倦无力等气虚的症状。中医认为，小儿肺常不足，易感受外邪，引发呼吸道感染，所以易出现肺气不宣的情况。宣降肺气，为肺之病证的治疗要点。《素问·藏气法时论》："肺苦气上逆，急食苦以泄之"；"肺欲收，急食酸以收之，用酸补之，辛泻之。"

(谢　宁)

fèi shī qīngsù

肺失清肃 （impaired depurative descending of lung qi）

肺的肃降功能失常的病理变化。肺为"华盖"，居其高位，肺气肃降，吸纳清气，下布精微，水精四布，五经并行，诸脏自安。若受邪气干扰，不行清肃之令，肺气不降，可引起肺气上逆，上窍闭塞等病机变化。宋·崔嘉彦《脉诀·大小便病脉》："肺脉浮兼实，咽门燥又伤，大便难且涩，鼻内乏馨香。"用歌括形式，简明扼要地阐述了肺气不能下降，可致肠道气滞，腑气不通的病机。元·朱震亨《丹溪心法·论通大便禁忌》："通大便皆用降气之品，盖肺气不降，则难传送。"肺失清肃，症见咳嗽、气喘、呼吸短促，或便秘、腹痛、腹满、小便短少等。肺主肃降，向下输布津液及水谷精微，吸入自然界的清气并清肃呼吸道异物。肺失清肃，则出现呼吸短促，咳嗽上气，痰多喘满等。肺气肃降，可使胃气无上逆之变，同时能保证大肠之气下行，发挥正常的传导功能，使胃肠气机畅通无阻。若邪袭于肺，肺气闭塞，清肃之令不行，大肠传导失职，糟粕停留肠间，积滞不通，则引起大便秘结。若外邪袭肺或痰热阻肺，热盛津伤，肺气不能肃降，津液不能下输膀胱，气化无权，可发为癃闭。肺失肃降，金不制木，可引起木火刑金的病变。肺气肃降失职，肝木无制，升发太过，则木火反侮肺，常见头晕头痛，胸胁胀痛，咳逆咽干，吐痰黄稠等。

(谢　宁)

fēngrè fànfèi

风热犯肺 （wind-heat invading lung）

风热之邪侵袭肺卫，致使肺气宣降失常的病理变化。清·吴坤安《伤寒指掌·风温》："凡温邪入肺，症见头疼恶寒发热，口燥舌干，脉数。"或"肺风热痰，如微寒发热，胸闷气逆，咳嗽兼喘，舌苔黄燥，或白刺，口渴脉数者，此风热客肺生痰也。"（《伤寒指掌·痰症（新法）》）风热犯肺，症见身热恶风，头胀痛，咽喉疼痛，鼻塞，流黄浊涕；或咳嗽，咳痰黄稠；或咳白色黏痰，胸痛，咳时尤甚；或咳血痰；或喘促气急，鼻翼煽动，不能平卧；或眼睑浮肿，来势迅速，四肢全身皆肿，小便短少，伴喉燥，口干欲饮，舌苔薄黄，脉浮数或滑数。风热袭肺，肺失清肃，则咳嗽；热为阳邪，灼液成痰，因此痰稠色黄；肺卫受邪，卫气抗邪，故发热；卫气郁遏，则微恶风寒；风热上扰，热伤津液则口干，咽喉不利则咽痛；肺气失宣，鼻窍不利，故鼻塞；风热灼津，则鼻流黄涕；舌尖红，苔薄黄，为上焦有热；脉浮数为风热犯肺之脉象。常由外感受风热之邪或风寒郁而化热而成。风热犯肺，可见于感冒、咳嗽、咳血、喘证、水肿等多种病证。治疗法则，宜疏风清热，肃肺化痰，止咳平喘。

(谢　宁)

fēnghán xífèi

风寒袭肺 （wind-cold invading lung）

风寒之邪侵袭肺卫，致使肺气宣降失常的病理变化。又称风寒犯肺，风寒束肺。风寒外袭，卫阳被遏，不温肌肤，营气郁滞，卫表失和，腠理闭塞。故明·张介宾《景岳全书·伤寒典》："凡初诊伤寒者，以其寒从外入，伤于表也。寒邪自外而入，必由浅渐深，故先自皮毛，次入经络，又次入筋骨，而后及于脏腑，则病日甚矣。故凡病伤寒者，初必发热，憎寒，无汗，以邪闭皮毛，病在卫也；渐至筋脉拘急，头背骨节疼痛，以邪入经络，病在营也。夫人之卫行脉外，营行脉中，今以寒邪居之，则血气混淆，经络壅滞，故外证若此。"又如，明·秦景明《症因脉治·喘症论》："风寒喘逆之症，头痛身痛，身发寒热，无汗恶寒，喘咳痰鸣，气盛息粗。"若肺的宣发肃降功能失职，影响水津输布，水饮停肺，聚湿成痰，则易形成外束风寒，内有停饮阻肺，甚则头面浮肿的病证；或素有伏痰饮邪，内蓄肺系，外寒引动伏饮，诱发喘哮。风寒袭肺，症见恶寒，发热，无汗，鼻塞声重，喷嚏，流清涕，头痛身痛；或咳嗽，咳痰稀薄色白；或喘咳气急，息粗鼻煽，胸部胀闷，甚则不能平卧；口不渴，或渴喜热饮，舌苔薄白而润，脉浮或浮紧。外感风寒，肺气失宣，故咳嗽；寒属阴，故痰稀色白；鼻为肺窍，肺气失宣，故鼻塞、流清涕。邪犯肺卫，卫气被遏，则微恶寒；正气抗邪，故发热；毛窍郁闭故无汗；苔白，脉浮紧，为感受风寒之邪所致邪实征象。四季均可发生，尤以冬春为多。风寒袭肺，常见于感冒、咳嗽、喘证等病证，治疗法则，宜疏风散寒，宣肺止咳，化痰平喘。

（谢　宁）

zàoxié fànfèi

燥邪犯肺 (dryness impairing lung)

燥邪犯肺，耗伤肺阴，致使肺气宣降失常的病理变化。燥邪犯肺，枯涩肺气，可致肺气不利，宣降失司，症见咳喘，口燥，干咳痰少，不易咯出等。金·张从正《儒门事亲·嗽分六气毋拘以寒述》："燥乘肺者，气壅不利，百节内痛，头面汗出，寒热往来，皮肤干枯，细疮燥痒，大便秘涩，涕唾稠黏。"明·李梴《医学入门·痰》："升于肺，多毛焦面白如枯骨，咽干口燥、咳嗽、喘促，名曰燥痰。"阐明燥邪犯肺，滞塞肺气，而致咳逆上气，咯痰不爽的病机。燥邪犯肺，症见干咳，连声作呛，喉痒，咽喉干痛，口唇干燥，无痰或痰少而粘连成丝，

不易咳出；或痰中带血，或鼻燥衄血；或发热，肢体软弱无力，皮肤枯燥；或烦渴多饮，尿频量多，伴口干，大便干燥；初起或伴表证，舌苔薄白或薄黄，舌质红、干而少津，脉浮数或数。燥邪犯肺，肺失滋润，清肃失常，故干咳无痰，或痰黏少不易咳出；燥伤肺津，津液不布，故皮肤及口唇、鼻腔干燥；咳伤肺络，则胸痛、痰中带血；燥邪外袭，肺卫失宣，故见发热恶寒的卫表症状。温燥表证，近似于风热表证。燥邪伤津，故舌红；邪偏肺卫，苔多白，脉多见浮数。燥邪袭肺，内有郁热，多见舌苔黄；津伤较重，可见脉细数，是燥邪或温热之邪犯肺化燥伤阴而致。燥邪犯肺，常见于咳嗽、咳血、衄血、痿证、消渴等病证。治疗法则，宜辛开温润或辛凉甘润，养肺润燥滋阴。

（谢　宁）

hántán zǔfèi

寒痰阻肺 (obstruction of the lung by cold-phlegm)

寒邪与痰浊壅阻于肺，肺失宣降的病理变化。寒邪犯肺，寒痰凝滞，肺气壅塞，可致肺之寒实证。《灵枢·邪气藏府病形》："形寒寒饮则伤肺，以其两寒相感，中外皆伤，故气逆而上行。"《圣济总录·肺中寒》："苟为寒邪所中，则有咳而鼻塞，唾浊涕，语声嘶破，洒淅恶寒之证。"寒痰阻肺，症见咳嗽，喘促，咳声重浊，痰多，咳痰色白而清稀，遇天冷、受寒易发；或喉间哮鸣有声，胸中满闷如塞；或胸闷如窒而痛，可痛引肩背。伴呕恶，食少，口黏不渴，或渴喜热饮，体倦，形寒肢冷，形体肥胖，大便溏，舌苔白滑，或厚腻，脉象沉迟或濡滑。寒痰阻肺，肺失宣降，肺气上逆，故

咳嗽，气喘，痰多色白；痰气搏结，上涌气道，故喉中痰鸣而发哮；寒痰凝闭于肺，肺气不利，故胸膈满闷；寒性阴凝，阳气被郁而不达，肌肤失于温煦，故形寒肢冷。舌淡，苔白腻或白滑，脉濡缓或滑，均为寒痰内盛之象。寒痰阻肺，多因素有痰疾，感受寒邪，内客于肺；或因寒湿外邪侵袭于肺；或因中阳不足，寒从内生，聚湿成痰，上壅于肺所致。寒痰阻肺，可见于咳嗽、哮证、喘证、肺胀、胸痹等病证中。治疗法则，宜温肺散寒，燥湿化痰，止咳平喘。

（谢　宁）

tánrè yōngfèi

痰热壅肺 (phlegm-heat obstructing in the lung)

痰热互结，壅闭于肺，致使肺失宣降的病理变化。临床症见咳嗽，咯痰黄稠而量多，胸闷，气喘息粗，甚则鼻翼煽动；或喉中痰鸣，烦躁不安，发热口渴；或咳吐脓血腥臭痰，胸痛，大便秘结，小便短赤，舌红苔黄腻，脉滑数。肺肾阴虚，热由内生，加之脾虚生痰，痰热相搏，壅结于内；或因脾虚生痰，或痰热素盛，加之感受外邪，外邪与痰热相合，郁遏肺气，故见发热而不恶寒，气急咳喘；痰热壅肺，气滞不通，故见胸闷胀满；痰热内盛，故见烦躁，痰黄而稠；痰热阻遏，壅逆于上，故见面红而目如脱状，肺热耗津故见口干，但又因痰热内盛，故舌苔黄腻而饮水不多；因兼感外邪，故脉现浮数。多因外邪犯肺，郁而化热，热伤肺津，炼液成痰；或宿痰内蕴，日久化热，痰与热结，壅阻于肺所致。痰热壅肺，可见于咳嗽、喘证、哮证、肺胀、肺痈等病证中。治疗法则，宜清肺化痰，止咳平喘，

或消痈化瘀。

（谢　宁）

shuǐhán shèfèi

水寒射肺（water-cold attacking lung）　肺阳虚衰，失却温煦，寒凝于肺，气机受阻，宣降失职的病理变化。唐·孙思邈《备急千金要方·肺虚实第二》："病苦少气，不足以息，咽不津液，名曰肺虚冷也。"肺阳虚，津液不化，停为寒饮，则见咳嗽气喘、吐痰清稀，量多、色白、泡沫状，口吐涎沫，甚或咳逆倚息不得卧。若阻碍肺阳向外宣达，胸中阳气不暖背，则见背恶寒如掌大。清·喻昌《医门法律·痰饮留伏论》："言胸中留饮，阻抑上焦心肺之阳，而为阴噎；则其深入于背者，有寒无热，并阻督脉上升之阳，而背寒如掌大，无非阳火内郁之象也。"《医门法律·水肿论》："手太阴肺，足以通调水道于下，海不扬波矣。"平素患痰饮或水肿的病人，外感寒邪，寒邪引动水饮，寒水上逆，以致肺气失宣。主要症状有咳嗽，气喘、痰涎多而稀白、舌苔白腻，脉浮紧。或伴有发热、恶寒等。阳气有温煦肺系的作用。若肺阳虚衰，失却温煦，气机受阻，宣降失职，发为咳嗽、气喘、胸闷；肺阳亏虚，振奋、推动功能减弱，呼吸表浅，无力吸清排浊，呼吸气息微弱，频率加快，声息降低，则为短气，声音低怯。肺主通调水道，肺阳能振奋、激发宣发肃降功能，则阳和布敷，气化津行，水津四布，五经并行。肺阳虚，阴寒内盛，寒主凝滞，易致津液停于肺，化生水湿痰饮。本证多由宿罹痰饮或水肿，复感寒邪，寒邪引动水饮所致。水寒射肺，可出现于多种疾病中。东汉·张仲景《金匮要略·痰饮咳嗽病脉证并治》："饮后水流在胁下，咳唾引痛，谓之悬饮。"治宜攻逐水饮，体强者用十枣汤，体弱者用葶苈大枣泻肺汤。《金匮要略·痰饮咳嗽病脉证并治》："咳逆倚息，短气不得卧，其形如肿，谓之支饮。"治宜温肺化饮，方用小青龙汤。

（谢　宁）

fèishèn yīnxū

肺肾阴虚（yin deficiency of lung and kidney）　肺肾两脏阴液亏虚所致的病理变化。清·尤怡《金匮翼·热劳》："热劳者，因虚生热，因热而转虚也。其证心神烦躁，面赤，唇焦，身热，气短，或口舌生疮是也。"明·王纶《明医杂著·卷三》："人之一身，阳常有余，阴常不足，况节欲者少，过欲者多，精血既亏，相火必旺，火旺则阴愈消，而痨瘵咳嗽、咯血、吐血等症见矣。"肺肾阴虚，症见咳嗽痰少，或干咳无痰，或痰中带血，口干咽燥，形体消瘦，腰膝酸软，骨蒸潮热，颧红盗汗，男子遗精，女子月事不调，舌红少苔，脉细数。肺阴不足，虚热内生，清肃失司，故咳嗽痰少或干咳无痰；虚热灼伤肺络，则痰中带血；阴虚内热，津液受损，则口干咽燥；肺肾阴虚，肌肉失于濡养，则形体消瘦；筋脉失养，则腰膝酸软；阴虚生内热，则骨蒸潮热；虚火上扰则颧红，内迫营阴则盗汗；虚火内扰精室则遗精，影响冲任则月事不调；舌红苔少，脉细数，为阴虚内热之象。多由感受外邪，入里化热伤阴；或肺有宿疾，肺阴暗耗，累及肾脏；或房事过度，肾阴亏耗，影响肺脏等引起。肺肾阴虚，可见于咳嗽，哮证，喘证，肺胀，肺痨，虚劳，消渴等病证。肺肾阴虚，也可以发展为一般阴虚，也可转化为肾精不足。若阴损及阳，则即可转变为阴阳两虚证。治疗法则，宜滋阴、润肺、益肾。

（谢　宁）

píqìxū

脾气虚（deficiency of spleen qi）　脾气虚弱，致运化无力，形体失养的病理变化。《黄帝内经》最早提出脾气虚的病机，并作了详细而精辟的论述。《素问·藏气法时论》："脾病者……虚则腹满，肠鸣，飧泄，食不化。"指出脾气虚可引起消化不良的各种表现。《素问·方盛衰论》："脾气虚，则梦饮食不足，得其时则梦筑垣盖屋。"提示脾气虚可引起一系列神志症状。《灵枢·本神》："脾气虚则四肢不用，五藏不安。"阐述了脾气虚可致全身营养不良。继后，《伤寒论》《中藏经》《诸病源候论》《备急千金要方》《圣济总录》，在此基础上多有发挥。金·李杲《脾胃论》基于脾气虚则元气衰，元气衰则疾病由此而生的思想，创立了脾胃学说，深化和拓展了脾气虚的病机学说。脾气虚，症见纳少、脘腹胀满、食后尤甚，大便溏薄，神倦乏力，少气懒言，面色㿠白或萎黄；或见浮肿或消瘦，舌淡苔白，脉缓弱。脾气虚弱，运化失职，水谷内停，故纳少，脘腹胀满，食后则腹胀更甚；水湿不运，流注肠中，故大便溏薄；脾主肌肉四肢，脾虚日久，肢体失养，故神倦乏力；中气不足，故少气懒言；脾虚失运，水湿浸淫肌表，故面色㿠白，浮肿；脾虚气血化源不足，肌肤失去气血的濡养和温煦，则形体消瘦，面色萎黄；舌淡苔白，脉浮弱。病因先天禀赋不足，或素体脾胃虚弱；或后天失于调养，或饮食不节，饥饱失常；或劳倦过度，忧思日久，损伤脾胃；或年老体衰，或大病、久病之后，元气未复，失于调养，均可使脾气亏虚。脾气虚是脾虚证的基本病机之一，临床表现比较复杂。概括起来，可分为脾虚失运，脾气不升，脾不统血和脾气不荣等证候类型。

（谢 宁）

pí yáng xū

脾阳虚（deficiency of spleen yang） 脾阳不足，温煦无力，运化失职，虚寒内生的病理变化。《灵枢·五邪》："邪在脾胃，则病肌肉痛……阳气不足，阴气有余，则寒中肠鸣腹痛。"最早提出脾阳虚的病机。东汉·张仲景更详细地阐述了脾阳虚衰引起太阴病的各种临床表现。《伤寒论·辨太阴病脉证并治》："太阴之为病，腹满而吐，食不下，自利益甚，时腹自痛。"金·李杲对脾阳虚的认识有了很大发展。如《脾胃论·脾胃胜衰论》："脾胃不足之源，乃阳气不足。""夫脾胃不足皆为血病，是阳气不足，阴气有余。"认为脾胃虚弱的主要原因是阳虚，并从气机升降的角度，指出脾阳不足，清阳不升，元气虚陷，是脾胃内伤发病的主要病机，为后世温补派的创立奠定了坚实基础。《蒲辅周医疗经验·辨证求本》："脾阳虚，四肢不温，腹时满，自下利，面浮肿，口淡无味，恶水，少气懒言。"是对脾阳虚证候特点的概括。脾阳虚，症见腹胀纳少，腹痛绵绵，喜温喜按，形寒肢冷，大便溏薄清稀。或肢体困重，或肢体浮肿，小便不利，或见白带多质稀；舌质淡胖，苔白滑；脉沉迟无力。脾阳虚衰，运化失职，故腹胀纳少；阳虚则寒从中生，寒凝气滞，故腹痛喜温喜按；阳虚水湿不化，流注肠

中，故大便溏薄清稀；脾阳虚不温四末，故形寒肢冷；中阳不振，水湿内停，膀胱气化失司，故小便不利；水湿流溢肌肤，则肢体困重，甚至肢体浮肿；水湿渗注于下，则妇女白带量多质稀。舌淡胖，苔白滑，脉沉迟无力，皆为阳气亏虚、寒湿内停之征。常因饮食不节，过食生冷或过用寒凉药物；或久病失养等，致脾阳亏虚，运化及温煦无权而成。也可因饮食失调，过食生冷，或因寒凉药物太过，损伤脾阳，命门火衰，火不生土而致。脾气虚和脾阳虚，是脾虚不同的发展阶段。初起是脾气虚，继之可累及脾脏阳气，而出现脾阳虚，较之脾气虚病情更加深入。因此，脾阳虚，包括了脾气虚的病机和症状，故二者可具备脾气虚的共同病理基础。二者鉴别的关键，为是否具备阳虚内寒的表现。

（谢 宁）

pí yīn xū

脾阴虚（deficiency of spleen yin） 脾阴亏虚，失于濡养，散精不足，运化失常的病理变化。脾阴虚的病机，在《黄帝内经》中有相关论述。《灵枢·五邪》："邪在脾胃，则病肌肉痛，阳气有余，阴气不足，则热中善饥。"是对胃阳有余、脾阴不足之消渴病的病机阐述。东汉·张仲景在《伤寒杂病论》中，针对脾阴虚的病机，创立了薯蓣丸、麦门冬汤等不少有滋脾阴作用的方剂，从临床证治角度，深化了对脾阴虚病机的认识。明·王纶结合李杲、朱震亨之说，最早提出脾阴的理论。其在《明医杂著·枳术丸论》中说："胃火益旺，脾阴愈伤。"清·吴澄明确地阐述了脾阴虚的病机。其在《不居集·理脾阴之法》中说："古方理脾健胃，多偏

补胃中之阳，而不及脾中之阴，"至此，脾阴虚的病机已基本得以阐明。《蒲周医疗经验·辨证求本》："脾阴虚，手足烦热，口干不欲饮，烦满，不思食"，更明确了"脾阴虚"的证候特点。脾阴虚，症见纳食不化，皮肤干燥，肌肉消瘦，痿软无力；甚则肌肉萎缩，偏废不用；或手足烦热、溺少便秘，舌红少苔，脉细数或涩等。若饮食不节，过食辛辣，恣食肥甘，湿郁化热，损伤胃阴；或肺津不足，痨瘵阴亏，子盗母气，耗伤脾阴；或汗吐大泄，医者误治，耗伤脾胃阴津，临床常见不思饮食，食后腹胀，脘腹灼痛，口唇干燥，干呕呃逆，大便干结，形体消瘦，舌红少苔或无苔，脉细或细数。蒲辅周认为，治疗当以养阴和营为主，药选山药、黄精、芡实、白芍、石斛、甘草等甘平濡润之品。

（谢 宁）

pí shī jiàn yùn

脾失健运（failure of the spleen in digestive function） 脾运化功能失常的病理变化。《素问·藏气法时论》："脾病者……虚则腹满，肠鸣，飧泄，不化。"《圣济总录·脾胃气虚弱不能饮食》："水谷入口，而聚于胃，脾则播其气泽，以坤诸脏腑而已。今脾脏不足，胃气内弱，故不能饮食，虽食亦不能化也。"脾失健运形成的原因，多与饮食所伤，外邪困脾；或情志不和，思虑太过；或禀赋素虚，劳倦过度；或久病不复，耗伤脾气等有关。主要病理变化不外运化水谷和运化水液功能的障碍。前者可见纳少，腹胀，食后尤甚，大便溏薄等。后者可见水湿、痰饮内生，身重，苔腻，甚则肢体浮肿等。若脾失健运，日久不复，其病机发展的趋势，

则可因水谷精微吸收不足，以致气血生化之源匮乏，而出现面色萎黄，形体消瘦，四肢无力，头晕目眩等气血两虚的症状。脾失健运可见于厌食，腹泻等病证，治疗以健脾为主。

(谢 宁)

脾气下陷 (collapse of spleen qi)

脾气虚弱，中气升举无力，致气虚下陷或内脏下垂的病理变化。又称中气下陷。隋·巢元方《诸病源候论·脱肛候》："肛门大肠候也，大肠虚冷，其气下冲者，肛门反出。"明·张介宾《景岳全书·杂证谟》："有因久泻久痢，脾肾气陷而脱者，有因中气虚寒不能收摄而脱者，有因劳役吐泻伤肝脾而脱者。"清·尤怡《金匮翼·飧泄》："飧泄，完谷不化也……又清气在下，则生飧泄者，谓阳气虚则下陷。"脾气下陷，症见脘腹重坠作胀，食入益甚，久泻或久痢，脐腹以下有重坠之感；甚则脱肛，或子宫下垂；崩漏，或少腹坠胀作痛，尿有余沥；或发热日久，劳累后加剧或发作；伴见气少乏力，肢体倦怠，声低懒言，头晕目眩，舌淡，苔白，脉细弱无力。脾气下陷，多因劳伤过度，妇女孕产过多，产后失于调护，或久病，或先天禀赋不足等原因，使脾气虚亏不能升发清阳，甚至下陷而成。脾气下陷多为脾气虚的进一步发展，可见于久泻、久痢、崩漏、脱肛、胃下垂、肾下垂等病证。治疗法则，宜补中益气，升阳举陷。

(谢 宁)

脾不统血 (spleen failing to control blood)

脾气虚弱，不能统摄血液，血溢脉外的病理变化。《难经·四十二难》："脾主裹血，温五脏。"已包含有脾主统血的意思。明·薛己在注解宋代陈自明《妇人大全良方·调经门》中，提出"脾统血"的名称。如"经云：脾统血，肝藏血"，"血者水谷之精气也，和调五脏，洒陈六腑，在男子则化为精，在妇人上为乳汁，下为血海。故虽心主血，肝藏血，亦皆统摄于脾"。在薛己注解明代王纶《明医杂著》中说："脾气虚弱，不能摄血归源。""脾经气虚不能统血。"提出脾不统血的病机。以身体各部位出血为主，其中主要是便血、崩漏等下部出血，亦可见齿衄、鼻衄、肌衄、尿血等。此等出血，血色淡红；或慢性反复多次少量出血，或大量出血。同时伴有短气懒言，头晕心悸，食少便溏，神疲乏力，面白或萎黄，唇甲色淡；或有久泄，久痢，或有脏器下垂。舌质淡，脉细弱。多由劳倦内伤，或某些慢性疾病的后期阶段，导致脾气亏虚，中气下陷，或脾阳虚弱而不能统摄血液，血不归经，而上溢于口鼻诸窍，下出于前后二阴，或外渗于肌肤而成。脾不统血，多见于慢性出血的病证，如月经过多、崩漏、便血、衄血、皮下出血等。除出血外，必兼见脾气虚弱的一些症状。治宜健脾摄血。

(谢 宁)

寒湿困脾 (cold-dampness disturbing spleen)

寒湿内盛，困遏脾阳，运化功能减弱的病理变化。清·沈金鳌《杂病源流犀烛·湿病源流》："经曰：诸湿肿满，皆属脾土。此言土湿过甚，则痞塞肿满之病生。经故又曰：诸痉强直，积饮痞膈，中满吐下霍乱，体重胕肿，肉如泥，按之不起，皆属于湿也。盖太阴湿土，乃脾胃之气。"说明湿困脾气，脾失健运，致痞满、肿胀、吐泻诸病证。清·石寿棠《医原·湿气论》："内伤寒湿……脾胃阳伤，水多土滥。脾阳伤则见脘痞腹胀，腹痛肿胀，便溏洞泄，三阴痎疟等证。"指出寒与湿凝，困滞脾气，可致痞满肿泻丛生。寒湿困脾，症见脘腹胀闷疼痛，泛恶欲吐，纳呆，口淡不渴，便溏，头身困重；面色晦黄，或面目肌肤发黄，色晦暗如烟熏；或肢体浮肿，小便短少；或妇女白带量多；舌淡胖苔白腻或白滑，脉濡缓。过食生冷，寒湿内侵，脾阳受困，运化失司，故脘腹胀闷疼痛，纳呆；胃失和降，则泛恶欲吐；寒湿为阴邪，阴不耗津，故口淡不渴；湿注肠中，则便溏；脾主肌肉，湿性重着，故头身困重；湿阻气滞，气血运行不畅，不能外荣肌肤，故面色不荣；脾为寒湿所困，阳气不宣，胆汁外溢，故面目肌肤发黄，黄色晦暗如烟熏；寒湿阻遏阳气，不能温化水湿，泛溢肌表，故肢体浮肿；膀胱气化不利，则小便短少；寒湿内盛，则舌淡胖，苔白腻或白滑，脉象濡缓。寒湿困脾，常因寒湿之邪外侵，或过食生冷、瓜果、油腻肥甘之物，导致寒湿内停；或脾气虚，脾阳不振，水湿不运，寒湿内生，以致寒湿困脾，脾失健运，水湿停聚为患。寒湿困脾，可见于湿阻所致泄泻、霍乱、臌胀、黄疸等病证。治则温中散寒，健脾化湿。

(谢 宁)

脾肺气虚 (deficiency of spleen and lung qi)

脾肺两脏气虚，出现脾失健运，肺失宣降的病理变化。金·李杲《脾胃论·脾胃胜衰论》："肺金受邪，由脾胃虚弱不能生肺，乃所生受病也。故咳嗽、气短、气上、皮毛不能御寒、精神少而渴、情惨惨而不乐。"进一步发展，脾气虚与肺气虚并见，可形成脾肺气虚的病变。清·程国彭《医学心悟·咳嗽》："若脾气虚弱，饮食不思，此气弱也……（薛立斋）又云：肺属辛金，生于己土，久咳不已，必须补脾土以生肺金。此诚格致之言也……若脾肺气虚，则用五味异功散、六君子等药，补土生肺，反掌收功，为至捷也。"脾肺气虚，症见咳喘日久，气短胸闷，痰清稀量多色白，易于感冒；食欲不振，腹胀便溏，声低懒言，倦怠乏力，面色㿠白，甚则面浮足肿；舌淡苔白，脉细弱。脾为生气之源，肺为主气之枢。久咳肺虚，肺失宣降，气不布津，水聚湿生，脾气受困，故脾因之失健。或饮食不节，损伤脾气，湿浊内生，脾不散精，肺亦因之虚损。久咳不止，肺气受损，故咳嗽气短而喘；气虚水津不布，聚湿生痰，则痰多稀白。脾运失健，则食欲不振，腹胀不舒；湿浊下注，故便溏。声低懒言，疲倦乏力，为气虚之象。肌肤失养，则面色㿠白，水湿泛滥，可致面浮肢肿。多因久病咳喘，耗伤肺气，子病及母所致。脾肺气虚，常见于咳嗽、喘证、哮证、肺痨等病证。治疗法则，宜益气健脾，养肺化痰。

（谢 宁）

píshèn yángxū

脾肾阳虚（yang deficiency of spleen and kidney） 脾肾阳气虚损，温煦气化无力，脾主运化与肾主水液功能失常的病理变化。明·李中梓《医宗必读·水肿胀满》："虚人气胀者……脾虚不能运气也。虚人水肿者，土虚不能

制水也。水虽制于脾，实则统于肾；肾本水脏，而元阳寓焉。命门火衰，既不能自制阴寒，又不能温养脾土，则阴不从阳而精化为水，故水肿之证，多属火衰也。"清·叶桂《临证指南医案·痢》："痢症……因脾肾之阳素虚，阴邪从中而下者，先伤太阴，继伤少阴，关闸大开，痛泄无度；戊癸少化火之机，命阳无蒸变之力，此不饥不食，为呕为胀，理宜然矣，与邪多积热之候相比，绝然不同。"脾肾阳虚，症见腰膝冷痛，经久泄泻，畏寒肢冷，面色㿠白，舌胖，苔白滑，脉沉细等阳虚症状；或可现下腹冷痛，五更泄泻，下利清谷，小便不利，面浮肢肿，腹胀如鼓，按之如囊裹水等。脾肾两脏阳气虚衰，温煦、运化、固摄作用减弱，则下利清谷，泄泻滑脱，或五更泄泻；阳气虚，阴寒内盛，则畏寒肢冷，小腹冷痛，面色㿠白；肾阳虚，膀胱气化失司，则腰膝酸软，小便不利；阳气虚，水气泛滥，则面目肢体浮肿；舌淡胖，苔白滑，脉沉细，为阳虚阴盛之象。多由感受寒邪较重，或久病耗气损伤脾肾之阳气；或久泻不止，损伤脾肾之阳；或其他脏腑亏虚，累及脾肾两脏等引起。脾肾阳虚多引起大肠功能失调，表现为或腹泻，或便秘。常见于虚劳、泄泻、痢疾、水肿、鼓胀、便秘等病证。治疗法则，宜温补脾肾。

（谢 宁）

píwèi shīrè

脾胃湿热（dampness-heat of spleen and stomach） 湿热内蕴中焦，阻碍脾胃气机，纳运失司，升降失常的病理变化。《素问·调经论》："有所劳倦，形气衰少，谷气不盛，上焦不行，下脘不通……。"此言虚与滞为病机之

要。清·薛雪云："太阴内伤，湿饮停聚，客邪再至，内外相引，故病湿热。"（《温热经纬·湿热病篇》）同时，外邪犯肺，胸闷咳嗽，气机升降失常，又可伤及虚弱之脾胃，致湿从内生，郁而化热，形成湿热。脾胃湿热，症见脘腹痞闷，不思饮食，口苦而黏，口干而不欲饮水，肢体困重，尿短赤；大便溏而臭，或泻下急迫而不爽，或腹痛，痢下赤白；或吐泻骤作，呕吐如喷，泻下如米泔水，或面目肌肤发黄，腹部胀大硬满，或有低热，舌质红，苔黄腻，脉濡缓。脾胃湿热，多因饮食不节，嗜食肥甘厚味、辛辣之品；或长期饮酒，积湿蕴热，蓄于中焦；或外感湿热、暑湿之邪，内舍中焦，致湿热蕴结脾胃，脾失健运，胃失和降而成。脾胃湿热常见于湿阻所致霍乱、泄泻、痢疾、臌胀等病证之中。治疗法则宜清热化湿为主。

（谢 宁）

gānqìxū

肝气虚（deficiency of liver qi） 肝之精气虚损，升发无力，疏泄不及的病理变化。又称肝气不足。对"肝气虚"的初步认识，见于《黄帝内经》。如《素问·上古天真论》："七八，肝气衰，筋不能动"，明示年老体衰是肝气虚的病因之一。《素问·方盛衰论》："肝气虚则梦见菌香生草，得其时梦伏树下不敢起。"指出肝气虚所致神志症状。宋·王怀隐等《太平圣惠方·肝脏论》："夫肝脏虚损……致使两胁胀满，筋脉拘急，四肢厥冷，心腹疼痛，眼目昏暗，手足常青，胸中不利，不能大息者，是肝气不足之候也。"阐明肝气虚的病因病机、临床表现。清·张锡纯主张以黄芪为主，少佐理气之品治疗

肝气虚证。《医学衷中参西录·黄芪解》："愚自临证以来，凡遇肝气虚弱不能条达，一切补肝之药不效者，重用黄芪为主，而少佐以理气之品，服之复杯之倾即见效验，是知谓肝虚无补法者，非见道之言也。"秦伯未认为，肝的虚证"应该包括气、血、阴、阳在内，即肝血虚、肝气虚、肝阴虚、肝阳虚四种……在肝虚证上，只重视血虚不考虑气虚，显然是不全面的"。（《谦斋医学讲稿·论肝病》）肝气虚临床症见视物不清，胁肋隐痛，精神抑郁，恐惧胆怯，神疲乏力，纳呆腹胀，大便或溏，女子可见月经不调、痛经；舌淡苔白，脉虚细弦。其病理变化，除气虚征象外，主要表现在肝功能减退及其所主形体官窍失养症状。肝气虚，多是因先天禀赋不足，或年老体弱等，损伤肝气；或他脏气虚，导致肝气虚。肝气虚日久，可发展为肝阳虚；或气病及血，致血液瘀滞。补肝气，是治疗肝气虚的基本治则，可选用黄芪、天麻等药物。

（郑 杨）

肝血虚

gānxuèxū

肝血虚（deficiency of liver blood） 肝藏血不足，肝失濡养的病理变化。又称肝血不足。对"肝血虚"的初步认识，见于《黄帝内经》。如《素问·腹中论》："年少时有所大脱血，若醉入房中，气竭肝伤，故月事衰少不来也。"说明女子年轻时失血过多，是引起肝血虚的原因之一。《诸病源候论·虚劳筋挛候》："肝藏血而候筋。虚劳损血，不能荣养于筋，致使筋气极虚；又为寒邪所侵，故筋挛也。"阐述了肝血虚的病因病机。清·唐宗海《血证论·吐血》，对肝血虚的临床表现、治则方药等有详细论述。如"肝为藏血之脏，血所以运行周身者，赖冲、任、带三脉以管领之，而血海胞中，又血所转输归宿之所，肝则司主血海，冲、任、带三脉又肝所属，故补血者总以补肝为要……肝血虚，则虚烦不眠，骨蒸梦遗，宜四物汤加枣仁、知母、云苓、柴胡、阿胶、牡蛎、甘草，敛戢肝魂，滋养肝血，清热除烦，为肝经阴虚滋补之法。"肝血虚，临床症见面白无华，视力减退；或夜盲，爪甲不荣，头晕眼花，心悸失眠，肢体麻木，关节屈伸不利；月经量少色淡，甚则闭经，舌淡，脉细弦。其病理变化，除血虚征象外，主要表现在血不养肝、冲任、目等官窍为特征。肝血虚，多因脾胃亏虚，生化之源不足，或久病、失血过多所致。若肝血虚严重者，可使筋脉失养，虚风内动，可见眩晕、震颤、手足蠕动、肌肉瞤动等血虚生风之象。临床上，肝血虚多见于虚劳、眩晕、不寐、月经不调等内科、妇科病证。养肝补血，是治疗肝血虚的基本治疗法则，可选用四物汤、当归补血汤等方剂。

（郑 杨）

肝阳虚

gānyángxū

肝阳虚（deficiency of liver yang） 肝之阳气不足，虚寒内生，疏泄与藏血功能低下的病理变化。又称肝虚寒、肝阳亏虚。对"肝阳虚"的初步认识，见于《黄帝内经》。如《素问·脏气法时论》："肝病者，两胁下痛引少腹，令人善怒，虚则目䀮䀮无所见，耳无所闻，善恐，如人将捕之。"阐明了肝虚的临床表现。《中藏经·论肝脏虚实寒热生死逆顺脉证之法》记载了肝虚冷的症状。如"肝虚冷，则胁下坚痛，目盲、臂痛，发寒热如疟状，不欲食；妇人则月水不来，而气急，其脉左关上沉而弱者是也"。唐·孙思邈论及肝虚寒的临床表现。如《备急千金要方·肝虚实》："左手关上脉阴虚者，足厥阴经也。病苦胁下坚，寒热，腹满不欲饮食，腹胀，悒悒不乐，妇人月经不利，腰腹痛，名曰肝虚寒也。"秦伯未《谦斋医学讲稿·论肝病》认为，正常的肝气和肝阳是使肝脏升发和条畅的一种能力，故称"用"。病则气逆阳亢，即一般所谓"肝气""肝阳"证；或表现为懈怠、忧郁、胆怯、头痛、麻木，四肢不温等，便是肝气虚和肝阳虚的证候。肝阳虚，症见巅顶冷痛，视物不明，两胁胀闷，爪甲不荣，胆怯善恐；男子睾冷囊湿，阳痿不举；女子少腹冷痛，头晕眼花，畏寒肢冷，得温则减；舌淡苔白滑，脉沉迟无力。肝阳虚，多由肝气虚进一步发展到阳虚生寒；或因寒邪直中脏腑，肝阳虚损所致；或他脏阳气不足，累及于肝所致。其病位在肝，常累及于肾。肝阳虚除常见气虚的表现外，还有"阳虚则寒"的表现。肝阳虚日久，疏泄失职，还可产生瘀血、积水等病理性代谢产物。临床中肝阳虚多见于头痛、眩晕、阳痿等病证。治宜滋补肝肾、温经散寒。中药应选用温而不燥之品，既温补肝阳，又不伤肝阴，如桂枝、黄芪等；还可酌加当归、川芎等活血之品。

（郑 杨）

肝阴虚

gānyīnxū

肝阴虚（deficiency of liver yin） 肝阴液亏虚，筋脉、头目、爪甲失于濡养，虚热内生的病理变化。又称肝阴不足。隋·巢元方《诸病源候论·目涩候》论及肝阴虚的症状。如"目，肝之外候也……其液竭者，则目涩。"清·江涵暾用六味地黄丸治疗肝阴虚所致目干。《笔花医镜·肝部》："目干者，水不养木也，六味地黄丸主之。"清·尤怡对肝阴虚的病机、症状有详细阐述。如《金匮翼·肝虚胁痛》："肝虚者，肝阴虚也。阴虚则脉细急，肝之脉贯膈布胁肋，阴虚血燥，则经脉失养而痛。其症胁下筋急，不得太息，目昏不明，爪枯色青，遇劳则甚，或忍饥即发者是也。"清·林佩琴对肝阴虚也有详细阐述。如《类证治裁·眩晕》："肝胆乃风木之脏……阴不吸阳，以致目昏耳鸣，震眩不定。"肝阴虚，症见眩晕耳鸣，两目干涩，胁肋隐隐灼痛，五心烦热，潮热盗汗，口燥咽干，经闭经少，舌红少苔，脉细弦数。其病理变化，除阴虚征象外，主要表现在阴液不养肝、冲任、目等。肝阴虚，多由外感温热病后期耗伤肝阴或肾阴不足所致；或气郁化火，耗伤肝血，耗伤肝阴所致。若肝阴虚严重者，可使筋脉失养，虚风内动，症见眩晕、震颤、手足蠕动等阴虚风动之象。肝阴虚，多见于胁痛、臌胀、眩晕、失眠、胃痛、夜盲、月经不调等病证。应以养肝阴或滋养肝肾为基本治则，可选用一贯煎、六味地黄丸等方剂。

（郑　杨）

gānqì yùjié

肝气郁结 (stagnation of liver qi)

肝失疏泄，气机郁滞，情志抑郁的病理变化。又称肝郁，肝气郁滞。对"肝郁"的初步认识，见于《黄帝内经》。如《素问·六元正纪大论》："木郁之发……民病胃脘当心而痛，上肢两胁，膈咽不通，食饮不下。"元·朱震亨强调"气郁"。如《丹溪心法·六郁》："郁者，结聚而不得发越也。当升者不升，当降者不得降，当变化者不得变化也……气郁者，胸胁痛，脉沉涩。"清·林佩琴《类证治裁·肝气肝火肝风论治》，对肝气郁结的临床表现作了详细的阐述。如"肝木性升散，不受遏郁，郁则经气逆，为嗳，为胀，为呕吐，为暴怒胁痛，为胸满不食……皆肝气横决也"。清·叶桂《临证指南医案·郁》："七情之郁居多……郁则气滞，其滞或在形躯，或在脏腑，必有不舒之现症。"肝气郁结，临床症见精神抑郁，胀闷疼痛，胸胁或少腹胀闷窜痛；或咽部异物感，或颈部瘿瘤，或胁下肿块；女子月经期乳房胀痛、月经不调或痛经，病情常随情绪变化加重或减轻，舌苔白，脉弦。肝气郁结的基本病理变化，主要表现在情志抑郁和气机失调两个方面。肝气郁结，多因精神刺激，或病邪侵扰而导致。肝气郁结日久，可郁而化火；或横逆，侵犯脾胃；或气病及水，兼有痰湿；或气病及血，兼有血行瘀滞。肝气郁结在胁痛、郁证、失眠、胃痛、月经不调、痛经、闭经等病证中尤为多见。疏肝解郁，是治疗肝气郁结的基本法则，可选柴胡、香附、白芍、合欢花等药物。

（郑　杨）

gānqì shàngnì

肝气上逆 (upward invasion of liver qi)

肝脏气机不和，向上冲逆的病理过程。"肝气上逆"的初步认识，见于《黄帝内经》。如《素问·藏气法时论》："肝病……气逆，则头痛、耳聋不聪、颊肿。"阐述肝气上逆的临床症状。清·林佩琴《类证治裁·肝气肝风肝火》，论述了肝气上逆的临床症状。如"凡上升之气，自肝而出。肝木性升散，不受遏郁，郁则经气逆，为嗳，为胀，为呕吐，为暴怒胁痛。"清·王旭高将肝气逆，分为肝气逆上冲心、肝气上逆冲肺等不同证候类型，并提出相应的治法。肝气上逆，临床症见眩晕，头胀头痛，面红目赤，急躁易怒，耳鸣耳聋，胁肋胀痛；甚则呕血，月经不调，病情随情绪变化而加重或减轻；舌苔白，脉弦。其病理变化，主要表现为精神亢奋和气机上逆两个方面。肝气上逆，多因恚怒或情志抑郁，肝失疏泄，郁而上逆所致。肝气上逆，可因气郁化火，而导致肝火上炎；疏泄太过，可导致血溢出脉外，而发为出血；或血随气逆，发为暴厥；肝气横逆犯脾（胃），则肝脾（胃）不和。肝气上逆，多见于眩晕、郁证、不寐等病证。平肝降逆是治疗肝气上逆的基本法则，可选用白芍、天麻、钩藤等药物。

（郑　杨）

gānhuǒ shàngyán

肝火上炎 (liver fire flaring)

肝火炽盛，气火上冲，气血涌盛于络脉的病理变化。"肝火上炎"的初步认识，见于《黄帝内经》。如《素问·刺热》："肝热病者，小便先黄，腹痛，多卧，身热，热争则狂言及惊，胁满痛，手足躁，不得安卧。"描述了肝热的症状。宋·严用和《济生方·肝胆虚实论治》阐述了肝热的病机和临床表现。其曰："夫肝者……实则生热，热者心下坚满，两胁下痛，痛引小腹，令人善怒气逆，头晕眦赤，恓恓先寒后热，颈直背强，筋急不得屈伸；诊其脉浮大而数者，皆实热之候也。"清·尤怡描述了肝火的临床症状特点。如《金匮翼·肝厥头痛》："肝厥头痛者，肝火厥逆，上攻头脑也。其痛必在巅顶，以肝之脉与督脉会于巅故也。"清·王旭高在《王旭高医书六种·西溪书屋夜话录》中，提出清肝用羚羊角、丹皮、黑栀、黄芩、连翘、夏枯草等清肝泻火之品；泻肝用龙胆泻肝汤、泻青丸、当归龙荟丸等方剂治疗。肝火上炎，临床症见头晕胀痛，急躁易怒，面红目赤，耳鸣耳聋，心烦，失眠多梦，口苦口干，胁肋灼痛，衄血吐血，小便短黄，大便秘结，舌红苔黄，脉弦数。其病理变化，主要以肝经循行部位的气火上逆及热象为特征。肝火上炎，常因情志不遂，暴怒伤肝；或火热内侵，郁而化火所致。若肝火上炎，耗劫肝阴，阳亢无制，则引动肝阳而成肝阳上亢之象。肝火上炎，多见于眩晕、头痛、失眠等病证。清泄肝火是治疗肝火上炎的基本法则，可以选用龙胆草、柴胡、栀子、黄芩等药物。

（郑　杨）

gānyáng shàngkàng

肝阳上亢（upper hyperactivity of liver yang）

肝肾阴虚，阴不制阳，肝阳亢逆于上，上实下虚的病理变化。对"肝阳上亢"的初步认识，见于《黄帝内经》。如《素问·生气通天论》："阳气者，烦劳则张，精绝，辟积于夏，使人煎厥。目盲不可以视，耳闭不可以听，溃溃乎若坏都，汩汩乎不可止。"指出煎厥与人体内的阳气异常亢盛有关。清代医家对肝阳上亢的病机、治则有详细论述。清·费伯雄《医醇賸义·诸痛》："有因于火者，肝阳上升，头痛如劈，筋脉掣起，痛连目珠。当壮水柔肝，以息风火，不可过用风药。盖风能助火，风药多则火势更烈也。"清·林佩琴《类证治裁·肝气肝风肝火》："夫肝主藏血，血燥则肝急。凡肝阴不足，

必得肾水以滋之，血液以濡之……凡肝阳有余，必需介属以潜之，柔静以摄之，味取酸收，或佐酸降，务清其营络之热，则升者伏矣。"秦伯未认为，"引起肝阳浮动的原因，一为肝热而阳升于上，一为血虚而阳不潜藏"；指出"头晕微痛，目眩畏光，恶烦喜静，并易惹动胃不和降，泛漾呕恶"，是主要临床症状。总之，肝阳上亢，临床症见头晕胀痛，急躁易怒，面红目赤，耳鸣耳聋，心悸健忘，失眠多梦，腰膝酸软，舌红，脉弦细数。其病理变化为本虚标实，下有肝肾之阴不足的表现，上有阳气亢逆的表现。肝阳上亢，因肝肾阴虚，水不涵木，肝阳亢逆于上所致。肝阳上亢，引动肝风，可形成肝风内动之象。肝阳上亢多见于眩晕、头痛、失眠等病证。平肝潜阳、滋阴降火是治疗肝阳上亢的基本法则，可选用龙胆草、柴胡、栀子、天麻、钩藤、珍珠母等药物。

（郑　杨）

gānfēng nèidòng

肝风内动（endogenous liver wind）

在肝阳上亢的基础上，肝阳亢逆无制而动风的病理变化。对"肝风内动"的初步认识，见于《黄帝内经》。如《素问·至真要大论》："诸风掉眩，皆属于肝"；"诸暴强直，皆属于风。"为后世认识肝风内动奠定了基础。清·叶桂对肝风内动的病机认识深刻。《临证指南医案·中风》华岫云按："今叶氏发明内风乃身中阳气之变动，肝为风脏，因精血衰耗，水不涵木，木少滋荣，故肝阳偏亢，内风时起。"清·林佩琴《类证治裁·肝气肝风肝火》认为肝风内动的病机是"营液内虚，水不涵木，火动痰升"；症状多见"巅痛头晕，目眩耳鸣，心

悸瘈疭烦"，治疗上若"无风可散，宜滋液和阳"。清·王旭高在《王旭高医书六种·西溪书屋夜话录》中，提出以熄风和阳、熄风潜阳法，治疗肝风内动证。如"如肝风初起，头目昏眩，用熄风和阳法，羚羊、丹皮、甘菊、钩藤、决明、白蒺藜，即凉肝是也"。"如熄风和阳不效，当以熄风潜阳，如牡蛎、生地、女贞子、玄参、白芍、菊花、阿胶。即滋肝是也。"肝风内动，多因肝肾之阴亏于下，肝阳亢逆、升发化风而成，多见于眩晕、头痛、中风等病证，症见眩晕欲仆，头痛项强，肢体震颤，语言謇涩，手足麻木，步履不正，舌质红苔腻，脉弦有力。严重者见猝然昏倒，不省人事，口眼㖞斜，半身不遂，舌强不语，喉中痰鸣。其病理变化过程中，有明显的"肝阳上亢"病史，而又突见动风之象。平肝熄风潜阳，是治疗肝风内动的基本治则，可选用天麻、钩藤、珍珠母、牡蛎等药物治疗。

（郑　杨）

hánzhì gānmài

寒滞肝脉（cold stagnation of liver meridian）

寒邪侵犯肝经，气血凝滞的病理变化。对"寒滞肝脉"的初步认识，见于《黄帝内经》。如《素问·举痛论》："寒气客于厥阴之脉，厥阴之脉者，络阴器系于肝，寒气客于脉中，则血泣脉急，故胁肋与少腹相引痛矣。"指出胁肋痛、少腹痛与肝寒有关。宋·陈言《三因极一病证方论·五脏中寒证》中，提到肝中寒为"其人洒洒恶寒……胁下挛急，足不得伸"。清·林佩琴在《类证治裁·腹痛》中，明示寒滞肝脉的疼痛部位、症状、脉象。如"小腹左右属厥阴……厥阴寒痛，肢厥脉细"。

清·吴瑭在《温病条辨·下焦篇》，用天台乌药散主治寒滞肝脉所致"少腹或脐旁，下引睾丸，或掣胁，下掣腰，痛不可忍"。清·江涵暾《笔花医镜·肝部》："肝寒小腹痛者……煖肝煎、奔豚丸主之；疝瘕者……橘核丸加吴茱萸、肉桂主之；囊缩者……奔豚丸、四逆汤主之。"秦伯未认为，肝寒的原因为"直中寒邪""肝脏本身阳虚"；直中寒邪表现为"四肢厥冷，腹痛，指甲青紫，脉象细弦或沉细欲绝，病来急骤"；肝脏本身阳虚表现为"懈怠不耐劳，忧郁胆怯，四末不温，脉象沉细而迟，多由逐渐形成"。寒滞肝脉，临床症见少腹牵引睾丸坠胀冷痛，阴囊收缩引痛，肢冷畏寒，得热则缓，舌苔白滑，脉沉弦或迟。其病理变化为肝经循行部位出现的冷痛为主，伴见寒凝血滞之象。寒滞肝脉，多由寒邪侵袭，阳气阻遏，气血运行不利所致。寒滞肝脉多见于腹痛、疝瘕等疾病。温肝散寒是治疗寒滞肝脉的基本治则，可选用肉桂、川楝、乌药、小茴香、橘核等药物。

（郑 杨）

gānshèn yīnxū

肝肾阴虚（yin deficiency of liver and kidney）

肝肾阴液俱虚，阴不制阳，虚火内扰的病理变化。关于"阴虚"的初步认识，见于《黄帝内经》。如《素问·调经论》："帝曰：阴虚生内热奈何？岐伯曰：有所劳倦，形气衰少，谷气不盛，上焦不行，下脘不通。胃气热，热气熏胸中，故内热。"为后世认识阴虚奠定了基础。清·沈金鳌在《杂病源流犀烛·三消源流》中指出，消瘅由心肝肾阴虚所致。如"消瘅，肝心肾三经之阴虚而生内热病也。即经所谓热中，与三消异"。清·王旭

高《西溪书屋夜话录》，用山萸肉、何首乌、菟丝子等养肝肾之阴药物治疗肝病。肝肾阴虚，症见头晕目眩，耳鸣健忘，腰膝酸软，胁痛，失眠多梦，男子遗精，女子月经量少，五心烦热，颧红盗汗，舌红少苔，脉细数。其病理变化，为肝阴虚与肾阴虚并见，以头晕目眩、腰酸耳鸣为主要表现。总之肝肾阴虚，多因老年精血亏损，或久病失调，房事不节，耗损肝肾之阴；或温热末期，伤津耗液所致。若肝肾阴亏日久，不能制约肝阳，肝阳升发太过，可成肝阳上亢，甚则肝风内动。临床上，肝肾阴虚常见于头痛、眩晕、虚劳、胁痛、腰痛、月经先期、闭经等病证。滋补肝肾，是治疗肝肾阴虚的基本法则，可选用杞菊地黄丸加减治疗。

（郑 杨）

xiānghuǒ wàngdòng

相火妄动（hyperactivity of ministerial fire）

肝肾阴虚，阴不制阳，相火偏亢，火势上逆的病理变化。关于"相火"，《黄帝内经》就有记载。如《素问·天元纪大论》："君火以明，相火以位。"此为后世相火理论奠定了基础。元·朱震亨对"相火"有深刻认识，他认为"精血既亏，相火必旺"，用滋阴降火法治疗相火妄动，创大补阴丸，用黄柏、知母、龟板、地黄、猪脊髓等治疗。清·高世栻在《医学真传·头痛》中记载相火所致头痛特点。如"少阳之脉，上抵头角，而少阳之上，相火主之；少阳头痛，火痛也"。施今墨用知母、黄柏为对药，治疗阴虚火旺，相火妄动，以致梦遗、滑精、妇人阴痒等。相火妄动，临床症见头晕目眩，耳鸣健忘，腰膝酸软，五心烦热，遗精早泄，舌红少津，脉细数等。

相火妄动，多因久病，或房事过度，或过服温燥之物，使肾阴水亏而火旺所致。相火妄动，常见于遗精、梦交、尿血等病证。滋阴降火为治疗相火妄动的基本法则，可用知柏地黄丸加减治疗。

（郑 杨）

gānhuǒ fànfèi

肝火犯肺（liver fire invading lung）

肝火炽盛，上逆犯肺，肺失清肃，或肺络受伤的病理变化。又称木火刑金。元·朱震亨用青黛、瓜蒌仁、诃子、海粉、山栀等，治疗肝火犯肺之咳血。明·秦景明在《症因脉治·肝经咳嗽》中，明确指出肝火犯肺的病因病机和脉象特点。如"肝经咳嗽之因，木气怫郁，肝火时动，火盛刑金，则为喘咳；或肝经少血，肝气亏损，则木燥火生，则为喘咳……二者肝经之咳嗽之因也"又曰："肝经咳嗽之脉，左关弦数，或见弦急，肝经有热；或见弦细，或见弦涩，肝经少血"。明·龚廷贤《万病回春·胁痛》："胁肋胀痛，若大便通和，喘咳吐痰者，肝火侮肺也，用小柴胡汤加青皮、山栀清之。"清·张锡纯《医学衷中参西录·论肺病治法》中，详述肝火犯肺的病机和临床表现。如"肝中所寄之相火，因肝木横恣，更挟虚热而刑肺，于斯上焦恒觉烦热，吐痰始则黏滞，继则腥臭，胁下时或作疼，其脉弦而有力，或弦而兼数，重按不实"。肝火犯肺，临床症见胸胁灼痛，咳嗽阵作，痰黏量少色黄，甚则咳血，急躁易怒，烦热口苦，病情随情志变化加重或减轻，舌红苔黄，脉弦数。其病理变化，以肝之实火内炽，肺失肃降为主。肝火犯肺，多因郁怒伤肝，气郁化火，或肝经内热，上逆犯肺所致。临床上，肝火犯肺常见于咳

嗽、咯血等病证。清肝泻肺为治疗肝火犯肺的基本法则，可用黛蛤散加减治疗。

(郑 杨)

gānqì fànpí

肝气犯脾 (liver qi invading spleen)

肝气郁滞，横逆犯脾，脾失健运的病理变化。关于"肝脾"的关系，《黄帝内经》就有记载。如《素问·宝命全形论》："土得木而达。"《素问·六微旨大论》："土位之下，风气承之。"阐明肝脾之间的生克制化关系。《素问·举痛论》："怒则气逆，甚则呕血及飧泄。"此处明示情绪异常可导致脾胃功能失调的表现。东汉·张仲景《伤寒论·辨太阳病脉症并治》有"伤寒腹满谵语……此肝乘脾也……刺期门"的记载，描述"肝乘脾"的临床表现和治法。金·李杲在《脾胃论·脾胃胜衰论》有"肝木旺……故脾胃先受之"的记载。明·张介宾《景岳全书·泄泻》明确指出肝脾不和之泄泻的特点。如"凡遇怒气便作泄泻者，必先以怒时挟食，致伤脾胃……此肝脾二脏之病也"。蒲辅周从肝脾治疗久痢，用连理汤加当归、白芍、阿胶，阴阳并调，肝脾共滋。肝气犯脾，症见胸胁胀闷窜痛，纳呆腹胀，善太息；或腹痛欲泻，泻后痛减；或情志抑郁，急躁易怒；或大便不爽，肠鸣矢气，舌苔白，脉弦。肝气犯脾，多因情志不遂，郁怒伤肝，或饮食不节、劳倦太过，脾失健运所致。其病理变化，以胸胁胀闷窜痛，纳呆腹胀，腹痛欲泻，泻后痛减为主。临床上，肝气犯脾常见于胁痛、胃痛、腹痛、腹泻、郁证等病证。健脾疏肝为治疗肝气犯脾的基本法则，可用逍遥散加减治疗。

(郑 杨)

gānqì fànwèi

肝气犯胃 (liver qi invading stomach)

肝气郁滞，横逆犯胃，胃失和降的病理变化。又称肝胃不和。关于"肝气犯胃"，《黄帝内经》就有记载。如《素问·六元正纪大论》："木郁之发……民病胃脘当心而痛，上肢两胁，膈咽不通，食饮不下。"指出肝木横逆，乘侮中土，胃失和降，临床可见胃脘痛、胁胀、食饮不下等症状。东汉·张仲景《伤寒论·辨厥阴病脉症并治》有"消渴……饥而不欲食，食则吐蛔"的记载，详细描述了肝乘胃的临床表现。金·李杲在《脾胃论·脾胃胜衰论》有"肝木旺……故脾胃先受之"的记载。清·叶桂《临证指南医案·木乘土》对肝气犯胃证记载详细。如"凡其脉必弦，胁或胀或疼……若一犯胃，则恶心干呕，脘痞不食，吐酸水涎沫"。肝气犯胃，症见胃脘、胸胁胀闷疼痛，嗳气呃逆，恶心呕吐，善太息；或情志抑郁，急躁易怒，舌苔薄白，脉弦。肝气犯胃多因情志不遂，肝气郁滞，横逆犯胃，胃失和降所致。其病变以胃脘、胸胁胀闷疼痛，嗳气呃逆为主。肝气犯胃，常见于胁痛、胃痛、呕吐、呃逆等病证。疏肝和胃为治疗肝气犯胃的基本治则，可用柴胡疏肝散、左金丸等调和肝胃的方剂加减治疗。

(郑 杨)

gānyù píxū

肝郁脾虚 (stagnation of liver qi and spleen deficiency)

肝气郁结，横逆犯脾，脾气本虚，木不疏土，运化失职的病理变化。关于"肝郁脾虚"，《黄帝内经》就有记载。如《素问·气交变大论》"岁木不及……民病中清，胠胁痛，少腹痛，肠鸣溏泄。"论述了

肝郁脾虚的病因和症状。清·江涵暾《笔花医镜·木侮土症》："木侮土症，即俗所谓慢惊风也。小儿受暑受寒，或伤乳食，皆能作吐作泻，或吐泻交作。久则脾土虚弱，肝木乘之。其泻渐见青色，面部痿白带青，手足微搐无力，神气恹恹不振，而慢脾成矣。"肝郁脾虚，临床症见两胁胀痛，纳少纳呆，脘腹胀闷；或善太息，四肢倦怠，肠鸣矢气，舌苔白腻，脉弦。其病理变化，是肝失疏泄与脾气虚弱并见；以两胁胀痛，纳少纳呆为主要症状。肝郁脾虚，多因情志不遂，肝气郁结，横逆犯脾，脾运化失职所致。肝郁脾虚常见于胁痛、胃痛、呃逆、腹胀、食欲不振等病证。治宜健脾疏肝，可用逍遥散加减治疗。

(郑 杨)

gāndǎn shīrè

肝胆湿热 (dampness-heat of liver and gallbladder)

湿热蕴结肝胆，疏泄不利，胆汁排出障碍的病理变化。关于"肝胆湿热"，《黄帝内经》就有记载。《素问·六元正纪大论》："凡此厥阴司天之政……四之气，溽暑，湿热相薄，争于左之上，民病黄疸而为胕肿。"阐明黄疸是肝胆湿热的表现之一。东汉·张仲景《伤寒论》中的茵陈蒿汤、栀子柏皮汤，为治疗肝胆湿热阳黄的代表方。明·张介宾对湿热所致囊痈论述详细。《景岳全书·囊痈》："肿痛未作脓者，疏肝导湿；肿硬发热者，清肝降火；已溃者，滋阴托里。大抵此证属阴道亏湿热不利所致。"清·叶桂在《临证指南医案·疸》中，论及胆湿热所致阳黄，如"阳黄之作，湿从火化，瘀热在里，胆热液泄，与胃之浊气共并，上不得越，下不得泄，

熏蒸遏郁，侵于肺则身目俱黄；热流膀胱，溺色为之变赤。黄如橘子色"。肝胆湿热，临床症见胁肋胀痛灼热，纳呆腹胀，口苦泛恶；或寒热往来，身目发黄；或阴囊湿疹，睾丸肿胀热痛；或带下黄臭，外阴瘙痒，小便短赤或黄，大便不调；舌红苔黄腻，脉弦数等。其病理变化，除湿热征象外，还可见肝胆疏泄不利的临床特点。肝胆湿热，多因外感湿热之邪，或素嗜辛辣肥甘，湿邪内生，郁而化热所致。肝胆湿热，常见于胁痛、黄疸等病证。清利肝胆湿热，为治疗肝胆湿热的基本治疗法则，代表方剂为龙胆泻肝汤。

（郑　杨）

shènjīng bùzú

肾精不足（insufficiency of kidney essence） 肾精亏虚，生长发育迟缓，生殖功能减退的病理变化。对"肾精不足"的初步认识，见于《黄帝内经》。如《灵枢·决气》："精脱者，耳聋。"《灵枢·海论》："髓海不足，则脑转耳鸣，胫酸，眩冒，目无所见，懈怠安卧。"认为肾精不足，可出现耳聋、耳鸣、胫酸等症状。明·汪绮石论及肾精不足的病因病机。《理虚元鉴·虚证有六因》："因先天者，指受气之初，父母或年已衰老，或乘劳入房，或病后入房，或妊娠失调，或色欲过度。此皆精血不旺，致令所生之子夭弱，故有生来而或肾，或肝心，或脾肺，其根底处先有亏，则至二十左右，易成劳怯。"肾精不足，临床症见小儿发育迟缓，身材矮小，小儿智力低下，囟门迟闭，骨骼痿软；男子精少不育，女子经闭不孕，性机能减退；成人早衰，发脱齿摇，耳鸣耳聋，动作迟缓，足痿无力，舌淡苔白，

脉虚弱。肾精不足的病理变化，主要表现为小儿发育迟缓、成人早衰两个方面。肾精不足，多因先天禀赋不足，后天失养；或房事过度，耗伤肾精；或年老体弱，久病耗伤所致。肾精不足，常见于头痛、眩晕、失眠、阳痿、月经不调等病证。补肾填精是治疗肾精不足的基本法则，左归丸是常用方剂之一。

（郑　杨）

shènqì bùgù

肾气不固（unconsolidation of kidney qi） 肾气虚损，封藏失职，固摄无权的病理变化。又称下元不固。对"肾气不固"的初步认识，见于《黄帝内经》。如《素问·灵兰秘典论》："膀胱者，州都之官，津液藏焉，气化则能出矣。"《灵枢·本输》："虚则遗溺。"《诸病源候论·小便不禁候》论述了肾气不固所致小便不禁。如"小便不禁者，肾气虚，下焦受冷也……肾虚下焦冷，不能温制其水液，故小便不禁也。"明·张介宾认为，久病淋浊为肾气不固所致。《景岳全书·淋浊》："又有淋久不止，及痛涩皆去，而膏液不已，淋如白浊者，此唯中气下陷及命门不固之证也。"清·傅山论及肾气不固所致胎堕证及治疗。《傅青主女科·小产》："胎成于气，亦摄于气，气旺则胎牢，气衰则胎堕。胎日加长，而气日加衰，安得不堕哉！况又遇寒气外侵，则内之火气更微，火气微则长养无资，此胎之不能不堕也。使当其腹疼之时，即用人参、干姜之类补气祛寒，则可以疼止而胎安。无如人拘于妊娠之药禁而不敢用，因致堕胎，而仅存几微之气，不急救气，尚有何法？方用黄芪补气汤。"肾气不固，症见腰膝痠软，面色㿠白，

小便频数而清，尿后余沥不尽，遗尿或尿失禁，夜尿频多，滑精早泄，女子带下量多清稀，易滑胎，舌淡苔白，脉沉弱。其病理变化，主要为肾气虚而引起膀胱、精囊、带脉、冲任脉的固摄功能减弱。肾气不固，多因先天禀赋不足，年老体弱，久病或房事过度，耗伤肾气所致。肾气不固，常见于虚劳、遗精、遗尿、带下等病证。固肾涩精是治疗肾气不固的基本法则，金锁固精丸是常用方剂。

（郑　杨）

shènyīnxū

肾阴虚（deficiency of kidney yin） 肾阴亏损，阴不制阳，虚热内扰的病理变化。又称肾阴不足。对"肾阴虚"的初步认识见于《黄帝内经》。如《素问·痿论》："肾者水藏也，今水不胜火，则骨枯而髓虚，故足不任身，发为骨痿""肾气热，则腰脊不举，骨枯而髓减，发为骨痿。"论中明示肾阴虚与足痿不能用密切相关。隋·巢元方认为，肾阴虚是阴虚阳亢所致。如《诸病源候论·虚劳骨蒸候》："夫蒸病有五：一曰骨蒸，其根在肾，且起体凉，日晚即热，烦躁寝不能安，食无味，小便赤黄，忽忽烦乱，细喘无力，腰疼，两足逆冷，手心常热。"明·张介宾在《景岳全书·命门余义》中指出，"命门有阴虚，缘真水之不足也"，提出"必以甘平之剂专补真阴"。清·何梦瑶对肾阴虚证的特征做了具体阐发。《医碥·虚损痨瘵》："五脏之伤，肾为最重。肾虚则骨蒸潮热，或午后或子后潮热，自汗盗汗，形体消瘦，口干咽燥，声嘶音哑，消渴淋浊，遗精失血，易生嗔怒，干咳痰嗽，不眠烦躁，恍惚怔忡，皆水虚火炎所致，六味地黄汤为

主。"肾阴虚，症见腰膝痠痛，眩晕耳鸣；男子阳强易举，遗精早泄；妇女经少经闭，或崩漏；失眠多梦，形体消瘦，潮热盗汗，五心烦热，舌红少津，脉细数。其病理变化为阴虚征象与腰膝痠痛、生殖功能异常。肾阴虚，多因它脏累及肾阴而致虚；或先天禀赋不足，房事过度，过服温燥之品，耗伤肾阴而致。肾阴虚，常见于虚劳、失眠、头痛、眩晕、耳鸣、消渴、遗精、遗尿、崩漏等病证。滋阴补肾是治疗肾阴虚的基本法则，常用六味地黄汤加减。

（郑　杨）

shènyángxū

肾阳虚 （deficiency of kidney yang）

肾阳虚弱，温煦无力，阴寒内生的病理变化。又称肾阳不足、命门火衰。对"肾阳虚"的初步认识，见于《黄帝内经》。如《素问·厥论》："阳气衰于下，则为寒厥；阴气衰于下，则为热厥。"《诸病源候论·小便病诸候》论及肾阳虚所致小便不利。如"小便利多者，由膀胱虚寒，胞滑故也。肾为脏，膀胱肾之腑也……小便白而多，甚至夜尿偏甚者，则内阴气生是也。"宋·严用和论及肾阳不足的症状。如《济生方·肾膀胱虚实论治》："夫肾者……虚则生寒，寒则腰背切痛，不能俯仰，足胫痠弱，多恶风寒，手足厥冷，呼吸少气，骨节烦疼。"清·江涵暾论及肾阳虚所致泄泻。如《笔花医镜·肾部》："命门火衰，为不欲食，为鸡鸣泄泻""不欲饮食者，火力微也""鸡鸣泄泻者，肾虚也"。肾阳虚，症见腰膝痠软而痛，畏寒肢冷，以下肢为甚；面色㿠白，或黧黑；男子阳痿、滑精、早泄；妇女不孕、白带清稀而多；尿频清长，夜尿频多；大便久泄不止，完谷不化，五更泄泻；舌淡苔白，脉沉细无力，迟脉尤甚。其病理变化，主要为阳虚之征和腰膝痠软而痛、生殖功能减弱。肾阳虚，多由素体阳虚，年老体弱，或年老肾亏，或久病伤肾，房劳过度所致。临床上肾阳虚常见于虚劳、水肿、消渴、泄泻、遗精、遗尿、带下等病证。温补肾阳是治疗肾阳虚的基本法则，金匮肾气丸、右归丸是常用方剂。

（郑　杨）

shènxū shuǐfàn

肾虚水泛 （water diffusion due to kidney deficiency）

肾阳虚损，气化失常，水湿泛溢的病理变化。对"肾虚水泛"的初步认识，见于《黄帝内经》。如《素问·水热穴论》："肾者，胃之关也，关门不利，故聚水而从其类也。"明确阐述水肿与肾有关。《中藏经·论肾脏虚实寒热生死逆顺脉证之法》："肾有水则腹大脐肿，腰重痛不得溺，阴下湿，如牛鼻，头汗出，是为逆寒，大便难。"对肾虚水肿症状的描述十分详细。清·尤怡阐明肾虚水肿的机理、临床表现和治疗。如《金匮翼·肾水》："肾为水脏而元阳寓焉。肾虚阳弱，水无所制而泛溢，肢体浮肿，咳嗽喘急，腰重足冷，小便不利……非《金匮》加减肾气丸不效。"肾虚水泛，临床症见全身浮肿，下肢尤甚，按之凹陷不起，畏寒肢冷；甚则腹部胀满，心悸咳喘，少尿或无尿，舌淡胖苔白润，脉沉弱等。其病理变化，除肾阳虚表现外，伴有水肿、腰以下甚为特征。肾虚水泛，多因久病耗伤肾阳，或素体阳虚，气化失常，水湿泛溢所致。临床上，肾虚水泛常见于水肿、心悸、痰饮等病证。温肾助阳，化气利水，是治疗肾虚水泛的基本法则，济生肾气丸、真武汤是临床常用方剂。

（郑　杨）

shènbùnàqì

肾不纳气 （kidney failing to receive qi）

肾气虚损，摄纳肺气不足，气浮于上，动则气急的病理变化。又称"肺肾气虚"。"肾不纳气"的初步认识，见于《黄帝内经》。《灵枢·经脉》："肾足少阴之脉……是动则病，饥不欲食，面如漆柴，咳唾则有血，喝喝而喘。"清·唐宗海对肾不纳气的症状、治疗论述详细。如《血证论·喘息》："肾虚喘息者，以气之根原于肾。失血家，火甚水枯，不能化气，是以气短而喘，咳逆喘息，颊赤咽干，宜大补阴丸加牛膝、五味以潜降之。若是阴虚，阳无所附，气不归根者，地黄汤合生脉散加磁石、牛膝、沉香以滋纳之。"清·林佩琴在《类证治裁·喘症》中提出，偏于肾阴亏用六味汤加麦冬、五味治疗，偏于肾阳虚用七味地黄丸加人参、麦冬治疗。肾不纳气，临床症见喘息短气，呼多吸少，气不得续，动则喘息益甚，腰膝痠软。偏于阳虚者，自汗神疲，声音低怯，舌淡苔白；偏于阴虚者，面赤心烦，咽干口燥，舌红脉细数。其病理变化，以喘息短气、呼多吸少、气不得续为特征。肾不纳气，多由久咳久喘，肺损及肾；或年高体弱，劳伤肾气，累及肺气所致。肾不纳气常见于咳嗽、哮证、喘证等病证。补肾纳气是治疗肾不纳气的基本法则，参蚧散、金匮肾气丸是常用方剂。

（郑　杨）

liùfǔ bìngjī

六腑病机 （pathogenesis of six fu organs）

六腑功能失常而发生病变的内在机理。

历史沿革 对六腑病机的初步认识，见于《黄帝内经》。如《灵枢·九针论》："六府气：胆为怒，胃为气逆哕，大肠小肠为泄，膀胱不约为遗溺，下焦溢为水。"这是对六腑病变的认识。东汉·张仲景《伤寒论》，非常重视六腑病机。书中记载与胃肠相关的病证大致可有心下痞、心下痛、呕吐、下利、不大便、腹满、腹痛等；提出了治疗胃肠实热病机的一系列承气汤方。此外，张仲景重视"保胃气"，通过胃气盛衰观察病情的发展和预后。指出"胃气已败，除中必死"；"欲得食，其病为愈"；"胃气尚在，必愈"等。金·李杲继承上述医家"保胃气"的思想，提出"胃虚元气不足，诸病所生"的观点，创立升阳益胃汤等一系列益胃方剂。明·张介宾在《景岳全书·论脾胃》中，又提出"胃气之关于人者，无所不至"；"凡欲察病者，必须先察胃气"；"欲治病者，必须常顾胃气"。清·叶桂重视养阴生津，用甘寒濡润之品滋养胃阴。清·费伯雄《医方论·和解之剂》对胆的生理及病变认识深刻。指出"胆为清净之腑，又气血皆少之经。痰火扰之，则胆热而诸病丛生矣"。清·江涵暾《笔花医镜·胆部》"气血足则胆气壮，气血虚则胆气怯。"清·吴谦《医宗金鉴·删补名医方论卷四》指出，津液代谢与膀胱、三焦关系密切，"若水道不输，则内蓄喘胀，外泛肤肿，三焦之病也。若受藏不化，则诸淋涩痛，癃闭不通，膀胱之病也"。

基本内容 人体是一个统一的整体，六腑与五脏联系密切；六腑病机与五脏病机密不可分。六腑以通为用，以降为顺。六腑病机，主要表现在通、降的太过与不及。临床上，六腑病机主要分为寒、热、虚、实四类。胆的病机特点，主要反映在胆汁贮藏、排泄障碍，以及心神不安等方面，多见口苦、耳鸣、黄疸、神志异常等症状。胃的病机特点，主要反映在受纳、腐熟功能异常，以及胃失和降方面。多见胃脘胀满、呃逆、呕吐、嗳气、牙龈肿痛、口臭等症状。小肠的病机特点，主要反映在清浊不化方面，表现为小便不利、大便泄泻等症状。大肠的病机特点，主要反映在传化失常方面，表现为大便异常，如泄泻、痢疾和大便秘结等症状。膀胱的病机特点，主要反映膀胱气化失常方面，表现在排尿异常、尿液外观的改变，如小便失禁、尿频、遗尿、癃闭等。三焦的病机特点，主要反映在气化和水液代谢功能障碍两方面。

作用与意义 六腑之间在病理变化上相互影响，一腑有病，可影响他腑而致病。对于六腑病变的治疗，有"腑病以通为补"之说。这里的"补"，是指用通泄药物使六腑以通为顺，是针对六腑的功能特点而言。临床辨证论治时，应审察病机，不可过分强调此法。

（郑　杨）

dǎnyù tánrǎo

胆郁痰扰（stagnated gallbladder qi with disturbing phlegm）胆失疏泄，痰热内扰的病理变化。《素问·灵兰秘典论》："胆者，中正之官，决断出焉。"说明胆与人的情志活动关系密切。《素问·热论》："三日少阳受之，少阳主胆，其脉循胁络于耳，故胸胁痛而耳聋。"明确指出胆病的常见症状。清·费伯雄《医方论·卷二》："胆为清净之腑，又气血皆少之经。痰火扰之，则胆热而诸病丛生矣。"苏诚练《医话医论荟要·温胆汤浅谈》："胆与肝、胃、心、脑关系密切，故凡头晕头痛、心悸、失眠、恶心、呕吐、神志不宁等，皆由胆经首先受病，继则传化而来，故通过治胆，可使疾病获愈。"胆郁痰扰，临床症见惊悸不宁，烦躁不寐，头晕目眩，耳鸣，口苦呕恶，胸闷太息，舌苔黄腻，脉弦滑。其病理变化，以惊悸失眠，烦躁不宁，头晕目眩，舌苔黄腻，脉象弦滑为特征。胆郁痰扰，多由情志不遂，肝气郁结，气郁生痰，痰郁化热，胆气被扰所致。临床上，胆郁痰扰，常见于失眠、眩晕、耳鸣、郁证、心悸、胃脘痛、恶心、呕吐等病证。清胆解郁化痰，是治疗胆郁痰扰的基本法则，黄连温胆汤是临床常用方剂。

（郑　杨）

wèiqìxū

胃气虚（deficiency of stomach qi）胃气虚弱，受纳腐熟功能减退，胃失和降的病理变化。对"胃气虚"的初步认识，见于《黄帝内经》。《素问·通评虚实论》："头痛耳鸣，九窍不利，肠胃之所生也。"金·李杲对胃气虚有进一步的阐述。《脾胃论·脾胃虚实传变论》："胃气一虚，耳目口鼻，俱为之病。"《脾胃论·大肠小肠五脏皆属于胃胃虚则俱病论》："胃虚则五脏六腑，十二经，十五络，四肢皆不得营运之气，而百病生焉。"明·张介宾《景岳全书·气瘕》："若脾胃气虚而滞者，惟六君子汤、归脾汤为宜。"董建华认为，"胃气虚者，气机不运，虚中有滞，宜补虚行滞，而又不可壅补"。胃气虚，症见胃脘隐痛或痞胀，按之觉舒，食欲不振，嗳气，面色萎黄，气短懒言，神疲倦怠，舌质淡苔白，脉弱。

其病理变化，以胃脘痞满、隐痛喜按、食少与气虚症状共见为特征。胃气虚，多由饮食不节，劳倦过度，久病失养，或他脏病变耗伤胃气所致。临床上，胃气虚常见于胃痛、腹胀、呕吐等病证。益气养胃是治疗胃气虚的基本法则，四君子汤、黄芪建中汤等，是常用方剂。

(郑　杨)

胃阳虚 (deficiency of stomach yang)

wèiyángxū

胃阳不足，虚寒内生，受纳腐熟功能减退，胃失和降的病理变化。又称胃虚寒。对"胃阳虚"的初步认识，可见于《黄帝内经》。如《素问·举痛论》："寒气客于肠胃，厥逆上出，故痛而呕也。"晋·王叔和论及胃虚的症状。如《脉经·卷二》："胃虚……病苦胫寒不得卧，恶寒洒洒，目急，腹中痛，虚鸣。"清·江涵暾《笔花医镜·胃部》："胃脘痛者，肢冷气冷，绵绵不休，姜附汤加肉桂主之。"胃阳虚，症见胃脘绵绵疼痛，遇寒加剧，得温则减；或见胃痛得食痛缓，或见脘部水声漉漉，口泛清水，口淡不渴，肢凉喜暖，舌淡苔白滑，脉沉迟无力。其病理变化，以胃失和降与阳虚症状共见为特征。胃阳虚多由饮食不节，嗜食生冷，久病失养，或他脏病证耗伤胃阳所致。临床上胃阳虚常见于胃痛、腹胀、呕吐、泄泻等病证。温阳建中，是治疗胃阳虚的基本法则，理中汤是常用方剂。

(郑　杨)

胃阴虚 (deficiency of stomach yin)

wèiyīnxū

胃阴亏虚，受纳腐熟异常，胃失和降的病理变化。又称胃阴不足。《黄帝内经》认为胃气为本，《素问·五藏别论》："胃者，水谷之海，六腑之大源也。"清·叶桂对胃阴虚的病因病机、证治论述详细。提出"胃为阳明之土，非阴柔不肯协和"（《临证指南医案·木乘土》）；治温病汗下后胃阴不足，用益胃汤；治胃阴伤知饥少纳，用麦冬、川斛等。《临证指南医案·脾胃》："凡遇禀质木火之体，患燥热之症，或病后热伤肺、胃津液，以致虚痞不食，舌绛咽干，烦渴不寐，肌燥熇热，便不通爽，此九窍不和，都属胃病也，岂可以芪、术、升、柴治之乎？故先生必用降胃之法。所谓胃宜降则和者，非用辛开苦降，亦非苦寒下夺以损胃气，不过甘平或甘凉濡润，以养胃阴，则津液来复，使之通降而已矣。"胃阴虚，临床症见胃脘不舒，隐隐灼痛，嘈杂，饥而不欲食，干呕呃逆，口燥咽干，大便干结，舌红少津，脉细数。其病理变化，以胃失和降与阴虚症状共见为特征。胃阴虚多由于饮食不节，或气郁化火，或外感热病，耗伤胃阴而致。胃阴虚常见于胃痛、厌食、呃逆等病证。养阴益胃是治疗胃阴虚的基本法则，益胃汤是常用方剂。

(郑　杨)

胃火 (stomach heat)

wèihuǒ

胃中阳热偏亢的病理变化。又称"胃热"。《黄帝内经》有关于胃热临床症状的记载。如《灵枢·师传》："胃中热则消谷，令人悬心善饥。"唐·孙思邈论述了胃热的临床表现。如《备急千金要方·胃虚实》："胃实热，右手关上脉阳实者，足阳明经也。病苦头痛，汗不出，如温疟，唇口干，善哕，乳痈缺盆腋下肿痛，名曰胃实热也。"清·江涵暾对胃热论述比较详细。《笔花医镜·胃部》："胃之热，唇舌红，口臭，脉右关必洪数。其症为三消，为嘈杂，为吐血，为齿痛，为黄胖面肿，为自汗，为舌黑燥渴，为瘢疹，为便闭，为呃逆，为头痛。"清·林佩琴用清胃散治疗胃火牙疼。胃火，症见胃脘灼痛，食入即吐，消谷善饥，吞酸嘈杂；或牙龈肿痛溃烂，或齿衄，口臭，渴喜冷饮，大便秘结，小便短赤，舌红苔黄，脉滑数。其病理变化以胃失和降与实热症状共见为特征。胃火多由嗜食辛辣肥甘之品，化热生火；或情志不遂，肝郁化火；或热邪内侵所致。临床上，胃火常见于胃痛、便秘、牙痛、齿衄等病证。清胃泻火是治疗胃火的基本治则，清胃散是常用方剂。

(郑　杨)

胃寒 (stomach cold)

wèihán

胃中阳气虚损，阴寒偏盛的病理变化。《黄帝内经》已有胃寒病因、症状的论述。如《灵枢·口问》："寒气客于胃，厥逆从下上散，复出于胃，故为噫。"东汉·张仲景《伤寒论》中，用理中汤温胃散寒。清·江涵暾《笔花医镜·胃部》："胃之寒，唇舌必白，脉右关必沉迟。其症为胃脘痛，为呕吐，为霍乱，为吞酸嗳腐。"胃寒，临床症见胃脘拘急疼痛，遇寒加剧，得温则减，或得食痛缓，或胃脘部水声漉漉，口泛清水，口淡不渴，肢凉喜暖，舌淡苔白滑，脉迟或弦。胃寒初起多属实，日久必耗伤中阳，所以胃寒越发则越重，久病后即成本虚标实之证。其病理变化以胃失和降与寒象共见为特征。胃寒，多由饮食不节，嗜食生冷所致。临床上胃寒常见于胃痛、腹胀、腹痛等病证。温胃散寒，是治疗胃寒的基本法则。干姜、吴茱萸、高良姜等是常用温胃散寒之品。

（郑 杨）

dàcháng shīrè

大肠湿热 （dampness-heat of large intestine）

湿热蕴结，阻滞气机，损伤肠络，大肠传导失常的病理变化。关于"大肠湿热"的症状，《黄帝内经》已有论述。如《素问·至真要大论》："诸呕吐酸，暴注下迫，皆属于热。"清·张秉成论及大肠湿热病机。如《成方便读·芍药汤》："夫痢之为病，固有寒热之分，然热者多而寒者少，总不离邪滞蕴结，以致肠胃之气不宣，酿为脓血稠黏之属。"大肠湿热，症见腹痛，下痢，里急后重，或大便脓血，或下利赤白黏冻，肛门灼热，口渴，小便短赤，舌红苔黄腻，脉滑数。其病理变化以腹痛、下痢和湿热症状共见为特征。大肠湿热，多由感受邪气，或饮食不节，湿热蕴结大肠而形成。临床上，大肠湿热常见于泄泻、腹痛等病证。清热燥湿止泻，是治疗大肠湿热的基本法则；芍药汤、葛根芩连汤、黄芩汤是常用方剂。

（郑 杨）

dàcháng yèkuī

大肠液亏 （fluid insufficiency of large intestine）

津液不足，肠失濡润，传导失常的病理变化。关于"大肠液亏"的临床症状，《黄帝内经》就有记载。如《素问·举痛论》："热气留于小肠，肠中痛，瘅热焦渴则坚干不得出，故痛而闭不通矣。"东汉·张仲景用蜜煎导法，治疗热病伤阴，大肠液亏之大便干结。清·何梦瑶对大肠液亏病因病机记载详细。如《医碥·大便不通》："有血秘，老人、产妇，血液干枯，或病后血虚，或发汗利小便，以致津涸……有风秘，其人肠胃素有风，风能燥湿燥血，故大肠不润而结。"总之大肠液亏，临床症见大便秘结干燥，难以排出，数日一行，口干咽燥，舌苔黄燥，舌质少津，脉细涩。其病理变化，以大便秘结干燥和津液不足症状共见为特征。大肠液亏，多由热病伤阴，或素体阴亏，或妇女产后阴血内亏所致。生津养血，润燥通便，是治疗大肠液亏的基本法则，临床常用润肠丸，或熟地、当归、白芍、杏仁、柏子仁等药物。

（郑 杨）

xiǎocháng shírè

小肠实热 （excessive heat of small intestine）

心火炽盛，移热小肠，泌别清浊功能失调的病理变化。唐·孙思邈论述了小肠实热的临床表现。《备急千金要方·小肠虚实》："小肠实热，左手寸口人迎以前脉阳实者，手太阳经也。病苦身热，来去汗不出，心中烦满，身重，口中生疮，名曰小肠实热也。"《诸病源候论·小肠病候》论述了小肠气实的病机。如"小肠象火，旺于夏，手太阳其经也，心之腑也。水液之下行为溲便者，流于小肠。其气盛为有余，则病小肠热，焦竭干涩，小肠䐜胀，是为小肠之气实也。"《医宗金鉴·删补名医方论卷四》对小肠实热病机，治疗等也有论述。如"心与小肠为表里也。然所见口糜舌疮，小便黄赤，茎中作痛，热淋不利等证，皆心移热于小肠之证，故不用黄连直泻其心，而用生地滋肾凉心，木通通利小肠，佐以甘草梢，取易泻最下之热，茎中之痛可除，心经之热可导也"。小肠实热，症见尿赤涩，尿道灼痛，或尿血；心烦口渴，口舌生疮，舌红苔黄，脉数。其病理变化以尿赤涩、尿道灼痛和实热症状共见为特征。

小肠实热多由心火炽盛，移热小肠所致。临床上，小肠实热常见于尿血、淋证等病证。清利实热、导热下行是治疗小肠实热的基本法则，临床常用导赤散化裁。

（郑 杨）

pángguāng shírè

膀胱湿热 （dampness-heat of bladder）

湿热蕴结，膀胱气化不利的病理变化。《黄帝内经》中，有膀胱湿热临床表现的记载。如《素问·气厥论》："胞移热于膀胱，则癃溺血。"《素问·刺热》："肾热病者，先腰痛，胻痠，苦渴数饮，身热。"东汉·张仲景对膀胱湿热的临床表现也有论述。《金匮要略·消渴小便不利淋病脉证并治》："淋之为病，小便如粟状，小腹弦急，痛引脐中。"《诸病源候论·诸淋候》，对膀胱湿热病机进行阐述。如"淋者，由肾虚膀胱热故也……膀胱热则水下涩，数而且涩，则淋沥不宣"。明·张介宾对"热蓄膀胱，溺赤热甚"者，用大分清饮、七正散、八正散等辨证治疗。膀胱湿热，症见尿频尿急，尿道涩痛，尿液短赤，淋漓不尽；或伴有发热腰痛，或见血尿，尿中有砂石，或尿浊如膏，舌红苔黄腻，脉滑数。其病理变化以尿频尿急、尿道涩痛和湿热症状共见为特征。膀胱湿热，多由湿热之邪下注膀胱，或恣食肥甘辛热之品，酿成湿热，膀胱气化不利而致。临床上，膀胱湿热常见于尿血、淋证等病证。清热利湿，是治疗膀胱湿热的基本法则，临床常用八正散、小蓟饮子化裁。

（郑 杨）

pángguāng xūhán

膀胱虚寒 （deficient cold of bladder）

肾阳不足，虚寒内生，膀胱气化功能失常的病理变化。

《黄帝内经》已有膀胱虚寒临床表现的记载。《素问·宣明五气》："膀胱……不约为遗溺。"《诸病源候论·小便病诸候》论述了膀胱虚寒的病机症状。如"遗尿者，此由膀胱虚冷，不能约于水故也……膀胱为津液之腑，腑既虚冷，阳气衰弱，不能约于水，故令遗尿也。"清·林佩琴《类证治裁·闭癃遗溺论治》中，用固脬丸治疗膀胱虚寒所致遗溺。膀胱虚寒，症见小便失禁，尿清长、尿频而清、淋漓不尽，或遗尿、夜尿多，畏冷肢凉，小腹冷痛，舌淡苔薄润，脉细弱。其病理变化以小便不利和阳虚症状共见为特征。膀胱虚寒，多由久病及肾，或年高体衰，或先天禀赋不足，膀胱虚寒，气化不利而致。临床中，膀胱虚寒常见于遗尿、尿失禁等病证。补肾固脬，是治疗膀胱虚寒的基本法则，临床常用缩泉丸化裁。

（郑 杨）

奇恒之腑病机 qíhéng zhī fǔ bìngjī

（pathogenesis of extraordinary fu-viscera） 奇恒之腑功能失常发生病变的内在机理。

历史沿革 早在《黄帝内经》中，就有关于脑、骨、髓、脉、胆、女子胞的病机记载。《灵枢·海论》论述了髓海有余和不足的症状如"髓海有余，则轻劲多力，自过其度；髓海不足，则脑转耳鸣，胫酸眩晕，目无所见，懈怠安卧"。《素问·上古天真论》："女子……二七而天癸至，任脉通，太冲脉盛，月事以时下，故有子……七七任脉虚，太冲脉衰少，天癸竭，地道不通，故形坏而无子也。"提示女子胞与肾、天癸、冲任有密切关系。清·程杏轩对脑髓的病机和症状论述更为

明确。清·郑钦安在《医理真传·离卦解》中，记载了程杏轩的论述："脑髓实则思易得，过思则心火烁脑，头眩眼花耳鸣之象立见，而髓伤矣。"

基本内容 人体是一个统一的整体，奇恒之腑的病机与气血、五脏、经络联系密切，其病机主要分为寒、热、虚、实四类。

脑的病机，以髓海不足为特征。临床多见头晕、目眩等症状。髓和骨的病机，主要表现为生长发育迟缓、骨骼软弱等症状。胆的病机特点，主要反映在胆汁贮藏、排泄障碍以及心神不安等方面。多见口苦、耳鸣、黄疸、神志异常等症状。脉的病机，以脉道不通利、血行不畅为主要特点，以疼痛、肿胀、麻木等为主要表现。女子胞的病机，以经、带、胎、产的异常为主要临床表现。脑、骨、髓病机与肾关系密切；女子胞与心、肝、脾、肾、天癸、冲、任等脏腑经络关系密切。奇恒之腑病机与脏腑经络密切相关，奇恒之腑病机对于认识疾病，把握疾病的本质有重要意义。

（郑 杨）

经络病机 jīngluò bìngjī

（pathogenesis of meridian） 致病因素作用于经络而引起的病理变化，主要表现为联系功能、气血运行及信息传导的异常。

历史沿革 经络病机的内容首见于《黄帝内经》。《素问·皮部论》指出，经络是病邪传导的通路。若"邪客于皮则腠理开，开则邪入客于络脉，络脉满则注于经脉，经脉满则入舍于藏府也"。《灵枢·经脉》，对十二经脉、十五络脉的病理表现有详细论述。如"肝足厥阴之脉……是动则病腰痛不可以俯仰，丈夫癀

疝，妇人少腹肿，甚则嗌干，面尘脱色。是主肝所生病者，胸满呕逆飧泄，狐疝遗溺闭癃"；又如，"脾之大络，名曰大包……实则身尽痛，虚则百节尽皆纵"。清·叶霖在《难经正义·二十九难》中，描述了奇经八脉的病候。"阳维为病，苦寒热。阴维为病，苦心痛。阴跷为病，阳缓而阴急。阳跷为病，阴缓而阳急。冲之为病，逆气而里急。督之为病，脊强而厥。任之为病，其内苦结，男子为七疝，女子为瘕聚。带之为病，腹满，腰溶溶若坐水中，此奇经八脉之为病也。"

基本内容 人体的经络，内属脏腑，外络肢节。当经络功能失调时，不但与经脉所络属的脏腑有关，还与经脉循行径路和经气是否通达有关。经络疾病的病机，主要表现在经络的经气虚实、经气运行郁滞、经气逆乱、经气衰竭等方面。

十二经脉的病机特点，以十二经脉循行部位及所属脏腑功能失调为主。手太阴肺经，多见外感、头痛、项强、咳痰喘等病证；常见肺胀、咳喘，肩背寒等。手阳明大肠经，多见头面五官、咽喉病、热病等病证；常见发热，齿痛，咽喉肿痛等。足阳明胃经，多见胃肠、头面五官病证、神志病证等；多见壮热，咽喉肿痛，齿痛，口角歪斜等。足太阴脾经多见脾胃病证、妇科病证、前阴病证等；多见食则呕，胃脘痛，腹胀等。手少阴心经，临床多见心、胸、神志病证；常见心胸烦闷疼痛，胁痛，上臂内侧痛等。手太阳小肠经，临床多见头部病证、热病、神志病证；常见耳聋，咽痛，颈项肩桡肘臂外后廉痛等。足太阳膀胱经，临床多见头背、腰、下肢病证及神志病证；常见

项背强痛，癫痫，足跟疼痛等。足少阴肾经，临床多见妇科、前阴病证；多见腰脊、下肢无力，或痿厥、善恐等。手厥阴心包经，临床多见心胸病、神志病证；常见手心热，心烦，心悸等。手少阳三焦经，多见头面、胸胁病证、热病；临床多见耳聋，咽喉肿痛，小指、示指活动障碍等。足少阳胆经，多见头面病证、神志病证、热病；临床多见口苦、善太息，足小趾、次趾不用等。足厥阴肝经，多见肝病、妇科病证、前阴病证；临床多见胸满，疝气或妇女少腹痛等。

督脉的主要症状，为脊柱强痛，角弓反张；任脉的主要症状，为疝气、带下、腹中结块；冲脉的主要症状，为腹部气逆而拘急；带脉的主要症状，为腹满，腰部觉冷如坐水中。阴维脉的主要症状，为心痛，忧郁；阳维脉的主要症状，为恶寒发热，腰痛；阴跷脉的主要症状，为多眠、瘫闭；阳跷脉的主要症状，为目痛从内眦始，不眠。

经气虚实，主要表现在经络气血偏盛和偏衰。经络气血偏盛，致其络属的脏腑功能过亢而发病。经络的气血偏衰，引起其络属脏腑的生理功能减退而发病。经气郁滞，气血运行不利，累及所络属之脏腑，及经络循行部位的功能。如肾之经气不能上充于耳，则出现耳聋等。经气逆乱，主要是经气的升降逆乱，导致气血的上逆或下陷；或导致与其络属的脏腑生理功能紊乱；或引起人体阴阳之气不相顺接，而发为厥逆；经气衰竭，主要是经气的衰败至终绝，气血也随之衰竭的一种病理变化。各经循行部位不同，故各经气血衰竭时，所出现的证候各有特点。

作用与意义 经络病机，不但可以阐释疾病的病理变化，还可指导疾病的诊断和治疗；同时，对判断疾病的发展和预后也有重要价值。

（郑 杨）

bìngjī shíjiǔtiáo

病机十九条（nineteen items of pathogenesis）

《黄帝内经》把某些类同的病机归纳于某一病因或某一脏，作为辨证求因的根据，共十九条。是中医病机理论的最早系统论述。

历史沿革 病机十九条，源于《素问·至真要大论》关于病机的论述："帝曰：愿闻病机何如？岐伯曰：诸风掉眩，皆属于肝。诸寒收引，皆属于肾。诸气膹郁，皆属于肺。诸湿肿满，皆属于脾。诸热瞀瘛，皆属于火。诸痛痒疮，皆属于心。诸厥固泄，皆属于下。诸痿喘呕，皆属于上。诸禁鼓慄，如丧神守，皆属于火。诸痉项强，皆属于湿。诸逆冲上，皆属于火。诸胀腹大，皆属于热。诸躁狂越，皆属于火。诸暴强直，皆属于风，诸病有声，鼓之如鼓，皆属于热。诸病胕肿，疼酸惊骇，皆属于火。诸转反戾，水液浑浊，皆属于热。诸病水液，澄彻清冷，皆属于寒。诸呕吐酸，暴注下迫，皆属于热。故大要曰：谨守病机，各司其属。有者求之，无者求之，盛者责之，虚者责之，必先五胜，疏其血气，令其条达，而致和平，此之谓也。"因其共有十九条，故后世简称为病机十九条。后因其六气病机中，无"燥"的病机，金·刘完素补充"诸涩枯涸，干劲皴揭，皆属于燥"（《素问玄机原病式·燥类》）。

病机十九条，开中医病机理论之先河。后世医家在此基础不断发展丰富，形成了系统的外感热病病机、脏腑病机理论。

"诸风掉眩，皆属于肝""诸寒收引，皆属于肾""诸气膹郁，皆属于肺""诸湿肿满，皆属于脾""诸痛痒疮，皆属于心"，奠定了脏腑病机的理论。《难经·七十七难》记载了脏腑虚实及传变的规律。如"见肝之病，则知肝当传之与脾，故先实其脾气，无令得受肝之邪"。东汉·张仲景在《金匮要略》中，以脏腑病机为纲，对内伤杂病进行辨证论治。如《金匮要略·五脏风寒积聚病脉证并治》，详细论述五脏中风、中寒的病机及证治规律。如"心中风者，翕翕发热，不能起，心中饥，食即呕吐。心中寒者，其人苦病心如啖蒜状，剧者心痛彻背，背痛彻心，譬如蛊注。"《中藏经》在此基础上，提出"寒热乃阴阳相胜，脏腑有虚实之变"的病机观点。如《中藏经·寒热论》："人之寒热往来者，其病何也？此乃阴阳相胜也。阳不足则先寒后热，阴不足则先热后寒。又上盛则发热，下盛则发寒。"《中藏经·论五脏六腑虚实寒热生死逆顺之法》："夫人有五脏六腑，虚实寒热、生死逆顺，皆见于形证脉气。若非诊察，无由识也。"唐·孙思邈发展了脏腑实热虚寒病机。如《备急千金要方·肝脏脉论》论述了肝中风、肝中寒、肝伤、肝水、肝胀、肝积等病机。如"肝中风者，头目瞤，两胁痛，行常伛，令人嗜甘，如阻妇状。肝中寒者，其人洗洗恶寒，翕翕发热，面翕然赤，漐漐有汗，胸中烦热。肝中寒者，其人两臂不举，舌本燥，善太息，胸中痛，不得转侧，时盗汗，咳，食已吐其汁。"宋·钱乙系统总结了儿科病机特点。如《小儿药证直诀·原序》提出小儿"骨气未成，形声未正""脏腑柔弱，易虚易实，易寒易热"。宋·陈自明在《妇人大全良方》中，以脏腑病机为纲领，论述妇产科疾病的发病原理，认为肝脾损伤是月经不调的主要病机。如《妇人大全良方·月经不通方论》："夫妇人月水不通，或因醉饱入房，或因劳役过度，或因吐血失血，伤损肝脾，但滋其化源，其经自通。"

金元时期，各家阐发脏腑病机及其辨证论治规律，丰富和发展了脏腑病机学说。元·朱震亨对心、肾、肝三脏病机进行探讨，认为人体阴常不足。如《格致余论·阳有余阴不足论》："男子六十四岁而精绝，女子四十九岁而经断。夫以阴气之成，止供得三十年之视听言动，已先亏矣。人之情欲无涯，此难成易亏之阴气，若之何而可以供给也。"易水学派李杲、罗天益等主要阐发脾胃病机。李杲在《脾胃论·脾胃虚实传变论》中，提出"脾胃之气既伤，而元气亦不能充，而诸病之所由生也"。邱处机从养生角度，对脏腑病机有详细论述。如《摄生消息论·肾脏冬旺》："人之骨痛者，肾虚也；人之齿多龃者，肾衰也；人之齿堕者，肾风也；人之耳痛者，肾气壅也；人之多欠者，肾邪也；人之腰不伸者，肾乏也；人之色黑者，肾衰也；人之容色紫而有光者，肾无病也；人之骨节鸣者，肾羸也。肺邪入肾，则多呻。肾有疾，当吹以泻之，吸以补之。"

明代医家对脾、肾、命门病机认识深刻，薛己、李中梓等主要阐发脾肾病机。如明·薛己注《明医杂著·鼻塞》："饥饱劳役所伤脾胃，发生之气不能上升，邪害空窍，故不利而不闻香臭者，宜养脾胃，使阳气上行则鼻通

矣。"薛己注《明医杂著·劳瘵》："足三阴亏损，虚热无火之症……当用六味地黄丸为主，以补中益气汤调补脾胃。若脾胃先损者，当以补中益气汤为主，以六味地黄丸温存肝肾，多有得生者。"赵献可、张介宾等，主要阐发命门病机。张介宾认为，两肾属于命门。《类经附翼·求正录》："命门总主乎两肾，而两肾皆属于命门。故命门者，为水火之府，为阴阳之宅，为精气之海，为死生之窦。若命门亏损，则五脏六腑皆失所恃，而阴阳病变无所不至。"《类经附翼·真阴论》："即如阴胜于下者，原非阴盛，以命门之火衰也；阳胜于标者，原非阳盛，以命门之水亏也。水亏其源，则阴虚之病叠出；火衰其本，则阳虚之证迭生。"汪绮石强调从肺脾肾治疗虚劳。如《理虚元鉴·治虚有三本》："治虚有三本，肺脾肾是也。肺为五脏之天，脾为百骸之母，肾为性命之根。治肺、治脾、治肾，治虚之道毕矣。"

病机十九条中属于火热的条文最多，为后世认识外感热病病机奠定了基础。清代医家在前人基础上不断创新。如叶桂首创卫气营血病机论，吴瑭创三焦病机论，完善了外感热病病机。

病机十九条中，属于热者有四条："诸胀腹大，皆属于热""诸病有声，鼓之如鼓，皆属于热""诸转反戾，水液浑浊，皆属于热""诸呕吐酸，暴注下迫，皆属于热"；属于火者有五条："诸热瞀瘛，皆属于火""诸噤鼓慄，如丧神守，皆属于火""诸逆冲上，皆属于火""诸躁狂越，皆属于火""诸病胕肿，疼酸惊骇，皆属于火"。

后世医家，金元时期的刘完

素受火热理论启示。认为"火热"是导致疾病的主要病机，提出"六气皆能化火"，将火热与风、寒、燥、湿联系起来。他还将属肺或属上的喘，属脾的腹胀、呕吐，属心的疮疡等，一并归于火热。如《素问玄机原病式·热类》："诸病喘、呕、吐酸、暴注、下迫、转筋、小便浑浊、腹胀大鼓之如鼓、痈疽、疡、疹、瘤气、结核、吐下霍乱、瞀郁、肿胀、鼻塞、衄、衊、血溢、血泄、淋、閟、身热恶寒、战栗、惊、惑、悲、笑、谵、妄、衄衊血汗，皆属于热。"《素问玄机原病式·火类》："诸热瞀瘛，暴喑、冒昧、躁扰、狂越、骂詈、惊骇、胕肿、疼酸、气逆冲上、禁栗如丧神守、嚏、呕、疮、疡、喉、痹、耳鸣及聋、呕涌溢食不下、目昧不明、暴注、瞤瘛、暴病暴死，皆属于火。"朱震亨对相火论述详细，提出了"相火为元气之贼"的观点，《格致余论·相火论》："相火易起，五性厥阳之火相扇，则妄动矣。火起于妄，变化莫测，无时不有，煎熬真阴，阴虚则病，阴绝则死。君火之气，经以暑与湿言之；相火之气，经以火言之，盖表其暴悍酷烈，有甚于君火者也，故曰相火元气之贼。"

明·张介宾对火热的病变部位有具体描述。如《景岳全书·火证》认为，"凡火之为病，其在外者，必见于皮肉筋骨；其在内者，必见于脏腑九窍"。清·何梦瑶论述了火热致病的临床症状。如《医碥·气》："热则气泄，腠理开，汗大泄，喘呕吐酸，暴迫下注，所谓壮火食气，又曰热伤气也。"清·冯兆张对火的成因进行论述，《冯氏锦囊秘录·方脉火门合参》："故凡动者，皆属火化。火一妄行，元气受伤，势不两立，

偏胜则病，移害他经，事非细故，动之极也，病则死矣。《经》所谓一水不胜二火之火，然出于天造君相之外，又有厥阳脏腑之火，根于五志之内，而因六欲七情激之。其火随起者，如大怒则火起于肝，醉饱则火起于胃，房劳则火起于肾，悲哀动中则火起于肺，心为君主，自焚则死矣"。

基本内容　①诸风掉眩，皆属于肝。掉，肢体震颤动摇；眩，头目昏花。肢体动摇不定、头目眩晕，大多属于肝的病变。②诸寒收引，皆属于肾。收，收缩；引，拘急。指筋脉挛急、关节屈伸不利，大多属于肾的病变。③诸气膹郁，皆属于肺。膹，气逆喘急；郁，痞闷。胸中痞塞、呼吸迫促，大多属于肺的病变。④诸湿肿满，皆属于脾。肿，浮肿；满；胀满。水湿内停所致浮肿、胀满大多属于脾的病变。⑤诸热瞀瘛，皆属于火。瞀，目眩、眼花、神识昏糊；瘛，四肢抽搐。热病出现神志昏迷、抽搐，大多属于火的病变。⑥诸痛痒疮，皆属于心。疮，疮疡。皮肤疮疡出现疼痛、瘙痒，大多属于心的病变。⑦诸厥固泄，皆属于下。厥，轻者四肢厥冷，重者人事不省；固，二便不通；泄，二阴不固。厥逆、便秘、泄泻大多属于下焦的病变。⑧诸痿喘呕，皆属于上。痿，痿躄；喘，喘逆；呕，呕吐。痿躄、喘逆、呕吐等病证，多属上部肺胃的病变。⑨诸禁鼓慄，如丧神守，皆属于火。禁，口噤；鼓栗，鼓颔战栗；如丧神守，神志失常。口噤、寒战鼓颔、神志失常多属火的病变。⑩诸痉项强，皆属于湿。痉，肢体强直。项强，颈项强直、不能转侧。身体或颈项强硬、转动障碍，多属于湿的病变。⑪诸逆冲上，皆属于火。逆，上逆；冲，气逆上冲。指各种气逆上冲的病证，多属火的病变。⑫诸腹胀大，皆属于热。腹，腹部；胀，肿胀；大，臌大。腹部坚硬胀满，多属于热的病变。⑬诸躁狂越，皆属于火躁，肢体躁动不安；狂，神志狂乱；越，超出常态。烦躁发狂，举动失常，多属火的病变。⑭诸暴强直，皆属于风。暴，突然之意；强，筋强；直者，体直而不能屈伸。突然出现筋脉强直痉挛，多属风的病变。⑮诸病有声，鼓之如鼓，皆属于热病。有声，指腹胀兼有肠鸣；鼓之如鼓，前为动词，叩打之意；后为形容词，叩打腹部，有敲鼓一样的声响。出现腹胀肠鸣，叩之有鼓音，多属于热的病变。⑯诸病胕肿，疼酸惊骇，皆属于火。胕，通腐，腐肿，疮疡肿溃。疮疡肿溃，出现疼疼、心神不安的症状，多属火的病变。⑰诸转反戾，水液浑浊，皆属于热转，辗转；反，反折；戾，身体俯伏屈曲；转反戾，指体位的改变；水液，指人体的排泄物、分泌物。筋脉扭转、角弓反张、肢体强直，而二便、痰、涕混浊的，多属热的病变。⑱诸病水液，澄澈清冷，皆属于寒。水液，包括泪、涕、唾、尿等排泄物；澄沏清冷，水液稀薄清冷。指体内排泄物、分泌物，是稀薄清冷的，多属于寒的病变。⑲诸呕吐酸，暴注下迫，皆属于热。呕，呕吐；吐酸，泛吐酸水；暴注，突然剧烈的泄泻；下迫，里急后重。指呕吐酸腐，或突然剧烈的泄泻和里急后重的，多属热的病变。

病机十九条中，属于脏病机五条，火病机五条，热病机四条，风、寒、湿病机三条，上、下病机两条。因缺少燥的病机，金代刘完素在《素问玄机原病式·六气为病》中，补入"诸涩枯涸，干劲皴揭，皆属于燥"。

作用与意义　《素问》病机十九条，对中医病机学的发展具有重要意义。后世医家在此基础上，不断丰富完善，形成了系统的外感热病病机、脏腑病机理论。

（郑　杨）

chuánbiàn

传变（progress of disease）

疾病的病位传移和病情变化。又称传化。

历史沿革　《黄帝内经》记载外感热病的传变和预后。如《素问·热论》："伤寒一日，巨阳受之……二日阳明受之……三日少阳受之……三阳经络皆受其病，而未入于脏者，故可汗而已。四日太阴受之……五日少阴受之……六日厥阴受之……三阴三阳，五脏六腑皆受病，荣卫不行，五藏不通，则死矣。"《素问·玉机真藏论》则以五行生克制化理论阐明内伤病的传变规律。如"心受气于脾，传之于肺，气舍于肝，至肾而死"。东汉·张仲景在《伤寒论》中创立了六经辨证，明确提出外感病的六经传变规律，还记载了特殊传变形式，如越经传、表里传、直中、合病、并病等。金·马宗素认为，"六经传变，皆是热证"。《刘河间伤寒医鉴·论六经传受》："病前三日，巨阳、阳明、少阳受之，热壮于表，汗之则愈；后三日，太阴、少阴、厥阴受之，热传于里，下之则愈。六经传受，由浅至深，皆是热证，非有阴寒之证。"清代医家对温病的传变规律认识深刻。如：明·吴有性论及疫疠之邪盘踞于半表半里的传变特点。如《温疫论·内壅不汗》："邪发于半表半里，一定之法也。至于传变，或出表，或入里，或表里分传。"清·叶桂《温热论》认为,外感温病有"逆传"和"顺传"之别。如"温邪上受,首先犯肺,逆传心包";提出"卫气营血"传变规律,"大凡看法,卫之后方言气,营之后方言血。"清·吴瑭提出三焦传变规律。如《温病条辨·中焦篇》:"温病由口鼻而入,鼻气通于肺,口气通于胃。肺病逆传则为心包,上焦病不治,则传中焦,胃与脾也;中焦病不治,即传下焦,肝与肾也。始上焦,终下焦。"

基本内容 "传"是指病情循着一定的趋向发展。"变"是指由一种证候转为另一种证候,称为变。因此,传变是疾病发展变化的统称。传变,是疾病本身发展过程中某阶段的特有表现。

疾病的传变主要有病位传变和病性转化两种形式。病位传变的形式多种多样,主要有表里传变、外感病传变和内伤病传变。表里传变,主要有表病入里、里病出表;外感病传变,主要有六经传变、卫气营血传变、三焦传变等。内伤病传变,主要有经络传变、经络脏腑传变、脏腑传变、气血传变等。外感病传变的特点,是多由浅入深传变;内伤病传变的特点,是直接伤及气血或脏腑。

病性转化,主要包括寒热的转化和虚实的转化。寒热转化有由寒化热和由热转寒;虚实转化有由实转虚和因虚致实。寒热的转化,是由机体的阴阳消长和转化所致,也涉及虚实的转化。虚实转化,主要取决于邪正的盛衰。

作用与意义 疾病的传变,就是阐明疾病过程中的发展、变化的规律和机理。掌握疾病的传变规律,把握病势发展趋向,抓住治疗时机,以防疾病发展,将疾病治愈在初期阶段。

(郑 杨)

bìngwèi chuánbiàn

病位传变（transmission of disease location） 疾病的病变部位发生传移的过程。

历史沿革 关于"病位传变",最早见于《黄帝内经》。《素问·玉机真藏论》将病位传变归纳为顺传、逆传和不以次传三种,并以此推测疾病预后。如"五藏受气于其所生,传之于其所胜,气舍于其所生,死于其所不胜……肝受气于心,传之于脾,气舍于肾,至肺而死。"《难经·七十七难》也有病位传变的描述,"见肝之病,则知肝当传之与脾,故先实其脾气。"东汉·张仲景在《伤寒论》中,记载太阴、阳明传变。如《伤寒论·辨阳明病脉证并治》:"伤寒脉浮而缓,手足自温者,是为系在太阴。太阴者,身当发黄;若小便自利者,不能发黄。至七八日,大便硬者,为阳明病也。"清·叶桂对病位传变也有论述。《临证指南医案·咳嗽》:"久咳,损及中州,脾失输化,食减神倦,肺无所资,至咳不已。"

基本内容 病位,指疾病病变的部位。人体是一个有机的整体,当某部位的病变,向其他部位传变,即为病位传变。常见的病位传变,包括表里之间与脏腑之间传变两个方面。外感病发于表,主要是按照自表入里、由浅而深的方式传变。所以,外感病的基本传变形式是表里传变。内伤病起于脏腑,发展变化过程是由本脏累及他脏。所以,内伤病的基本传变形式是脏腑传变。掌握病位的传变规律,对临床病证的诊断和治疗都有很高的指导价值。

(郑 杨)

biǎolǐ chūrù

表里出入（come in and get out between exterior and interior） 疾病病位表里传变的病理过程。又称表里传变。

历史沿革 有关"表里出入"的传变内容,最早见于《黄帝内经》。《素问·阴阳应象大论》提出疾病由表及里传变,并主张早期治疗。指出:"故邪风之至,疾如风雨,故善治者治皮毛,其次治肌肤,其次治筋脉,其次治六腑,其次治五脏。治五脏者,半死半生也。"此后历代医家对表里出入论述颇丰。如:东汉·张仲景将疾病的传变,按照三阴三阳由表及里进行阐述。如《伤寒论·辨阳明病脉证并治》:"伤寒脉浮而缓,手足自温者,是为系在太阴。太阴者,身当发黄;若小便自利者,不能发黄。至七八日,大便硬者,为阳明病也。"清·柳宝诒在《温热逢源·伏温阴阳淆乱见证错杂》中,阐明表里互传与疾病转归。如"伏温由阴而出于阳,于病机为顺。若病发于阴,而即溃于阴不达于阳,此病机为逆"。清·程国彭对病位之表里做了详细鉴别。如《医学心悟·寒热虚实表里阴阳辨》:"一病之表里,全在发热与潮热,恶寒与恶热,头痛与腹痛,鼻塞与口燥,舌苔之有无,脉之浮沉以分之。假如发热恶寒,头痛鼻塞,舌上薄白苔,脉息浮,此表也。如潮热恶热,腹痛口燥,舌苔黄黑,脉息沉,此里也。"

基本内容 表与里,是区分病位内外和病势深浅的一对纲领。一般而言,皮毛、肌腠、经络相对为表,脏腑、骨髓相对为里。表里出入可分为表病入里和里病出表两种形式。表病入里:外邪首犯肌肤卫表,内传入里,病及脏腑的病理传变过程。多由于正气不足，邪气过盛，或失治、误治等，致表邪不解，内传入里。病邪由表入里，一般都是按皮毛—络脉—经脉—脏腑的规律而依次相传的。表病入里，常见于外感疾病的初期或中期。里病出表：病邪本在脏腑，正邪斗争，病邪由里透达于表的病理传变过程。多由于正气充足，驱邪外出所致。表里出入的机制，主要取决于邪正双方力量的对比。

表里出入，对防治疾病有重要意义。一般而言，病在表者多较为轻浅，病在里者多较为深重。以外感疾病而言，由表入里者，多为病进之象；由里出表者，反映邪有出路，病势多有好转之机。

（郑　杨）

liùjīng chuánbiàn

六经传变（six meridian transmission）　疾病的病位在六经发生的传移变化。

历史沿革　六经传变，在《黄帝内经》就有明确记载。如《素问·热论》："伤寒一日，巨阳受之……六日厥阴受之。"指出疾病的病位在发生变化。东汉·张仲景《伤寒论》系统地论述了外感疾病的辨证论治规律，创立了六经传变理论。《伤寒论·辨太阳病脉证并治》："伤寒一日，太阳受之，脉若静者为不传；颇欲吐，若躁烦，脉数急者，为传也。"明·张介宾对伤寒传变认识深刻。如《景岳全书·传经辨》："伤寒传变，不可以日数为拘，亦不可以次序为拘。如《内经》言一日太阳，二日阳明，三日少阳之类，盖言传经之大概，非谓凡患伤寒者，必皆如此也。"清·高士宗提出"循次"传变观点。如《黄帝素问直解·热论》："一日受二日受者，乃循次言之，非一

定不移之期日也。"周学海在《读医随笔》中，对传经也有深刻认识。如"伤寒传经，有此经之邪及彼经者，有前经之邪移及后经者。合病、并病，皆邪气实至于其经也。更有邪在此经，而兼见彼经之证者；邪在阳经，而兼见阴经之证者。"

基本内容　六经，即太阳、阳明、少阳、太阴、少阴、厥阴。六经传变，按照太阳—阳明—少阳—太阴—少阴—厥阴，渐次深入。六经传变，有循经传、越经传、表里传、合病、并病、直中三阴等。循经传，即按六经次序传首传太阴，次传少阴，终传厥阴。越经传，不按上述循经次序，隔一经或隔两经相传。表里传，是相为表里的经相传。直中，病邪不经三阳经，直接传入三阴经。合病，两经或三经同时发病。并病，一经证候未罢，又出现另一经证候。

六经传变，既概括脏腑、经络、气血，又揭示了病位、病性、正邪盛衰、病势等。六经传变的传与不传，关键决定于受邪轻重，病体强弱和治疗是否得当三个方面。邪盛正衰则病传，反之，邪盛正胜则病愈。体强者，多传于阳经；体弱者，易转三阴经。

六经传变，是按照由表及里，由轻及重的演变规律。一般而言，三阳经病多热，三阴经病多寒；三阳病经多实、三阴经病多虚；三阳经以六腑的病变为基础，三阴经以五脏的病变为基础。越经传，多由病邪偏盛，正气不足所致。直中者，中太阴则病浅，中少阴则病深，中厥阴则病更深。

作用与意义　六经传变，对防治外感病有重要意义。一般而言，阳经传入阴经的，是邪盛正虚，由实转衰，病情加重。从阴

出阳，则为正能胜邪，病有向愈的可能。

（郑　杨）

wèiqì yíngxuè chuánbiàn

卫气营血传变（wei, qi, ying and xue transmission）　温病过程中，病变部位在卫、气、营、血的传移变化。

历史沿革　卫气营血传变，是清·叶桂阐述温病传变的理论，其理论基础在《黄帝内经》就有记载。如：《灵枢·本藏》阐明卫气具有防御机能。如"卫气者，所以温分肉，充皮肤，肥腠理、司开合者也"。《灵枢·经水》记载邪入阳明的症状。如"足阳明，五脏六腑之海也，其脉大血多，气盛壮热"。此处"壮热"，即叶桂所谓"到气才可清气"之证。隋·巢元方在《诸病源候论·伤寒斑疮候》中，记载了邪入营血的证候。如"伤寒病……热毒乘虚，出于皮肤，所以发斑疮瘾疹，如锦纹"。明·张介宾阐明伤寒营卫病传变的理论。《景岳全书·初诊伤寒法三》："故凡病伤寒者，初必发热，憎寒无汗，以邪闭皮毛，病在卫也。渐至筋脉拘急，头背骨节疼痛，以邪入经络，病在营也。"清·叶桂具体阐明卫气营血传变理论。如《温热论·温病大纲》："温邪上受，首先犯肺，逆传心包。肺主气属卫，心主血属营，辨营卫气血虽与伤寒同……温邪则化热最速，未传心包，邪尚在肺。肺合皮毛而主气，故云在表。初用辛凉轻剂，挟风则加薄荷、牛蒡之属；挟湿加芦根、滑石之流。或透风于热外，或渗湿于热下，不与热相抟，势必孤矣。"又曰："大凡看法，卫之后方言气，营之后方言血。"

基本内容　卫气营血传变，由清代医学家叶桂首创，提示温

病病变发展过程中浅深轻重的四个阶段。温病卫气营血的传变规律有顺、逆之分。

顺传：病邪由卫入气，由气入营，由营入血。病在卫分，为病势较轻，病位在皮毛和肺，以发热、口干、咳嗽、咽喉肿痛、舌边尖红、脉浮数为主要症状。病在气分，为邪已传里，病势较重，病位在肺、胸膈、胆、胃肠、脾，以发热、心烦、口渴、尿黄、便干、舌红苔黄、脉数为主要症状；因邪所侵部位的不同，有不同表现。病在营分，为邪已深入，病势更重，病位在心和心包，以身热夜甚、心烦不寐、神昏谵语、斑疹隐现、舌红绛、脉细数为主要症状。病在血分，最为严重，病位在心、肝、肾，以神昏、谵妄、斑疹透露、舌深绛、脉数为主要症状，以耗血、动血、阴伤、动风为特点。顺传这种传变规律，反映了温热病由表入里，由外而内，由浅入深，由轻而重的疾病演变过程，揭示了病变的不同程度和阶段。

逆传：在卫气营血传变中，肺卫病邪，邪不外解，不传气分，由肺而内陷心包。临床症见神昏、斑疹、舌绛等症状。温病是否发生逆传，主要取决于邪正两个方面。正气不足或感邪太重，最易出现逆传，逆传的病情多较严重。"顺传""逆传"的主要区别，在于传变过程中的渐进和暴发。"顺传"多为渐进式传变，"逆传"多为暴发形成。

作用与意义 卫气营血传变，对防治外感病有重要意义。传变按照卫气营血的次序，标志着邪气深入，病位由浅入深，病情由轻到重。反之，传变由营血卫气，标志着邪气深轻，病位由深入浅，病情由重到轻，趋于好转。"卫之

后方言气，营之后方言血"。卫气营血，逐层递进，邪之入先到卫分。不解，然后入于气分；营分不解，然后入于血分。这是一般的传变规律，具体辨证时要灵活看待，注意其相互的传变。

（郑　杨）

sānjiāo chuánbiàn

三焦传变（transmission of triple energizer） 温病过程中，病变部位在上焦、中焦、下焦及其相关脏腑的传变。

历史沿革 在《黄帝内经》中，就有三焦所属部位的概念记载，《灵枢·营卫生会》："上焦出于胃上口，并咽以上贯膈而布胸中""中焦亦并胃中""下焦者，别回肠，注于膀胱而渗入焉。"《素问·至真要大论》有关于下焦症状的记载。如"太阴司天，湿淫所胜，则沉阴且布，雨变枯槁，胕肿骨痛阴痹。阴痹者，按之不得，腰脊头项痛，时眩，大便难，阴气不用，饥不欲食，咳唾则有血，心如悬。"金·刘完素将三焦作为外感热病的分期，上焦为初期，中焦为中期，下焦是后期。如《素问病机气宜保命集·小儿斑疹论》："首尾不可下者，首曰上焦，尾曰下焦。"清·吴瑭阐明温病三焦传变规律。如《温病条辨·中焦篇》："温病由口鼻而入，鼻气通于肺，口气通于胃，肺病逆传，则为心包；上焦病不治，则传中焦，胃与脾也；中焦病不治，即传下焦，肝与肾也。始上焦，终下焦。"清·王士雄认为，中、下二焦传变为顺传。如《温热经纬·叶香岩外感温热篇》："三焦不从外解，必致里结，是由上焦气分以及中、下二焦者为顺传。"

基本内容 三焦传变由清代医学家吴瑭，在《黄帝内经》

《伤寒论》《外感温热篇》的基础上，结合温病传变规律的特点而总结出来的。三焦的病变范围，上焦主要包括手太阴肺与手厥阴心包；中焦主要包括足阳明胃、手阳明大肠及足太阴脾；下焦主要包括足少阴肾及足厥阴肝。三焦病变，标志着温病发展过程中的三个不同阶段。上焦病变，多表现于温病的初期阶段；中焦病变，多表现于温病的极期阶段；下焦病变，多表现于温病的末期阶段。

三焦的传变，取决于病邪的性质和机体正气的强弱。如病人体质较强，感受温热、温毒、风温等邪气，若顺传中焦，则多从燥化；传入下焦，则为肝肾阴虚。如病人体质较弱，感受寒湿之邪，若顺传中焦，则多从湿化；若传入下焦，则为湿久伤阳。

三焦传变规律有顺逆之分，由上焦手太阴肺经开始，传入中焦，进而传入下焦为顺传；如感受病邪偏重，正气虚弱的病人，病邪由肺经传入手厥阴心包络经的为逆传。顺传的特点是：病邪以脏传腑，正气逐邪外出，病趋好转，预后好。逆传的特点是：发病急骤，来势凶猛，病情重笃凶险，预后差。逆传的临床表现，初病有短暂恶寒发热，甚或寒战高热，旋即热势骤降，神昏肢厥，濒于死亡。"顺传"标志着温病由浅入深，由轻到重的传变过程；"逆传"表明邪热亢盛，正气内虚，病情危重。

三焦传变，并不是固定不变的，有的病犯上焦，经治而愈，并无传变；有的又可自上焦径传下焦，或由中焦再传肝肾；也有初起即见中焦太阴病症状的，也有发病即见下焦厥阴病症状的。此外，还有"两焦"症状互见的，

如"两太阴暑温"，又有邪漫三焦的，如"暑温伏暑，三焦均受"等。这些又与六经病的合病、并病相似。

作用与意义 三焦传变规律，对防治外感病有重要意义。病位在上焦，病浅而轻；若传至中焦，则病情加重；若传至下焦，则病情深重。病变从上焦至中、下焦，以及逆传，提示病重；若由下焦向中、上焦传变，为病情好转之象。

（郑　杨）

jīngluò chuánbiàn

经络传变（meridian transmission） 疾病通过经络发生传移变化。《黄帝内经》记载了邪气由浅入深，由经脉传变的一般规律。如《素问·皮部论》："是故百病之始生也，必先于皮毛，邪中之则腠理开，开则入客于络脉；留而不去，传入于经；留而不去，传入于府，廪于肠胃。"《素问·咳论》记载邪气由手太阴肺经传变至肺而咳嗽的机理。如"皮毛者，肺之合也。皮毛先受邪气，邪气以从其合也。其寒饮食入胃，从肺脉上至于肺则肺寒，肺寒则外内合邪，因而客之，则为肺咳"。经络传变主要表现在两个方面：一是由经络到脏腑传变。二是传变相关联他经。络到脏腑传变，先犯络脉，后传经脉，进而内犯脏腑发生病变。如风寒之邪侵犯肌表，初见恶寒发热、头身疼痛，通过经络传变，内犯肺脏而咳嗽、胸闷气促等。传变相关联他经，如心火炽盛下移小肠，可见尿赤涩、尿道灼痛、尿血、心烦、口渴、口舌生疮、舌红苔黄、脉数等。掌握经络传变的规律，将疾病在初期治愈，对防止疾病发展有重要意义。

（郑　杨）

zàngfǔ chuánbiàn

脏腑传变（viscera transmission） 疾病通过脏腑发生传移变化。《黄帝内经》中，记载了多种脏腑传变形式。如《素问·咳论》论及由脏至腑的传变。如"五脏之久咳，乃移于六腑。脾咳不已，则胃受之"。《素问·玉机真藏论》论述脏腑传变的机理。如"五藏受气于其所生，传之于其所胜，气舍于其所生，死于其所不胜"。又曰："五脏相通，移皆有次，五藏有病，则各传其所胜。"《难经·四十九难》论述脏与脏传变如"肺邪入心，为谵言妄语也……肾邪入心，为汗出不可止也"。东汉·张仲景也对脏腑传变有深刻认识。《金匮要略·脏腑经络先后病脉证》："夫治未病者，见肝之病，知肝传脾，当先实脾，四季脾旺不受邪，即勿补之。"清·叶桂从脏腑传变角度，阐述咳嗽机理。《临证指南医案·咳嗽》："久咳，损及中州，脾失输化，食减神倦，肺无所资，至咳不已。"脏腑传变，是内伤疾病传变的主要方式。脏腑传变，主要有脏与脏传变、脏与腑传变、腑与腑传变等。一般说来，腑病及脏，其病较重；脏病及腑，其病较轻。脏与脏传变，与五行密切联系。其传变的一般规律，不外相乘、反侮、母病及子、子病及母四个方面。这种传变，又可分为顺传和逆传两种情况，母病及子和相乘传变为顺传；子盗母气和反侮传变为逆传。脏与腑传变，是互为表里的脏腑之间相互传变。如肺失清肃，津液不能下达大肠，可见大便干结。腑与腑传变，是六腑之间相互传变。如胃有实热，津液被灼，大肠传导不利，可见大便秘结。临床上，因感邪轻重不同，体质有异，病情处于不同

阶段，疾病的传变也有不以次相传者。因此，临床应全面观察，具体分析，灵活运用相关治法。

（郑　杨）

hánrè zhuǎnhuà

寒热转化（conversion of cold and heat） 寒或热的病性，向相反的方向发生转化。《黄帝内经》有关于寒热转化机理的记载。如《素问·阴阳应象大论》："寒极生热，热极生寒""重阴必阳，重阳必阴"。东汉·张仲景对伤寒病寒热转化多有论述。《伤寒论·辨阳明病脉证并治》："太阴者，身当发黄；若小便自利者，不能发黄。至七八日，大便硬者，为阳明病也。"《伤寒论·辨太阳病脉证并治》："服桂枝汤，大汗出后，大烦，渴不解，脉洪大者，白虎加人参汤主之。"寒热转化，可见由寒化热、由热转寒两种情况。由寒化热：病证的性质本来属寒，转化为热性的病理变化。如外感风寒，初见恶寒发热、身痛、无汗的表寒之象；寒邪入里化热，继而见壮热、心烦、口渴等里热之象，表明病性已由寒而化热。由热转寒：病证的性质本来属热，转化为寒性的病理变化。如高热病人，大汗不止，阳随津脱，出现四肢厥冷、面色苍白、脉微欲绝等虚寒之象，表明病性已由热而转寒。寒热转化，反映邪正盛衰的情况。由寒化热，是人体正气充足，寒邪郁而化热，预后较好；由热化寒，多属邪盛正虚，正不胜邪。

（郑　杨）

zhìzé zhìfǎ

治则治法（therapeutic principle and method） 治则，是治疗疾病时必须遵循的基本原则，是在整体观念和辨证论治精神指导下而制定的治疗疾病的准绳，对临

床立法、处方、用药、针灸等具有普遍的指导意义。治法，是在一定治则指导下制定的针对疾病与证候的治疗大法及具体治疗方法，其中治疗大法是较高层次的，治疗方法是指具体治疗办法，也可以是治疗措施。

历史沿革 《黄帝内经》奠定了中医治则治法的理论基础，提出"治病必求于本""调整阴阳""三因制宜"等中医治疗学的基本准则。《难经》提出了虚实补泻治则与五脏治则。东汉·张仲景《伤寒杂病论》建立了六经辨证论治和脏腑病证治疗体系，创立了理论与实践相统一的中医治则基础。《神农本草经》提出"治寒以热药，治热以寒药，饮食不洁以吐下药"，开医药结合确立治则之先河。因此，战国秦汉时期，奠定了中医治则治法理论基础。唐·孙思邈《千金方》，在《伤寒论》的基础上，又收集《小品方》等内容，将伤寒治则治法条理化，同时汲取《内经》《中藏经》《伤寒论》等论治杂病的有关治则治法加以汇集，还融入了个人的临床心得。唐·王焘《外台秘要方》则沿袭了《千金方》的这一方法，从而使中医治则治法理论自成体系，内容上更为充实。可见两晋隋唐时期中医治则治法理论得以充实与发展。宋金元时期，学术气氛活跃，创立了不同的治则治法流派。金·刘完素提出用寒凉药物治疗火热病的学术思想。金·张元素阐述各脏腑的治疗法则，并提出在治疗中应重视调理脾胃。金·张从正提出"攻邪已病"的治则理论，并提出了汗、吐、下攻邪三法的运用法则。金·李杲提出"内伤百病，脾胃由生"的观点，治疗上以调补脾胃为主，主张"升阳

益气""甘温除热"。元·朱震亨力倡滋阴降火。众多的治疗原则，使中医临床面对复杂的证候有多种应对措施。因此，宋金元是中医治则治法理论创新发展的重要时期。其后，明·李中梓首先明确提出"治则"一词，在《内经知要》中，专设"治则"一节，并在阴阳、虚实之真假证候的治疗，及对"正治""反治"的辨析方面，做出了卓越的贡献。明·张介宾提出以温补为主要治则的新思想，治疗重在滋阴补阳。明·吴有性提出"九传治法"，成为瘟疫治疗的重要原则。清·叶桂详细论述了温病的卫气营血传变规律，提出了"在卫汗之可也，到气才可清气，入营犹可透热转气，入血直须凉血散血"。清·王清任确立了活血化瘀的治疗原则，为后世医家所推崇。清·王泰林总结出治肝三十法，丰富了中医肝病的治疗理论。清·唐宗海提出了止血、宁血、消瘀、补血的治血四法。清·张山雷提出了中风治疗八法。明清时期，中医治则治法理论，在多方面得以丰富和完善。近现代以来，随着中医事业的振兴，中医治则治法的理论研究也在不断进展。近现代中医，不仅从临床角度加以研究，而且注重从理论上对治则治法进行深入探讨和系统总结。如对中医治则的含义、内容和范畴，与病机方药的关系，具体层次的划分，以及治则与治法的关系等多有理论阐述。深入地开展了对经典与新治则治法作用机制、不同治法比较及治则治法临床运用的研究。

基本内容 中医治则治法不仅内容丰富，而且是一个多层次的整体结构。

治则 是治疗疾病时必须遵

循的基本原则，具有抽象性特点，其本身有两类：①概括治病的总原则或治疗一类病证的总原则；②专论各不同病证的治疗原则，此类治则有时又与治法相重。根据抽象的程度不同、适用范围的大小，治则可划分为不同层次。高层次治则可以下统低层次治则，而每一低层次治则皆从属于高层次的治则。治疗疾病的主导思想，是治病求本。在此思想指导下，治则的基本内容，包括正治反治、标本先后、扶正祛邪、调整阴阳等，属于第二层次的治则。而第二层次的治则，又分别下统更低层次的治则。如反治治则下，又分为寒因寒用、热因热用、通因通用、塞因塞用。

治法 是在一定治则指导下，制订的针对疾病与证候的治疗大法及具体治疗方法。其中，治疗大法是针对一类相同病机的病证而确立的，如汗、吐、下、和、清、温、补、消法八法，其适应范围相对较广，是治法中的较高层次。治疗方法，是在治疗大法限定范围之内，针对各具体病证所确立的具体治疗方法。如辛温解表、镇肝熄风、健脾利湿等，它可以决定选择何种治疗措施。治疗措施，是在治法指导下对病证进行治疗的具体技术、方式与途径，包括药治、针灸、按摩、导引、熏洗等。

治则与治法的区别 治则与治法二者，既有联系，又有区别。治则是治疗疾病时指导治法的总原则，具有原则性和普遍性意义，层次较高，规范性强。因治则层次高于治法，故又称治则为大法。治法，则是从属于一定治则的具体治疗方法及治疗措施。其针对性及可操作性较强，较为具体而灵活，是临床疗效实现的具体的

手段和措施。从思维方式而论，治则为决定论，取决于病机，因此一种病证只有一个治则；而治法是选择论，取决于治病的实际条件、医生的遣方用药习惯及主观能动性，以致一个病证可有几种不同治法，具有在法随证立、方从法出前提下的丰富性。治则以其原则性、规范性，表述的是治病决策中的战略；而治法以其针对、灵活性，表述的是决策中的战术。治则与治法的运用，体现出了原则性与灵活性的结合。

作用与意义 中医治则治法，是在整体观念和辨证论治理论指导下，根据四诊所获得的客观资料，在对疾病进行全面的分析、综合与判断的基础上制定出来的，对临床立法、处方、遣药具有普遍指导意义的治疗原则和方法，是反映中医预防和治疗学的规律和特色的理论知识。中医治则治法连接着临床的诊断（辨证）与治疗（施治），是连接中医基础理论和临床治疗的中心环节，因而是中医学理论体系的重要组成部分。

（王 键）

zhìwèibìng

治未病（preventive treatment of disease）

采取预防或治疗手段，防止疾病发生、发展和复发的方法。是"防患于未然"的中医预防或治疗的基本法则，也是中医预防保健的重要理论基础和准则。

历史沿革 早在《黄帝内经》就提出了"治未病"的预防理论。《素问·四气调神大论》："圣人不治已病治未病，不治已乱治未乱，此之谓也。夫病已成而后药之，乱已成而后治之，譬犹渴而穿井，斗而铸锥，不亦晚乎！"《灵枢·逆顺》："上工刺其未生

者也；其次，刺其未盛者也……上工治未病，不治已病，此之谓也。"《素问·玉机真脏论》："五脏有病，则各传其所胜。"提示治疗疾病时应重视动态变化，防止其深入传变的既病防变观点。东汉·张仲景《金匮要略·脏腑经络先后病脉证》："上工治未病……见肝之病，知肝传脾，当先实脾……中工不晓相传，见肝之病，不解实脾，唯治肝也。""若五脏元真通畅，人即安和。""若人能养慎，不令邪风干忤经络；适中经络，未流传脏腑，即医治之。四肢才觉重滞，即导引、吐纳、针灸、膏摩，勿令九窍闭塞。"唐·孙思邈是将疾病分为"未病""欲病""已病"三个层次。《备急千金要方·论诊候》提出"上医医未病之病，中医医欲病之病，下医医已病之病"。其论治未病主要从养生防病和欲病早治着眼，所著《备急千金要方》中载有一整套养生延年的方法和措施。清·喻昌深谙张仲景治未病思想的深义，其著作《医门法律》，就是以未病先防、已病早治的精神贯穿始终。如中风门中的人参补气汤，便是御外入之风的绸缪之计；又如血痹虚劳篇中对于男子平人谆谆致戒，是望其有病早治，不要等虚劳病成，强调于虚劳将成未成之时，调荣卫，节嗜欲，积贮渐富，使虚劳难成。清·叶桂对于既病防变研究颇深。如《温热论·逆传入营》中指出："务在先安未受邪之地。"温病属热证，热偏盛而易出汗，极易伤津耗液，故保津护阴属未雨绸缪、防微杜渐之举，对于温病是控制其发展的积极措施。清·吴瑭在《温病条辨》中，提出保津液和防伤阴，其实与叶桂"务在先安未受邪之地"之意吻合，体现了治

未病的思想。清·陆懋修《世补斋医书·不谢方》："疾、病二字，世每连称。然今人之所谓病，于古但称为疾，必其疾之加甚，始谓之病，病可通言疾，疾不可遽言病……《内经》四气调神大论曰：圣人不治已病治未病……谓人于已疾之后，未病之先，即当早为之药……疾而不治，日以加甚……病甚而药，药已无及。未至于病，即宜药之，此则《内经》未病之旨，岂谓投药于无疾之人哉？"此以"疾、病、疾病"古今词义异同理解"治未病"的含义。"无疾"，为健康人；初患之苦，为"疾"；疾甚为"病"。提醒"治未病"，并非指"无疾"的健康人使用药物治疗。采取预防或治疗手段，防止疾病发生、发展和复发的治未病思想，已逐步形成了具有深刻内涵的理论与临床应用体系。

基本内容 治未病包含三种含义：一是防病于未然，强调摄生，预防疾病的发生（见未病先防）；二是既病之后防其传变，强调早期诊断和早期治疗（见既病防变），及时控制疾病的发展演变；三是愈后防止疾病的复发（见愈后防复）。

作用与意义 治未病主要防止疾病的发生、发展、传变、复发。医学发展的趋势，已由"以治病为目的的对高科技的无限追求，转向预防疾病与损伤，维持和提高健康水平"。这一重大转变至少有三个显著特点：①由治病的医学，转向保健的医学；②由关注人类疾病，转向关注人类健康；③在重视科技作用的同时，更加重视人文关怀。随着医学目的和医学模式的转变，以及人们对健康提出的更高要求，治未病理念与实践得到高度重视。治未

病是在中医理论指导下，研究自然环境、气候特征、人文背景等因素对健康的影响，运用中医药特有的方法和手段，达到未病先防、既病防变和愈后防复的目标。经过历代医家的不断充实和完善，治未病思想逐步形成了具有深刻内涵的理论体系，并产生了独具特色、丰富多样的技术方法。这一体系把握了预防保健的三个主要层次，也可以说是治未病的三种境界。未病先防，着眼于未雨绸缪，是治未病的第一要义；既病防变，着力于阻截传变，防止疾病进一步发展；愈后防复，立足于扶助正气、强身健体，防止疾病复发。核心落实在防字上，充分体现了预防为主的思想。重在指导人们做到防患于未然，消未起之祸，治未病之疾，医之于无事之前，不追于既逝之后。随着医学模式的转变、疾病谱的变化，将中医治未病思想与现代预防医学模式有机结合和互补，是未来医学模式转变带来的必然结果。

（胡建鹏）

wèibìng xiānfáng

未病先防 （prevention before disease）

在未病之前，采取各种措施，做好预防工作，以防止疾病的发生。

历史沿革 《素问·四气调神大论》："圣人不治已病治未病，不治已乱治未乱，此之谓也。"《灵枢·逆顺》："上工刺其未生者也；其次，刺其未盛者也……上工治未病，不治已病，此之谓也。"此要求人们在疾病未发生时，预防疾病发生，体现《黄帝内经》摄生防病的思想。《素问·上古天真论》："恬惔虚无，真气从之。精神内守，病安从来。"体现养性调神防病的思想。《素问·

上古天真论》所说的"上古之人，其知道者，法于阴阳，和于术数，食饮有节，起居有常，不妄作劳，故能形与神俱，而尽终其天年，度百岁乃去"，即是对养生防病思想的精辟论述。而《素问·上古天真论》："虚邪贼风，避之有时。"则进一步体现了谨慎避免外邪侵害的防病思想。唐·孙思邈则将疾病分为"未病""欲病""已病"三个层次。《备急千金要方·论诊候》："上医医未病之病。"其论治未病主要从养生防病着眼，书中载有系统的养生延年方法和措施。元·朱震亨《丹溪心法·不治已病治未病》："未病而先治，所以明摄生之理。"提出未病先防，旨在提高人体的抗病能力，防止病邪侵袭。清·喻昌深谙张仲景治未病思想的精髓，其《医门法律》就是以未病先防的精神贯穿始终。如中风门中的人参补气汤，便是御外入之风的绸缪之计。

基本内容 疾病的发生，主要关系到邪正盛衰，正气不足是疾病发生的内在因素，邪气是发病的重要条件。因此，未病先防，就必须从增强人体正气和防止病邪侵害两方面入手。

增强正气 通过养生保健等方法，增强或改善人体的体质，固护或增强人体的正气，从而提高机体的抗病能力。①顺应自然，主动地采取养生保健措施以适应自然变化，从而预防疾病的发生。②养性调神，注意避免来自内外环境的不良刺激，提高人体自身心理的调摄能力。③护肾保精，以达到预防疾病目的。④体魄锻炼，以促进气血流畅，使人体肌肉筋骨强健，脏腑功能协调，以使身体健康，益寿延年，同时也能预防疾病。⑤调摄饮食，提倡

饮食的定时定量，注意饮食卫生，克服饮食偏嗜。⑥药膳保健，以之防治疾病和保健强身。⑦针灸、推拿、药物调养，以扶助正气，平调体内气血阴阳。

防止病邪 邪气是导致疾病发生的重要条件，故顺四时，防止六淫之侵害；避疫毒，防止疬气之染易；注意环境，防止外伤与虫兽之伤；讲卫生，防止环境、水源和食物的污染等。事先服食某些药物，可提高机体的防御功能，能有效地防止病邪的侵袭，从而起到预防疾病的作用。

理论依据 "未病先防"的理念，是中医在长期发展的过程中，形成的较为完善的预防医学思想和有效的防病原则。早在《黄帝内经》中就提出了"上工治未病"的思想，"未病先防"是历代医家不断完善而形成的一套理论，是医学界和为医者所追求的最高境界；"未病先防"的实质，就是提前预防和控制疾病，即以"未病先防"为核心，采取养生保健措施，提前预防和控制疾病的发生，有效地提高人们的健康水平，有助于人们树立积极的防病理念。

注意事项 未病先防要求人们要遵循自然界四时变化规律，注重形神调节和护肾保精；注重形劳而不倦和饮食宜忌；注重药膳保健，做到因时制宜，药食结合，辨证施膳；避四时之邪气，适当采用药物预防疾病。

（胡建鹏）

jíbìng fángbiàn

既病防变 （preventing disease from exacerbating）

在疾病发生的初始阶段，掌握病情的发展趋势和传变规律，力求做到早期诊断，早期治疗，以防止疾病的进一步传变发展。是中医治未病思

想的一种体现。

历史沿革　《素问·玉机真脏论》："五脏有病，则各传其所胜。"提示治疗疾病时应重视动态变化，防止其深入传变。《素问·阴阳应象大论》："故邪风之至，疾如风雨，故善治者治皮毛，其次治肌肤，其次治筋脉，其次治六腑，其次治五脏。治五脏者，半死半生也。"说明诊治越早，疗效越好，如不及时诊治，病邪就有可能步步深入，使病情愈趋复杂、深重，治疗也就愈加困难了。东汉·张仲景《金匮要略·脏腑经络先后病脉证》："见肝之病，知肝传脾，当先实脾。"清·叶桂对于既病防变研究颇深，在《温热论·逆传入营》中指出："务在先安未受邪之地。"温病属热证，热偏盛而易出汗，极易伤津耗液，故保津护阴，属未雨绸缪、防微杜渐之举，对于温病是控制其发展的积极措施。据此可知，邪气侵犯人体后，根据其传变规律，早期诊治，阻截其病传途径，可以防止疾病的深化与恶化。

基本内容　主要包括早期诊治和防止传变。

早期诊治　由于在疾病的初期，病位较浅，病情多轻，正气未衰，病较易治，因而传变较少，因此诊治越早，疗效越好，如不及时诊治，病邪就有可能步步深入，使病情愈趋复杂深重，治疗也就愈加困难了。

防止传变　在掌握疾病的发生发展规律及其传变途径的基础上，早期诊断与治疗以防止疾病的发展。防止传变，包括阻截病传途径与先安未受邪之地两个方面。①阻截病传途径。疾病一般都有其一定的传变规律和途径。如伤寒病的六经传变，病初多在肌表的太阳经，病变发展，则易往他经传变。因此，太阳病阶段，就是伤寒病早期诊治的关键，在此阶段的正确有效治疗，是防止伤寒病病势发展的最佳措施。又如温病多始于卫分证，因此卫分证阶段就是温病早期诊治的关键。②先安未受邪之地。根据五行的生克乘侮、五脏的相互关联、经络相传等规律等为指导，采取相应措施。如脏腑有病，可因病变性质差异而有及子、犯母、乘、侮等传变，需辨证论治。

理论依据　任何疾病的发展，都有其内在的规律，除外感疾病由表及里的传变规律外，由情志刺激、饮食劳逸等引起的内伤杂病，尽管对其传变的表述方法不同，有的以五行生克乘侮解释，有的以阴阳互根互制解释，有的以五脏整体联系解释，有的以经络循行分布解释，但最终都反映内伤病变的传变也是有一定规律的。因此，根据疾病传变的规律，进行某些预防性的治疗，可以防止病邪的转移、病位的扩散、病情的恶化。既病防变，就是这种先于病机变化而进行的前瞻性、预见性治疗。

注意事项　早期诊治的关键，在于掌握好不同疾病的发生、发展变化过程及其传变的规律，病初即能及时做出正确的诊断，从而进行及时有效和彻底的治疗；邪气侵犯人体后，根据其传变规律，早期诊治，阻截其病传途径，可以防止疾病的深化与恶化。因此，根据不同病变的传变规律，实施预见性的治疗，当可控制其传变。

（胡建鹏）

yùhòu fángfù

愈后防复（prevention of recrudescence after recovery）　在疾病治愈后，应当注意病后调摄，采取各种措施，防止疾病复发。

历史沿革　历代医家都很重视复病的问题，并在长期的临床实践中，积累了预防疾病愈后复发的丰富经验。早在《素问·热论》中论述热病时，就阐述了愈后复病的原因，认为"热病少愈，食肉则复，多食则遗"，并提出"视其虚实，调其逆从"的治疗复病的方法。东汉·张仲景《伤寒论》于六经病篇之后，特设"辨阴阳易差后劳复病脉症并治"篇，专门论述伤寒愈后病复病及其治疗。其中第393条说："大病瘥后，劳复者，枳实栀子豉汤主之。"金·成无己在《注解伤寒论》中指出"病有劳复，有食复"。阐明了疾病复发的诱因。

基本内容　主要包含复发条件和防复措施。

愈后复发条件　①余邪未尽。疾病初愈，病邪已祛，但祛犹未尽，余邪稽留体内，为疾病复发提供了必要的条件。②正虚未复。由于疾病的过程，正气受损，在疾病初愈阶段，正气尚未完全恢复，正气未盛，难以将病邪祛除干净，以致余邪稽留，或重感新邪。所以，正虚未复，也是疾病复发的重要条件。③诱因的作用。诸如复感新邪、过劳、饮食失宜、用药不当、情志过激等，均可助邪或伤正，使正气更虚，邪气复盛，从而导致疾病复发。

愈后防复措施　①扶助正气。综合使用多种方法，如精神调摄、饮食和药物调理、针灸、体育锻炼、起居生活有规律等，以增强正气，提高机体的抗邪能力，使机体逐渐恢复其健康状态。②肃清余邪。可适当使用药物祛邪，病后巩固疗效，做到祛邪务尽。③慎防诱因。导致疾病复发的一个重要因素是诱因引动，所以在愈后防复中除注意祛邪务尽，扶助正气外，还应注意慎起居、节饮食、勿作劳、慎用药、怡情养性，避免各种诱发因素。

理论依据 疾病初愈，虽然症状消失，但此时气血未定，阴阳未平，脏腑功能尚未健旺，正气尚未复原，余邪亦可能稽留未清，稍有不慎，即有可能导致疾病复发。疾病复发，虽然临床表现类似于初病，但又不完全是原有病理过程的再现，常因愈后正气虚弱、抗邪力低下，导致复病比初病病理损害更为复杂、更为广泛，病情更为严重，故愈后防复亦是中医治疗学非常强调的重要原则。

注意事项 临床上许多疾病存在反复发作的特点，无论是急性病愈后防复，还是慢性病缓解后防复及发作性疾病的间歇期防复，均应重视培养正气、肃清余邪和慎防诱因，防止疾病愈后复发。

(胡建鹏)

zhìzé

治则 (therapeutic principle)

治疗疾病时所必须遵循的基本原则。是在整体观念和辨证论治精神指导下而制定的治疗疾病的准绳。对临床立法、处方、用药等具有普遍的指导意义。

历史沿革 中医治则思想源远流长，《黄帝内经》奠定了基础。如《素问·移精变气论》："治之要极，无失色脉，用之不惑，治之大则，逆从倒行，标本不得，亡神失国。"在其他篇章中，分别涉及了因人制宜，因时制宜、因地制宜、标本缓急、扶正祛邪、正治反治、表里制宜、脏腑五运补泻等治则的大体内容。因此《黄帝内经》的成书，标志着中医治则理论已具雏形。东

汉·张仲景著成《伤寒杂病论》，在继承《黄帝内经》治则思想的基础上，以阴阳、表里、寒热、上下、虚实分类，建立起以脏腑经络病机理论为核心的六经、脏腑病证治疗体系，创立了理论与实践相统一的中医治则理论，对促进汉以后治则理论的发展，起到了推动作用。隋·杨上善将《黄帝内经》的理论归纳为摄生、阴阳、脏腑、经脉、设方等方面，包括了"知古今""知要道""知地方""知形志所宜"等治疗的理论原则。唐·王冰阐发《黄帝内经》治疗思想，注《素问·至真要大论》"诸寒之而热者取之阴，热之而寒者取之阳"，提出"壮水之主，以制阳光；益火之源，以消阴翳"等理论，在现代中医临床仍有很高的应用价值。唐代以后，中医治则理论也在不断扩展、细化。宋·许叔微对寒热真假加以分析，使正治、反治理论更为充实。金·刘完素发挥《黄帝内经》天人相应观念，对三因制宜、虚则补之、实则泻之等治则如何统一问题做了详细研究，充实了虚实、标本治则的理论。金·李杲运用脏腑五行生克、脾胃升降理论，丰富了补泻兼施、标本同治等治则理论。明·李中梓不仅在阴阳、虚实之真假证候的治疗方面，对"正治""反治"内容的丰富做出贡献，而且首先明确提出了"治则"一词，在其所著《内经知要》中就设有"治则"一节。但此概念长期未引起广大医家的重视。清·张志聪提出："春气温，宜用凉；夏气热，宜用寒；秋气凉，宜用温；冬气寒，宜用热，此用气之宜逆四时者也，而百病亦如之。"(《侣山堂类辨·四气逆从论》)的因时制宜的治疗原则。同时，温病学派

的形成，也使温病治则理论大大地丰富起来。近现代中医不仅从临床角度，而且注重从理论上对治则进行探讨和系统总结。如对中医治则的含义、内容和范畴、具体层次划分，与病机的关系以及治则与治法的关系等，多有理论阐述。

基本内容 中医治则不仅内容丰富，而且是一个多层次的整体结构。治则的特点是具有抽象性，根据抽象的程度不同、适用范围的大小，治则可划分为不同层次。高层次治则，可以下统低层次治则，而每一低层次治则皆从属于高层次的治则，秉承高层次治则的精神，是对其精神的具体落实，体现出治则之间纵向联系的主从关系。如治病求本，是中医治病的根本原则，属于最高层次的治则，旨在强调治疗疾病时，必须辨析疾病的病因病机，抓住疾病的本质，并针对疾病的本质进行治疗。而正治反治、标本先后、扶正祛邪、调整阴阳等属于第二层次的治则。第二层次的治则又分别下统更低层次的治则，如反治治则下又分为寒因寒用、热因热用、通因通用、塞因塞用。因此，中医治则理论是一个有序的、具有多层次内在联系的整体。

作用与意义 中医治则，是以中医理论思维中具有特色的整体观、恒动观、动态平恒观为指导，是中国古典唯物论的认识在治疗学中的体现，是在整体观念和辨证论治理论指导下，根据四诊所获得的客观资料，在对疾病进行全面分析、综合与判断的基础上，而制定出来的对临床立法、处方、遣药具有普遍指导意义的治疗原则，是反映中医预防和治疗学的规律和特色的理论知识。

中医治则连接着临床的诊断（辨证）与治疗（施治），是连接中医基础理论和临床治疗的中心环节，因而是中医学理论体系的重要组成部分。中医治则的核心是"以平为期"，恢复机体阴阳平衡和内环境的稳态。而中医治则的多层次整体结构体系，体现了中医对治疗疾病规律认识的逐步深入，它既高度概括了中医治疗思想的特色，又适应了千变万化的临床病证，发挥着指导治疗方向，支配治疗过程，规范治疗活动的重要作用。

（王　键）

zhìbìng qiúběn

治病求本 (searching for the primary cause of disease in treatment)

临床时寻求疾病的本质，有针对性地进行治疗。是中医治疗疾病的最具普遍意义的指导原则，也是中医治疗体系中最高层次的治疗原则，对其他各种治则具有统领指导作用，而其他治则都是从属于这一根本原则的具体体现。

历史沿革　治病求本，首见于《素问·阴阳应象大论》："阴阳者，天地之道也，万物之纲纪，变化之父母，生杀之本始，神明之府也。治病必求于本。"元·朱震亨《丹溪心法·治病必求于本》："若病之有本，变化无穷。苟非必求其本而治之，欲去深感之患，不可得也。"明·吴崑《素问吴注》："天地万物，变化生杀而神明者，既皆本于阴阳，则阴阳为病之本可知。故治病必求其本，或本于阴，或本于阳，必求其故而施治也。"明·张介宾《景岳全书·传忠录》："本为病之源，标为病之变，病本惟一，隐而难明，病变甚多，显而易见，故今之治病者多有不知本末，而惟据

目前，则最为斯道之大病。"何为病本，或认为本为阴阳。如《类经·论治类》："凡治病者，在必求于本，或本于阴，或本于阳"。或认为本为病因。如明·周之干《周慎斋遗书·辨证施治》："本必有因，或因寒热，或因食气，或因虚实，或兼时令之旺衰"。或认为本为标本之本。如《圣济经·推原宗本》："治病不求其本，何以去深藏之患。盖自黄帝标本之论，后世学者阐以兼治之术。"或认为本为先后天之本。如明·李中梓《医宗必读·肾为先天本脾为后天本论》："故善为医者，必责根本，而本有先天、后天之辨。先天之本在肾……后天之本在脾。"或认为本为表里寒热虚实。如明·张介宾《景岳全书·求本论》："万事皆有本，而治病之法，尤惟求本为首务……万病之本，只此表、里、寒、热、虚、实六者而已。"或认为本为病机。如金·刘完素《素问病机气宜保命集·病机论》："病机之要理，施品味之性用，然后明病之本焉。故治病不求其本，无以去深藏之大患。"

基本内容　治病求本的主要内容，包括正治、反治、标本缓急。

正治与反治，语出《素问·至真要大论》的"逆者正治，从者反治"。在错综复杂的疾病过程中，大多数的疾病本质与征象是一致的，另有某些疾病本质与征象是不一致的，从而出现了假象。确定治疗原则，不应受其假象影响，需抓住本质进行治疗，故有正治与反治的不同。

正治　采用与疾病的证候性质相反的方药，以治疗疾病的一种治疗原则。由于采用的方药与疾病证候性质相逆，又称"逆

治"，适用于疾病的征象与其本质相一致的病证。临床上大多数疾病的外在征象，与其病变本质是相一致的，如热证见热象、寒证见寒象等，故正治是临床最为常用的治疗原则。正治主要包括：寒者热之、热者寒之、虚则补之、实则泻之。寒者热之，是指寒性病证出现寒象，用温热方药来治疗，即以热药治寒证；热者寒之，是指热性病证出现热象，用寒凉方药来治疗，即以寒药治热证；虚则补之，是指虚损性病证出现虚象，用具有补益作用的方药来治疗，即以补益药治虚证；实则泻之，是指实性病证出现实象，用攻逐邪实的方药来治疗，即以攻邪泻实药治实证。大凡病情发展病势较轻，症状亦较单纯的，多适用于本法。如头痛症状可由多种原因引起，肝阳上亢所致要用平肝潜阳法，外感头痛用解表法，痰湿头痛用燥湿化痰法，瘀血头痛用活血化瘀法等。（见逆者正治）

反治　顺从病证的外在假象而采用的一种治疗原则，由于采用的方药与疾病的征象是相顺从的，又称"从治"，适用于疾病的征象与其本质不一致的病证。因为这类情况临床比较少见，故反治的应用相对也较少。用药虽然是顺从病证的假象，却是逆反病证的本质，故仍然是在治病求本思想指导下针对疾病的本质而进行的治疗。反治主要包括：热因热用、寒因寒用、塞因塞用、通因通用。反治法一般多用于病情变化比较复杂，病势危重，出现假象症状者。"热因热用，寒因寒用"，就是以热治热，以寒治寒。前者用于阴寒之极反见热象，即真寒假热的患者；后者用于热极反见寒象，即真热假寒的患者。二

者治疗的实质，仍然是以热治寒，以寒治热。"塞因塞用，通因通用"，是指以填补扶正之法治疗因气虚所致的胀满痞塞等病证，以通利泻下之法治疗因实热所致的泄利漏下等病证。前者适用于脾虚阳气不足而不健运者，后者适用于内有积滞或瘀结而致腹泻与漏下者。两者治疗的实质亦为虚则补之，实则泻之。此外，还有一种反佐法也是属于这个范畴，即于温热方药中加少量寒凉药，或寒证则药以冷服法；寒凉方药中加少量温热药，或治热证则药以热服法。此虽与上述不同，但亦属反治法，多用于寒极、热极之时，或有寒热格拒现象时。如是，可以减轻或防止用药的格拒反应，以提高疗效。（见从者反治）

正治与反治的相同之处，都是针对疾病的本质而治，故同属于治病求本的范畴；其不同之处在于：正治适用于病变本质与其外在表现相一致的病证，而反治则适用于病变本质与临床征象不完全一致的病证。

标本缓急　"标"与"本"，是相对而言的，标本关系常用来概括说明事物的现象与本质，在中医学中常用来概括病变过程中矛盾的主次先后关系。"标"即现象，"本"即本质，"标"与"本"是互相对立的两个方面。其含义是多方面的，从邪正而言，正气为本，邪气为标；就病机与症状而言，病机为本，症状为标；就疾病先后而言，旧病、原发病为本，新病、继发病为标；就病位而言，脏腑精气病为本，肌表经络病为标等。疾病的发展变化，尤其复杂的疾病，常常是病情错综复杂。因此，在治疗时就需要运用标本的理论，从复杂的病情中，判断其主要病变或病变的主要方面，分析其主次缓急，以便于及时合理地进行治疗。《素问·标本病传论》指出："病发而有余，本而标之，先治其本，后治其标。病发而不足，标而本之，先治其标，后治其本。"标本的原则，一般有急则治其标，缓则治其本和标本同治三种情况。急则治标，指标病危急，若不及时治疗，将危及患者生命，或影响本病的治疗。如剧痛、腹胀满、大出血、高热等病，皆宜先止痛、除胀、止血、退热。待病情缓和后，再治其本病。缓则治本，指标病的病情比较缓和，病势迁延，暂无急重病状的情况下，采取治本的原则，即针对主要病因、病证进行治疗，以解除疾病的根本。如痨病肺肾阴虚之咳嗽，肺肾阴虚是本，咳嗽是标，故治疗不用单纯止咳法来治标，而应滋养肺肾以治本；再如，气虚自汗，则气虚不摄为本，出汗为标，单用止汗，难以奏效，此时应补气以治其本。标本同治，指当标本并重或标本均不太急时，当标本兼治。如肾不纳气之喘咳病，本为肾气虚，标为肺失肃降，治疗宜益肾纳气，肃肺平喘，标本兼顾；又若热极生风证，本为热邪亢盛，标为肝风内动，治疗应清热凉肝，熄风止痉，标本同治。另外，先病宿疾为本，后病新感为标，新感已愈而转治宿疾，也属缓则治本。疾病的标本关系不是绝对的，在一定条件下，可以互相转化。因此，在临床中要认真观察，注意掌握标本转化的规律，以便不失时机地进行正确而有效的治疗。

理论依据　治病求本，首见于《素问·阴阳应象大论》："治病必求于本"。《素问·标本病传论》强调"知标本者，万举万当；不知标本，是谓妄行"。《医宗必读》："本，根也。"凡病有标本，本者根源，标者末也。告诫医者要在错综复杂的临床表现中，探求疾病的根本原因，采取针对疾病根本原因的正确治本方法，这是几千年来中医临床辨证论治一直遵循的基本准则。

注意事项　①治病不辨标本，或指本为标，或指标为本，必迷乱经常，倒施针药。如阴盛格阳证，由于阴寒内盛逼阳于外，故临证虽有一些假热的症状，但寒是疾病的内在本质，热只是表现于外的一些症状，所以里寒是真寒，外热是假热，属真寒假热证，故治之当从阴求。又如阳盛格阴证，由于热邪极盛，闭阻于内，阳气不得外达于四肢，故见四肢厥冷，但热是疾病内在的本质，寒只是表现于外的症状，可见热证是真，寒证是假，属真热假寒证，所以治疗便需从阳而取之。②急则治其标，缓则治其本。大凡新病可急治，久病宜缓调；急则治标，缓则固本，先治其实，后治其虚。

（王　键）

sānyīn zhìyí

三因制宜（treatment chosen according to three categories of etiological factors）　临床治病，根据时令气候，地域环境，患者的性别、年龄、体质差异等具体情况，从而选择适宜的有针对性的治法和方药。是因人制宜，因时制宜，因地制宜的统称。也是治疗疾病所必须遵循的基本原则。

《灵枢·岁露论》："人与天地相参也，与日月相应也。"《素问·六元正纪大论》："用寒远寒，用凉远凉，用温远温，用热远热，食宜同法。"即用寒凉方药及食物时，当避其气候之寒凉；用温热方药及食物时，当避其气候之温热。《素问·八正神明论》："月始生，则血气始精，卫气始行；月郭满，则血气实，肌肉坚；月郭空，则肌肉减，经络虚，卫气虚，形独居。"并据此而提出"月生无泻，月满无补，月郭空无治，是谓得时而调之"的治疗原则。《素问·异法方宜论》："一病而治各不同，皆愈，何也？岐伯对曰：地势使然也。"《吕氏春秋·季春纪·尽数》："轻水所，多秃与瘿人；重水所，多蹩与尰人；甘水所，多好与美人；辛水所，多疽与痤人；苦水所，多尪与伛人。"说明这些病与地域水土品质特性有关。明·张介宾《景岳全书·传忠录》："禀有阴阳，则或以阴脏喜温暖，而宜姜、桂之辛热；或以阳脏喜生冷，而宜芩、连之苦寒；或以平脏，热之则可阳，寒之则可阴也。"清·徐大椿《医学源流论·病》："天下有同此一病，而治此则效，治彼则不效，且不惟无效，而反有大害者，何也？则以病同而人异也。""人禀天地之气生，故其气体随地不同。"清·王燕昌《王氏医存·古法活用之宜》："古今论病、临床、选药、立方、大同小异……其小异者，人之身家异，老幼强弱异，八方水土异，专病兼病异。"指出临床诊治疾病应考虑因地、因人而异。

人是自然界的产物，自然界天地阴阳之气的运动变化与人体是息息相通的。因此，人的生理活动、病理变化，必然受时令气候节律、地域环境等因素的影响。患者的性别、年龄、体质等个体差异，也对疾病的发生、发展与转归产生一定的影响。因此，在治疗疾病时，就必须根据这些具体因素做出分析，区别对待，从而制订出适宜的治法与方药，即

所谓因时、因地和因人制宜，也是治疗疾病所必须遵循的一个基本原则。从治疗程序和治疗意义上分析，三因制宜从影响疾病的多因素角度出发，补充治病求本原则的不足，体现了中医治疗上的整体观念，以及辨证论治在应用中的原则性与灵活性，把疾病与天时气候、地域环境、患者个体诸因素等加以全面的考虑。

（王 键）

yīnrén zhìyí

因人制宜（treatment chosen according to the variability of an individual） 根据患者的年龄、性别和体质差异等各方面的特点，来确定适宜的具有针对性的治法和方药。

历史沿革 《素问·徵四失论》："不适贫富贵贱之居，坐之薄厚，形之寒温，不适饮食之宜，不别人之勇怯，不知比类，足以自乱，不足以自明，此治之三失也。"金·张从正《儒门事亲·疟》："贫贱乌乌尧尧之人病疟，以饮食疏粝，衣服寒薄，劳力动作，不可与膏粱之人同法而治。"均指出治疗应考虑因人而异。明·吴有性《温疫论·老少异治论》："凡年高之人，最忌剥削。设投承气，以一当十；设用参术，十不抵一。盖老年荣卫枯涩，几微之元气，易耗而难复也。不比少年气血生机甚捷，其势浡然，但得邪气一除，正气随复。所以老年慎泻，少年慎补，何况误用耶！亦有年高禀厚，年少赋薄者，又当从权，勿以常论。"指出老少治疗补泻之宜。明·张介宾《景岳全书·传忠录》："禀有阴阳，则或以阴脏喜温暖，而宜姜、桂之辛热；或以阳脏喜生冷，而宜芩、连之苦寒；或以平脏，热之则可阳，寒之则可阴也。"明·李中梓

《医宗必读·富贵贫贱治病有别论》："是又当以宜为辨，禀受为别，老壮为衡，虚实为度，不得胶于居养一途，而概为施治也。"清·徐大椿《医学源流论·病同人异论》："夫七情、六淫不感不殊，而受感之人各殊，或气体有强弱，质性有阴阳，生长有南北，性情有刚柔，筋骨有坚脆，肢体有劳逸，年力有老少，奉养有膏粱藜藿之殊，心境有忧劳和乐之别，更加天时有寒暖之不同，受病有深浅之各异，一概施治，则病情虽中，而于人之气体迥乎相反，则利害亦相反矣。"清·王燕昌《王氏医存·古法活用之宜》："古今论病、临床、选药、立方、大同小异……其小异者，人之身家异，老幼强弱异。"清·章楠《医门棒喝·人身阴阳体用论》："夫医为性命所系，治病之要，首当察人体质之阴阳强弱，而后方能调之使安。"指出临床诊治疾病应考虑因人而异。

基本内容 人体对治疗的影响主要表现为年龄、性别及体质等。

年龄因素 人的年龄不同，则生理状况和气血盈亏等不同。因而，不同年龄段，其病理变化的特点也各不相同。所以，治疗用药应该有所区别。特别是小儿和老人，尤当注意用药的禁忌。如小儿生理功能旺盛，但气血未充，脏腑娇嫩，肌肤疏薄，故易被邪侵。发生病变后，病情变化较快，易寒易热，易虚易实。所以治疗小儿疾患，既要少用补益，亦应忌投峻攻之剂，用药量宜轻，疗程多宜短，并随病情变化而及时调整治疗方案。老人生理功能减退，气血阴阳亏虚，脏腑功能衰弱，发生病变后，多为虚证或虚实夹杂证。所以治疗老年疾患，

对虚证宜用补法，且疗程多较长；对实证以攻法祛邪时，要考虑老人机体功能衰退、虚弱的生理特点，注意用药量应比青壮年小，并且中病即止，防止攻邪过度而损伤原已亏虚的正气。

性别因素 男女各有生理病理特点，治疗时应加以考虑。临床具体运用时，一方面是要注意男女各自生理特点所导致的疾病差异，以给予相应的治疗；另一方面是在治疗一般内外科疾病时，要结合男女各自的生理特点（特别是女性生理特点），注意用药上的宜忌。如女性一生需经历经、带、胎、产，所以就可能发生经、带、胎、产方面的病变；男性则易患精室以及性功能障碍等病证，如阳痿、早泄、遗精等。对男女各自易发疾病，当根据他们的生理特点，分别采取相应的适宜方法进行治疗。

体质因素 由于先天禀赋与后天环境的影响，人群中每个个体的体质是不同的，存在着阴阳、强弱等多方面的差异。而体质特性与病理变化是密切相关的，这一方面表现为体质对病邪的易感性，即不同体质的人所容易感受的致病因素或好发的疾病各不相同，如肥人多痰湿易患中风，瘦人多火易患劳嗽；另一方面表现为外邪入侵随体质而化的"从化"现象，即外邪侵犯人体后，可因患者体质的主导作用，促使病证性质随之发生变化。所以由于体质的区别，患病后机体的反应性、病证的性质等，都会随之而呈现出差异。并且对药物的耐受性也各不相同。因此，治疗疾病必须考虑体质偏颇的影响，以选择适宜的治法，注意用药的宜忌。

理论依据 疾病发生在人体，而人的年龄大小、性别不同、体质差异等因素，常常影响着疾病的发生和发展变化，甚至决定着疾病的预后转归。因此，中医在临床治病时，非常注重患者年龄、性别、体质差异对疾病的影响，根据由这些因素导致的病理特点，制定出最适宜病情的治法和方药。

注意事项 饮食喜恶，影响着人的体质与健康，也一定程度决定着易感疾病的不同，因此要注意患者的营养与饮食嗜好；疾病的形成，是一个社会、自然、心理综合作用的结果，心理因素在疾病发生发展中起着主要作用，因此在疾病防治中也要注重心理因素。

(胡建鹏)

yīnshí zhìyí

因时制宜 (treatment in accordance with seasonal conditions)

根据时令气候节律的特点，确定适宜的具有针对性的治法和方药。

历史沿革 《灵枢·岁露论》："人与天地相参也，与日月相应也。"《素问·八正神明论》："月始生，则血气始精，卫气始行；月郭满，则血气实，肌肉坚；月郭空，则肌肉减，经络虚，卫气虚，形独居。"并据此而提出"月生无泻，月满无补，月郭空无治，是谓得时而调之"的按月节律调理气血的治疗原则。《素问·六元正纪大论》："用寒远寒，用凉远凉，用温远温，用热远热。食宜同法。"这是说治疗用药或选择食物，必须根据四季气候变化来加以调整。《灵枢·顺气一日分为四时》就指出，疾病多为"旦慧、昼安、夕加、夜甚"；正因为昼夜阴阳之气的变化，影响着人体生理活动、病理变化，所以治疗时顺应这种阴阳消长的日节律，结合人体正气消长和病理变化规

律择时选方服药。金·李杲《脾胃论·用药宜禁论》首先提出"凡治病服药，必知时禁"。清·喻昌《医门法律·申明内经法律》："凡治病而逆四时生长化收藏之气，所谓违天者不祥，医之罪也。"清·张志聪《侣山堂类辨·四气逆从论》："谓春宜用升，以助生气；夏宜用浮，以助长气；秋时宜降，以顺收令；冬时宜沉，以顺封藏。此药性之宜顺四时者也。"指出临床治病用药要顺应四时变化的"因时制宜"治疗思想。

基本内容 时令气候节律对治疗学的影响，主要表现在年、月和日节律上。

年节律 一年四季温热凉寒的气候特点，对人体的生理活动和病理变化都产生一定的影响，因此要注意不同季节、不同气候条件下的治疗忌宜。例如，春夏季节，气候由温转热，阳气生发，人体腠理疏松开泄，即使外感风寒致病，也不宜过用辛温发散之品，以免开泄太过，耗伤气阴。此外，一年中还有季节性的多发病和流行病，应当根据各季节的气候特点对生理病理的影响，选择适宜的治疗方法。另外，中医运气学说，则阐发了更长周期的气候变化特点及其对人体生理病理的影响，这也是因时制宜需要考虑的因素之一。

月节律 月亮每月盈亏圆缺的规律，对人体气血等的活动，会产生一定的影响。如《素问·八正神明论》，提出按月节律调理气血的治疗原则。女性月经与气血运行有关，其周期变化与月节律的变化极为相似，对月经不调、不孕症的治疗，大多是参照月经的周期节律以及气血盛衰变化来进行调治的。

日节律 昼夜交替的日节律，

是自然界阴阳之气更迭最明显的标志，昼为阳，夜为阴。在自然界这种昼夜阴阳变化节律的影响下，人体阴阳气血的生理活动也发生着规律性的变化，并由此而影响疾病的发生发展和转归，出现相应的规律性的变化。所以治疗时顺应这种阴阳消长的日节律，结合人体正气消长和病理变化规律择时选方服药，就能取得较好的疗效。针灸学中根据人体气血一日周流出入皆有定时而创立的"子午流注针法"（见子午流注），是择时治疗的最好体现。

理论依据 中医学认为，四时气候和时间节律的变化，对人体的生理活动、病理变化都会产生一定的影响。正如《灵枢·岁露论》所云："人与天地相参也，与日月相应也。"所以治疗疾病时必须考虑时令气候节律的特点。这里的"时"，是指：①自然界的时令气候特点；②自然界的时间节律变化规律。并且，这二者是相互联系的。自然界纷繁复杂的各种变化，大都呈现一定的节律运动，最为明显的就是一年的四季交替、月亮的盈亏运行和一日昼夜晨昏的更替。这种年、月、日的时间节律，不仅是自然界本身的运动规律，也带来了不同的时令气候特点，它们在一定程度上影响着人的生理活动和病理变化。另外，时间节律的变化，还会影响疾病的治疗效应。所以，治疗疾病应该考虑时令气候节律因素的影响，以制订出适宜的治法方药。

注意事项 "因时制宜"，强调治疗疾病应注重时间节律及其气候变化对人体的影响，注重药物（包括针灸等）作用合于人体生理病理节律变化的择时治疗观念，但"因时制宜"不能脱离或

超出证候本身的性质。

（胡建鹏）

yīndì zhìyí

因地制宜（treatment in accordance with local conditions） 根据地理环境特点，确定适宜的有针对性的治法和方药。

历史沿革 《素问·异法方宜论》："一病而治各不同，皆愈，何也？岐伯对曰：地势使然也。"《吕氏春秋·季春纪·尽数》："轻水所，多秃与瘿人；重水所，多尰与躄人；甘水所，多好与美人；辛水所，多疽与痤人；苦水所，多尪与伛人。"说明这些病与地域水土品质特性有关。清·王燕昌《王氏医存·五方水土为病》："五方水土、饮食，各能移人肠胃。凡故土生长，则习与性成；若久客他方，水土不同，肠胃岂无少改？特改而致病者：在东南方，常是湿热、痰燥；在西北方，常是寒泻、疼麻。亦有水土性烈者，偏生异病。"清·徐大椿《医学源流论·五方异治论》："人禀天地之气以生，故其气体随地不同。西北之人，气深而厚，凡受风寒，难于透出，宜用疏通重剂；东南之人，气浮而薄，凡遇风寒，易于疏泄，宜用疏通轻剂。"民国·张锡纯在《医学衷中参西录·用麻黄汤之变通法》中就曾指出："如大江以南之人，其地气候温暖，人之生于其地者，其肌肤浅薄，麻黄至一钱即可出汗，故南方所出医书有用麻黄不过一钱之语；至黄河南北，用麻黄约可以三钱为率；至东三省人，因生长于严寒之地，其肌肤颇强厚，须于三钱之外再将麻黄加重，始能得汗。此因地也。"

基本内容 地理环境对治疗的影响主要表现为地域性气候及地质状况等。

地域性气候 地域性特殊气候、饮食习惯以及地势高下等，造成了人体在体质和脏腑功能上的差异，并表现出不同的病理变化特点。同时，在许多常见病的发病率和发病机制上，也多存在着地域性差异。因此，在治疗方法和药物选择方面，应当有所区别。如治疗外感风寒表证，因西北地区气候严寒，人们腠理多致密，故多重用辛温解表药，常选麻黄、桂枝；东南地区气候温热，人们腠理多疏松，故用辛温解表药不可太重，常选荆芥、防风。

地质状况 不同地区，其地质状况不同，水土品质的种类和含量有多寡，这些因素影响着人们，甚至会导致地方性疾病的发生。例如，中国某些山区易发瘿疾（地方性甲状腺肿），就与水中缺碘有关。对地方性疾病发生的地域性病因，采取针对性的治疗措施，是因地制宜的重要内容之一。随着人类对自然资源的开发利用，许多人为的因素影响了地理环境，改变了原始地壳表面水土的组成，特别是汞、镉、铝、砷等有害元素污染了土壤和水源，造成了某些特定的地区性疾病，如水俣病、骨痛病、氟骨病等。所以在治疗疾病的同时，应分析地理环境中这些特殊致病因素，采取相应的治理措施，以杜绝此类疾病的发生。

从工业发展和城市化给人类提供的外环境看，空间狭小，交通堵塞，空气污染，噪声污染，水源污染，光污染；从城市提供的内环境看，因人口密集，工作节奏快，人们的心理紧张程度明显高于边缘地区。因此，现代中医的"因地制宜"，应该既重视传统的"五方之异"，又当着眼现代"城乡之别"。

理论依据 中国是一个幅员辽阔、自然地理环境具有多样性的国家，因而在自然地理环境方面有着明显的差异。不同的地区方域，其地势有高下、气候有寒温燥湿之分，并且水土品质和人们的生活习惯等亦各不相同。人们长期在某一地理环境中生活，一方面形成了某种特殊体质，并通过生理上的不断调节来适应地理环境特点的影响；另一方面，如果地理环境的影响超过了人体的适应能力，尤其是其中不利因素对人体的伤害性作用，就可能造成人体脏腑功能的失调而致病，并且显现出病理变化的地域性特点。因此，在治疗疾病时必须考虑到地理环境特点对人体的生理和病理影响，才能制定出适宜的治法方药。《素问·异法方宜论》："一病而治各不同，皆愈，何也？岐伯对曰：地势使然也。"

注意事项 不同地区的同一种疾病，由于地理环境、气候条件、生活习惯的差异，其病理特点和临床表现不尽相同；不同地区由于受不同地理环境的影响，所患疾病各不相同。因此治疗时应因地制宜。

（胡建鹏）

biāoběn huǎnjí

标本缓急（symptom, root-cause, non-urgency and urgency） 从复杂多变的临床病证中，区分标本的缓急，然后确定治疗上的先后主次。体现了中医在认识和治疗疾病过程中，对各种关系和因素的辨证处理的思想，应用标本关系分析病证的主次先后、轻重缓急而确定治疗步骤的原则。在复杂多变的疾病过程中，常有标本主次的不同，因而治疗上就有先后缓急之分。

历史沿革 临床治疗疾病时，是标本兼治，还是单独治标、治本。《素问·至真要大论》："病有盛衰，治有缓急。"何病急治，何证缓治，何方先施，何药后用，是施治前须综合考虑的问题。《素问·标本病传论》："凡刺之方，必别阴阳，前后相应，逆从得施，标本相移，故曰有其在标而求之于标，有其在本而求之于本，有其在本而求之于标，有其在标而求之于本。故治有取标而得者，有取本而得者，有逆取而得者，有从取而得者。"又言"本而标之，先治其本，后治其标"。可见《素问》已提出标本缓急的一些治疗原则。在此基础上，后世医家又多有论述，逐渐形成了"急则治标""缓则治本""标本兼治"的治疗原则。

基本内容 缓急有两义：①病证缓急，指病证的发展速度和危害性。②治疗缓急，指治疗应有计划、有步骤地进行。这里主要指治疗有缓急原则。决定治疗先后步骤的因素是标本，一般按照"急则治标，缓则治本，标本俱急者，标本同治"的原则进行治疗。

作用与意义 疾病的发生发展，是极其复杂的，常常有邪正盛衰问题，或有病因病证缓急问题；或有旧病未愈，新病又起问题；或有表证与里证孰重孰轻问题等。标本缓急的治则，强调从复杂多变的临床病变中，区分标本的缓急，然后确定治疗上的先后主次，是对治病求本根本原则的补充。分清标本缓急以决定治疗上的先后主次，一方面，是权宜之计，以应急于当时；另一方面，是为了更好地实现治病求本这一最终目的。标本缓急治则，不仅包含着临床治疗疾病要抓主要矛盾，同时也体现了疾病的性质总是随着病变过程矛盾主次关系的相互转化而发生变化的特点。疾病的标本关系不是绝对的，在一定条件下，可以互相转化。因此，在临床中要认真观察，注意掌握标本转化的规律，以便正确地不失时机地进行有效的治疗。正确掌握这一治疗原则，灵活处理疾病过程中各种矛盾，做到重点突出，措施有节，为临床制定相适应的治疗措施奠定基础，对于临床治疗疾病，具有重要的指导意义。

注意事项 在一定意义上说，本就是疾病的主要矛盾，标就是被主要矛盾规定和影响的次要矛盾。①急则治标的治则，是在标病、继发病证紧急时，所采取的一些针对标证的治疗措施，达到标急缓解，病势平稳后，则应当遵循"治病求本"的原则。所以，急则治标是为治本创造更为有利的条件，其目的是为了更好地治本。②标本缓急治则，不仅包含着临床治疗疾病要抓主要矛盾，同时也体现了疾病的性质，且疾病过程中矛盾的关系及主次地位是可变的，应灵活处理疾病过程中各种矛盾，做到重点突出，措施有节。③疾病的标本关系不是绝对的，在一定条件下，可以互相转化，应注意掌握标本转化的规律，以便正确地不失时机地进行有效的治疗。

（王　键）

jí zé zhìbiāo

急则治标（symptomatic treatment in acute condition） 针对疾病发展过程中，标病的病势急骤，病情危急，影响到病人的安危，或影响到对"本"病的治疗时，所采取的暂时针对标病的急救治病法则。《素问·标本病传论》："先热而后生中满者，治其标……先病而后生中满者，治其标……小大不利，治其标。"中满，大小不利，都属于病情危急，不论何种病因，都应先治其标，消除胀满，通利二便。明·张介宾《类经·标本类》："二便不通，乃危急之候，虽为标病，必先治之，此所谓急则治其标也。"《素问·标本病传论》："标而本之，先治其标，后治其本。"东汉·张仲景《金匮要略·脏腑经络先后病脉证》："夫病痼疾，加以卒病，当先治其卒病，后乃治其痼疾也。"宋·杨士瀛《仁斋直指方·治病当先救急》："治病如弈棋，当先救急。急者何？救其重而略其轻也。"明·缪希雍《本草经疏·治法提纲》："受邪为本，现证为标；五虚为本，五邪为标。譬夫腹胀由于湿者，其来必速，当利水除湿，则胀自止，是标急于本也，当先治其标。"清·韦协梦《医论三十篇·急则治其标》："病有标有本，不可偏废，而危急之际，则必先治其标。"急则治标的原则，主要适用于急性病、危重病的治疗。主要包括三种情况：①标病甚急，可能危及生命，先治其标，是为了挽救生命。②标病较重，患者痛苦难耐，也当先治其标。③标病急重，影响本病的治疗，此时先治标是为了更好地治本。急则治标，是在标病紧急，有可能危及生命的情况下，或后发之标病影响到先发之本病治疗时的一种治疗原则。《素问·标本病传论》："标而本之，先治其标，后治其本。"因为标病不及时解决就将危及人体生命，或影响本病的治疗；或患者对标病的反应不能适应，此时治本固然重要，但较之治标则属次要。这时的标，已成为疾病当前阶段的主要矛盾或矛盾的主要方面，往往

是疾病的关键所在，因此急当治之。治标以保存生命，同时也是治本的必要前提。急则治标的治则，是在标病、继发病紧急时，所采取的一些针对标病的治疗措施，达到标急缓解；病势平稳后，则应当遵循"治病求本"原则，所以急则治标是为治本创造更为有利的条件，其目的是为了更好地治本。

（胡建鹏）

huǎn zé zhìběn

缓则治本（radical treatment in chronic case）

在病情变化比较平稳，病势趋于缓和的情况下，应针对疾病的本质，进行求本治疗。《素问·标本病传论》："本而标之，先治其本，后治其标。"《素问·标本病传论》："先病而后逆者治其本，先逆而后病者治其本，先寒而后生病者治其本，先病而后生寒者治其本，先热而后生病者治其本……先病而后泄者治其本，先泄而后生他病者治其本……先中满而后烦心者治其本。"清·喻昌《医门法律·申明内经法律》："所以凡因病而致逆，因逆而致变，因寒热而生病，因病而生寒热者，但治其所生之本原，则后生诸病，不治自愈。"这是针对病因为本而言的，因标病产生于本病，本病得治，标病自然也随之而去。明·张介宾《景岳全书·求本论》："直取其本，则所生诸病，无不随本皆退。"清·何梦瑶《医碥》："痰，标也；所以治痰者，本也。治痰故当求本，然须看痰势缓急，缓则治本固也。"缓则治本，是针对标病不急的病证进行治疗的常用治疗原则。①从病证的本质与现象来分析标本，本质为本，现象为标。此时病证由正气与邪气相互斗争所致的病机为本，其所反映

的症状和体征现象为标，标病不急，则针对疾病的本质进行治疗，无论是邪气亢盛之实证，还是正气受损之虚证，只要制伏其本，病本一除，标象自解。②以发病先后来分析标本，先病为本，后病为标。凡后发之病不急，一般都应先治其先发之病，后治其后发之病，《素问·标本病传论》称为"本而标之，先治其本，后治其标"。缓则治本，是针对标病不急的病证进行治疗的常用治则。这是一种在治病求本根本原则指导下，最普遍应用的治疗原则。标病不急，应当治其本。《素问·标本病传论》："先病而后逆者，治其本；先逆而后病者，治其本；先寒而后病者，治其本；先病而后生寒者，治其本。"这是针对病因为本而言的，因标病产生于本病，本病得治，标病自然也随之而去。正如明·张介宾所说："直取其本，则所生诸病，无不随本皆退。"（《景岳全书·传忠录》）这一治疗原则对于慢性疾病，或急性病转愈过程中，邪气未尽而正气已虚之时，此时必须着眼于疾病本质的治疗。但疾病过程中矛盾的关系及主次地位是可变的，因此治疗重点、先后亦随之而调整。

（胡建鹏）

biāoběn tóngzhì

标本同治（treat both the incidental and fundamental aspects）

采用标病与本病同时治疗的方法。当标本并重，或标本均不太急时，在时间与条件上皆不宜单治标或单治本，则当标本兼治。对于标本兼治，《素问·标本病传论》指出："谨察间甚，以意调之，间者并行，甚者独行。"明·张介宾《类经·标本类》："病浅者可以兼治，故曰并行；病甚者难容杂乱，故曰独行。"历代

医家运用标本兼治原则的治病之例多有记载。如东汉·张仲景以麻黄附子细辛汤治少阴太阳两感伤寒；金·刘完素以防风通圣散治表里俱热；金·李杲以清暑益气汤治暑热伤气；清·吴瑭以增液承气汤治热结伤阴等。标本兼治原则，主要包括两种情况：①标本俱急而重者，当标本兼治。如热病过程中邪热内结而阴液大伤，临床表现为身热、腹满硬痛、大便燥结、口干渴、舌燥苔焦黄等症状；其病机以邪热内结为本，阴液大亏为标，标本俱急且重，治疗当标本兼治，泻下与滋阴并用，泻下实热以存阴液，滋阴润燥以利通下，常用增液承气汤。②标本俱缓而轻者，可标本兼治。如虚人感冒，患者素体气虚或血虚为本，又反复外感为标，其外感病虽不重，但因其正虚无力抗邪，故外邪不易祛除。因此，必须采用益气解表或养血解表治法，益气、养血是扶正治本，解表是祛邪治标。这样标本同治，才能使正盛邪退而病愈。标本兼治，是在标病与本病错杂并重时采取的一种治疗原则。正如《素问·标本病传论》指出："谨察间甚，以意调之，间者并行，甚者独行。"一般情况下，标本兼治多在病情轻缓时应用，如果标本俱急并重时，也可运用此法。但病情危急时，以"独行"专治单治为宜。当单治本病不顾其标病，或单治标病不顾其本病，都不能适应治疗要求时，必须标本兼顾同治，才能取得较好的治疗效果。

（胡建鹏）

逆者正治（the inverse is cured by routine treatment）

通过分析临床证候，即疾病表现出来的现象，辨明疾病本质，逆其证候性质表现而治的治疗原则。又称逆治。这一治则采用与疾病证候性质相反的方药进行治疗，适用于疾病的本质与现象相一致的病证。

历史沿革 《素问·至真要大论》："逆者正治，从者反治。"所谓"逆"，是指所用治法性质与疾病现象表现的性质相反（逆），这种治法称为"正治"。《素问·至真要大论》："微者逆之。"此言病情较轻，往往病证单纯，因此适用正治法。《素问·三部九候论》："必先度其形之肥瘦，以调其气之虚实，实则泻之，虚则补之。必先去其血脉而后调之，无问其病，以平为期。"《素问·至真要大论》："寒者热之，热者寒之，微者逆之，甚者从之，坚者削之，客者除之，劳者温之，结者散之，留者攻之，燥者濡之，急者缓之，散者收之，损者益之，逸者行之，惊者平之，上之下之，摩之浴之，薄之劫之，开之发之，适事为故。"提出实则泻之，虚则补之，寒者热之，热者寒之的正治法则。明·张介宾《景岳全书·传忠录》："治法有逆从，以寒热有假真也，此《内经》之旨也……夫以寒治热，以热治寒，此正治也，正即逆也。"《类经·标本论》："以寒治热，治真热也；以热治寒，治真寒也，是为逆取。"《类经·论治类》："以寒治热，以热治寒，逆其病者，谓之正治。"提出正治即逆治，说得较为明确。清·章楠《医门棒喝·方制药妙论》："阴寒之邪，在人身阳分，故以走人身阳分之阳药，以治阴邪，阳热之邪，在人身阴分，故以走人身阴分之阴药，以治阳邪。皆为正治之法也。"

基本内容 逆其证候性质而治的一种常用治疗法则，即通过分析疾病的临床证候，辨明疾病的寒热虚实，然后分别采用寒者热之、热者寒之、虚则补之、实则泻之等不同方法去治疗，是临床上最常用的一种治疗方法。

作用与意义 正治是在"治病求本"的根本原则指导下，逆病证性质而制定的治疗法则。各种疾病的性质是不同的，而疾病的本质反映于外部的现象亦是非常复杂的。所谓正治，实际上是在运用"治病求本"原则针对疾病本质进行治疗时，反映出来的治法性质与疾病现象之间关系的表现形式。这一治则，主要采用与疾病证候性质相反的方药进行治疗，适用于疾病的本质与现象相一致的病证。临床上绝大多数病证的本质与现象是相一致的，现象真实地反映出本质，如寒性病证出现寒象、热性病证出现热象、虚证出现虚象、实证出现实象，当针对疾病本质治疗时，疾病的现象当然随之消除。所以，正治是临床上最常用的治疗原则。

（王键）

寒者热之（treating cold syndrome with heat methods）

hánzhě rè zhī

针对寒性的病证，采用温热方药进行治疗的原则。即以热药治寒证。"寒者热之"是正治原则之一。"寒者热之"语出《素问·至真要大论》。寒，指证候的属性；热，指治法和方药的性质。临床寒证表现寒象，其主要病因病机是阳虚或阴盛。《素问·调经论》指出"阳虚则外寒""阴盛生内寒"。《素问·调经论》："经言阳虚则外寒……阴盛则内寒，余已闻之矣，不知其所由然也。岐伯曰：阳受气于上焦，以温皮肤分肉之间，令寒气在外，则上焦不通；上焦不通，则寒气独留于外，故寒栗。"又曰："阴盛生内寒奈何？岐伯曰：厥气上逆，寒气积于胸中而不泻，不泻则温气去寒独留，则血凝泣，凝则脉不通，其脉盛大以涩，故中寒。"指出寒证的主要病因病机是阳虚或阴盛。

寒证有虚实表里等不同，虚寒证，是阳衰气虚、机能衰退的一种表现。阳虚则阴盛，阳虚失去其温煦作用，故而寒从内生。其主要临床表现，为畏寒喜暖，四肢不温，甚至四肢逆冷，呕吐清水，下利清谷，小便清长，倦怠嗜卧，病变局部冷痛等。实寒证，则见恶寒发热，无汗，头痛身疼，骨节疼痛，得热则减，遇寒加重，或关节疼痛，屈伸不利。治疗时，寒证无论虚实表里，都可以用"寒者热之"的正治法治疗。表寒证多为表实证，治用辛温解表法；里寒证则当根据具体病证的虚实情况，分别采取温中祛寒、回阳救逆或温经散寒法予以治疗。"寒者热之"具体运用时，要分清寒证的表、里、虚、实属性，以分别制订出具体的治疗方法。

（胡建鹏）

rèzhě hán zhī

热者寒之（treating heat syndrome with cold methods） 针对热性的病证，采用寒凉方药进行治疗的原则，即以寒药治热证。"热者寒之"，是正治原则之一。"热者寒之"，语出《素问·至真要大论》。热，指证候的属性；寒，指治法和方药的性质。其主要针对的病因病机是阳盛或阴虚。《素问·调经论》指出"阳盛生外热""阴虚则内热"。《素问·调经论》："阳盛生外热奈何？岐伯曰：上焦不通利，则皮肤致密，腠理闭塞，玄府不通，卫气不得泄越，故外热。"又说："阴虚生内热奈何？岐伯曰：有所劳倦，

形气衰少，谷气不盛，上焦不行，下脘不通，胃气热，热气熏胸中，故内热。"指出热证的主要病因病机是阳盛或阴虚。热证有虚实表里之不同，具体运用此原则时，亦应分清表、里、虚、实的属性，以分别制订出具体的治疗方法。如表热证，用辛凉解表法；里热证，则当根据具体病证的虚实情况，分别采取清气分热、清营凉血、清热解毒、清脏腑热或清虚热等方法治疗。具体运用"热者寒之"时，应分清其表、里、虚、实属性，以分别制订出具体的治疗方法。

（胡建鹏）

xūzhě bǔ zhī

虚者补之（treating deficiency syndrome with tonifying methods） 针对虚弱性的病证采用补益方药进行治疗的原则。即以补药治虚证。"虚者补之"，是正治原则之一。"虚者补之"，语出《素问·三部九候论》："必先度其形之肥瘦，以调其气之虚实，实则泻之，虚则补之。必先去其血脉而后调之，无问其病，以平为期。"虚，指证候的属性；补，指治疗的原则和方药性质。其主要病因病机，是由于先天禀赋不足，或后天失于调养，或房劳过度，或七情内伤，导致的机体机能不足。《圣济总录·补益门》："治疗之宜，损者益之，不足者补之，随其缓急而已。"《难经》："损其肺者益其气，损其心者调其荣卫，损其肝者缓其中，损其脾者调其饮食，损其肾者益其精。"提出五脏正补之法。清·唐宗海《血证论·吐血》则指出："故实证断不可用补虚之方，而虚证则不废实证诸方……或虚中实证，则攻补兼用，或十补一攻。"指出补法适用证及虚实兼证，应攻补

兼用。清·程国彭《医学心悟·论补法》："补之为义，大矣哉！然有当补不补，误人者；有不当补而补，误人者；亦有当补而不分气血，不辨寒热，不识开合，不知缓急，不分五脏，不明根本，不深求调摄之方以误人者。"指出补法的一系列注意事项。虚证的临床表现很不一致，但凡属虚证皆为人体正气不足所表现的证候。具体运用此原则时，根据阴、阳、气、血虚损属性，分别给予补气、补血、补阴、补阳等方法治疗。具体运用"虚者补之"时，应分清阴、阳、气、血虚损的属性，以分别制订出具体的治疗方法，同时注意虚不受补及虚实兼证。

（胡建鹏）

shízhě xiè zhī

实者泻之（treating excess syndrome with purgative methods） 针对性质属实的病证，采用攻泻方药进行治疗的原则。即以祛邪功用的方药治疗实证。"实者泻之"，是正治原则之一。"实者泻之"，语出《素问·三部九候论》："必先度其形之肥瘦，以调其气之虚实，实则泻之，虚则补之。"实，指证候的属性；泻，指治疗的原则（方药的功用）。其主要病因病机，是肌肤或经络闭塞、脏腑功能亢进或障碍，或气血壅滞，瘀结而不通等。《素问·通评虚实论》："邪气盛则实，精气夺则虚。"提出实证的病机为邪气盛。明·张介宾《景岳全书·传忠录》："实，言邪气实，则当泻。"还从表实、里实、阳实、阴实、气实、血实、五脏郁结成实等方面进行了深入分析。明·虞抟《医学正传·病有真假辨》："实者，邪气实也。或外闭于经络，或内结于脏腑，或气壅而不行，或血涩而凝滞。"清·俞根初

《通俗伤寒论·气血虚实》："论气血，气有盛衰，盛则实……血有亏瘀，亏则虚，瘀则实。"指出实证病机所在。实证，是临床表现为致病邪气比较亢盛，而机体正气未衰所出现的一系列病理反应比较剧烈的证候表现。实证又有气实、脏腑实证的不同。具体运用此原则时，要分清邪气的性质以及邪气所在的部位，根据其在阴、在阳、在气、在血，或在何脏何腑的不同，以分别制订出具体的治疗方法。如发汗、泻下、宣肺、利尿、活血、化积、消导等。具体运用"实者泻之"时，要分清邪气的性质以及邪气所在的部位，以分别制订出具体的治疗方法，同时注意虚实错杂或虚实真假等情况。

（胡建鹏）

liúzhě gōng zhī

留者攻之 (treating retention syndrome with purgative methods) 对邪气积聚或已成形，或未成形而结聚郁塞不行之类的病证，采用攻逐邪气方药治疗的原则。"留者攻之"，是正治原则之一。"留者攻之"，语出《素问·至真要大论》："寒者热之，热者寒之……结者散之，留者攻之。"指病邪留滞于体内，当采用攻逐之法治疗。金·张从正《儒门事亲·凡在下者皆可下式》："陈莝去而肠胃洁，癥瘕尽而营卫昌。"指出下法不单指泄下，其他如行气、通经、消积、利水等能够驱除里邪的方法亦尽属此类。"留者攻之"，是《素问·至真要大论》中提出的治疗邪气稽留体内病变的治疗方法，是依据"实则泻之"原则而设定的攻下法，是中医临床较为常用的有效治疗方法之一。此法针对各种病邪稽留体内这一关键所在，依其邪气

性质和病位不同，而采用不同药物配伍使用。如宿食、痰饮、蓄血等，分别用泻下、涤饮、逐瘀等攻邪方法治疗。由于气、血、痰、水等留滞，故气滞须"行气"，血滞而瘀须"祛瘀活血"，痰饮滞留必须"涤痰"，水留于内应予"逐水"法。临床"留者攻之"治法主要用于实证，应用时要分清病邪的性质、强弱，以及病邪所侵犯的部位，分别制订出具体的攻逐邪气方法。

（胡建鹏）

jiānzhě xuē zhī

坚者削之 (treating masses with eliminating methods) 针对气、血、痰、食、水、虫等所结成的坚实的癥积等有形之邪，运用具有消散或消削作用的药物，使之渐消缓散，以达到去邪而不伤正为目的的治疗原则。"坚者削之"，是正治原则之一。"坚者削之"，语出《素问·至真要大论》："寒者热之，热者寒之，微者逆之，甚者从之，坚者削之……。"清·程国彭《医学心悟·医门八法·论消法》："消者，去其壅也。脏腑筋络肌肉之间，本无此物，而忽有之，必为消散，乃得其平……积聚之原，有气血、食积、停痰、蓄水、痈脓、虫蛊、劳瘵，与夫疝瘕、癥瘕、七疝、胞痹、肠覃、石瘕，以及前后二阴诸疾，各各不同，若不明辨，为害匪轻。"指出壅塞积聚的病因和治法。凡人身五脏六腑之内，皮肤肌肉之间，由于气滞、血凝、停痰、积食等，日积月累，成痞成块，壅塞其中，一般来说，都是消法的临床适应证。通过消导和散结的方法，以使有形之邪得以渐消缓散，包含消食化滞，消痞化积，消水祛湿，消痰化饮，消散癥结等。如瘀血阻滞，腹中

产生积块，推之不移，须"破瘀消癥"药，逐渐攻削，使之消失。致病的原因各有不同，消散的方法也就随之而异。消法的应用，应该注意适可而止，不宜太过，太过则邪去正伤。

（胡建鹏）

kèzhě chú zhī

客者除之 (expelling exogenous pathogens) 针对外来邪气客于人体，造成机体功能失调，采取相应方药予以驱除的原则。"客者除之"，是正治原则之一。"客者除之"，语出《素问·至真要大论》："寒者热之，热者寒之……客者除之……。"金·张从正《儒门事亲·汗下吐三法该尽治病诠》，强调祛邪的重要性。指出"夫邪之中人，轻则传久而自尽，颇甚则传久而难已，更甚则暴死。若先论固其元气，以补剂补之，真气未胜，而邪已交驰横骛而不可制矣。"明·张介宾《景岳全书·传忠录》："实，言邪气实，则当泻。"指出治疗实证，应当祛除邪气。清·吴瑭《温病条辨·治病法论》："治外感如将，兵贵神速，机圆法活，去邪务尽，善后务细，盖早平一日，则人少受一日之害。""客"指外来邪气，指六淫、饮食积滞及疫疠之邪等，治法有"祛风""祛寒""清暑""祛湿""润燥""清火""消导"等法。疫疠之邪侵袭而发病，病情比较复杂，须按照具体情况处理，但驱邪的目的是同样的。中医病机学说认为，邪气是疾病发生的重要条件。其主要病因病机，是外感六淫为病的初期或中期；或由于痰、食、水、血等滞留于体内而引起的内伤病证，治当以祛除邪气之法。用祛除邪气的方药来治疗，是扶正祛邪治则内容之一。"祛邪"具体运用

时，要分清病邪的性质、强弱，以及病邪所侵犯的部位和影响人体功能的不同情况，以分别制订出具体的祛邪方法。

（胡建鹏）

jiézhě sàn zhī

结者散之（treating pathogenic accumulation with dissipation）

针对凝结积聚的病证，采用消积散结方药治疗的原则。"结者散之"，是正治原则之一。"结者散之"，语出《素问·至真要大论》："寒者热之，热者寒之……劳者温之，结者散之……。"结者，聚也。如血气痰浊郁结的疾病，就用行气、化痰、通络、散结的方法来进行治疗。张仲景在《伤寒论》中，对脏结、阳微结、纯阴结等病证，从病因、病机到症状都做了详尽的论述；并根据邪结的性质、部位、表现，以"结者散之"为原则，提出了具体的治疗方法。临床上，如瘿瘤、瘰疬，须用软坚散结法以散之。常用海藻、昆布、海蛤壳、海浮石、瓦楞子等药物。又如，痰热互结心下，胸脘痞满，按之则痛，宜小陷胸汤以宽胸散结。消积散结药，临床较少单独使用，一般根据导致凝结积聚的原因，选择适当配伍方法来运用。

（胡建鹏）

zàozhě rú zhī

燥者濡之（moistening therapy for dry syndrome）

针对津液枯燥病证，用滋润的方药治疗的原则。"燥者濡之"，是正治原则之一。"燥者濡之"语出《素问·至真要大论》："寒者热之，热者寒之……留者攻之，燥者濡之……。"同时阐明"燥淫于内，治以苦温，佐以甘辛，以苦下之"的治疗思想。《素问·阴阳应象大论》提出"燥胜则干"的燥邪致病特点。《素问·五常政大论》："阳明司天，燥气下临，肝气上从，苍起木用而立，土乃眚，凄沧数至，木伐草萎，胁痛目赤，掉振鼓栗，筋痿不能久立。"指出燥邪亦可化为其他邪气而发病。金·刘完素《素问·玄机原病式》："诸涩枯涸，干劲皲揭，皆属于燥。"清·喻昌《医门法律·秋燥论》："治燥病者，补肾水阴寒之虚，而泻心火阳热之实，除肠中燥热之甚，济胃中津液之衰。使道路散而不结，津液生而不枯，气血利而不涩，则病日已矣。"清·吴瑭《温病条辨·秋燥病》："燥伤本脏，头微痛，恶寒，咳嗽稀痰，鼻塞，嗌塞，脉弦，无汗，杏苏散主之。"燥邪伤人，初必在肺卫，是以表证为主，兼有气不布津的特征。治疗上需要辛散透表，兼以润燥。清·费伯雄《医醇賸义·秋燥》："初秋尚热则燥而热，深秋既凉则燥而凉。"提出温燥和凉燥之分。清·俞根初在《通俗伤寒论》中，对秋燥初、中、末不同阶段，提出不同治疗大法。"上燥治气，中燥增液，下燥治血"。燥，干燥、枯燥，指证候的属性；濡，濡润、滋养，指治法和方药的性质。其主要病因有外燥、内燥之分，外燥主要由燥邪侵袭肺卫，伤于肺阴；内燥多由久病、久热，耗伤阴液或高热而灼伤阴津所致，出现内不能濡脏腑，外不能养肌肤的病变。津液枯燥，是指机体津液的数量亏少，使脏腑、形体、九窍等，得不到充分的濡润、滋养和充盈，因而产生一系列干燥枯涩的病理状态。燥有内燥、外燥之分。具体运用此原则时，应根据内燥、外燥及部位的不同，分别制订具体治疗方法。例如，燥热伤肺胃津液，属于内燥，用养阴润燥法；外感燥热伤肺，属于外燥，用轻宣润肺法。具体运用"燥者濡之"时，应根据具体情况，判定邪气在表在里，内燥、外燥及部位的不同，以分别制订出具体的治疗方法。

（胡建鹏）

jízhě huǎn zhī

急者缓之（tension is treated by relaxation）

针对筋脉拘急痉挛或肢体强直的病证，用甘缓的方药治疗的原则。"急者缓之"，是正治原则之一。"急者缓之"，语出《素问·至真要大论》："寒者热之，热者寒之……急者缓之，散者收之……。"急，指拘急之证；缓，是指使拘急之证缓解。明·孙一奎《孙文垣医案》："此仲景小建中汤也，出《金匮要略》。盖建者，立也，中者，阳明所主，今腹痛如缚，带脉急缩也。东垣治例，腹痛以芍药为君，恶寒而痛，加桂。甘草，缓带脉之急缩，用以为臣。经曰：急者缓之。面青脉弦，肝气盛也，肝属木，木盛则脾土受制，而又误下，因伤之极，故痛之猛也。"用小建中汤以缓急止痛。指拘急痉挛或强直的病证，用甘缓的方药治疗。具体运用此原则时，亦应根据具体情况，以分别制订出具体的治疗方法。例如，寒邪侵袭，筋脉拘急者，须用温经散寒法；热邪侵袭，热极生风，手足抽搐者，须用泻火熄风法；中虚腹痛者，须用缓急止痛法。具体运用"急者缓之"时，应根据具体情况，以分别制订具体治疗方法，同时注意标本先后。

（胡建鹏）

sànzhě shōu zhī

散者收之（treating consumption with restrain methods）

针对精、气、血、津液等生命物质

耗散的病证，采用具有固涩作用的方药收敛之，以防止正气的进一步损伤。"散者收之"，是正治原则之一。"散者收之"，语出《素问·至真要大论》："寒者热之，热者寒之……散者收之……。""散"者，耗散不固也。气血津液是维持人体生命活动的宝贵物质，既不断被消耗，又不断得到补充，周而复始，维持正常。这些物质一旦消耗太过，又不能及时补充，以至于出现滑脱散失的病证，都属于"散"的范围。"散者收之"，指某些疾病出现"散"的证候时，应采用"收"的治疗原则。南北朝·徐之才《十剂》："涩可固脱，牡蛎、龙骨之属是也。"凡运用固表止汗、敛肺止咳、涩精止遗、涩肠固脱、固崩止带，以及安神定志、补肾纳气、升阳举陷、回阳固脱等法，均属"收"的范围。例如，心血亏损，以致心神浮越、心悸易惊，这是心气不固，当"养血安神"，以收摄心气。又如久咳多汗易汗，这是肺气不固，可用"敛肺止咳"法，以固肺气而止咳止汗。或遗精滑泄，日久不愈，这是肾气不固，可用"固肾涩精"之剂，肾气固则遗泄自止。针对滑脱散失的病证，临床应用收敛固涩治法，维护正气，增强机能，促使疾病转归向愈。凡属外感邪实者，应当禁用或慎用收敛固涩法，以免留邪；而虚极欲脱之证亦非单纯收敛药所能奏效，治当求本。

（胡建鹏）

yìzhě xíng zhī

逸者行之 (treating excessive idleness with promoting methods)

针对过度安逸所致气脉凝滞的病证，采用助行气血的方药进行治疗，使气血流通调和的原则。

"逸者行之"，是正治原则之一。"逸者行之"，语出《素问·至真要大论》："寒者热之，热者寒之……逸者行之……。"逸，过度安逸所致气脉凝滞的证候属性；行，指治法和方药的性质是调理气血。其主要病因病机，是不从事适当体力劳动或不参加体育锻炼，引起气脉凝滞的证候。《素问·宣明五气》："久卧伤气。"提出过逸可以致病。明·李中梓《内经知要·治则》注曰："逸，即安逸也。饥饱劳逸，皆能成病。过于逸，则气脉凝滞，故须行之。"清·陆懋修《世补斋医书·逸病解》引华佗语："人体欲得劳动，但不当使其极耳。动则谷气易消，血脉流利，病不能生。"指出适当活动或劳动，可以促进气血运行和脏腑组织的功能活动，并专列"逸病解"。东汉·张仲景《金匮要略·血痹虚劳病脉证》："夫尊荣人，骨弱，肌肤盛，重困疲劳汗出，卧不时动摇，加被微风，遂得之。"说明养尊处优，气血不足，正气减弱，易发生他病。宋·陈言《三因极一病证方论·疟叙记》："夫疟，备内外不内外三因。外则感四气，内则动七情，饮食饥饱、房室、劳逸，皆能致疟。"提出过逸是疟的病因之一。明·张介宾《景岳全书·虚损》："劳倦不顾者，多成劳损。"明·李中梓《内经知要·治则》注："逸，安逸也。饥饱劳逸，皆能成病。过于逸，则气脉凝滞，故须行之。"提出过于逸，则气脉凝滞，治以调理气血。由过度安逸所致气脉凝滞患者，其逸之为病，除了出现脾失健运，气血不足，正气减弱而致他病外，尚可见食后反倦，卧起反疲，闲暇则病，小劳转健，有事则病等现象。具体运用此原则时，亦应根

据具体情况，以分别制订具体的治疗方法。如脾失健运，当益气健脾；气虚血瘀，当以益气活血等方法治疗。人体需要适当的劳动或运动，以助气血流通，增强体质。临床运用时，应根据具体情况，以分别制订具体的治疗方法，同时嘱咐患者注意适当劳动或活动。

（胡建鹏）

jīngzhě píng zhī

惊者平之 (mental stress must be eased with tranquilizers)

针对惊怯所致心神不宁、惊悸怔忡，或惊风抽搐的病证，采用具有镇静安神、平肝镇惊作用的方药使之平静的治疗原则。"惊者平之"，是正治原则之一。"惊者平之"，语出《素问·至真要大论》："寒者热之，热者寒之……惊者平之……。"《说文解字》释曰："惊者，骇也。"《黄帝内经素问直解》则直释为"惊，惊骇之意"。故需采用"平之"之法进行治疗。金·张从正《儒门事亲》："惟习可以治惊，《经》曰：惊者平之。平，谓平常也。夫惊以其忽然而遇之也，使习见习闻，则不惊矣。"即所谓"以习治惊"的方法治疗此病证。"惊者平之"适用于三种情况：①受惊后气血上逆，肝火旺盛，出现有余的病证。例如，癫狂病患者躁扰不宁，当用镇静剂中的"重镇安神"法。②受惊后心血亏损，出现不足的病候，患者心悸易惊，当用镇静剂中的"养血安神"法。③受不良刺激，采用"以习治惊"的方法，使患者逐渐增强对原来不良反射的抑制，消除对原事物的敏感状态。"惊者平之"的治疗方法，除药物治疗外，应注重心理疗法的应用。

（胡建鹏）

劳者温之 (treating the over-exhausted with warming and tonifying methods)

劳者温之 (treating the over-exhausted with warming and tonifying methods)　针对虚劳疾患用温养调补的方药进行治疗，即以温补之法治虚劳证。"劳者温之"，是正治原则之一。"劳者温之"，语出《素问·至真要大论》："寒者热之，热者寒之……劳者温之……"。劳，劳累过度所致虚劳，指证候的属性；温，指治法和方药的性质。其主要病因病机是因劳力、劳神和房劳过度，引起气血阴阳亏虚。《素问·举痛论》："劳则喘息、汗出，内外皆越，故气耗矣。"指出了劳则气耗的病机特点。隋·巢元方《诸病源候论·虚劳候》："夫虚劳者，五劳六极七伤是也。五劳者，一曰志劳，二曰思劳，三曰心劳，四曰忧劳，五曰瘦劳。"宋·陈言《三因极一病证方论·五劳证治》："五劳者，皆用意施为，过伤五脏，使五神不宁而为病，故曰五劳。"指出五劳概念与情志及五脏的相关性。明·张介宾《景岳全书·论虚损病源》："色欲过度者，多成劳损。"明·汪绮石《里虚元鉴·阳虚三夺统于脾》："色欲过度，一时夺精，渐至精竭。"明·黄承昊《医宗摘要·虚劳》："大凡虚劳怯弱之症，当审其阴阳气血受病之处而温平调剂之，切勿有求速效之心。"指出虚劳应温平调剂。清·叶桂《临证指南医案·虚劳》："《内经》：劳者温之。夫劳则形体震动，阳气先伤。此温字，乃温养之义，非温热竟进之谓，劳伤久不复原为损。"指出虚劳应温养。人体需要适当休息，以消除疲劳，恢复体力和脑力。虚劳证因劳力、劳神和房劳不同，临床表现也不尽相同。具体运用此原则时，亦应根据劳力、劳神和房劳病因及气血阴阳亏虚的证候特点，以分别制订出具体的治疗方法。如脾肾阳虚当温补脾肾之阳，心脾气虚当补益心脾之气，肾阳虚损则当温补肾阳等方法治疗。同时注意虚不受补及虚中夹实等情况。

(胡建鹏)

从者反治 (treatment by reverse process)

从者反治 (treatment by reverse process)　顺从其病证性质表现的假象而治的治疗原则。又称从治。适用于疾病的本质与现象不完全一致的病证。

历史沿革　《素问·至真要大论》："逆者正治，从者反治。"所谓"从"，是指所用治法性质与疾病现象表现的性质一致，这种治法称为"反治"。《素问·至真要大论》："甚者从之。"指病情较重，往往病证复杂，因此适用反治法。这是反治法的理论基础之一。其后，历代医家在此基础上有所补充发挥，使这一治则日益完备。陶节庵《伤寒六书·论伤寒正治逆治反攻寒热辨》："寒热真假，不可不知，正治逆治，岂可不辨，假如热病服寒药而热不退，后用热药而热方退；假如寒病服热药而寒不退，后用寒药而寒方退者，此为从治也。从治者，反治也；治热病以寒药而愈，治寒病以热药而愈者，逆治也。逆治者，正治也。"从这段论述中，可以把反治的内容（热因热用、寒因寒用）了解得很清楚，同时也解释了正治与反治的区别与联系。明·张介宾《景岳全书·传忠录》："治法有逆从，以寒热有假真也，此《内经》之旨也……以热治热，以寒治寒，此反治也，反即从也。"《类经·标本论》："以热治热，治假热也；以寒治寒，治假寒也，是为从取。"《类经·论治类》："以寒治寒，以热治热，从其病者，谓之反治。"提出反治即从治。而清·喻昌在《医门法律·申明〈内经〉法律》中，更具体指出："逆者正治，辨之无难；从者正治，辨之最难。盖寒有真寒假寒，热有真热假热……假寒者，外虽寒而内则热；……假热者，外虽热而内则寒。"此外，古人还将反佐法归于反治法的范畴，使其范围有所扩大。清·喻昌《医门法律·申明〈内经〉法律》："寒药热服，借热以行寒；热药寒服，借寒以行热，皆反佐变通之法。因势利导，故易为力，亦小小从治之意。"清·吴仪洛《成方切用·方制总义》遵《黄帝内经》"从者反治"之意，提出了"通因通用，塞因塞用"的治则，并总结为"以上四治（寒因寒用、热因热用、通因通用、塞因塞用），必伏其所主者，制病之本也；先其所因者，求病之由也。既得其本，而以真治真，以假对假，其始也治类似同，其终也病变则异矣。是为反治之法。故可使破积溃坚、气和而病必已也"。至此，反治法则日臻完善，并成为中医的一条重要治则。

基本内容　常见的寒热虚实真假证，有真寒假热证、真热假寒证、真虚假实证、真实假虚证。所以，反治法主要有热因热用、寒因寒用、塞因塞用、通因通用四种。

作用与意义　反治是在治病求本的根本原则指导下，针对疾病有无假象而制定的治疗原则。临床上有些疾病，特别是某些比较严重、复杂的病证，在证候表现上有时会出现寒热或虚实的真假之象并存在混杂的情况。因此，辨证时要特别注意透过现象找到本质，不可被假象迷惑，以免造成治疗上的错误。反治的治法性质与假象相一致，而对病证的本质来说，仍然是相逆的，所以反治的实质仍属于正治，治病求本是其核心。

（王键）

rèyīn rèyòng

热因热用 （administering medicine of a hot nature to treat a pseudofebrile disease） 用温热性质的治疗方药，治疗具有假热现象的病证。即以热治热，适用于阴寒内盛，格阳于外的真寒假热证。东汉·张仲景《伤寒论》："少阴病下利清谷，里寒外热，手足厥逆，脉微欲绝，身反不恶寒，其人面色赤……通脉四逆汤主之。"实为真寒假热证。明·陶节庵《伤寒六书·论伤寒正治逆治反攻寒热辨》："寒热真假，不可不知……假如热病服寒药热不退，反用热药而热方退……此为从治也。"明·张介宾《类经·标本论》："以热治热，治假热也……是为从取。"《类经·十二卷·论治类》："以寒治寒，以热治热，从其病者，谓之反治。"从以上论述中，可以把反治的内容（热因热用）了解得很清楚。而清·喻昌在《医门法律·申明〈内经〉法律》中，更具体指出："盖寒有真寒假寒，热有真热假热……假热者，外虽热而内则寒。"清·吴仪洛《成方切用》遵《内经》"从者反治"之意，总结热因热用法，成为中医的一条重要治则。热因热用适用于真寒假热证，因为寒盛是病证的本质，热象属于假象。例如，患者四肢厥冷、下利稀溏、小便清长、精神萎靡、舌淡苔白，同时可见身热、口渴、面赤、脉大。前者是病证本质寒盛的真象表现。后者经仔细辨证

可发现，其身虽热却欲近衣被取暖，口虽渴却喜热饮，且饮量不多，面赤为颧红如妆，嫩红带白，脉虽大却按之无力，皆为阴寒之邪盛于内，逼迫阳气浮越于外的假热表现。治以温热之法，以祛其真寒，则假热便会随之消失。真寒假热证用温热法治疗，属于"热因热用"的反治法，这个热是疾病外在证候的具体表现和内在的病理变化不相一致所反映出来的假热，其寒盛是病证的本质。东汉·张仲景《伤寒论》："病人身大热，反欲得近衣者，热在皮肤，寒在骨髓也。"热在皮肤是外在的证候表现，为假热；而寒在骨髓则是其病理变化，为真寒。明·陶节庵《伤寒六书·论伤寒正治逆治反攻寒热辨》："寒热真假，不可不知……假如热病服寒药而热不退，后用热药而热方退……此为从治也。"临床上有些疾病，特别是某些比较严重、复杂的病证，在证候表现上有时会出现寒热真假之象并存混杂的情况。因此，辨证时要特别注意透过现象找到本质，不可被假象迷惑，以免造成治疗上的错误。

（胡建鹏）

hányīn hányòng

寒因寒用 （administering medicine of a cold nature to treat a pseudocold disease） 用寒凉性质的方药治疗具有假寒现象的病证。即以寒治寒，适用于里热盛极，阳盛格阴于外的真热假寒证。东汉·张仲景《伤寒论》："病人身大寒，反不欲近衣者，寒在皮肤，热在骨髓也。"实为真热假寒证。明·陶节庵《伤寒六书·论伤寒正治逆治反攻寒热辨》："寒热真假，不可不知……假如寒病服热药而寒不退，后用寒药而寒方退者，此为从治也。"明·张介

宾《景岳全书·传忠录》："治法有逆从，以寒热有假真也，此《内经》之旨也……以热治热，以寒治寒，此反治也，反即从也。"《类经·标本论》："以寒治寒，治假寒也，是为从取。"《类经·论治类》："以寒治寒，以热治热，从其病者，谓之反治。"提出反治即从治之法。而清·喻昌在《医门法律·申明〈内经〉法律》中更具体指出："从者正治，辨之最难。盖寒有真寒假寒，热有真热假热……假寒者，外虽寒而内则热"。清·吴仪洛《成方切用》遵《内经》"从者反治"之意，总结寒因寒用法，成为中医的一条重要治则。寒因寒用，适用于真热假寒证，因为里热盛极是病证的本质，寒象属于假象。例如，病人口渴喜冷饮、烦躁不安、大便干结、小便短赤、舌红苔黄，同时可见四肢厥冷、脉沉。前者症状是病证本质热盛的真象表现，后者症状经仔细辨证，可发现其手足虽冷却身灼热，且不恶寒反恶热，脉虽沉却滑数有力，皆为里热盛极，阻遏阳气不能外达的假寒表现。治以寒凉之法，以祛其真热，假寒便会随之消失。真热假寒证用寒凉法治疗，属于"寒因寒用"的反治法，这个寒是疾病的外在表现，是和内在的病理变化不相一致所反映出来的假寒，其里热盛极是病证的本质。东汉·张仲景《伤寒论》："病人身大寒，反不欲近衣者，寒在皮肤，热在骨髓也。"寒在皮肤是外在的证候表现，为假寒；而热在骨髓则是其病理变化，为真热。明·陶节庵《伤寒六书·论伤寒正治逆治反攻寒热辨》："寒热真假，不可不知……假如寒病服热药而寒不退，后用寒药而寒方退者，此为从治也。"临床上某些比

较严重、复杂的病证，在证候表现上有时会出现寒热的真假之象并存混杂的情况。因此，辨证时要特别注意透过现象找到本质，分清真假，以免出现治疗上的错误。

（胡建鹏）

tōngyīn tōngyòng

通因通用 （treating diarrhea with purgative methods） 用具有泻下通利功用的方药，治疗具有通泄下利症状的实证。即以通治通，适用于真实假虚证。《素问·至真要大论》：“逆者正治，从者反治，从少从多，观其事也。”所谓“从”，是指所用治法性质与疾病现象表现的性质一致，这种治法称为“反治”。《素问·至真要大论》：“塞因塞用，通因通用，必伏其所主，而先其所因。”东汉·张仲景《伤寒论》：“少阴病，自利清水，色纯青，心下必痛，口干燥者，急下之，宜大承气汤。”“心下痛，口干燥”，这是实热的证候；“自利清水，色纯青”，是虚寒的假象，所以说“急下之”。大承气汤是苦寒攻下的方剂，用苦寒攻下的大承气汤治疗虚寒下利的假象，所以说以攻补虚，通因通用。《金匮要略·血痹虚劳病脉证并治》：“五劳虚极，羸瘦腹满……内有干血，缓中补虚，大黄䗪虫丸主之。”清·尤怡《金匮要略心典》：“虚劳证症……有挟瘀郁者，此所谓五劳诸伤，内有干血者是也……干血不去，则足以留新血而渗灌不周，故去之不可不早也。”清·喻昌《医门法律》也认为，所谓虚劳羸瘦是这一证候的假象，内有干血是这一证候的真正原因；所以主张缓中补虚，干血不去，疾病难愈，此即通因通用。有人亦称此为“以通为补”。明·李中梓

《内经知要》：“通因通用者，或挟热而利，或凝寒而泄。寒者以热下之，热者以寒下之。伏其所主，利病之本也；先其所因者，求病之由也。其始则同，言正治也；其终则异，言反治也。明于反治，何病不愈。”明·张介宾《景岳全书·传忠录》：“大实之病，反有羸状。”清·吴仪洛《成方切用》遵《内经》“从者反治”之意，提出了“通因通用”的治则，成为中医的一条重要治则。通因通用，适用于真实假虚证。因为实邪阻滞气机，气化传导失司是病证的本质，正气虚弱，无力固摄属于假象。例如，由饮食积滞导致的腹泻、瘀血内停导致的崩漏、膀胱湿热导致的尿频，分别是由食积、瘀血、湿热之邪实的病证本质所导致，故皆应运用“通因通用”的反治法，采取祛邪法治疗，分别给予消导泻下、活血祛瘀和清利湿热。治以泻下通利之法，以祛其实，则无力固摄，便会随之消失。真实假虚证用泻下通利治疗，属于“通因通用”的反治法。通泄下利，无力固摄，是疾病外在证候的具体表现，是和内在的病理变化不相一致所反映出来的假虚；其实邪阻滞气机，气化传导失司是病证的本质。此时出现的通利症状，不是正气虚弱，无力固摄，而是由于实邪阻滞气机，气化传导失司所致。《素问·至真要大论》：“塞因塞用，通因通用，必伏其所主，而先其所因。”明·李中梓《内经知要·治则》：“通因通用者，或挟热而利，或凝寒而泄。”临床上某些比较严重、复杂的病证，在证候表现上有时会出现虚实真假之象并存混杂的情况。因此，辨证时要特别注意透过现象找到本质，明辨虚实，避免出现

治疗上的错误。

（胡建鹏）

sàiyīn sàiyòng

塞因塞用 （treating obstruction with tonics） 用具有补益功用的方药，治疗具有闭塞不通症状的虚证。即以补开塞，适用于真虚假实证。《素问·至真要大论》：“逆者正治，从者反治，从少从多，观其事也。”所谓“从”，是指所用治法性质与疾病现象表现的性质一致，这种治法叫作“反治”。《素问·至真要大论》：“甚者从治”，意思是说病情较重，往往病证复杂，因此适用反治法。《素问·三部九候论》：“必先度其形之肥瘦，以调其气之虚实，实则泻之，虚则补之。必先去其血脉而后调之，无问其病，以平为期。”《素问·至真要大论》：“塞因塞用，通因通用，必伏其所主，而先其所因”。东汉·张仲景《金匮要略·腹满寒疝宿食病脉证并治》：“腹满时减，复如故，此为寒，当与温药。”明·张介宾《景岳全书·传忠录》：“腹满时减者，以腹中本无实邪，所以有时或减；既减而腹满如故者，以脾气虚寒而然，所以当与温药，温即兼言补也”。明·李中梓《内经知要》：“塞因塞用者，如下气虚乏，中焦气壅，欲散满则更虚其下，欲补下则满甚于中；治不知本，而先攻其满，药入或减，药过依然，气必更虚，病必转甚；不知少服则壅滞，多服则宣通，峻补其下，则下自实，中满自除矣。”明·张介宾《景岳全书·传忠录》：“至虚之病，反见盛势。”清·吴仪洛《成方切用》遵《内经》“从者反治”之意，总结塞因塞用法，成为中医的一条重要治则。塞因塞用适用于真虚假实证，因为正气虚弱是病证的本质，

实邪阻滞属于假象。例如，脾虚病人，常出现脘腹胀满，时胀时减，不拒按，纳呆，舌质淡，脉虚无力，且并无水湿、食积留滞等征象可循，故以健脾益气治之，脾气健运则腹胀自消。又如，久病精血不足导致的便秘、血枯冲任亏损所致的闭经等病证，由于其本质皆为虚，"闭"证乃由虚所致，所以皆应运用"塞因塞用"的反治法。采取补益法治疗，分别给予益精养血、润肠通便和养血调经。治以补益之法，以补其虚，闭塞不通便会随之消失。真虚假实证用补益法治疗，属于"塞因塞用"的反治法。实邪阻滞是疾病外在证候的具体表现和内在的病理变化不相一致所反映出来的假实，其正气虚弱是病证的本质。在人体精气血津液不足，功能低下时，会出现闭塞不通的症状，此不通不是实邪阻滞，而是由于人体正气虚弱，布化无力所致，故被称为"虚闭"。《素问·至真要大论》："塞因塞用，通因通用，必伏其所主，而先其所因。"明·张介宾《景岳全书·传忠录》："至虚之病，反见盛势。"临床上某些比较严重、复杂的病证，在证候表现上有时会出现虚实真假之象并存混杂的情况。因此，辨证时要特别注意透过现象找到本质，不可被假象迷惑，以免造成治疗上的错误。

(胡建鹏)

tiáozhěng yīnyáng

调整阴阳 (adjustment of yin-yang)

针对机体"阴阳失调"，即阴阳偏盛偏衰的变化，采取损其有余，补其不足的原则，调整阴阳盛衰，使阴阳恢复相对平衡状态的治疗原则。

历史沿革 《素问·生气通天论》："阴平阳秘，精神乃治。"

阴阳平衡是一个人正常的生理状态，要保持身体健康，必须保持人体的阴阳平衡。中医这种阴阳平衡的观点，包括人和自然环境的平衡，即所谓"内外环境"之间的平衡，以及人体内脏、气血、经络、脏腑之间的平衡，即所谓"内环境平衡"。阴阳失调是疾病发生的根本机制，是病理变化的基本过程，而疾病产生的症状是阴阳失调的外在表现。因此，调整阴阳，恢复和重建人体阴阳的相对平衡，就是中医防治疾病的根本途径。《素问·至真要大论》："谨察阴阳所在而调之，以平为期。"所谓"以平为期"，就是调整阴阳以达到恢复平衡的根本目的。阴阳失调，包括阴或阳在量的方面失去平衡，阴阳升降出入运动失常。《难经·第七十六难》："其阳气不足，阴气有余，当先补其阳，而后泻其阴；阴气不足，阳气有余，当先补其阴，而后泻其阳。荣卫通行，此其要也。"《中藏经·卷上》："阴之盛也，阳必不足；阳之盛也，阴必不盈。故前论云：阳不足，则助之以火精；阴不足，则济之以水母者是也。"明·张介宾《景岳全书·新方八阵》提出阴中求阳与阳中求阴的治法。即"善补阳者，必于阴中求阳，则阳得阴助而生化无穷；善补阴者，必于阳中求阴，则阴得阳升而源泉不竭"。同时提出"阴阳之道，本贵和平"。清·郑寿全《医法圆通·卷四》："万古一阴阳耳，阴盛者，扶阳为急；阳盛者，扶阴为先。"

基本内容 阴阳失去平衡协调是疾病的基本病机，对此加以调治即为调整阴阳。调整阴阳，即指纠正疾病过程中机体阴阳的偏盛偏衰，损其有余、补其不足，恢复人体阴阳的相对平衡。

损其有余 适用于人体阴阳中任何一方偏盛有余的实证。①泻其阳盛。用于"阳胜则热"的实热证，据阴阳对立制约原理，宜用寒凉药物以泻其偏盛之阳热，此即"热者寒之"之意。若在阳偏盛的同时，由于"阳胜则阴病"，每易导致阴气的亏减，此时不宜单纯地清其阳热，而须兼顾阴气的不足，即清热的同时配以滋阴之品，即祛邪为主兼以扶正。②损其阴盛。用于"阴胜则寒"的实寒证，宜用温热药物以消解其偏盛之阴寒。此即"寒者热之"之意。若在阴偏盛的同时，由于"阴胜则阳病"，每易导致阳气的不足，此时不宜单纯地温散其寒，还须兼顾阳气的不足，即在散寒的同时，配以扶阳之品，同样是祛邪为主兼以扶正之法。

补其不足 适用于人体阴阳中任何一方虚损不足的病证。调补阴阳，又有根据阴阳相互制约原理的阴阳互制的调补阴阳，以及依据阴阳互根原理的阴阳互济的调补阴阳。阴阳两虚者则宜阴阳并补。①阴阳互制之调补阴阳。当阴虚不足以制阳，而致阳气相对偏亢的虚热证时，治宜滋阴以抑阳，即"壮水之主，以制阳光"；当阳虚不足以制阴，而致阴气相对偏盛的虚寒证时，治宜扶阳以抑阴，即"益火之源，以消阴翳"。②阴阳互济之调补阴阳。对于阴阳偏衰的虚热及虚寒证的治疗，据阴阳互根的原理，补阳时适当佐以补阴药谓之阴中求阳，补阴时适当佐以补阳药谓之阳中求阴。其意是使阴阳互生互济，不但能增强疗效，同时亦能限制纯补阳或纯补阴时药物的偏性及副作用。即"善补阳者，必于阴中求阳，则阳得阴助而生化无穷；善补阴者，必于阳中求阴，则阴得阳升而泉源不竭"。此即阴阳互济的方法。

阴阳并补 对阴阳两虚则可采用阴阳并补之法治疗。但须分清主次而用，阳损及阴者，以阳虚为主，则应在补阳的基础上辅以滋阴之品；阴损及阳者，以阴虚为主，则应在滋阴的基础上辅以补阳之品。应当指出，阴阳互济之调补和阴阳并补两法，虽然用药上都是滋阴、补阳并用，但主次分寸不同，且适应的证候有别。

回阳救阴 此法适用于阴阳亡失者。亡阳者，当回阳以固脱；亡阴者，当救阴以固脱。由于亡阳与亡阴实际上都是一身之气的突然大量脱失，故治疗时都要兼以峻剂补气，常用人参等药。

此外，对于阴阳格拒的治疗，则以寒因寒用、热因热用之法治之。阳盛格阴所致的真热假寒证，其本质是实热证，治宜清泻阳热，即寒因寒用；阴盛格阳所致的真寒假热证，本质是寒盛阳虚，治宜温阳散寒，即热因热用。总之，运用阴阳学说以指导治疗原则的确定，其最终目的在于选择有针对性的调整阴阳之措施，以使阴阳失调的异常情况，复归于协调平衡的正常状态。

作用与意义 当人体正气不足，又遭到邪气侵袭时，邪正斗争就会破坏机体阴与阳相对平衡的协调状态，导致"阴阳失调"，于是人体就发生了疾病。所以一切疾病，无论其病理变化多么复杂，总体上都属于"阴阳失调"。因此调整阴阳盛衰，就是针对阴阳失调而制定的治疗原则。阴阳失调的病理变化比较复杂，其最基本的就是阴阳偏盛和阴阳偏衰，以及由此而导致的阴阳格拒、阴阳互损、阴阳亡失的病理变化。因此，调整阴阳盛衰，主要是针对最基本的病理变化，即阴阳偏盛（邪气盛）和阴阳偏衰（正气虚）而进行治疗。可通过扶正，补充人体阴阳之偏衰；通过祛邪，祛除阴邪阳邪之偏盛，并根据具体的病变机制补偏救弊，从而达到恢复阴阳相对平衡，使疾病痊愈的目的。从根本上讲，人体患病是阴阳间协调平衡遭到破坏，出现了偏盛偏衰的结果，故调整阴阳，"以平为期"是中医治疗疾病的基本法则。

注意事项 调整阴阳不能只局限于补偏救弊，使之达到相对的平衡，更应纠正阴阳在升降出入方面的失常，这样阴阳失调才能真正得到纠正。

（王 键）

yángbìng zhìyīn

阳病治阴（treating yin for the yang disease） 针对由阴阳对立制约关系失衡导致的阴虚不能制约阳而形成的阳亢或者虚热证，用补阴的方法治疗。《素问·阴阳应象大论》："审其阴阳，以别柔刚，阳病治阴，阴病治阳。"从阴阳对立制约关系说明阳病治阴的道理。唐·王冰所言"壮水之主，以制阳光"，是对《素问·至真要大论》的"诸寒之而热者，取之阴"的注解。这种情形主要是阴一方偏衰，无力制约阳气，而致阳气相对亢盛。《素问·阴阳应象大论》："故善用针者，从阴引阳，从阳引阴。"明·张介宾注曰："从阴引阳者，病在阳而治其阴也；从阳引阴者，病在阴而治其阳也。"（《类经·论治类》）《灵枢·终始》："阴虚而阳盛，先补其阴，后泻其阳而和之。"《难经·第七十六难》："阴气不足，阳气有余，当先补其阴，而后泻其阳。"明确指出阴虚之证当补阴为要。虚热证多由阳邪伤阴，邪热炽盛，伤津耗液；或五志过极，化火伤阴；或因久病伤阴等所致。阴虚病变，五脏皆可发生，但一般以肺、肝、肾之阴虚为主，其他脏腑之阴虚，久延不愈，最终亦多累及肺肾或肝肾。故临床以肺肾阴虚或肝肾阴虚为多见，针对肺肾阴虚或肝肾阴虚，采取滋阴或养阴之法。由于机体精、血、津液亏耗，阴气不足，其滋润、宁静、潜降、成形和制约阳热的功能减弱，以及由于阴虚，阴不制阳，因而出现燥、热、升、动和化气太过等阳相对亢盛，虚性亢奋的病理状态。《素问·疟论》："阴虚而阳盛，阳盛则热。""阴虚则内热。"《素问·阴阳应象大论》："审其阴阳，以别柔刚，阳病治阴，阴病治阳。"由于阴虚与津液、精血亏虚密切相关，治疗时兼顾津液与精血。由于阴阳之间对立制约、相互依存的关系，当出现阴气不足，阳气有余时，当先补其阴，而后泻其阳，同时也应注意阴损及阳。由于阴阳互根互用的关系，也需注意阴阳相济。

（胡建鹏）

yīnbìng zhìyáng

阴病治阳（treating yang for the yin disease） 针对由阴阳对立制约关系失衡导致的阳虚不能制约阴而形成的虚寒证，用补阳的方法治疗，使阴阳恢复平衡。《素问·阴阳应象大论》："审其阴阳，以别柔刚，阳病治阴，阴病治阳。"从阴阳对立制约关系说明阴病治阳的道理。唐·王冰所言"益火之源，以消阴翳"，是对《素问·至真要大论》的"诸热之而寒者，取之阳"的注解。这种情形，主要是阳一方的偏衰，无力制约阴气，而致阴相对偏盛。《素问·阴阳应象大论》："故善用针者，从阴引阳，从阳引阴。"

明·张介宾："从阴引阳者，病在阳而治其阴也；从阳引阴者，病在阴而治其阳也。"（《类经·论治类》）《灵枢·终始》："阴盛而阳虚，先补其阳，后泻其阴而和之。"《难经·第七十六难》："阳气不足，阴气有余，当先补其阳，而后泻其阴。"明确指出阳虚之证当补阳为要。虚寒证多由先天禀赋不足，或后天饮食失养，或劳倦内伤，或久病损伤阳气所致。多表现为机体阳气不足，阳不制阴，阴相对偏盛的虚寒证。临床上，阳虚证以脾、肾阳气虚衰证最为多见，针对脾肾等阳虚，采取益气温阳之法。"阴病治阳"，体现的是阴阳对立制约关系失衡导致的病理变化。由于机体处于阳气虚损，功能减退或衰弱，代谢活动减退，机体反应性低下，阳热不足的病理状态。所谓阴病，就是所患疾病表现出阴的特点，如怕冷、面白、舌胖、小便清长等。而此阴病不是外邪导致的，是体内阳气不足导致阴偏盛所致，所以要治阳，适用于阳虚之候。《素问·阴阳应象大论》："审其阴阳，以别柔刚，阳病治阴，阴病治阳。"王冰的"益火之源，以消阴翳"，是对《素问·至真要大论》"热之而寒者，取之阳，所谓求其属也"的注解。由于阳虚病机与气虚病机关系密切，阳虚之出现，其根本在于气虚和气化作用的减弱，但气虚不一定发展为阳虚，治疗时应注意益气或补气。由于阴阳互根互用的关系，对阳虚证予以补阳的同时，也需注意阴阳相济。

（胡建鹏）

yángzhōngqiúyīn

阳中求阴 （obtaining yin from yang）

临床上治疗阴偏衰时，在补阴剂中适当佐以补阳药，使"阴得阳生而泉源不竭"，即所谓"阳中求阴"，适用于阴偏衰之证或阴损及阳证。《淮南子·天文训》："阳生于阴，阴生于阳。"《素问·阴阳应象大论》："阳生阴长。"指出阴阳存在相互资生、相互促进的关系。明·张介宾《景岳全书·虚损》："人赖以生者，唯此精气，而病为虚损者，亦惟此精气。气虚者即阳虚也，精虚者即阴虚也。"又，"或先伤其精，精伤必及于气，及至日久，则必至阴阳两败，精气俱伤"。同时指出"补肾之法，真阴为本；育阴之用，涵阳为度"。其在《景岳全书·新方八略》中，提出"善补阴者，必于阳中求阴，则阴得阳升而泉源不竭"的治疗原则。同样，东汉·张仲景《金匮要略》中的肾气丸，在大量滋阴药中加入少量的补阳药，最终达到补肾阳、补肾气的目的。清·吴谦《医宗金鉴·删补名医方论》："此肾气丸纳桂附于滋阴剂中十倍之一，意不在补火，而在微微生火，即生肾气也。"人的生命活动依靠精气的存在，而精气表现为阴阳。若邪气侵犯机体，即使仅损伤阴精，随着阴精的亏虚，不能化生阳气，也必进一步损伤阳气，而至阳气不足，即"阴损及阳"。治疗时就应根据阴阳损伤之主次，因阴虚而损及阳者，则补阴而化阳。"阳中求阴"，具体是在补阴药中，佐以补阳药，适用于阴衰之证或阴损及阳证。其在补肾阴肾阳中广泛应用，代表方剂为左归丸，"此阴阳相济之妙也"。"阳中求阴"的理论依据是阴阳互根理论，即阴阳相互依存、互源互用、相互资生。"阳"指的是补阳药，"求阴"指的是求得补阴的效果，意思是指在补阴时适当配用补阳药，以此来促进阴液的化生。正如张介宾《景岳全书·新方八略》："善补阴者，必于阳中求阴，则阴得阳升而泉源不竭"。"阳中求阴"，适用于阴偏衰之证或阴损及阳证。但若出现阴阳失制，一方明显偏盛时，不可使用。

（胡建鹏）

yīnzhōngqiúyáng

阴中求阳 （obtaining yin from yang）

临床上治疗阳虚证时，在补阳剂中适当佐以补阴药，使"阳得阴生而生化无穷"，即所谓的"阴中求阳"，适用于阳偏衰之证或阳损及阴证。《淮南子·天文训》："阳生于阴，阴生于阳。"《素问·阴阳应象大论》："阳生阴长。"指出阴阳存在相互资生、相互促进的关系。明·张介宾《景岳全书·虚损》："人赖以生者，惟此精气，而病为虚损者，亦惟此精气。气虚者即阳虚也，精虚者即阴虚也。"又，"或先伤其气，气伤必及于精……及至日久，则必至阴阳两败，精气俱伤。"同时指出"扶阳之妙，培阴生阳"。其在《景岳全书·新方八略》中，提出"善补阳者，必于阴中求阳，则阳得阴助而生化无穷"的治疗原则。《景岳全书·新方八阵》中，右归丸以温肾阳为主，妙在阴中求阳，使阳得以归源。人的生命活动依靠精气的存在，而精气表现为阴阳。若邪气侵犯机体，即使仅损伤阳气，但由于阴阳互根，阳气亏损不能化生阴津，必进而损害人体之阴精，即"阳损及阴"；治疗时就应根据阴阳损伤之主次，因阳虚而损及阴者，则补阳而生阴。"阴中求阳"，是在补阳药中佐以补阴药，目的是补阴生阳，适用于阳偏衰之证或阳损及阴证。其在补肾阴肾阳中广泛应用，代表方剂为右归丸。

"此阴阳相济之妙也"。"阴中求阳"的理论依据是阴阳互根理论，即阴阳相互依存、互源互用、相互资生。"阴"指的是补阴药，"求阳"指的是求得补阳的效果，在补阳时适当配用补阴药，以此来促进阳气的化生。正如明·张介宾《景岳全书·新方八略》："善补阳者，必于阴中求阳，则阳得阴助而生化无穷。""阴中求阳"，适用于阳偏衰之证或阳损及阴证。但若出现阴阳失制，一方明显偏盛时，不可使用。

（胡建鹏）

cóngyīnyǐnyáng

从阴引阳（inducing yang from yin） 由于人身的阴阳气血内外上下交相贯通，所以治疗阴分，能够调节相对阳分一方的虚实盛衰，即病在阳而治其阴或从阴而引阳分之邪。此原为针灸学治疗原则之一。"从阴引阳"，出自《素问·阴阳应象大论》："故善用针者，从阴引阳……以右治左，以我知彼，以表知里，以观过与不及之理，见微得过，用之不殆。"清·张志聪《黄帝内经素问集注·阴阳应象大论》："此言用针者，当取法乎阴阳也。夫阴阳气血，外内左右，交相贯通。故善用针者，从阴而引阳分之邪……病在左者取之右……以我之神，得彼之情；以表之证，知里之病，观邪正虚实之理而补泻之，见病之微萌，而得其过之所在。以此法用之，而不致于危殆矣。"明·张介宾《类经·论治类》："善用针者，必察阴阳。阴阳之义，不止一端，如表里也，气血也，经络也，脏腑也，上下左右有分也，时日衰旺有辨也。从阴引阳者，病在阳而治其阴也……以右治左……缪刺之法也，以我知彼者，推己及人也。以表

知里者，有无相求也。能因此以观过与不及之理，则几微可见，过失可则，用之可不殆矣。""从阴引阳"之阴阳，并不局限于经脉之阴阳，可指经络、脏腑、表里、气血之阴阳，上下、左右部位之阴阳等。疾病的传变，是机体邪正抗争中的动态变化，因而在阴阳失调的不同情况下，临床应用主要有以下5种，均为临床用针刺法调理阴阳气血平衡的重要方法。①取腹募穴。②以右治左。③以阴经之穴，治疗阳经之病。④位置相对的二穴透刺。⑤上病取下。"从阴引阳"，基于阴阳相生，相互为用的理论。由于人体的阴阳气血外内上下交相贯通，所以治疗阴分，能够调节相对应阳分一方部位的虚实盛衰。在治疗疾病过程中，既要辨明阴阳各自的盛衰变化，以阳病治阳，阴病治阴；又要注意阴阳在病变过程中的相互影响，而阴阳互治。"从阴引阳"启示在治疗疾病过程中，要注意阴阳在病变过程中的相互影响，而阴阳互治。"从阴引阳"的观点，也可用于指导药物治疗。

（胡建鹏）

cóngyángyǐnyīn

从阳引阴（inducing yin from yang） 由于人身的阴阳气血内外上下交相贯通，所以治疗阳分，能够调节相对阴分一方的虚实盛衰，即病在阴而治其阳，或从阳而引阴分之邪。是针灸学治疗原则之一。"从阳引阴"，出自《素问·阴阳应象大论》："故善用针者……从阳引阴，以左治右……以我知彼，以表知里，以观过与不及之理，见微得过，用之不殆。"清·张志聪《黄帝内经素问集注·阴阳应象大论》："此言用针者，当取法乎阴阳也。夫阴阳

气血，外内左右，交相贯通。故善用针者……从阳而引阴分之气……病在右者取之左，以我之神，得彼之情；以表之证，知里之病，观邪正虚实之理而补泻之，见病之微萌，而得其过之所在。以此法用之，而不致于危殆矣。"明·张介宾《类经·论治类》："善用针者，必察阴阳。阴阳之义，不止一端，如表里也，气血也，经络也，脏腑也，上下左右有分也，时日衰旺有辨也……从阳引阴者，病在阴而治其阳也……以左治右者，缪刺之法也。以我知彼者，推己及人也。以表知里者，有无相求也。能因此观过与不及之理，则几微可见，过失可则，用之可不殆矣。""从阳引阴"之阴阳，并不局限于经脉之阴阳，可指经络、脏腑、表里、气血之阴阳，上下、左右部位之阴阳等。疾病的传变是机体邪正抗争中的动态变化。因而，在阴阳失调的不同情况下，临床应用主要有以下5种，均为临床用针刺法调理阴阳气血平衡的重要方法。①取背俞。②以左治右。③以阳经之穴治疗阴经之病。④位置相对的二穴透刺。⑤下病取上。"从阴引阳"基于阴阳相生，互相牵引互化而为用的理论。由于人体的阴阳气血外内上下交相贯通，所以针刺阴分，能够调节相对应阳分一方部位的虚实盛衰。在治疗疾病过程中，既要辨明阴阳各自的盛衰变化，以阳病治阳，阴病治阴；又要注意阴阳在病变过程中的相互影响，而阴阳互治。"从阳引阴"，启示在治疗疾病过程中，要注意阴阳在病变过程中的相互影响，而阴阳互治。"从阳引阴"的治疗原则，也可用于指导药物治疗。

（胡建鹏）

fúzhèng qūxié

扶正祛邪 (strengthening body resistance to eliminate pathogenic factors)

扶正法和祛邪法的统称，针对虚证和实证的治疗原则。扶正，即扶助人体正气，增强体质，提高机体的抗邪及康复能力，针对机体正气不足而设立的治则，适用于各种虚证。祛邪，即祛除邪气，消解病邪的侵袭和损害、抑制亢奋有余的病理反应，针对正气未衰，以邪气盛为主要矛盾而设立的治则，适用于各种实证。

历史沿革 《素问·通评虚实论》："邪气盛则实，精气夺则虚。"《素问·三部九候论》："虚则补之""实则泻之"。《灵枢·邪客》："补其不足，泻其有余。"元·危亦林《世医得效方·瘠瘵》："凡治病之道，要须药病相应，效同神圣，仍在泻实补虚，调治脏腑，方得痊愈。"元·王好古《此事难知·三法五治论》："夫治病之道，有三法焉，初、中、末也。初治之道，法当猛峻者，谓所用药势疾利猛峻也……中治之道，法当宽猛相济，为病得之非新非久，当以缓疾得中之养正祛邪相兼济而治之……末治之道，法当宽缓。"指出祛邪、扶正祛邪、扶正的治疗原则。明·张介宾《景岳全书·传忠录》："实言邪气实，则当泻；虚言正气虚，则当补。"清·周学海《读医随笔》："凡病皆宜攻也，而有时兼补者，以其内虚也。"明·虞抟《医学正传·医学或问》："夫外感重者，宜先攻而后补；内伤重者，宜先补而后攻；二证俱重，宜攻补兼施。"指出先攻后补、先补后攻和攻补兼施的治疗方法。

基本内容 疾病的发生和变化是错综复杂的，但总不外乎机体的抗病能力——正气，与致病因素——邪气两个方面。正气与邪气是相互对抗，相互矛盾的，从一定意义上讲，疾病过程也就是邪正斗争的过程。正气充沛，则人体抗病能力强，疾病就会消退或不发生；若正气不足，则人体抗病能力弱，疾病就会发生和发展。正邪相搏中双方的盛衰消长，决定着疾病的发生、发展与转归，正气胜邪则病退，邪气胜正则病进。因此，治疗疾病的一个基本原则，就是要扶助正气，祛除邪气，改变邪正双方力量的对比，使疾病早日向好转、痊愈的方向转化。扶正与祛邪是治疗疾病的两种不同治则，虽然其着眼点不同，但两者相互为用，相辅相成。扶正增强了正气，有助于机体祛除病邪，即所谓"正胜邪自去"；祛邪则在邪气被祛的同时，减免了对正气的侵害，即所谓"邪去正自安"。

扶正：适用于虚证或真虚假实证。扶正的运用，当分清虚证所在的脏腑、经络，及其精、气、血、津液、阴阳中的何种虚衰，还应掌握用药的峻缓。虚证一般宜缓图，少用峻补，免成药害。

祛邪：适用于实证或真实假虚证。祛邪的运用，当辨清病邪性质、强弱、所在病位，而采用相应的治法。还应注意中病则止，以免用药太过而伤正。

扶正与祛邪同时使用：即攻补兼施，适用于虚实夹杂的病证。由于虚实有主次之分，因而攻补同时使用时，亦有主次之别。①扶正兼祛邪：即扶正为主，辅以祛邪。适用于以正虚为主的虚实夹杂证。②祛邪兼扶正：即祛邪为主，辅以扶正。适用于以邪实为主的虚实夹杂证。

扶正与祛邪的先后运用：适用于虚实夹杂证。主要是根据虚实的轻重缓急而变通使用。①先扶正后祛邪：即先补后攻。适应于正虚为主，机体不能耐受攻伐者。此时祛邪反更伤正气，故当先扶正以助正气，正气能耐受攻伐时再予以祛邪，可免"贼去城空"之虞。②先祛邪后扶正：即先攻后补。适应于以下两种情况：一是邪盛为主，兼扶正反会助邪；二是正虚不甚，邪势方张，正气尚能耐攻者。此时先行祛邪，邪气速去则正亦易复，再补虚以收全功。

作用与意义 扶正祛邪的治疗原则，是基于正气与邪气在疾病发生发展过程中的作用而建立的。中医病机理论认为，正气不足是疾病发生的内在根据，邪气侵犯是疾病发生的重要条件，二者缺一不可。在疾病的整个过程中，机体正气与邪气之间，无时无刻不在进行着相互斗争，造成双方力量消长盛衰的变化，由此形成了证候的虚与实。凡以正气虚弱为主要矛盾的病理变化，为虚证；以邪气亢盛为主要矛盾的病理变化，为实证。治疗虚证，应当扶助正气；治疗实证，应当祛除邪气。扶正与祛邪虽然是两种截然不同的治则，但二者之间又是相互为用、相辅相成的。扶正的目的在于增强正气，正气充盛，机体抗御病邪和祛除病邪的能力就会提高，有利于祛邪；祛邪的目的在于清除病邪，减少或中止病邪对正气的损害和干扰，有利于正气恢复。只要运用得当，扶正与祛邪就会相互促进，使病情早日好转，机体早日康复。

注意事项 在运用上要掌握好以下原则：①攻补应用合理，即扶正用于虚证，祛邪用于实证。②把握先后主次，对虚实错杂证，应根据虚实的主次与缓急，权衡邪正盛衰及发展趋势，决定扶正祛邪运用的先后与主次。③扶正不留邪，祛邪不伤正。总之，扶正祛邪的应用，应知常达变，灵活运用，根据具体情况而选择不同的用法。

（王 键）

fúzhèng

扶正 (strengthening body resistance)　针对正气虚弱的虚证，采用扶助正气的治则进行治疗。《素问·三部九候论》：“虚则补之。”《灵枢·根结》：“形气有余，病气不足，急补之……不足者补之。”《灵枢·脉度》：“虚者饮药以补之。”唐·孙思邈《备急千金要方·服饵》：“凡有虚损，无问少长，须补即补，以意量而用之。”金·张从正《儒门事亲·汗下吐三法该尽治病诠》：“唯脉脱下虚、无邪无积之人，始可议补；其余有邪积之人而议补者，皆鲧湮洪水之徒也。”指出扶正与祛邪的关系。明·张介宾《景岳全书·传忠录》：“虚，言正气虚，则当补。”因此，治疗虚证，应当扶助正气。扶正治则，适用于以正气虚弱为主要矛盾的虚证。此时，邪正双方力量对比的情况是：正气虚弱是疾病过程中的主要矛盾或矛盾的主要方面，邪气很轻微或已被祛除，已经不能对人体造成伤害，由此形成了机体功能衰退的一系列虚弱证候。所以，治疗应抓住正气虚弱这一主要矛盾，给予扶助正气。虚证一般分为气虚、血虚、阴虚、阳虚四种类型，以及脏腑的各种虚损。因此，扶正就应以补气、补血、补阴、补阳法，分别结合脏腑补法对应治疗。运用扶正原则治疗虚证，最常用的是药物疗法。除此之外，还可根据病情特点，选择其他疗法配合治疗，如针灸疗法、

饮食调养等。中医病机学说认为，正气不足是疾病发生的内在根据，凡是以正气虚弱为主要矛盾的病理变化，为虚证。其主要病因病机，是先天禀赋不足或后天病后虚亏及多种慢性病证损耗，治当以扶助正气之法。《素问遗篇·刺法论》：“正气存内，邪不可干。”《灵枢·根结》：“不足者补之。”《灵枢·脉度》也提出“虚者饮药以补之”的治疗原则。用扶助正气的方药来治疗虚证的“扶正”，是扶正祛邪治则内容之一。“扶正”具体运用时，要分清气虚、血虚、阴虚、阳虚四种类型，以及脏腑的各种虚损，以分别制订出具体的治疗方法。

（胡建鹏）

qūxié

祛邪 (eliminating pathogenic factor)　针对邪气亢盛为主要矛盾的实证，采用祛除邪气治则进行治疗。《素问·三部九候论》：“实则泻之。”《灵枢·根结》：“形气不足，病气有余，是邪胜也，急泻之……故曰有余者泻之。”《灵枢·大惑论》：“盛者泻之。”唐·孙思邈《备急千金要方·卷一·服饵》：“凡有脏腑积聚，无问少长，须泻则泻。”金·张从正《儒门事亲·汗下吐三法该尽治病诠》：“夫邪之中人，轻则传久而自尽，颇甚则传久而难已，更甚则暴死。若先论固其元气，以补剂补之，真气未胜，而邪已交驰横鹜而不可制矣。”指出扶正与祛邪的关系。明·张介宾《景岳全书·传忠录》：“实，言邪气实，则当泻。”因此治疗实证，应当祛除邪气。祛邪治则，适用于以邪气亢盛为主要矛盾的实证。此时，邪正双方力量对比的情况：邪气亢盛是疾病过程中的主要矛盾或矛盾的主要方面，

人体正气比较充足，能积极与邪抗争，由此形成了一系列邪正剧烈相争的实证。所以，治疗应抓住邪气亢盛这一主要矛盾，予以祛除邪气。实证的具体证候，往往由于病邪的性质、强弱，以及病邪所侵犯的部位和影响人体功能的不同情况而有所差异。因此，要注意选择相应的祛邪方法，还要考虑使邪有出路，因势利导、就近逐邪。中医病机学说认为，邪气是疾病发生的重要条件，凡是以邪气盛为主的病理变化，属于实证。其主要病因病机，是外感六淫为病的初期或中期，或痰、食、水、血等滞留于体内而引起的内伤病证，当治以祛除邪气之法。《素问·调经论》：“夫邪之生也，或生于阴，或生于阳”。《素问·通评虚实论》：“邪气盛则实。”《灵枢·根结》：“有余者泻之。”《灵枢·大惑论》：“盛者泻之。”用祛除邪气的方药来治疗实证的“祛邪”，是扶正祛邪治则内容之一。“祛邪”具体运用时，要分清病邪的性质、强弱，以及病邪所侵犯的部位和影响人体功能的不同情况，以分别确定具体的祛邪方法。

（胡建鹏）

xiāngōng hòubǔ

先攻后补 (attacking the pathogens before tonifying)　针对正气虽虚，但尚能耐攻，或邪盛为主的邪盛正虚病证，采用先祛邪后扶正的治则进行治疗。金·张从正《儒门事亲·汗下吐三法该尽治病诠》：“良工之治病者，先治其实，后治其虚，亦有不治其虚时。”明·虞抟《医学正传·医学或问》：“夫外感重者，宜先攻而后补”。提出先攻而后补的治疗思想。清·周学海《读书随笔》：“凡病皆宜攻也，而有时兼补者，

以其内虚也。"先祛邪后扶正，适用于虽属邪盛正虚，但具有以下情况者：①正气虽虚，但尚能耐攻的病证。②虚实错杂中邪盛为主，若兼顾扶正反会助邪的病证。如瘀血导致的崩漏，证属瘀血和血虚并存，但瘀血不去，崩漏难止，虽补血而血虚亦难复原，所以先以活血化瘀祛除瘀血，后以养血补益血虚，才能取得较好疗效。扶正与祛邪分先后使用，适用于正虚邪实的虚实错杂证。由于某些虚实错杂证不适宜扶正与祛邪兼用，所以采取扶正与祛邪分先后使用，以达到既不伤正，又不碍邪，使邪祛正复的目的。如《医学正传·医学或问》："夫外感重者，宜先攻而后补。"用先祛邪后扶正的方药来治疗邪盛正虚病证的"先攻后补"，是扶正祛邪治则的内容之一。"先攻后补"应用于正气虽虚，但尚能耐攻，或虚实错杂中邪盛为主，若兼顾扶正反会助邪的病证，并根据邪的性质、部位，分别确定具体的先攻后补的方法。

（胡建鹏）

先补后攻 (tonifying before attacking the pathogens)

针对正虚邪盛，正气虚甚，不耐攻邪的邪盛正虚病证，采用先扶正后祛邪治则进行治疗。元·朱震亨《丹溪心法·拾遗杂论》："凡治病，必先固正气。"明·虞抟《医学正传·医学或问》："内伤重者，宜先补而后攻。"提出先补后攻的治疗原则。清·刘恒瑞《经历杂论·疼痛辨》："善治邪者，必先养正，其有邪实正虚之证，不去邪正不得复，不养正邪不得解，妙在祛邪不伤正，扶正不助邪。"强调治邪先养正的重要性。先扶正后祛邪，适用于虽属正虚邪盛，

但正气虚甚而不耐攻邪，若兼以攻邪则会更伤正气的病证。对这样的病证，先用扶正补虚以助正气，待正气能耐受攻邪时再予祛邪，则不会有正气虚脱之虞。如某些虫积患者，因病久，患者正气大衰与虫积之邪并存，此时若直接驱虫，则会因药性峻烈，而人体气血已虚，难以耐受。故应先用扶正健脾之法，使人体正气渐复，然后才能再用驱虫之法祛除虫积之邪。扶正与祛邪分先后使用，适用于正虚邪实的虚实错杂证。由于某些虚实错杂证，不适宜扶正与祛邪兼用，所以采取扶正与祛邪分先后使用，以达到既不伤正，又不碍邪，使邪祛正复的目的。明·虞抟《医学正传·医学或问》："内伤重者，宜先补而后攻。"用先扶正后祛邪的方药来治疗邪盛正虚病证的"先补后攻"，是扶正祛邪治则内容之一。"先补后攻"的应用，应根据邪气的性质、部位，分别确定具体的先补后攻的方法。

（胡建鹏）

gōngbǔ jiānshī

攻补兼施 (tonification and purgation in combination)

即扶正与祛邪兼用，适用于正虚邪实的虚实错杂证。《灵枢·邪客》："补其不足，泻其有余。"元·朱震亨《格致余论·张子和攻击注论》："攻击宜详审，正气须保护。"元·王好古《此事难知·三法五治论》："为病得之非新非久，当以缓疾得中之养正去邪相兼济而治之。"提出养正祛邪兼施。明·虞抟《医学正传·医学或问》："夫外感重者，宜先攻而后补；内伤重者，宜先补而后攻；二证俱重，宜攻补兼施。"明确提出攻补兼施的治疗原则。清·周学海《读书随笔》："凡病皆宜攻

也，而有时兼补者，以其内虚也……及治久病，邪气胶固，反夹杂补药，更有专攻不补……大凡攻补兼施者，须详虚处有邪无邪为第一要义。"清·刘恒瑞《经历杂论·疼痛辨》论述了祛邪不伤正，扶正不助邪的治疗思想。其曰："善治邪者，必先养正。其有邪实正虚之证，不去邪正不得复，不养正邪不得解，妙在祛邪不伤正，扶正不助邪。"清·徐大椿《医学源流论·攻补寒热同用论》："然或人虚而证实，如弱体之人，冒风伤食之类；或人实而证虚，如强壮之人，劳倦亡阳之类；或有人本不虚，而邪深难出；又有人已极虚，而外邪尚伏，种种不同。若纯用补，则邪气益固；纯用攻，则正气随脱。此病未愈，彼病益深，古方所以有攻补同用之法。"根据正虚和邪盛的矛盾主次，扶正与祛邪兼用时，亦有主次之分。①扶正兼祛邪：即扶正为主，兼顾祛邪。适用于以正虚为主，邪盛为次的虚实错杂证。例如，肾阳虚弱而水饮内停，治当温补肾阳为主，兼利水湿之邪。②祛邪兼扶正：即祛邪为主，兼顾扶正。适用于以邪盛为主，正虚为次的虚实错杂证。例如，夏季暑热伤津耗气，暑热之邪为主致病，故治当清热祛暑为主，兼以生津益气。疾病过程中，由于病邪与正气相互斗争，其邪盛和正衰同时并存的病理变化。如实性病变失治，病邪久留，损伤人体正气，则可形成邪实正虚的虚实错杂病证。若正气不足，因而无力驱邪外出，或正虚又兼内生的宿食、水湿停蓄，或痰饮、瘀血等病理产物凝结阻滞于内，则可形成正虚邪实的虚实错杂病变。临床针对虚中夹实或实中夹虚，治以攻补兼施之法。如《读书随

笔·新病兼补久病专攻》："凡病皆宜攻也，而有时兼补者，以其内虚也……大凡攻补兼施者，须详虚处有邪无邪为第一要义。"明·虞抟《医学正传·医学或问》也论及"攻补兼施"的治疗原则。用攻补兼施的方药，治疗虚实错杂证的"攻补兼施"，是扶正祛邪治则的内容之一。"攻补兼施"具体运用时，要分清邪气的性质、强弱、病邪所侵犯的部位及正气虚损情况，以分别确定具体的攻补兼施方法；务必注意做到"扶正而不留邪，祛邪而不伤正"。

（胡建鹏）

tiáohé qìxuè

调和气血（regulation of qi and blood）

在整体观念的指导下，针对气血不足及其功能异常，以及气血之间关系失调而制定的治疗原则。旨在调和气血关系。

历史沿革 《素问·调经论》："血气不和，百病乃变化而生。"《素问·玉机真藏论》："气虚身中卒至，五藏绝闭，脉道不通……。"此为元气亏虚，突发中风，瘀阻络脉，脉道气血不通的病变。元·朱震亨《丹溪心法·六郁》："气血冲和，百病不生；一有怫郁，诸病生焉。故人身诸病，多生于郁。"指出血气不和为疾病的根本原因。清·王清任提出"治病之要诀，在明气血"。如《医林改错·论抽风不是风》："半身不遂，亏损元气是其本源。"创立了益气活血通络的补阳还五汤，治疗中风半身不遂。《素问·阴阳应象大论》："血实者宜决之。"明·张介宾《景岳全书·杂证谟》："气逆于脏……当以顺气为先。"明·龚廷贤《寿世保元·血气论》："病出于血，调其气犹可以导达；病原于气，区区调血，又何加焉？故人之一身，调气为

上，调血次之，先阳后阴也。"清·周学海《读医随笔·升降出入论》："气之亢于上者，抑而降之；陷于下者，升而举之；散于外者，敛而固之；结于内者，疏而散之。"相继提出调理气机的相关理论。

基本内容 人之生以气血为本，人之病无不伤及气血。调和气血，包括调气、理血和调理气血关系。

调气：气之为用，无所不至，一有不调，则无所不病。气有不调之处，即病本所在之处。故治疗时必以调气为要，而调气之法众多，气虚则补，气滞则疏，气陷则升，气逆则降，气脱则固，气闭则开。

治血：临床上，血之为病，证有血虚、血瘀、出血等病理变化，其治疗则有补血、化瘀、止血之异。

调理气血关系：由于气血之间在生理上相互依存，病理上常相互影响，终致气血同病。气虚无以生化必致血虚，推动、温煦之功减弱必致血瘀，统摄无权必致出血，气滞则血因之而瘀，气机逆乱则血亦随之而上逆或下陷。此为气病及血。同样，血病亦可及气，如血虚无以载气，则血亦随之而少，血瘀则气亦随之而滞，血脱则气无所附，必随之脱逸，乃至亡阴、亡阳之危候。气血关系失调，常常表现为气血同病，故治疗则应根据具体情况，调整两者之间的关系，或补气生血，或补气活血，或补气摄血，或养血益气，或益气固脱、止血补血。从而使气血关系恢复正常状态。

作用与意义 气血多有自身不足的病变，同时也存在气机失调、血液运行失常。治疗上根据其特点，气病治气，血病治血。

另一方面，气血作为基本物质，生理上密切联系，在病理上相互影响，二者之间存在着相互资生、相互依存、相互为用的关系。因此，对气、血病变的治疗，又不能孤立地治气、治血，必须顾及其相互间关系失调的一面，即气病及血、血病及气的病理变化。通过调理，从整体上促进它们之间关系的正常协调。气血的生成与运行，又依赖于脏腑经络的正常生理活动，所以调和气血又须与调理阴阳、调整脏腑密切结合起来。

注意事项 ①补气药易于壅滞。一般情况下，痰湿内盛者，不宜使用。但必要时可补气与化痰、祛湿兼施。②疏气药大多辛香而燥。大剂或久用，能耗气、散气和消耗津液。故对血虚、阴虚以及火旺等，均当慎用。③补血药多滋腻，易妨碍消化。故对湿滞中焦、脘腹胀满、食少便溏者慎用。④运用活血化瘀法，除正确地掌握瘀血的诊断指征外，还必须分清其病位之表里脏腑经络、病性之寒热、病势之或虚或实，方能收到预期效果。⑤止血还必须分清出血部位并辨证，不仅病性有寒热虚实之异，而且所累脏腑有别。

（王　键）

diàoqì

调气（regulating qi）

针对气的失常所致气虚与气机的失调状态，采用补气及调理气机治法与方药。《素问·举痛论》："余知百病生于气也，怒则气上，喜则气缓，悲则气消，恐则气下，寒则气收，炅则气泄，惊则气乱，劳则气耗，思则气结。"明·张介宾《类经·疾病类》："气之在人，和则为正气，不和则为邪气。凡表里虚实，逆顺缓急，无不因气而至，故百

病皆生于气。"指出致病因素造成人体气的失调后而导致疾病发生，所以，治疗百病当以调气为要。《灵枢·终始》："凡刺之道，气调而止。"《灵枢·刺节真邪》："用针之类，在于调气。"明确指出调气治法。《景岳全书·杂证谟》："夫百病皆生于气，正以气之为用，无所不至，一有不调，则无所不病。故其在外，则有六气之侵；在内，则有九气之乱……欲求其本，则止一气字足以尽之。盖气有不调之处，即病本所在之处也。"《景岳全书·传忠录》："所以病之生也，不离乎气；而医之治病也，亦不离乎气。但所贵者，在知气之虚实，及气所从生耳。"清·周学海《读医随笔·升降出入论》："气之亢于上者，抑而降之；陷于下者，升而举之；散于外者，敛而固之；结于内者，疏而散之。"针对气虚与气机失调，治疗时以调气为要，气虚则补，气滞则疏，气陷则升，气逆则降，气脱则固，气闭则开。①补气：针对气虚变化的治疗原则。气虚指元气亏乏，脏腑功能衰退，抗病能力低下的病理变化。肺主一身之气，脾为后天之本，气血生化之源，故补气主要是补脾肺之气，而尤以培补中气为重。先天之精气，依赖于肾藏精气的生理功能，才能充分发挥先天精气的生理效应，故气虚之极，又要从补肾入手。②调理气机：针对气机失调病理变化的治疗原则。气机失调，是指气的升降出入运行异常。常见的表现形式有：气滞、气闭、气逆、气陷、气脱。对这些病变，总的治疗原则，是调理气机。具体而言，气滞者治以行气，气闭者治以开窍通闭，气逆者治以降气。气陷与气脱，虽是气运行失常的表现，但本质

上属于上述气虚的病理范畴，故治疗的基本出发点在于益气补虚，气陷者益气升提，气脱者益气固脱。气若充足，则不会下陷、外脱。气具有温煦、气化、推动、防御和固摄之功。气之为用，无所不至，一有不调，则无所不病。故《素问·举痛论》："百病生于气。"气的失常，主要包括气的生化不足或耗损过多，而形成气虚的病理状态，以及气的某些功能不足，气的运动失常或紊乱，从而表现为气滞、气逆、气陷、气闭或气脱等气机失调的病理状态。针对气的失常，采用补气和调理气机的治法。如《灵枢·终始》："凡刺之道，气调而止。"人体的气机升降出入，多与肝主疏泄、肺主宣降、脾主升清、胃主降浊功能有关。在调理气机时，还要注意各脏腑之气的气机特点，如脾气主升，胃气主降，肺气主宣发肃降等。要针对各脏腑气机失调的证候特点，以顺应生理之气运行规律为原则，予以适当的调理方法。

（胡建鹏）

lǐxuè

理血（regulating blood condition）

针对血的失常所致血虚与血行失常的病理状态，采用补血及调理血运失常的治法与方药。

历史沿革　《素问·阴阳应象大论》："血实者宜决之。"提出瘀者行之，祛瘀为要的治法。东汉·张仲景《金匮要略·惊悸吐衄下血胸满瘀血病脉证治》："病者如热状，烦满，口干燥而渴，其脉反无热，此为阴伏，是瘀血也，当下之。"明·缪希雍《神农本草经疏·治法纲》："病从血分，则治其血。"明·李中梓《医宗必读·辨治大法论》："血虚则热，补心、肝、脾、肾，兼以清凉；血实则瘀，轻者消之，

重者行之。"清·程文囿《医述·血证》："血证有四：曰虚、曰瘀、曰热、曰寒。治法有五：曰补、曰下、曰破、曰凉、曰温。"清·唐宗海《血证论》提出止血、消瘀、宁血、补虚治血四法，并指出血证禁汗、禁吐、适下、宜和。清·王清任所著《医林改错》一书，详述了50多种瘀血病证及其治疗方法，创立了22首活血化瘀方剂，对后世影响极大。

基本内容　针对血虚、血热、血瘀、出血等病证，治疗时应分别采用补血、凉血、活血、止血等治法。①补血：针对血虚病理变化的治疗原则。血虚，指血液不足或血的濡养功能减退的一种病理变化。心主血，肝藏血，脾生血统血，肾精可化而为血，所以血虚多与心肝脾肾有密切关系，尤其注重调补脾胃。气能生血，血能载气，血虚之重证，于补血方内常配补气药物，可收补气生血之效。血虚与阴虚常常互为因果，故对血虚而兼有阴虚者常配伍补阴之品，以加强其补血作用。②调理血行：针对血运行失常病理变化的治疗原则。血在人体脉管内，不断进行着循环往复的运动。其正常运动，保证了血液对全身组织器官的营养与滋润作用。在多种因素的影响下，血的运行可以出现失常，表现为出血、血瘀、血寒、血热和血脱。出血：血不循常道，溢出脉外的病变。出血宜止血，但不能单纯用止血的方法，要分清出血的原因和性质，分清出血的部位，分别予以收涩止血、补气摄血、凉血止血以及化瘀止血、温经止血等适合病证的治疗方法，并注意炭剂止血的合理应用。血瘀：血液运行迟缓和不流畅的病理状态。治疗血瘀证，要在运用活血化瘀的基

础上，根据不同的病因，分别配以补气、理气、温经、清热等治疗方法。血脱：下血不止，崩中漏下，诸大出血，皆属血脱，用涩以固脱。凡脱则散而不收，故用酸涩温平之品，以敛其耗伤。凡治血脱者，于止涩药中加入气药。血寒：血寒是指寒邪侵袭经络，气血流行不畅；或素体阳虚，虚寒内生，而致气血凝滞而言，以寒痛为其临床特征。以温经散寒药通经活络，与和血行血之品相配伍。血热：血热是脏腑火热炽盛，热迫血分；或外感温热邪气侵入血分的一种病理变化，以出血和热象为临床特征。热者寒之，故血热多选用清热凉血和凉血止血之品治之。血为水谷之精华，出于中焦，生于脾，布于肺，统于心，藏于肝，化精于肾，司濡养、滋润，调和五脏，洒陈六腑，维持着生命活动的正常进行。临床上，血之为病，证有血虚、血瘀、出血等病理变化。其治疗则有补血、化瘀、止血之异。血分疾病包含血虚、血热、血瘀、出血等病证，治疗时血虚宜补血，血热宜凉血，血瘀宜活血，出血宜止血。理血时应注意：①补血药多滋腻，可妨碍消化，故对湿滞中焦、脘腹胀满、食少便溏者慎用。②运用活血化瘀法，除正确地掌握瘀血的诊断指征外，还必须分清其病位之表里脏腑经络、病性之寒热、病势或虚或实，方能收到预期效果。③止血还必须分清出血部位并辨证，不仅病性有寒热虚实之异，而且所累脏腑有别。

（胡建鹏）

气病治血（treating blood in qi disorder）

由于气血相互维系，气病可及于血。针对气失常所致气虚与气机失调的病理状态，除

采用补气及调理气机治法与方药外，还应兼用理血方药。元·朱震亨《丹溪手镜·五脏》："治气用行血。"明·李中梓《医宗必读·辨治法论》："有因气病而及血者，先治其气。"清·陈士铎《石室秘录·论气血》："殊不知治气必须理血，使有形生无形也。"清·程曦等合著《医家四要》："气为血之帅，血为气之母，气即病矣，则血不得独行，故亦从而病焉。是以治气药中必兼理血之药。"适用于气病及血患者，或治疗气病时"血中求气"。针对气虚与气机失调，治疗时以调气为主，气虚则补，气滞则疏，气陷则升，气逆则降，气脱则固，气闭则开。在此基础上要"血中求气""阴中求阳"，配以理血之品。气为血之帅，凡气虚、气滞、气逆、气陷，均可导致血的生成和运行障碍。若气虚化生血液的功能障碍，则血少；若气虚推动血行无力，或气滞行血受阻，则血瘀；若气虚、气陷，统血失常；或气逆不顺，血随气升，则血不循经而外溢。血虚、血滞（血瘀）、血溢，均可能由气病及血所致，因气虚则血弱，气滞则血瘀，气陷则血下，气逆则血乱，气温而血滑，气寒而血凝。气血互相维系，气病则血随之亦病。故当重视调整气血之间的关系，治气必须理血，使有形生无形。气病治血时应注意：①气病及血者，先治其气，兼理血之药。②治疗气虚或气机失调时，应"血中求气"，则阳得阴助而生化无穷。

（胡建鹏）

血病治气（treating qi in blood disease）

由于气血相互维系，血病可及于气。针对血失常所致血虚与血行失常的病理状态，除

采用补血及调理血运治法与方药外，还应兼用调气方药，使气血相互为用，互相促进。元·朱震亨《丹溪手镜·五脏》："治血用行气。"明·孙一奎《赤水玄珠》："血随气行，气和则血循经，气逆则血乱溢。"明·龚廷贤《寿世保元·血气论》："病出于血，调其气犹可以导达。"明·李中梓《医宗必读·辨治法论》："因气病而及血者，先治其气；因血病而及气者，先治其血。"清·李用粹《证治汇补·血症》："养血必先养气，气旺而血自滋生。"指出血虚需养气的治疗思想。清·吴瑭《温病条辨·治血论》："善治血者，不求之有形之血，而求之无形之气……血虚者，补其气而血自生；血滞者，调其气而血自通；血外溢者，降其气而血自下；血内溢者，固其气而血自止。"明确提出血虚、血滞和血溢的治疗方法。清·陈士铎《石室秘录·论气血》："人知治血必须理气，使无形生有形。"清·程曦等合著《医家四要》："是以治血药中，必兼理气之药。"清·唐宗海《血证论·鼻衄》："治血者，必调气。"清·程国彭《医学心悟·医门八法》："有形之血，不能速生；无形之气，所当急固。"适用于血病及气患者，或治疗血病时"气中求血"。血虚者，补其气而令血生。血虚补气之法，以健脾益气、温养心气、补益肾气为主。血滞者，行其气而令血调。气虚、气滞均可致瘀，调气又有疏肝理气、宣畅肺气、温通心气、补益元气之分，其中尤以调肝气为最。血溢者，调其气而令血止。血随气行，气和则血循经，气逆则血乱溢，气虚、气实、气寒、气热均属气失冲和，当补其气以恢复其统摄功能。血为气之母，血能载

气而行。若血不载气,气必漂浮不定而无所归;气不摄血,则必散而无统。故血亏血脱、气无所附者,每易导致气耗、气散之证,此皆血病及气所致。气血相互维系,善补阴者,必于阳中求阴,则阴得阳助而源泉不竭。善治血者,不求有形之血,而求无形之气。治血不治气,非其治也。重视调整气血之间的关系,气机调畅,血病方能痊愈。故治血必调气,气和则血宁。血病治气应注意:①血病及气之急者,宜先治其气,缓补其血,血病及气之缓者,宜先治其血。②治疗血虚、血滞、血溢时,应注意"气中求血",则阴得阳助而源泉不竭。

(胡建鹏)

qìxuè tóngzhì

气血同治 (common treatment for qi and blood)

针对既有气的病证,又兼见血的病证,即气血同病,而采用治气与治血同时进行的治法与方药。《素问·至真要大论》:"疏其血气,令其调达,而致和平,此之谓也。"提出血气同治的原则。《素问·阴阳应象大论》:"血实宜决之,气虚宜掣引之。"《素问·举痛论》:"寒气入经而稽迟,泣而不行,客于脉外则血少,客于脉中则气不通。"指出寒邪可影响经脉,致使气滞血虚。明·李中梓《医宗必读·虚痨》:"吐血……脉来微软,精神困倦,是气虚不能摄血。"指出气不摄血的证候。清·王清任《医林改错·气血合脉说》:"治病之要诀,在明白气血,无论外感内伤……所伤者无非气血。"指出气与血在治疗中的重要地位。清·俞根初《重订通俗伤寒论·气血虚实》:"凡呼吸微,语言懒,动作倦,饮食少,身洒渐,体枯瘠,头眩晕,面黄㿠白。皆真虚纯虚

之候,前哲所谓气血两亏,急用八珍汤、十全大补汤等峻补之是也。"提出气血双补治法。由于气血同病常见的证候,有气滞血瘀、气虚血瘀,气血两虚,气不摄血,气随血脱等。所以临床气血同治的方法,主要包括:行气活血、益气活血、气血双补、补气摄血、补气固脱等治法。行气活血法:针对气滞不行以致血运障碍,而出现既有气滞又有血瘀的证候。益气活血法:针对既有气虚之象同时又兼有血瘀的证候。气血双补法:针对气虚与血虚同时存在的证候。补气摄血法:针对因气虚而不能摄血,气虚与失血并见的证候。补气固脱法:针对大出血所引起阳气虚脱的证候。气为血帅,血为气母。气和血有着相互依存、相互资生、相互为用的密切关系。两者生理上维持协调平衡,而在发生病变时,气血常可相互影响,既见气病,又见血病,或同时发病,或互为因果,终致气血同病。气对血有温煦、化生、推动、统摄作用。气虚无以生化必致血虚,推动、温煦之功减弱必致血瘀,统摄无权必致出血,气滞则血因之而瘀,此为气病及血。同样,血病亦可及气,如血虚无以载气,则血亦随之而少,血瘀则气亦随之而滞,血脱则气无所附,必随之而脱逸,乃至亡阴、亡阳之危候。临床采用气血同治时,当首先分清气血病证缓急。如气随血脱证,由于有形之血不能速生,无形之气所当急固,一般采用益气固脱以急救,同时用止血、补血的方法来治疗,待病情稳定以后还需进行气血双补。其次,辨别气血病证孰轻孰重,采取相应措施,或以治气为主,或以治血为要,或气血并重。

(胡建鹏)

tiáohé zàngfǔ

调和脏腑 (adjusting zang fu organs)

在整体观念指导下,针对脏腑功能失调而制定的治疗原则。即治疗脏腑病变时,既要考虑一脏一腑之阴阳气血失调及虚实变化,更要注意调和各脏腑之间的关系,使之重新恢复平衡状态。

历史沿革 《素问·调经论》:"五藏者,故得六府与为表里,经络支节,各生虚实,其病所居,随而调之。"提出脏腑病有虚实,随而调之。《难经·第十四难》:"治损之法奈何? 然:损其肺者,益其气;损其心者,调其荣卫;损其脾者,调其饮食,适其寒温;损其肝者,缓其中;损其肾者,益其精。此治损之法也。"提出了五脏治损之法。隋·巢元方《诸病源候论·心病候》:"是心气之实也,则宜泻之;心气不足……则宜补之。"指出心病有虚实,补泻有序。宋·钱乙《小儿药证直诀·脉证治法》:"肝胜肺,肺怯不能胜肝,当补脾肺治肝。益脾者,母令子实故也。"明·王纶《名医杂著·医论》:"五脏受病,必传其所胜。水能胜火,则肾之受邪,必传于心,故先治其肾,逐其邪也。"民国·张锡纯《医学衷中参西录·医论》:"欲治肝者,原当升脾降胃,培养中宫,俾中宫气化敦厚,以听肝木之自理。"提出五脏之间的治疗,需顾及生克制化关系。宋·严用和《济生方·五脏门》:"古人云:补肾不如补脾。余谓:补脾不如补肾,肾气若壮,丹田火经上蒸脾土,脾土温和,中焦自治,膈开能食矣。"强调补肾在虚损疾病治疗中的重要性。明·李中梓《医宗必读·辨治大法论》:"脏腑者,《经》曰:五脏者,藏

精而不泻者也。故有补无泻者，其常也。受邪则泻其邪，非泻藏也。六腑者，传导、化物糟粕者也。邪客者可攻，中病即已，毋过用也。"指出脏腑生理特性及治疗原则。清·费伯雄《医醇賸义·劳伤》："五脏六腑，化生气血，气血旺盛，营养脏腑。虚劳内伤，不出气血两途。治气血虚者，莫重于脾肾……气血旺盛，二脏健康，他脏纵有不足，气血足供挹注，全体相生，诸病自已。"强调治气血与脾肾在五脏治疗中的重要性。清·唐宗海《血证论·脏腑病机论》："有一脏为病，而不兼别脏之病者，单治一脏而愈；有一脏为病，而兼别脏之病者，兼治别脏而愈。"指出脏病治疗中单治与兼治的原则。

基本内容　调和脏腑，主要包括益损脏腑虚实、顺应脏腑的生理特性及调理脏腑之间的关系。

益损脏腑虚实　①补益脏腑之虚：脏腑虚证，是各种原因使脏腑气血阴阳不足，造成脏腑功能活动低下的病理变化。"虚则补之"，对脏腑虚证，应以扶正为原则，根据气血阴阳虚损的具体情况，选择补阴补阳或益气养血的方法予以治疗。②祛除脏腑之实：脏腑实证，是外邪或湿浊、痰饮、食积、瘀血、结石等邪气滞留体内，造成脏腑气血阴阳失调，以致脏腑功能活动失常的病理变化。"实则泻之"，对脏腑实证，应以祛邪为原则，根据病邪的性质，选择适当的祛邪方法。此外，有些脏腑病变病情较为复杂，虚与实兼而有之，治疗就应采取扶正与祛邪兼用的原则。并且要分析虚实孰轻孰重，以决定治疗上扶正与祛邪的主次轻重。③脏病多

补、腑病多泻：由于脏与腑的生理特性不同，脏以化生和贮藏精气为主，腑以受盛和传化水谷为主，所以表现在临床病变特点上，一般五脏精气难成易亏，故脏病多虚；六腑通道易被邪阻，故腑病多实。因此，治疗脏病，补益之法运用较为普遍；而治疗腑病，祛邪之法运用较为常见。

顺应脏腑的特性　五脏藏精气而不泻，六腑传化物而不藏。脏腑的阴阳五行属性、气机升降出入规律、四时通应，以及喜恶在志等生理特性不同，故调整脏腑须顺应脏腑之特性而治。如脾胃属土，脾为阴土，阳气乃损；胃为阳土，阴气乃伤。脾喜燥恶湿，胃喜润恶燥。脾气主升，以升为顺，胃气主降，以降为和。故治脾常宜甘温之剂以助其升运，而慎用阴寒之品以免助湿伤阳。治胃常用甘寒之剂以通降，而慎用温燥之品以免伤其阴。

调整脏腑之间的关系　由于脏腑之间在生理上相互影响，则相互促进；在病理上相互影响，一个脏器的病变可以传至其他脏器，故治疗上应调理失常的脏腑关系。①根据五行生克制化规律调节：根据五行相生规律调节，其治则主要有"补母"与"泻子"两个方面。如滋水涵木、培土生金、益火补土、生金资水等从属于"虚则补其母"；肝实泻心、心实泻胃等从属于"实则泻其子"。根据五行相克规律调节，其治则主要有抑强和扶弱两个方面。如木火刑金者，采用佐金平木法来泻肝清肺，此属抑强；肝虚影响脾胃，此为木不疏土，治以和肝健脾，以加强双方之功能，此为扶弱。至于抑木扶土、泻南补北等，属于二者兼施，而有主次之别。根据五行制化规律调节：

五行之间生中有克，克中有生，相互生化，相互制约，循环不息。因此，根据五行调节机制对脏腑功能进行调整，不仅要补母泻子，抑强扶弱，调整相关两脏的关系，而且更要将两者结合起来，调整相关三脏之间的关系，如木克土，土生金，金克木，既要抑木扶土，又要培土生金，佐金平木，使之亦制亦化，协调平衡。②根据五脏互藏理论调节：五行互藏，五行配五脏，而五脏互藏。一脏统五脏，五脏统一脏。人体任何生理功能，既受五脏共同调节，又有主从之分。就呼吸功能而言，肺主呼吸，但肺主出气，肾主纳气，肝调畅气机，使之升降相宜；脾主运化水谷精微，参与生成宗气；心主血脉而藏神，血为气母，心血给气以营养，心神又为呼吸调节之主宰。故五脏均参与呼吸的调节，其中尤以肺脾肾为要。所以，呼吸功能失调，常重在调治肺脾肾三脏。③根据脏腑相合关系调节：人体脏与腑的配合，体现了阴阳、表里相输应的关系。脏行气于腑，腑输精于脏。生理上彼此协调，病理上又相互影响，互相传变。因此，治疗脏腑病变，除了直接治疗本脏本腑之外，还可以根据脏腑相合理论，或脏病治腑，或腑病治脏，或脏腑同治。

作用与意义　脏腑是人体结构的主要组成部分，是整个人体生命活动的核心，也是各种疾病发生的具体部位所在。脏腑失常的病变，主要包括两大方面：①脏腑自身的病变。即生理功能的失常。由于气血阴阳是构成脏腑和维持脏腑生理活动的主要物质基础，所以脏腑功能失常病变的基本机制，就是各脏腑气血阴阳的不足和失调。虽然由于各脏

腑的生理功能不同，其发生气血阴阳病变的病机特点也各不相同。但从总体上认识，不外乎虚实两大类。虚者，为脏腑气血阴阳物质基础的不足；实者，乃病邪侵袭脏腑，造成脏腑气血阴阳的失调，最后造成了脏腑生理功能的失常。对脏腑自身病变，应根据病变虚实，补益气血阴阳，或祛除脏腑邪气，以恢复其生理功能。②脏腑之间关系的失常。人体是一个有机的整体，脏与脏、脏与腑、腑与腑之间，生理上相互协调，相互促进，在病理上也相互影响。当某一脏腑发生病变时，就会波及其他的脏腑，呈现出脏腑之间相互影响的病理传变关系。因此，治疗脏腑疾病，总体上应以扶正祛邪原则为指导，对脏腑虚证当以补益气血阴阳为法。有时不能仅仅针对病变的脏腑，还应考虑各脏腑之间的关系，注意调整它们的关系，通过治疗上的整体调节，使之重新恢复平衡状态。

(王键)

liùfǔ yǐtōngwéiyòng

六腑以通为用 (six fu organs must keep its unobstructed)

针对六腑传化物而不藏的特点，要使六腑的受纳、消化、转输等主要功能得以正常进行，必须保持其通畅无阻的治疗理论。《素问·五脏别论》："胃、大肠、小肠、三焦、膀胱，此五者，天气之所生也。其气象天，故泻而不藏，此受五藏浊气，名曰传化之府。此不能久留，输泻者也。"又如，清·叶桂《临证指南医案·脾胃》："脏宜藏，腑宜通，脏腑之体用各殊也。"清·林佩琴《类证治裁·内景综要》："六腑传化不藏，实而不能满，故以通为补焉。"指出六腑当藏泻有度，太过

或不及皆可引起相应病证。"六腑以通为用"的理论，对于脏腑病证的治疗具有重要的指导作用。临床上，对于六腑病证，根据"以降为顺，以通为用"的原则，多用通利祛邪治法。如食积胃脘，便秘不通，则消食导滞通腑；若胆腑不通，则治以利胆通腑之法；二便不通者，则应用利尿或通便之法。脏腑互为表里，对于五脏实证，亦常用"脏实者，泻其腑"之法，通过泻其相为表里之腑，而达到通腑祛邪的目的。如心火上炎，则用清心利小便之法，使心火从小便而去；若肺热壅盛，则以通腑泻热法治之，通过通利大肠而泄肺热。由于六腑以传化饮食物，排泄糟粕为其生理功能，具有"实而不满""藏而不泻"的特点。因此，正常情况下，六腑须保持畅通，以有利于饮食物的及时下传及糟粕的按时排泄。如果六腑通降失常，必将导致多种疾病的产生，通过大量的临床实践，总结出"六腑以通为用"的理论，对六腑病证的治疗具有指导意义。六腑病证亦有虚证，如胃气虚，膀胱虚寒等。因此，对于六腑的虚证，不可拘泥于"六腑以通为用"的理论，应当注重辨证求因、审因论治。

(胡建鹏)

zàngbìng zhìfǔ

脏病治腑 (treating fu in zang diseases)

五脏中某一脏发生病变而治其相表里之腑的治疗方法。东汉·张仲景在《伤寒论》中，对少阴病因阴液耗伤，继发阳明燥实内结者，治予通腑急下。金·张从正作为攻下派的代表，力倡"邪去正安"之说，每用吐、下通腑而屡起沉疴。清·王士雄《温热经纬·陈平伯外感温病篇》："温热病之大便不闭为易治者，以

脏热移腑，邪有下行之路，所谓腑气通则脏气安也。"清·周学海在《读医随笔》中，指出"五脏有邪，治在六腑"。清·吴谦《医宗金鉴·删补名医方论》："赤色属心，导赤者，导心经之热从小肠而出，以心与小肠为表里也。"脏腑在生理和病理之间的密切关系，为临床脏病治腑提供理论依据。肝病治胆，以利胆为主；脾病治胃，以开胃为主；肾病治膀胱，以利尿为主；心肺病变，以通利二便的方法进行治疗。如心经之热移于小肠，用导赤散清热通腑；肺热咳喘，大便不通，治宜宣肺通腑；湿热性黄疸，治宜清肝利胆。中医学认为，人体是一个以脏腑为中心的有机整体。脏是"藏精气而不泻"，腑是"传化物而不藏"。通过经脉络属，脏腑不仅与四肢百骸、五官九窍等紧密相连，而且脏腑之间（即心与小肠、肺与大肠、肝与胆、脾与胃、肾与膀胱、心包络与三焦）也有着更为密切的表里关系，体现脏和腑的综合功能。此外，由于整体的气化相通，脏行气于腑，腑输精于脏，保持着机体升降出入的动态平衡，脏腑之间还存在着交叉互联的关系。因此，脏腑在生理和病理上相互联系、相互影响，在治疗上可采用脏病治腑的方法。脏病治腑的前提仍是辨证，通腑注重因势利导，不能盲目夸大通腑的治疗作用，治疗重点还是应放在调理脏的病变上，此乃治本之法。此外，通腑也可伤正，故应该做到适可而止。

(胡建鹏)

fǔbìng zhìzāng

腑病治脏 (treating zang for fu diseases)

六腑中某一腑发生病变而治其相表里之脏的中医治疗

方法。《素问·五藏别论》指出，五脏"藏精气而不泻"，六腑"传化物而不藏"。脏行气于腑，腑输精于脏，保持着机体升降出入的动态平衡。六腑的"传化物"是一个动态过程，表现为时出时入、时实时虚，不断地进行着纳谷、磨谷、泌排胆汁、分别清浊、排泄大便、贮排尿液等。腑不司职，失于畅通，脏病由之而生。正如《诸病源候论·小儿杂病诸候》："遗尿者，此由膀胱虚冷，不能约水也。"膀胱开合功能依赖于肾的气化，补肾气助气化，使膀胱开合有度，是腑病治脏的具体体现。清·陈士铎《石室秘录·腑治法》："大便闭结者，人以为大肠燥甚，谁知是肺气燥乎。肺燥则清肃之气不能下行于大肠，而肾经之水仅足以自顾，又何能旁流以润溪涧矣……必须从肾经以润之，从肺经以清之。"也是腑病治脏具体应用。脏腑在生理和病理之间的密切关系，为临床腑病治脏提供了理论依据。小肠有热，循经脉上熏于心，可见心烦、舌赤糜烂等症状治宜清心火；小肠虚寒，化物失职，水谷精微不生，日久可出现心血不足的病证，治宜补益心血；大肠实热，传导不畅，腑气阻滞，可影响到肺的宣降，出现胸满咳喘，治宜宣肺平喘；胃气失和，可导致脾运失常，治宜和胃健脾；胆腑湿热，可影响肝气疏泄，治宜疏肝利胆；膀胱失约，可影响到肾气的蒸化和固摄，治宜补益肾气。中医学认为，人体是一个以脏腑为中心的有机整体。脏"藏精气而不泻"，腑"传化物而不藏"。通过经脉络属，脏腑不仅与四肢百骸、五官九窍等紧密相连，而且脏腑之间（即心与小肠、肺与大肠、肝与胆、脾与胃、肾与膀胱、心

包络与三焦）也有着更为密切的表里关系，体现脏和腑的综合功能。此外，由于整体的气化相通，脏行气于腑，腑输精于脏，保持着机体升降出入的动态平衡，脏腑之间还存在着交叉互联的关系。因此脏腑在生理和病理上相互联系、相互影响，在治疗上可采用腑病治脏的方法。腑病治脏运用的前提仍是辨证，不能盲目夸大治脏的作用，治疗重点还是应放在调理腑的病变上，此为治本之法。

（胡建鹏）

zàngfǔ tóngzhì

脏腑同治（common treatment for zang and fu organs） 依据脏腑生理、病理相关，脏病及腑、腑病及脏，导致脏腑同病而确立的相应脏腑同治的治法。《灵枢·经脉》："胆足少阳之脉……是动则病口苦，善太息，心胁痛，不能转侧……。"表明胆与心有其内在联系。《灵枢·经别》："足阳明之正……上通于心。"表明胃络通于心。清·喻昌《医门法律·肺痿肺痈门》："凡治肺痈病，以清肺热，救肺气……而清热必须涤其壅塞，分杀其势于大肠，令浊秽脓血，日渐下移为妙。"提出肺与大肠同治法。清·程国彭《医学心悟·三消》："……大法治上消者，宜润其肺，兼清其胃，二冬汤主之。"此为肺胃同治法。清·沈金鳌《沈氏尊生书·胃痛》："胃痛，邪干胃脘病也……唯肝气相乘为尤甚，以木性暴，且正克也。"此为肝胃同治法。脏腑病变，虽可脏病治腑，腑病治脏，但临床上多脏腑同治。①有表里配合关系的脏腑同治法：肺与大肠同治法、心与小肠同治法、脾与胃同治法、肝与胆同治法和肾与膀胱同治法。均是以经脉络

属、气化相通、病理相关为其病理生理基础，是临床常用之法。②非表里配合关系的脏腑同治法：胆与心同治法、心与胃同治法和肺与胃同治法。脏与腑的关系，实际上就是脏腑阴阳表里配合关系。一是经脉络属，即属脏的经脉络于所合之腑，属腑的经脉络于所合之脏。二是结构相连，如胆附肝叶之间，脾与胃以膜相连，肾与膀胱之间有"系"（输尿管）相通。三是气化相通，脏行气于腑，脏腑之间通过经络和营卫气血的正常运行而保持生理活动的协调。四是病理相关，如肺热壅盛，肺失肃降，可致大肠传导失职而大便秘结等。反之，大肠热结，腑气不通，亦可影响肺气宣降，导致胸闷、喘促等。脏病及腑、腑病及脏，最终导致脏腑同病，因而在治疗上也相应地采取脏腑同治的方法。临床脏腑同治时，应分清轻重缓急和主次。

（胡建鹏）

shí zé xièqízǐ

实则泻其子（purging child viscera for treating excess of mother viscera） 运用五行相生和母子关系的理论，针对某脏（经）的实证采用泻其子脏（经）或子穴的治疗方法，用于治疗母子关系的实证。《难经·六十九难》论及针刺治疗时指出："经言虚者补之，实者泻之，不虚不实，以经取之，何谓也？然：虚者补其母，实者泻其子。"金·张元素论五脏补泻，列举出五脏补母泻子的药物。明·李时珍倡导其说，在《本草纲目》中不仅援引张元素之论，且增其补母泻子之药。清·程国彭将这一治法，纳入治则八法中讨论。运用五行相生和母子关系的理论，来治疗母子二脏

（经）之实证。如肝木生心火，肝是母，心是子，故出现肝实证时，不仅要泻肝，还必须泻心火。如肝有实火，症见头痛、眩晕、耳鸣、急躁易怒、面红耳赤、胁肋灼痛、小便黄赤、口苦、大便秘结、苔黄、脉弦数，采用泻心火有助于平泻肝之实火。如肝有实火，针灸时，就刺"行间"穴，用泻法。"行间"是肝的荥穴，荥者火，火者心。这些治法，是脏腑病变的间接治疗。"实则泻其子"出自《难经·六十九难》，是利用五行相生，子母关系的学说，从五行、五脏的子母关系，"子能令母实"的理论，对某脏（经）的实证，可以采用泻其子脏（经）、母脏（经）或子穴、母穴的方法治疗。临床应用应依据母病及子、子病犯母的先后不同，分清主次，按照"补泻母子"的原则，兼顾它脏（经），准确地予以辨证施治。

（胡建鹏）

xū zé bǔqímǔ

虚则补其母 (reinforcing mother viscera for treating deficiency of child viscera)　运用五行相生和母子关系的理论，针对某脏（经）的虚证，采用补其母脏（经）或母穴的治疗方法。用于治疗母子关系的虚证。《难经·六十九难》论及针刺治疗时指出："经言虚者补之，实者泻之，不虚不实，以经取之，何谓也？然：虚者补其母，实者泻其子。"宋·钱乙治疗小儿五脏疳证，提出"诸疳，皆依本脏补其母"。金·张元素立五脏补泻，列举出五脏补母泻子的药物。明·李时珍倡其说，在《本草纲目》中不仅援引张元素之文，且增其补母泻子之药。清·程国彭将这一治法纳入治则八法中讨论。《医学心悟·咳嗽》：

"久咳不已，必须补脾土以生肺金。"根据五行相生的理论，确定五脏母子关系，生我者为母，所生者为子，用来治疗五脏虚证。如肾为肝之母，肝的虚证，不仅补肝，还须补肾。又如脾为肺之母，肺虚的病人不但补肺，还要补脾，即所谓培土生金。在针灸疗法中，可补其所属的母经或母穴，来治疗子经的虚证。如肝虚证取用肾经水穴阴谷，或本经水穴曲泉治疗。"虚则补其母"，出自于《难经·六十九难》，指按五行相生的规律，我脏有病见虚，当责之于母脏之虚，因此治疗时须补生我之母脏。此法源于《素问·玉机真脏论》："五脏受气于其所生，传之于其所胜……。"即"母病及子"，为"虚则补其母"的立法依据，是按五行相生规律得出的临床治则。此言对某脏（经）的虚证，可以采用补其母脏（经）或母穴的方法治疗。临床应用，应依据母病及子、子病犯母的先后不同，分清主次，按照"补泻母子"的原则，兼顾它脏（经），准确地予以辨证施治。

（胡建鹏）

xiàbìng shàngqǔ

下病上取 (treat the diseases in the lower portion by managing the upper portion)　下部病变从上部治之。是一种与病气上下相反的治法。"下病上取"，首见于《灵枢·终始》："病在下者高取之。"《素问·五常政大论》："气反者……病在下，取之上。"《灵枢·卫气失常》："其气积于胸中者，上取之。"是指下部病变从上部治之，是一种与病气上下相反的治法。东汉·张仲景《金匮要略》中，治胃反呕吐的大黄甘草汤，属"上病下治"范畴。明·张介宾《类经·运气类》："气反

者，本在此而标在彼也。其病既反，其治亦宜反。故……病在下，取之上，谓如阴病者，治其阳，下滞者宜其上也。"提出从临床主证所在部位以上的脏腑或体表进行调整和治疗。"下病上取"，是指病证表现、病变部位偏于下，上取即采用药物或针灸，从临床主证所在部位以上脏腑或体表进行调整和治疗。如脱肛可刺头部的百会穴；小便不利，由于肺燥不能行水，咽干，烦渴欲饮，呼吸短促，舌苔薄黄，脉数，用清肺饮从上焦治疗。"下病上取"，是本着整体观念，结合人体脏腑、经络、九窍、表里上下，以及气血运行之间的相互联系、相互影响的关系，而确立的治疗方法。由于"下病"有虚实之异，而"上取"也就有补泻或平补平泻之不同。临床运用，当以谨守病机为前提，结合病因、脏腑经络辨证，注意整体联系以及上下升降的调节。

（胡建鹏）

shàngbìng xiàqǔ

上病下取 (treating disease in the upper part by managing the lower)　上部病变从下部治之。是一种与病气上下相反的治法，即病证的表现、部位偏于上，从临床主证所在部位以下的脏腑或体表，用药物或针灸进行治疗的方法。"上病下取"，语出《素问·五常政大论》："气反者，病在上，取之下。"指的是一种与病气上下相反的治法，指病证的表现、部位偏于上，从临床主证所在部位以下的脏腑或体表，用药物或针灸进行治疗。《灵枢·官针》："远道刺者，病在上，取之下，刺府俞也。"指出病在上部头面、躯干，而取下肢穴位的方法。《四总穴歌》中的"肚腹三里留，

腰背委中求，头项寻列缺，面口合谷收"，便是根据经脉循行规律而总结的"上病下取"的宝贵经验。"上病下取"内容，包括两部分：①一种与病气上下相反的治法。病证的表现、部位偏于上，从临床主证所在部位以下的脏腑或体表，用药物或针灸进行治疗。如呃逆、反胃，由于阳明腑实者，用承气汤法；久喘用补肾纳气法等。②针灸取穴原则之一。指在上部的病证，选取四肢远端的穴位进行治疗的方法。如牙痛取合谷、内庭；头晕取太冲、丰隆等。由于"上病"有虚实之异，而"下取"也就有补泻或平补平泻之不同。临床运用，当以谨守病机为前提，结合病因、脏腑经络辨证，注意整体联系以及上下升降的调节。

（胡建鹏）

shènzhě dúxíng
甚者独行 （treating severe syndromes with concentrated method）
病势深重时，应采取有针对性的治疗措施，用专一有力的方剂，或独治其标，或独治其本，解决疾病的关键所在，不必标本新旧各证兼顾。

历史沿革 《素问·标本病传论》："谨察间甚，以意调之。间者并行，甚者独行。"明·张介宾《类经·标本类》："病甚者，难容杂乱，故曰独行。"清·高士宗《黄帝素问直解·标本病传论》："如但邪气有余，正气不足而偏甚者，则独行其治，独行者，专补专泻，专寒专热也。"说明"甚者独行"，是指病势深重者，要采取有力而有针对性的治疗措施，暂不宜过多兼顾。或标病，或本病之某一方面严重者，或独治其本，或独治其标。

基本内容 "甚者独行"，是指标病与本病有一方病情急重者，可单治其标，或单治其本。其基本内容主要包括表里先后独行法和虚实先后独行法。

表里先后独行法 ①单独治表：此法适用于表里同病，而以表证为重、里证是因表证所致者。通过解表，使表解则里自和，不治里而里自愈。如"太阴病，脉浮者，可发汗，宜桂枝汤。"②单独治里：此法适用于表里同病，而以里证为重者。通过治里，能使里和则表自解，不治表而表自愈。如"阳明病，胁下硬满，不大便而呕，舌上白苔者，可与小柴胡汤。"③先表后里：此法适用于表证内传于里，而表证仍在者，治疗当先解表，使表解而里证孤，然后再治里。如"太阳病不解，热结膀胱，其人如狂，血自下，下者愈。其外不解者，尚未可攻，当先解其外。外解已，但少腹急结者，乃可攻之，宜桃核承气汤。"④先里后表：适用于太阳表证兼里虚寒而里虚寒急重者，治疗当先治里。因太阳主表，赖肾中阳气的温煦，卫气根源于下焦；若脾肾虚寒，卫气虚弱，邪气乘虚而入，而正气又无力抗邪者，当先治其里。如"下利腹胀满，身体疼痛者，先温其里，乃攻其表。温里宜四逆汤，攻表宜桂枝汤"。

虚实先后独行法 ①单独补虚：此适用于虚实夹杂，里虚急重者。如《伤寒论》："病发热，头痛，脉反沉；若不差，身体疼痛，当救其里，四逆汤方。"本证是表实里虚，已用双解表里之法，病不差者，说明里虚较重，无力抗邪，宜先回阳救逆。②单独泻实：此法适用于少阴热化，津伤燥结者。如《伤寒论》："少阴病，得之二三日，口燥咽干者，急下之，宜大承气汤。"若不急

下，则燥热有灼尽真阴之势，故先用大承气汤单独泻实，以急下存阴。

注意事项 "甚者独行"在临床上的运用，必须在辨证的基础上加以抉择，均须以病情的变化为依据。

（王 键）

jiānzhě bingxíng
间者并行 （treating lighter diseases with combined methods）
病证虽多，但病情较轻时，可主证与兼证同时治疗；若标病与本病同时出现，亦可标本同治。

历史沿革 《素问·标本病传论》："谨察间甚，以意调之。间者并行，甚者独行。"唐·王冰注："间，谓多也。"明·张介宾《类经·标本类》："间者，言病之浅……病浅者可以兼治，故曰并行。"清·高士宗《黄帝素问直解》："间者，相兼也，如邪正之有余不足，叠胜而相间者，则并行其治。并行者，补泻兼施，寒热互用也。"说明"间者并行"，是指病势轻浅而症状较多。可主症与兼症并治；或标病与本病同时夹杂，可标本兼顾，补泻兼施，寒热互用。

基本内容 "间者并行"因病势轻缓而症状较多，须主药佐药参用并行的方法治疗。其基本内容主要包括表里并行、寒热并行和虚实并行。

表里并行 对表里合并病证均非急重者，采用表里同治之法。如治疗外寒里热的大青龙汤、治疗少阳兼阳明里实的大柴胡汤、治疗里热挟表邪下利的葛根黄芩黄连汤、治疗太阴虚寒兼表证下利的桂枝人参汤、治疗少阳兼表证的柴胡桂枝汤、治疗少阳兼水饮内结的柴胡桂枝干姜汤、治疗外感风寒兼阳郁里热的桂枝二越

婢一汤等。

寒热并行　对寒热错杂、寒热互结、寒热格拒等病证，采用寒热同治之法。如治疗上热下寒（热扰胸膈在上，脾胃虚寒在下）的栀子干姜汤，治疗上热与下寒相格拒的干姜黄芩黄连人参汤，治疗寒热错杂于中、升降失职的半夏泻心汤，治疗阴盛戴阳的白通加猪胆汁汤等等。至于寒药与热药孰多孰少、孰轻孰重，原则上是依据寒热的主次、轻重而定。一般来说：为主、为重者，选用的药味多、用量重；为次、为轻者，选用的药味少、用量轻。其应用较为灵活。

虚实并行　是指对正气虚而邪气实的虚实夹杂证，当虚实均非急重者，采用虚实同治之法，又叫补泻兼施。如治疗阳明热盛伤及气阴的白虎加人参汤、治疗脾阳虚水停的茯苓桂枝白术甘草汤、治疗阳虚水泛的真武汤、治疗表邪未解而兼营气不足的桂枝加芍药生姜各一两人参三两新加汤等。

注意事项　"间者并行"在临床上的运用，必须在辨证的基础上加以抉择，须以病情的变化为依据。

（胡建鹏）

zhìwěi dúqǔ yángmíng

治痿独取阳明（treatment for flaccidity aims at yangming meridian）　阳明指足阳明胃经，"痿"即痿证，亦称"痿躄"。所谓痿者，萎也，水枯则萎，水湿过多亦萎；是指肢体筋脉弛缓，软弱无力，日久因不能随意运动而致肌肉萎缩的一种病证。"治痿独取阳明"，即强调脾胃为气血生化之源在治疗痿证中的作用。引起痿证的原因，有过度悲哀、过思房劳、以水为事等。其病机主要有热盛津伤，或湿热蕴结，四肢筋脉失养，痿弱不用。

历史沿革　《说文》："痿，痹也。"段玉裁注："古多痿痹联言，因痹而痿也。"《玉篇·疒部》："痿，不能行也。"《素问玄机原病式·五运主病》："痿，谓手足痿弱，无力以运动也。"《素问·痿论》："五脏因肺热叶焦，发为痿躄。"《灵枢·根结》："太阳为开，阳明为合，少阳为枢……合折则气无所止息，而痿疾起矣。故痿疾者，取之阳明。"后来逐渐发展为一种治疗原则。宋·陈言《三因极一病证方论·五痿叙论》："随情妄用，喜怒不节，劳佚兼并，致内脏精血虚耗，荣卫失度……使皮毛、筋骨、肌肉痿弱无力以运动，故则痿躄。"并阐明其病机"痿躄证属内脏气不足之所为也"。故《素问·痿论》："阳明者，五脏六腑之海，主润宗筋，宗筋主束骨而利机关也。"《素问·太阴阳明论》："四肢皆禀气于胃而不得至经，必因于脾乃得禀也。今脾病不能为胃行其津液，四肢不得禀水谷气，气日以衰，脉道不利，筋骨肌肉，皆无气以生，故不用焉。"因此，脾胃亏虚，气血不足，则宗筋失养，纵缓不收，而见肌肉、关节痿弱不用。正如清·高士宗《黄帝内经素问直解》："阳明者胃也，受盛水谷，故为五脏六腑之海，皮、肉、筋、脉、骨，皆资水谷之精，故阳明主润宗筋……痿则机关不利，筋骨不和，皆由阳明不能濡润，所以治痿独取阳明也。"

基本内容　"治痿独取阳明"，在临床上，对于痿证的治疗具有重要的指导意义。其主要表现在：①痿证的针灸治疗。"治痿独取阳明"，是强调在痿证治疗中，针刺取穴应以阳明经穴为主。痿证多由阳明气血亏虚，筋脉失养所致。而阳明为多气多血之经，《灵枢·九针论》提出"刺阳明出气血"，即刺阳明可以产生气血、补益气血。气血充足，筋脉得养，痿证则缓。针灸临床中对于痿证治疗所选处方：上肢"肩髃、曲池、合谷、阳溪"，皆为手阳明经穴位；下肢"髀关、梁丘、足三里、解溪"，皆为足阳明经的腧穴，即是明证。②痿证的药物治疗。由于痿证多由精气津液亏虚，或湿热蕴结，筋脉失养所致。胃为水谷之海，脾胃为后天之本、气血生化之源，脾胃亏虚，化源不足，常致痿证。因此，临床对于痿证，多以补益脾胃、增其化源，或清热利湿、养阴生津之法治之。

注意事项　痿证之成，不独脾胃病变，其他原因亦可致痿。"治痿独取阳明"，并非痿证的唯一治法。对于痿证，皆应辨证求因，审因论治。

（王　键）

zhìfǎ

治法（therapeutic method）　在一定的治疗原则指导下，针对不同的病证所采用的治疗方法、具体治法和治疗措施。

历史沿革　治法，是在辨清证候，审明病因、病机之后，有针对性地采取的治疗方法。早在《黄帝内经》中，已有丰富的治法理论记载。如《素问·阴阳应象大论》："形不足者，温之以气；精不足者，补之以味。其高者，因而越之；其下者，引而竭之；中满者，泻之于内。其有邪者，渍形以为汗；其在皮者，汗而发之。"《素问·至真要大论》："寒者热之，热者寒之，微者逆之，甚者从之，坚者削之，客者除之，劳者温之，结者散之，留者攻之，燥者濡之，急者缓之，散者收之，损者益之，逸者行之，惊者平之，上之下之，摩之浴之，薄之劫之，开之发之，适事为故。"为中医学奠定了治法理论的基础。至东汉末年，张仲景在"勤求古训，博采众方"的基础上，创造性地使治法和方证融为一体，总结了一整套临床辨证论治的体系。其后，随着历代医家对中医理论和临床实践的不断丰富和总结，使治法内容更加丰富多彩，更能适应各种病证的治疗需要。

基本内容 治法是指导遣方用药的依据，确定治法也是辨证论治的重要环节之一。治法比较具体、针对性强，是相对复杂、灵活多样的。中医学的治法内容，可以归纳为三个层次。①具有一定概括性的、针对某一类病机共性所确立的治法，称为治疗大法也叫基本治法。如汗、吐、下、和、温、清、消、补等八法，适应范围相对较广，在治法中的层次较高。②具体的治疗方法。具体治法是在治疗大法限定范围之内，针对各具体病证所确立的具体治疗方法，属于个性的、各具自己特定应用范围的治疗方法。如辛温解表法、镇肝息风法、健脾利湿法等。③治疗措施。治疗措施是在治法指导下，对病证进行治疗的具体技术、方式与途径，临床除了选用内服的方药之外，还有针灸、按摩、导引、熏洗、刮痧、敷贴、气功、捏脊、割治等。治法不但具有多层次的特点，而且还具有多体系的特点。这是因为中医学在长期的发展过程中，形成了临床辨证论治的多种体系，如脏腑辨证、六经辨证、卫气营血辨证、三焦辨证、经络辨证等。由于治法和病机的对应性，形成

了相应的不同治法体系。如"宣肺止咳""滋水涵木"等，属于脏腑治法体系；"和解少阳""泻下阳明热结"等，属于六经治法体系；"清气分热""清营凉血"等，属于卫气营血治法体系；"宣上、畅中、渗下"及"三焦分消"等，属于三焦治法体系。

理论依据 治法是中医学理、法、方、药体系的重要组成部分，是联系辨证理论和遣药组方的纽带，是中医根据病证设立的治疗方法，是在临床治疗经验基础上的理论化产物。其形成和发展，与方药和病机理论的发展有密切关系。治法具有一般治法、具体治法及制方配伍法等不同层次意义上的内涵。在中医辨证论治体系中，治法作为病证和方药的中介，使中医辨证论治的内容构成联系的整体。治法一方面蕴含病证、病因、病机和组方配伍规律的内容，包含着方-证相关的内在逻辑性，同时治法对证、方、药具有提纲挈领和逻辑分类的重要作用。

注意事项 临床辨证论治是一个由分析问题到解决问题的连续过程。只有辨证正确，治法的针对性才能明确和具体，根据治法遣药组方，才能获得预期的疗效。

（何　玲）

bāfǎ

八法（eight therapeutic methods）
八种基本治疗大法的总称。即指汗法、吐法、下法、和法、温法、清法、消法、补法。清·柯琴《伤寒论翼·全论大法》："其（叔和）云大法春夏宜发汗，春宜吐，秋宜下。设未值其时，当汗不汗，当下不下，必待其时耶？而且利水、清火、温补、和解等法概不言及，所以今

人称仲景只有汗、吐、下三法，实由于此。"清·程国彭《医学心悟·八法》："论病之原，以内伤外感四字括之。论病之情，则以寒、热、虚、实、表、里、阴、阳，八字统之。而论治病之方，则又以汗、和、下、消、吐、清、温、补，八法尽之。"在《医学心悟》中，总结前人的经验，依据疾病的阴、阳、表、里、寒、热、虚、实的不同性质，由常用的多种治疗方法归纳而成。汗法，又称解表法，通过发汗，开泄腠理，逐邪外出的治法。吐法，运用具有催吐作用的药物或方法，引起呕吐，排除停留在胃及胸膈之上病邪的治法。下法，通过通便、下积、泻实、逐水，以祛除实邪的方法。和法，和解少阳，扶正祛邪，协调内脏功能的治法。温法，祛除寒邪和补益阳气的治法。清法，通过寒凉泄热的药物和措施，消除热证的治法。消法，通过消导和散结，使积聚之实邪渐消缓散的治法。补法，补益人体脏腑气血阴阳不足的治法。由于临床上疾病的性质往往是错综复杂的，单独用某一治法不适于这种复杂的病情。因此，八法的运用常根据病情配合使用，如汗法同补法、下法、消法的并用等。

（何　玲）

hànfǎ

汗法（diaphoresis method）
运用具有发汗解表作用的方药，通过开泄腠理、调畅营卫、宣发肺气等作用，使在表的外感六淫之邪随汗而解的治法。又称发汗法，属八法之一。

历史沿革 《黄帝内经》对汗法已有了一定的认识，并对汗法的运用提出了初步的原则。如《素问·生气通天论》："体若燔炭，汗出而散。"《素问·阴阳应

象大论》:"其有邪者,渍形以为汗;其在皮者,汗而发之。"《素问·玉机真藏论》:"今风寒客于人,使人毫毛毕直,皮肤闭而为热,当是之时,可汗而发也。"《素问·热论》:"三阳经络皆受其病,而未入于藏者,故可汗而已。"秦汉时期的《神农本草经》,记载了发汗的药物,如麻黄、桂枝、防风、细辛、藁本、辛夷、白芷、荆芥、桑叶、菊花、升麻、柴胡、葛根、葱白、蔓荆子、浮萍等,为汗法具体运用和发展奠定了基础。东汉·张仲景《伤寒杂病论》,进一步继承和发展了汗法的理论,结合临床实践,创立了麻黄汤、桂枝汤、葛根汤、大青龙汤、小青龙汤等一系列方剂。《伤寒论·太阳病脉证并治》提出"禁汗七证",包括"咽喉干燥者""淋家""疮家""衄家""亡血家""汗家"以及"病人有寒"者,皆"不可发汗"。及至金元时期,金·刘完素认为,外感初起多是"怫热郁结",提出以辛凉或甘寒解表之法,创制了防风通圣散、双解散等双解表里的方剂。金·张从正《儒门事亲·凡在表者皆可汗式》,对汗法进行了详细论述,列举发汗药物达四十余种,扩大了汗法的用途。清·吴瑭在《温病条辨》中,详细论述了汗法在温病中的应用,创制的银翘散、桑菊饮,又成为辛凉解表方剂的代表方,一直为医学所常用。清·程国彭将其概括为"八法"之一,正式将其纳入中医学治疗大法体系。其在《医学心悟·论汗法》中,提出应用时的注意事项:"然有当汗不汗误人者,有不当汗而汗误人者,有当汗不可汗而妄汗之误人者,有当汗不可汗,而又不可不汗,汗之不得道以误人者,有当汗而汗之不中其经,不辨其药,知发而不知敛以误人者,是不可以不审也。"

基本内容 汗法不以汗出为目的,而是通过出汗,使腠理开、营卫和、肺气畅、血脉通、邪气出、正气和。除了外感六淫之邪所致的表证外,凡是腠理闭塞,营卫郁滞的寒热无汗,或腠理疏松,虽有汗但寒热不解的病证,皆可用汗法治疗。例如,麻疹初起,疹点隐而不透;水肿腰以上肿甚;疮疡初起而有恶寒发热;疟疾、痢疾而有寒热表证等,均可应用汗法治疗。然而,由于病情有寒热,邪气有兼夹,体质有强弱,故汗法又有辛温、辛凉的区别,以及汗法与补法、下法、消法等其他治疗方法的结合运用。病邪在表,由于感受邪气有不同,证有表寒、表热之分;由于个人体质不同,或素有宿疾,以致内外合邪表里同病。故汗法又分为辛温汗法、辛凉汗法、扶正汗法。

辛温汗法 适用于表寒证。症见恶寒重、发热轻、无汗或自汗、头痛、鼻塞、肢体疼痛、舌苔薄白,脉浮紧或浮缓。常用药物有麻黄、桂枝、紫苏、荆芥、防风、白芷等。代表方剂为麻黄汤、桂枝汤、荆防败毒散。

辛凉汗法 适用于表热证,症见发热重、恶寒轻、口中渴、咽部红或痛,舌质红,苔薄黄,脉浮数。常用药物有桑叶、菊花、薄荷、牛蒡子、银花、连翘等,代表方剂为银翘散、桑菊饮。

扶正汗法 适用于正气虚弱,复感外邪者。根据患者的体质,又可分为益气汗法、助阳汗法、养血汗法、滋阴汗法四种具体治法。①益气汗法:适用于素体气虚,复感外邪者,或平素反复感冒、多汗、有气虚表现者。②助阳汗法:适用于素体阳虚,复感外邪者。③养血汗法:适用于素体血虚,复感外邪或失血之后,感触外邪者。④滋阴汗法:适用于素体阴虚,复感外邪者。

同时,汗法还需根据疾病的复杂性,灵活地结合其他治法,以期兼顾并治,如理气汗法、化饮汗法、透疹汗法等;这些方法分别适用于气滞表证、痰饮表证和麻疹表证。

此外,使用蒸浴、针灸等疗法达到出汗目的,亦属汗法范畴。《儒门事亲·汗下吐三法该尽治病诠》:"炙、蒸、熏、渫、洗、熨、烙、针刺、砭射、导引、按摩,凡解表者,皆汗法也。"

理论依据 外邪侵犯人体,大多始于皮毛,然后由表入里。邪在皮毛肌表,未入里时,应采用汗法,使邪从外解,从而控制疾病的转变,达到早期治愈的目的。此即《素问·阴阳应象大论》所说:"善治者,治皮毛"之意。主要适用于表证,此外能调和营卫,使病邪从肌表排出。

注意事项 汗法应用,宜以汗出邪祛为度,否则会损伤津液,耗散正气。体质虚者,宜缓汗,用药宜轻;体质壮实,可峻汗,用药宜重。夏天炎热,汗之宜轻;冬令严寒,汗之宜重。对于表邪已解、麻疹已透、疮疡已溃,以及自汗、盗汗、失血、吐泻、热病后期津亏者,均不宜用。凡服用发汗剂时,药后应避风寒,忌食油腻厚味及辛辣食物。

(何 玲)

tǔfǎ

吐法 (promoting vomiting method) 运用具有涌吐作用的方药,通过涌吐的方法,使停留在咽喉、胸膈、胃脘的痰涎、宿食或毒物从口中吐出的治法。又称涌吐法、催吐法。属八法之一。

历史沿革 《诗·大雅·丞民》："柔则茹之，刚则吐之。"是关于吐法的记载。《素问·阴阳应象大论》中有"其高者因而越之"的使用准则，给后世医家使用吐法以重要启示。秦汉时期的《神农本草经》记载了瓜蒂、黎芦、常山等催吐药。东汉·张仲景不仅实际应用瓜蒂散、葱白豆豉汤、栀子厚朴汤，治疗腹满而喘、头痛、心烦等病证，而且在临床可吐与不可吐之病证鉴别、应用吐法的方法与禁忌等方面，也有所阐发。隋·巢元方《诸病源候论》中，以吐法治疗"伤寒四日候""伤寒取吐候""伤寒心否候"诸证。其后，唐·孙思邈《备急千金要方·伤寒》中，记载用瓜蒂散、水导散、藜芦丸、酒胆方，治疗伤寒、时气、温病；还首次记载了以盐汤探吐的物理取吐法。宋·许叔微《普济本事方》，用稀涎散取吐法治痰厥中风；宋代的《圣济总录》用常山散截疟等，均扩大了吐法的适用范围。金元时期，金·张从正标新立异，是将吐法应用得炉火纯青的医家，力倡"凡上行者皆吐法也"。其将"引涎法、漉涎法、嚏气法、追泪法"，皆归于吐法。他的《儒门事亲·凡在上者皆可吐式》，既有《内经》之规范，又极大拓宽了吐法的治病谱。其后，元·朱震亨进一步总结形成中医"倒仓治法"，还创造性地运用补中益气类药服后探吐，治疗妊妇转脬、小便不通，独具一格。明·张介宾顺应天地阳升阴降之规律，创立"引气达吐"法，进一步拓展了吐法的理论内涵。至清·程国彭将其概括为"八法"之一，正式将其纳入中医学治疗大法体系。其在《医学心悟·论吐法》中，提出吐法的使用注意事项如下："然有当吐不吐误人者，有不当吐而吐以误人者，有当吐不可吐而妄吐之以误人者，亦有当吐不可吐，而又不可以不吐，吐之不得其法以误人者，是不可不辨也。"

基本内容 通过呕吐排出留在咽喉、胸膈、胃脘的痰涎、宿食、和毒物等有形实邪，以达治疗之目的的一种方法。适用于误食毒物，停留胃中，未被吸收；或宿食停滞不化，尚未入肠，胃脘胀痛；或痰涎壅盛，阻于胸膈或咽喉，呼吸局促；或痰浊上涌，蒙蔽清窍，癫痫发狂等，属于病位居上、病势急暴、内蓄实邪之证。临床上依据病情的轻重、体质的强弱，可采用不同的药物和方法。根据疾病的轻重缓急以及患者体质的强弱虚实，可分为峻吐法、缓吐法。

峻吐法 用于体壮邪实，痰食留在胸膈、咽喉之病证。如痰涎壅塞胸膈的癫痫，及宿食停留上脘之证。常用药物有瓜蒂、常山、胆矾等，代表方有瓜蒂散、三圣散等。

缓吐法 用于虚证催吐。对于虚证病人，在痰涎壅塞，非吐难以祛邪的情况下，可用缓吐法。常用药物有食盐、人参芦等，代表方有盐汤探吐方、参芦饮等。

此外，还有一类外探法，即以外物，如鹅翎、压舌板等，探喉以催吐。用于开肺气而通塞闭，或助催吐方药迅速达到致吐目的；以及急性中毒的病人，在神志清楚的情况下作急救时用。

理论依据 吐法的作用机制主要体现在两个方面：①解郁除痰，排除病邪。不论风痰宿食，或有害毒物，病变在胸脘以上，必须迅速排除。此时运用吐法，因势利导，可祛邪外出；浅则异物毒质或食积停水一涌而尽，病邪可除；深则病邪根固，证情危重，能够迅速开闭除结，使神机苏醒。②宣通气机，顾护正气。对于气机窒塞、上下不通所致的干霍乱吐泻不得等病证，吐法可令气机开通，则窒塞可解，祛邪而不伤正。

注意事项 ①因人而异，急缓分用。吐法应用时，须注意患者平素脾胃功能的强弱而选择不同的方药。除误食毒物需急吐外，对实邪壅阻、抵抗性反应剧烈且胃气不虚者，可用急吐之法，如瓜蒂散；其他则用缓吐之法，如参芦饮。吐法作用迅猛，易伤胃气，故年老体衰、正气虚弱、孕妇等应慎用。②中病即止，不可尽剂。吐法虽有确切疗效，但刺激性较强，易伤正气，故使用吐法须中病即止。一般以一吐为快，不宜反复使用。③使用时还须注意剂量及配伍，详审病证，以免误吐。另外，凡给予催吐剂时，要注意调理胃气，糜粥自养，禁食辛辣、硬性食物，以免更伤胃气。

(何 玲)

xiàfǎ

下法（purgation method） 运用具有泻下、荡涤、攻逐作用的方药，使停留于胃肠的宿食、燥屎、冷积、瘀血、结痰、水停等实邪从肠道排泄出去，治疗里实证的治法。属八法之一。

历史沿革 下法的治疗思路，在《黄帝内经》时代即已初步形成。《素问·阴阳应象大论》："因其重而减之""其下者，引而竭之；中满者，泻之于内。"《素问·六元正纪大论》："土郁夺之。"《素问·至真要大论》："留者攻之。"这些论述为下法提供了理论基础。东汉·张仲景创立了寒下的大承气汤、温下的大黄附子汤、峻下的十枣汤、润下的蜜煎导等36方，从而为下法奠定了临床基础。金·张从正认为"催生下乳、磨积逐水、破经泄气，凡下行者，皆下法也"，扩大了下法的适用范围。明·吴有性在《温疫论》中，首创"温病下不厌早"和"逐邪勿拘结粪"之说，归纳温疫可下诸证之舌象、症状和证候，提出温疫特殊证候下法的应用，总结温疫下后失治诸证的治法，是对下法的重要发展。至清·程国彭将其概括为"八法"之一，正式将其纳入中医学治疗大法体系。其在《医学心悟·论下法》指出使用注意事项如下："然有当下不下误人者，有不当下而下误人者……有当下而下之不知浅深，不分便溺与蓄血，不论汤丸以误人者。又杂症中不别寒热积滞、痰水虫血痈脓以误人者，是不可不察也。"

基本内容 凡邪在肠胃而致大便不通、燥屎内结，或热结旁流，以及停痰留饮、瘀血积水等形症俱实之证，均可使用。由于病情有寒热，正气有虚实，病邪有兼夹，里实证的病机有热结、寒结、燥结和水结等的不同，以及患者的体质有虚实的差异，因此下法的运用相应地又分为寒下、温下、润下、峻下逐水等法。

寒下 适用于里热积滞实证。症见大便秘结，腹部胀满疼痛，甚或潮热，苔黄厚，脉实等。常用药物有大黄、芒硝等。由于实热积滞于肠胃，易致气机升降阻滞，甚至导致气滞血瘀，故常配伍行气与活血祛瘀药，如厚朴、枳实、木香、桃仁、丹皮等。代表方，如大承气汤、大黄牡丹汤。

温下 适用于里寒积滞证。

症见大便秘结，脘腹胀满，腹痛喜温，手足不温，甚或厥冷，脉沉紧等。常用药物有大黄、巴豆等，通过与附子、干姜、细辛等温里药的配伍，以达温散寒结、通下里实之功。若寒积兼有脾气不足者，宜适当配伍补气之品，如人参、甘草等。代表方，如大黄附子汤、温脾汤。

润下 适用于肠燥津亏，大便秘结证。症见大便干结，小便短赤，舌苔黄燥，脉滑实；或大便秘结，小便清长，面色青白，腰膝酸软，手足不温，舌淡苔白，脉迟。前者属肠胃燥热之"热秘"，常用药物如麻子仁、杏仁、郁李仁之类，适当配伍大黄、芒硝等寒下药，及白芍、当归等滋阴养血药组方。后者为肾气虚弱之"虚秘"，常用温肾益精、养血润肠药，如肉苁蓉、牛膝、当归之类为主，配伍升清降浊之品，如升麻、枳壳、泽泻等组方。代表方，如麻子仁丸、济川煎。

峻下逐水 适用于水饮壅盛于里的实证。症见胸胁引痛或水肿腹胀，二便不利，脉实有力等。常用药物有大戟、芫花、甘遂、牵牛子等，由于此类药物药力峻猛，有一定的毒性，常须配伍养胃扶正之品，如大枣等。代表方如十枣汤。

此外，下法常与其他治法配合使用，若里实证兼正气不足则用攻补兼施，兼表实证一般用解表攻里法，兼少阳证则用和解攻里法，兼火热证则用清热通下法。也可与祛痰、驱虫、活血等法配合使用，分别治疗癫狂、虫积、瘀血等病证。

理论依据 里实证是外邪侵犯人体，或是脏腑机能失调，痰饮、水湿、瘀血、宿食、燥屎、虫、砂石等有形之物停积体内，

导致各种邪气盛实的证候。下法，通过涤荡肠腑、通泻大便等法，将宿食、燥屎、冷积、瘀血、结痰、停水等邪实驱逐体外，从而达到去菀陈莝、推陈致新的治疗作用。

注意事项 ①下法为里实证而设，用于表证已解，里实已成之时。若表证未解，里实虽成，亦不可纯用下法，以防表邪内陷而变生他证，应权衡表证与里实证之轻重缓急，或先解表后攻里，或表里双解，方能切合病情。②对年老体弱、妇女哺乳期、经期、孕期以及病后伤津、亡血者，均应慎用或禁用，必要时宜配伍补益扶正之品。下法方药大多易伤正气，使用时应中病即止，不必尽剂，过而生衍，徒伤正气。峻下之剂，更要慎之又慎。同时，服药期间应注意调理饮食，少食或忌食油腻或不易消化的食物，以免重伤胃气。

(何 玲)

héfǎ

和法（regulating method） 狭义"和法"是指和解少阳而言，即和少阳之半里、解少阳之半表的和解少阳半表半里的治法。广义"和法"，是一种既能祛除病邪，又能调整脏腑功能的治法；无明显寒热补泻之偏，性质平和，全面兼顾；适用于邪犯少阳、肝脾不和、肠寒胃热、气血营卫失和等证。属八法之一。

历史沿革 在《黄帝内经》《伤寒论》等古代经典著作中，虽未明确提"和法"二字，但对以"和"作为指导思想的治法则有诸多论述。如《素问·至真要大论》："燥司于地，热反胜之，治以平寒，佐以苦甘，以酸平之，以和为利。"唐·王冰注："燥之性恶热亦畏寒，故以冷热和平为

方制也。"《素问·至真要大论》："气之复也,和者平之,暴者夺之。"这些论述对和法的形成和演变有指导作用。《伤寒论》吸取了《黄帝内经》中有关"和"的治法精神,用于临床,并有创新和发展,为和法的形成演变及和法的组方用药奠定了基础。"吐利止,而身痛不休者,当消息和解其外,宜桂枝汤小和之。""和解"治法的提出,被后世广为沿用,并成为和法的组成部分。金·成无己《伤寒明理论·小柴胡汤方》:"伤寒邪气在表者,必渍形以为汗;邪气在里者,必荡涤以为利;其于不外不内,半表半里,既非发汗之所宜,又非吐下之所对,是当和解则可矣。小柴胡为和解表里之剂也。"其后医家都沿用此种说法。明·张介宾《景岳全书·和略》:"和方之制,和其不和者也。凡病兼虚者,补而和之;兼滞者,行而和之;兼寒者,温而和之;兼热者,凉而和之;和之为义广矣。亦犹土兼四气,其于补泻温凉之用,无所不及,务在调平元气,不失中和之为贵也。"其综合运用补、泻、温、凉诸法,以实现调平机体元气,使之恢复中和之目标的思路,为后世和法的发展指引了方向。清·汪昂《医方集解·和解之剂》:"和解之剂,用以分理阴阳,调和营卫。"汪昂对和法的认识,扩展到调和营卫。至清·程国彭,将其概括为"八法"之一,正式将其纳入中医学的治疗大法范围。其在《医学心悟·论和法》中,强调使用和法的注意事项如下:"然有当和不和误人者,有不当和而和以误人者,有当和而和,而不知寒热之多寡,禀质之虚实,脏腑之燥湿,邪气之兼并以误人者,是不可不辨也。"

基本内容 由于和法概念宽泛,因而其应用范围较广,分类亦多,其中主要有和解少阳、调和肝脾、调和肠胃、调和营卫等。此外,中医治疗疾病以"和"为标准,收效者则为和法,故有"凡法皆为和法",或"凡法皆非和法"之说,此为泛义"和法"的概念,不属治法讨论范围。至于《伤寒论》中对某些经过汗、吐、下,或自行吐利而余邪未解的病证,宜用缓剂或峻剂小量分服,使余邪尽除而不重伤其正,亦称为和法,是属广义和法的范围,不单独立论。

和解少阳 适用于伤寒邪在半表半里的病证。症见寒热往来,胸胁苦满,默默不欲饮食,心烦喜呕,口苦,咽干,目眩,脉弦等。常用药物有柴胡、青蒿、黄芩等,代表方如小柴胡汤、大柴胡汤、蒿芩清胆汤等。此外,此法亦适用于瘟疫或疟疾,邪伏膜原证,症见憎寒壮热,或一日三次,或一日一次,发无定时,胸闷呕恶,头痛烦躁,脉弦数,舌边深红,舌苔垢腻,或苔白厚如积粉。代表方为达原饮。

调和肝脾 适用于肝脾不和证。其证多由肝气郁结,横逆犯脾,或脾虚,营血不足,肝失疏泄,而致脘腹胸胁胀痛、神疲食少、月经不调、腹痛泄泻、手足不温等。常用药物有柴胡、枳壳、陈皮等疏肝理气药,及白术、茯苓等健脾药。代表方,如四逆散、逍遥散、痛泻药方。

调和肠胃 适用于肠胃不和之寒热错杂、虚实夹杂、升降失常证。症见心下痞满,恶心呕吐,肠鸣下利等。常用辛温药与苦寒药组方,如干姜、生姜、半夏、黄连、黄芩等。代表方如半夏泻心汤。

调和营卫 适用于营卫失和证。症见头痛发热,汗出恶风、鼻鸣、干呕、脉浮、苔白滑、口不渴等。常用药物为桂枝、芍药、生姜、甘草等。代表方如桂枝汤。

理论依据 和法是一种用来治疗两种(或两种以上)病机较为复杂病证的治疗方法。和法将不同性质、功效的药物融入一方,对人体产生多重作用,从而达到邪正兼顾,脏腑并调的目的,最终解除复杂病患。清·戴天章《广温疫论·和法》谓:"寒热并用之谓和,补泻合剂之谓和,表里双解之谓和,平其亢厉之谓和。"此说被后世较多采用,并以此观点去分析《伤寒论》方及后世众多方剂,则大凡有此配伍意义的方剂均可称为和剂;而与方相应的病证,均可认为是和法的适应证。

注意事项 虽然和法作用平缓,然而使用不当,不仅不能治愈疾病,反而会加重病情。因此,使用时需注意其适用证候,纯虚不宜用,以防伤正;纯实者亦不可选,以免贻误病情;邪气在表不可用,以防其内陷;邪气入里亦不可为,以免耽误治疗。

(何 玲)

wēnfǎ

温法(warming method) 用温热药治疗里寒证的方法。又称祛寒法。属八法之一。主要作用是祛除寒邪、温补阳气、温通经络。

历史沿革 《素问·至真要大论》:"寒者热之,劳者温之。"奠定了温法的理论基础。《伤寒杂病论》较为全面地阐述了里寒证的辨证论治,并创立了许多著名的温里方剂,如回阳救逆的四逆汤。金·李杲提出"甘温能除大热"。明·张介宾认为"阳不足,便是寒",创立了大量补益阳气的方药，如温补命门之火的右归丸。至清·程国彭将其概括为"八法"之一，正式将其纳入中医学治疗大法体系。其在《医学心悟·论温法》中，提出应用此法的注意事项："然有当温不温误人者，即有不当温而温以误人者，有当温而温之不得其法以误人者，有当温而温之不量其人、不量其证与其时以误人者，是不可不审也。"

基本内容 里寒证的成因，有因素体阳虚，寒从内生者；有因外寒直中入里，深入脏腑经络者；有过用寒凉，损伤阳气者。里寒证均以温里祛寒为法，如温中祛寒、回阳救逆、温经散寒等。

温中散寒 即温脾法，适用于中焦虚寒证。脾胃属土，位居中州，职司升降，功能运化。若脾胃虚寒，则出现胃脘冷痛、不思饮食，或呕吐下利、口淡不渴、肢体倦怠、手足不温、舌淡苔白润、脉沉细或迟缓等。方用理中汤、建中汤之类。

回阳救逆 即温肾法，专为肾阳虚衰而设。肾为水火之脏，是元阴元阳之根，肾阳的盛衰决定各脏腑阳气的盛衰，所以温补肾阳是温法的重点。如脚气、腰痛、消渴病等证属肾阳虚者，均可用肾气丸治之。本方既能扶阳又能养阴，补阳不伤阴，补阴不碍阳，深得阴中求阳之妙，诚为温补肾阳之良方。肾阳衰微，重则四肢逆冷、精神萎靡、恶寒倦卧、脉象微细。若水气内停，则见小便不利、下利，或肢体浮肿、苔白不渴、脉沉。治以温肾回阳，利水消肿。方用四逆汤、真武汤之类。

温经散寒 即温经法，适用于阳气不足，血虚受寒证。症见手足厥冷、肢体疼痛、舌淡苔白脉沉细等。或发阴疽，症见局部漫肿无头、皮色不变不热、口不渴、舌淡苔白、脉沉细或迟细等。治以温经散寒、温阳通滞。方用当归四逆汤、阳和汤之类。又，气血得温则运行通畅，遇寒则凝滞，凡证属阳虚寒凝而血脉痹阻以致血液停滞、筋脉失于温养而麻木酸痛，甚或为癥为瘕者，当以温阳通脉之法治之。如表里阴阳俱虚之血痹，用黄芪桂枝五物汤温阳益气和营卫以行痹；瘀血停滞日久，形成癥瘕，以桂枝茯苓丸温通血脉，活血化瘀，缓消癥积。

温肺化饮 即温肺法，主要治疗寒饮伏肺。适用于阳虚阴盛、水饮内停所致的寒痰证。症见咳嗽胸满、吐痰清稀、舌淡苔白滑、脉沉迟等，治以温肺化饮。其代表方剂为小青龙汤、苓甘五味姜辛汤。药物主要选用干姜、细辛、五味子三药相伍，干姜、细辛温阳化饮，配伍五味子可制约姜、辛的辛燥太过之弊。清·陈修园在《医学三字经》中，就言"姜辛味，一起烹"，并在自注中记载"方中诸味，皆可去取，唯细辛、干姜，五味子不肯轻去"。

理论依据 温法所治之病证的病因病机，为外感寒邪、过食生冷、素体阳虚或久病伤阳，以致脏腑机能障碍，气血津液运行失常，升降出入失调，经隧收引，气血凝涩，发而为病。《素问·生气通天论》："阳气者，若天与日，失其所则折寿而不彰。"寒邪为病，最易伤人阳气。为使寒去病除而阳气得复，施以温法乃其不二大法，即《素问·至真要大论》所提出的"寒者热之"。

注意事项 使用温法首先要辨识"寒热真假"，掌握温之缓急。急救回阳，当用重剂；寒而不虚，当专用温；寒而且虚，宜用甘温；寒而有邪，兼而治之。温热之药，多有辛香燥烈之性，用之稍过，最易伤阴动血，因而使用温法一般用药剂量不宜过大。在配伍组方时，要掌握刚柔相济之原则，常加入生熟地、白芍、当归、蜂蜜等，使其温而勿燥，免伤其津。

（何 玲）

qīngfǎ

清法（clearing method） 用寒凉清润的药物，通过其清热、泻火、凉血、解毒等作用，用以清除体内温热火毒之邪，治疗热证的方法。属八法之一。凡属热邪亢盛、燔灼津液，或热甚化火，煎熬营血，以及水不制火、阴虚阳亢等阳有余阴不足的病变，均可施以清法。

历史沿革 《黄帝内经》对清法已有了一定的认识，并对清法的运用提出了初步的原则。如《素问·五常政大论》："治温以清。"《素问·至真要大论》："热者寒之，温者清之。"东汉·张仲景创制了治疗温热性疾病的白虎汤、竹叶石膏汤、白头翁汤等著名方剂，是清法组方的典范，对后世清法方剂的丰富发展，有着重大的指导意义。唐·孙思邈创立的犀角地黄汤，是清血分热的代表方。宋·钱乙的《小儿药证直诀》首次提出清脏腑热，创立了治疗脏腑热证的诸方，如导赤散、泻白散等。金·刘完素对火热病机深有探索，主张用寒凉药以清之。清·戴天章在《广瘟疫论》中，治瘟疫运用清法之要，唯在辨热邪之浅深而行之；浅者在荣卫，深者在胸膈或肠胃，总宜以寒凉之品直折之。至清·程国彭将其概括为"八法"之一，正式将其纳入中医学治疗大法体系。其在《医学心悟·论清法》

中，还指出清法使用注意事项："然有当清不清误人者，有不当清而清误人者，有当清而清之不分内伤、外感以误人者，有当清而清之不量其人、不量其证以误人者，是不可不察也。"。

基本内容 清法，主要用于热证的治疗。但是，热证之中，有表热、里热、虚热、实热等各种类型。而且表热和实热之中，又有热邪在卫、在气、在营、在血等不同；里热和虚热之中，也有心热、肝热、脾热、肺热、肾热以及阴虚发热、血虚发热之别；且表里虚实之间，往往表里同病，虚实夹杂。

清气分热 气分热盛，充斥内外者，具有大热，烦渴，汗出脉洪（洪大或洪数）等；或病后余热未清者，往往有心烦不安等，都属于热在气分的实热证。气分有热，当以清气，但清气勿忘其透，清透并用，构成辛透清热的清法。常选用石膏、知母、竹叶、栀子等清热泻火之品为主，配伍成方，以清气退热。但是由于热邪易伤气津，常兼有气虚或津伤者，故每每配合益气生津之品，如人参、麦冬、花粉等。代表方，如白虎汤、竹叶石膏汤、栀子豉汤等。

清营凉血 热入营血，出现神昏谵语、舌绛、脉数、烦躁不寐、吐衄发斑等症。营热血热并存，心藏血主营，因此热入营血一方面扰及心神，另一方面又易动心血；必须清营与凉血并举，构成既清营又凉血的清法；常选取生地、丹皮、赤芍、犀角等清热凉血之品为主配合成方。犀角地黄汤，为清营凉血的代表方，主治营血并热的实热证。

清脏腑热 热邪偏盛于某一脏腑，发生热证火证，则应针对其某一脏腑所发生的证候，选择作用有所偏重的相应药物为主组方，构成了随脏清泄之清法。常用药物，如黄连、黄芩、黄柏、栀子、龙胆草、桑白皮、石膏、竹叶等。如导赤散泻心与小肠之火，龙胆泻肝汤泻肝火，泻白散泻肺火，玉女煎清胃火，白头翁汤清大肠热以治痢等，皆为清泄脏腑诸经之火热而设，均可随证选用。

清虚热 热病后期，邪热未尽，阴液已伤，热在阴分，可见暮热早凉；或阴虚火旺，潮热骨蒸，以及不明原因的长期低热等。此属阴伤与热邪并存。若单用清热之法，阴伤难复。因此，往往选用在清热的同时多有滋阴功效之品，构成了清退虚热之清法，常选取青蒿、鳖甲、生地、知母、地骨皮、牡丹皮、银柴胡、胡黄连等清热养阴之品为主配合成方。代表方，如清骨散、青蒿鳖甲汤、秦艽鳖甲散、黄芪鳖甲散、秦艽扶羸汤、当归六黄汤等，主治阴虚发热之证。

理论依据 由于阳盛所致的热证，多表现为表热（但有时也可以表现为里热）和实热；由阴虚所致的热证，多表现为里热（但有时也可以表现为表热）和虚热。清法是治疗温热病和脏腑热证的常用法则之一，是根据《素问·五常政大论》"治温以清"，《素问·至真要大论》"热者寒之，温者清之"，《素问·调经论》"阴虚则内热，阳盛则外热"的理论而确立的。

注意事项 临证必须详审病因病机，不论何病何证，确属火热者方可清之。注意因人而清，寒而勿凝。首先要注意寒热真假，辨清虚火实火，做到因人而清，审证而清。素体阴虚者，宜清中顾阴；禀赋阳虚者，虽患热证，亦不可过用寒凉，以免损伤中阳。另外，应用清法，必须重视脾胃，做到寒而勿凝，凉而勿伤脾胃之阳。体质弱者，宁可再剂，不可重剂。避免热证未已，寒证即起之戒。

（何 玲）

xiāofǎ

消法（eliminating method） 采用具有消食导滞、消痞化积和消坚散结等作用的方药，使气、血、痰、食、水、虫等有形之结聚、积滞，得以渐消缓散的治法。属八法之一。凡是由气、血、痰、食、水、虫等有形实邪积滞而成的病证，诸如食积、虫积、癥瘕、痞块、痰核以及痈疽初起等，均可用消法来治疗。

历史沿革 《素问·至真要大论》中，"坚者消之""结者散之"是消法的理论渊源，是通过消散积聚凝结而祛除体内有形之邪的理论先导。其后，消法的理论散见于各家著作中，在具体辨证论治中体现出来。如东汉·张仲景《伤寒论》中的诸"泻心汤"，消痞散结；《金匮要略》中"鳖甲煎丸"，软坚消痞化癥；"枳术汤"，消痰祛水散结；宋代《太平惠民和剂局方》中"肥儿丸"，杀虫消疳；元·朱震亨《丹溪心法》中的"保和丸"，消导食积，均为"消法"的经典应用。金·张元素根据张仲景枳术汤意，变汤为丸，制成"枳术丸"，以健脾除满消痞，从而拓展了消补兼施法则的应用。清·王清任认为，不论外感内伤，起病在于"气血"，立法"补气消瘀"，如创用血府逐瘀汤等活血化瘀的方剂。[日]丹波元简《药治通义·消法》："其类有四：曰磨积，曰化食，曰豁痰，曰利水是也。盖此四法，除利水外，其药应病愈，不似吐下之有形迹，如内消然，故名之为消焉。"清·程国彭《医学心悟·医门八法》："消者，去其壅也。脏腑、筋络、肌肉之间，本无此物而忽有之，必为消散，乃得其平。"第一次对消法做了明确的归纳和总结，指出了"消"的内涵及其应用，确立了消法在八法中的重要地位。

基本内容 消法，概括而言包括两种含义：①消导，有消化和导引之意。应用消法可以起到消积化食和导引下行的功效，适用于饮食停滞与虫积之证；②消散，有行消和散结之意。一般说来，凡气、血、痰、食、水、虫等有形之邪的凝结积聚多属实证，"实则消之"。

消食导积 饮食入于胃腑，不为脾升胃降，滞于中焦胃脘而为邪，故必用消导化滞，以助脾升胃降。此即"食积者导之。"明·张介宾《景岳全书·传忠录》："饮食内伤，气滞而积者……宜消之逐之。"又曰："凡饮食饱闷，痞塞不消，若脾胃素实，止因倍食暴伤而患者，宜用神曲、山楂等辈消耗之。"如《丹溪心法》之"保和丸"。

消痞化积 痞块多由气滞、血瘀、痰浊相搏结，积聚而不散，日久成积成聚。故"坚者削之""结者散之"。清·程国彭《医学心悟·论消法》言："夫积聚癥瘕之症，……当其邪气初客，所积未坚，则先消之而后和之。及其所积日久，……当祛湿热之邪，削之、软之……。"《石室秘录·解治法》："邪聚于一处，而分解之也。"如《金匮要略·疟病脉证并治》中"鳖甲煎丸"，其证治为"此结为癥瘕，名曰疟母，急治之，宜鳖甲煎丸"，以软坚消痞

化癥。

消痰祛水 脏腑气化功能失常，水液代谢障碍，以致水津停滞而成痰浊、水饮。痰浊、水饮内生，易影响气血之运行，甚则可成气滞、血瘀，痰水相互搏结，停于脏腑、经络，成为结聚积滞之邪，如"瘿瘤""瘰疬""臌胀"等。清·程国彭《医学心悟·论消法》："腹有块，按之而凳者，痰也；先足肿，后及腹者，水也……务在明辨证候，按法而消之也。"东汉·张仲景《金匮要略·水气病脉证并治》中"枳术汤"，其证为"心下坚，大如盘，边如旋盘，水饮所作"。其证属水停气结，治则以"消"为主，即消痰祛水散结。

消疳杀虫 疳证又称为"疳积"，多因乳食积滞内停，壅滞气机，脾胃失调，转为"疳积"。故有"积为疳之母，无积不成疳"之论。其治宜消疳化积理脾。此证多为小儿之病证，故根据"壮者先去其积而后扶胃气，衰者先扶胃气而后消之"的原则，调理脾胃。关于"虫证"，又称为"虫积"。《灵枢·厥病》记载"肠中有虫瘕"，即为肠中虫扭结成团，阻塞肠道形成蛔虫性肠梗阻，称为"虫瘕"，多治之以消积杀虫。另外，虫证与疳证亦有密切的关系，虫积日久致脾胃损伤，乳食不化，形成虫积成疳之证。《太平惠民和剂局方》中"肥儿丸"，选用健脾消积、杀虫消疳之药，治疗虫积成疳之证，成为数百年来临床应用之经典方。

消疮散痈 疮痈是血腐肉败而成。亦即，热壅为毒、血滞为瘀，热毒瘀血互结，酝酿而成疮痈。根据热毒瘀血的病机，必用消法以消其瘀血，散其热壅。清·张山雷《疡科纲要·治疡药

剂》："治疡之要，未成者必求其消，治之于早，虽有大证而可以消散于无形。"故中医外科中"消""托""补"是其治法总则，尤以"消"法为首要大法。在长期的中医外科理论与实践发展中，始终坚持"以消为贵"这一重要治疗原则。消法不仅能使外疡内消，而且对伴疮痈而发之瘀结、痰凝均可以起到消散的作用。

理论依据 消法是依据《素问·至真要大论》中"坚者消之""结者散之"的原则立法的。清·程国彭《医学心悟·论消法》："消者，去其壅也。脏腑、经络、肌肉之间，本无此物而忽有之，必为消散，乃得其平。"任应秋《中医各家学说》："就其实而言，凡病邪之有所结、有所滞、有所停留、有所瘀郁，无论其为在脏、在腑、在气、在经络、在膜原，用种种方法使之消散于无形，皆为消法，或名为消导，亦即导引行散的意思。"明确指出了消法适应证的病位、病机及病邪的性质。

注意事项 消法虽较缓和，但仍属祛邪之法，对于纯虚无实之证应禁用。另外，由于病程较长，病势缓慢，所以难以速效，治疗宜缓图，缓治为主。同时消法往往要结合补法，共同使用，因为病理产物长期积聚，积累过程当中可能因实致虚，消耗正气，适宜长期和补法结合起来运用。

(何 玲)

bǔfǎ

补法（tonifying method） 用具有补益气、血、阴、阳作用的药物，治疗各种虚证的方法。属八法之一。通过补益人体气血阴阳，增强脏腑的生理功能，从而起到提高机体抗御外邪能力，预防疾病的发生，以及祛病延年的作用。

历史沿革 《灵枢·三部九候论》提出"虚则补之"的治疗原则。《素问·至真要大论》："损者益之。"《素问·阴阳应象大论》："形不足者，温之以气；精不足者，补之以味。"《难经》又提出"虚则补其母"的治疗方法。东汉·张仲景在《伤寒论》《金匮要略》中，记载了补气、补血、补阴、补阳的方剂。金·李杲重视脾胃，首创益气升阳治法。金·张从正提出"制其偏盛即补"的补益思想。元·朱震亨强调"养阴"对人体健康和疾病治疗的重要性，使补阴法的运用得到发展。明·赵献可、张介宾等医家，重视补肾法的运用，对后世医学的发展，有较为深远的影响。清·叶桂、吴瑭强调"养阴生津"在治疗温热病中的作用，特别是叶桂提出"养胃阴"的方法，是对李杲补脾胃侧重健脾益气的补充。清·程钟龄，将其概括为"八法"之一，正式将其纳入中医学治疗大法体系。其《医学心悟·论补法》："补之为义，大矣哉！然有当补不补，误人者；有不当补而补误人者；亦有当补而不分气血，不辨寒热，不识开合，不知缓急，不分五脏，不明根本，不深求调摄之方以误人者。"进补一定要"辨证施补"，采取适当的剂型，按规定的剂量进补。

基本内容 人体是一个有机的整体，在生命活动过程中，气血阴阳相互依存、相互影响。所以阳虚多兼气虚，气虚又易致阳虚；阴虚和血虚，都可表现为机体精血津液的损耗，往往互见。因此，补气与补阳，补血与补阴之品，往往相互为用。至于气血两亏、阴阳俱虚之证，又要根据实际情况，采用气血双补或阴阳兼顾的办法。进补又有快慢急缓

等不同，所以又必须因人、因地、因时而异，针对病情轻重缓急、体质强弱，而采取不同的进补方法。补法一般分为补气、补血、补阳、补阴、补心、补肝、补肺、补脾、补肾等方法。

调补法 全身功能衰减的年高老人和久病之人，或脾胃过于虚弱，运化功能较差的人，往往会出现"虚不受补"的情况，对这些患者最忌蛮补，宜采用调补法。药物不宜选用滋腻、壅滞、阴寒、破利、大辛大热之品，以防损伤脾胃和气血。正如宋·陈直《寿亲养老新书》中说："上寿之人，血气已衰，精神减耗……大体老人药饵，正是扶持之法，只可温平、顺气、进食、补虚、中和之药治之。"

清补法 主要适用于阴虚体质、病后邪热未清，以及夏季、秋季进补。常用药物可选择西洋参、沙参、麦冬、生地、白芍、枸杞子、百合、玉竹、黄精、太子参、莲子、山药等滋阴清热药或药性平和之品，即所谓"清滋法"。其用药的原则，是清而不凉，以免阴阳俱伤；又要滋而不腻，以免妨碍脾胃的消化吸收。

温补法 温补法主要适用于阳虚之人以及冬季进补。温补法特别要注意分辨脏腑：如脾阳不足者，用理中汤；肾阳不足者用金匮肾气丸（汤），或张介宾的右归丸（汤）。此外，还可用温灸足三里、神阙、气海等穴进补。

峻补法 对极度虚衰、病情垂危的患者需要峻补法。临床主要见于心力衰竭、心肌梗死、产后、大失血后、极度劳累或大汗亡阳等。

理论依据 气血阴阳是脏腑功能活动的物质基础，其不足则脏腑的生理功能减退。虚证正是

人体气、血、阴、阳不足而产生的病证。《素问·通评虚实论》所谓"精气夺则虚"即是此意。虚证常发生在各种疾病的过程中，也可因先天禀赋不足而致。补法通过补益气血阴阳，增强脏腑的生理功能，从而使之恢复正常。人体的脏腑、气血、阴阳，在生理上有着密切的联系，相互依赖，相互制约，在病理上也相互影响。因此，各种补法在临床上可根据具体证候配合使用。

注意事项 ①若属实证，邪气有余，而正气不虚者，不可妄用补法。否则不仅不能治愈疾病，反而会使病情加重。②虚实夹杂的病证，若单用补法扶正则不利祛邪，若单用祛邪法则易伤正。此时治疗往往采用补法与祛邪法配合使用，使补虚有利除邪，祛邪不致伤正。③谨防"虚不受补"。"虚不受补"是指身体虚弱而又需要进行药物或者食物调补的人，服用了补药，或进食了补品之后没能达到调补的目的，有的甚至出现反作用或不良反应，应根据辨证施治的原则适当调补。

（何 玲）

gùsèfǎ

固涩法（astringing method）

运用具有收敛固涩作用的药物，治疗因脏腑虚损，正气不足，失于固摄所致的气、血、精、液耗散滑脱的方法。又称收涩固脱法。

历史沿革 固涩法，是针对人体气血津精滑脱散失病证而设立的治法，属于中医"十剂"涩剂的范畴。《素问·至真要大论》："散者收之。"意为耗散不能约束的病证，可用收敛固涩药治之。东汉·张仲景《金匮要略·血痹虚劳病脉证并治》："夫失精家，少腹弦急，阴头寒，目眩发落，脉极虚芤迟，为清谷，亡血，失

精。脉得诸芤动微紧，男子失精，女子梦交，桂枝加龙骨牡蛎汤主之。"方中用龙骨、牡蛎涩精敛气，治阴阳两虚之失精，开创了涩精法临床应用的先河。隋·巢元方《诸病源候论》提出病机以"肾虚"为主。如《诸病源候论·虚劳病诸候》："肾气虚弱，故精溢也，见闻感触，则动肾气，肾藏精，今虚弱不能制于精，故因见闻而精溢出也。"在用药方面，金·张从正《儒门事亲·七方十剂绳墨订一》："凡酸味亦同乎涩者，收涩之意也。"意即酸味、涩味之品有收涩之功。明·李时珍《本草纲目·十剂》："脱则散而不收，故用酸涩温平之药以敛其耗散。"李时珍在张从正提出的"酸涩收敛"的基础上，又增入了"温平之药"，认为气血津精之脱不能光用涩药，需与治本相结合。明·张介宾《景岳全书·新方八阵》论固方之制时记载："固其泄也""虚者可固，实者不可固；久者可固，暴者不可固。当固不固，则沧海亦将竭；不当固而固，则闭门延寇也。"后人在此基础上根据中医辨证论治的精神加以发展，如因寒而泄，固之以热；因热而泄，固之以寒；久泄成虚，则固其正。

基本内容 适用于脏腑虚损，正气不足，所致的自汗盗汗，久咳不已，久泻久痢、遗精遗尿，或小便不禁，崩漏带下等病证。使用固涩法，除用收涩药物之外，还应根据不同脏腑和人体虚损情况，分别配合相应的药物，以治其本。根据不同的病证，固涩法的具体运用又可分为：①固表止汗。治体虚、卫外不固之自汗、盗汗。②敛肺止咳。治久咳肺虚、气阴两伤证。③涩肠固脱。治脾肾虚寒所致之泻痢日久、滑脱不

禁的病证。④涩精止遗。治肾虚精关不固之遗精、滑泄，也治肾虚不摄，膀胱失约之尿频、遗尿。⑤固崩止带。治崩漏或带下不止之证。使用固涩法，除用收涩药物之外，还应根据不同脏腑和人体虚损情况，分别配合相应的药物，以治其本。

理论依据 滑脱证候的根本原因是正气虚弱，而收敛固涩属于治标应急的方法，不能从根本上消除导致滑脱诸证的病机，故临床上常与补益药同用，以期标本兼顾。还应根据具体的证候和病机，有选择地配伍应用。如气虚自汗、阴虚盗汗，当分别以补气方药或养阴方药同用；脾胃虚弱，久泻不止或带下，应与补脾固肾方药同用；肾虚遗精、遗尿，应配补肾药；属肝肾虚的崩漏出血，当配以补肝肾、固冲任的方药；久嗽不止，应配以补肺益肾、止咳化痰之方药。本类药物大多性味酸涩，分别具有敛汗、止泻、固精、缩尿、止带、止血、止嗽等作用，故适用于久病体虚、正气不足所致的自汗、盗汗、久泻、久痢、遗精、滑精、遗尿、尿频、久咳虚喘、以及崩漏带下不止等滑脱不禁的证候。

注意事项 凡属外感邪实者，应当禁用或慎用，以免留邪；而虚极欲脱之证亦非收敛药所能奏效，治当求本。凡有实邪者，如热病汗出、痰饮咳嗽、火动遗精、伤食泻痢或血热崩漏者，均不宜使用本类方剂。固涩之剂，重在收敛固涩。若外邪未尽者，不宜过早使用，以免"闭门留寇"。气血精津滑脱之证，常是因正气虚乏所致，故在用收涩药治标的同时，还应辨明病因，配伍相应的补益药，使之标本兼顾，以提高疗效。

(何玲)

kāiqiàofǎ

开窍法 (inducing resuscitation method)

用具有芳香开窍醒神作用的方药，治疗邪气盛实所致闭证的方法。闭证属实，因邪气壅盛，蒙蔽清窍，导致神机闭塞而见不省人事，牙关紧闭，两手握固等表现。

历史沿革 早在《黄帝内经》中，就有关于用草刺激鼻腔取嚏"哕"的记载，实开窍法之先河。东汉·张仲景《伤寒杂病论》中曾用"纳药鼻中"治"头中寒湿"，并首先用于临床危重症的抢救，对"卒死者，用韭捣汁，灌鼻中"以开窍回苏。清·吴瑭《温病条辨·上焦篇》："邪入心包，舌謇肢厥，牛黄丸主之，紫雪丹亦主之。"近代医家将此法广泛用于邪入心包之证。

基本内容 病因有寒热之别，治法有温凉之异，所以本法又分为凉开、温开之不同。

凉开法 适用于温病邪热内陷心包的热闭证。症见高热，神昏，谵语，甚或惊厥等。其他，如中风、惊厥及感触秽浊之气而导致昏倒、不省人事等属热闭者，亦可选用。临证常用芳香开窍药，如麝香、冰片、安息香、郁金等；配伍清热药，如水牛角、黄连、黄芩、石膏等组成方剂。由于热入心包，扰乱神明，引起神志不安，故常配镇心安神药，如朱砂、磁石、琥珀、珍珠等；邪热内陷，灼津为痰，痰浊上蒙，势必加重神昏，故宜配伍清化热痰的胆南星、浙贝母、天竺黄、雄黄等；热盛动风，出现惊厥抽搐者，又须配伍羚羊角、玳瑁之类凉肝熄火。代表方如安宫牛黄丸、紫雪丹、至宝丹。安宫牛黄丸、紫雪丹、至宝丹合称"凉开三宝"，由芳香开窍药和清热凉血解毒药为

主组成，是凉开法的常用方剂。

温开法　适用于中风、中寒、气郁、痰厥等属于寒邪痰浊内闭之证。症见突然昏倒，牙关紧闭，不省人事，苔白，脉迟等。临证常用于芳香开窍，如苏合香、安息香、冰片、麝香等为主；配伍温里行气之品，如荜茇、细辛、沉香、丁香、檀香等组方。代表方，如苏合香丸。苏合香丸是温开法的代表方，由芳香开窍药为主，配伍行气解郁、辟秽化浊、温中止痛之品组成，故对寒凝气滞所致的心腹疼痛也有较好疗效。

理论依据　窍闭神昏证，多由邪气壅盛，蒙蔽心窍所致；根据闭证的临床表现，可分为热闭和寒闭两种。热闭证与寒闭证皆属实证，多由邪气壅盛，蒙蔽心窍所致。然热闭证是由温邪热毒内陷心包，痰热蒙蔽心窍所致；症见高热烦躁，神昏谵语；或抽风惊厥，口渴唇焦，尿赤便闭，舌红苔黄或苔腻，脉数或滑数等。治宜清热开窍，简称凉开，当选安宫牛黄丸、紫雪丹、至宝丹等凉开剂治之。寒闭证，是由寒湿痰浊，秽浊之气蒙蔽心窍所致；症见突然昏倒，不省人事，牙关紧闭，舌淡苔白或苔腻，脉迟紧等。治宜温通开窍，简称温开，当选用苏合香丸温开治之。

注意事项　运用开窍法，须注意以下事项：①应辨别闭证和脱证。凡邪盛气实所致昏迷，口噤不开，两手握固，二便不通，脉实有力的闭证，方可用开窍剂；面对汗出肢冷，呼吸气微，手撒遗尿，口开目合，脉象虚而无力或脉微欲绝的脱证，即使神志昏迷，也不宜适用。②应辨清闭证之属寒属热，而正确地选用凉开或温开剂。对于阴明腑实证而见神昏谵语者，只宜寒下，不宜用开窍剂；至于阴明腑实而兼有邪陷心包之证，则应根据病情缓急，先予开窍，或先投寒下，或开窍与寒下并用，才能切合病情。③开窍剂大多为芳香药物，善于辛散走窜，只宜暂用，不宜久服，久服则易伤元气，故临床多用于急救，中病即止。待患者神志清醒后，应根据不同表现，辨证施治。此外，麝香等药，有碍胎元，孕妇慎用。④本类方剂多制成丸散剂或注射剂，丸散剂在使用时宜温开水化服或鼻饲，不宜加热煎煮，以免药性挥发，影响疗效。

（何　玲）

安神法 ānshénfǎ

安神法（tranquillization method）　运用具有安神定志作用的方药，治疗神志不安病证的方法。适用于心神异常所致狂、痫、惊、悸、不安等病证，从而使心神清明宁静。

历史沿革　《素问·灵兰秘典论》："心者，君主之官，神明出焉。"《灵枢·邪客》："心者，五藏六府之大主也，精神之所舍也。"此后医家对心神理论认识最深刻的，当属明·张介宾。如《类经·藏象类》："神之为义有二：分言之，则阳神曰魂，阴神曰魄，以及意志思虑之类皆神也。合言之则神藏于心，而凡情志之属，唯心所统，是为吾身之全神也。"明·李时珍《本草纲目·序例上》："大抵重剂压浮火而坠痰涎，不独治怯也。故诸风掉眩及惊痫痰喘之病，吐逆不止，及反胃之病，皆浮火痰涎为害，俱宜重剂以坠之。"所谓"诸风掉眩及惊痫"，使用重镇之品，能收镇静安神之效。关于"神主睡眠"，主要来自于明代张介宾。《景岳全书·不寐》："盖寐本乎阴，神其主也。神安则寐，神不安则不寐。"

基本内容　"神"有广义和狭义之分。广义之"神"，指人体的一切生命活动的主宰及其外在表现；狭义之"神"，即心神，指精神、意识、思维、情感及对外界刺激的反应等活动。安神法常见以下几种形式。

清心安神　每于神志异常之外，兼见热象。所以，这类方剂常以水牛角、羚羊角、山栀、黄芩、黄连之属清泻心火，与朱砂、金箔、银箔重镇安神，牛黄、麝香、冰片芳香开窍之属组合而成，如朱砂安神丸。因火热内扰心神，故常配黄连、山栀等清热泻火；火热之邪每多耗伤阴血，故又常配生地黄、当归等滋阴补血。

重镇安神　是通过重镇潜降以平潜亢阳，镇纳心神，使神藏心安的一种治法。本法适用于心阳偏亢，心不藏神所致心神不安诸证。寒热虚实征象不很明显，又无痰滞征象，唯见神志异常，即可使用金石重坠药物为主组合成方，体现重镇安神的治法特点，如磁朱丸。适用于心阳偏亢，热扰心神证。症见心烦神乱，失眠多梦，惊悸怔忡，癫痫等。常用重镇安神药，如朱砂、磁石、珍珠母、龙齿等为主组方。

养心安神　养心安神法，是通过补养心之气血阴阳以育养心神，使神藏心安的一种治法。本法以治虚治本为主，同时使用收敛宁心药以安神定志，适用于心气血阴阳虚损所致心神失养之证。心脾两虚的心悸、不寐、健忘、郁证，治宜补血养心、益气安神，方用归脾汤；心脾两虚的癫证，可用养心汤；阴亏血少的虚烦少寐，多梦、健忘、心悸，治当滋阴养血，补心安神，方用天王补心丹；若阴虚火旺者，宜用黄连阿胶汤或合六味地黄丸以滋阴清火，养心安神；若营血不足，心肾失调，致精神恍惚，怔忡惊悸，健忘盗汗，夜寐多梦，则宜养心安神，补肾滋阴，方用柏子养心丸。

豁痰安神　是通过燥湿涤痰，或重坠豁痰，以宁心安神，治疗心神不宁证的一种方法。本法适用于痰浊蒙窍所致之证。痰迷心窍，神志异常而痰浊盛者，治宜涤痰开窍，养心安神，方用茯苓丸；痰浊内扰，心胆虚怯，心神不宁所致心悸易惊者，宜用温胆汤化痰宁心；痰气郁结的癫证，治宜理气化痰，开窍安神，方用顺气导痰汤加味；若癫证，神志昏蒙错乱，日久不解，可用涤痰汤合朱砂安神丸加减。

理论依据　神志不安的疾患，常表现为心悸、怔忡、失眠、健忘、狂躁或惊狂等。心藏神、肝藏魂、肾藏志，故神志不安的疾患，主要责之于心、肝、肾三脏之阴阳偏盛偏衰，或其相互间功能失调。其病由外受惊恐，神魂不安；或郁怒所伤，肝郁化火，内扰心神；或思虑太多，暗耗阴血，心失所养等所致。但就其证候而言，则有虚实之分，表现为惊狂易怒、烦躁不安者，多为实证，治宜重镇安神；表现为心悸健忘、虚烦失眠者，多属虚证，治宜滋养安神。

注意事项　重镇安神剂，多由金石、贝壳类药物组方，易伤胃气，不宜久服。脾胃虚弱者，宜配伍健脾和胃之品。此外，某些安神药，如朱砂等有一定的毒性，久服能引起慢性中毒，亦应注意。安神剂虽有重镇安神与滋养安神之分，但火热每多伤阴，阴虚易致阳亢，病机又多虚实夹杂，且互为因果。故组方配伍时，重镇安神与滋养安神又往往配合运用，以顾其虚实。另外，导致

神志不安的原因很多，病机亦较为复杂。安神剂主要适用于因情志内伤致脏腑偏盛偏衰，以神志不安为主要表现者。至于其他原因，如因火热而狂躁、谵语者，治当清热泻火；因痰而癫狂者，则宜祛痰；因瘀而发狂者，又宜活血祛瘀；因阳明腑实而狂乱者，则应攻下；以虚损为主要表现，而兼见神志不安者，又重在补益。

(何　玲)

lǐqìfǎ

理气法（regulating qi-flowing method）　用具有舒畅气机，调理脏腑作用的方药，治疗气机阻滞或气机逆乱病证的治法。

历史沿革　理气法是中医学辨证施治中的一大治法，早在《黄帝内经》中既有记载。《素问·举痛论》："百病生于气也。"气贵流通，通则无病，一有郁滞，脏腑经络气机失常，则变生诸证。《难经·八难》："气者，人之根本也。"在妇科，古人有"女子以肝为先天"之说。盖妇女以血用事，然血为气配，气血不能分离。肝藏血，与冲脉相连；肝性刚，喜条达，如果肝气不得疏达，则气血失调，势必影响冲任而引起经、带、胎、产诸病。临床上因肝气郁结而致各种妇科疾患者屡见不鲜，如痛经、闭经、不育、带下等。因此历代妇科医家对妇人病都着重调肝。

基本内容　《素问·举痛论》："百病生于气也。"气的病变主要分为虚，实两类，一是气虚，一是气滞、气逆。气虚当补，气滞当通，气逆当降，都需应用理气法治疗。

行气法　广泛用于治疗气滞证。七情郁结，寒温不适，或瘀血、痰湿阻滞，导致肝失疏泄，则胸胁胀痛，烦躁易怒，月经不

调，疝气作痛，睾丸肿痛，耳闭耳胀；肝气横逆犯脾，以致肝脾失调，则胁肋脘腹疼痛，倦怠食少，大便溏泻；肝气横逆又可犯胃，导致肝胃不和，则胸胁脘腹攻冲作痛，饮食无味，呕吐吞酸；饮食不节，思虑过度，还可戕伤脾胃，以致脾胃失和，则脘腹胀痛，呕吐呃逆，饮食减少，大便泄泻；邪犯胃肠，以致胃肠不和，失降失调，则脘腹痞满，恶心呕吐，腹痛，肠鸣，泄泻等。脾胃气滞者，方如越鞠丸、半夏厚朴汤；肝郁气滞者，方如柴胡疏肝散、金铃子散、暖肝煎等；痰浊气滞胸痹者，方如瓜蒌薤白半夏汤、瓜蒌薤白桂枝汤、瓜蒌薤白白酒汤等。常用药，如厚朴、陈皮、木香、元胡、郁金、柴胡、川楝子、青皮、香附、薤白、乌药等。

降气法　用于治疗气逆证。胃气上逆者，宜降逆和胃止呕，方如旋覆代赭汤、橘皮竹茹汤、丁香柿蒂汤等；肺气上逆或肾不纳气者，宜降气平喘，方如苏子降气汤、定喘汤等。常用药如沉香、柿蒂、代赭石、旋覆花、苏子、半夏、枇杷叶、竹茹等。

理论依据　引起气滞、气逆证的原因很多，诸如寒温失调，忧思郁怒，痰饮，湿浊，瘀阻，外伤，以及饮食不节等因素，皆能影响气机的运行，进而发为气滞、气逆病证。气滞者常表现为闷、胀、痛，气逆者常表现为呕恶、呃逆或喘息。临床使用理气方药，必须针对病情，选择相应的药物，并作适宜的配伍。

注意事项　首先应辨明病情的虚实，气滞实证方可使用理气剂。若误投补气剂，壅塞气机，则气滞更甚。理气药多辛温香燥，易耗气伤阴。气阴不足者，不宜多用。治疗脾胃不和、肝脾失调、

肝胃不和、胃肠失和诸证时，应忌食辛辣刺激、寒冷固硬、腥膻油腻、不易消化的食物。理气剂多辛温香燥，易伤津耗气，勿使过剂，孕妇慎用，气虚及阴亏者慎用。

（何　玲）

lǐxuèfǎ

理血法（regulating blood method）　能调理血分，用以治疗血瘀或出血等血分病证的治疗方法。本法具有调畅血行、消散瘀血以及制止血溢脉外等作用。

历史沿革　理血法，早在《黄帝内经》中即有记载。《素问·调经论》："人之所有者，气血耳。"说明气血是人体生命活动的基本物质和功能活动。东汉·张仲景《金匮要略》，对于理血法，较之《内经》有所创新和发展。对血病从调理肝脾着手，而所谓"养胎之要，首重肝脾"，即导源于此。后世医家在《金匮要略》运用理血法的基础上，或继承其方剂，或师其法而易其方，逐步完善了对血虚、血瘀、血热、血寒及气血同病的辨证治疗。尤其是对活血化瘀法的深入研究，为血分病变的治疗，提供了广阔的思路。清·唐宗海《血证论·吐血》："唯以止血为第一要法。血止之后，其离经而未吐出者，是为瘀血……故以消瘀为第二法；止吐消瘀之后，又恐血再潮动，则须用药安之，故以宁血为第三法……去血既多，阴无有不虚者矣……故又以补虚为收功之法，四者乃通治血证之大纲。"提出治疗血证的 4 个基本大法：止血，消瘀，宁血，补虚。

基本内容　理血之法，虚则补之、热则凉之、寒则温之、血出则止之、血瘀则行之。临证须精辨，详审致病之因，以治其本。

　　活血祛瘀　适用于各种血瘀证。如瘀热互结下焦之蓄血证、瘀血内停胸腹之诸痛证、瘀阻经脉之半身不遂、妇女闭经、痛经或产后恶露不行，以及包块、外伤肿痛、痈肿初起等。活血祛瘀同时，适当配以理气药，气为血之帅，气行则血行。而临床也当辨别寒热虚实，随证用药。

　　止血　适用于血液妄行而溢出脉外之证。出血证情况颇为复杂，病因有寒热虚实之分，部位更有内外上下之别，病势亦有缓急轻重之异。故而临证应用止血之法时，应当视具体情况而定。如血热妄行者，治宜凉血止血；阳虚摄血失司者，治当温阳健脾止血；冲任虚损者，治当养血止血；上部出血，可酌情配伍适量引血下行之品；下部出血，则应辅以少量升提之药。

　　补血　血液亏虚，充养失司，则出现各种血虚之证。如面色萎黄、头晕眼花、唇爪色淡、心悸怔忡等。妇女则多见月经失调、舌质淡、脉虚细等。当遵循不变之理，虚则补之。又，古语云："气为血之帅，气能生血。"故在补血药中，常配以益气健脾之品，如芪、参、草、术之类。

　　理论依据　血是营养人体的重要物质，为水谷精微所化生，是构成人体和维持人体生命活动的基本物质之一。《灵枢·营卫生会》："以奉生身，莫贵于此。"血运正常，则内可灌注脏腑经脉，外可营养四肢百骸。故《难经·二十二难》："血主濡之。"即濡养全身之意。若血分受病，则脏腑经脉失养，从而变生诸种血证。血病有虚实寒热之分，有瘀血、失血之异。但归纳而言，总不外乎血虚、血瘀、出血三种类型。因此，理血之法，可分补血、活血、止血三个方面。"补血"亦可

参考"补益法"。另外，根据"心主血脉""肝藏血""脾生血"的理论，血分病大多与心，肝，脾三脏有关，所以调理血分，亦大都从心、肝、脾三脏着手。血以充盈、调和、通畅为顺，如是才能滋养全身各脏腑，以维持其正常的功能活动。倘若摄生不慎，或六淫外袭，或七情内伤，血失充盈、调和、通畅，导致瘀血内停，或离经妄行，或亏损不足等，均可致病，治当理血。

　　注意事项　理血法常辅以理气药物，勿使过剂，以免损伤正气。孕妇慎用此法。临床常在活血药中辅以补血之品，止血药中辅以祛瘀之药，以达祛瘀不伤正之目的。

（何　玲）

qūfēngfǎ

祛风法（dispelling wind method）　祛除风邪的方法，用祛风药疏散表里、经络、脏腑间滞留的风邪。风有外风、内风之分，外风宜散，内风宜熄。祛风法用于外风所致的病证。

历史沿革　《素问·风论》："风之伤人也，或为寒热，或为热中，或为寒中，或为疠风，或为偏枯，或为风也，其病各异，其名不同，或内至五藏六府。"金·刘完素《素问病机气宜保命集·中风论》："中风，外无六经之形证，内无便溺之阻隔，知血弱不能养筋，故手足不能运动，舌强不能言语，宜养血而筋自荣，大秦艽汤主之。"

基本内容　通过辨证论治，在处方中运用祛风药，根据风邪的不同性质，如内风、外风；不同兼证，如风湿夹杂，风寒兼加；以及不同病位，如头风、漏肩风、肠风，而采用相应的方法。一般可分为养血祛风、凉血祛风、活

血祛风、祛风除湿、祛风散寒等方法。其中，判断其性质是内风、外风十分重要。内风多虚证，外风多实证，在具体治疗用药上有本质的区别。风自外来，当驱之使出；正气自虚，宜扶助正气；气血津液升降出入障碍，又宜使其恢复营运。所以治疗此类病变，应当疏散风寒，消除致病原因；振奋阳气，调其气血，通其津液，恢复脏腑经络之常。邪去正安，营卫固密，气血津液升降出入正常，而病可痊愈。祛风法在治疗外风方面，常用祛风散寒、祛风清热、祛风除湿、祛风止痒、养血祛风、凉血祛风、活血祛风等方法，应根据患者的不同病因及兼证而选用；内风的治疗，见熄风法。

祛风散寒　适用于外感风寒之邪所致之头项强痛、恶寒恶风、有汗或无汗等。常用药物，有羌活、独活、防风、荆芥、桂枝、生姜等。

祛风清热　适用于外感风热之邪所致风火头痛、眼目赤痛等症。常用药物，有薄荷、白芷、柴胡、当归、黄芩、栀子、连翘、丹皮等。

祛风除湿　适用于风湿相搏于机体，遍身经络、肌肉、关节等部位，出现游走性疼痛。常用药物，有羌活、独活、防风、秦艽、威灵仙、桑枝、五加皮等。

祛风止痒　适用于风邪羁于肌表所致皮肤瘙痒、出疹、溃破等。常用药物，有赤芍、白芍、生甘草、地肤子、蛇床子、防风、苦参等。

养血祛风　适用于内伤日久，血虚不荣，肝肾阴虚，所致腰膝冷痛、腿足屈伸不利，或痹着不仁，或致肌肤失于濡养而干燥脱屑等症。常用药物，有当归、枸杞子、桑寄生、羌活、独活、秦艽等。

凉血祛风　适用于各种急性瘾疹，燥热时起，发无定处，皮疹色红而痒，口干、便秘，属风热炽盛者。常用药物，有蝉衣、防风、僵蚕、炒黄芩、丹皮、生地等。

活血祛风　适用于瘀血阻于血脉或经络，而致疼痛不定时，或肠风下血等症者。常用药物，有当归、川芎、赤白芍、连翘、防风等。

理论依据　风证，是指人体感受外界"六淫之气"中风邪，或风湿，风寒，风热产生的病证；或由于素体血虚，或者因为失血、耗血，而使肌体干燥，而见形体消瘦，皮肤干燥，时发眩晕等"内风"之象的病证。外中风邪，多由腠理空疏，卫外不密，风邪乘虚侵袭，以致筋脉失和，气血凝涩，成为脉挛、筋弛、气滞、血瘀、痰凝、湿阻的病变。若风邪客于半表半里，外不得疏，内不得泄，刺激膜原，加之脉络挛急，血行不畅，即成风丹瘾疹，奇痒难禁。《素问·风论》："风之伤人也，或为寒热，或为热中，或为寒中，或为疠风，或为偏枯，或为风也，其病各异，其名不同，或内至五脏六腑。""风善行而数变"。描述了风证的特点，即多兼证，多变化，无处不到。外感风证，常因感受六淫邪气之贼风所致。内风证，多可出现于各种疾病的发展过程中，也可因素体血虚，阴虚而成。在治疗上，外风主要通过疏导之法，使之外达透出；根据不同的兼证，采用不同药物配伍；内风宜养血，滋阴为主，兼以活血通络，所谓"治风先治血，血行风自灭"。

注意事项　应用祛风法时，须注意辨清内风、外风之别，明辨风证兼夹之邪，分别在使用祛风法的同时配伍相应药物。

（何　玲）

xīfēngfǎ

熄风法（calming endopathic wind method）　主要通过清热、滋阴、养血、解痉、平肝等作用，使肝脏的功能恢复正常，筋脉得到阴血的充分濡养，治疗各种肢体抽搐、痉厥、手足颤动、口眼喎斜、半身不遂等肝风内动证的方法。

历史沿革　熄风法的运用，主要见清代温病学家运用于抽搐之证。清·吴瑭《温病条辨·下焦篇》中大定风珠的适应证：为"热邪久羁，吸烁真阴，或因误表，或因妄攻，神倦瘛疭，脉气虚弱，舌绛苔少，时时欲脱者，大定风珠主之。"民国·张锡纯《医学衷中参西录·治内外中风方》中，记载了镇肝熄风汤的适应证。其曰："治内中风证（亦名类中风，即西人所谓脑充血证），其脉弦长有力（即西人所谓血压过高）；或上盛下虚，头目时常眩晕；或脑中时常作疼发热，或目胀耳鸣，或心中烦热；或时常噫气，或肢体渐觉不利；或口眼渐形歪斜，或面色如醉；甚或眩晕，至于颠仆，昏不知人，移时始醒，或醒后不能复原；精神短少，或肢体痿废，或成偏枯。"清·俞根初《通俗伤寒论·清凉剂》中，记载了羚角钩藤汤的适应证："凉肝熄风，清热止痉。治肝风上翔……头晕胀痛，耳鸣心悸，手足躁扰，甚则瘛疭，狂乱痉厥；及肝经热盛，热极动风，孕妇子痫，产后惊风。"进一步丰富了熄风法的运用。

基本内容　《素问·至真要大论》："诸风掉眩，皆属于肝。"

内风的产生，主要与肝有关；其病证又有虚实之分。内风之实证，或因热盛生风，如肝经热盛，热极生风所致高热不退、抽搐、痉厥；或因肝阳偏亢，风阳上扰所致眩晕、头部热痛、面红如醉；甚或猝然昏倒、不省人事、口眼㖞斜、半身不遂等，治宜平肝熄风。主要治法如下。

镇肝熄风　适用于常见脉弦长有力，或头目眩晕，或脑中作痛，或脑中发热，或目胀耳鸣，或头面如醉，或心中烦热，或时常噫气，甚至颠仆，昏不知人者。部分患者虽然可以苏醒，但却不能复原而呈半身不遂。此证多因年事渐高，阴津日损，以致肾水亏虚，水不涵木，导致肝阴不足，风阳上越，而见上述证候。即《素问·调经论》所谓"血之与气，并走于上，则为大厥，厥则暴死。气复反则生，不反则死"的病变。上述证候，反映了五脏气机升多于降的病理改变。根据"高者抑之"的治疗原则，应该选用龙骨、牡蛎、石决明、代赭石、磁石、龟甲等金石重坠与介类潜阳药物为主组成方剂，使其风阳内潜而诸证可解。代表方，如镇肝熄风汤。

凉肝熄风　见于急性热病热盛阶段，以高热与抽搐同时并见为特征。温热之邪传入厥阴，可见壮热神昏、手足抽搐等既有热病征象，又有风动见证。热盛是风动之因，风动是热盛之果。治疗此证，应把清热凉肝作为治疗重点，熄风解痉作为辅助，才较为恰当。本类方剂，常用兼具清热凉肝、熄风解痉两种功效之羚羊角、钩藤、桑叶、菊花为主药；以养阴增液之玄参、生地黄、白芍等为辅药，共呈凉肝熄风之效。清热凉肝之品，在于消除致病之

因；熄风解痉与养血滋阴药，是治疗因热盛产生的证候。代表方，如羚角钩藤汤，清热熄风汤。温毒是引起此证的根本原因，故清热解毒是治疗此证的关键。在配伍本类方剂时，可加入金银花、连翘、大青叶、板蓝根等，以提高疗效。

滋阴熄风　热病末期，阴液耗损，以致筋脉失濡，肝风内动。见脉象细数，舌绛少苔，口燥唇焦，筋脉挛急，手足颤动等。治宜滋阴熄风，育阴潜阳。本法常用阿胶、鸡子黄、地黄、白芍等滋阴养血药为主，配伍龟甲、鳖甲、牡蛎等潜阳熄风药组成方剂；代表方，如阿胶鸡子汤、大定风珠等。阴虚风动，是阴伤液耗所致，故治疗着眼于滋阴养血。阴血充盈，脉象得濡，风象自然消失，潜阳熄风仅居次要地位。

理论依据　风证范围很广，病情也比较复杂。根据其成因，概括起来可分为外风和内风两大类。熄风法用于治疗内风，风从内生者名内风，是由脏腑功能失调所致的风病，如热极生风、肝阳化风、阴虚风动，以及血虚生风等。常表现为眩晕，震颤，四肢抽搐，口眼歪斜，语言謇涩，半身不遂，甚或突然昏倒，不省人事等。风从外来者，名外风，是指风邪外袭人体，留着于肌表、经络、骨节、筋肉等所致的病证，其他如皮肉破伤、风毒之邪从伤处侵入人体所致的破伤风，亦属外风的范围。其主要表现为头痛，恶风，肌肤瘙痒，肢体麻木，筋骨挛痛，关节屈伸不利，或口眼歪斜，甚则角弓反张等。

注意事项　首先应辨清风证之属内、属外。外风治宜疏散，而不宜平熄；内风治宜平熄，而忌用疏散。但外风与内风之间，

亦可相互影响，外风可用引动内风，内风亦可兼感外风。对这种错综复杂的证候，应分清主次，或以疏散为主兼以平熄。其次，宜分清病邪的兼夹以及病情的虚实，进行相应治疗。如兼寒、兼热、兼湿，或夹痰、夹瘀等，则应与散寒、清热、祛湿、化痰，以及活血化瘀等法配合运用，以切合具体的病情。风证同时见有神志不清者，须与开窍法配合使用。各种风证，慎用发汗、泻下、利水，或峻猛及过于温燥的药物，以免耗伤阴津，加重病情。

（何　玲）

rùnzàofǎ

润燥法（moistening dryness method）　用具有养阴、生津、润燥作用的方药，治疗津液不足所致各种燥证的治法。

历史沿革　《素问·至真要大论》："燥者濡之。"历代医家在此基础上又有"燥者润之"和"湿可去燥，润可去燥"等诸说。清·吴瑭说："秋燥之气，轻则为燥，重则为寒。"（《温病条辩·上焦篇》）清·俞根初说："秋深初凉，西风肃杀，感之者多病风燥，此属燥凉，较严冬风寒为轻；若久晴无雨，秋阳以曝，感之者多病温燥，此属燥热，较暮春风温为重。"（《重订通俗伤寒论·秋燥伤寒》）可见，燥而偏寒，是为凉燥；燥而偏热，是为温燥。故外感燥证，有"温燥"与"凉燥"之分。因此，治法亦有温润与清润之别。

基本内容　燥证有内燥和外燥之分。外燥，指感受秋令燥邪所发生的病证。外燥，又有凉燥证与温燥证之分。内燥，是脏腑精亏液耗所致，所谓"精血夺而燥伤"。润燥法是治疗燥证的基本治法，根据病因，其治法可分为：

①轻宣外燥法。适用于外感凉燥或温燥之证。凉燥犯肺，有类风寒，但较严冬之风寒为轻；症见恶寒发热，头痛无汗，咳嗽痰稀，鼻塞嗌干等。治宜轻宣温润，常用苏叶、桔梗、前胡、杏仁等药组成方剂，代表方如杏苏散。温燥伤肺，有类风热，症见身热头痛，干咳少痰，甚或气逆喘急，心烦口渴等。治宜清宣润肺，常用桑叶、杏仁、麦冬、沙参等药组方，代表方如桑杏汤、清燥救肺汤等。②滋阴润燥法。适用于脏腑阴津不足之内燥证。临床常见干咳少痰，口中燥渴，呕逆不食，大便燥结等。治宜滋阴润燥，常用生地、玄参、麦门冬、沙参等药组方，代表方，如麦门冬汤、增液汤等。③养血润燥法。适用于血虚所引起之内燥证。发于皮肤，则见皮肤干燥、瘙痒、脱屑等。发于肠腑，则见大便干结难下，兼见面色苍白、唇爪欠红润，时觉头眩、心悸、舌质嫩而色淡，脉细数。治宜养血润燥，常用何首乌、当归、熟地、麻仁、桃仁等药组方。

理论依据　根据《素问·至真要大论》"燥者濡之"的原则，治疗燥证，当以濡润为法。然而，病因有内、外之不同，治外燥宜轻宣，使燥邪外达；治内燥宜滋润，使脏腑津液复常。故润燥法有轻润外燥和滋润内燥之别。然而，人体内外，脏腑之间，是互相联系的，临床上燥证每多内外相兼，上下互见。所以在治疗上，又要根据病情辨证施治。外燥之证，以肺卫为病变中心，易致肺气失调。以温燥初起为例，既有发热，微恶风寒，又见咽喉疼痛，干咳无痰，其治疗当清宣、濡润生津之品与宣肃肺气之药相配伍。内燥之证，总以阴亏津伤为主，

每虚热内生，故治内燥之方，常以甘寒养阴、润燥生津之药，与清泄虚热药相配伍。

注意事项　润燥剂多为滋腻之品，易于助湿碍气。故素体多湿者，脾虚便溏者，气滞、痰盛者，均应慎用。辛香耗气，苦燥伤阴之品，亦非燥病之所宜。

（何　玲）

huàshīfǎ

化湿法 （resolving dampness method）

以淡渗、芳香或燥湿之品祛除湿邪的治法。湿邪致病，甚为广泛，且病情复杂，缠绵难以速愈。

历史沿革　化湿法的形成，历史悠久，应用广泛，是临床上治疗湿病的主要方法，为众多医家所重视。《黄帝内经》对湿气、湿邪的产生及湿病的病因病机、症状表现、治则等已有较详尽的论述，奠定了化湿法的理论基础，成为后世化湿法运用的圭臬。《素问·至真要大论》："湿淫于内，治以苦热，佐以酸淡，以苦燥之，以淡泄之。""湿上甚而热，治以苦温，佐以甘辛，以汗为故而止。""湿司于地，热反胜之，治以苦冷，佐以咸甘，以苦平之。""湿化于天，热反胜之，治以苦寒，佐以苦酸。"《黄帝内经》所创制的13首方剂中，还提到4个相关方剂。如治疗湿热内郁酒风的泽泻饮、治疗湿热臌胀的鸡矢醴、治疗脾胃湿热脾瘅的兰草汤、治疗痰湿的半夏秫米汤等。此外，《神农本草经》中，记载了治疗寒湿、风湿、湿热等证候的药物43种。其中，车前子、薏苡仁、泽泻、防风、防己、滑石、茵陈、猪苓、茯苓、秦艽、葛根等，至今仍为常用的化湿药物，有较好的疗效。东汉·张仲景的《伤寒杂病论》，对湿病做了较为系统的

论述，开创了湿病辨证论治的先河。隋唐以后，特别是金元时期，医学流派蜂起，百家争鸣，使化湿法得到更广泛的运用。明清时期，化湿理论日臻成熟。

基本内容　湿病之治，从脏腑而言，重点在肺、脾、肾、三焦、膀胱；从治法而言，不外乎燥湿（苦温苦寒）、化湿（行气化湿 芳香化浊）、利湿、发汗、逐水诸法。化湿重在抓住其本肾、其标肺、其制脾这三个方面。外湿宜微汗而发汗，内湿应具体分清标本而治之。去邪治其标，扶正治其本。湿在上焦宜化，在中焦宜燥，在下焦宜利。常用的化湿法有健脾化湿法、理气化湿法、芳香化湿法、养阴逐湿法、清热化湿法、温肾化湿法、宣肺化湿法、疏风散湿法、苦温燥湿法、苦寒燥湿法、淡渗利湿法、消暑利湿法、疏风散湿法、活血利水法等。

健脾化湿　用于脾虚中阳不运，水湿内停证。症见胸胁胀满，目眩短气，兼见面色萎黄，肢倦乏力，纳差便溏，脉细弱。赵献可云："夫脾者，五脏之至阴，其性恶湿。今湿气内客于脾，故不能腐熟水谷，致清浊不分，水入肠间，虚莫能制，故濡泄，法当除湿利小便也。"（《医贯·湿论》）脾属湿土，喜燥恶湿。若脾虚失运，土不制水而生湿，湿性黏滞，阻遏气机，影响膀胱气化则小便不利；湿性下趋，注于肠道则大便反快。常用药有黄芪、党参、白术、茯苓等。代表方剂是防己黄芪汤。

芳香化湿　芳香化湿法，具有祛除秽恶湿邪、宣通气机、醒脾化浊的功能。用于外感风寒或内伤湿滞，使湿浊中阻，脾为湿困，见头痛、眩晕、恶心、呕吐、腹

泻等。常用方，如藿香正气散等。

养阴化湿　外感或内伤所致肺、脾、肾三脏功能失调，水湿停滞，而治湿之药最易伤阴。使水热互结，或遇湿热所伤，湿邪未祛而热盛伤阴，见小便不利，渴欲饮水，饥不欲食，舌质红绛，脉细数等阴虚夹湿证候。可于清热护阴的同时，辅以淡渗、微苦之品，化湿不耗津。方如猪苓汤。

理论依据　湿病是湿邪蕴积于人体内而产生的一类疾病，元·朱震亨《格致余论·生气通天论病因章句辨》："六气之中，湿热为病，十居八九。"湿邪致病的广泛性、潜隐性、迁延性、兼夹性，使湿病几乎存在于各系统的疾病中，既有外感病，又有内伤病，所涉病种繁多。尤其在现代社会，恣食生冷酒醴肥甘，多逸少劳者增多，内伤湿病更呈明显上升趋势。明·张介宾《景岳全书·杂证谟》："湿之为病，有出于天气者，雨雾之属也，多伤人脏气。"人体五脏唯脾主运化水湿，脾"喜燥恶湿"。如外湿束表，脾运被阻，或脾运不健，水湿潴留，湿从内生，故湿之为病与脾脏关系最为密切。湿邪为病，脾肾亏虚，气化不利为本，故化湿一法离不开调补脾肾二脏。

注意事项　因为化湿法多用芳香化湿、淡渗利湿及苦温燥化之品，所以易于耗伤阴液。故一般温病不夹湿为患者，或体质偏于阴液不足者，需慎用化湿法。另外，对于湿已化热者也不能单用此法，以免耗津助热；苦温燥化之药更宜慎用，以免化燥伤阴助热生火，以致变证无穷。

(何　玲)

lishuǐfǎ

利水法（diuresis method）　以渗湿利水作用的药物，用以祛除

停留于体内的水湿病邪，属八法中的消法。

历史沿革　《素问·至真要大论》："湿淫于内，治以苦热，佐以酸淡，以苦燥之，以淡泄之。"东汉·张仲景对利水法有着深刻的认识，在《金匮要略》中有专篇论述。如："夫短气有微饮，当从小便去之，苓桂术甘汤主之，肾气丸亦主之。"（《金匮要略·痰饮咳嗽病脉证并治》）。张仲景创制了一系列利水经典方，如五苓散、猪苓汤、苓桂术甘汤、真武汤、防己黄芪汤、泽泻汤等，至今仍广泛应用于临床。后世温病学家善用利水渗湿法，对湿热等病证的治疗有了全面的发展。清·叶桂《温热论》："通阳不在温，而在利小便。"是针对水湿阻遏阳气所致肢冷等病证的治疗原则。

基本内容　主要包括以下四种方法：①发汗利水法。用宣发肺气的药物，治疗肺失通调所致水气内停证。适用于风水表实、溢饮等。症见头面一身高度浮肿、汗出、发热、恶风、口渴、咳嗽、气喘等。代表方，为《金匮要略》越婢汤。②通阳化气利水法。用通阳药配伍淡渗利水药，治疗阳气不化、水湿内停的病证。适用于水湿内停证，症见烦渴欲饮、饮水则吐、小便不利，或发热、脐下悸、头眩、水肿者。代表方，如五苓散、茯苓泽泻汤。③益气利水法。用益气药配伍利水渗湿药，治疗气虚兼水湿内停的方法。适用于表虚风水与风湿证，症见浮肿、自汗、恶风、脉浮、关节疼痛者。代表方，如防己黄芪汤。④温阳利水法。用温阳药配伍利水渗湿药，治疗阳虚水饮内停病证的方法。适用于少阴病阳虚水泛证，症见水肿、心悸、腹痛、

小便不利、四肢沉重疼痛、下利、咳、呕者。代表方，如真武汤。

理论依据　水湿停滞，属于津液病变。津液运行排泄，有赖五脏协调配合，即赖肺气宣降，脾气运化，肾阳气化，心阳温煦，肝气疏调。其中，肺脾肾三脏对于水液代谢至关重要。如《素问·经脉别论》："饮入于胃，游溢精气，上输于脾，脾气散精，上归于肺，通调水道，下输膀胱，水精四布，五经并行，合于四时五脏阴阳，揆度以为常也。"此外，水气运行，须以少阳三焦为其通路，三焦包括膜原和腠理两个部分。膜原遍布全身，是联系脏腑形骸的组织，膜原内外间隙，即是腠理，是津液升降出入的通道，故《素问·灵兰秘典论》："三焦者，决渎之官，水道出焉。"

水湿为患，有内、外两因。外因，常因居住卑湿，或淋雨涉水，或汗出当风，或气候多雨，空气潮湿，人久处之，致使汗液不能正常排泄，湿滞体表，常伤及肌表、经络，症见恶寒发热、头胀身重、肢节酸痛，或面目浮肿等。内因，常因恣食生冷、过饮酒酪、肥甘，则湿从内生，多伤及脏腑，导致脏腑功能失常，水液运行障碍。症见脘腹胀满、呕恶泄利、水肿淋浊、黄疸、痿痹等。然肌表与脏腑表里相关，外湿可以内侵脏腑，内湿亦可外溢肌肤，故外湿、内湿又常内外相引而相兼为病。由于津液流通受阻，即可变生痰饮水湿，所以脏腑功能失调，是形成水湿为患的根本原因。无论内伤外感，其基本病机均属津液凝结，运行不利。推求导致津液凝结，运行不利之机，则应归咎于肺气宣降失职，脾胃运化失常，肾的气化不及，肝的疏泄失调。《素问·至真

要大论》："湿淫于内，治以苦热，佐以酸淡，以苦燥之，以淡泄之。"为治疗水湿证的立法依据。

注意事项　水湿为阴邪，其性重浊黏腻，最易阻碍气机，而气机阻滞，又使湿邪不得运化。故利水方中常常配伍行气之品，以求气化则湿化。此类方多由芳香燥湿或甘淡渗利之药组成，易于耗伤阴津，故素体阴虚津亏、病后体弱，以及孕妇均应慎用。

(何　玲)

qūtánfǎ

祛痰法（expelling phlegm method）　指祛除痰邪，治疗各种痰证的治法。

历史沿革　东汉·张仲景《金匮要略·痰饮咳嗽病脉证并治》："病痰饮者，当以温药和之。"明·张介宾《景岳全书·痰饮篇》："痰即人之津液，无非水谷之所化，此痰亦即化之物，而非不化之属也。但化得其正，则形体强，营卫充。而痰涎本皆血气，若化失其正，则脏腑病，精液败，而血气即成痰涎。"此皆说明痰与脏腑、气血、津液病变直接相关。明·戴元礼《证治要诀·诸嗽门》："善治痰者，不治痰而治气。"明·李中梓《医宗必读》："痰之为病，十常六七，而《内经》叙痰饮四条，皆因湿土为害。故先哲云：脾为生痰之源。又曰：治痰不理脾胃，非其治也。夫饮入于胃，游溢精气，上输于脾，脾气散精，上归于肺，通调水道，下输膀胱，水精四布，五经并行，何痰之有？唯脾土虚湿，清者难升，浊者难降，留中滞膈，瘀而成痰。故治痰先补脾，脾复健运之常，而痰自化矣。"清·汪昂《医方集解·除痰之剂》："脾虚不能健运，则生痰饮，稠者为痰，稀者为饮。水湿，其本也。"

得火则结为痰，随气升降。在肺则咳，在胃则呕，在头则眩，在心则悸，在背则冷，在胁则胀，其变不可胜穷也。"痰证的种类较多，就其性质而言，可以分为湿痰、热痰、燥痰、寒痰、风痰等基本类型。

基本内容　痰证的范围很广，临床表现多种多样。化痰法适用于因痰而导致的多种疾患。痰证因病邪留阻部位不同，临床表现及病机亦不同，化痰法常与宣肺、顺气、清热、燥湿、健脾、温阳或熄风潜阳等法分别配合应用，故有燥湿化痰、清热化痰、润燥化痰、温化寒痰和化痰熄风等法。

燥湿化痰　主治湿痰证。湿痰证多因脾不健运，湿聚成痰所致。症见咳嗽痰多易咯，胸脘痞闷，恶心呕吐，头眩心悸，四肢困倦，舌苔白滑或腻，脉缓等。治宜苦温，故湿痰则宜燥之、温之、化之。常用燥湿化痰的药物，有半夏、陈皮、茯苓、炙甘草等。代表方，如二陈汤。二陈汤方加枳实、胆星，主治一切痰厥，或痰积不散，喘急痰嗽，饮食不思等。

清热化痰　主治痰热证。热痰证，多因邪热内盛，灼津为痰；或痰郁生热化火，痰浊与火热互结所致。症见吐黄痰，咯吐不利，舌红苔黄腻、脉滑数，以及由痰热所致胸痛、眩晕、惊痫等。代表方，如清气化痰丸、小陷胸汤、礞石滚痰丸等。

润燥化痰　主治燥痰证。燥痰证，多由燥邪灼津，炼液为痰所致。症见咽喉干燥哽痛、呛咳，痰稠难咯，咯痰不爽；或痰黏成块，或痰中带血，胸闷胸痛，口鼻干燥，声音嘶哑，舌红苔黄而干等。代表方，如贝母瓜蒌散。

温化寒痰　主治寒痰证。寒痰证，多由于阳虚生寒，水湿不

能温运，寒邪与痰浊凝滞所致。症见咳吐白痰，胸闷脘痞，气息喘促，喉中哮鸣，畏寒肢冷，舌淡，舌苔白腻，脉象弦滑等。代表方，如苓甘五味姜辛汤、三子养亲汤等。

化痰熄风　主治肝风内动，夹痰上扰之证。临床多因素体痰浊，肝风内动，挟痰上扰所致。症见头痛眩晕，或癫痫发作，甚则昏厥不省人事，舌苔白腻，脉弦滑等。代表方，如半夏白术天麻汤。

理论依据　治疗痰证，不仅要消除已生之痰，而且要着眼于杜绝生痰之源。《景岳全书·杂证谟》："五脏之病，虽俱能生痰，然无不由乎脾肾。盖脾主湿，湿动则为痰；肾主水，水泛亦为痰；故痰之不化，无不在脾；而痰之本，无不在肾。"因此，治痰方剂中每多配伍健脾祛湿药，有时酌情配伍益肾之品，以标本同治。即所谓"善治痰者，唯能使之不生，方是补天之手"（《景岳全书·杂证谟》）。

注意事项　应用化痰法时，首先要辨别痰证的性质，分清寒热燥湿之不同。同时，还应注意病情，辨清缓急标本。如有咯血倾向者，不宜使用燥热之剂，以免引起大量出血之弊。表邪未解或痰多者，慎用滋润之品，以防闭门留寇之患。

(何　玲)

jiědúfǎ

解毒法（detoxication method）　运用具有解毒作用的药物，以治疗各种自外感受或自内而生毒邪所致病证的方法。

历史沿革　毒的本义指毒草。《说文解字》："毒，厚也，害人之草。"《素问·五常政大论》提出"热毒"之名，谓"太阳在

泉,热毒不生"。《素问·生气通天论》:"大风苛毒,弗之能害。"《素问·刺法论》:"五疫之至,皆相染易,""正气存内,邪不可干,避其毒气。"《黄帝内经》中的邪毒概念,乃泛指有强烈传染性的毒气。其后,医家有外毒和内毒之说,而疫疠毒气多与传染性疾病有关,历代创制了很多解毒的方药,仍广泛运用于临床。

基本内容 解毒法主要包括以下四种。

疏风解毒 风邪壅盛可成毒。风毒多蕴于肌肤,常见痒疮、丹痧、无名肿毒、风赤疮痍。亦可风水相搏,毒留肤腠而成浮肿。治法上须予疏风解毒以祛邪外出。

清热解毒 感受温热邪毒或六淫、五志化火成毒,壅遏不解,阻碍气血,耗伤津液。火热之毒致病广泛,易耗血动血。如外科之疔疮、丹毒、热疖,以及热毒凝结咽喉之锁喉毒。此时,清热化火解毒为其主要治法。运用具有寒凉解毒作用的药物为主组方,以治疗各种热毒病证。适用于一切急性火毒,如瘟疫、温毒及火毒,或疮疡热深毒重等病证。常用黄连、黄芩、黄柏、银花、连翘、板蓝根、升麻、玄参、蒲公英、野菊花、半边莲等药物组成方剂,代表方,如黄连解毒汤、普济消毒饮、仙方活命饮等。

解毒化湿 湿热之邪,蕴积不解,化火成毒,即湿热酿毒。湿热之邪,侵袭人体,湿遏热伏,热蒸湿动,弥漫熏蒸,阻遏阳气,可郁遏成毒。若湿毒积于肠腑,伤及血络,可见便血。若湿毒留注肌肤,则小腿溃烂、脓水浸渍。此时,应予解毒化湿之法,使湿去毒清。

祛邪解毒 温病中传染性强,易引起大流行的温病病因,传统称之为疫毒。如毒气、疫气、杂气、戾气等均属于此。对于疫毒,若论其治法,统而言之以祛邪解毒为其治,但临证应辨析不同邪毒而予以不同治法。

理论依据 大凡由"毒"所致的疾病,主要有二:一是自外感受,如直接为温热毒邪所侵袭,或间接由风、寒、暑、湿、燥等邪所转化;二是素体阳盛或阴亏,兼以七情失调,气有余便是火,火自内生,壅而成毒。"毒"的表现形式有两种:一乃毒之聚者,表现为局部红肿热痛、溃烂等特殊征象;二乃毒之甚者,是指邪气过甚可化而为毒。如六淫之邪过甚成毒;或邪气内侵,久积不除,在体内郁而成毒;或脏腑功能紊乱,阴阳失调而产生的病理产物蕴积为毒,如痰毒、瘀毒等,其致病各具相应特征。

注意事项 临床上不仅有六淫邪毒,更有瘀毒、痰毒、疫毒等。若论治法,不能简单地解释为清热解毒,而须具体辨证,针对不同的邪毒,选用适当的解毒之法。临床上具体运用清热解毒法时,对于脾胃素虚,气血不足,阴液亏虚者当慎用,必要时须与补气、养血、滋阴、健脾等法配合使用。

(何 玲)

ruǎnjiān sànjiéfǎ

软坚散结法 (softening hardness and dissipating mass method) 对气、血、痰、食、水等积聚而成的有形之结,使之渐消缓散的治法。主要归于中医八法中的"消法"。

历史沿革 《素问·至真要大论》:"坚者软之""坚者削之,结者散之。"确立了后世软坚散结法的理论依据和应用原则。东汉·张仲景创制治疗疟母的鳖甲煎丸,功能为活血化瘀,软坚散结,是软坚散结的代表方剂。唐宋以来,以软坚散结药物为主组成的方剂亦不胜枚举。代表方,有宋·严用和《济生方》治疗疝病的橘核丸,清·顾世澄《疡医大全》治疗瘰疬痰核的内消瘰疬丸、夏枯草膏和消瘰疬丸等。

基本内容 软坚散结法主要包括以下三种。

化瘀活血散结 营行脉中,卫行脉外,营血在脉管中运行不休,周而复始。机体因寒凝、气滞、气虚,出现血行不畅而壅遏于脉管之内,或淤积于脏腑组织器官之中;或血液不循常道,离经之血不能及时消散或排出,而停留于体内,凝滞而结瘀,日久而成积聚、癥瘕等。在治疗上可用活血化瘀散结法。

解毒消肿散结 邪毒致病,根据成因及病机变化,可分为毒热互结、毒与湿热互蕴和寒毒内积等类型。在治疗上,可用解毒消肿散结法。

化痰软坚散结 脾为生痰之源,肺为贮痰之器;肺主通调水道,脾主运化水湿。若肺脾失调,则水湿不化,津液郁滞,邪结成痰;痰邪停聚于脏腑、经络、组织之间,可引起复杂的病理变化,如痰核、乳癖、瘰疬、瘿瘤、无名肿物、阴疽肿块等。在治疗上,常用化痰软坚散结药,如天南星、全瓜蒌、海藻、昆布、柘木、贝母、十大功劳叶、猫爪草、蛤蜊、黄药子、半夏、荔枝核等。

理论依据 软坚散结法,属于"八法"中消法的范畴,是中医重要的治疗方法之一。《素问·脏气法时论》:"心欲软,急食咸以耎之。"中医称"咸能软坚",故软坚散结药一般属于咸味药。软坚散结药物在临床应用时,应根据不同病因来选择配伍的药物。如：因热而结者，配用清热药，以清热散结。因寒而结者，配用温阳药，以温阳散结。因毒致结者，配用解毒药，以解毒散结。因痰而结者，配用化痰药，以化痰散结。因气滞而结者，配用理气药，以理气散结。因瘀而结者，配用化瘀药以化瘀散结。因食滞而结者，配用消食药以消导散结。

注意事项 临床上，注意软坚散结为祛邪之法，正气虚时慎用，必要时可配合扶正方法使用。

(何 玲)

péitǔ shēngjīnfǎ

培土生金法 (reinforcing earth to generate metal method)

根据五行相生原则确立的治法，即用补脾（土）益气的方药补益肺（金）气的方法。主要用于脾气虚弱，生气无源，以致肺气虚弱之证。若肺气虚衰，兼见脾运不健者，亦可应用。《素问·经脉别论》："饮入于胃，游溢精气，上输于脾，脾气散精，上归于肺，通调水道，下输膀胱，水精四布，五经并行。"是对水液代谢的精辟概括，说明脾土所化的精气首先充养于肺，肺金受脾土滋养，方能化水下降，泽及百脉。因此，脾土的强弱决定肺气的盛衰，肺气不足多与脾气虚弱有关。清·陈士铎《石室秘录·正医法》："治肺之法，正治甚难，当转治以脾，脾气有养，则土自生金。"本法常用于脾虚无以资肺，肺脏不能复元时，用补脾土的药物治疗，借以调补中州，生化气血，充实后天，使得中气足，气血旺，从而固护补充肺气。中医根据五行"相生"规律，提出"虚则补其母"的治疗原则，所谓"子能令母实"。临床常用此法治疗肺虚气弱之久咳、痰多而清稀，倦怠乏力兼见食欲减退、大便溏、四肢无力、舌淡脉弱等肺虚脾弱的证候。可用山药、莲子、白扁豆、薏苡仁、砂仁、桔梗、桑白皮等药组方。代表方，如参苓白术散、百合固金汤。

(何 玲)

zīshuǐ hánmùfǎ

滋水涵木法 (nourishing liver and kidney method)

根据五行相生原则确立的治法，即通过滋养肾阴以养肝阴，从而涵敛肝阳的治疗方法。又称滋肝养肾法、滋补肝肾法、乙癸同源法。肝为风木之脏，体阴而用阳，内有相火依寄，性喜条达，主升主动。肾为先天之本，主藏精而不泻，为人体生长、发育之根本。五行之中，肝属木、肾属水，水可以生木，故肾与肝有着"母子"关系。《素问·阴阳应象大论》："北方生寒，寒生水，水生咸，咸生肾，肾生骨髓，髓生肝。"水能生木，故肾为肝之母脏，肝为肾之子脏。本法主要适用于肾阴亏损而致肝阴不足，甚则肝阳偏亢之病证。治法涉及的病证，包括肾和肝两脏的病变。本病是肾阴虚在先，肾阴不足导致肝阴不足，甚至肝阳偏亢。肾阴不足是根本原因，但肝阳偏亢也是存在的，所以需要滋肾阴以养肝阴。中医根据五行"相生"规律，提出"虚则补其母"的治疗原则，所谓"子能令母实"。临床症见头目眩晕、两眼干涩、耳鸣颧红、口干、五心烦热、腰膝酸软、男子遗精、妇女月经不调，舌红苔少，脉细弦数等，可用干地黄、山茱萸、枸杞子、玄参、龟板、女贞子、旱莲草、何首乌等药组方。代表方，如杞菊地黄丸、一贯煎、二至丸，均寓滋水涵木之意。

(何 玲)

yìhuǒ bǔtǔfǎ

益火补土法 (tonifying fire to supplement earth method)

根据五行相生原则确立的治法，即温肾阳（火）以补脾（土）阳的方法。适用于肾阳衰微而导致的脾阳不振之证。在五脏配属五行中，火属心，所以本法原是指温心阳以助脾阳健运的一种治疗方法。适用于心阳虚衰不能温暖脾阳而致脾失健运的泄泻、肿胀等证。但从命门学说兴起以来，通常所说的火不生土，每指命门之火（肾阳）不能温煦脾土的脾肾阳虚证，很少指心火与脾阳的关系。而益火补土，亦每指温肾健脾法，适用于肾阳式微，不能温暖脾阳；或脾阳虚衰日久，累及肾阳亦虚的脾肾阳虚证，症见五更泄泻、下肢水肿等。"益火补土"之"火"，指的是命门之火，即肾阳，又叫"肾火""真火"，是人体阳气的根本，对各脏腑起着温煦、生化的作用。脾主运化，为后天之本，肾主藏精，为先天之本。脾阳要依靠肾阳的温煦才能发挥运化功能。因此"益火补土"主要是温肾阳以暖脾阳之法。中医根据五行"相生"规律，提出"虚则补其母"的治疗原则，所谓"子能令母实"。脾肾阳虚，临床可见畏寒肢冷，腰膝冷痛，腹泻，完谷不化，或五更泄泻；舌淡胖，边有齿印，苔白滑，脉沉无力等。常用药物有附子、鹿茸、补骨脂、吴茱萸，肉豆蔻等。代表方，如附子理中丸、四神丸。临床常用此法，治疗脾肾阳虚所致的水肿、阳痿、早泄、滑精等病证。

(何 玲)

jīnshuǐ xiāngshēngfǎ

金水相生法 (mutual promotion between lung and kidney method)

根据五行相生原则确立的

治法，即滋养肺（金）肾（水）阴虚的治疗方法，适用于肺虚不能输布津液以滋肾，或肾阴不足，精气不能上滋于肺，而致肺肾阴虚者。又称补肺滋肾法、滋养肺肾法。明·赵献可《医贯·五行论》："世人皆曰金生水，而余独曰水生金。"清·陈修园《医学从众录》评曰："语虽离奇，却具至理。"金水相生法，滋养肺肾阴虚，是肺肾同治的方法，有"金能生水，水能润金之妙"（《时病论·拟用诸法》）。清·赵献可《医贯·咳嗽论》："肺金之气，夜卧则归藏于肾水之中。"金与水之间的母子相及的病变，尚有肺之精津亏虚，不能充养肾精，或肾精亏虚，不能滋养肺之精津而致的肺肾精津两虚证；肺病日久，肺阳亏虚，久之累及肾阳亦虚；或肾阳虚衰，不能温养资助肺阳而致的肺肾阳虚证；肺病日久，宗气的生成障碍，不能下行资助元气（即肾气）；或肾气亏虚，不能上行资助宗气而致一身之气亏虚（即气虚）证。中医根据五行"相生"规律，提出"虚则补其母"的治疗原则，所谓"子能令母实"。金水相生法适用于肺虚不能输布津液以滋肾，或肾阴不足，精气不能上滋于肺，而致肺肾阴虚者。症见咳嗽气逆，干咳或咳血，音哑，骨蒸潮热，口干，盗汗，遗精，腰酸腿软，身体消瘦，舌红苔少，脉细数等。常用药物，如生地黄、熟地黄、麦冬、天冬、鳖甲、龟甲等。代表方，如人参固本丸。

（何 玲）

xiènán bǔběifǎ
泻南补北法（purging heart fire to nourish renal water method）

根据五行相克原则确立的治法，即泻心火滋肾水。又称泻火补水法、滋阴降火法。适用于肾阴不足，心火偏旺，水火不济，心肾不交之证。因心主火，火属南方；肾主水，水属北方，故称本法为泻南补北，这是水不制火时的治法。泻南方心火、补北方肾水，达到夺肝母之实、滋肺母之虚的目的。《难经·七十五难》："经言东方实，西方虚，泻南方，补北方。何谓也？然：金木水火土，当更相平。东方木也，西方金也。木欲实，金当平之；火欲实，水当平之；土欲实，木当平之；金欲实，火当平之；水欲实，土当平之。东方肝也，则知肝实；西方肺也，则知肺虚。泻南方火，补北方水。南方火，火者，木之子也；北方水，水者，木之母也，水胜火。子能令母实，母能令子虚，故泻火补水，欲令金不得平木也。经曰：不能治其虚，何问其余，此之谓也。"根据五行"相克"规律，提出"实则泻其子"的治疗原则，所谓"母能令子虚"。临床表现为腰膝酸痛、心烦失眠、遗精、周身乏力、健忘等等。常用药物，有生地黄、麦冬、酸枣仁、夜交藤等。方如黄连阿胶汤、天王补心丹或交泰丸，临床常用此法治疗眩晕，肾阴亏虚，心火偏亢的绝经前后诸症等。

（何 玲）

yìmù fútǔfǎ
抑木扶土法（inhibiting wood and strengthening earth method）

根据五行相克原则确立的治法，即疏肝健脾以治疗肝旺脾虚证。又称疏肝健脾法、平肝和胃法、调理肝脾法。《素问·宝命全形论》中"土得木而达"，概括了肝之疏泄对脾胃运化功能的促进作用。《难经·七十七难》："见肝之病，则知肝当传之于脾，当先实脾。"肝属木、脾属土，抑木扶土法是针对肝旺乘脾、肝旺乘胃而设，通过平抑过旺之肝木，扶助虚弱之脾土，治疗肝旺冲逆，脾胃虚弱证。肝木过旺，多因暴怒伤肝致肝气疏泄太过，气机上逆或横侮脾胃而成肝旺脾虚证。根据五行"相克"规律，提出"实则泻其子"的治疗原则，所谓"母能令子虚"。主要适用于肝强脾弱、肝强胃弱和肝脾不和、肝胃不和之病证。症见胸胁胃脘疼痛，伴嗳气呕逆，吞酸嘈杂，苔黄，脉弦者，多属肝火犯胃，治当清肝和胃，方如左金丸；若症见脘腹胀满不适，嗳气不欲食，呕逆频作，治当平肝益胃，常用旋覆代赭汤等治疗；若病肠鸣腹泻腹痛，泻后痛减，矢气频作，舌淡苔白，脉弦者，此实乃肝强脾弱之候，治以痛泻要方。

（何 玲）

péitǔ zhìshuǐfǎ
培土制水法（strengthening earth to control water method）

根据五行相克原则确立的治法，即是用温运脾阳或温肾健脾药以治疗水湿停聚为病的方法。又称敦土利水法，温肾健脾法。《素问·至真要大论》："诸湿肿满，皆属于脾。"由于本病迁延日久，常常脾不能运化、转输，肾亏精少，气血生化无源，水液运行失常，湿邪羁留，中侵伤脾，下注伤肾，脾肾受损渐进，使清气不升，浊阴不降。《灵枢·口问》："中气不足，溲便为之变。"适用于脾虚不运，水湿泛滥而致水肿胀满之证。温运脾阳，或温肾健脾，以治疗水湿停聚为病。若肾阳虚不能温脾阳，则肾不主水，脾不制水，水湿不化，治当以温肾为主，兼顾健脾。根据五行"相克"规律，脾的运化，可以避免肾水的泛滥，即土克水。症见面目浮肿，精神困倦，胃纳不佳，大便质软或溏，苔白，脉弱等。当温润脾阳，温肾保脾，采用治疗脾虚，脾肾两虚之水肿等病证的方法，常用药有附子、肉桂、吴茱萸等。

（何 玲）

佐金平木法 zuǒjīn píngmùfǎ

佐金平木法（supporting lung to suppress liver method） 根据五行相克原则确立的治法，即滋肺阴清肝火，以治疗肝火犯肺证的治法，适用于肺阴不足，肺降不及的肝火犯肺证。又称滋肺清肝法。《素问·玉机真藏论》："怒则肝气乘矣，悲则肺气乘矣，恐则脾气乘矣。"王冰注曰："怒则气逆，故肝气乘。"清肃肺气以抑制肝气上逆的方法，适用于肝气上冲于肺，肺气不得下降，滋肺阴清肝火以治疗肝火犯肺证。根据五行相克规律，提出"实则泻其子"的治疗原则，所谓"母能令子虚"。临床症见气喘短息，胁肋窜痛，咳嗽有痰，色黄黏稠，痰中带血，咳吐不爽，胸胁作痛，心烦易怒，口苦便结脉弦等。肺气下降，则肝气随之条达。常用桑白皮、杏仁、枇杷叶、苏梗等药。方如咳血方，清肝宁肺，凉血止血。

（何 玲）

摄生 shèshēng

摄生（health preserving） 在尊重生命规律、符合社会伦理规范的前提下，遵循中医理论指导、倡导正确的养生理念和健康的生活行为方式，并通过具体的途径、方法，以达到培植禀赋、保养身体、增强健康、预防疾病、促进康复、延缓衰老乃至延年益寿的目的，即保养生命、维护健康。又称养生。

历史沿革 中华民族的养生观念渊源甚远，直接与远古的自然崇拜、神仙信仰和春秋战国时代的黄老之学有关。中医养生理论萌芽于殷商时期，甲骨文为最早的文献记载。周代以后逐渐发展，并不断丰富其内涵。春秋战国开始，即有众多的文献专门论述，并出现了以老子、庄子、孔子、孟子、管子为代表的各种养生理论观念和专门论著。此期，老子首先提出"摄生""长生"等养生学概念。老子养生思想的核心是"道法自然""清静无为""少私寡欲"以达到"长生久视"的目标。庄子最早提出"养生"一词。《黄帝内经》的成书，标志着中医养生理论的全面形成，并得到了进一步的发展和完善，从而奠定了中医养生学理论的坚实基础。魏晋隋唐时期，由于方士盛行，佛道兴起，中医养生学的内容更为丰富，呈现初步繁荣的局面，各种养生专论专著不断涌现。《隋书·经籍志》著录的256部医著中，属于一般养生的有32种，神仙服食类34种，服食解散类12种，食疗著作10种，共88种，占总著录的1/3强。现存的养生文献，主要有三国时期嵇康的《养生论》、东晋·葛洪的《抱朴子》、梁·陶弘景的《养性延命录》和散见于《诸病源候论》《备急千金要方》《千金翼方》及《外台秘要方》的养生论述。宋元时期，是中国传统养生学的发展、完善时期。这一时期，四时养生、老年养生、道教内丹养生、综合养生等理论和方法，均出现了空前的繁荣，见于《摄生月令》《养生月览》《摄生消息论》《养老奉亲书》《悟真篇》《胎息经》《三元延寿参赞书》《泰定养生主论》《饮膳正要》等著作。明清时期是中医养生学发展的鼎盛时期。这一时期，不仅养生学的各种经验方法日臻成熟、丰富，而且养生的理论思想也更加完善、系统、周密。这一时期的特点，表现在四个方面：①综合性的养生著作、养生类书、丛书不断涌现，如明·高濂的《遵生八笺》、明·胡文焕的《寿养丛书》。②养生保健成为全社会的关注热点，不仅广大医家在论述临床各种疾病的同时，均着力从预防保健的角度论述养生的积极意义，而且许多文人学士都自觉地从事养生学的文献收集、整理、出版工作，使得明清两代的养生学文献倍增。比较著名的，有明·王文禄的《医先》，明·胡文焕《类修要诀》，明·朱权的《臞仙神隐》，明·万全的《养生四要》，明·冷谦的《修龄要旨》，清·汪昂的《勿药元诠》等。③导引按摩等以形体运动为主的健身术经过历代总结、改造，更加规范、更加程式化。著名的导引术，如八段锦、十二段锦、五禽戏、六字诀、易筋经、太极拳等，成为后世经久不衰的经典健身术。④老年养生、食疗养生更加发展。

基本内容 摄生，是中医关于人体生命养护的理论、原则及经验、方法的知识体系。在理论层面，中医学的精气神理论及藏象理论，是养生保健的指导性理论。在中医精气神及藏象理论指导下形成的养生思想，不仅是贯穿于各种具体养生行为的理性意识，也是养生必须遵循的指导原则。①重人贵生。养生学高扬人的地位和尊严，唤醒人们对生命意识、生命价值的普遍重视，这是中医养生学最有意义的思想。②趋利避害。养护生命，最重要的原则就是发挥有利因素，祛除有害影响。顺应天地阴阳、四时变化的有利条件，避免饮食、情绪或四时气候的有害因素，始终是养生的根本原则。③颐年尽数。颐养天年，活到应有的寿限，这是中医养生最平实可行的目标。④天人和谐。在天人相应观念的影响下，古代养生追求的最佳状态是天人和谐，甚至达到天人合一的境界。⑤脏腑协调。"人之有生，脏气为本"。脏腑坚固，精气藏守，人便能健康长寿。脏腑协调的基本评价——阴平阳秘，气血平和，精神饱满，情志舒畅。⑥形神兼养。"形恃神以立，神须形以存"。养生需要形神兼养，使形神相亲，表里俱济。⑦先后天并重。先天禀赋和后天调养，有着密不可分的关系。先天不足者，可以通过后天调养来达到健康长寿；先天禀赋良好，如果后天失调，也难保无虞，也需要后天调养。中医认为，肾为先天之本，脾胃为后天之本，故特别注重补益脾、肾。而经验方法层面，主要包括：①精神养生。其核心内容和最高原则就是清静，具体方法有内观、坐忘、存思、存神、守一等。②情趣养生。即通过一些有益身心的娱乐活动，以增加生活的情调趣味，从而达到闲雅适兴，愉悦宁心的目的。③脏腑养生。即以五脏六腑为基础、以气血精神为核心的养生方法。④形体养生。主要包括导引、按摩和武术等形体运动。⑤四时养生。在"天人合一"思想的指导下，养生要特别注意与时令节序的顺应适从。要根据五脏六腑的季节性生理节律，形成春养肝、夏养心、秋养肺、冬养肾、四季养脾的四时脏腑养生法；要根据四季的气候变化，提出"春夏养阳、秋冬养阴"的原则。要根据

四季特点，分别服用保养药方，进行导引等形体锻炼。⑥起居养生。起居的范围十分广泛，平常所说的衣食住行，言谈举止，无不包含其中。其实质是在日常的有关坐卧行立、沐浴盥洗、衣着器具、语言情绪等生活活动中，建立起合乎卫生的习惯，做到"法于阴阳，和于术数，食饮有节，起居有常，不妄作劳"，即有规律、有节度地生活。⑦环境养生。其原则是"法天则地"，即顺应天地自然的规律，无违天时，无背地利。其具体的方法，主要着眼于主体对客体的适应性或选择性。如在天文气象方面，对日月星辰不久视，对风雨雾露慎回避。在地理水源方面，则要择水而居。在居处居室方面，则要对方位、朝向、地势、干湿、气流、安静、方便等多项因素加以选择。⑧房中养生。房中养生，是古代养生家企图通过性行为修炼，来达到健康长寿的一种炼养术。其本质是有关性心理、性生理、性技巧、性药物的知识。⑨服气养生。呼吸养生，是指有意识地控制或调节呼吸，以改变呼吸的节律或气息的大小长短，从而达到养身疗病之目的。呼吸修炼，可分为两个层次：最基本、最重要的是服气法，而最高级的是胎息法。不管是服气，还是胎息，呼吸修炼的目的，在于通过呼吸气息的调节，改变人体新陈代谢的节奏，使脏腑器官得到休息，并使其功能得到改善或加强，从而收到延年益寿的效果。⑩丹功养生。包括外丹、内丹两部分。外丹采用铅汞等矿物经炉火烧炼，以求得"金丹大药"，服之以期长生不死。由于丹药毒性大，致死者甚多，唐以后日渐式微，终致不传。内丹与外丹相对，是以人

体为炉鼎，以精、气为药物，以神为动能，运用意念，经过一定步骤的"烧炼"，即可使精气神三者，在体内凝聚成"丹"。内丹成为宋明以后炼养家的主要方法，其内容逐渐丰富，不断融会导引行气、守一存思、服食胎息等各种功法，形成了一整套体系严密、内容丰富的丹功理论。⑪饮食养生。其特点，一是十分强调饮食宜忌，对于何物宜食，何物应忌，乃至饥饱择食，均有告诫；二是特别重视饮食的卫生习惯，对饮食时间、饮食姿势乃至冷热性味，多有规定；三是特别注意饮食调护，从进食前的精神状态，到食后的散步摩腹，细致入微，主张通过饮食情绪及饮食行为的调节、控制、养护，以达到"百节欢愉，咸进受气"的饮食保健作用。⑫服饵养生。服饵，亦称服食，是指服用特定的食物或药物以求得健康长寿。早期服食术，主要服用一些据说具有长生不死作用的草木食物或药物。魏晋之后，服石成风。先是服用云母、丹砂等矿石药，后来进而烧炼铅汞以求得金丹大药，使服食养生畸形发展，成为隋唐时期的颓风。⑬药膳养生。药膳是根据治疗、强身、抗衰老的需要，在中医药理论指导下，将中药与某些具有药用价值的食物相配伍，并采用中国独特的饮食烹调技术和现代科学方法，制成的具有一定色、香、味、形的食品。药膳按其功用可以分为滋补强身、治疗疾病两大类。药膳既是营养丰富的美味佳肴，又有一定的养生、保健、疗疾的作用，具有药物和食物的双重作用。

作用与意义　中医养生学既是中医学的重要内容，也是中华文化的重要组成部分。作为一种

文化精神，中医养生具有重要的历史价值和意义。①为中华民族的繁衍昌盛做出了卓越的贡献，由于养生文化而形成的以道家宇宙观安身和以儒家人生观立命的自然社会意识对培养民族精神、提高民族素质有过巨大的影响。②由于养生保健而发展形成的延年益寿、长生久视的思想，促使人们不断地体悟、认识、把握生命的各种信息，积极地探索生命现象的各种奥秘，从而在古代生命科学方面留下了大量的知识、理论，为继续研究生命现象，揭示生命规律奠定了基础，积累了经验。③由于养生保健而形成的大量文献典籍，为研究古代养生理论思想和经验方法提供了文献依据，可以充分利用这些文献资料进行全面的数字挖掘和信息分析处理，进行知识发现，为现代保健养生提供参照与借鉴。④古代养生所形成的经典方法和验方经方是中华文化的宝贵财富，具有巨大的开发价值。

(蒋力生)

tiānnián

天年（nature life span） 人的自然寿命能够活到的年龄。又称正常寿命、真正寿命。"天年"之说始于道家，《庄子》一书中多次论述，但这是作为哲学概念使用，泛指各种事物顺应自然规律度完自身本性的使命，称之为"尽终天年"。《黄帝内经》融合了道家的观点并结合人的生理特点，赋予天年医学上的内涵。晋唐时期，"天年"从哲学概念逐渐演化为"天年养生理论"，形成了自己独特的思想体系，如三国时期嵇康的《养生论》，唐·孙思邈的《备急千金要方·养性篇》。唐宋以后，天年养生理论，吸收了儒家的中和养生思想，使天年养生

突破了"士人"的圈子，被世人接受，成为养生的主流。天年养生也在这一时期达到高峰，最为著名的有唐·欧阳修的《删正黄庭经序》，清·张鉴的《赏心乐事》，明·高濂的《遵生八笺》。因此，天年理论是结合了哲学、医学的养生学理论，对提高人类生活质量与延长人类寿命，有着重要的指导意义。天年的内涵，包括5个方面：①天年的大概寿限是百年。中国古代养生家、医家认为，人的寿限在百岁至一百二十岁之间。如《尚书·洪范》："寿，百二十岁也。"《素问·上古天真论》："尽终其天年，度百岁乃去。"②天年的进程规律：生、长、壮、老、已。《灵枢·天年》以十年为一周期，描述了人的生长规律："人生十岁，五脏始定……百岁，五藏皆虚，神气皆去，形骸独居而终矣。"《素问·上古天真论》认为，人类生育的极限年龄为"男子不过尽八八，女子不过尽七七，而天地之精气皆竭矣"。③天年的质量标准："形体不敝，精神不散""动作不衰""形与神俱"等，均为高质量的上乘天年要求。④颐养天年的方法："顺四时而适寒暑，和喜怒而安居处，节阴阳而调刚柔""法于阴阳，和于术数，食饮有节，起居有常，不妄作劳"等，是达到"尽终天年"的理想条件。⑤影响天年的因素：禀赋体质、地理气候、社会环境、情志因素、饮食起居、房事因素、疾病因素。上述因素稍有失常，就会对人体产生不良影响，影响人的寿命。

(蒋力生)

shuāilǎo

衰老（senescence） 随着年龄的增长，人体脏腑功能衰退的过程。关于衰老的论述，《黄帝内

经》中已明确指出，随着年龄的增长，脏腑虚衰，则会导致衰老的发生与发展，并最终引起死亡。如《灵枢·天年》："五十岁，肝气始衰，肝叶始薄，胆汁始减，目始不明；六十岁，心气始衰，苦忧悲，血气懈惰，故好卧；七十岁，脾气虚，皮肤枯；八十岁，肺气衰，魄离，故言善误；九十岁，肾气焦，四藏经脉空虚；百岁，五藏皆虚，神气皆去，形骸独居而终矣。"后世医家在此基础上，对衰老学说又各有发挥。金·李杲《脾胃论·脾胃虚则九窍不通论》："胃之一腑病，则十二经元气皆不足也。气少则津液不行，津液不行则血亏，故筋、骨、皮、肉、血、脉皆弱，是气血俱羸弱矣。劳役动作，饮食饥饱，可不慎乎。凡有此病者虽不变易他疾，已损其天年。"明·李梴《医学入门·阴火论》："人至中年，肾气自衰。"明·虞抟《医学正传·痰饮》："肾元盛则寿延，肾元衰则寿夭。"清·叶桂《临证指南医案·医学或问》："高年下焦根蒂已虚。"中医理论认为，肾为先天之本，肾藏精，肾精能促进人体的生长、发育，随着年龄的增长，肾精日衰，逐渐出现发脱、齿松、耳鸣、耳聋、性功能丧失等衰老之象。脾胃为后天之本，气血生化之源，气机升降之枢，脾虚可导致脏腑虚损、气血虚弱，从而导致和加速衰老的进程。肺主气，司呼吸，宣发肃降，通调水道，且朝百脉，是鼓动心脏搏动和推动血液运行的动力。若肺气不足，会导致呼吸、循环、代谢的紊乱。心藏神，主身之血脉，心脏的搏动，血液的运行，均赖于心气的推动。若心气虚衰，会出现精神意识思维紊乱，神情呆钝，面容憔悴等。肝藏血，主

疏泄。若肝脏虚衰，肝血不足，会导致肝失疏泄，五脏气机紊乱，升降悖逆。"精血同源""肝肾同源"，若肝血不足，还可导致肾精亏损，从而进一步加速人体衰老进程。人体脏腑逐渐虚衰，机能逐渐下降，以致津液代谢失调，血液运行不畅，而成痰成瘀，痰瘀又可相互促生。痰瘀形成后，又反过来影响人体机能，加重脏腑虚衰，最终导致脏腑功能衰竭以致死亡。

(蒋力生)

fǎ yú yīnyáng

法于阴阳 (according to the theory of yin and yang)

顺应自然界寒暑往来的阴阳变化规律，顺应阴阳消长变化调养身心的养生原则。即按照自然界的变化规律而起居生活，随四季的寒温变化而适当调理精神、饮食、增减衣被等。养生首先要效法外在的阴阳，也就是天地的阴阳。要按照一年中太阳的运行变化，一个月中月亮的变化，一天中白天和黑夜的变化，来养护生命。这是中医"天人合一"生命观的具体体现。

历史沿革 "法于阴阳"，见于《素问·上古天真论》："上古之人，其知道者，法于阴阳，和于术数，食饮有节，起居有常，不妄作劳，故能形与神俱，而尽终其天年，度百岁乃去。"唐·王冰注："夫阴阳者，天地之常道""时序运行，阴阳变化，天地合气"。明·马莳《黄帝内经素问注证发微》："法天地之阴阳。"清·张志聪《黄帝内经素问集注》："法，取法也。阴阳，天地四时，五行六气也。"清·冯兆张《冯氏锦囊秘录·内经纂要》："上古天真论篇曰：上古之人，其知道者，法于阴阳，和于术数，知道，谓知修养之道也。夫阴阳者，天地之常道。"

基本内容 "法于阴阳"的主要内容，包括顺从四时阴阳的养生原则，以及一日之间昼夜休作有节的养生原则。①顺从四时阴阳养生。春季的三个月，要晚睡早起，早晨起床后，要舒展身体，活动筋骨；精神意念上要做到：宜促生，多赏予，慎夺取，戒杀伐，以适应自然界春气除陈布新，生发疏达，外向宣散的特点。夏季的三个月，要夜卧早起，不要厌恶日光；精神意念上要做到：使心中没有郁怒，促使华英成秀，并使腠理保持阳气宣通，心情舒畅，以适应自然界夏天长养的特点。秋季的三个月，应该早卧早起，与鸡俱兴，使意志保持安定，借以舒缓秋天清肃之气，收敛神气，使肺气清肃，精神内守，不急不躁，不使意志外越，以适应秋季收养之气。冬季的三个月，宜早卧晚起，等待日光，避寒就温，不要让皮肤开泄出汗，从而使阳气敛藏。精神意志如伏似藏，以适应自然界冬气闭藏之特性。另外要注意"春夏养阳，秋冬养阴"。春夏顺应生长之气以养阳，秋冬顺应收藏之气以养阴。春夏二季，自然界阳气渐旺，人体的阳气亦盛于外而虚于内，故应保养体内阳气，不使宣泄太过。否则会使体内阳气虚损而发生腹泻等病证。秋冬二季，自然界气候寒冷，阴气转旺，人体则阴气外盛而内虚，故秋冬宜养阴而不伤精，以适应来春的生气宣发。②一日之间，昼夜休作有节。晨起如春，早晨正像阳气开始生发的春季，要经常活动才行。日间如夏，白天正如阳气充足的夏天，人的机体处于旺盛状态，应当充满活力地投入到工作中去。暮时如秋，太阳落山，天气转凉，正

者，天地之常道。"

如秋日的凄凉，阳气由长转为收，应当将白天的事情扫尾。晚间如冬，入夜后，阳气由收转藏，应当早点睡觉，以颐养身体。另外，晚间较闲暇，应当营造出一个轻松、愉悦的氛围，晚餐不宜吃得过于丰盛，以免胃得不到很好的休养。

理论依据 在中国古代哲学思想中，"阴阳"是衍生天地万物的元素，但并不是物质实体，而是自然界的两种最基本的运动变化形式。《易传》："一阴一阳之谓道。"《老子·第四十三章》："万物负阴而抱阳，冲气以为和。"《素问·上古天真论》中，提到能尽终天年的人，必是法于阴阳者。《素问·四气调神大论》："夫四时阴阳者，万物之根本也。所以圣人春夏养阳，秋冬养阴，以从其根""从阴阳则生，逆之则死"。《素问·生气通天论》："故阳气者，一日而主外，平旦人气生，日中而阳气隆，日西而阳气已虚，气门乃闭。是故暮而收拒，无扰筋骨，无见雾露，反此三时，形乃困薄。"可见四时阴阳是自然界的基本规律，一天之中又可分阴阳。人是自然的产物，必然要遵循自然规律，"法于阴阳"实际上就是要顺应自然规律，把握生命本质。

注意事项 "法于阴阳"，要注意并了解阴阳的性质和事物归类。如春夏属阳、秋冬属阴；白天属阳，夜晚属阴；火为阳，水为阴；阴主静，阳主动等。还有异常气候与天气导致的自然界阴阳偏盛偏衰对于人体的影响。还要了解自然界食物的阴阳属性以及个体体质的阴阳特性，掌握中、西药物的阴阳偏性对于保健与治病的影响。

(蒋力生)

chūnxià yǎngyáng

春夏养阳 （nourishing yang in spring and summer）

春夏之时当注意保养阳气，使之生而勿伐，长而勿亢的养生原则。"春夏养阳"，见于《素问·四气调神大论》："夫四时阴阳者，万物之根本也。所以圣人春夏养阳，秋冬养阴，以从其根，故与万物沉浮于生长之门。逆其根，则伐其本，坏其真矣。"隋·杨上善《黄帝内经太素·顺养篇》："圣人与万物俱浮，即春夏养阳也；与万物俱沉，即秋冬养阴也。"唐·王冰《重广补注黄帝内经素问》："春食凉，夏食寒，以养于阳；秋食温，冬食热，以养于阴。滋苗者必固其根，伐下者必枯其上，故以斯调节，从顺其根。"明·张介宾《类经·摄生类》："夫阴根于阳，阳根于阴，阴以阳生，阳以阴长。所以圣人春夏则养阳，以为秋冬之地；秋冬则养阴，以为春夏之地，皆所以从其根也。"清·张志聪《黄帝内经素问集注》："春夏之时，阳盛于外而虚于内；秋冬之时，阴盛于外而虚于内。故圣人春夏养阳，秋冬养阴，以从其根而培养也。"春夏养阳，包括春季和夏季的起居、情志、运动、饮食等的调养。①春季养阳，起居方面，应晚睡早起，到宽广的庭院中散步，或是踏青登山赏花，应散开束发、宽松衣带，不让身体受到束缚。还要注意保暖防寒，顾护阳气。情志方面，要心存生而不杀，给予而不夺取、赏赐而不处罚的宽厚平和的意念，保持情绪开朗，积极乐观向上。饮食上宜选用辛甘微温之品，有助于维护人体阳气。又因地域不同，偏寒冷的北方可食用桂圆、猪肝、羊肝类；多雨潮湿的南方，则宜多食健脾利湿之品，如鲫鱼、红豆汤、豆浆等。②夏季养阳，起居方面，应该晚睡早起，以顺应自然界阳盛阴虚的变化。在中午暑热最盛之时，适当午睡，既可避炎热，又可消除疲劳，补充体力。情志方面，应保持神清气爽，舒畅自如。饮食上宜食用清淡、易消化、健助脾运的食品。可适当食味苦之物，以解热除烦、消除疲劳等。春生夏长，秋收冬藏，是世间万物变化的总规律。遵循"春夏养阳"的目的，就在于顺应四时，养护阳气，以供人体生生不息之用。又因阴阳互根互用，春夏不能养阳者，可因风凉生冷而伤阳，到了秋冬多患病泄，春夏养阳则能治秋冬之寒病。春季，不可骤减衣物；避免抑郁、愤怒；避免酸性食物摄入过多，不宜食大辛大热之物。夏季，午睡时间不可过长；避免动怒烦躁；不可过度食用寒凉食物。

（蒋力生）

qiūdōng yǎngyīn

秋冬养阴 （nourishing yin in autumn and winter）

秋冬之时当注意保养阴精，使精气内聚以增强潜藏阳气的能力，为春夏季节阳气生发做好储备的养生原则。"秋冬养阴"，见于《素问·四气调神大论》："夫四时阴阳者，万物之根本也。所以圣人春夏养阳，秋冬养阴，以从其根，故与万物沉浮于生长之门。逆其根，则伐其本，坏其真矣。"唐·王冰将"养"解释为"制"，即秋冬季节宜食温热以抑其阴。明·张介宾以阴阳互根为出发点，认为阴为阳之基，养秋冬之阴是为了护春夏之阳。清·张志聪认为，秋冬之时，阴盛于外而虚于内，故当养其内虚之阴。有人据此提出夏用右归丸、冬用左归丸以冬病夏治，夏病冬治。清·高士宗则提出"春夏养阳，使少阳之气生，太阳之气长；秋冬养阴，使太阴之气收，少阴之气藏"（《黄帝内经素问直解》）这一四时应五脏的观点。由此可见，自《黄帝内经》以降，"秋冬养阴"从养生学原则，衍生出"冬病夏治"等具体的临床治疗原则，对养生保健与临床治疗均有重要影响。秋冬养阴，包括秋季和冬季的起居、情志、运动、饮食等的调养。①秋季养阴：起居方面应早睡早起。情志方面宜保持安逸宁静，饮食上当食酸味以收敛补肺。且秋季燥气当令，过燥则耗伤人的阴津，故应慎食辛辣，以养阴润燥为主。②冬季养阴：起居方面应早睡晚起，待日出后再活动，通过保暖防寒和充足的睡眠，以利阳气潜藏与阴精积蓄。情志方面宜保持"若伏若匿"的平静状态，以顺应气机收敛、潜藏的趋势。饮食上应慎食生冷、燥热，宜以滋阴潜阳的食物为主，如羊肉、鸭肉、龟、阿胶、木耳等。春生夏长，秋收冬藏，是世间万物变化的总规律。遵循"秋冬养阴"的目的，就在于顺应四时，养护阴精，以滋人体生生不息之用。又因阴阳互根互用，秋冬不能养阴者，或因纵欲过度伤此阴气，到了春夏多患火证，秋冬养阴，能治春夏之火证。秋冬季节适量的锻炼，可以增强人体抗寒能力，但仍以收藏为主，应避免运动量过大，尤其冬季运动应"无泄皮肤"，即不出大汗为宜。

（蒋力生）

hé yú shùshù

和于术数 （according to the methods of health preservation）

正确掌握和使用各种养生技术和方法。

历史沿革 "和于术数"见于《素问·上古天真论》："上古之人，其知道者，法于阴阳，和于术数，食饮有节，起居有常，不妄作劳，故能形与神俱，而尽终其天年，度百岁乃去。"唐·王冰注："术数者，保生之大伦，故修养者，必谨先之。"明·马莳《黄帝内经素问注证发微》："术数者，修养之法则也。上古之人，为圣人而在上者，能知此大道而修之，法天地之阴阳，调人事之术数。""术数，所该甚广。如呼吸按蹻，及《素问·四气调神大论》养生、养长、养收、养藏之道，《素问·生气通天论》阴平阳秘，《素问·阴阳应象大论》七损八益，《灵枢·本神》长生久视，本篇下文饮食起居之类"。清·张志聪《黄帝内经素问集注》："术数者，调养精气之法也。"

基本内容 "和于术数"的主要内容，包括"和"与"术数"两个方面。其中，"和"即符合；"术数"就是调养精气神的方法、技术。方法和技术，都可以用数字来表示。在养生方面，《黄帝内经》中有很多数字，并提出了很多方法。"和"的总原则是"阴阳和"。"和"之含义可以分为五个方面：①人与自然要"和"。这一点在"法于阴阳"条下有详细解释。②人与社会要"和"。人不光有自然属性，还有社会属性，也就是人要与社会相谐、相融洽。③人与人要"和"。即人与人之间的和谐、相亲、相融洽。④人的心与身、形与神要"和"。心与身、形与神是密不可分的，是互相影响的，见神与形俱。⑤男女和谐。即男女性生活要和谐。"术数"原是指房中术中的关于男女交合之数的有关内容，后引申为各种养生的技术。如

《素问·阴阳应象大论》："帝曰：调此二者（指阴阳）奈何？岐伯曰：能知七损八益则二者可调，不知用此，则早衰之节也。""七损八益"讲的就是"术数"的内容，在马王堆汉墓竹简《养生方》第二卷中就对其作了详尽的解释。后世将气功、导引、自我按摩、各种拳术等自我修炼方法和借助外力、外物的保健方法，如针灸、食饵、药补等都称之为"术数"。和于术数，就是指要正确掌握和使用各种养生的技术和方法。

理论依据 "术数"一词，在先秦诸子时代就出现了，但其含义游移不定。有指与治国之道有关的各种"术"。有指孔子所谓之礼制，有指人主驾驭臣下的策略和方法，即政治之术。术数在汉代已是"乃与《五经》相似"（张衡）的"大学问"。这个大学问，其实是一种知识体系，它把阴阳、五行、八卦的基本理论，用于探索自然之谜，可以穷天地之理，其用于人事乃君主统治成败关键的治国之术，而各种术巧，可以侔自然之造化。《素问·上古天真论》中提出懂得养生之道，能尽终天年的人，是"和于术数"的。《素问·阴阳应象大论》："帝曰：调此二者（指阴阳）奈何？岐伯曰：能知七损八益，则二者可调，不知用此，则早衰之节也。"说明按一定的技术方法才可以调和阴阳，使阴平阳秘，健康长寿。

注意事项 养生术种类繁多，门派各异，方法独特。不论采用哪种方法，都必须注意以下两点。①各种养生术，均有各自的宗旨、特点和针对性。要根据这些养生术的原理、特点和要求，结合本人具体情况，如身体素质、文化基础、环境与经济条件等，因人、

因时、因地选择为宜。以药补为例，阳虚者宜补阳，素体阴虚火旺者非其所宜。②各种养生术，都有特定的方法、要求。掌握其技巧和要领至关重要，一般需要有指导，故有拜师之说。以气功修炼为例，意守丹田要求若有若无、若存若亡，太过则着相，极易出偏，甚至走火入魔。

（蒋力生）

yǐnshí yǒujié

饮食有节（be abstemious in diet） 在饮食上定时定量、注意卫生、避免偏嗜，有所节制，益于健康的养生原则。

历史沿革 "饮食有节"，见于《素问·上古天真论》："上古之人，其知道者，法于阴阳，和于术数，食饮有节，起居有常，不妄作劳，故能形与神俱，而尽终其天年，度百岁乃去。"《素问·生气通天论》："是故味过于酸，肝气以津，脾气乃绝。味过于咸，大骨气劳，短肌，心气抑。味过于甘，心气喘满，色黑，肾气不衡。味过于苦，脾气不濡，胃气乃厚。味过于辛，筋脉沮弛，精神乃央。是故谨和五味，骨正筋柔，气血以流，腠理以密，如是则骨气以精，谨道如法，长有天命。"《素问·藏气法时论》："五谷为养，五果为助，五畜为益，五菜为充。气味合而服之，以补精益气。"《素问·痹论》："饮食自倍，肠胃乃伤。"《灵枢·师传》："食饮者，热无灼灼，寒无沧沧，寒温中适，故气将持，乃不致邪僻也。"《养生类要》中引南北朝·陶弘景《陶真人卫生歌》："渴饮饥餐犹戒多。食不欲粗并欲速，只可少餐相接续。若教一饱顿充肠，损气伤脾非汝福。"唐·孙思邈《备急千金要方·养性》："不欲极饥而食，食

不可过饱；不欲极渴而饮，饮不欲过多。"凡常饮食，每令节俭，若贪味多餐，临盘大饱，食讫，觉腹中膨胀短气，或致暴疾""饮食以时，饥饱得中。"明·吴正伦《养生类要·饮食论》："凡以饮食，无论四时，常欲温暖。夏月伏阴在内，暖食尤宜""食热物后不宜再食冷物，食冷物后不宜再食热物，冷热相激必患牙疼""晚食常宜申酉前，向夜徒劳滞胸膈"。清·曹庭栋《老老恒言·饮食》："凡食总以少为有益，脾易磨运，乃化精液。否则，极补之物，多食反至受伤。"

基本内容 饮食有节主要内容包括饮食要有规律，做到定时、定量、保证食物的清洁、保证食物的品质、不过饥过饱、不挑食不偏食（嗜）等。①饮食要定时。一日三餐，早、中、晚，早餐一般宜在6：00点以后，8：00点以前；中餐在11：00~13：00点间；晚餐在19：00点以前。两餐间隔3~4小时为宜。②饮食要定量。每个人的食量不同，然而，根据健康养生之原则，每个人在自己全食量的基础上，每餐只宜吃到"七、八分饱"。③饮食清洁。不吃腐败、变质食物，饭前便后要洗手。④保证食物品质。购买食材时，仔细挑选食物，注意识别假冒、伪劣食品，外出用餐要考察餐厅卫生情况，自己在家做饭也要注意卫生。⑤不过饥过饱。饮食应以适量（七八分饱）为宜，过饥过饱均可导致疾病。过饥，则摄取不足，化源缺乏，终致气血衰少。气血不足，则形体消瘦，正气虚弱，抗病能力低下，易于感染各种疾病。过饱，则易于损伤脾胃的消化、吸收功能，导致饮食阻滞，出现脘腹胀满、嗳腐泛酸、厌食、吐泻等食伤脾胃的

病证。而饥饱失常，同样也是损伤肠胃，诱发各种疾病的原因之一。⑥不挑食偏食。饮食结构合理，五味调和，寒热适中，无所偏嗜，才能使人体获得各种需要的营养物质。若膳食结构失宜，或饮食过寒过热，或饮食五味有所偏颇，均可导致阴阳失调，从而发生疾病。《素问·藏气法时论》："五谷为养，五果为助，五畜为益，五菜为充。"即应以谷类为主，肉类为副，蔬菜为充，水果为助的调配法，这样才有益于健康。若偏嗜某一方面，均会导致脏腑功能的紊乱，从而发生疾病。

理论依据 《论语·乡党》："食不厌精，脍不厌细。食饐而餲，鱼馁而肉败，不食。色恶，不食。臭恶，不食。失饪，不食。不时，不食，割不正，不食。"《汉书·郦食其传》："王者以民为天，而民以食为天。"可见很早以前，人们就极为重视饮食有节，深知饮食的不洁净或不按时等，均会引起身体的不适。饮食是人类不可缺少的物质之一，其质量好坏直接影响人类健康。饮食所化生的水谷精微，是化生气血，维持人体生长、发育，完成各种生理功能，保证生命生存和健康的基本条件。饮食有节，就是正常合理的饮食，能够维持人体生命活动之气血阴阳的主要来源，可以保证健康。而不合理的膳食，即饮食失宜，常常导致多种疾病。

注意事项 遵循"饮食有节"的原则，应注意区别七、八分饱与盲目节食的不同。饮食营养要全面，各种食物要按科学的比例搭配，不能偏废某一、二种食物。另外尽量吃熟食，少食生冷。

（蒋力生）

qǐjūyǒu cháng

起居有常 (live by regular ways)

人的日常生活、起居作息，顺应自然的阴阳消长规律和人体生理规律，符合常度的养生原则。

历史沿革 "起居有常"，见于《素问·上古天真论》："上古之人，其知道者，法于阴阳，和于术数，食饮有节，起居有常，不妄作劳，故能形与神俱，而尽终其天年，度百岁乃去。"《素问·四气调神大论》："春三月……夜卧早起……夏三月……夜卧早起……秋三月……早卧早起……冬三月……早卧晚起，必待日光……。"《灵枢·本神》："故智者之养生也，必顺四时而适寒暑，和喜怒而安居处，节阴阳而调刚柔，如是则僻邪不至，长生久视。"《素问·生气通天论》："故阳气者，一日而主外，平旦人气生，日中而阳气隆，日西而阳气已虚，气门乃闭。是故暮而收拒，无扰筋骨，无见雾露，反此三时，形乃困薄。"《养生类要》中引唐·孙思邈《孙真人卫生歌》："发宜多梳气宜炼，齿宜频叩津宜咽。子欲不死修昆仑，双手揩摩常在面。""坐卧切防脑后风，脑内入风人不寿。""饮酒可以陶性情，大饮过多防有病。"清·尤乘《寿世青编·睡诀》："睡侧而屈，觉正而伸，早晚以时，先睡心，后睡眼。"清·曹庭栋《老老恒言·晨兴》："乍起慎勿即出户外，即开窗牖"。

基本内容 ①建立有规律的作息时间。有规律的生活和作息，是身体健康的保证。"顺四时而适寒暑""虚邪贼风，避之有时"。建立科学而有规律的作息制度，选择良好的生活方式，是起居养生的基本要求。②摒弃不合理的生活方式。现代社会，精神和物

质生活内容都非常丰富,然而,过度沉湎于大吃大喝与通宵达旦地玩,甚至成为一种固定的生活习惯,就会损害人体健康。要做到起居有常,就必须摒弃不良的生活方式。

理论依据 《韩诗外传》:"哀公问孔子曰:'有智者寿乎?'孔子曰:'然。人有三死而非命也者,自取之也。居处不理,饮食不节,佚劳过度者,病共杀之。居下而好于上,嗜欲无厌,求索不止者,刑共杀之。'"如果起居无节,不能做到顺应自然规律作息,那么就可能过早衰亡。《素问·四气调神大论》中,也要求人们顺从自然界四时阴阳特点进行起居作息。作息规律,就能保养精神,使人精力充沛,生命力旺盛。"日出而作,日入而息",人们在白昼阳气隆盛的时候从事日常活动,而到夜晚,阳气衰微的时候,就要安卧休息。这样,生活作息与自然界阴阳消长的变化规律相适应,也就有益于健康。

注意事项 在遵循"起居有常"的原则时,应注意树立并养成良好的生活习惯,尽可能遵循"日出而作,日落而息"的生活规律。日常生活中,既要有积极上进的生活态度,又要注意"恬淡虚无,精神内守"的良好心态,顺应自然,趋吉避凶。

(蒋力生)

bùwàng zuòláo

不妄作劳 (avoiding overstrain and immoderate sexual life)

不随便妄动而致过分劳累。"作劳"即"劳作",包括劳力、劳心、房劳等方面。

历史沿革 "不妄作劳",见于《素问·上古天真论》:"上古之人,其知道者,法于阴阳,和于术数,食饮有节,起居有常,不妄作劳,故能形与神俱,而尽终其天年,度百岁乃去。"《素问·阴阳应象大论》:"能知七损八益,则二者可调,不知用此,则早衰之节也。"《素问·生气通天论》:"夫自古通天者,生之本,本于阴阳。"《素问·四气调神大论》:"从阴阳则生,逆之则死。"西晋·陈寿《三国志·华佗传》:"人体欲得劳动,但不当使极尔。"

基本内容 "不妄作劳"大致有以下三个方面的内容:①劳力过度,一般情况下,因劳作用力,出现疲劳,经过适当休息,即可消除。劳力过度,是指因长时间的持续劳作不止,使心身始终处于紧张状态,或承受力不能及的持重、受压及运动等,损伤脏腑,障碍气血而引发疾病。或久站、久行、久坐等,都称之为劳力过度。②劳神(心)过度,劳神(心),指脑力劳动而言。思虑日久,劳神过度,可损伤心脾,耗伤气血,出现心悸、健忘、失眠、多梦,及纳呆、腹胀、便溏等。甚则耗伤气血,使脏腑功能减弱,正气亏虚,乃至积劳成疾。③房劳过度,指性生活不节,房事过度。正常的性生活,一般不损伤身体。但房事过度会耗伤肾精,导致腰膝酸软、眩晕耳鸣、精神萎靡;或男子遗精滑泄,甚则阳痿。

理论依据 古人十分重视"不妄作劳"的养生原则。《庄子》"无劳汝形,无摇汝精,乃可以长生;目无所见,耳无所闻,心无所知,汝神将守形,形乃长生。"由此说明不过度劳力劳心,才能长生。《史记·太史公自序》:"神大用则竭,形大劳则敝,形神离则死。"由此说明过度劳累可致形神相离而亡。《三国志·华佗传》:"人体欲得劳动,但不当使极尔。动摇则谷气得消,血脉流通,病不得生,譬犹户枢不朽是也。"此处也强调了人体适当活动可使血脉流通,但不能过度劳动。由此观之,养生必须顺从天地自然之阴阳规律,进行劳作和休息;而不要逆天地阴阳而休作,甚至肆意妄为。正常的房事生活是人类天性使然,是生理和心理之必须,但恣情纵欲又有损于机体健康,主要是损伤人体之肾精,催人衰老甚至夭折。所以古人告诫人们"不妄作劳",如果不懂得节制房事,反而"醉以入房",就会出现"以欲竭其精,以耗散其真"的严重后果。即因为纵欲而使肾精枯竭,最终耗尽生命之真气。肾气与肾精,都是人体先天性命之根本,无论何时都必须珍惜和保养。由此可知,不妄作劳也告诫人们时刻注意节(性)欲保(肾)精。

注意事项 在遵循"不妄作劳"的原则中,既要注意避免过度劳累,也要避免过度安逸。即不劳动,不运动,不用脑,长久安闲,多静少动,无所用心,长期过度安逸,则气血运行不畅,筋骨软弱,脾胃呆滞,体弱神倦,发胖臃肿,动则心悸、气喘、汗出等,并可能继发其他疾病。另外,劳作时间也要合情合理,顺从自然界阴阳规律;即日出而作,日落而息,不要违背常规地劳动。

(蒋力生)

tiándàn xūwú

恬惔虚无 (tranquilized mind)

保持思想安闲清静,没有杂念的养生原则。"惔"通"憺","恬惔虚无"亦作"恬憺虚无"。

历史沿革 "恬惔虚无"见于《素问·上古天真论》:"夫上古圣人之教下也,皆谓之虚邪贼风,避之有时,恬惔虚无,真气从之,精神内守,病安从来。"《素问·阴阳应象大论》:"是以圣人为无为之事,乐恬憺之能,从欲快志于虚无之守,故寿命无穷,与天地终。此圣人之治身也。"唐·王冰注曰:"恬憺虚无,静也。法道清净,精气内持,故其气从,邪不能为害。"明·张介宾:"恬,安静也。憺,朴素也。虚,湛然无物也。无,窅然莫测也。恬憺者,泊然不愿乎其外;虚无者,漠然无所动于中也。所以真气无不从,精神无不守,又何病之足虑哉?"(《类经·摄生类》)明·李中梓曰:"恬者,内无所营。憺者,外无所遂,虚无者,虚极静笃,即恬憺之极,臻于自然也。真气从之者,曹真人所谓神是性兮气是命,神不外弛气自定。张虚静曰:神一出便收来,神返身中气自回。又曰:人能常清静,天地悉皆归,真一之气皆来从我矣。精无妄伤,神无妄动,故曰内守。如是之人,邪岂能犯,病安从生乎。"(《内经知要·道生》)明·马莳:"恬淡而静,虚无而空,则真气自顺,精神内守,病何从来。"(《黄帝内经素问注证发微·卷一》)清·张志聪:"恬,安静也。淡,朴素也。虚无,不为物欲所蔽也。言上古之人,得圣人之教化,内修养生之道,外避贼害之邪,所以年皆度百岁,而动作不衰。""恬憺无为,是以志闲而少欲矣。精神内守,是以心安而不惧,形劳而不倦矣。真气从之,是以气从以顺矣。(《黄帝内经素问集注·卷一》)"

基本内容　《广雅》:"恬,静也。"《说文》:"憺,安也。"恬憺即安静。虚无,指不为物欲所蒙蔽,思想清净无欲。"恬憺虚无",与《老子·第十九章》指

出的"少私寡欲"意义相同。少私,是指减少私心杂念;寡欲,指降低对名利和物质的嗜欲。要做到恬憺虚无,可以通过以下几种方法:①调畅心情。消除有害的情绪,创造良好的心境和情绪。清·刘默《证治百问》:"人之性情最喜畅快,形神最宜焕发,如此刻刻有长春之性,时时有长生之情,不唯却病,可以永年。"②平心静气。心境宁静,有助于消除对刺激的过敏反应。养生调神,就是以"恬憺虚无"为手段的自我修养。主张柔弱退让,内守安静,静极而动,阴极而阳,凡事要"见素抱扑,少私寡欲"(《老子》),从而达到"精神不敝,四体长春……心田宁静,天君泰然"(《医学心悟·保生四要》)的养生目的。通过这样内修外养,起到"静然可以补病"的作用。③陶冶情操。用高雅的兴趣、爱好陶冶自己的志趣,以创造良好的心境,培养高尚的情操。明·龚廷贤说:"诗书悦心,山林逸兴,可以延年。"(《鲁府禁方》)。④喜怒不形于色。是指不产生过激的情绪,不为七情所伤,能够戒愤怒、除抑郁,从而使真气和顺,处于内守稳定状态,保持情绪适中,制约七情过度而产生疾病。总之,"恬憺虚无"指的是修身养性、少私寡欲、宁静怡乐、随遇而安的思想,以"知足者常乐"的态度对待生活,从而培养良好性情、陶冶出健康的情操,起到心身保健作用。

理论依据　《老子·第十九章》:"见素抱朴,少私寡欲。"《庄子·在宥》:"无视无听,抱神以静,形将自正;必静必清,无劳汝形,无摇汝精,乃可以长生;目无所见,耳无所闻,心无所知,汝神将守形,形乃长生。"

《孟子·滕文公下》:"富贵不能淫,贫贱不能移,威武不能屈。此之谓大丈夫。"明·高濂《遵生八笺·清修妙论笺》:"善养生者,清虚静泰,少私寡欲。"明·龚居中《痰火点雪》:"若能清心寡欲,久久行之,百病不生。"这些都讲的是内心不为外物所动,保持清净少欲,才能身体健康,益寿延年。

注意事项　恬憺虚无,指的是一种淡泊宁静的心情和养生的方法,并不是说"无所事事"或"饱食终日,无所用心"。

(蒋力生)

xíng yǔ shénjù

形与神俱 (somatic and spiritual harmony)

生命形体与精神心理状态的高度和谐平衡状态。是生命活动的基本特征,也是保身长全的重要前提。这种形与神的高度整体统一,也称作"形神合一",是中医学的重要理论观点,也是医学哲学重要的生命观内涵。中医养生首先强调的是"调神",而调神的最高境界,就是要做到"形与神俱"。

历史沿革　"形与神俱",见于《素问·上古天真论》"上古之人,其知道者,法于阴阳,和于术数,食饮有节,起居有常,不妄作劳,故能形与神俱,而尽终其天年,度百岁乃去。"金·刘完素提出"神能御其形",明·张介宾《类经·针刺类》:"无神则形不可活,无形则神无以生"清·姚止庵《素问经注节解》:"形者神所依,神者形所根,神形相离,行尸而已,故唯知道者,为能形与神俱。"

基本内容　"形与神俱"的主要内容,包括神与形的内涵、神与形的关系、形与神俱的表现与意义。①形与神的内涵。形,

指包括各种组织在内的有形可见的躯体；神，指无形的生命能力，表现为思维、情志、感觉与运动本能及各种基本生理功能等。②神与形的关系。形对于神的关系，体现在生命形质的物质基础，是神产生与依存的载体，形生则神生，形存则神存，形亡则神亡。《荀子·不苟》："形则神，神则能化矣。"亦即"形具而神生"，指出了精神对形体的依赖关系：神得形而存，形壮则神旺。神对于形的关系体现在神为形之主，形因神而活，神能御形。③"形与神俱"的表现与意义。形为神所依，神为形所主，形神互存互济，协调统一，此即形与神俱。形与神俱，就是形体无病痛之忧，精神无偏造之苦，身心和谐的生理状态。形神相合，则生机蓬勃。反之，如形神相离，神离形去。《素问·灵兰秘典论》："心者，君主之官也，神明出焉……主明则下安……主不明则十二官危，使道闭塞而不通，形乃大伤。"因此，神对形的主宰作用，对于生命形体脏腑经络组织活动，精气血津液运行等，均至关重要。如果神的这一主宰作用不能正常开展，发生神的太过不及病变，则非但影响神明本身，而且影响脏腑气血，造成形体衰敝的情况。如七情致病中的"怒伤肝""喜伤心""悲伤肺""思伤脾""恐伤肾"等，皆直接伤及五脏。如《灵枢·口问》："悲哀愁忧则心动，心动则五藏六府皆摇。"

理论依据 《荀子·不苟》："形则神，神则能化矣。"提出了"形具而神生"的观点，强调了精神对形体的依赖关系。《素问·上古天真论》中，还有"形体不敝，精神不散"之说。《素问·灵兰秘典论》："心者，君主之官也，神

明出焉……主明则下安……主不明则十二官危，使道闭塞而不通，形乃大伤。"中医将神、魂、魄、意、志称为五脏神，各居舍于相应内脏，因此五脏又可称为"神之宅"。又将怒、喜、思、悲、恐称为五志，加上忧与惊则称为七情，五志七情同样对应五脏，并与精气血津液密切相关。神的产生，源自于形精，而居藏于五脏，依存于气血，从神所发生的所在看，除五脏及精气血津液以外，也与脑髓有关。故《灵枢·经脉》："人始生，先成精，精成而脑髓生。"由此产生出无形则神无以生，无形则神无所依的中医哲学内涵。也正因为此，形衰则神也衰，形亡则神亦亡；神不能离形独存，两者相即相合，乃成为人。这是形神理论的重要基础。

注意事项 人的生活中，离不开动和静两种状态。正如《内功图说》："人身，阴阳也；阴阳，动静也。动静合一，气血和畅，百病不生，乃得尽其天年。"因此，动与静兼修，动以养形，静以养神，二者相互为用，相互制约，同时不劳神、不伤形，就能达到"形与神俱"而益寿延年。

(蒋力生)

jīngshén nèishǒu

精神内守 （mental concentration）

精神守持于内而不妄耗于外的养生原则。

历史沿革 《素问·上古天真论》："夫上古圣人之教下也，皆谓之虚邪贼风，避之有时，恬恢虚无，真气从之，精神内守，病安从来。"明·高濂《遵生八笺·清修妙论笺》："善养生者，清虚静泰，少私寡欲。"明·龚居中《痰火点雪》："若能清心寡欲，久久行之，百病不生。"

基本内容 精神内守，主要

包括：调和情志，少私寡欲，不妄耗泄精（包括津液、气血）神。精神内守，语出《素问·上古天真论》："虚邪贼风，避之有时，恬淡虚无，真气从之，精神内守，病安从来？"人与自然是一个整体，人体脏腑、经络及精气神的活动相互协调，也是一个整体，从而构成有序生命活动及其过程。凡自然环境的异常变化，人类自身的身心活动，均可以影响其生理活动。当这两种影响超出自我调节限度时，即可破坏有序的生命活动而致病。所以养生的关键，就是在外顺应自然，谨避"虚邪贼风"；在内"精神内守"，使真气不致外泄。"内"针对外而言，"守"是坚守、保持的意思。"精神内守"，强调了内环境——精神的安定对人体健康的重要作用，即"病安从来"，意即精神守持于内。关于精神的概念，《灵枢·本神》："生之来谓之精，两精相搏谓之神。"在此，精的含义是指构成人体的先天之精，而"精神内守"之"精"，除指先天之精，还包括后天之精，及人体内所有的生命物质。"神"则有三个方面的含义：①是指一切自然现象（包括生命）的内在规律。②是指人内在的生命力及其外在表现。③人的思维、意识、感知力、情绪、意志。调和情志，是指用神有度。也就是说，人要有对自己的意识思维活动及心理状态进行自我锻炼、自我控制、自我调节，使之与机体、环境保持协调平衡而不紊乱的能力。如果不善于控制自己的精神、情绪，仅为贪图一时的快乐，违背生活规律而取乐，就会使精神耗散，不能守持于内，就会损害身心健康，促使人体过早衰老，甚至夭折。少私，是指减少私心杂念。寡欲，是降

低对各种嗜欲（见恬惔虚无），不妄耗泄精神。人身三宝精、气、神。《灵枢·营卫生会》：“血者，神气也。”气血津液是神的物质基础，大量、过分地耗散精神，就会损耗体内的气血津液等生命物质，从而导致早衰甚至死亡。

理论依据　《老子·第十九章》：“见素抱朴，少私寡欲”。《庄子·在宥》：“无视无听，抱神以静，形将自正。”精神活动是由五脏产生的，又能反作用于五脏，影响生理活动。故《灵枢·本藏》：“志意者，所以御精神，收魂魄，适寒温，和喜怒者也。”“志意和则精神专直，魂魄不散，悔怒不起，五藏不受邪矣。”《素问·灵兰秘典论》：“心者，君主之官也，神明出焉……主明则下安，以此养生则寿。”“主不明则十二官危，使道闭塞不通，形乃大伤，以此养生则殃。”若是没有做到精神内守，则无法保持健康，延年益寿。又，“苦心积忧不已则魂神伤矣，愤怒不已则魄神散矣。喜怒过多，神不归室；憎爱无定，神不守形。”（《彭祖摄生养性论》）以上都说明调养精神在养生中有着重要地位。

注意事项　在遵循这一原则时，应注意树立正确的人生观、价值观，注意思想道德修养，以免外物扰乱自己的精神情志，不过度追求物质享受及金钱、名利和地位等。同时，精神内守并非消极、被动、懒惰，而是不妄想妄动，从而使内心安定、平静。

（蒋力生）

索　引

条 目 标 题 汉 字 笔 画 索 引

说　明

一、本索引供读者按条目标题的汉字笔画查检条目。

二、条目标题按第一字的笔画由少到多的顺序排列，按画数和起笔笔形横（一）、竖（丨）、撇（丿）、点（、）、折（乛，包括丁乚く等）的顺序排列。笔画数和起笔笔形相同的字，按字形结构排列，先左右形字，再上下形字，后整体字。第一字相同的，依次按后面各字的笔画数和起笔笔形顺序排列。

三、以拉丁字母、希腊字母和阿拉伯数字、罗马数字开头的条目标题，依次排在汉字条目标题的后面。

七　画

八　画

二十一 画

条 目 外 文 标 题 索 引

T

内 容 索 引

说 明

一、本索引是本卷条目和条目内容的主题分析索引。索引款目按汉语拼音字母顺序并辅以汉字笔画、起笔笔形顺序排列。同音时，按汉字笔画由少到多的顺序排列，笔画数相同的按起笔笔形横（一）、竖（丨）、撇（丿）、点（、）、折（乛，包括丁乚く等）的顺序排列。第一字相同时，按第二字，余类推。索引标目中夹有拉丁字母、希腊字母、阿拉伯数字和罗马数字的，依次排在相应的汉字索引款目之后。标点符号不作为排序单元。

二、设有条目的款目用黑体字，未设条目的款目用宋体字。

三、不同概念（含人物）具有同一标目名称时，分别设置索引款目；未设条目的同名索引标目后括注简单说明或所属类别，以利检索。

四、索引标目之后的阿拉伯数字是标目内容所在的页码，数字之后的小写拉丁字母表示索引内容所在的版面区域。本书正文的版面区域划分如右图。

a	c	e
b	d	f

D

E

M

N

X

本卷主要编辑、出版人员

执行总编　谢　阳

责任编审　袁　钟

责任编辑　李亚楠　戴小欢

索引编辑　赵　健

名词术语编辑　陈丽丽

汉语拼音编辑　曾爱英

外文编辑　景黎明

参见编辑　杨　冲

绘　　图　北京心合文化有限公司

责任校对　苏　沁

责任印制　陈　楠

装帧设计　雅昌设计中心·北京